全国高等医药院校药学类专业第六轮规划教材

U0746275

药学细胞生物学

第4版

（供药学类及相关专业用）

主　编　徐　威
副主编　谢建平　詹秀琴　武　昕　金莉莉
编　者　（以姓氏笔画为序）
　　　　刘　鑫（哈尔滨医科大学）
　　　　杨　军（四川大学生命科学学院）
　　　　宋　明（沈阳药科大学）
　　　　武　昕（沈阳药科大学）
　　　　金莉莉（辽宁大学生命科学院）
　　　　原丽红（广东药科大学）
　　　　徐　威（沈阳药科大学）
　　　　谢建平（西南大学生命科学学院）
　　　　詹秀琴（南京中医药大学）

中国健康传媒集团
中国医药科技出版社 · 北京

内 容 提 要

本教材为"全国高等医药院校药学类专业第六轮规划教材"之一，是一部将细胞生物学与药学学科有机结合的供本科药学相关专业使用的教材。本教材从药学角度系统介绍了细胞生物学的基本理论、基本知识和基本技能。根据当前细胞生物学发展的特点和趋势，从细胞整体、显微、亚显微和分子等各级水平上阐述细胞结构、功能和基本生命活动规律，并结合药学专业的特点，介绍细胞生物学理论、原理、技术在新药研发、药学研究和药品生产方面的应用。全书共四篇十五章，包括细胞概述、细胞生物学研究技术与方法、细胞膜与物质运输、细胞质基质与内膜系统、细胞核、细胞分化、细胞的衰老与细胞死亡、细胞外基质及与细胞的相互作用和细胞的信号转导等，各章中增加融入药学相关知识与应用。同时，本教材为涵盖纸质教材、数字资源及平台功能等的新型融合教材，将纸质教材有机融合数字化资源（PPT 课件、题库、多媒体素材等），使教学内容更加多样化、立体化、生动化，便教易学。

本教材主要供全国高等院校药学类及相关专业教学使用，也可作为药学相关专业人员参考用书。

图书在版编目（CIP）数据

药学细胞生物学 / 徐威主编. -- 4 版. -- 北京：中国医药科技出版社，2025. 5. -- ISBN 978-7-5214
-5346-1

Ⅰ. R915

中国国家版本馆 CIP 数据核字第 2025WC9364 号

美术编辑　陈君杞
版式设计　友全图文

出版　**中国健康传媒集团**｜中国医药科技出版社
地址　北京市海淀区文慧园北路甲 22 号
邮编　100082
电话　发行：010 - 62227427　邮购：010 - 62236938
网址　www. cmstp. com
规格　889mm × 1194mm $\frac{1}{16}$
印张　25 $\frac{1}{4}$
字数　742 千字
初版　2006 年 1 月第 1 版
版次　2025 年 5 月第 4 版
印次　2025 年 5 月第 1 次印刷
印刷　北京金康利印刷有限公司
经销　全国各地新华书店
书号　ISBN 978-7-5214-5346-1
定价　**88.00 元**

获取新书信息、投稿、为图书纠错，请扫码联系我们。

"全国高等医药院校药学类规划教材"于20世纪90年代启动建设。教材坚持"紧密结合药学类专业培养目标以及行业对人才的需求，借鉴国内外药学教育、教学经验和成果"的编写思路，30余年来历经五轮修订编写，逐渐完善，形成一套行业特色鲜明、课程门类齐全、学科系统优化、内容衔接合理的高质量精品教材，深受广大师生的欢迎。其中多品种教材入选普通高等教育"十一五""十二五"国家级规划教材，为药学本科教育和药学人才培养作出了积极贡献。

为深入贯彻落实党的二十大精神和全国教育大会精神，进一步提升教材质量，紧跟学科发展，建设更好服务于院校教学的教材，在教育部、国家药品监督管理局的领导下，中国医药科技出版社组织中国药科大学、沈阳药科大学、北京大学药学院、复旦大学药学院、华中科技大学同济医学院、四川大学华西药学院等20余所院校和医疗单位的领导和权威专家共同规划，于2024年对第四轮和第五轮规划教材的品种进行整合修订，启动了"全国高等医药院校药学类专业第六轮规划教材"的修订编写工作。本套教材共72个品种，主要供全国高等院校药学类、中药学类专业教学使用。

本套教材定位清晰、特色鲜明，主要体现在以下方面。

1.融入课程思政，坚持立德树人 深度挖掘提炼专业知识体系中所蕴含的思想价值和精神内涵，把立德树人贯穿、落实到教材建设全过程的各方面、各环节。

2.契合人才需求，体现行业要求 契合新时代对创新型、应用型药学人才的需求，吸收行业发展的最新成果，及时体现2025年版《中国药典》等国家标准以及新版《国家执业药师职业资格考试考试大纲》等行业最新要求。

3.充实完善内容，打造精品教材 坚持"三基五性三特定"，进一步优化、精炼和充实教材内容，体现学科发展前沿，注重整套教材的系统科学性、学科的衔接性，强调理论与实际需求相结合，进一步提升教材质量。

4.优化编写模式，便于学生学习 设置"学习目标""知识拓展""重点小结""思考题"模块，以增强教材的可读性及学生学习的主动性，提升学习效率。

5.配套增值服务，丰富学习体验 本套教材为书网融合教材，即纸质教材有机融合数字教材，配套教学资源、题库系统、数字化教学服务等，使教学资源更加多样化、立体化，满足信息化教学需求，丰富学生学习体验。

"全国高等医药院校药学类专业第六轮规划教材"的修订出版得到了全国知名药学专家的精心指导，以及各有关院校领导和编者的大力支持，在此一并表示衷心感谢。希望本套教材的出版，能受到广大师生的欢迎，为促进我国药学类专业教育教学改革和人才培养作出积极贡献。希望广大师生在教学中积极使用本套教材，并提出宝贵意见，以便修订完善，共同打造精品教材。

中国医药科技出版社

2025年1月

数字化教材编委会

主　编　徐　威
副主编　谢建平　詹秀琴　武　昕　金莉莉
编　者　（以姓氏笔画为序）
　　　　刘　鑫（哈尔滨医科大学）
　　　　杨　军（四川大学生命科学学院）
　　　　宋　明（沈阳药科大学）
　　　　武　昕（沈阳药科大学）
　　　　金莉莉（辽宁大学生命科学学院）
　　　　原丽红（广东药科大学）
　　　　徐　威（沈阳药科大学）
　　　　谢建平（西南大学生命科学学院）
　　　　詹秀琴（南京中医药大学）

前　言

药学细胞生物学是研究与药学学科相关的细胞生物学理论与应用的一门交叉学科。药学细胞生物学作为药学专业的基础课，对于培养学生掌握细胞生物学的基本知识及在药学领域的应用具有重要意义。细胞是生物体结构和功能的基本单位，一个细胞蕴含了生命的所有奥秘。药学细胞生物学不仅从分子、亚细胞、细胞和细胞社会等不同水平来揭示所有生命现象的奥秘，更重要的是，探讨与药学相关的细胞生物学问题，探索药物在细胞中的作用机制，理解新的药物靶标的细胞学基础，能为更好地掌握不同类别药物的药效学与药动学知识、研发与生产具有自主知识产权的新药做好铺垫。

为进一步满足高等医药院校教育教学需求和人才培养目标要求，提升教材质量，紧跟学科发展，使教材更好地服务于院校教学，提高教材的代表性和适用性，充分发挥育人的功能，特组织修订编写了本版教材。本教材是在前3版基础上修订编写而成，编写过程中力争做到"内容简新、文字精炼、编排合理、图文并茂、经典实用"。全书共四篇十五章，涵盖药学细胞生物学所涉及的基本理论和研究热点。其中，第一篇为细胞生物学概论，第二篇主要介绍细胞的结构与功能，第三篇主要介绍细胞的基本生命活动，第四篇介绍细胞的社会性。并在各章内容中，增加融入药学相关知识与应用。

本版教材具有以下特点。①体系科学，内容全面。全书既突出基础理论，又兼顾交叉实践，使学生构建完整的学科知识体系。②明确导向，突出特色。编者结合药学专业特点，强调药学细胞生物学在新药研发、药学研究和药品生产等方面的实际应用，提升学生的学科交叉能力和创新思维。③融入前沿，汇聚热点。本书吸纳了药学学科发展的最近成果，更新了相应的知识点。④书网融合，便教易学。作为新型融合教材，本纸质教材有机融合数字化资源（PPT课件、题库、多媒体素材等），数字化教学服务使教学内容更加多样化、立体化、生动化，便教易学。

本教材由沈阳药科大学徐威老师负责编写绪论及第三章（第五节、第六节）、第十四章；沈阳药科大学宋明老师负责编写第二章、第三章（第一节、第二节、第三节、第四节）、第十章（第一节、第二节）；辽宁大学生命科学学院金莉莉老师负责编写第四章（第一节、第二节）、第六章（第一节、第二节）；沈阳药科大学武昕老师负责编写第四章（第三节）、第五章；哈尔滨医科大学刘鑫老师负责编写第六章（第三节、第四节、第五节、第六节、第七节）；广东药科大学原丽红老师负责编写第七章、第八章；西南大学生命科学学院谢建平老师负责编写第九章、第十章（第三节、第四节、第五节）、第十五章；四川大学生命科学学院杨军老师负责编写第十一章；南京中医药大学詹秀琴老师负责编写第十二章、第十三章。

本教材适用于本科药学类及相关专业师生使用，契合新时期药学人才需求的变化，以培养创新型、应用型人才为目标，满足药学专业就业岗位的实际要求，也可作为药学相关专业人员参考用书。希望本书能够成为药学及相关专业学生学习药学细胞生物学的有力工具，也能为相关领域的研究人员和从业者提供有益的参考。

在本教材编写过程中，各位编者根据学科发展及教学实践做了大量细致的工作，各位编委所在单位也给予了大力支持，在此深表感谢。由于学科发展迅速，受编者学术水平和写作能力所限，书中难免存在不足之处，我们殷切希望广大读者提出宝贵意见，以便再版时提高、完善。

编　者
2025 年 2 月

目 录

第三篇　细胞的基本生命活动

第四篇 细胞的社会性

第一篇 细胞生物学概论

第一章 绪 论

📖 学习目标

1. 通过本章学习，掌握药学细胞生物学、亚显微结构、显微结构、药物作用靶点含义；熟悉药学细胞生物学的研究内容及与药学的关系；了解药学细胞生物学发展简史，研究热点及在药学领域的应用。

2. 具有了解药学细胞生物学及相关领域发展趋势、医药行业发展方向的能力。

3. 树立终身学习的理念，培养严谨求实的科学态度，着重培养学生独立思考能力，形成批判思维，不断追求专业卓越发展。

在生物界，除病毒等少数种类外，生物体都是由细胞构成的。细胞是生物体结构和功能的基本单位。即使像病毒等没有细胞结构的生物，也只有依赖活细胞才能生活，由此看出，任何一项生命活动都离不开细胞。

一个细胞蕴含了生命的所有奥秘，要了解有机体的生命活动规律，就必须从细胞入手。细胞生物学是在细胞水平认识生命本质的一门课程，从分子、亚细胞、细胞和细胞社会等不同水平来揭示所有生命现象的奥秘，细胞生物学是生命科学领域发展迅速的前沿学科，在医药学研究方面发挥了重要作用。

第一节 细胞生物学概述

PPT

一、细胞生物学的概念

170 多年前，科学家借助光学显微镜发现，组成人类和所有生物体（病毒除外）的基本单位是细胞。细胞是微小的由膜包围着的单元，充满着高浓度的化合物水溶液，其中有一个细胞核，即细胞是由细胞膜、细胞质、细胞核三部分组成，可通过生长与分裂制造出其复制品，这就是较早建立的细胞学（cytology）。

20 世纪 50 年代，随着电子显微镜的发明和使用，科学家们可以分辨细胞膜的细微结构，同时发现在细胞质中有很多只在电子显微镜下才能看到的结构，这些只有在电子显微镜下才能看到的细微结构被称为亚显微结构。随着分子生物学的发展，生命科学中新理论、新方法和新技术的不断涌现，科学家可以进一步明确细胞亚显微结构的分子组成，对细胞的研究从细胞整体层次、亚细胞层次逐步深入分子层次，图 1-1 显示了肉眼、光学显微镜和电子显微镜下能够观察到的细胞及细胞器的大小的关系，在此基础上，科学家对细胞的各种生物学现象进行系统研究，细胞学逐步发展为细胞生物学（cell biology）。

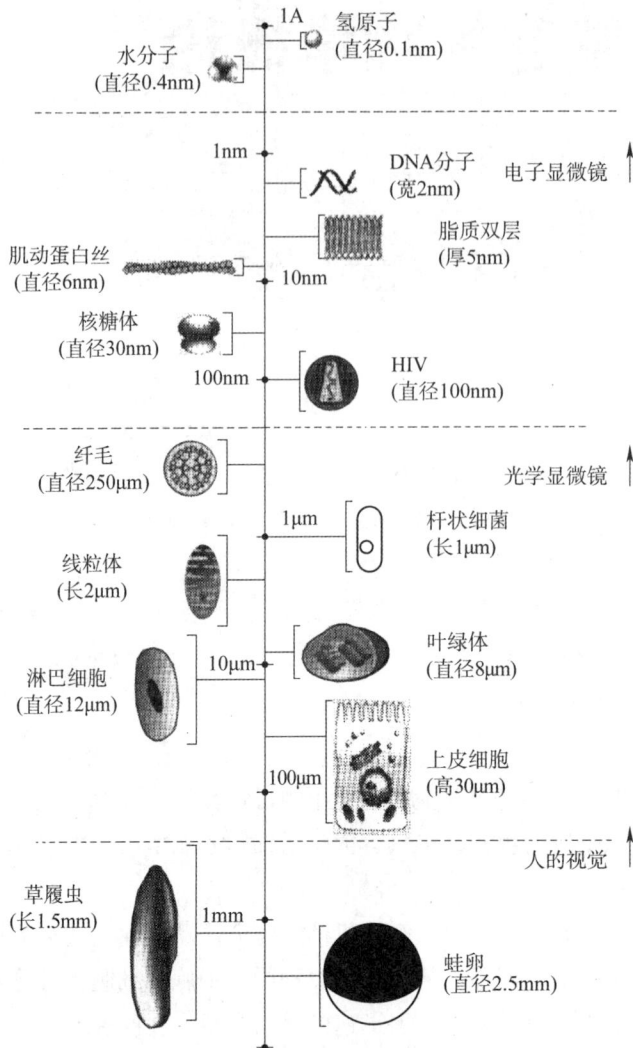

图 1-1　肉眼、光学显微镜、电子显微镜下的细胞及细胞器

地球上几乎所有的生物体（病毒除外）都是由细胞构成的，细胞（cell）是生物体结构和功能的基本单位。从某种意义上来说，细胞是生命的制造"工厂"：细胞核独立存在，操纵着细胞的整体运作，其中染色体携带遗传物质，储存了生命的全部密码信息，DNA 具有复制功能，可以准确传递遗传信息；线粒体为细胞内供应能量的"动力工厂"；核糖体是细胞内蛋白质的装配机器；内质网是细胞内除核酸外的一系列重要的生物大分子如蛋白质、脂类和糖类合成的基地；高尔基体构成生物大分子加工、分选和运输的交通枢纽和储存区；溶酶体为细胞消化场所；细胞骨架维持着细胞的形态，锚定并支撑着许多细胞器，与细胞运动、生长分裂、细胞分化、物质运输、能量转化、信息传递等生命活动密切相关。细胞工厂的产品是以蛋白质为主的生物分子。蛋白质既参与细胞的结构建造，又是细胞生命活动最忠实的执行者。

概括来说，细胞生物学是运用物理、化学技术和分子生物学方法，从细胞的整体、显微、亚显微和分子等不同层次研究细胞结构、功能和生命活动规律的学科。细胞生物学是高等医药院校的一门基础课程，同时也是一门前沿学科。在我国基础科学发展规划中，把细胞生物学、分子生物学、神经生物学、生态学并列为生命科学的四大基础学科，在生命科学中占有核心地位。

诺贝尔生理学或医学奖、化学奖等体现了当代生命科学研究领域的进展和成就。20 世纪 50 年代以来，诺贝尔生理学或医学奖和相当一部分诺贝尔化学奖被授予了从事细胞生物学研究的科学家，可见细胞生物学的重要性。如，2013 年的诺贝尔生理学或医学奖授予了美国科学家詹姆斯·罗斯曼（James E. Rothman）、兰迪·谢克曼（Randy W. Schekman）和德裔美国科学家托马斯·苏德霍夫（Thomas C. Sodhof），以表彰他们在探索细胞中的主要转运系统——囊泡运输的调节机制方面的贡献。2014 年诺贝尔化学奖得主为美国科学家埃里克·白兹格（Eric Betzig）、美国科学家威廉姆·艾斯科·莫尔纳尔（William E. Moerner）和德国科学家斯特凡·W·赫尔（Stefan W. Hell），以表彰他们在超分辨率荧光显微技术领域取得的成就。光学显微成像技术的最高分辨率一直无法超过光波波长的一半，但是借助荧光分子的帮助，这三位科学家开创性的贡献使得光学显微成像技术的极限拓展到了纳米尺度。2021 年诺贝尔生理学或医学奖授予了 David Julius 和 Ardem Patapoutian，奖励他们引入气味受体和嗅觉系统组织以及发现温度和触觉感受器。2024 年诺贝尔生理学或医学奖被授予 Victor Ambros 和 Gary Ruvkun，表彰他们发现 microRNA 及其在转录后基因调控中的作用。

知识拓展

囊泡运输——细胞的"物流系统"

精密而有条不紊的"物流系统"是人类健康的基础，深入理解这些生物学机制，对于攻克糖尿病、阿尔兹海默病等代谢系统疾病具有重要意义。

谢克曼（Randy W. Schekman）发现了囊泡运输（vesicle trafficking）所需要的一系列基因；罗斯曼（James E. Rothman）阐明了在囊泡与靶膜融合过程中发挥作用的蛋白质复合物；苏德霍夫（Thomas C. Sodhof）则揭示了大脑中的信号如何从一个神经细胞传递到另一个细胞，并且钙信号是如何引导囊泡精确释放被运输物的。

膜融合的发现表明蛋白质和其他物质可以在细胞内和细胞间进行传递，细胞可以用这一过程来阻止它们的活动并且避免混乱。这一突破性发现解释了为什么胰岛素释入血液时会有变化、神经细胞之间的信息传达，以及病毒感染细胞的方式。

爱明诺夫奖同诺贝尔化学奖一样，是属于瑞典皇家学院颁发的国际类奖项，2014 年度爱明诺夫奖授予中国清华大学施一公教授，以表彰他运用 X 射线晶体学手段在细胞凋亡研究领域做出的开拓性贡献。以上这些成就彰显了细胞生物学作为现代生物学领军学科的活力。

二、细胞生物学研究内容

细胞生物学研究的对象是细胞，细胞生物学的研究内容通常可分为细胞的结构与功能及细胞重要生命活动两大基本部分，两部分相辅相成。随着学科的发展，细胞生物学的主要研究内容也随之发生了很大变化。从 20 世纪 60 年代开始，细胞超微结构的研究成果充实与拓宽了细胞结构与功能的研究范畴，因此，在细胞生物学教材中，与细胞结构与功能相关的知识所占比例增多。20 世纪 70 年代中期，分子生物学概念、内容与方法的引入，对细胞生物学的研究起到了积极推动作用，不仅使细胞的结构与功能的研究更加深入，对细胞重大生命活动规律及其调控机制的研究也取得了飞速的进步，丰富和更新了细胞生物学的知识结构。因此，在现代细胞生物学教材中细胞的生命活动规律及其调控机制的相关知识所占比例也在不断加大。目前细胞生物学的研究热点内容主要包括以下几个方面。

1. 细胞的起源与进化 细胞的起源实际上就是原始生命的发生过程。目前认为，构成生物体的所有细胞都是从一个共同祖先细胞进化而来。细胞的起源有多种假说，近年来，人们开始从基因组的角度研究细胞的起源与进化。最初祖先细胞的形成经历了漫长的过程，据估计这个祖先细胞距今约 38 亿年，通过基因突变，它们的后代逐渐趋异，并逐渐进化为原核细胞，真核细胞是从原核细胞进化而来。真核细胞有独立的细胞核、特化的细胞器、复杂的遗传信息表达系统和精细的细胞骨架系统等。现代人类的出现是近10万年的事件，表1-1列出了基于目前认识而推断的细胞起源与进化的参考时间表。

表1-1　推断的细胞起源与进化的参考时间表

距今年代	发生的事件	距今年代	发生的事件
46 亿年	地球开始形成	35 亿年	原始藻类（蓝藻）出现
42 亿年	原始海洋出现	15 亿年	真核细胞出现
38 亿年	祖先细胞出现（预示生命出现）	12 亿年	多细胞生物形成

2. 生物膜与细胞器　细胞膜是细胞的重要结构之一。从生命起源角度看，膜的出现是原始细胞形成的重要标志。

细胞膜与大部分细胞器都是以生物膜为基础构建的，生物膜系统在细胞的生命活动中发挥着极其重要的作用。细胞的许多重要的化学反应都是在生物膜内或者膜表面进行，因此，对生物膜的研究构成了细胞膜、膜性细胞器等结构与功能的研究基础。

近10年来基因组学研究表明，哺乳动物基因组中的1/3基因用于编码膜蛋白，种类之多令人难以想象。其中，纵观人类基因组，人类拥有至少1000个G蛋白耦联受体，这个数量相当于人体所有编码蛋白质基因的5%。它们是生物体内信息传递的重要媒介，可以接收上游信号，并把这些信号传递给下游的诸如腺苷酸环化酶、磷脂酶C等效应器，产生多种第二信使，并通过级联放大最终产生各种生理效应。

生物膜上不同的蛋白质与细胞生命活动密切相关，如物质的跨膜运输、细胞信号转导、能量的转换、细胞的识别等。真核细胞的蛋白质20%～25%是膜蛋白，而其中大部分（70%～80%）是内在膜蛋白（如受体、离子通道、离子泵、膜孔、载体等）。解析膜蛋白的结构，特别是内在膜蛋白三维结构，是生物膜研究的一个难点与热点。

细胞器的研究是认识细胞结构与功能的重要组成部分。细胞内膜系统的内质网、高尔基复合体与溶酶体等在结构与功能上相互联系，近年来分泌性蛋白的合成、加工与运输，溶酶体蛋白的合成、加工和分选方面均取得新的进展。线粒体和叶绿体的能量转换机制的研究非常深入，核膜和核孔复合体作为一种特殊的跨膜运输蛋白复合体，其选择性运输蛋白机制的研究也取得新的进展。

3. 细胞信号转导　人体细胞时刻在接受并处理来自细胞内和细胞外的各种信号，这些信号的传递和整合在生命活动中具有重要的作用。细胞信号转导，已成为错综复杂的生命现象不可缺少的内容，对于了解生命的本质与细胞的基本生命活动具有重要的理论意义。

当前细胞信号转导研究的主要内容是：①信号分子的种类与受体；②跨膜信号转导系统；③细胞内信号传递途径与网络调控。

细胞信号转导是生命科学前沿领域之一。从最初的信号分子，到第二信使和可逆磷酸化，再到G蛋白和G蛋白耦联受体、酪氨酸蛋白激酶受体、蛋白激酶的结构及意义等，直到今天的信号网络系统。从某种意义上来说，许多疾病的本质是细胞识别的异常与信号转导的障碍，深入研究细胞信号转导，将极大地拓展了人们对生命现象的理解和认识，信号转导机制的阐明，不仅能加深对细胞生命活动本质的认识，有助于研究某些疾病的发病机制和药物靶向设计，为多种疾病的治疗提供新的选择，也可帮助学习者树立大健康理念和服务意识。

4. 细胞骨架体系　细胞骨架是真核细胞中的蛋白纤维网架结构，也是当前细胞生物学研究中最热门的领域之一。狭义的细胞骨架是由微管、微丝和中间纤维组成的细胞之骨架；广义的细胞骨架还包括了细胞核骨架、细胞膜骨架和细胞外基质纤维结构体系。

细胞骨架与一系列细胞重要的生命活动密切相关，例如，细胞骨架与维持细胞形态和细胞内结构有序，细胞运动、物质运输、能量传递、信息传递、基因表达、蛋白质合成和细胞增殖分化等各种生理活动密切相关。

细胞骨架主要研究内容包括：细胞骨架的空间分布；细胞骨架组装和解聚的动态特征；微管、微管结合蛋白、马达蛋白等的功能；微丝蛋白质家族与信号传递的关系；中间纤维的结构功能与细胞分化的关系；细胞核基质与核纤层蛋白的功能。

细胞骨架系统是现代细胞生物学研究的热点，目前关于细胞骨架系统的结构、动态组装、功能及与疾病关系的研究进展较快；细胞骨架也是新药开发的重要靶点，目前已建立一系列基于微管蛋白结构的新药筛选方法。

5. 细胞核、染色体及基因表达 细胞核是细胞的中枢，是细胞遗传物质 DNA 储存、复制及转录的场所；染色质和染色体是细胞核内同一物质在细胞周期不同时相的不同表现形态，是遗传物质的载体。在细胞核中 DNA 的指挥下，mRNA 进入细胞质，指导生物体在细胞质中合成蛋白质。核仁的主要功能是合成 rRNA、装配核糖体及参与细胞周期调整；核孔复合体对核质间的物质交换、信息交换起着重要作用。

细胞核与染色体是经典细胞学研究的重点，也是细胞遗传学的核心问题。染色体在 DNA 复制、基因有序表达过程中的作用及动态变化等是现代细胞生物学研究的核心内容，具体内容包括基因组、各种相关蛋白、染色体的构建及其高级结构、染色体的特化区域（如端粒、动粒、核仁组织区）等、其中染色质的结构、组蛋白修饰等在基因转录调控中起着关键作用。

6. 细胞增殖及细胞周期调控 细胞增殖是细胞生命活动的基本特征，是生命繁衍和生长发育的基础。研究细胞增殖的基本规律及其调控机制，不仅是控制生物生长发育的基础，也是研究细胞癌变发生及逆转的重要途径。

2001 年的诺贝尔生理学或医学奖授予了美国科学家利兰·哈特韦尔、英国科学家保罗·纳斯和蒂莫西·亨特，就是因为他们发现了导致真核细胞增殖的关键性调节机制，这一发现同时为研究治疗癌症的新方法开辟了途径。

目前研究细胞增殖的调控主要从两方面进行：一方面寻找环境与体内控制细胞增殖的因子，并阐明它们的作用机制。各种生长因子的发现及其作用机制的揭示，是这一领域的重要进展。另一方面是寻找控制细胞增殖的关键基因，并通过调节基因产物来控制细胞增殖。

细胞周期的控制主要是通过两个时期的转换来进行，即 $G_1 \rightarrow S$ 和 $G_2 \rightarrow M$。已发现多种因素可控制细胞周期，细胞周期蛋白依赖性激酶（CDK）是细胞周期调控的核心，CDK 与相应的细胞周期蛋白结合形复合物，并通过细胞周期蛋白的周期性表达和降解，推动细胞周期各时相的有序进行。

肿瘤细胞的特征是细胞增殖、分化、凋亡失控，以及信号转导系统出现障碍。此外，癌基因和抑癌基因也与细胞增殖有关。以 CDK 为靶点的药物可以阻断细胞周期，控制细胞增长，从而达到抗肿瘤的目的，目前已有一些以细胞周期作为靶点的候选药物处于不同的研发和临床试验阶段，因此，以细胞周期相关分子为靶点是研发抗肿瘤药物的一个重要新方向。

7. 细胞分化及调控 细胞分化是指从受精开始的个体发育过程中细胞之间逐渐产生稳定性差异的过程。细胞分化是生物发育的基础，细胞分化的关键调控发生在转录水平，转录因子组合对分化具有重要作用。目前细胞分化的研究集中在个体发育过程中出现分化差异的详细机制：多种因素，如激素、细胞因子、DNA 甲基化、环境诱导等，对细胞分化进程的调控作用；分离细胞分化的关键基因；研究分化与癌变的关系等。

细胞分化的本质是细胞内基因选择性表达。细胞全能性的阐明，使人类认识到可以控制细胞的分化，而且可能将已分化的细胞去分化，并使其分裂与再分化，这为控制生物的生长发育展现了十分诱人的前景。近年来，克隆羊的成功、人胚胎干细胞的体外建系，诱导多能干细胞的成功、体细胞"去分化"和"转分化"及重编程的研究，使人们对细胞分化机制的研究逐渐深入，并由此产生了干细胞生物学，开辟了"再生医学"新领域。

知识拓展

已分化细胞的重编程和 ips 细胞

细胞重编程是指已分化的特定细胞可以被重新编程为多功能的干细胞。通俗来讲，就是在细胞层面实现了"返老还童"。

1962 年，英国发育生物学家约翰·戈登（John Gurdon）的实验研究证明，已分化的动物体细胞在蛙卵中可以被重编程，从而具有发育成完整个体的能力，证明了细胞分化是可逆的。2006 年日本京都大学生物系教授山中伸弥（Shinya Yamanaka）将戈登的这一成果推进了一大步，实现了细胞在体外的重编程，诱导出了具有多能性的细胞（即诱导性多能干细胞，induced pluripotent stem cell，ips 细胞），证明了细胞命运是有选择性地打开或关闭某些基因的结果。与胚胎干细胞相比，ips 细胞的优势在于它避开了使用人体胚胎提取干细胞的伦理道德制约，使干细胞研究能被众多人接受。由于这些细胞来着病人自身，在临床应用时有希望避免免疫系统对外来组织的排斥。山中伸弥与约翰·格登因在细胞核重编程研究领域的杰出贡献，获得 2012 年诺贝尔生理学或医学奖。这项研究为干细胞与再生医学、疾病发生发展机制研究和药物研发打开了一扇新的窗户。

8. 细胞衰老与细胞死亡　衰老通常指有机体形态、结构和生理功能逐渐衰退的总体现象。细胞衰老是机体衰老的基础和直接原因，机体衰老是细胞衰老的反映。衰老的确切机制并不清楚，有多种学说，如自由基学说、端粒学说、细胞凋亡学说等。目前认为，细胞程序对衰老进程有重要作用。细胞凋亡与自体吞噬作为细胞程序性死亡（programmed cell death，PCD）的方式，可参与多种与衰老相关的病理过程。

随着人口老龄化和老年性疾病的增多，细胞衰老话题将成为 21 世纪的热门课题，细胞衰老是一个与机体老化相伴的渐进事件，引起细胞衰老的因素有很多，可能涉及多个过程和机制，近年来被广泛研究，已经证明的有肿瘤胁迫、DNA 损伤和细胞毒药物等。研究细胞衰老对于抗肿瘤是很有意义的，同时为打开抗肿瘤药物治疗和新药的研发提供了依据。

细胞死亡是细胞生命现象不可逆的停止。机体的死亡则往往是由于重要细胞如脑细胞、心肌细胞的死亡引起的。单细胞生物的细胞死亡代表个体死亡。而多细胞生物个体死亡时，并不是机体的所有细胞都立即停止生命活动。

细胞凋亡作为一种独特的细胞死亡方式，是细胞接受多种信号刺激后由基因所调控的主动自然死亡，是生物正常生理发育与病理过程中重要的平衡因素。细胞凋亡的研究是近年生命科学中迅速发展的热点课题。细胞凋亡与自体吞噬作为机体重要的生理过程，在衰老过程中发挥重要作用。同时，凋亡与自噬信号通路之间复杂而多样的分子联系，使两者相互作用、相互调节，共同干预衰老及相关疾病的发生。这也为衰老机制及抗衰老的研究提供了新的思路。

9. 细胞工程　细胞工程是指以细胞为单位，通过细胞生物学和分子生物学等工程学的方法对细胞内遗传物质加以修饰，并对修饰后的细胞进行离体培养，从而根据人们的意愿获得所需物种或者细胞产品的一种技术。目前，细胞工程已成为生物制药工业中的关键技术。

按照操作对象，可将细胞工程技术分为三类，即动物细胞工程、植物细胞工程以及微生物细胞工程。主要涉及的技术手段包括细胞培养、细胞融合、核移植以及染色体工程等。

随着制药技术的不断发展，人们将越来越多的目光投向了生物手段。生物制药相比传统的化工合成有着低污染、能耗小、成本低等优势，而细胞作为生命体最基本的结构与功能单位，在生产过程中的地位不容忽视。细胞的增殖相对较快，培养技术也已接近成熟，细胞自身所含的生物高分子物质，往往可以直接作为临床治疗的基本药物，而这些药物通过化工的手段难以合成，只能从动物体内提取，成本较高，而通过细胞工程技术，则能够有效地降低这些高分子药物的成本，从而使得一些生理疾病的治愈率大为提高。例如，通过动物细胞杂交而获得的单克隆抗体技术是细胞工程最富成就的典范，而哺乳类动物细胞通过克隆而获得的无性繁殖个体与胚胎是该领域最具创新的进展之一。

三、细胞生物学的地位及与其他学科的关系

细胞生物学是一门研究细胞结构和功能、揭示生命基本规律的重要基础学科，早在 1925 年，细胞生物学与遗传学家 Wilson E. B. 在其著作《细胞的发育与遗传》（*The cell in development and heredity*）中提出"一切生命的关键问题都要到细胞中去寻找"（the key to every biological problem must finally be sought in the cell）的名言。生命的物质基础是核酸、蛋白质和脂类等生物大分子，这些生物大分子必须有序的构建及装配成细胞内的组分并进入细胞内一定的功能体系中才能表现出生命现象。即使是自然界中非细胞结构的病毒，也必须在细胞中才能实现生命特征。细胞，无论作为单细胞生物体，或是作为多细胞生物体的基本结构与功能单位，都遵循着生物体的基本生命运行程序，它（或它们）起于细胞的分裂，再经繁殖、生长、发育、分化、衰老、突变（尤其是癌变）、疾病，直至死亡。这一运行程序是绵延不断与纷繁复杂的，以至科学发展至今天，生命现象仍然是令人着迷与难解的探索课题。

细胞生物学是一门综合性较强的学科，与其他学科相互交叉，涉及方面较广。在细胞生物学的研究中，由于其综合性较强，也普遍利用相邻学科的成就，如发育生物学、分子生物学等，研究技术上更是充分利用一切可以解决研究问题的方法，例如，生物化学和分子生物学研究染色体的各种非组蛋白的方法、分子生物学研究基因的结构方法、免疫学中对细胞骨架中蛋白的分布及生命活动中变化的方法、分子遗传学中对重组 DNA 技术的研究方法、免疫学中对单克隆抗体和杂交瘤技术的研究方法等。

细胞生物学也是正在迅速发展中的新兴学科，是现代生命科学前沿最活跃、最富有发展前景的分支学科之一。这门学科由光学显微镜下结构和功能的简单描述推向细胞分子生物学水平。目前，已把细胞的整体活动水平、亚细胞水平和分子水平三方面的研究有机地结合起来，以动态的观点来研究细胞和细胞器的结构和功能，探索细胞的生长、发育、分化、繁殖、衰老和死亡等基本规律。从分子水平上对细胞核以及细胞质内的各种超微结构及其功能进行深入的探讨，无疑将会在生命科学中发挥重要的作用。如体细胞核移植、干细胞定向诱导分化、细胞重编程（特别是诱导性多潜能干细胞技术）的研究为人们制备体外疾病模型、研究疾病发生机制、寻求细胞及组织移植的新材料方面提供了重要的技术支撑。分子细胞生物学方法与技术也已经成为现代医学、药学研究人员的一种必不可少的科研工具。近年来，探索生命奥秘的手段与途径在不断更新，其中包括如何使细胞"返老还童"（rejuvenation）成为多潜能的干细胞从而获得重新分化的能力，如何从源头上即 DNA 水平上早期寻找出细胞的疾病病因所在以及机体罹患疾病的病原体，如何不改变 DNA 而阻止恶性细胞的发生与发展即用 miRNA 来调控细胞运行的周期，如何对细胞的生物学行为进行干预正在成为药物研发的新方向等，这些研究成果充分证明细胞生物学是生命科学中最为活跃的研究领域之一。

第二节 细胞生物学发展简史

PPT

细胞生物学的形成与发展经历了漫长的过程，细胞生物学的发展简史大致可以分为以下几个时期。

一、细胞的发现

细胞的发现与显微镜的发明密不可分。1665 年，英国科学家罗伯特·虎克（Robert Hooke）用自制的光学显微镜（放大倍数为 40 ~ 140 倍）观察软木塞的薄片，放大后发现一格一格的小空间，第一次描述了植物细胞的结构，并首次借用拉丁文"*cellar*"（小室）来描述他看到的蜂窝状的小室，后来英文用"cell"这个词，中文翻译为"细胞"。实际上他所看到的仅仅是植物死细胞的细胞壁，因为他首先描述了这一结构，所以，cell 这个术语一直沿用至今。

第一个看见活细胞的人是荷兰人列文胡克（Antony leeuwenhoek），1677 年他用自制的显微镜（放大倍数达 270 倍）观察到池塘水滴中的原生动物细胞、哺乳动物和人的精子、蛙鱼的红细胞核、牙垢中的细菌等。

在 R. Hooke 发现细胞后的 170 多年中，人们借助光学显微镜陆续发现了一些不同类型的细胞，并积累了一些资料，但对细胞的概念还相当模糊，人们对细胞的认识以及它们和有机体的相互关系并没有进行科学的概括，仅仅停留在形态学描述层面，还没有科学系统的分析与总结。

二、细胞学说的创立

1838 年，德国植物学家施莱登（Matthias Jakob Schleiden）和动物学家施旺（Theodor Schwann）根据前人的研究成果结合自己的工作，首次提出细胞学说（cell theory）。其主要内容是：①所有生物都是由细胞构成；②细胞是生物体的基本结构单位；③所有的细胞都是来源于已有的细胞的分裂。细胞学说的建立，极大推进了人类对生命的认识，有利地证实了动植物界的统一性和生命的共同起源的原则。恩格斯对细胞学说给予了极高的评价，并将其与达尔文进化论、能量守恒定律共同列为 19 世纪自然科学三大发现。1893 年，Hertwig 所著的《细胞与组织》出版，是细胞学诞生的里程碑。

三、经典细胞学时期

自细胞学说建立后，掀起了对多种细胞进行广泛观察与描述的高潮，各种细胞器和细胞分裂活动相继被发现。

1. 原生质理论（protoplasm theory）的提出　1840 年，普金耶（Jan E. Pukinje）首次将动物细胞的内含物命名为原生质（protoplasm），1846 年，冯·莫尔（von. Mohl）首次将植物细胞的内含物命名为原生质；1861 年，舒尔策（Max Schulze）提出原生质理论，其基本内容是：组成有机体的基本单位是一小团原生质，这种物质在各种有机体中是相似的。1880 年，Hanstein 提出"原生质体"（protoplast）概念。细胞的概念进一步演绎成具有生命活性的一小团原生质。

2. 细胞器的发现　随着显微镜分辨率的提高和石蜡切片法和各种染色方法的发明，多种细胞器相继被发现。1883 年，Edouard van Beneden 和 Theodor Boveri 发现了中心体；1894 年，Richard Altmann 发现线粒体；1898 年，Camillo Golgi 发现了高尔基体。

3. 细胞分裂的研究　1841 年，R. Remak 观察到鸡胚细胞的直接分裂。1882 年，Walther Flemming 在动物细胞中首次发现细胞的间接分裂过程，并将其命名为有丝分裂（mitosis），把细胞的直接分裂称为无丝分裂（amitosis），Eduard Strasburger 在植物细胞中也发现了有丝分裂，并证明有丝分裂的实质是核内染色体的形成及向两个子细胞的平均分配。1883 年，Edouard van Beneden 观察到了动物细胞的减数分裂，1886 年，Eduard Strasburger 观察到了植物细胞的减数分裂。

四、实验细胞学阶段

20 世纪 50 年代，细胞生物学的研究采用多种实验手段对细胞的各种生化代谢和生理功能进行研究，由于组织与细胞体外培养技术的建立与应用，特别是与相关学科的渗透，细胞学的研究内容更加广泛深入，形成了一些独立的分支学科。

1. 细胞生理学研究 1909 年，Harrison 建立了组织培养技术，直接观察和分析细胞的形态和生理活动。1943 年，A. Claude 应用高速离心机从活细胞中分离出细胞核和各种细胞器，如线粒体、微粒体（内质网的碎片）、叶绿体等，进一步研究它们的化学组成、生理功能和各种酶在细胞器中的定位等。由此，细胞学和生理学融合形成细胞生理学。

2. 细胞遗传学研究 1902 年德国人 T. Boveri 和美国人 W. Suttan 把细胞中染色体的行为和孟德尔（G. Mendel）的遗传因子联系起来，提出"染色体遗传理论"。同年，W. Gannon 认为遗传因子在染色体上，并提出了"遗传的染色体学说"。1909 年，W. Johannsen 把遗传因子命名为"gene"（基因）。1910 年，摩尔根（T. Morgan）通过果蝇杂交实验工作，建立了"基因学说"，证明了基因是决定性状的基本单位，且直线地排列在染色体上。由此，细胞学与遗传学结合形成了细胞遗传学。

3. 细胞化学研究 1924 年，R. Feulgen 建立了福尔根染色法来特异性定性检测细胞内的 DNA。1940 年，J. Brachet 用甲基绿 – 派洛宁染色法测定细胞中的 DNA 和 RNA，T. Casperson 用紫外显微分光光度法测定细胞中 DNA 的含量。此后，随着显微分光光度法、流式细胞术、核酸原位杂交技术、免疫荧光技术及激光扫描共聚焦显微技术的应用，人们对细胞组分，特别是核酸、蛋白质的定性、定位、定量及动态变化的研究日渐深入。

五、亚显微结构与分子水平的细胞生物学

光学显微镜受到其分辨率和放大倍数的限制，无法对细胞结构进行深入研究。1933 年，德国 E. Ruska 等研制出第一台电子显微镜。电子显微镜的分辨率远远超过了光学显微镜的分辨率。电子显微镜技术问世，将细胞学带入了全新的发展时期，电子显微镜的发明和分子生物学的发展，标志着亚显微结构和分子水平相结合的细胞生物学的开端。1945 年，A. Claude 发表了第一张用电子显微镜观察的细胞照片，标志着人类对细胞结构认识新时代的到来。20 世纪 50 年代，随着超薄切片技术的建立和电子显微镜分辨率的进一步提高，产生了细胞亚显微结构学这一新兴领域，不仅可以将已知的细胞结构，如细胞膜、核膜、核仁、线粒体、高尔基体、染色质与染色体等以新的面貌展现在人们面前，而且还发现了一些新的重要的细胞结构，如核糖体、溶酶体、过氧化物酶体、核孔复合体、内质网和细胞骨架体系等。同时由于分子生物学概念和技术的应用，分子生物学、生物化学、遗传学等学科与细胞学之间相互渗透与结合，使人们对细胞亚显微结构的认识进一步深入到分子水平。这一时期细胞生物学的研究已经发展到从显微、亚显微和分子三个不同水平去研究细胞的结构与功能，探讨细胞生命活动的规律，20 世纪 70 年代后，细胞学发展为细胞生物学。

20 世纪 80 年代以来，细胞生物学的研究重点转向膜生物学、细胞内物质运输、细胞信号转导、线粒体与能量转换等细胞功能，以及细胞增殖、细胞分化、细胞凋亡、基因表达调控、RNA 干扰和细胞重排编程细胞生命活动的分子机制，并取得了一系列重大进展。例如，德国科学家 Erwin Neher 和 Bert Sakmann 发现细胞膜离子通道，获得了 1991 年诺贝尔生理学或医学奖。美国科学家 Alfred G. Gilman 和 Martin Rodbell，因发现 G 蛋白及其在细胞中的信号转导作用，获得了 1994 年诺贝尔生理学或医学奖。美国科学家 Robert F. Furchgott、Louis J. Ignarro 和 Ferid Murad，因发现一氧化氮在心血管系统中起信号分子作用，获得 1998 年诺贝尔生理学或医学奖。细胞生物学逐渐与分子生物学相互渗透和融合，发展成为细胞分子生物学（molecular cell biology）。

21 世纪是生命科学的世纪，现代细胞生物学研究中的热点问题值得关注，细胞内的基因是如何在时间与空间上有序表达的？基因的表达产物蛋白质、核酸、多糖、脂质及其复合物是如何逐级装配成能

行驶生命活动的基本结构及各种细胞器？活性因子和信号分子是如何调节细胞最重要的生命过程？值得强调的是，2003 年人类基因组计划（Human Genome Project，HGP）提前完成，这是各国科学家通力合作所取得的辉煌研究成果，是人类自然科学史上一个划时代的伟大成就（图 1-2）。近 20 年来，细胞生物学已经取得了不少成就，但是从细胞水平上彻底搞清楚细胞生命活动的规律，还有大量工作要完成。可以预见，在未来的时代，生命科学将成为自然科学的带头学科，细胞生物学还将作为生命科学的基础科学继续发展。

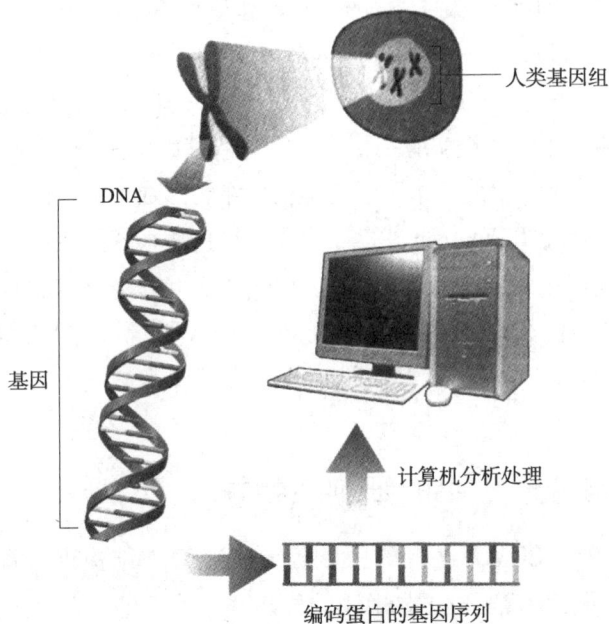

图 1-2 人类基因组计划

第三节 细胞生物学与现代药学 微课

PPT

细胞生物学是当今生命科学核心学科之一，也是医药院校的主干课程之一。一切生命问题的真正解决都必须在细胞中得到真正解决，细胞生物学的研究内容在不断地加深与药学的结合，形成细胞生物学的分支学科——药学细胞生物学（pharmaceutical cell biology）。本课程在于引导学生以疾病为出发点，结合所学知识，去探寻科学家如何寻找某疾病的病因，并最终根据病因成功开发出相应药物的全过程。

一、药学细胞生物学的含义及与药学的关系

药学细胞生物学系采用现代细胞生物学的基本理论、技术与方法，研究药物的吸收、转运与作用机制，应用于药物设计、药物有效性、安全性评价、药品生产以及药品临床应用等的一门基础与应用学科。药学细胞生物学是研究与药学学科相关的细胞生物学理论与应用的一门交叉学科。

药学细胞生物学所要探讨的主要问题是与药学相关的细胞生物学问题，药学细胞生物学所面临的主要任务是探索药物在细胞中的作用机制，理解新的药物靶点的细胞学基础，为更好地掌握不同类别药物的药效学与药动学知识、研发与生产具有自主知识产权的新药做好铺垫。细胞生物学和药学互相交叉，互相促进的案例很多。如在细胞骨架章节的讲解中，特别强调一些选择性作用于微管和微丝和小分子化合物，如紫杉醇、鬼笔环肽等。这些化合物不仅是研究细胞骨架的有效工具分子，其中有一些还作为药物走向临床。

药学细胞生物学是药学院校学生的重要专业基础课程之一，同时也与生理学、遗传学、药理学、病理学、分子生物学等关系密切。药学类院校开设药学细胞生物学课程和开展的细胞生物学科学研究等构成了基础药学和临床药学的重要基础。对药学专业学生来说，学好药学细胞生物学，不仅能为学习其他药学课程打好扎实的基础，而且有助于培养良好的科研思维习惯，在今后的药学相关工作中，不断发现问题、研究问题和解决问题。

二、细胞生物学是现代药学的基础理论

药学是以药物为研究对象的综合学科，药学学科不断地吸收和运用其他学科特别是生命科学的新知识和新技术，以提高本学科的发展水平，并推动药学科学研究向前发展。

细胞是生命体结构和功能的基本单位，细胞的正常结构的损伤和功能紊乱，必然导致人体组织结构的病变，并由此引起疾病。因此，细胞是体现人类生、老、病、死之单位，细胞生物学与药学的关系极为密切。细胞生物学的理论和技术的研究成果不断向药学领域渗透，在很大程度上促进了药学的发展。对学生而言，掌握细胞生物学的基础理论、基本知识和技能，为学习药学基础课程与专业课程打下坚实的基础。

1. 细胞生物学是药理学的基础理论　在药理学研究中，药物对机体的作用可分为药物效应动力学（药效学）与药物代谢动力学（药动学）两方面。

（1）细胞生物学与药效学研究密切相关　药效学是研究药物对生物体的作用及作用原理。即研究药物对生物体的作用和作用机制，而药物对机体的作用首先是通过细胞这一生命的结构和功能元件来实现的，因而药物对细胞的影响是药效学研究的一项重要内容。在药效学研究过程中，常需要建立细胞模型，以药物对细胞模型的影响来表征药物对生物体的作用。如目前已在体外构建了多种肿瘤细胞模型用于抗肿瘤药物的初筛与复筛研究。

（2）细胞生物学与药动学研究密切相关　药动学是研究药物在生物体的影响下所发生的变化与规律。主要讨论药物在体内过程，包括机体对药物的吸收、分布、代谢与排泄等。药物在体内的代谢过程也要在细胞中得以实现，药物的有效性与安全性、药物作用的选择性等都与对特定组织细胞的亲和性密切相关。药物在体内转运，需要通过细胞膜，这一过程被称作药物的跨膜运输，与药物的吸收、分布、排泄、代谢等密切相关。如脂溶性药物与生物膜的脂质双分子层亲和力强，所以在体内吸收快，脂溶性大的药物甚至易于通过血－脑屏障，发挥中枢治疗作用；这同时也可能是某些药物毒性反应和副作用的形成机制。

（3）细胞亚细胞器的结构与功能与药物代谢密切相关　细胞亚细胞器如内质网、核糖体、核膜等的结构与功能研究，有助于阐释药物代谢的机制，同时可以利用药物代谢机制进行前体药物设计等研究。因此，掌握细胞生物学的基础理论，有助于临床正确选择药物。

2. 细胞生物学是药剂学研究的基础理论　药剂学研究的基本任务是研究将药物制成适宜的剂型，关注不同的剂型对药效的影响。由于不同的药物剂型可能会影响药物的体内过程，因此如何选用正确的剂型，就必须了解靶器官细胞的结构基础，进而确定某一特定剂型的药物分子是否可以选择性地到达作用部位，实现更好的药效。

脂质体、纳米球、微球等剂型就是基于细胞生物学相关理论而进行的药物设计新成果之一，其中直径在 $5 \sim 7 \mu m$ 者主要为肺毛细血管所截留，直径小于 $5 \mu m$ 者主要为肝、脾的网状内皮细胞所吞噬，这就是这些靶向药物剂型的细胞生物学作用机制。

3. 细胞生物学受体理论与靶向药物作用机制　细胞生物学的受体理论对于药学研究具有重要意义。受体是与细胞内外源信号分子（包括药物）结合的特异性生物大分子，主要位于靶细胞膜上，也存在于细胞质或细胞核中。受体被激活后能够产生胞内一系列重要的生理、生化与药理反应。体内存在的神经递质、激素等信号分子均为特异性很高的受体，而受体所偶联的效应体系种类有限，只是由于各种受

体的调节方式不同，以及各种受体间存在不同水平的相互作用，才产生了细胞内网络复杂的生理调节。药学细胞生物学从细胞信号转导的基本原理，到细胞增殖、分化与凋亡的不同角度探讨了多种受体介导的靶向药物作用机制。

综上所述，药学细胞生物学课程的学习能够增加对多门药学学科知识的理解，并掌握药学研究的细胞生物学工具。

三、细胞生物学研究技术与新药筛选

药物筛选是药物发现的主要手段之一，近年来在药物筛选的技术方面发展迅速，新技术、新方法不断出现。除了化学工业和整个工业化水平提高以外，细胞生物学等基础理论和实验技术的发展与进步也发挥了关键作用，大大提高了新药的研发速度，细胞生物学理论与技术在新药筛选中的应用主要包括以下几个方面。

（一）筛选抗肿瘤药物的方法不断更新

肿瘤是严重威胁人类健康的一类常见疾病，寻找有效的抗肿瘤药物与方法，彻底攻克肿瘤，是世界医学界重要的研究课题。如何有效地从数目庞大的天然产物中找到具有抗肿瘤活性的分子，是目前药物研发亟待解决的瓶颈问题之一。细胞增殖、分化与凋亡等理论研究对于抗肿瘤药物的研发具有重要价值，常用的细胞生物学方法包括：体外细胞实验法、作用微管蛋白的抗肿瘤药物筛选方法、以端粒酶活性为作用靶点的筛选方法、应用调节细胞信号传导通路筛选方法、药物诱导肿瘤细胞凋亡的筛选方法及药物诱导细胞分化的筛选等。

（二）运用细胞生物学知识，设计新的肿瘤治疗方案

发育生物学观点认为，肿瘤本身是一种分化障碍的疾病，是在分化过程中由于正常基因功能受控于错误的表达程序所致。从某种意义上来说，肿瘤是细胞无限增殖与分化障碍的综合结果，若能深入了解细胞增殖、分化与凋亡的分子机制，就能设计出新的肿瘤治疗方案。抑制增殖，促进分化与加速凋亡，从而大大提高肿瘤的治疗效果。

1. 作用于细胞周期的新抗肿瘤药物　主要以细胞周期关卡与肿瘤细胞的染色体作为药物靶点，对恶性肿瘤细胞增殖周期中某一期细胞有杀灭作用的药物：羟基脲、阿糖胞苷、巯嘌呤、甲氨蝶呤等，能干扰 DNA 的合成，对恶性肿瘤细胞的 S（DNA 合成）期有特异性杀伤作用的药物；长春新碱和长春花碱，则可特异地杀伤处于 M（有丝分裂）期的细胞。目前以此为指导思想研究的抗癌药物与候选药物已进入临床研究的不同阶段或已进入临床治疗。

2. 肿瘤细胞诱导分化治疗　诱导分化（induction of differentiation）是指恶性肿瘤细胞在体内、外分化诱导剂作用下，向正常或接近正常细胞方向分化逆转的现象。此外，有学者认为，肿瘤生长的主要原因不是肿瘤细胞受到刺激大量增殖的结果，而是细胞凋亡抑制剂或肿瘤促进剂等延长了已转化细胞的生存期限的结果，所以采用药物激活肿瘤细胞凋亡程序，即诱导凋亡疗法作为一种新的肿瘤治疗策略已引起极大关注。

（三）细胞生物学研究为新药开发提供多种药物靶点

新药研发是全球性的发展问题，在过去几十年中，药物靶向治疗取得了可观的成绩，为人类健康做出了巨大贡献。

药物靶点是一类在疾病进程中发挥关键作用的分子，药物靶点的发现和验证是新药研发过程的重要步骤，并将影响后续药物研发的疗效、安全性等问题。确定药物治疗靶点，寻找靶点特异性药物，是医药企业以及实验室研究的着力点。通过设计能够抑制或促进靶点的药物以达到治疗疾病的效果，是目前药物开发的主要方式，发现新的药物靶点对药物研发和临床应用有重要意义。近年来，随着分子生物学研究的深入，尤其是人类基因组和蛋白质组学的研究，药物靶点已经成了研发新药的重要手段，许多与

疾病有关的生物分子可以作为治疗药物设计的靶点。

1. 药物靶点的概念 药物靶点（drug target）是细胞内与药物相互作用，并赋予药物效应的特定分子。在已知的药物靶点中，蛋白质类靶点是数量最多、研究最广泛的靶点，包括 G 蛋白耦联受体、转录因子、离子通道、酶等。其中，几乎 50% 以上属于 G − 蛋白耦联受体（GPCRs），丝氨酸、苏氨酸和酪氨酸蛋白激酶，锌金属肽酶，丝氨酸蛋白酶，核激素受体以及磷酸二酯酶等 6 个家族。

作为药物靶点的目标分子，必须能以适当的化学特性和亲和力结合小分子化合物，并与疾病相关；药物靶点必须符合以下特点：①作为药物靶点的蛋白质，必须在病变细胞或组织中表达，并且在细胞培养体系中可以通过调节靶点活性改善相关表现。②这些效应必须在疾病动物模型中再现。③作为有价值的药物靶点，必须获得有效的药物。

新靶点的发现对于更优良的创新型药物的开发具有巨大的促进作用。近年来，计算机技术、组学技术以及生物化学技术在药物蛋白靶点发现过程中，发挥着积极的促进作用。①计算机技术：相较于通过实验发现潜在的靶点的方法，计算机辅助药物设计不需要繁琐复杂的实验操作，伴随着各类疾病数据库的不断完善以及计算模型优化，使整个新靶点的发现过程更方便快捷。②组学技术：各类组学技术（基因组学、转录组学、蛋白质组学）及生物大分子相互作用分析技术等推动了从纷繁复杂的细胞生物大分子中发现特异性的药物作用靶点分子的进程。③生物化学方法：如亲和色谱常用于药物纯化、靶蛋白分离以及部分药物靶点的发现；酵母双杂交技术是研究蛋白间相互作用的重要方法，可以大规模筛选相互作用蛋白；噬菌体展示技术可以从噬菌体文库中分离的特异性配体可用于治疗靶点验证以及多肽、抗体或疫苗等药物设计和开发。

2. 药物靶点的发现策略 基因组研究表明，人类有 3 万 ~ 4 万个基因和更多的蛋白质，其中许多蛋白质是控制人类疾病的潜在的药物靶点，至少有 90% 的药物靶点蛋白尚未被发现。因此，发现并验证药物新靶点对阐明疾病原因、药物作用机制具有重要意义。

随着生命科学的迅速发展，对于疾病发生机制了解的逐渐深入，各种新的研究技术不断涌现，出现了许多新的靶点发现技术。概括如下。

（1）从有效单体化合物着手发现药物靶点 以疗效确定的单体化合物（天然产物或现有药物）为探针，利用计算机模拟单体分子与相关蛋白质三维结构及相互作用，找到所有的能与其特定结合的蛋白质，这些蛋白质可能与活性药物单体发挥作用的机制相关，因而也是潜在的药物靶点分子。

（2）以正常组织与病理组织基因表达差异发现靶点 基因在不同组织和疾病发生发展的不同时空存在明显的基因表达差异，表达明显发生变化的基因常与发病过程及药物作用途径密切相关，这些表达异常的基因很有可能是药物作用的靶点，可作为潜在的筛选药物的靶点。

（3）通过定量分析和比较发现药物靶点 同一细胞，在不同的生理和病理环境中，其蛋白质表达谱也会发生改变。因此，通过对比研究正常细胞和疾病细胞的蛋白质表达谱的变化，寻找与疾病相关的蛋白质，这些相关蛋白经研究筛选后可能成为治疗某种疾病的新靶点。

（4）以蛋白质相互作用为基础发现药物靶点 人类许多疾病如癌症、自身免疫性疾病和病毒性传染病都是因为蛋白质 − 蛋白质相互作用的错误或短缺造成的。因而通过揭示疾病蛋白与其他蛋白的相互作用可以发现新的药物靶点。

（5）RNA 技术的应用 干扰技术特异的抑制细胞中不同基因的表达，通过细胞的表型变化发现靶点。

3. 基于靶点的药物设计 基于靶点分子结构的药物设计指的是利用生物大分子靶点及相应的配体 − 靶点复合物三维结构的信息设计新药。其基本过程是：①确定药物作用的靶点分子（如蛋白质、核酸等）；②对靶点分子进行分离纯化；③确定靶点分子的三维结构，提出一系列假定的配体与靶分子复合物的三维结构；④依据这些结构信息，利用相关的计算机程序和法则如 DOCK 进行配体分子设计，模拟出最佳的配体结构模型；⑤合成这些模拟出来的结构，进行活性测试。若对测试结果感到满意，可进入前临床实验研究阶段。⑥反复重复以上过程，直至满意为止。

4. 药物靶点在药物开发及疾病治疗中的应用　通过发现药物靶点来开发和设计特异性药物是创新性药物研发的重要途径。在疾病相关的靶点分子被发现和确认以后，即可根据这些靶点分子的特点设计出相关的药物进行靶向治疗。

在这方面，应用最多的是对肿瘤的治疗。恶性肿瘤是一种严重威胁人类健康的疾病。人类因恶性肿瘤的死亡率是所有疾病死亡率的第二位，仅次于心血管疾病，因病致死的人当中有 21.75% 死于肿瘤。传统的细胞毒类抗肿瘤药物因存在一定的局限性而影响化疗疗效的发挥。例如大多数药物以核酸及其组成成分为靶点，对肿瘤细胞的优势杀伤效应主要取决于肿瘤细胞与正常细胞间生长比率的差异，而非二者表型的不同，故杀伤肿瘤细胞的同时，亦损害正常组织，导致严重的不良反应。为提高化疗药物对肿瘤的靶向作用，研制出靶点特异性药物，迫切需要找到在癌的病因学和病理过程中起作用的特异性靶点分子，其中包括细胞周期相关成分、信号转导通路元件、细胞凋亡因子、端粒酶、细胞的黏附因子等。设计出针对这些靶点分子的特异性药物，并结合纳米生物学技术给药物分子装配"制导"装置，进行针对肿瘤细胞的靶向治疗。这样就大大降低了抗肿瘤药物对正常细胞的毒性作用，提高了病灶部位的药物浓度，从而极大地提高了治疗效果。例如，线粒体作为机体细胞内的重要细胞器，参与了能量产生、细胞凋亡、肿瘤的发生以及衰老等多种病理生理的代谢过程。随着线粒体功能的逐步阐明，人们发现多种药物的靶点位于线粒体膜或线粒体内酶复合物，其作用机制主要是调节线粒体呼吸链功能、影响代谢酶活性及改变膜通透性。同时，利用线粒体靶点，一些研究者已经设计出线粒体靶点特异性药物，用于抗肿瘤或清除自由基，如电子移位亲脂性阳离子（delocalized lipophilic cation，DLC）。线粒体结构和功能的改变，不仅会干扰肿瘤细胞的生长、代谢和增殖等过程，最终还会触发很多肿瘤细胞凋亡。

可以预计在未来的肿瘤化疗发展中，针对分子靶点的新一代抗肿瘤药物将成为主要的发展方向。

综上所述，人类基因组和蛋白质组学研究已经揭开了潜在药物靶点的面纱。但是，基因组和后基因组给人们带来大量信息的同时，也为药物靶点筛选带来了越来越大的困难。如何综合运用生物信息学、分子生物学、疾病发病学和药理学等方法发现和确证药物作用新靶点，对其安全性、有效性进行充分的验证，是目前面临的重要挑战。

总之，药学细胞生物学采用现代细胞生物学的原理与技术，通过揭示细胞生命活动的本质，在细胞与分子水平研究药物的吸收、转运与作用机制，期望在未来解决临床用药的有效性、安全性，以及新药研发与评价中的一系列问题，是一门涉及药学与细胞生物学的实用性交叉学科。

思考题

答案解析

1. 什么是药学细胞生物学？如何理解细胞生物学与药学的关系？
2. 了解细胞生物学发展简史，对我们有何启示？
3. 什么是药物靶点？怎样看待药物靶点与创新药物发现？

（徐　威）

书网融合……

微课　　　　本章小结

第二章 细胞概述

📖 **学习目标** ┈┈┈┈┈┈┈┈┈┈┈┈┈┈┈┈┈┈┈┈┈┈┈┈┈┈┈┈┈┈

1. 通过本章学习，掌握细胞的起源和进化、细胞是生命的基本单位、原核细胞与真核细胞的主要区别，熟悉真核细胞的结构体系，了解内共生学说的意义。

2. 具有了解细胞的进化历程，并利用细胞的基本理论、基础知识去解决医药领域的科研问题的能力。

3. 养成独立思考的能力。

细胞生物学是研究细胞结构和功能的学科，它围绕着细胞是生命的基本单位这一概念展开。关注细胞可以详细了解细胞组成的组织和生物体。一些生物体只有一个细胞，而另一些生物体则组织成具有大量细胞的合作群体。总之，一切生物都由细胞组成（病毒除外）。细胞是生物体结构和功能的基本单位。一个细胞蕴含了所有生命的奥秘，要了解有机体的生命活动规律，就必须从细胞入手。

第一节 细胞的基本特征

PPT

一、细胞的起源和进化

（一）原始细胞的形成

原始生命是由早期的地球上的非生命物质通过复杂化学作用，经过漫长的自然演化过程逐步形成（图2-1）。

第一阶段是从无机小分子物质生成有机小分子物质，早期地球经过若干亿年的演变，火山喷出的气体形成原始大气，主要是甲烷、二氧化碳、一氧化碳、氮气、氢气和氨气等，值得注意的是，没有氧气。原始大气在高温、高压、雷电、紫外线、火山喷发等因素作用下，形成了一系列简单的有机小分子，如核苷酸、氨基酸和单糖等。这个过程只产生了能够构成生命的有机物，并没有直接产生原始生命。在原始地球上，随着地球表面温度的降低，水蒸气就凝结成雨水降落在地表，核苷酸、氨基酸等基础的有机小分子经过雨水的冲刷作用，最后汇集在大的原始水体中或原始的海洋中，这就是早期地球上的"原始汤"（primordial soup），细胞生命就在这个富含有机物溶液的"原始汤"中诞生了。

第二阶段是从有机小分子物质形成生物大分子物质。"原始汤"这锅营养丰富的汤中的简单的有机小分子大约在35亿年前经过长期的积累，相互作用，最终在适宜

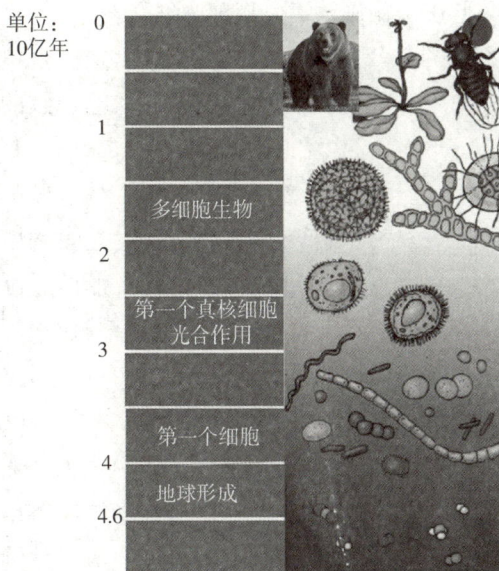

单位：10亿年

多细胞生物

第一个真核细胞光合作用

第一个细胞

地球形成

图2-1 进化的时间轴

的条件下生成了生物大分子：核苷酸和核苷酸之间通过磷酸二酯键相连形成多核苷酸；氨基酸和氨基酸之间能通过肽键相连形成多肽。然而，生物大分子本身并不能独立表现出生命现象，只有当它们形成多分子体系时，才有可能演化为原始生命。多分子体系内部具有一定的理化结构，这种独立的结构，可以脱离外界环境的影响，不易被外界因素破坏，在这种体系中有蛋白质和核酸同时存在，核酸不具有酶的催化作用，蛋白质不具有复制作用，二者紧密配合形成完整的调节系统。多糖、脂肪等生物大分子可能经被动吸收进入原始生命的多分子体系中。

第三阶段是由多分子体系演变为原始生命，进而形成原始细胞。有些多分子体系经过长期不断地演变，特别是由于核酸和蛋白质的相互作用，终于形成了具有原始新陈代谢作用并能进行繁殖的物质，这就是原始生命。当原始生命具备自我复制能力和膜的结构时，原始细胞就诞生了。

（二）原核细胞向真核细胞的演化

原始细胞形成后，依靠其增殖能力在进化过程中逐步获得优势，最终覆盖地表面。原始地球环境决定了原始细胞向原核细胞（prokaryotic cell）和真核细胞（eukaryotic cell）的演化。

原始细胞可能是以原始海洋表面的有机物为营养的异养型原始生物。原始海洋内的有机物随着异养消耗而逐渐减少，它们只靠异养就难以生存。所以，在新的环境下，原始细胞的形态和功能都逐渐分化，使原始细胞从异养型发展为自养型。当原始细胞出现包围细胞的细胞膜、贮存遗传信息的 DNA、指导蛋白质合成的 RNA 和制造蛋白质的核糖体时，原始细胞便演化为原核细胞。

原始地球的大气中不存在氧，古代原核细胞的代谢途径只有在无氧条件进行，这也可能是现存的绝大多数生物依然保留着进化过程中保存下来的糖的无氧分解代谢（糖酵解）的原因。起始的原核细胞是都厌氧异养型，利用紫外线的能量同化海洋中丰富的有机物质。随着非生物合成的原始有机物的消耗殆尽，其中能够利用大气中的 CO_2 和氮来合成有机物的细胞，便被自然选择生存下来。这些细胞能够合成卟啉类色素，并与金属（如 Mg）螯合形成相对稳定的物质，它能够吸收可见光，利用 H_2S 作为氢源，还原 CO_2，进行光能自养的原始原核生物产生了。古代的原核细胞在进行光合作用时，能把副产物氧释放到大气中，氧气逐渐累积起来，以致成为早期生物的有害物质，如对很多厌氧菌就是毒物。大气上层的氧气由于紫外线的作用，形成了臭氧层，并反过来吸收紫外线。依靠紫外线能量合成营养物质的生物能源逐渐枯竭。依靠光合作用自养类型的原核细胞（生物）发展起来。通过自然选择，某些细胞可利用氧来进行代谢，如葡萄糖氧化。随着大气中氧含量的不断增高，有些厌氧菌则逐渐被淘汰。而另外一些厌氧菌则与需氧型细胞结合在一起营共生生活，并逐渐形成了最早的真核细胞。

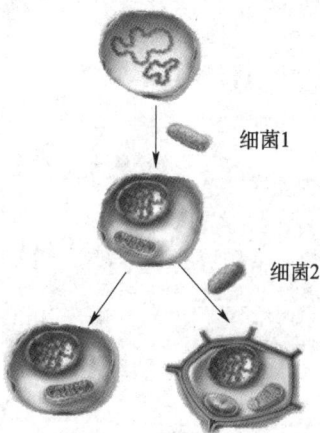

图 2-2 内共生学说
（真核细胞线粒体和叶绿体的来源）

真核细胞起源与进化是生物学的重大问题之一，至今还没有完全一致的看法。概括起来有 "内共生学说（endosymbiotic hypothesis）" 与 "非内共生学说" 两种说法。其争论焦点是关于线粒体、质体、核膜、鞭毛等细胞器的起源问题。内共生学说由美国生物学家马古利斯（Lynn Margulis，1938—2011）于 1970 年出版的《真核细胞的起源》（*Origin of Eukaryotic Cells*）一书中正式提出。她认为线粒体来源于细菌，即细菌被真核生物吞噬后，在长期的共生过程中，通过演变，形成了线粒体。即线粒体祖先原线粒体（一种可进行三羧酸循环和电子传递的革兰阴性菌）被原始真核细胞吞噬后与宿主间形成共生关系。在共生关系中，共生体和宿主都有好处：原线粒体可从宿主处获得更多的营养，而宿主可借用原线粒体具有的氧化分解功能获得更多能量。目前认为，真核细胞形成的具体过程是，原始厌氧菌的后代（体积大）吞入需氧菌（体积小），并逐步演化至能够在氧气充足的地球上生存下来（图 2-2）。

非内共生学说认为线粒体的发生是质膜内陷的结果。该学说有几种模型，其中 Uzzell 模型认为，在进化的最初阶段，原核细胞基因组进行复制，并不伴有细胞分裂，而是在基因组附近的质膜内陷形成双层膜，将分离的基因组包围在这些双层膜的结构中，从而形成结构可能相似的原始的细胞核和线粒体、叶绿体等细胞器。后来在进化的过程中，增强分化，核膜失去呼吸和光合作用，线粒体成为细胞的呼吸器官。

（三）单细胞生物（unicellular organism）向多细胞生物（multicellular organism）进化

5 亿年前，地球表面的单细胞生物开始形成多细胞簇，最终变成植物和动物。尽管单细胞生物能成功地适应各种不同生活环境，但它们只能将少数简单的营养物质合成自身生长和繁殖所需的物质。而多细胞则具备单细胞生物所不能利用的自然资源，这种选择优势导致了单细胞向多细胞的进化。首先是形成群体，再演变为具有不同特化细胞的多细胞生物。一个群体还不能称为多细胞体，只有当其中的细胞开始合作，自我牺牲以达成公共利益并能适应变化，这就是向多细胞体进化的一种过渡。如要形成多细胞生物，大部分细胞要牺牲它们的繁殖能力，这是一种有利整体却不利于个体的行为。

比较简单的多细胞生物如海绵由多种分化的细胞聚集在一起组成。这些分化的细胞包括领细胞（消化细胞）、造骨细胞（结构、支持细胞）、孢子母细胞和扁平细胞（表皮细胞）。虽然这些不同的细胞组成了一个有组织的多细胞生物，但是它们并不组成互相连接的组织。假如把海绵切开的话，每个部分可以重新组织，继续生存，但是假如将不同的细胞分离开来的话它们将无法生存。这说明多细胞应该具备两个基本特点：一是细胞产生了分化，二是特化细胞之间相互协作，构成一个相互协调的整体。

更复杂的生物不但拥有分化的细胞和组织，而且也拥有器官，器官是由多个组织组成的、完成特别功能的结构。最复杂的生物拥有器官系统，一个器官系统是由多个器官组织在一起来完成相关的功能，而每个器官则集中于一个特定的任务。比如哺乳动物和人体由 200 多种细胞组成，细胞高度特化为不同的组织，如上皮组织、结缔组织、肌肉组织和神经组织等，这些组织进一步组成执行特定功能的器官，如心、肝、脾和肺等，再由多个器官构成完成一系列密切的生理功能的系统，如消化系统、神经系统等。比如消化系统由口和食道进食、胃来揉烂和液化食物、胰分泌消化酶、肠将营养物质吸收入血液，多细胞生物的细胞间高度分工协作在这里体现得淋漓尽致。

二、细胞是生命活动的基本单位

自然界有成千上万种生物，肉眼有时很难分辨它们在结构上的相同之处，但在显微镜下，这些千姿百态的生物的基本结构是相同的，都是由细胞构成的。细胞是生命活动的基本单位。

（一）细胞是构成有机体的基本单位

只有病毒是非细胞形态的生命形式，可是病毒并不能独立存活，其没有自己的产能系统，严格意义上说，它并非是完整的生命体，而是需要严格寄生在宿主细胞中，才能体现出生命特征。

某些生命体只有一个细胞，称为单细胞生物。另外一些生命体是由数百亿乃至数万亿的细胞组成。如刚出生的婴儿约由 10^{12} 个细胞组成，成年人大约由 10^{14} 个细胞组成。人体肝约由 10^8 个细胞组成，大脑约由 10^{12} 个细胞组成。

（二）细胞是代谢和功能的基本单位

有机体一切代谢活动最终都依靠细胞来完成。单细胞生物依靠一个细胞完成摄食、呼吸、运动、代谢和生殖等一系列生理活动。在多细胞生物体内，虽然每一个细胞只构成机体微小的局部，并受到整体活动的制约，但每一个细胞在生命活动过程中又是一个小小的独立系统，具有严格的自控代谢体系，执行着特定的功能。高等多细胞生物是由不同形态与功能的细胞组成的一个完整机体，每类细胞分担机体的一部分功能，但它们又是生命活动的独立单位，细胞之间高度有序组装起来共同完成特殊的使命。

（三）细胞是有机体生长与发育的基础

生物有机体的生长与发育是依靠细胞分裂、细胞体积增长与细胞分化来实现的。多细胞的个体最初都是由一个细胞即受精卵，经过一系列发育过程而来的。在发育过程中，通过细胞分裂增加细胞的数量，通过细胞生长增加细胞的体积，通过细胞分化增加细胞的种类，最终发育成一个完整的个体。

（四）细胞是遗传的基本单位

在生物遗传过程中，上下代之间通过生殖细胞来传递遗传信息，致病基因也可以通过生殖细胞传递给下一代。细胞具有遗传的全能性（totipotency），是指生物个体中每一个细胞，都含有全套的遗传信息，即全套基因，都有分化为各类细胞或发育为完整个体的潜能。人体内各种不同类型的细胞，所含的遗传信息都是相同的，都是由一个受精卵发育来的，它们之所以表现为不同功能，是由于基因选择性开放与表达的结果。在一定的条件下，已分化的细胞可以去分化，按照个体发育的程序发育成一个新的个体。

三、细胞的基本共性

（一）相似的化学组成

组成细胞的化学元素有 50 多种。其中最主要的是 C、H、O、N 4 种化学元素，约占细胞全重的 90%；此外，还有 S、P、Na、K、Ca、Mg、Fe、Cl 8 种元素。上述 12 种元素占细胞全重的 99.9% 以上，称为宏量元素；还有 Cu、Zn、Mn、Mo、Co、Cr、Si、F、Br、I 等含量极微，称为微量元素。在细胞的生命活动中，宏量元素和微量元素都是不可缺少的，例如 C、H、O、N、S、P 等元素是组成蛋白质、核酸、糖类和脂类等有机化合物的主要元素；Ca、Mg、Na、K、Cl 等元素是血液和各种体液所必须的成分；I 是合成甲状腺素的重要元素，缺乏时会引起甲状腺肿。组成细胞的所有化学元素，在自然界中都普遍存在，这说明了生物界与非生物界组成上的统一性，也表明地球上的生命物质是由非生命物质演化而来的。

（二）细胞结构的共性

1. 细胞都具有生物膜　生物膜（biological membrane）系指细胞所有膜结构的统称。生物膜形态上都呈双分子层的片层结构，厚度 5～10nm。主要是脂质和蛋白质，另有少量糖类通过共价键结合在脂质或蛋白质上。不同的生物膜有不同的功能。细胞都有一层界膜，称为细胞膜，将细胞内的环境与外环境隔开。细胞膜有重要的生理功能，它既能维持细胞稳定代谢的胞内环境，又能调节和选择物质进出细胞。在细胞识别、信号传递、纤维素合成和微纤丝的组装等方面，细胞膜也发挥重要作用。当然，有些细胞间的信息交流并不是靠细胞膜上的受体来实现的，某些细胞分泌的甾醇类物质是直接穿过细胞膜，与细胞核内或细胞质内的受体相结合，从而介导两个细胞间的信息交流。

真核细胞除细胞膜外，还有分隔各种细胞器的膜系统，包括叶绿体膜、线粒体膜、内膜系统（核膜、内质网膜、高尔基体膜、溶酶体膜、液泡等）。因此，膜结构有两个基本作用：一是在细胞内外起屏障作用，即不允许物质随意进出细胞（选择透过性）；二是要在细胞内构筑区室，形成各个功能区。

植物细胞区别于动物细胞的地方在于在细胞膜外还有一层细胞壁。细菌也有细胞壁，主要成分是肽聚糖。

2. 细胞都具有遗传物质　核酸（nucleic acid）是生物遗传的物质基础，目前已知的所有生物包括病毒、细菌、真菌、植物、动物及人体细胞中均含有核酸。核酸与生物的生长、发育、繁殖、遗传和变异的关系极为密切。根据化学组成不同，核酸可分为脱氧核糖核酸（DNA）和核糖核酸（RNA）。DNA

是储存、复制和传递遗传信息的主要物质基础。RNA 在蛋白质合成过程中起着重要作用，其中转运核糖核酸（tRNA）负责携带和转移活化氨基酸的作用；信使核糖核酸（mRNA）是合成蛋白质的模板；核糖体核糖核酸（rRNA）与核糖体蛋白质结合而形成核糖体（ribosome），是细胞合成蛋白质的主要场所。在真核生物中，DNA 被包裹在膜结构即细胞核中，并且与组蛋白（histone）结合，而原核细胞的 DNA 是裸露的，没有核膜包被，也不与组蛋白结合，称为拟核（nucleoid）。

在进化上，RNA 要早于 DNA，也就是说 RNA 是最早的遗传物质。由于 DNA 贮存遗传信息比 RNA 稳定，复制更为精确，且容易修复，逐渐取代了 RNA 成为遗传信息的主要载体。为保证遗传信息的准确传递，RNA 被保留，专门负责遗传信息的转录和指导蛋白质的合成。少数原始生命形式的病毒，依然保留 RNA 作为遗传信息的载体。

3. 细胞都有核糖体　细胞中都有核糖体存在，包括最简单的支原体都含有核糖体。哺乳动物的红细胞和植物的筛管细胞在最初形成的过程中也有核糖体，但后来随着细胞核等细胞器一起退化消失。一般而言，原核细胞只有一种核糖体，而真核细胞具有两种核糖体（其中线粒体或叶绿体中的核糖体与细胞质核糖体不相同）。但是所有的核糖体不仅在功能上相同，在结构上也十分相似，都是由大小两个亚基组成，只不过原核细胞的核糖体和真核细胞线粒体或叶绿体中的核糖体均比真核细胞质中的核糖体要小一些。核糖体是蛋白质合成的机器，在细胞遗传信息流的传递中起到重要作用。所以，尽管原核细胞没有其他的膜性细胞器，但却有数量众多的非膜性细胞器核糖体。

（三）细胞功能的共性

1. 细胞能够进行自我增殖和遗传　所有细胞都以一分为二的方式进行分裂，遗传物质在分裂前复制加倍，在分裂时均匀分配到两个子细胞中去，这是生命繁衍的基础和保证。动物细胞、植物细胞和细菌细胞均是如此。

2. 细胞都能进行新陈代谢　新陈代谢（metabolism）是细胞的基本活动，包括物质代谢和能量代谢。细胞内的有机物的合成和分解反应都是在酶（enzyme）的催化下完成的。在代谢途径中，多个酶以特定的顺序发挥功能，前一个酶的产物常是后一个酶的底物；每个酶催化反应后，产物被传递到另一个酶。在有些情况下，不同的酶可以平行地催化同一个反应，从而允许进行更为复杂的调控，如一个酶可以较低的活性持续地催化该反应，而另一个酶在被诱导后可以较高的活性进行催化。酶的存在确定了整个代谢按正确的途径进行；而一旦没有酶的存在，代谢既不能按所需步骤进行，也无法以足够的速度进行合成。实际上如果没有酶，代谢途径如糖酵解等无法完成。

3. 细胞都具有运动性　细胞的运动性包括内膜系统运输、细胞分裂和细胞定向迁移等细胞活动。如细菌的鞭毛运动；变形虫、白细胞等的变形运动；草履虫的纤毛运动；精子等的鞭毛运动；植物细胞的原生质流动和黏菌变形体的原生质流动；平滑肌和横纹肌的收缩；细胞分裂时染色体的移动和细胞质的凹陷等。

四、细胞的形态

细胞的形态是多种多样的（图 2-3）。细胞由于其类型、生理功能、所处的环境条件以及细胞间相互关系的不同，在形态上呈现很大差别。游离细胞（free cell）因悬浮于液体中，受表面张力的作用常呈球形或近于球形，如人的红细胞、卵细胞；组织细胞（tissue cell）的形态由于受相邻细胞的制约和细胞生理功能的要求，常呈椭圆形、立方形、扁平形、梭形、星形和多角形等，如具有收缩功能的肌细胞多为梭形，具有传导刺激功能的神经细胞呈星芒形，具有支持保护作用的上皮细胞多为扁平形或柱形；也有无定形的细胞，如具有防御功能的白细胞以及其他吞噬细胞常为不定形，其形态是可变的。

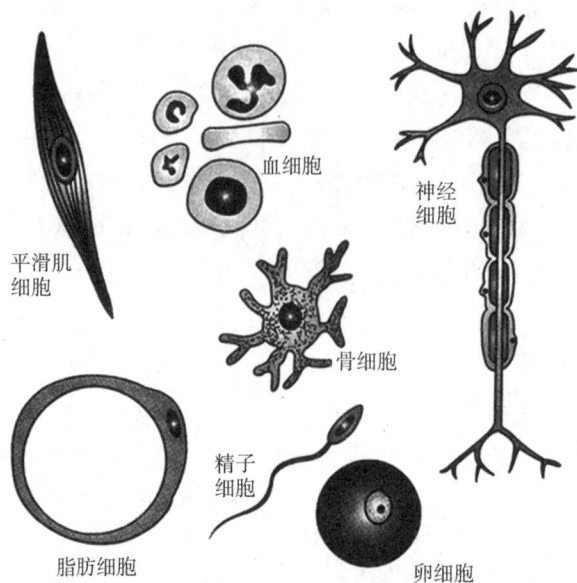

图 2-3　人体中不同细胞的形态

（一）细胞的大小和计量单位

1. 细胞的大小　不同种类细胞的大小各不相同。目前研究表明，一个有机体要能独立生存，进行最低限度的新陈代谢，至少要有 100 个酶及底物，还要有相应的 DNA、RNA 分子储存与传递遗传信息。这些分子形成直径为 50nm 的球体，再加上周围要有一层膜才能从环境中独立出来，那么直径可达到 65nm，这是理论上最小极限值。已知现存的最小细胞，能独立生存的生物为支原体（mycoplasma），直径只有 100nm。

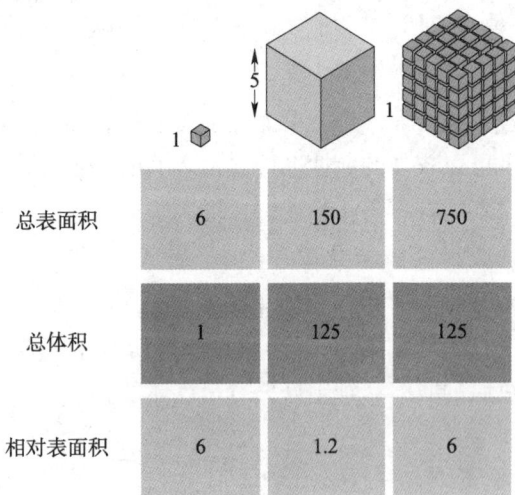

图 2-4　细胞体积和表面积的关系

从理论上讲，细胞直径亦有最大的极限值。因为活细胞要不断与外界环境进行物质交换，所以细胞的相对表面积与体积应保持一定的比例关系；由于细胞核内的遗传信息指导蛋白质的合成，调控细胞质的活动，所以细胞核和细胞质之间要有一定的比例关系；由于细胞内的物质从一端向另一端运输或扩散是受时间与空间制约的，所以细胞内物质的交流与细胞体积要有一定的关系（图 2-4）；此外，某些重要分子在细胞内的浓度也是重要的限制性因素，因为某些生化反应需要一定的关键分子浓度才能进行。真核细胞的体积一般是原核细胞的 1000 倍，真核细胞为了解决细胞内关键分子的浓度的问题，出现了特化的内膜系统，使一些反应局限于特定的区域内，关键分子的浓度得以保障。根据细胞代谢活动的要求，细胞质的量不能无限增加，细胞的体积也不能无限增大，一般细胞的直径上限可达数百微米。

高等动、植物细胞的大小处于一个很窄的范围，其直径为 20 ~ 30μm。亦有许多例外情况，例如，人卵细胞直径可以达到 0.1mm；个别的神经细胞突起可以长达 1m，但其直径不会超过 100μm；成熟的红细胞直径为 7.5μm；精子头部只有 5μm。

人体内的细胞多数体积都在 200 ~ 1500μm³。机体的大小及器官的大小与细胞的数量成正比，而与细胞的大小无相关性，这种关系被称为细胞体积守恒定律（law of cell volume conservation）。如人、牛、马、鼠、象的肾细胞、肝细胞的大小基本相同。因此，器官的大小主要取决于细胞的数量。

2. 细胞及细胞器的计量单位　人类认识生物界是不断发展的。显微镜打破了肉眼观察的界限，用微米（μm）做计量单位。光学显微镜虽经不断地改进，但受到光源波长的限制，其分辨率也只达到 0.2μm。电子显微镜因采用了电子束为光源，打破了光学显微镜观察的界限，由超微乃至分子水平来认识有机体的结构，采用纳米（nm）为计量单位（图 2-5）。

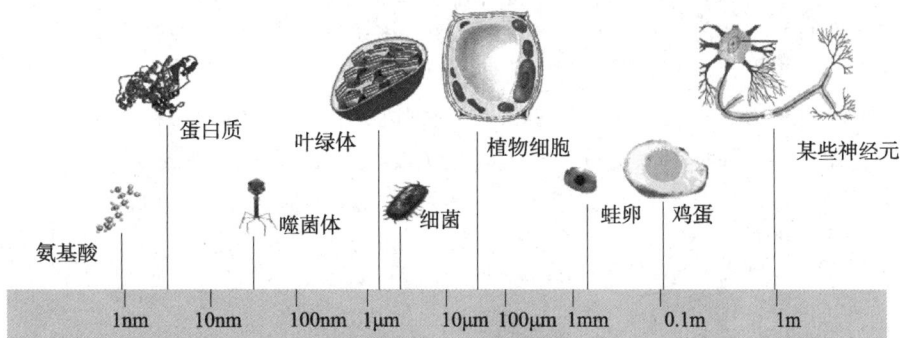

图 2-5　各种细胞及细胞器对应尺度的大小

第二节　原核细胞与真核细胞

在生物进化的前期，细胞进化经历了一系列的重大事件，包括细胞的起源、原核细胞形成真核细胞，再到真核细胞的特化性。在多彩的世界中，存在着丰富而多样的物种，原核生物如细菌、古菌等，真核细胞如动物、植物、真菌和原生动物等。原核细胞（prokaryotic cell）一词来自希腊文，*pro* 表示在什么之前，*karyon* 表示核（nucleus）。真核细胞（eukaryotic cell）中的 *eu* 表示真正的。从中可以看出，拥有细胞核是真核细胞有别于原核细胞的最明显之处。原核细胞和真核细胞的概念的提出最早是 20 世纪 60 年代的著名细胞生物学家 Hans Ris（1914—2004）提出的。

一、原核细胞的结构特点

原核细胞是组成原核生物的细胞。主要特征是没有明显可见的细胞核，同时也没有核膜和核仁，只有拟核，进化地位较低。原核生物分为两大类：一是古菌（archaea），另一类是真细菌（eubacteria）。古菌包括甲烷菌、嗜热菌等。而真细菌则包含大部分原核生物，其中包括细菌、支原体、立克次体、衣原体和螺旋体等（图 2-6）。蓝细菌（cyanobacteria，也称蓝藻），能够进行光合作用。原核细胞的体积一般都较小，直径多为 1~10μm。它们结构简单，一般不具有真核细胞中的膜性细胞器，外部由细胞膜（cell membrane）包围，细胞膜的结构和化学组成和真核细胞基本相似，但缺乏固醇类物质。在细胞膜之外还有坚固的细胞壁（cell wall）保护，但其化学组成与真核细胞壁不同，主要由一种叫胞壁质的蛋白多糖所组成，有的原核细胞壁外还有胶质层。

高等原核细胞内有一个含 DNA 的区域，称类核或拟核（nucleoids），如细菌和蓝藻，只有一条 DNA 链，这种 DNA 不与蛋白质结合，类核外没有核被膜。在原核细胞质中也没有线粒体、内质网、高尔基体等细胞器，但有核糖体和中间体（mesosome）。

在地球上，原核细胞生存约 35 亿年，比真核细胞生物早约 20 亿年。原核生物都是由单个细胞构成的，在地球上的分布的广度与对生态环境的适应性都远远强于真核生物。支原体和细菌作为原核细胞的典型代表，不仅为微生物学界，也为医药界所关注。

（一）支原体

支原体（图2-6A）是在1898年被发现的，是迄今为止最小、最简单的原核细胞，能独立生活。其大小介于细菌和病毒之间，为0.1~0.3μm。支原体结构比较简单，多数呈球形，没有细胞壁，只有三层结构的细胞膜，故具有较大的可变性。支原体的细胞膜与动物细胞膜类似，而不像植物细胞和细菌，细胞膜含甾醇，比其他原核生物的膜更坚韧。凡能作用于胆固醇的物质（如两性霉素B、皂素等）均可引起支原体膜的破坏而使支原体死亡。支原体的基因组多为双链DNA，散布于整个细胞内，没有核区或拟核。细胞内含有DNA、RNA和多种蛋白质，包括上百种酶。RNA大部分与蛋白质构成核糖体，是支原体细胞中唯一可见的细胞器。现已从动物及人体中分离出30多种支原体，它们能引起多种慢性病，如人的尿道炎和普通型肺炎等。此外，由于支原体很小且无细胞壁，可通过滤菌器，常给细胞培养工作带来污染的麻烦。

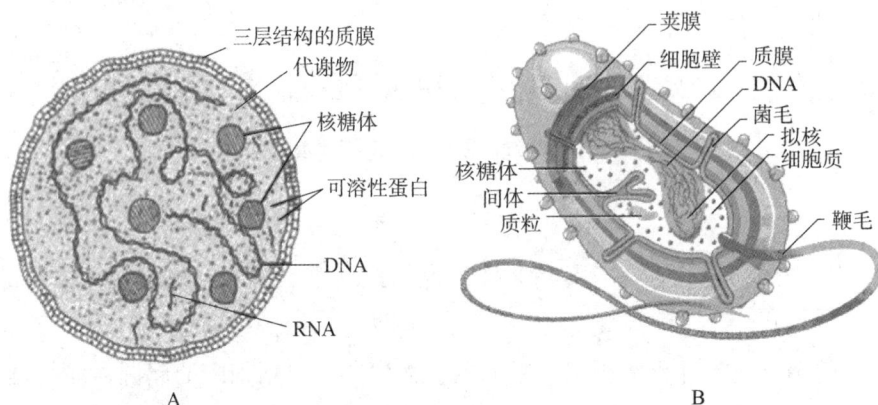

图2-6 支原体和细菌的结构示意图
A. 支原体；B. 细菌

（二）细菌

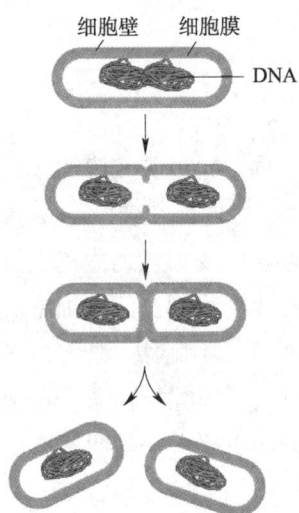

图2-7 细胞的细胞膜参与
DNA的复制与分配

细菌是原核细胞的典型代表（图2-6B），没有典型的核，有一个比较集中的核区，在一个不到1μm³的核区内，折叠着达1200~1400μm长的环状DNA分子，不含组蛋白，如大肠埃希菌约含4400个基因。此外，某些细菌还有核区外DNA，称质粒（plasmid），是细菌细胞中存在于拟核外的遗传因子，为环状、裸露的DNA分子，含2~200个基因，能自我复制，有时还可整合到细胞拟核DNA中。细菌中的膜体又称间体，是由细胞膜内陷形成的复杂的褶叠构造，其中有小泡和细管样结构。间体上还有细胞色素，可能还有合成细胞壁所需要的酶。每个细菌有5000~50000个核糖体，有大小两个亚基组成，沉降系数为70S，其中30S亚基对四环素和链霉素敏感，50S亚基对红霉素和氯霉素敏感。除核糖体外，无其他细胞器。细菌细胞膜的多功能性是区别于其他细胞膜的一个十分显著的特点，如细胞膜内侧含有电子传递与氧化磷酸化的酶系，具有执行真核细胞线粒体部分功能的能力。细胞膜内侧有一些酶与核糖体共同执行合成向外分泌蛋白质的功能。细菌细胞膜还参与遗传物质的复制和分配，因为细菌没有细胞核，所以细菌的DNA在复制时只能结合在质膜上，然后进行细胞的分裂（图2-7）。细胞膜外还有细胞壁，主要成分是肽聚糖，具有保护功能。

二、真核细胞的结构特点

真核细胞（eukaryotic cell）是构成真核生物的细胞，有明显的细胞核（包括核膜、核仁和核基质）和各种细胞器。真核细胞种类繁多，既包括大量的单细胞生物和原生生物细胞（如原生动物和某些藻类），也包括全部的多细胞生物（如动植物）的细胞。真核细胞的主要特点是以生物膜为基础进一步分化，使细胞内部产生很多特化的功能区室，各个区室分工负责又相互协调和合作。

动物细胞（图2-8）和植物细胞（图2-9）是真核细胞中两种典型的代表。植物细胞在结构上与动物细胞的主要区别在于：植物细胞具有质体（plastid），其中的叶绿体（chloroplast）是能进行光合作用的细胞器。植物细胞的细胞膜外有细胞壁，细胞内有液泡（vacuole），液泡是植物细胞的代谢库，起调节细胞内环境的作用，而动物细胞则没有上述构造。另外，动物细胞具有中心体（centriole）（表2-1）。

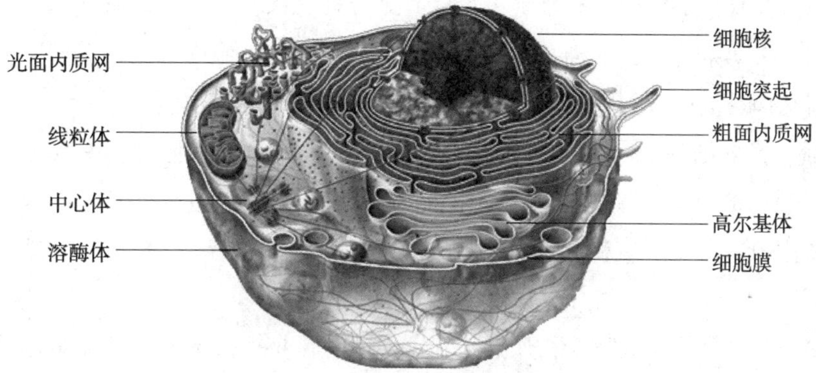

图2-8 动物细胞模式图

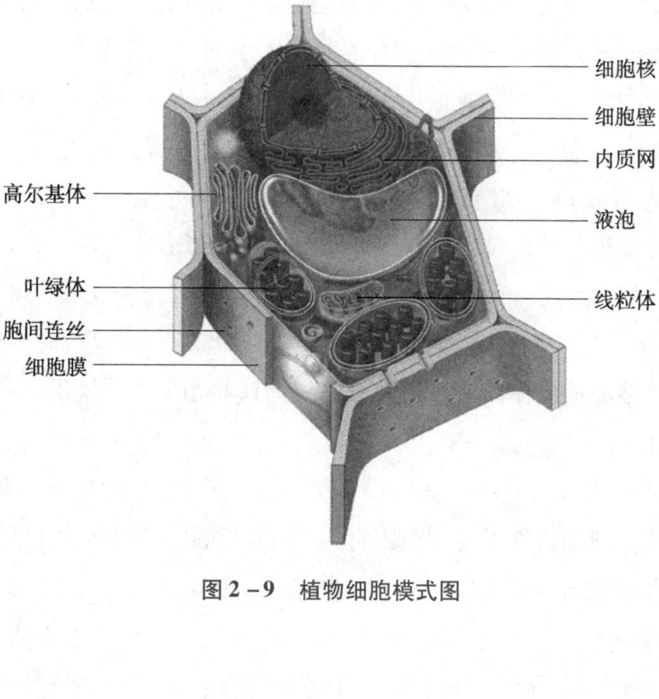

图2-9 植物细胞模式图

表 2 - 1　动物细胞和植物细胞的比较

细胞器	动物细胞	植物细胞
细胞壁	无	有
叶绿体	无	有
液泡	无	有
溶酶体	有	无
乙醛酸循环体	无	有
通讯连接方式	间隙连接	胞间连丝
中心体	有	无
胞质分裂方式	收缩环	细胞板

(一) 真核细胞的结构体系

真核细胞的结构复杂，从超微结构水平上可将其划分为三大基本结构体系，即生物膜系统、遗传信息表达系统以及细胞骨架系统。这三种基本结构体系构成了真核细胞内部结构精密、分工明确、职能专一的多种细胞器与结构。下面分别概括说明这三种基本结构体系及其功能。

1. 生物膜系统　真核细胞是以生物膜的进一步分化为基础，使细胞内部形成了各种独立的、重要的细胞器。电镜下观察的真核细胞膜相结构有：细胞膜（质膜）、内质网、高尔基体、核被膜、线粒体、溶酶体、过氧化物酶体、内体和液泡等。膜的厚度通常在 8~10nm。构成各种细胞器膜的功能均有一定共性。

围绕在细胞最外层的是细胞膜，又称质膜（plasma membrane），其主要功能是进行选择性的物质交换、信息与能量传递、细胞识别、运动等。细胞内的核被膜，由双层膜构成，将原生质分成细胞质和细胞核两大结构与功能区域。在细胞质内，以膜分化为基础形成了很多重要的细胞器，如线粒体（mitochondrion）是活细胞进行生物氧化和能量转换的重要结构；溶酶体（lysosome）是细胞内的消化结构；内质网（endoplasmic reticulum）是生物大分子合成的基本场所；高尔基体（Golgi apparatus）是除核酸外生物大分子的加工、包装与运输的交通枢纽；叶绿体（chloroplast）是光合作用的场所。

2. 遗传信息表达系统　又称为颗粒纤维结构体系，包括细胞核和核糖体。染色质（chromatin），由 DNA 和蛋白质构成。首先由 DNA 和组蛋白构成染色体的基本单位核小体，其直径约 10nm，然后核小体纤维螺旋化形成染色质，在细胞分裂阶段，再进一步螺旋化而形成染色体。核仁分为纤维区与颗粒区两部分。纤维区包括大量直径为 5~10nm 的纤维，由纤维盘绕成直径为 90~180nm 的核仁纤维。纤维状结构主要是 rRNA - 蛋白质。核仁颗粒区由大量直径为 15~20nm 的颗粒组成。纤维状结构是转录 rRNA 的模板，核仁纤维区也是装配核糖体大亚基的地方；核糖体是由 rRNA 与蛋白质构成的颗粒状结构，直径 15~25nm，是合成蛋白质的细胞器。

3. 细胞骨架系统　细胞骨架（cytoskeleton）系统是由一系列特异性的结构蛋白分子装配而成的网架系统，包括细胞质骨架、细胞核骨架与细胞膜骨架。其中细胞质骨架在细胞的结构与生命活动中具有重要的意义，主要由微管、微丝与中间纤维构成。微管（microtubule）直径为 25nm，主要功能是对细胞结构起支架作用，并对细胞内大分子与颗粒结构起运输作用；可构成中心体、纺锤体与鞭毛等结构。微丝（microfilament）直径为 5~7nm，主要功能是信号传递与运动。中间纤维（intermediate filament）直径 10nm，种类较多，其蛋白成分的表达与细胞分化关系密切。总之，细胞骨架系统对细胞的形态起支持作用，同时在细胞运动、物质运输与分泌、细胞信息传递方面也起一定的作用。

（二）原核细胞与真核细胞的比较

1. 真核细胞具有核与核膜　原核细胞与真核细胞在形态上最明显的差异是，原核细胞没有典型的核。在真核细胞中，核膜把细胞质与核质分开，使遗传物质及其复制与转录过程局限在一个相对独立的微环境中；而遗传信息的执行，如蛋白质合成、能量代谢与物质转运等代谢过程均在细胞质中进行。在原核细胞中，DNA 分子主要盘旋在核区或均匀分散在细胞质中，没有核膜包围，其 RNA 转录和遗传信息的执行（翻译）都是在同一个区域内连续完成。

2. 真核细胞存在特化性的细胞器　真核细胞中有很多形态各异的细胞器，多是一些膜性细胞器或膜性结构。而原核细胞内部没有膜性细胞器或膜性结构，只是通过细胞膜内线折叠，与各种酶或色素结合，完成多种生物功能。

3. 真核细胞具有精细的网络状骨架系统　细胞质骨架系统包括微管、微丝和中间纤维。这一骨架系统与维持细胞形态结构、细胞运动、细胞内外物质运输、细胞分裂等密切相关。

4. 真核细胞的遗传信息丰富而复杂　原核细胞的繁殖以直接分裂为主，没有真核细胞那样明显的细胞周期和阶段划分，DNA 复制、RNA 转录与蛋白质的合成可以同时连续进行。真核细胞 DNA 的复制、RNA 的转录和蛋白质合成具有严格的阶段性与区域性，而且是不连续的。而且真核细胞基因表达的调节更具复杂性和多层次性。表 2 - 2 总结了原核细胞和真核细胞的差异。

表 2 - 2　原核细胞和真核细胞的比较

特征	原核细胞	真核细胞
细胞结构		
核膜	无	有
核仁	无	有
线粒体	无	有
叶绿体	无	有（植物细胞）
内质网	无	有
高尔基体	无	有
溶酶体	无	有（植物细胞没有）
细胞骨架	无（有细胞骨架相关蛋白）	有
核糖体	有，70S	有，80S
遗传物质		
DNA 量（信息量）	小	大
DNA 分子结构	环状	线状
遗传物质存在形式	仅有一个（少数多个）DNA，不与或很少与组蛋白结合	有两个以上的 DNA 分子，DNA 与组蛋白结合，以核小体形式构成染色质与染色体
基因结构特点	绝大多数无内含子，无大量的 DNA 重复序列	有内含子，有大量的 DNA 重复序列
转录和翻译	同时进行（胞质中）	核内转录，胞质中翻译
转录后加工和修饰	多数无	有
翻译后加工和修饰	多数无	有
细胞分裂	二分裂	有丝分裂、减数分裂、无丝分裂

思考题

答案解析

1. 如何理解"细胞是生命活动的基本单位"？
2. 什么是内共生学说？
3. 原核细胞和真核细胞有哪些区别？

（宋　明）

书网融合……

微课　　　　　　　本章小结

第三章　细胞生物学研究技术与方法

📖 **学习目标**

1. 通过本章学习，掌握显微技术、细胞化学技术、分级分离技术和细胞培养技术等细胞生物学常用技术的相关概念，熟悉细胞生物学常用技术的工作原理及实际应用，了解细胞工程制药技术。

2. 培养学生运用细胞生物学研究方法和相关技术，分析在医药研究过程中出现的一些现象，培养学生解决问题的能力。

3. 着重培养独立思考能力，领会细胞生物学常用技术的实际应用。

细胞生物学的发展，在很大程度上依赖于研究技术的进步与仪器设备的改进。细胞是组成有机体的基本单位，绝大多数细胞必须借助显微镜才能观察到。17 世纪光学显微镜的问世，使人们的视野第一次进入微观世界，随后各种染色技术的出现，帮助人们逐步了解了细胞内部的显微结构。到了 20 世纪 30 年代，电子显微镜的发明使人们有机会认识到细胞的超微结构。组织化学和分子示踪技术能够对细胞组分进行详细的定性、定量及动态定位的研究。随着 20 世纪 70 年代细胞融合技术的发展，细胞工程应运而生，这一技术在生物制药的研究和应用中起关键作用。近年来，人们开始运用分子生物学技术研究基因表达调控和蛋白质修饰对细胞生命活动的调控。每一次新技术或新方法的创立与应用，都会给科学开辟一个生机勃勃的新领域。

第一节　细胞形态学观察技术

PPT

一、细胞显微结构观察

（一）显微技术

从显微镜问世以来，已历经 400 多年的演变，显微镜的发明的最初动力，来源于人们想清楚看到肉眼无法分辨的微小物体的强烈意识。最早的光学显微镜是 1590 年 Z. Janssen 和他的侄子 H. Janssen 共同研制的。其后，英国的 Hooke R（1635—1703）和荷兰的 Leeuwenhoek A V（1632—1723）对光学显微镜的分辨率进行了极大的改进。

显微镜最重要的性能参数是分辨率（resolution，R），而并非放大倍数。分辨率是指能区分开两个质点间的最小距离。人眼的分辨率约为 0.2mm，勉强可达 0.1mm，即 $100\mu m$，一个典型的动物细胞直径一般为 $10\sim20\mu m$，且绝对多数细胞在常态下是无色透明的，因此人肉眼分辨不清细胞的组成和结构。分辨率数值越小，表示分辨本领越大。

显微镜的分辨率（R）可通过 Abbe 公式计算，公式如下：

$$R = \frac{0.61\lambda}{N \cdot \sin(\alpha/2)}$$

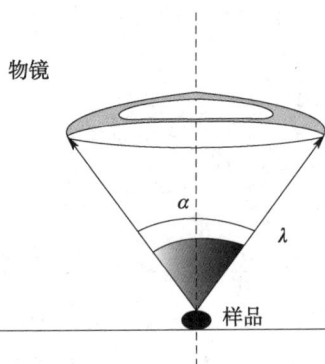

图 3-1　决定光学显微镜的分辨率的要素
物镜的镜口角（α）、入射光的波长（λ）
和介质的折射率（N）

通过公式可以看出，分辨率的高低取决于光源的波长 λ，物镜镜口角 α（处于物镜光轴上的标本某一代表点与经物镜透镜长轴两端的射线构成的夹角）和介质折射率 N（图 3-1）。

以普通光学显微镜为例，α 最大值可达 140°，空气中 N=1，最短的可见光波长 λ=450nm，计算出的分辨率 D=292nm，约 0.3μm。若介质由空气改为香柏油（N=1.5），分辨率 D 值可达 0.2μm，这是光镜的分辨极限。也就是说，普通光学显微镜能分辨出最小间隔为 0.2μm 的邻近两个质点。大小约 0.5μm 的细菌和线粒体在该分辨率下都可以被观察到，更小的结构由于光的衍射效应而不能分辨。

根据 Abbe 公式，如果要提高显微镜的分辨率，就必须增加镜口角、提高介质折射率和缩短波长。由于机械制造的限制，镜口角的增加十分困难，而只能提高介质折射率和缩短波长。介质折射率的提高也非常有限，所以必须找到波长更短的光线作为入射光，这样就诞生了以紫外线为光源的荧光显微镜、以激光为光源的激光共聚焦扫描显微镜、以电子束为光源的电子显微镜。

值得注意的是，显微镜的综合倍率也很重要，由于单个放大镜放大倍数有限，因而可将多个放大镜组合使用。如光学显微镜一般由目镜和物镜所组成，物镜靠近物体，进行第一次放大；目镜靠近眼睛，完成第二次放大（放大物镜上的像）。显微镜的综合倍率是物镜倍率 G_1 与目镜倍率 G_2 的乘积，$G=G_1 \times G_2$。G_1 通常在 1~100 倍之间，G_2 通常在 5~20 倍之间。光学显微镜的放大倍数有一个极限，可用下式表示：

$$最大放大倍数 = \frac{人眼分辨率}{显微镜分辨率}$$

超过该值的放大倍数，就是无效放大（empty magnification）。

光学显微镜的基本原理是来自光源的光线被聚光器收集，照射到标本上，透过标本的光线经物镜汇聚第一次放大成像，这个物像又会通过目镜进一步放大，最终在我们眼睛的视网膜上形成实像（图 3-2）。

（二）普通光学显微镜

普通光学显微镜的结构主要由 3 部分组成：机械部分、照明部分和光学部分（图 3-3）。机械部分主要包括镜筒、镜柱、镜座、物镜转换器和调焦装置。照明部分包括光源、反光镜、聚光器和光阑，可对入射光线进行集光并调节其强弱。

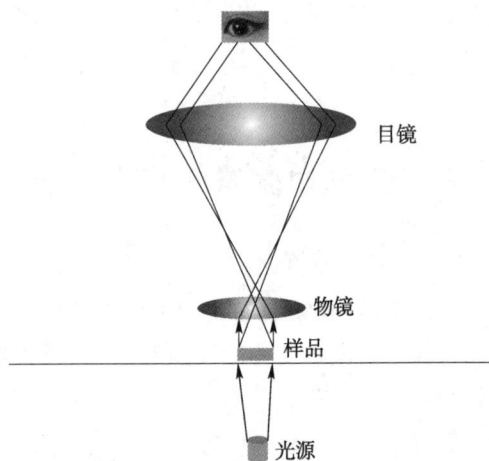

图 3-2　光学显微镜成像的基本原理

普通光学显微镜的样品可以粗略的分为两类：整体和切片。细菌、原生动物等可直接制备成样品进行整体显微观察；动植物组织可制成切片进行显微观察。

生物样品一般要经过处理才能在光镜下观察，包括固定、包埋、切片、染色等。

1. 样品的固定 样品处理的第一步通常是进行初固定（primary fixation）。生物组织在染色前进行固定的目的是杀死细胞，稳定细胞的化学成分，并且使样品硬化以便在进一步处理和切片时不受到破坏。样品固定的最简单做法是将样品直接浸泡在固定液中。固定使得大分子交联而保持在一定的位置上，不至于在以后的染色等处理过程中移位或丢失而产生人工假象。一般用具有缓冲作用的醛类固定液，如甲醛或戊二醛，能够与蛋白质的游离氨基形成共价键，从而将邻近的蛋白质分子牢固地交联在一起。

2. 包埋和切片 样品固定好后，首先要将其包埋（embedding）在介质中，通常用液状石蜡或树脂作包埋剂，使之渗入整块组织并将之硬化成固体的包埋块，随后用专门的切片机切割包埋块，制备成薄切片。适用于普通光学显微镜观察的切片厚度为 $1 \sim 10\mu m$。

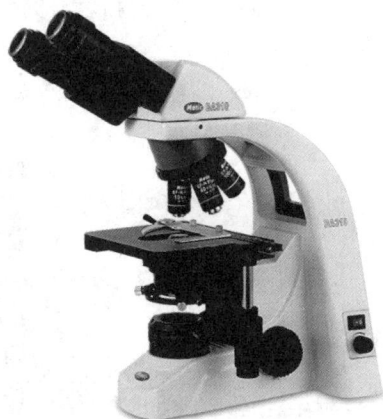

图 3 - 3 普通光学显微镜

3. 染色 大多数细胞总重量的 70% 是无色透明的水，只有很少的内含物不透光。染色（staining）的目的是使细胞不同组带上可区分的颜色特征。19 世纪初，发现某些有机染料可染生物组织，并对细胞特殊部位的着色具有选择性。如苏木精（hematoxylin）对负电荷分子有亲和性，能显示出细胞内核酸的分布；酸性染料如伊红（eosin）可使细胞质染色；苏丹染料（sudan dye）在脂肪中的溶解度比在乙醇中大，所以苏丹染料的乙醇饱和溶液能使脂肪着色。对大部分染料的特异性染色机制尚不清楚。

（三）相差显微镜

相差显微镜（phase - contrast microscope）是荷兰科学家 Zermike 于 1935 年发明的，用于直接观察活细胞或未染色样品。相差显微镜的优点是能观察无色、透明、活细胞中的结构。它是利用光的衍射和干涉特性使光程差或相位差变成了振幅差，表现为明与暗的对比，使肉眼得以观察，从而克服了普通复式显微镜必须依靠颜色（光波的波长）和亮度（光波的振幅）差异来观察被测样品的缺陷。

在普通光学显微镜中，我们之所以能够区别一个物体的不同部分，是因为它们对光产生了不同的影响，其根本原因在于光的衍射。细胞器是由各种分子，如 DNA、RNA、蛋白质、脂、糖类、盐和水构成的，不同成分甚至同一成分的不同部分都可能有不同的光衍射系数。在正常情况下，这种衍射系数的差异不能被肉眼所区别，但是相差显微镜能够将这种衍射差异转变成明与暗的对比差异，这样就可以用肉眼区分了。这种转变主要是依靠光波间的另一种相互作用力，即干涉作用来完成的。

倒置的相差显微镜就是将相差装置与倒置光学装置相结合，所谓倒置光学装置，是指将普通光学显微镜的物镜和照明系统的位置倒转过来，将物镜置于载物台之下，而光源和聚光器位于载物台的上方，成像原理不变。由于聚光器和载物台之间的工作距离很远，可以在载物台上放置培养瓶、培养皿等细胞培养的容器，可以方便地观察到培养容器中的活细胞。如果再装配上影像记录设备，便可在镜下拍摄记录体外培养的细胞的生长状态或者活动情况，例如细胞分裂、细胞迁移等细胞各种生命活动中的动态工程。

（四）暗视野显微镜

在日常生活中，当人的眼睛处于暗处观察光线斜射到的尘埃时，由于光的反射和衍射，使尘埃颗粒体积"增大"而可辨别。但当光线很强时则看不出尘埃颗粒。根据此原理使光不直接通过样品而是斜射到样品上，即可在暗视野下观察到细微粒子。

暗视野显微镜（dark - field microscope）的聚光镜中央有挡光片，使照明光线不直接进入物镜和目镜，只允许被测样品反射和衍射的光线通过物镜，因而可以在黑暗的视野背景下观察被测样品所呈的明亮的图像（图 3 - 4）。这种照明方式，使反差增大、分辨率提高，用以观察未经染色的活体或胶体粒子，其粒径范围为 4～200nm，分辨率比普通光学显微镜提高约 50 倍。

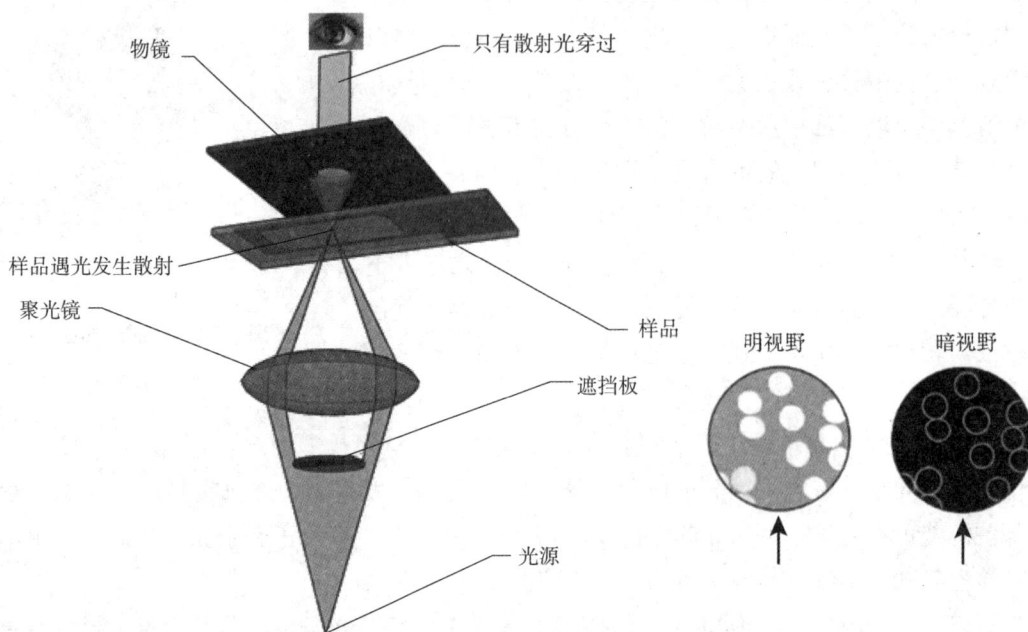

图 3 - 4　暗视野显微镜成像的原理和观察到的图像

暗视野显微镜主要观察的是物体的轮廓，分辨不清内部的微细构造，适合于观察活细胞内的细胞核、线粒体、液体介质中的细菌和霉菌等。

（五）荧光显微镜

荧光显微镜（fluorescence microscope）以紫外线为光源照射被研究物体，激发标本内的荧光物质发出荧光，然后在显微镜下观察荧光的颜色、形状和位置，以探测特殊分子的技术。荧光显微镜可用于研究细胞内物质的吸收、运输以及包括蛋白质在内的化学物质的分布和定位、免疫荧光观察、基因定位、疾病诊断等。

样本经过紫外线照射后发出荧光的现象可分为两种情况：一种是自发荧光（autofluorescence，AF），如叶绿素、血红素等经紫外线照射后，能发出红色荧光；另一种是诱发荧光（evoked flurescence），即经荧光染料染色后再通过紫外线照射而发出的荧光。

荧光显微镜的工作原理是利用紫外线发生装置发出强烈的紫外光，诱发样品上的荧光物质发射荧光，然后通过过滤板，滤去紫外光而允许发射的荧光通过，最后把显微固定的切片或活染的细胞样品透视出来。其结构主要由光源、滤光系统和光学系统组成（图 3 - 5）。光源常采用高压汞灯或弧光灯，可发射很强的波长分别为 365nm 和 420nm 的紫外光和蓝紫光。滤光系统由两组滤光片组成，一组是在光源和标本之间的激发滤光片，可通过激发荧光染料发出特殊的荧光光线。另一组是位于标本与目镜之间的阻断滤光片，仅允许激发出的荧光通过而完全阻止激发光本身进入目镜。通过滤光系统，观察者就可在目镜下观察到标本中的荧光现象。由于荧光显微镜的暗视野为荧光信号提供强反差背景，非常微弱的荧光信号也可得以分辨。

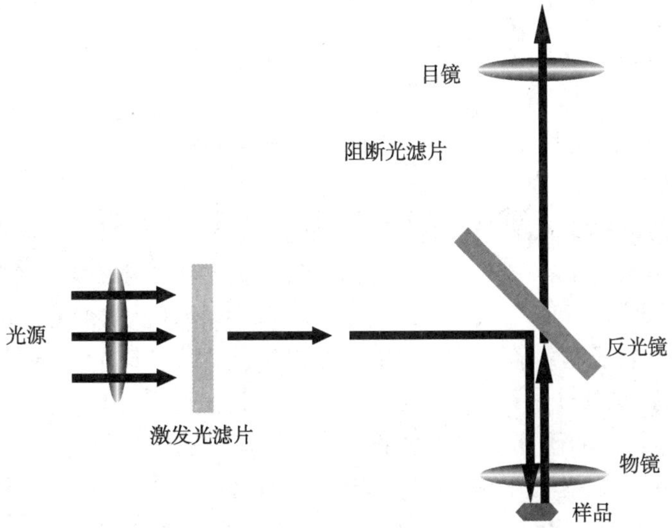

图 3-5 荧光显微镜的光学系统通路示意图

绿色荧光蛋白（green fluorescent protein，GFP）是 20 世纪 60 年代时发现的一种发光蛋白。当时，Shimomura 等从水母中分离出一种水母发光蛋白（aequoren），该蛋白与钙和肠腔素结合后可产生蓝色荧光。然而水母整体提取的颗粒都呈绿色，后经证实在水母体内还存在另一种发光蛋白即绿色荧光蛋白 GFP，经研究表明，水母体内 Ca^{2+} 和肠腔素与水母发光蛋白结合后，可产生蓝色荧光，GFP 在蓝光的激发下，产生绿色荧光。GFP 编码基因可作为外源基因的报告基因而实时监测外源基因的表达。

（六）激光共聚焦扫描显微镜

用普通光学显微镜观察标本的薄切片，无法得到三维结构的信息。激光共聚焦扫描显微镜（laser scanning confocal microscope）是 20 世纪 80 年代在荧光显微镜的基础上发展起来的一种新型光学显微镜（图 3-6），以单色激光为激发光源，利用激光扫描束形成的点光源对样本的焦平面进行光点扫描，共聚焦成像，以此得到样本细微结构的清晰荧光图像。所谓的共聚焦，是指物镜和聚光镜相互共聚点，亦即两者同时聚焦到一点，保证了只有从标本聚焦面发出的光线聚焦成像，产生二维图像，改变聚焦平面即可得到一系列二维图像。聚焦面以外的漫射光并不参加成像，这样大大提高了分辨率，使图像异常清晰，图像信息经计算机处理，就可得到完整的三维图像。与传统显微镜相比，激光共聚焦扫描显微镜分辨率提高了 1.5 倍。

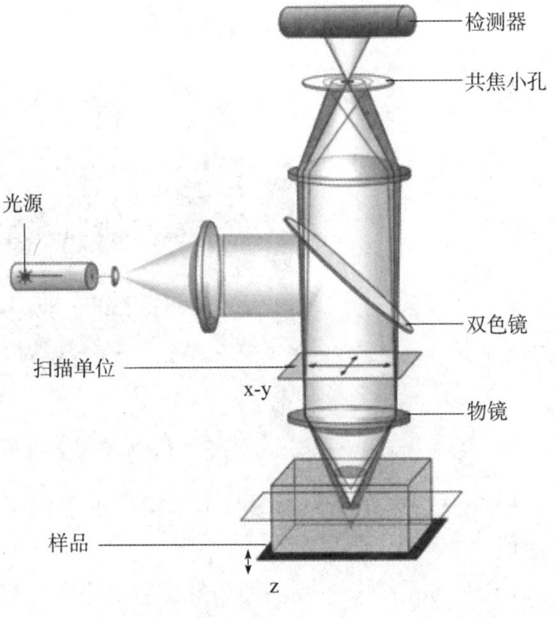

图 3-6 共聚焦激光扫描显微镜原理示意图

激光共聚焦扫描显微镜多用于检测发射荧光或用荧光标记的物质，在细胞生物学的研究中被广泛应用。它可以分辨细胞内许多复杂物质的三维结构，如构成细胞骨架系统的纤维，染色体及基因的排列等。

二、细胞亚显微结构观察 @微课

（一）电子显微镜

由于电子束的波长比光的波长要短得多，因此用电子束代替光源的电子显微镜技术（electron microscopy，EM）可大大提高显微镜的分辨率。

电子显微成像技术的最大贡献就在于构建了细胞生物学与分子结构之间的桥梁。1926年，德国Hans研制了第一个磁力电子透镜。1931年，德国Knolls和Ruska研制了第一台透视电子显微镜。1938年，Ruska在西门子公司研制了第一台商业电子显微镜。1934年，锇酸被提议用来加强图像的对比度。1937年，第一台扫描透射电子显微镜推出。一开始研制电子显微镜最主要的目的是显示在光学显微镜中无法分辨的病原体如病毒等。

电子显微镜使细胞生物学的研究由显微水平飞跃到超显微水平。利用电子显微镜可以观察到细胞膜、细胞核、核孔复合体、线粒体、高尔基体、核糖体、中心粒等光学显微镜下看不到的结构。将这些在光学显微镜下不可见而只能在电镜下观察到的细胞结构称为超微结构（ustrastructure）或亚显微结构（submicroscopic structure）。

电镜可分为两大类：透射电子显微镜和扫描电子显微镜。

1. 透射电子显微镜（transmission election microscope，TEM） 又称透射电镜，是当电子束照射到样品上后，电子束穿透样品而成像，由于样品不同部位对于入射电子具有不同的散射度而形成不同的电子密度（即最终图像呈现的浓淡差别）的高度放大图像（图3-7）。

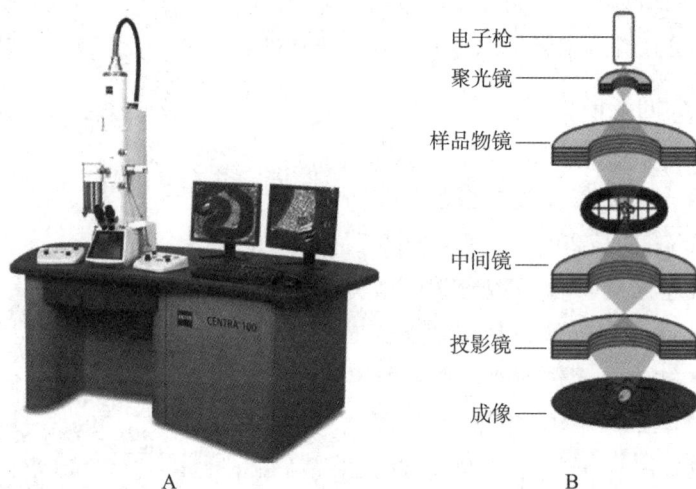

图3-7　透射电子显微镜外形（A）和成像原理（B）

（1）**透射电子显微镜的基本结构**　透射电子显微镜由镜体系统、真空系统和电子线路系统三大系统组成。

1）**镜体系统**　主要功能是发出电子束并且穿透样本而成像并记录。可分为照明系统、成像系统和观察记录系统三个部分。照明系统由电子枪和聚光镜组成。电子枪包括阴极、栅极和阳极，常使用钨丝作为阴极，当有电流通过时，即可发射出电子，产生电子束。栅极靠近阴极，可通过栅极电压的变化控制发射出来的电子束流的大小。阳极具有正的高电压，即加速电压，加速电压越高，电子运动越快，电子的穿透能力也就越强。聚光镜就是把电子枪发射电子形成的交叉点作为初光源，将其进一步汇聚到样品上，并可调节样品上照明束斑的大小和亮度。成像系统是透射电镜具有高分辨率（0.1~0.3nm）的关键部分。电子束穿透样品就进入成像系统，即多个电磁透镜：物镜、中间镜、投影镜。观察记录系统在投影镜的下方，电子束透过样品经成像系统后即在荧光屏上成像。

2）**真空系统**　由于电子在空气中行进的速度很慢，所以必须由真空系统保持电镜的真空度，否则，空气中的分子会阻碍电子束的发射而不能成像。

3）电子线路系统 指产生加速电压及透镜电缆料的电源。

（2）透射电子显微镜与普通光学显微镜的区别

1）光源不同 电子显微镜是用电子束代替照明光源。

2）透镜不同 透射电镜采用特殊的电磁透镜，代替了光镜的光学透镜。电镜成像系统就是借助改变各个透镜的电流来获得不同的放大倍数，成像系统的总放大倍数则是几个透镜放大倍数的乘积。

3）成像原理不同 透射电镜成像过程是透过测定样品的电子束打到荧光屏上，通过电子能转换成光能而形成肉眼可观察的映像。

2. 扫描电子显微镜（scanning electron microscope，SEM） 问世于20世纪60年代。原理是高能电子入射样品后经与样品原子发生相互作用，可以产生多种信息，如二次电子（入射电子从样品表面10nm深度内激发出来的低能电子，其能量为0~50eV）、背散射电子等。扫描电子显微技术就是应用了这些信息来研究样品的表面几何形貌。

扫描电子显微镜利用电子枪产生的高能电子束经电磁透镜后汇聚成极细（约0.5nm）的电子探针（电子束），电子探针受扫描发生器（扫描线圈）控制，在样品表面进行栅状逐点扫描。样品被电子轰击后产生的二次电子被逐点收集、转换、放大，并在荧光屏上得到其同步扫描图像。二次电子产生的多少与电子束在标本表面的入射角有关，即与样品表面的起伏有关，所以在荧屏上会得到样品表面形貌的立体图像（图3-8）。二次电子发射越多的地方，其像上相应的点就越亮，反之则越暗。

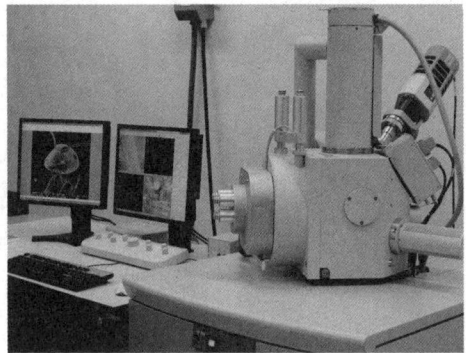

图3-8 扫描电镜

扫描电子显微镜的分辨率较透射电镜低，一般在6~10nm，有的为3nm，但扫描电镜观察细胞等生物标本可以得到真实感较强的三维结构图像（图3-9），这是透射电子显微镜无法比拟的，还可从不同的角度观察样品，这是因为样品可以在样品室内水平移动和转动。此外，扫描电镜景深大，形成的图像具有强烈的立体感，且样品制备简单，不必制备超薄切片。样品经固定、脱水干燥，在其表面喷涂一层金属膜后即可观察（镀膜可增加二次电子，使影像更加鲜明）。扫描电子显微镜可以用来观察生物表面的微小结构，如细胞核孔复合体等。

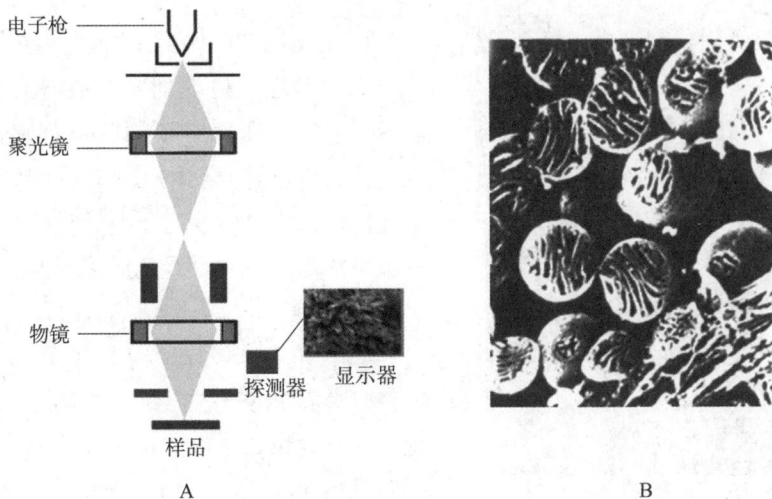

图3-9 扫描电镜成像原理（A）和实例（B，示心肌细胞线粒体）

（二）电子显微镜的样品制备

1. 超薄切片技术　由于电子束穿透力有限，为获得较高分辨率，对电镜生物样品有一些特殊要求，切片厚度一般为 40～50nm，通常一个直径 20μm 的细胞可被切成数百片，故称超薄切片（ultra thin section）。标本的制作包括固定、脱水、包埋、切片、染色等技术步骤（图 3－10）。

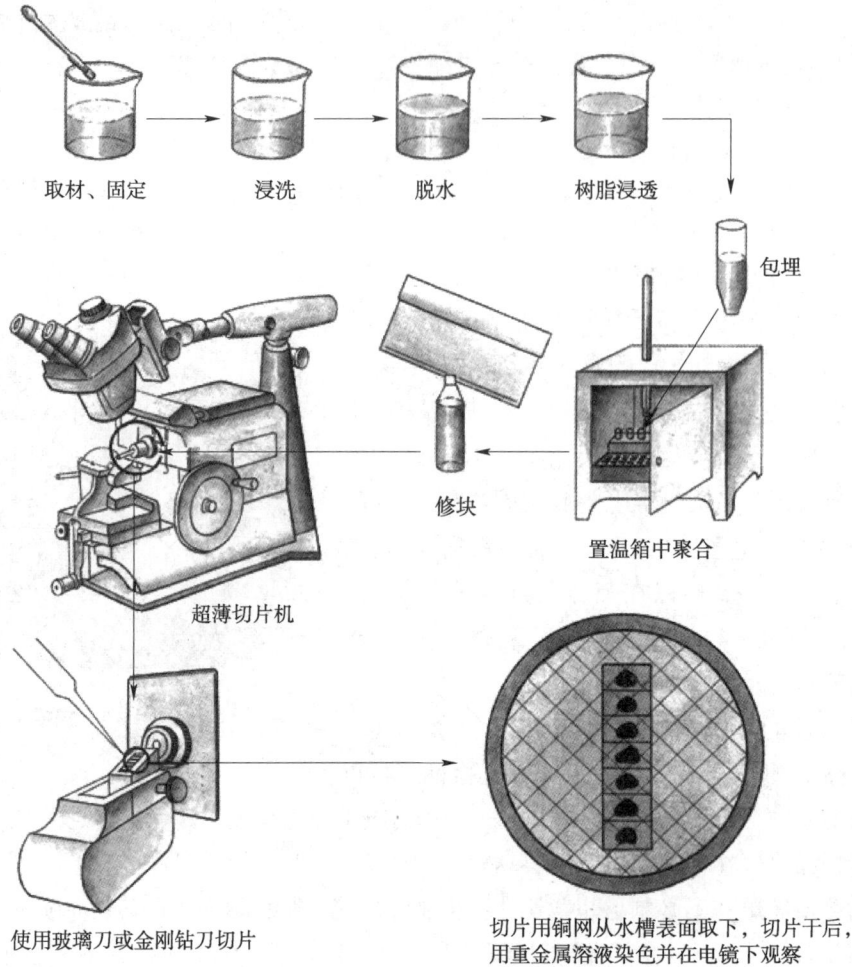

取材、固定　　浸洗　　脱水　　树脂浸透

包埋

置温箱中聚合

超薄切片机

修块

使用玻璃刀或金刚钻刀切片

切片用铜网从水槽表面取下，切片干后，用重金属溶液染色并在电镜下观察

图 3－10　电镜超薄切片样本制备过程示意图

（1）固定　常用的固定剂是戊二醛和锇酸（又称四氧化锇，OsO_4）。

（2）包埋　包埋剂常用各种环氧树脂，由于其与水不能混溶，所以必须用脱水剂除去组织内的游离水分，从而使包埋介质均匀渗透到组织内部。又由于含水样品在电镜高真空状态下观察反差极低，所以样品必须干燥。常用的脱水剂是乙醇或丙酮，采用递增浓度的脱水剂多次脱水。

（3）切片　切片厚度通常为 40～50nm，切片使用的刀通常有玻璃刀和钻石刀两种（图 3－11）。切片须放在覆有支撑膜（如 Formvar）的载网（铜网或镍网，一般直径 3nm）上，用于染色和电镜观察。

图 3－11　切片机

（4）染色　在电镜下，样品的反差是由于电子束经过标本后电子散射程度不同而产生的，散射的电子数越多，图像越暗。反之，则越亮。超薄切片的染色是利用重金属"染料"对不同细胞成分的结合能力不同，使细胞各成分对电子产生不同散射的程度来显示出反差的。如锇酸宜染脂质，柠檬酸铅宜染蛋白质，醋酸铀宜染核酸等。根据不同要求，可单染也可复染。

透射电子显微镜可用于观察与分析生物样品的内部结构（图3-12）。

2. 负染色技术（negative staining）　是电镜中常用的生物样品制备技术。尤其是在观察某些微小的生物材料，如线粒体基粒、核糖体、细胞骨架纤维、病毒、细菌等。负染色是指染背景而不染样品的方法，它利用高密度的、在透射电镜下不显示结构的重金属盐，如磷

图3-12　胰腺细胞线粒体透射电子照片（×79000）

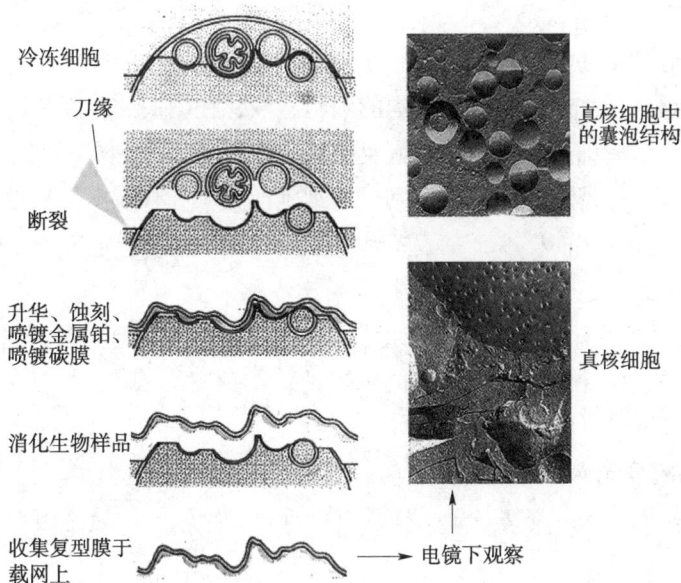

钨酸或醋酸铀溶液，对载网上的样品进行染色，实现对生物标本的包绕，增加背景对电子的散射，生物样品相对较多的透过电子，反差得以增强，从而显示出样品的精细结构。

3. 冷冻蚀刻（freeze etching）技术　是在冷冻断裂技术的基础上发展起来的更复杂的复型技术。该技术是将样品割断面各种结构的形貌印在复型膜上，在透射电镜下观察复型膜。冷冻蚀刻技术具体方法为将样品用液氮超低温冷冻，置于真空蒸发仪中，利用特殊的断裂装置将冷冻后的样品骤然断开，当断裂面的冰在真空中升华（蚀刻）后，就会在表面上浮雕出细胞的超微结构。然后再对浮雕表面喷涂铂与碳制作断面复型膜，最后在腐蚀液中除去样品，剩下的碳铂膜就是复型膜，复型膜经重蒸水多次清洗后，捞在载网上进行电镜观察（图3-13）。

冷冻蚀刻技术的优点是：可以保持细胞原来的结构，使之更加接近于生理状态，立体感较强，分辨力也远远高于一般扫描电子显微镜。另外，复型膜可长期保存。

图3-13　冷冻蚀刻技术示意图

左图为样品制备流程图，右图为显示真核细胞及其囊泡结构

第二节 细胞的分离和培养技术

细胞培养（cell culture）是指细胞在体外的培养技术，即无菌条件下，从机体中取出组织或细胞，模拟机体内正常生理状态下生存的基本条件，让细胞在培养容器中继续生存、生长和繁殖的方法。

一、不同类型细胞的分离

从组织中分离细胞的第一步是将组织制备成游离的细胞悬液，通常需要将动物组织切块、剪碎，然后用胰蛋白酶或胶原酶去消除细胞间的连接和细胞外基质，用金属离子螯合剂乙二胺四乙酸（EDTA）除去细胞黏着所依赖的钙离子。这个过程的目的是将细胞消化分散。在操作中必须遵守几个基本原则：无菌操作；等渗操作；低温操作；适宜的 pH。根据不同细胞的特点，细胞分离可采用不同的办法。

（一）差速离心或密度梯度离心

根据细胞的大小和细胞密度不同，可通过差速离心或密度梯度离心进行分离。具体内容见本章第三节。

（二）流式细胞术

1930 年，Caspersson 和 Thorell 以细胞的计数开始，试图寻找研究细胞的新工具，1973 年，BD 公司与美国斯坦福大学合作，研制开发并生产了世界上第一台商用流式细胞仪 FACS I。流式细胞术（flow cytometry，FCM）是一种应用流式细胞仪对悬浮在液体中的细胞或其他生物微粒（如细菌）逐个进行多参数快速定量分析和分选的技术。流式细胞仪（flow cytometer）又称荧光激活细胞分选仪（fluorescence activited cell sorter，FACS），是测量荧光标记后的细胞荧光强度的细胞分析仪，是在单个细胞分析和分选基础上发展起来的对细胞的理化性质，如大小、内部结构、DNA、RNA、蛋白质、抗原等进行快速测量并可分类收集的高技术产物，具有快速、灵敏且可定量的特点，被广泛应用于基础研究和临床实践的各个方面，在细胞生物学、肿瘤学、血液学、免疫学、药理学、遗传学及临床检验学等学科领域发挥着重要的作用。

流式细胞仪组成：流动室和液流系统（细胞驱动系统）；激光源和光学系统；信号检测系统；计算机分析系统（图 3－14A）。工作原理为待测样本的细胞悬液，在鞘液的包围和约束下，细胞排成单列并由流动室喷嘴高速喷出，形成细胞液柱。当细胞液柱通过检测区时，在入射的激光束照射下产生前向散射光（FSC）和侧向散射光（SSC），它们可分别反映细胞的大小和颗粒度，根据这些特性可以将细胞分类。经一种或几种特殊荧光标记的样本，在激光束的激发下所产生的特定荧光，可被光学系统检测并输送到计算机进行分析，得到细胞各自相应的特性。

1. 细胞驱动系统 由样品管和同轴鞘室所组成，单细胞悬液或细胞组分悬液在此室与鞘液相混合，由气体压力装置送入流动室，并使样品与鞘液同轴流动，在鞘室终端经 $50 \sim 100 \mu m$ 的喷嘴逐个高速喷出，进入检测区。

2. 激光源和光学系统 光源常用激光器或高压汞灯，最常用的是氩离子激光。激光束通过由透镜组成的聚光装置聚焦成椭圆光斑，光斑长轴与样品流相垂直，短轴与样品流相平行。样品流与光斑的交叉区域即为检测区。

3. 信号检测系统 由光电检测元件和数字模拟转换器所组成，可接收放大各种光信号，并使之转换成电脉冲信号。如不同的荧光信号可反映出细胞表面和内部的不同情况。最后，电脉冲信号可转换成计算机可识别的数字信号。

4. 计算机分析系统 分析处理时，结果常以直方图形式表示。直方图有单参数和双参数两种表示方法。单参数结果用横坐标表示细胞成分含量，纵坐标表示细胞数的二维频率分布（图 3 – 14B）。对双参数结果，以 X 和 Y 坐标分别表示同一细胞发出的两种不同的信号，Z 坐标表示细胞数，其表示方式可用简单的双参数直方图，也可用三维频率分布直方图。

FCM 作为定量研究细胞各种结构与功能参数的新技术手段在细胞生物学领域有着广阔的应用范围，特别是细胞动力学、细胞周期分析、细胞增殖、细胞分化及细胞凋亡、肿瘤药理学等方面研究更加广泛。目前，流式细胞术已经被广泛地应用于细胞分选、细胞含量测定、细胞凋亡检测、细胞因子检测和细胞免疫表型分析等。

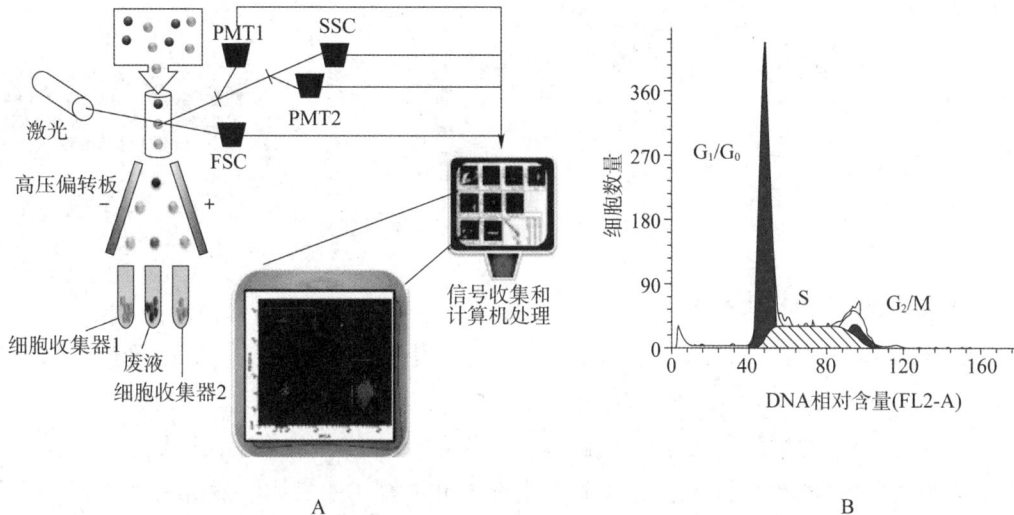

图 3 – 14 流式细胞仪细胞分选功能示意图与实例

A. 流式细胞仪细胞分选功能示意图；B. 处在不同时相的 Hela 细胞的实验结果，单参数直方图

PMT：光电倍增管；SSC：侧向散射光；FSC：前向散射光

（三）免疫磁珠法

免疫磁珠法是 20 世纪 80 年代出现的技术方法。1983 年，Ugelstad 提出将免疫磁珠用于细胞分选，1990 年，Mihenyi 建立了免疫磁珠法。免疫磁珠（immunomagnetic beads，IMB）又称免疫磁性微球（immunomagnetic microspheres，IMMS），是免疫学和超顺磁性磁珠相结合而发展起来的一类新型材料。它内含磁性氧化物核心的高分子免疫微球，其中心是 Fe_2O_3 或 Fe_3O_4 颗粒，外包一层聚苯乙烯或聚氯乙烯等高分子材料。理想的磁珠为均匀的球形、由具有超顺磁性的铁质核心及高分子保护外壳组成，大小从 50～10000nm 不等。在高温条件下，或是磁性颗粒的粒度很小时，磁性材料的磁性很容易随周围的磁场改变而改变，磁体的极性也呈现出随意性，难以保持稳定的磁性能，这种现象就是超顺磁效应。超顺磁性磁珠能在外部磁场的作用下迅速聚集，当磁场撤离后即可重新分散而不带有剩磁，这种特性使其作为一种新型的分离纯化基质被广泛用于生物活性物质的分离纯化技术上。即在外部磁场作用下，磁性微球可迅速从介质中分离出来，撤去外部磁场后，微珠颗粒又可以重新浮在介质中。

由于微球的外表面为聚乙烯性质的高分子材料，很容易包被不同类型的单克隆抗体，还可以通过聚合或表面修饰在其表面导入不同性质的功能基团，如—COOH、—OH、—NH₂、—CONO₂等，使磁珠几乎可以偶联任何具有生物活性的蛋白。因此，利用带有特定单抗的免疫磁珠与靶细胞特异结合的特点，能快速从细胞混悬液中将目的细胞分离出来（图 3 – 15）。首先，将待分离细胞与包被有特定单抗的免疫磁珠短暂孵育，并将分离柱安装于磁场中，然后将磁珠标记的细胞和未标记的细胞混合液缓慢过柱，此时，已经磁化的标记细胞被磁场吸附，收集的流出液为无磁性的未标记的细胞。最后，从磁场区域移走分离柱，洗脱出的滞留细胞为阳性标记细胞，回收这些目的细胞。免疫磁珠法操作简便快捷，特异性高，细胞回收率高（＞90%）；同时，由于磁珠体积小，不会对细胞造成机械性压力，也不会激活细胞或影响细胞的活力。

图 3 – 15　免疫磁珠技术原理

（四）激光捕获显微切割技术

激光捕获显微切割（laser capture microdissection）是在不破坏组织结构，保存要捕获的细胞和其周围组织形态完整的前提下，直接从冰冻或石蜡包埋组织切片中获取目标细胞。突出优点是能够从组织切片中精确地分离一个单一的细胞，缺点是不能用于分离活细胞。通常的操作过程是：①制备组织切片（常用冰冻切片）；②在显微镜下将组织切片用特制的透明薄膜（如乙烯醋酸盐聚合体膜）覆盖；③然后在电脑控制下用激光束切割所需的目标细胞，覆膜在激光束经过的地方被熔化，这时膜与下面的目标细胞牢固结合；④最后用另一束激光将其弹出到收集管中（图 3 – 16）。切下的细胞样品可供进一步研究，包括生化分析、DNA 提取等。此方法可提高分析的重现性和准确性，是目前较为理想的细胞提取工具，已经用于膀胱癌、结肠癌等标本的制备。

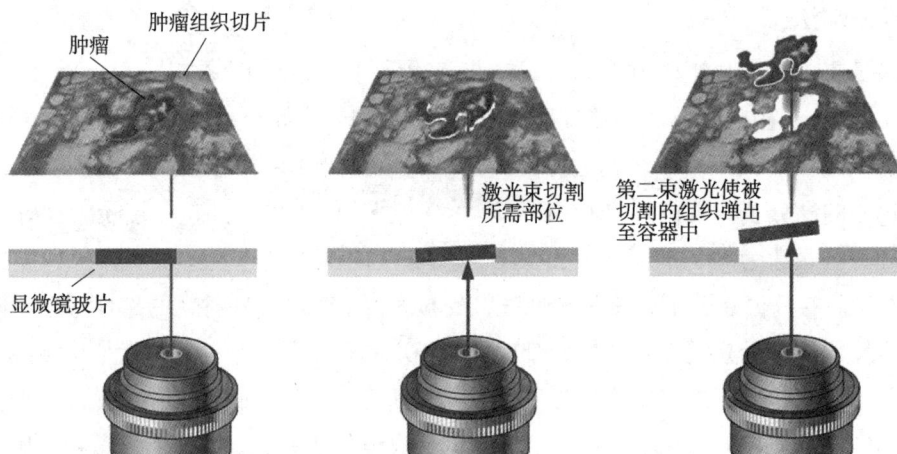

图 3 – 16　激光捕获显微切割技术（示从组织切片上获得目标细胞）

二、动物细胞培养

（一）细胞培养的基本要求

1. 环境要求　无菌是保证细胞生存的首要条件。适宜的温度才能维持细胞的生长，人和哺乳动物细胞的最适宜温度为 $35 \sim 37℃$。气体条件也很重要，培养细胞所需要的 O_2 和 CO_2 由细胞培养箱 – CO_2 钢瓶系统提供，培养箱中充填 CO_2 的目的是用来缓冲和维持细胞培养基的 pH。

2. 营养供应 营养物质必须与体内相同，主要有糖、氨基酸和维生素等。动物细胞培养通常需要添加一些天然成分，最主要的是血清。血清中含有很多生长因子，促进细胞贴壁和增殖。

3. 支持物 大多数细胞都需要附着在一个支持物的表面才能存活。一般类型的细胞都可以附着在玻璃表面上生长，也可以吸附在由带负电荷的物质所处理的塑料表面。

(二) 细胞培养的类型和方法

1. 原代培养与传代培养 体外培养的动物细胞可分为原代细胞与传代细胞。原代细胞（primary culture cell）是指从机体取出后立即培养的细胞。首次培养即为原代培养（primary culture），也把培养的第 1 代细胞与传 10 代以内的细胞统称为原代细胞培养。原代培养的细胞由于刚离开活体，生物学特性与体内细胞比较接近，因此在研究中被广泛应用，适宜于进行药物测试、细胞分化等研究。

在培养过程中，分散的悬浮细胞很快（几十分钟至数小时内）就贴附在瓶壁上，这叫作细胞贴壁（anchorage），如上皮型细胞、成纤维细胞和巨噬细胞、HeLa 细胞等。原来是圆形的细胞一经贴壁就迅速铺展呈多形态，此后细胞开始有丝分裂，形成致密的细胞单层，称单层细胞（monolayer cell）。当贴壁生长的细胞分裂生长到表面相互接触时，就停止分裂增殖，相互紧密接触的细胞不再进入 S 期，也不会出现交叉重叠生长。这种现象称为接触抑制（contact inhibition）。单层细胞经过一段时间后，一定要重新分散后分瓶继续培养，才能继续分裂增殖。

除了贴壁型细胞外，还有一些动物细胞不需要贴附在支持物上，呈悬浮生长，胞体常呈饱满圆球状，如淋巴细胞等，称为悬浮型细胞。悬浮型细胞的生存空间大，营养充足，繁殖迅速，容易获得大量细胞，但培养条件通常比贴壁型细胞苛刻，有的须使用流动的培养基和旋转的培养系统。

传代细胞（subculture cell）指在适宜体外条件下继续传代培养的细胞。培养的细胞通过增殖达到一定数量后，为避免因为生存空间不足或密度过大，造成细胞营养发生障碍而影响其生长，需要及其对细胞进行分离、稀释和移瓶培养。将原代培养的细胞从培养瓶中取出，以 1∶2 以上的比例扩大培养，为传代培养，最多可以重复 $40 \sim 50$ 代。传代细胞通常比原代细胞增殖旺盛，在细胞培养一代的时间内，一般可发生 $2 \sim 6$ 次细胞数量的倍增。普通哺乳动物细胞一般只能传 $10 \sim 50$ 代，然后增殖逐渐变缓，最终细胞衰亡。

值得注意的是，培养细胞的"一代"，并不是表示细胞分裂一次，而是指培养细胞从接种到再次转移培养的过程。

2. 细胞建系 原代培养的细胞一般传至 10 代左右就不易传下去，细胞生长停滞，大部分细胞退化死亡，极少数细胞可传下去，继续顺利传 $40 \sim 50$ 代次，仍保持染色体二倍数，仍有接触抑制，这种传代细胞为细胞系（cell line）。除了胚胎干细胞等少数细胞外，多数细胞传至 50 代后，又会发生细胞退化"危机"，不能再传下去。通常将这种传代次数有限的培养细胞称为有限细胞系（finite cell line），来自人和动物正常组织的细胞系均属于有限细胞系。如果传代过程中细胞的遗传物质发生突变，并带有癌变的特点，这种细胞有可能在体外培养条件下无限制地传代，这种传代细胞称为永生细胞系或无限细胞系（infinite cell line），常见于来自恶性肿瘤组织的细胞系。此外，正常组织培养的细胞在某些特殊条件下，如放射线照射、化学致癌物处理或癌基因转染等，也可称无限细胞系。无限细胞系细胞的特点是：染色体数目明显改变（呈亚二倍体或非整倍体），失去接触抑制，容易传代培养，如 HeLa 细胞系（来自人宫颈癌上皮细胞）、BHK – 21 细胞系（来自叙利亚仓鼠肾成纤维细胞）、CHO 细胞系（来自中国仓鼠卵巢细胞）等（表 3 – 1）。

表 3-1 实验室常用的细胞系（株）

细胞系	细胞类型	物种
A431	表皮细胞癌	人
Hela	子宫颈癌	人
Caco-2	结肠腺癌	人
293	肾	人
H1，H9	胚胎干细胞	人
3T3	成纤维细胞	小鼠
SP2	浆细胞	小鼠
R1	胚胎干细胞	小鼠
PtK1	上皮细胞	大鼠
L6	成肌细胞	大鼠
PC12	嗜铬细胞	大鼠
BHK21	成纤维细胞	叙利亚仓鼠
CHO	卵巢	中国仓鼠
COS	肾	猴
MDCK	上皮细胞	犬

在细胞建系过程中，无论是有限的细胞系还是无限的细胞系，在建系完成后，均需对其生物学特性加以鉴定。细胞系鉴定的内容主要包括组织来源、细胞正常与否、生长状况及增殖能力、有无恶性转化、有无交叉污染等。用单细胞克隆培养或通过药物筛选的方法从某一个细胞系中分离出单个细胞，并由此增殖形成的、具有基本相同的遗传性状的细胞群（colony），称为细胞克隆。该细胞群经过生物学鉴定，如具有特殊的遗传标记或性质，则称该细胞系为细胞株（strain）。

（三）动物细胞培养应用于药学的优势

动物细胞培养应用于药学研究具有如下优势：①影响因素简单。②实验条件易于控制。③方法便捷。④结果易于分析、重复性好，可避免种属及个体之间的差异。⑤经济、周期短，节约动物和药物，可避免伦理学限制，并可在短时间内获得较多的实验样品和结果。⑥便于应用人体组织。

（四）Caco-2 细胞模型在药学中的应用

1. Caco-2 细胞模型及基本特点 Caco-2 细胞（colon adenocarcinoma cell line）是一种人类结肠癌细胞，由 Fogh 等人于 1977 年分离出来。Caco-2 细胞与正常成熟小肠上皮细胞在体外培育过程中出现的逆向分化不同：在培养过程中，Caco-2 细胞可形成致密的单层组织，并在 20 天内完成上皮样分化，分化出绒毛面 AP（apical，尖端的，此处即肠腔侧，又称黏膜侧）和基底面 BL（basolateral，底外侧的，此处即肠内壁侧，又称浆膜侧）。分化的 Caco-2 细胞单层不仅在形态上类似小肠细胞，而且还表达了典型的小肠微绒毛水解酶和营养物质转运载体。小肠上皮细胞中的多种特异性转运系统和多药耐药性蛋白（multidrug resistance protein，MRP）及 P-糖蛋白（P-glycoprotein，P-gp）在 Caco-2 细胞中均有表达，Caco-2 细胞对各种载体蛋白的表达与培养时间相关，其中两种载体蛋白的分布见图 3-17。

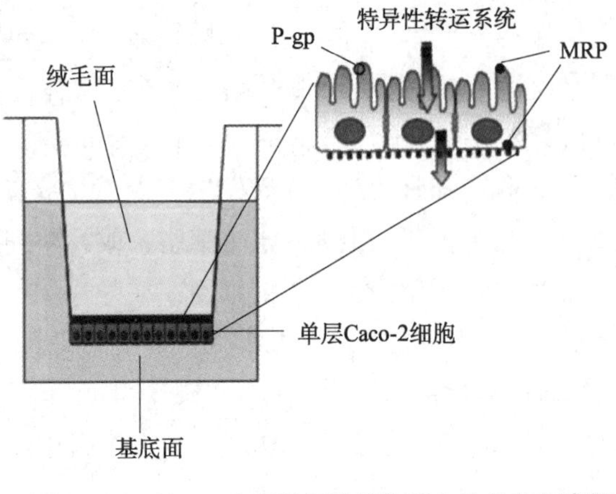

图 3-17 Caco-2 细胞两种载体蛋白的分布示意图

　　从20世纪80年代以来，人们开始将Caco-2细胞模型作为进行药物体外吸收实验的工具，该模型的优点：①细胞来源于人结肠癌细胞，易培养，生命力强，同源性好。②细胞结构、生理状态与小肠上皮细胞类似，内含多种人体药物代谢酶。③药物吸收实验操作简单、快速，适合于大量候选药物的早期筛选。④用途广泛，如测定药物的细胞摄取与跨膜转运特征；在代谢状态下测定药物的跨膜转运动态；较精细地区分肠腔内不同吸收途径的差别等。Caco-2细胞模型的建立的一般流程见图3-18。

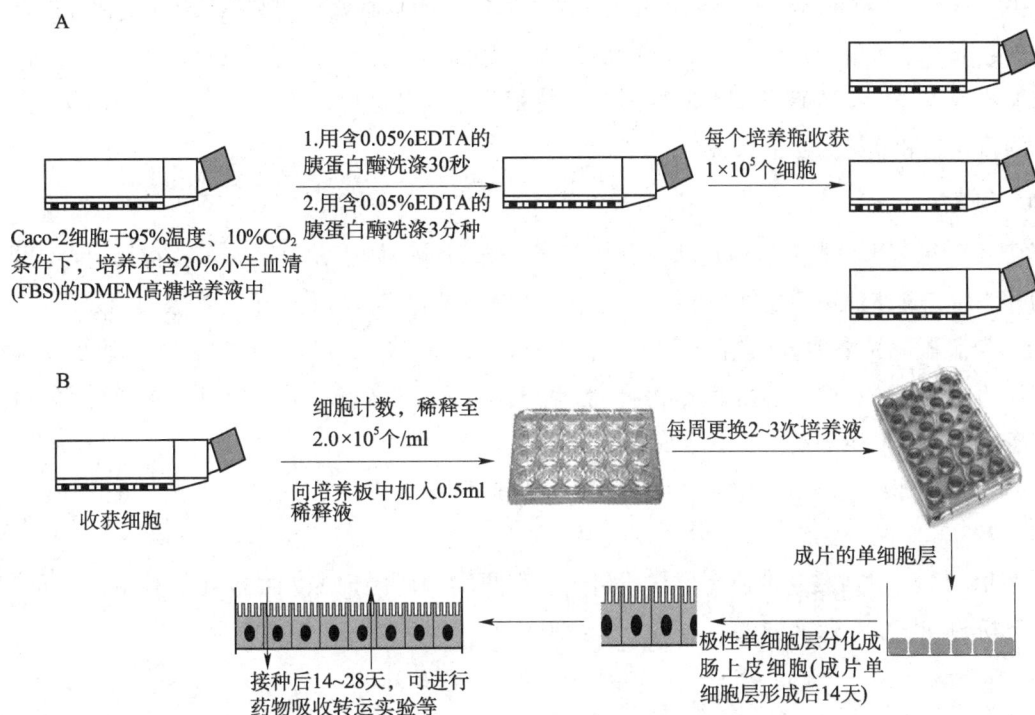

A

1.用含0.05%EDTA的
胰蛋白酶洗涤30秒

2.用含0.05%EDTA的
胰蛋白酶洗涤3分种

Caco-2细胞于95%温度、10%CO_2
条件下，培养在含20%小牛血清
(FBS)的DMEM高糖培养液中

每个培养瓶收获
$1×10^5$个细胞

B

收获细胞

细胞计数，稀释至
$2.0×10^5$个/ml

向培养板中加入0.5ml
稀释液

每周更换2~3次培养液

成片的单细胞层

极性单细胞层分化成
肠上皮细胞(成片单
细胞层形成后14天)

接种后14~28天，可进行
药物吸收转运实验等

图3-18　Caco-2细胞的建立流程图

2. Caco-2细胞模型在药学中的应用

（1）测试口服药物的吸收特性。

（2）研究口服药物的吸收机制。

（3）评价药物及制剂的透膜性和黏膜毒性。

（4）检验药物在小肠上皮代谢的稳定性。

（5）揭示小肠上皮吸收的限速因素。

（6）判定外排泵蛋白在药效中的作用。

　　尽管Caco-2细胞具有许多优点，但也有其局限性：缺少肠壁的黏液层；缺少细胞异质性（仅由单一细胞构成）；缺少部分代谢酶；屏障特性与结肠上皮细胞类似，而与小肠上皮有一定差异，细胞培养的时间和代系对于Caco-2细胞的形态学和生理学性质有影响，从而影响细胞对药物的转运，不同实验室之间由于培养条件的差别，使结果有时缺乏可比性。因此，仅适用于新药开发早期阶段的药物吸收过程研究。

第三节　细胞组分的分离和纯化技术

PPT

一、细胞破碎

细胞破碎（cell disruption）是指利用外力破坏细胞膜和或细胞壁，使细胞内容物包括目的产物成分释放出来的过程。细胞破碎是细胞内组分进行分离与纯化的前提。细胞破碎的难易程度是：植物细胞 > 真菌（如酵母）> 革兰阳性菌 > 革兰阴性菌 > 动物细胞。细胞破碎的方法很多，从破碎机制的角度来分，可分为机械法和非机械法两大类。

（一）机械法

1. 组织捣碎机　将材料配成稀糊状液，放置于筒内约 1/3 体积，盖紧筒盖，将调速器先拨至最慢处，开动开关后，逐步加速至所需速度。一般用于动物组织、植物肉质种子、柔嫩的叶芽等。

2. 组织匀浆器　先将剪碎的组织置于管中，再套入研杆来回研磨，上下移动，即可将细胞研碎。组织匀浆器的研钵磨球和玻璃管内壁之间的间隙保持在十分之几毫米距离。此法细胞破碎程度高于高速组织捣碎机，适用于量少的动物脏器组织。

3. 研钵　多用于细菌或其他坚硬植物材料，研磨时常加入少量石英砂、玻璃粉或其他研磨剂，以提高研磨效果。

4. 细菌磨　是一种改良了的研磨器，比研钵具有更大的研磨面积，而且底部有出口。操作时先把细菌和研磨粉调成糊状，每次加入一小勺，研磨 20～30 秒即可将细菌细胞完全磨碎。

（二）非机械法

1. 反复冻融法　细胞在 −20℃ 以下冰冻，室温融化，反复几次。此法适用于组织细胞，多用于动物性材料，对微生物细胞作用较差。

2. 急热骤冷法　投入沸水中，维持 85～90 分钟，至冰浴中急速冷却，此法可用于细菌及病毒材料。

3. 超声波处理　多适用于微生物材料。超声波处理破碎机理：可能与空化现象引起的冲击波和剪切力有关。超声破碎的效率与声频、声能、处理时间及细胞浓度等因素有关。

4. 酶溶法　利用各种水解酶，如溶菌酶、纤维素酶、蜗牛酶、半纤维素酶、脂酶等，将细胞壁分解，使细胞内含物释放出来。有些细菌对溶菌酶不敏感，加入少量巯基试剂或尿素处理后，使之转为对溶菌酶敏感而溶解。该法优点是适用于多种微生物；作用条件温和，内含物成分不易受到破坏；细胞壁损坏的程度可以控制。缺点是易造成产物抑制作用，这可能是导致胞内物质释放率低的一个重要因素。

5. 化学渗透法　某些有机溶剂、抗生素、表面活性剂、金属螯合剂、变性剂等化学药品都可以改变细胞壁或细胞膜的通透性从而使内容物有选择地渗透出来。

6. 细胞自溶法　在一定酸碱度和适当的温度下，利用组织细胞内自身的酶系统将细胞破碎的方法。

二、细胞组分的分离纯化

（一）细胞组分的分级分离

离心是分离和提取细胞亚显微结构和大分子的最传统、最常用的实验手段。根据亚细胞器的大小、密度、形状、沉降系数等物理特性，通过一系列的离心技术可以分离和纯化出各种亚细胞器。离心方法有多种，包括利用颗粒大小的不同进行离心分离，如差速分离法和移动区带离心法；利用颗粒的密度不同进行离心分离，如等密度离心法等。

匀浆（homogenate）是指将组织等生物材料制成匀浆液（研磨处理后的混合液体），使细胞破碎并保留所研究细胞器与组分的一种方法。通常，匀浆处理之后，即可进行一定条件的离心分级过程。由于离心机的不同转速和不同离心时间，匀浆液中的颗粒按其大小、轻重分批沉降到离心管底部，将细胞内各种结构组分分离开来。如细胞核、核仁、线粒体、高尔基体、染色体等可在不同的离心转速和时间下得到分离。

离心时，一个重要的参数是相对离心力（RCF），可按下式计算：

$$\text{RCF}（\times g）= 1.119 \times 10^{-5} \cdot N^2 \cdot r$$

式中，r 为离心半径，以 cm 为单位；N 为转数，以 r/min 为单位。RCF 常以 "$\times g$" 的形式来表示。根据这个公式，相对离心力和每分钟的转数之间便可以转换，这种转换关系在离心操作中是很有实用价值的。

根据应用目的的不同，离心机有分析型和制备型两种。分析型超速离心机仅能对小样品（如小于 1ml 的样品）进行分析，可以用于测定分子量等；制备型离心机是为提取、纯化生物大分子而设计的，通常可对数毫升到数升的样品进行分离。

制备型离心机是应用最广泛的离心机，根据其性能可分为低速离心机（conventional centrifuge），最大速度不超过 1.0×10^4 r/min；高速离心机（high-speed centrifuge），最大转速 $2.0 \times 10^4 \sim 2.5 \times 10^4$ r/min；超速离心机（ultracentrifuge），最大离心力可超过 $5.0 \times 10^5 g$，即（7.5×10^4 r/min）。

1. 差速离心法（differential centrifugation）　是通过一系列递增速度而进行的离心，即由低速到高速逐渐沉降分离，将不同大小颗粒分离的方法。差速离心法可用于分离亚细胞组分，当离心力低时，较大颗粒如细胞核沉降到管底，其他颗粒滞留在上清液中；然后加大离心力，以较高的速度离心，可分离出较小的颗粒如线粒体；再加大离心力，又可分出更小的颗粒，如微粒体（图 3-19）。

值得注意的是，对于沉淀不同的亚细胞组分，相对离心力和离心时间这两个因素是不可忽视的，可以通过不同的相对离心力在不同的离心时间使需要的成分得到分离。另外，在采用差速离心法时，需要注意实验应在低温和适当 pH 条件下进行，以保持细胞器的活性。

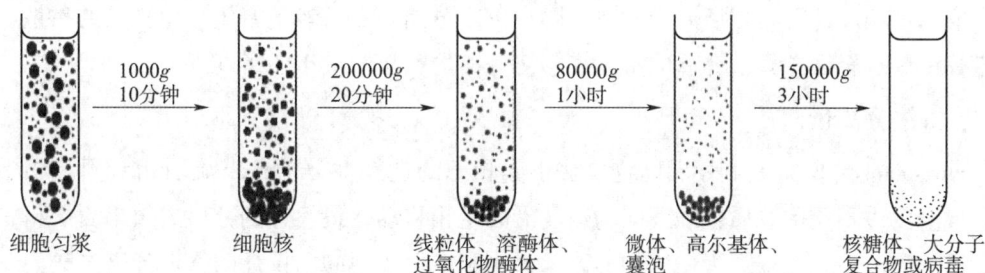

图 3-19　用差速离心法分离细胞匀浆中的各种细胞组分
图中显示，随着离心力（g）大小和离心时间的不同，各种细胞组分先后沉淀

2. 移动区带离心法　对于大小差别较小的颗粒，可用移动区带离心法分离。移动区带离心法（moving-zone centrifugation）是将要分离的样品放在介质溶液表面，形成一个狭带，然后超速离心，使不同大小的颗粒以不同的速度向管底方向移动，形成一系列区带，在最大的颗粒尚未到达管底时停止离心，从管底小孔中分次收集各种颗粒成分。这种方法必须注意离心时间，离心时间过长，所有颗粒都会沉到管底。经改进，用轻微梯度蔗糖或甘油溶液（从管面到管底密度逐渐增高）作为移动区带离心的介质，可减少颗粒弥散，稳定颗粒的沉降，使形成的区带更明显，便于收集。值得注意的是，在移动区

带离心法中，待分离颗粒的密度比离心管中任何部分介质的密度都要大。

3. 等密度离心法 用超速离心机分离各种细胞结构成分有多种方法，它们都是根据颗粒或分子在离心场中的运动原理来设计的。悬浮液中的颗粒在离心力场中的沉降速度除了与颗粒的质量有关外，还与颗粒的密度、体积以及悬浮介质的密度和粘度有关，悬浮液中颗粒或分子的沉降速度可用 stokes 公式来表示：

$$\frac{dX}{dt} = \frac{2r^2 (\rho p - \rho M)}{g\eta} \times g$$

式中，dX/dt 为颗粒沉降速度，X 为颗粒到转轴中心的距离，t 为时间，r 为颗粒直径，ρp 为颗粒密度，ρM 为介质密度，η 为介质密度，g 为作用于颗粒的离心力。

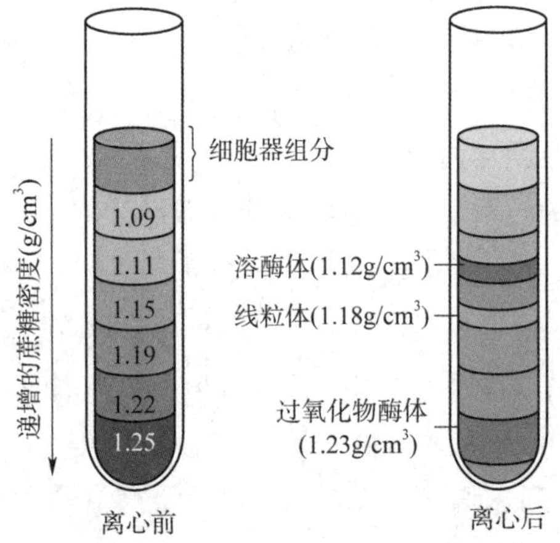

图 3-20 等密度离心法

根据 Stokes 公式，当颗粒密度（ρp）等于介质密度（ρM）时，离心时颗粒悬浮于介质中不移动。即分离介质和颗粒的密度相等时，离心场的作用力将使颗粒悬浮在介质中不移动。等密度离心法（isodensity centrifugation）就是根据这一原理进行的：预先制备覆盖各种颗粒密度范围的介质，并使介质在离心管中形成密度梯度，然后将待分离的样品放在密度梯度液表面或者混悬于梯度液中。通过离心，使不同密度的颗粒上浮或下沉，当到达与它们相同密度的介质区域时，颗粒不再移动，从而不同密度的颗粒位于各自的密度区，形成一系列区带。然后停止离心，从管底或从管的各段收集不同密度的颗粒（图 3-21）。目前，重金属盐氯化铯（CsCl）是等密度离心使用的最好的离心介质，它在离心场中可自行调节形成浓度梯度，并能保持稳定。

在等密度离心中，颗粒的密度是影响其最后位置的唯一因素，本法适用于任何密度间差异大于 1% 的颗粒的分离。等密度离心法和移动区带法产生梯度介质的目的不同，前者的目的在于阻止颗粒的移动，因而介质密度很高，覆盖了所有待分离的颗粒密度范围，而后者是希望减少样品的扩散，因此需要介质的密度梯度间有轻微差别，介质的密度小于待分离的颗粒中最小的密度。

（二）层析法分离蛋白质

层析（chromatography）是利用不同物质在不同相态的选择性分配，以流动相对固定相中的混合物进行洗脱，混合物中不同的物质会以不同的速度沿固定相移动，最终达到分离的效果。层析是广泛使用的分离蛋白质的方法，它是根据蛋白质的形态、大小和电荷的不同而设计的物理分离方法。

1. 凝胶过滤层析（gel filtration chromatography） 也称分子筛层析、排阻层析。是利用具有网状结构的凝胶的分子筛作用，根据被分离物质的分子大小不同来进行分离。层析柱中的填料是某些惰性的多孔网状结构物质，多是交联的聚糖（如葡聚糖或琼脂糖）类物质，小分子物质能进入其内部，流经路程较长，而大分子物质却被排除在外部，流经的路程短，当蛋白质混合溶液通过凝胶过滤层析柱时，溶液中的蛋白质就按不同分子量被筛分开（图 3-21）。

2. 亲和层析（affinity chromatography） 在生物分子中有些分子的特定结构部位能够同其他分子相互识别并结合，如酶与底物的识别结合、受体与配体的识别结合、抗体与抗原的识别结合，这种结合既是特异的，又是可逆的，改变条件可以使这种结合解除。亲和层析就是根据这样的原理设计的蛋白质分离纯化方法（图 3-22）。

3. 离子交换层析（ion exchange chromatography）　　以离子交换剂为固定相，依据流动相中的组分离子与交换剂上的平衡离子进行可逆交换时的结合力大小的差别而进行分离的一种层析方法（图 3-23）。

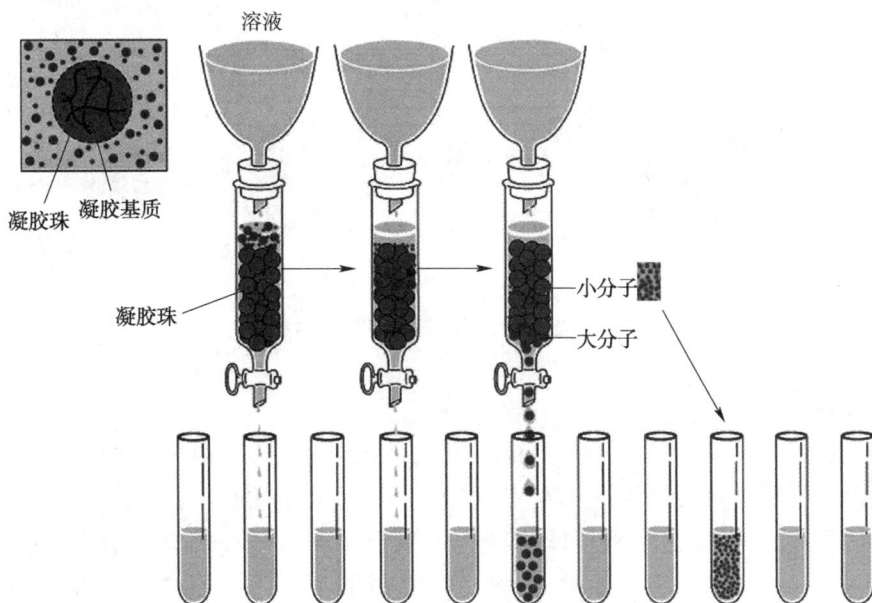

图 3-21　凝胶过滤层析法原理示意图

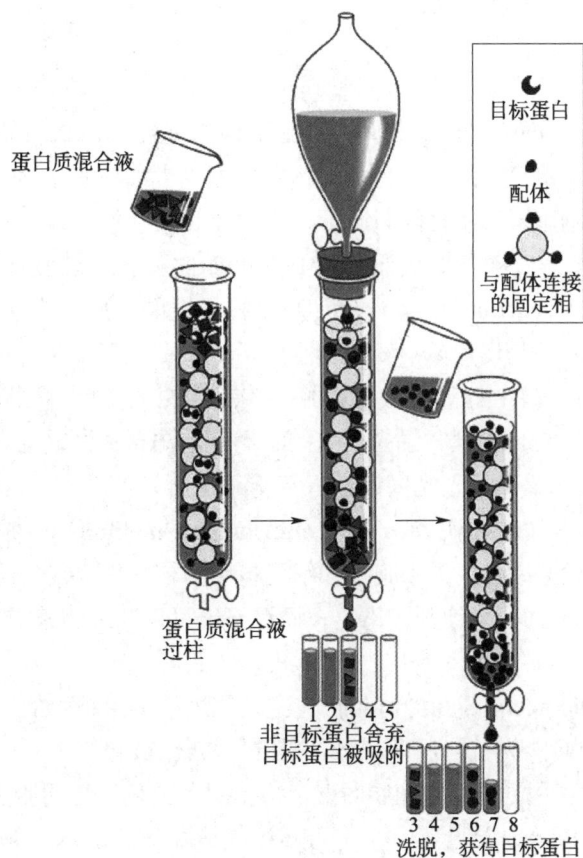

图 3-22　亲和层析法原理示意图

图 3 - 23 离子交换层析法原理示意图

(三) 电泳法分离蛋白质

由于氨基酸带有正电荷或负电荷，蛋白质通常带有净正电荷或净负电荷。将蛋白质混合液加到电场中，蛋白质分子就会按照其净电荷多少、大小及形状的不同在电场中移动，这一技术被称作电泳（electrophoresis）。包括 SDS 聚丙烯酰胺凝胶电泳技术（SDS polyacrylamide gel electrophoresis，SDS - PAGE）、等电聚焦电泳（isoelectric focusing electrophoresis）和双向电泳（two - dimensional electrophoresis）等。

第四节 细胞组分的检测技术

一、细胞化学法

细胞化学法（cytochemical method）是在保持细胞结构的基础上，利用某些化学物质可与细胞内某种成分发生化学反应，而在局部范围形成有色沉淀物的原理，对细胞的化学组分进行定性、定量和定位的研究。其目的在于不破坏细胞形态结构的状况下，用生化和物理技术对细胞各种组分做定性、定量和定位的分析，研究其动态变化，了解细胞代谢过程中各种细胞组分的作用。

1. 福尔根反应（Feulgan reaction） 是显示 DNA 特异性的细胞化学法，最终呈紫红色的是 DNA 在细胞中的分布情况。基本原理是切片标本经盐酸水解后，细胞内的 RNA 被水解掉，仅保留 DNA。同时，DNA 的嘌呤脱氧核糖糖苷键中的嘌呤被酸水解去除，暴露出脱氧核糖的醛基。然后用希夫试剂（Schiff's reagent，无色碱性复红）处理，暴露出来的游离醛基同希夫试剂结合，呈紫红色。染色的深度同 DNA 浓度成正比，所以可用显微分光光度计进行定量测定。

2. 甲基绿 - 哌咯宁染色法（methylgreen - pyroninstaining method） 是一种组织或细胞染色时常用的可以把细胞核染成绿色或蓝绿色，把细胞浆和细胞核中的核仁染成红色的染色液。原理是甲基绿可以和细胞核中的 DNA 结合，从而产生细胞核染色；而派洛宁可以和细胞浆或核仁中的 RNA 结合，从而可以使细胞浆和核仁被染色。

3. PAS 染色法（periodic acid - Schiff stain） 主要用来检测组织中的糖类。过碘酸把糖类相邻两个碳上的羟基氧化成醛基，再用希夫试剂和醛基反应使其呈现紫红色。

4. 四氧化锇染色 是四氧化锇与不饱和脂肪酸反应呈黑色，用以证明脂滴的存在。

5. 苏丹Ⅲ染色 则通过扩散进入脂滴中，使脂滴被染成橘黄色，苏丹Ⅲ是弱酸性染料，与脂肪有高亲和力。

6. 米伦反应（Millon reaction） 是用来检测蛋白质的。在蛋白质溶液中加入米伦试剂（亚硝酸汞、硝酸汞及硝酸的混合液），组织中的蛋白质侧链上的酪氨酸残基与米伦试剂反应，生成红色沉淀，此反应为酪氨酸的酚核所特有的反应，因此含有酪氨酸的蛋白质均呈米伦反应。

7. 纳笛（Nadi） 反应可用来显示细胞色素氧化酶。原理是将二甲基对苯二胺和 α - 萘酚加入底物混合液中，由细胞色素氧化酶作用而释放的氧与以上二者结合，形成靛酚蓝，而显示出酶的定位。

二、免疫细胞化学技术

免疫细胞化学（immunocytochemistry）是根据免疫学原理，即利用抗体同抗原特异性结合的原理，通过化学反应使标记抗体的显色剂（荧光素、酶、金属离子、同位素等）显色来确定组织细胞内的抗原，并对其进行定位、定性及定量的一种技术。

抗体与抗原的结合方法可分为直接法和间接法两种：直接法是将带有标记的抗体与抗原反应，显示出抗原存在的部位；而间接法则是在抗体抗原初级反应的基础上，再用带标记的次级抗体（二抗）同初级抗体（一抗）反应，间接地显示所检测的抗原的方法（图 3 - 24）。间接法中可以使用多个二抗结合在一个一抗上，因此具有放大效应，所以灵敏度比直接法更高（图 3 - 25）。

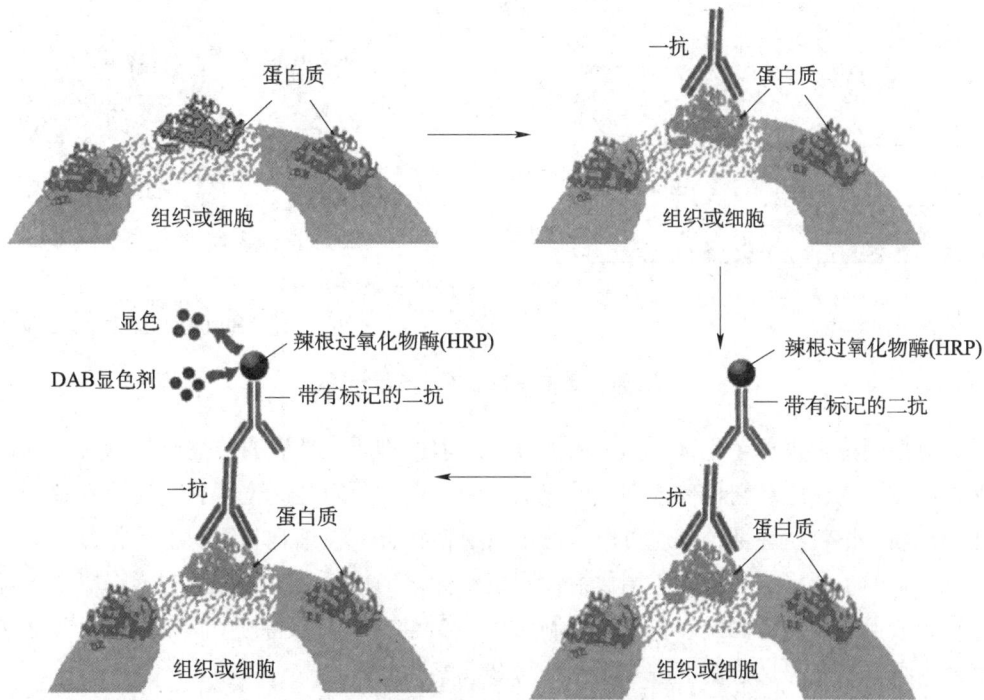

图 3 - 24　间接法检测抗原示意图

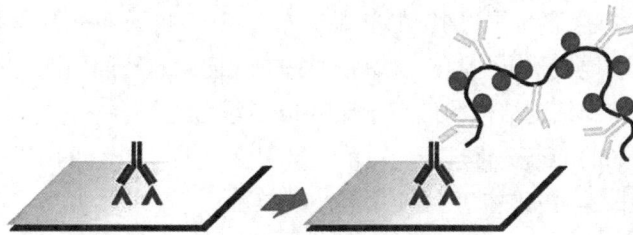

图 3 - 25　间接法的放大效应
多个二抗与一抗结合，结果被放大

免疫细胞化学方法是使用已知的抗体去检测组织和细胞中的抗原物质，因此首先需要制备所需要的单克隆或多克隆抗体，并在抗体上连接一个标记物，要求该标记抗体和抗原反应后形成的抗原抗体复合物能够在光镜或电镜下被观察到，目前标记物有很多种，包括荧光素、酶、胶体金、铁蛋白和其他亲和物质。

三、流式细胞术

在本章第二节介绍了流式细胞仪的组成原理和在细胞分选中的应用。除细胞分选作用外，目前流式细胞仪已经被广泛应用于细胞含量测定、细胞凋亡检测、细胞因子检测和细胞免疫表型分析等方面。

四、放射自显影技术

放射自显影术（autoradiography，ARG）系利用放射性同位素（如^3H、^{14}C、^{32}P、^{125}I、^{35}S）所产生的射线（α 或 β）作用于感光乳胶的卤化银晶体而产生潜影，再经显、定影把感光的卤化银还原成为黑色的银粒。根据感光乳胶片上感光银粒所在的部位和数量，即可判断样品中的放射性物质的位置和强度。因此，放射性自显影是利用卤化银乳胶记录、检查和测量放射性物质的一种方法与技术（图3-26）。

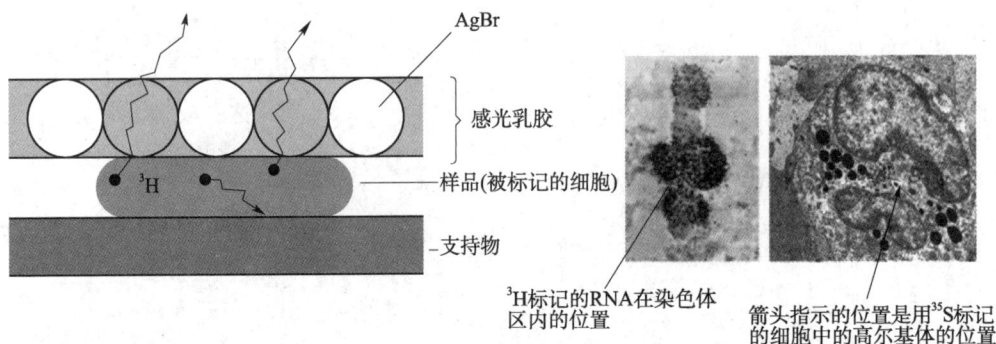

图3-26 放射自显影术的原理和实例

首先用放射性同位素来标记生物标本中的大分子或前体物质，然后通过注射、掺入、脉冲标记等方法引入细胞或机体中，使之参与机体或细胞的代谢活动。由于放射性同位素衰变使乳胶曝光，再进行显影、定影处理，根据银粒所在部位，就可以检测出放射性化合物在细胞和组织中的分布。

放射自显影术的主要操作步骤：①用放射性同位素标记生物样品，使之含有示踪原子。②细胞样品或机体充分吸收放射物质。③固定、包埋。④制切片。⑤将感光乳胶涂于切片上并烘干。⑥置4~10℃低温，在暗盒内曝光；⑦显影定影后按常规制片。⑧观察并分析。

放射自显影术可用于宏观自显影，观察的范围较大，可制备小动物整体或大动物脏器的自显影标本，供肉眼或放大镜观察，由黑度（光密度）来判断示踪剂的分布部位和数量；也可制成组织切片或超薄切片自显影标本，观察的范围较小，供光学显微镜观察，以银粒的密度来判断示踪剂的分布部位和数量；还可制成电子显微镜自显影标本，观察的范围更小，以银粒分布的规律判断示踪剂的分布部位和数量。

由于放射自显影术能准确地反映出细胞、组织和器官的代谢状态，因而能把细胞、组织和器官的生理功能、生化状态、细胞增殖和细胞结构的形态学改变极其紧密地结合在一起，并精确地定位、定量，以研究生物体细胞内分子水平的动态变化过程。目前，放射性自显影术还可用于抗肿瘤药物的作用机制研究等，是生物学和医药学科学研究中被广泛使用的一项技术。

第五节 核酸与蛋白质研究技术

历时16年，人类基因组计划全面完成，开启了人类健康新世纪。分子生物学是研究核酸、蛋白质等生物大分子的功能、结构特征及其规律性的科学，经过几十年的迅速发展，已成为人类从分子水平上真正揭开生物世界的奥秘，由被动地适应自然界转向主动地改造和重组自然界的基础学科。分子生物学与细胞生物学相互渗透与相互交融是生命科学发展的趋势之一，人们开始运用分子生物学技术研究基因表达调控和蛋白质修饰对细胞生命活动的调控，对细胞膜物质运输、细胞运动的分子基础、细胞增殖及其调控、细胞分化、干细胞和细胞凋亡等方面进行了系统的阐述，由此诞生新的学科——分子细胞生物学。在此，我们对目前细胞生物学领域常用的分子生物学技术做简要介绍。

一、PCR 技术

聚合酶链反应（polymerase chain reaction，PCR）是 1985 年由美国 PE - Cetus 公司的科学家 Kary Banks Mulis 发明的，体外快速扩增特异性 DNA 序列的一种实验技术。它利用 DNA 半保留复制原则，在耐高温的 Taq 酶催化下，以双链 DNA 为扩增模板，以特定引物为延伸起点，通过高温变性（denature）、低温退火（anneal）及适温延伸（extension）等几步反应组成一个周期，循环进行，使目的 DNA 得以迅速扩增。PCR 技术因其较强的特异性和灵敏度以及检测速度快、准确性好等优点，不仅可用于基因克隆、核酸序列分析、基因表达调控等基础研究，还可用于疾病的诊断等许多方面。

近年来，基于常规 PCR 技术，根据人们的需要以及各个领域的应用要求，又衍生出很多种类的 PCR 技术，如多重 PCR（mutiplex PCR）技术、实时荧光定量 PCR（real - time fluorescent quantitative PCR，FQ - PCR）技术、单分子 PCR 技术等。新技术在各领域广泛应用并逐渐改进，为进一步的应用提供了基础。

（一）RT - PCR

RT - PCR（reverse transcription - polymerase chain reaction）是一种将 RNA 的反转录和 cDNA 聚合酶链式扩增相结合的技术。

RT - PCR 的反应原理：以 RNA 为模板，在反转录酶作用下，由人工合成引物介导生成 cDNA，然后以 cDNA 为模板，在 Taq 聚合酶作用下，扩增产生大量 DNA 片段。作为模板的 RNA，可以是总 RNA、mRNA 或体外转录的 RNA 产物，但在操作过程中应注意避免 RNA 酶和基因组 DNA 污染。RT - PCR 技术灵敏且用途广泛，可用于细胞中基因表达的定量研究，测定细胞中 RNA 病毒的含量和直接克隆特定基因的 cDNA 序列。

（二）PCR - SSCP

聚合酶链式反应 - 单链构象多态（polymerase chain reaction - single strand conformation polymorphism，PCR - SSCP）技术是在 PCR 技术基础上发展起来的，用来显示在 PCR 扩增产物中单碱基突变（点突变）的技术。

PCR - SSCP 的原理：首先对靶 DNA 进行 PCR 扩增，然后将扩增产物变性成为具有一定空间结构的单链 DNA，进行非变性聚丙烯酰胺凝胶电泳。在不含变性剂的中性聚丙烯酰胺凝胶中电泳时，DNA 单链的迁移率除与 DNA 链的长短有关外，更主要的是取决于 DNA 单链所形成的构象。相同长度的 DNA 单链其顺序不同，甚至单个碱基不同，所形成的构象不同，电泳迁移率也不同。最后，利用放射性自显影、银染或溴化乙锭显色等方法分析单链 DNA 带迁移率及 DNA 单链构象变化，进而可对 DNA 片段中是否存在碱基突变等做出判断。碱基置换的性质必须经过 DNA 测序才能确定，因此 PCR - SSCP 检测是测序之前突变筛查的常用手段。

PCR - SSCP 具有简单、快速、经济的特点。该技术已被广泛用于癌基因和抑癌基因突变的筛查检测、遗传病的致病基因分析以及基因诊断、基因制图等领域。

（三）IS - PCR

原位 PCR（*In situ* PCR，IS - PCR）技术是通过在染色体上或组织细胞内对靶核酸序列进行原位扩增，用原位杂交技术检测，从而对靶核酸序列进行定性、定位、定量分析的研究方法。

原位 PCR 技术特异性和敏感性均高于一般 PCR 技术，既能分辨带有靶序列的细胞，又能标出靶序列在细胞内的位置，常被用来在分子和细胞水平上研究疾病的发病机制、临床过程以及病理的转归。

（四）多重 PCR 技术

多重 PCR（multiplex PCR）技术是在普通 PCR 的基础上加以改进，在一个 PCR 反应体系中加入多对特异性引物，针对多个 DNA 模板或同一模板的不同区域扩增多个目的片段的 PCR 技术。由于多重 PCR 可同时扩增多个目的基因，具有节省时间、降低成本、提高效率的优点，在生命科学的各个领域已成为一项成熟而重要的研究手段。

（五）巢式 PCR

巢式 PCR（nested PCR）是一种变异的聚合酶链式反应。

巢式 PCR 原理：使用两套引物扩增特异性的 DNA 片断。第一对 PCR 引物扩增过程和普通 PCR 相似。第二对引物在第一次 PCR 扩增片段的内部，称为巢式引物，使得第二次 PCR 扩增片段短于第一次扩增。由于第二套引物位于第一轮 PCR 产物内部，而非目的片断包含两套引物结合位点的可能性极小，因此巢式 PCR 检测的敏感性和可靠性都得到改善，降低了非特异性扩增的污染。巢式 PCR 一般用于病毒基因的特异性检测，可以在 10^6 基因组背景下检测到一个拷贝的病毒基因。

（六）FQ – PCR

实时荧光定量 PCR（real time fluorescent quantitative polymerase chain reaction，FQ – PCR）是 1996 年由美国 Applied Biosystems 公司在传统 PCR 技术的基础上，发展起来的核酸定量技术。

实时荧光定量 PCR 技术的主要原理：将荧光基团加入 PCR 反应体系中，通过对 PCR 扩增反应中每一个循环产物荧光信号的实时检测，从而实现对起始模板的定量及定性分析。

常规 PCR 技术无法完成实时监测，及对起始模板进行准确的定量。荧光定量 PCR 技术的反应进程可以根据荧光信号的变化做出准确的判断。一个 PCR 循环反应结束之后，定量 PCR 仪可以收集 1 个荧光强度信号，荧光信号强度的变化可以反映产物量的变化情况，这样就可以得到 1 条荧光扩增曲线。只有在荧光信号指数扩增阶段，PCR 产物量的对数值与起始模板量之间存在线性关系，可以选择在这个阶段进行定量分析。FQ – PCR 技术的出现，是在原 PCR 方法基础上的又一次进展，标志着 DNA 分析领域的又一次革命性飞跃。这种先进技术，使高效的 DNA 定量、定性分析，以及高灵敏性 DNA 扩增成为可能。FQ – PCR 具有特异性强、重复性好、定量准确、PCR 污染少、自动化程度高等特点。

FQ – PCR 技术应用范围很广泛，已广泛应用于临床及生命科学研究的各个领域中。在科研方面可定量分析各种基因的表达分析，基因突变和多态性分析；在医疗方面可用于细胞因子的表达分析、临床疾病早期诊断、病原体检测、肿瘤基因检测、肿瘤耐药基因表达的研究及肿瘤微小残留病变研究等。

二、核酸分子杂交技术

核酸分子杂交技术简称核酸杂交，是随着 DNA 重组技术的发展而发展起来的一门新技术。核酸分子杂交技术就是建立在 DNA 碱基配对和变性解链性质的基础之上，用已知的特异性 DNA 探针去探测标本中未知的靶 DNA 或 RNA 的实验技术。如果探针 DNA 与靶序列互补，两条单链便发生互补配对，在一定条件下两者可形成核酸复合体。应用这一原理检测两种核酸分子碱基序列有无互补关系的技术，即为核酸分子杂交技术（nuclear acid molecular hybridization technique）。

核酸杂交中常使用放射性同位素标记、生物素标记或地高辛标记的核酸分子作探针，借助放射性测量或其他检测手段进行识别、判断。核酸分子杂交技术可用来研究 DNA 中某一碱基的位置、比较两种核酸分子间的序列相似性、基因组中特定基因序列的定性定量检测和某些疾病的诊断等。

核酸杂交按杂交材料分类，包括 DNA – DNA 杂交、DNA – RNA 杂交和 RNA – RNA 杂交；按杂交分子状态分类，可分为液相 – 固相杂交和液相 – 液相杂交；按杂交的形式分类也有多种，目前常用的杂交方法有 Southern 杂交、Northern 杂交、原位杂交、荧光原位杂交等。

（一）Southern 杂交

Southern 杂交（Southern blot）又称 Southern 印迹，是 EM Southern 于 1975 年建立的检测基因组中特定 DNA 序列的方法。

Southern 印迹的基本原理：利用琼脂糖凝胶电泳分离经限制性内切酶消化的 DNA 片段，将胶上的 DNA 变性，并将单链 DNA 片段转移至固相支持物上，经过干烤或紫外线照射固定，再与已知序列的标记探针进行杂交，用放射自显影或酶反应显色，从而检测特定 DNA 分子片段。

Southern 杂交主要过程包括以下步骤。①制备待测 DNA。②酶切：用一种或几种限制性内切酶切割 DNA 成若干片段。③电泳：琼脂糖凝胶电泳分离酶切片段。④转膜（印迹）：用碱变性法使双链 DNA 解链为单链分子，经适当中和处理，采用负压装置将单链 DNA 转移到硝酸纤维素膜或尼龙膜等固相支持膜。⑤杂交：用已知序列的标记探针与印迹有单链核苷酸片段的硝酸纤维素膜或尼龙膜在杂交液中孵育。⑥显色分析：放射自显影分析或酶显色处理检查目的 DNA 所在的位置。

Southern 印迹主要用于 DNA 重组子的鉴定、基因的结构和突变分析、基因同源性分析以及转基因研究中。

（二）Northern 杂交

Northern 杂交（Northern blot）又称 Northern 印迹，是 1977 年 Alwine 建立的检测组织或细胞中特异性 mRNA 的方法。

Northern 印迹的基本原理：将 RNA 变性及电泳分离后，转移到固相支持物上，与探针杂交以鉴定其中特定 RNA 分子的大小与含量。

Northern 杂交整个操作过程对 RNA 酶污染非常敏感，需要特别注意，主要过程如下。①RNA 提取：从组织或细胞中提取总 RNA 或 mRNA。②RNA 变性：利用甲基氧化汞、甲醛或戊二醛等进行 RNA 变性处理，使 RNA 分子呈单链。③电泳：利用琼脂糖凝胶电泳分离不同大小的 RNA 片段。④转膜（印迹）：将 RNA 转移到固相支持物上。⑤杂交：固相 RNA 与探针分子杂交，并除去非特异结合到固相支持物上的探针分子。⑥显色分析：根据探针的标记物不同进行相应的显色分析。

基因的表达在不同的发育阶段或不同的组织细胞中有非常明显的差别，同时受到时空和其他多因素的调控。这些差异常通过 DNA 转录形成多种 RNA 来体现。Northern 印迹技术主要用于组织细胞靶基因表达水平的研究以及对同一组织细胞的不同基因间的表达水平进行比较，或者对不同组织细胞间相同基因的表达水平进行比较。

（三）原位杂交

原位杂交技术（*In situ* hybridization，ISH）是分子生物学、组织化学及细胞学相结合的产物，始于 20 世纪 60 年代。

原位杂交技术的基本原理：利用已知碱基顺序并带有标记物的核酸探针与细胞或组织切片中待检测的核酸进行杂交，从而对特定核酸序列进行精确定位、定量分析或观察基因表达（mRNA）的水平。

根据探针的标记物是否直接被检测，原位杂交又可分为直接法和间接法两类。直接法主要用放射性同位素标记的探针（如 ^{35}S、^{3}H、^{32}P 等）、非同位素标记探针（生物素标记探针、地高辛标记探针、荧光素和酶）等与靶核酸进行杂交，杂交后分别通过放射自显影、成色酶促反应或荧光显微镜直接显示。间接法一般用半抗原标记探针，最后通过免疫组织化学法对半抗原定位，间接地显示探针与靶核酸形成的杂交体。

原位杂交的对象可以是 DNA、RNA 或 mRNA。其基本操作步骤是：①制备带有放射性同位素或非同位素标记的分子探针。②制备组织或细胞标本。③杂交，将探针和组织或细胞在一定条件下共同孵育，使探针和组织或细胞中待测的互补核酸单链发生分子杂交。④利用放射自显影或在显微镜下观察杂交结果。

在原位杂交技术中，如所使用的探针被荧光物质标记，这种杂交方法被称为荧光原位杂交（fluorescence In situ hybridization，FISH），该方法于 20 世纪 80 年代被 Roumam 首先发现，目前在临床诊断领域应用越来越广。主要用于对组织、细胞或染色体中的 DNA 进行染色体或基因水平的分析。近年来，随着 FISH 所应用的探针种类的不断增多，特别是全 Cosmid 探针及染色体原位抑制杂交技术的出现，使 FISH 技术不仅在细胞遗传学方面，而且还广泛应用于肿瘤学研究，如基因诊断、基因定位等。

三、基因的克隆与表达技术

基因工程（genetic engineering）是生物工程的一个重要分支，是在分子水平上对基因进行操作的复杂技术，是将外源基因通过体外重组后导入受体细胞，使重组基因在细胞内表达，产生出人类需要的基因产物，或者改造、创造新的生物类型的过程。基因工程的基本要素包括外源 DNA、载体分子、工具酶和受体细胞等。基因工程技术为基因的结构和功能的研究提供了有力的手段，基因工程最重要的技术就是基因克隆技术和基因表达技术。

基因克隆技术（gene cloning）又称 DNA 分子克隆技术，是分子生物学的核心技术。基因克隆的目的是获得某一基因或 DNA 片段的大量拷贝，用于深入分析基因的结构与功能，并可达到人为改造细胞以及物种遗传性状的目的。基因克隆的一项关键技术是 DNA 重组技术，它利用酶学方法将不同来源的 DNA 分子进行体外特异性切割，重新拼接组装成一个新的重组 DNA 分子。在此基础上，将重组 DNA 分子转移到一定宿主细胞中进行扩增，形成大量的子代分子，此过程即为基因克隆。随着引入的 DNA 片段不同，有两种 DNA 库，一种是基因组文库（genomic library），另一种是 cDNA 库。

基因工程的主要目的之一，就是要制备大量有用的蛋白质和多肽。得到了克隆基因或 cDNA 后，需按照正确的方向插入表达载体，并连接在启动子后面，导入相应的宿主细胞，才可能进行表达，基因表达（gene expression）是基因转录及翻译的过程。目前，基因表达已经成为生物学、医学和药物开发研究中的主流技术。基因表达有两类：分析型和功能型。前者是指检测和定量基因，尤其是在比较两个样本时，如处理/非处理、疾病/正常。功能型的基因表达，目的是获得一定数量的蛋白质。基因体外表达系统主要包括大肠埃希菌表达系统、哺乳动物细胞表达系统及其表达系统（昆虫表达系统、酵母表达系统）等。

基因表达过程影响细胞分化与形态发生等生命现象。不同的时间、不同的环境，以及不同部位的细胞，或是基因在细胞中的含量差异，皆可能使基因产生不同的表现。

四、RNA 干扰技术

RNA 干扰（RNA interference，RNAi）是指一种双链 RNA 分子在 mRNA 水平上关闭相应序列基因的表达使其沉默的过程，是一种序列特异性的转录后基因沉默机制。

RNA 干扰的作用机制：首先，外源导入的双链核糖核酸（dsRNA）被切割为 21～23nt 的小分子干扰核糖核酸（Small interfering RNA，siRNA）。Dicer，作为特异性核糖核酸酶家族的一个成员，切割双链核糖核酸为 19～23nt 小分子干扰核糖核酸（siRNA），这是一个依赖 ATP 的耗能过程。切割后的 siRNA 具有 3 两个核苷酸 TT 突出末端。然后 siRNA 结合到核糖核酸酶复合物上形成 RNA 诱导的基因沉默复合体（RNA‒induced silencing complex，RISC）。该复合体依赖 ATP 释能而解聚 siRNA 双链成单链以激活 RISC。活化的 RISC 通过碱基互补配对原则识别靶基因转录的同源 mRNA 并与之结合，siRNA 的正义链与 mRNA 换位，RISC 结合与 siRNA 互补的同源基因的 mRNA 后，mRNA 被 RISC 复合物中具有 RNA 酶作用的亚基降解，最终导致 mRNA 基因沉默效应（图 3 – 27）。

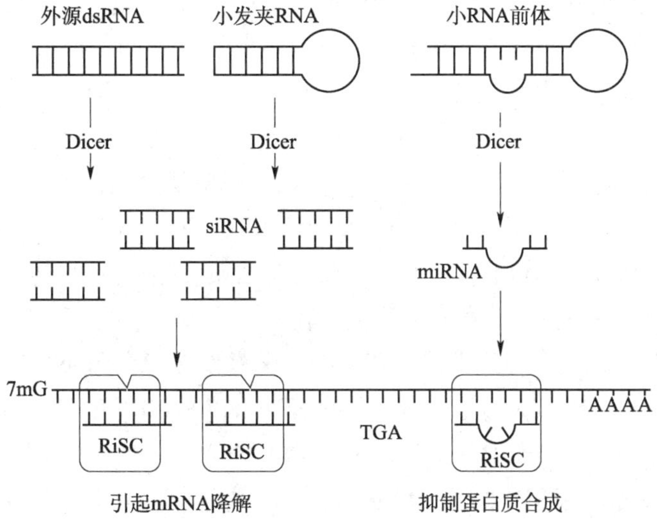

图 3 – 27　RNAi 原理示意图

　　作为一种简单有效的影响基因表达和一定程度上替代基因敲除的遗传学工具，RNA 干扰应用前景广泛。①功能基因组研究的有力工具：由于 RNAi 具有高度的序列专一性，可沉默特异基因，因此，被视为功能基因组研究的有力工具。②研究信号传导通路的新途径：联合利用传统的缺失突变技术和 RNA 干扰技术可以很容易地确定复杂的信号传导途径中不同基因的上下游关系。③开展基因治疗的新策略：RNA 干扰具有抵抗病毒入侵、抑制转座子活动、防止自私基因序列过量增殖等作用，因此可以利用 RNA 干扰现象抗击人类致病病毒。④在制药行业应用广泛：利用 RNAi 造成的特异性基因沉默，可以对产生药物的基因工程菌进行改造，提高产率，减少杂质等作用。

五、基因芯片技术

　　基因芯片（gene chip）是伴随"人类基因组计划"的研究进展而快速发展起来的一门高新技术。基因芯片技术实际上就是一种大规模集成的固相杂交技术，它是通过微阵列技术将高密度 DNA 片段阵列（基因探针）以一定的排列方式使其附着在玻璃、尼龙等材料上面，构成一个二维的 DNA 探针阵列，然后与标记的样品杂交，通过对杂交信号的检测分析，即可获得样品的基因序列及表达的信息。

　　芯片上固定的探针除了 DNA，也可以是 cDNA、寡核苷酸或来自基因组的基因片段，且这些探针固化于芯片上形成基因探针阵列。因此，基因芯片又被称为 DNA 芯片、cDNA 芯片、寡核苷酸阵列、基因微阵列（microarray）等。

　　DNA 芯片技术主要包括四个主要步骤：芯片制备、样品制备、杂交反应和信号检测和结果分析。基因芯片技术在肿瘤基因表达谱差异研究、基因突变及多态性分析、基因测序、基因组文库作图、疾病诊断和预测、药物筛选等方面应用广泛。

六、Western 免疫印迹技术

　　Western 免疫印迹（Western blot）是将蛋白样本通过聚丙烯酰胺电泳（PAGE）按分子量大小分离，再转移到杂交膜（blot）上，然后通过一抗/二抗复合物对靶蛋白进行特异性检测的方法。对已知表达蛋白，可用相应抗体作为一抗进行检测，对新基因的表达产物，可通过融合部分的抗体检测。

Western 免疫印迹的基本原理：经过 PAGE 分离的蛋白质样品，转移到杂交膜（blot）等固相载体上，固相载体以非共价键形式吸附蛋白质，且能保持电泳分离的多肽类型及其生物学活性不变。以固相载体上的蛋白质或多肽作为抗原，与对应的抗体起免疫反应，再与酶或同位素标记的第二抗体起反应，经过底物显色或放射自显影以检测电泳分离的特异性目的基因表达的蛋白成分。Western Blot 采用的电泳是聚丙烯酰胺凝胶电泳，被检测物是蛋白质，"探针"是抗体，该技术广泛应用于检测蛋白水平的表达。

Western 免疫印迹主要包括四个基本步骤：样品的制备；电泳分离；蛋白的膜转移；免疫杂交与显色进行蛋白检测。其中，用于 Western blot 的膜主要有两种：硝酸纤维素（nitrocellulose，NC）膜和聚偏二氟乙烯（Polyvinylidene fluoride，PVDF）膜。NC 膜与蛋白质靠疏水作用结合，无须预先活化，对蛋白质的活性影响小，但结合在 NC 上的小分子蛋白质在洗涤时易丢失；PVDF 膜与蛋白质亲和力高，用前需在甲醇中浸泡活化。此外，也可用尼龙膜、DEAE 纤维素膜做蛋白印迹。转膜的方法通常有两种方法，即毛细管印迹法和电泳印迹法。常用的电泳转移方法有湿转和半干转。Western 显色的方法主要有放射自显影、底物化学发光 ECL、底物荧光 ECF 和底物 DAB 呈色法等，目前比较常用的是底物化学发光 ECL，其基本原理是用 HRP 标记二抗：反应底物为过氧化物 + 鲁米诺，如遇到 HRP，即发光，可使胶片曝光洗出条带。

Western blot 结合了凝胶电泳的高分辨率和固相免疫测定的特异性等多种优点，可检测到低至 1 ~ 5ng（最低可到 10 ~ 100pg）中等大小的靶蛋白，可以定量或定性确定正常或实验条件下细胞或组织中目标蛋白的表达情况，进行目的蛋白的组织定位研究，还可用于蛋白 – 蛋白、蛋白 – DNA 和蛋白 – RNA 相互作用的后续分析。此外，Western blot 与质谱和蛋白质芯片等技术一起，将在蛋白质组学时代发挥重要作用。

七、蛋白质相互作用研究技术

随着基因组计划的进行，仅了解基因 DNA 序列及表达已不能解决基因的表达时间、表达量以及蛋白质翻译后的情况。蛋白质行使的功能多样化，包括信息传递、生物化学反应等，所有的这些功能是通过蛋白质之间的相互作用（protein – protein interaction，PPI）来实现的。

蛋白质间的相互作用存在于生物体每个细胞的生命活动过程中，蛋白质间的相互交叉形成网络，构成细胞中一系列重要生理活动的基础，参与细胞完整性维持、遗传物质复制、基因表达调控、信号转导、细胞凋亡与坏死、新陈代谢及生长繁殖及免疫应答等一系列生命过程。

研究蛋白质间相互作用的方式和程度，将有助于蛋白质功能的分析、疾病致病机理的阐明和治疗和新型药物的开发等众多难题的解决。蛋白质相互作用研究技术主要包括：酵母双杂交、串联亲和纯化、免疫共沉淀、GST Pull – down、双分子荧光互补、荧光共振能量转移、表面等离子共振分析等技术。

（一）酵母双杂交技术

酵母双杂交（yeast two – hybridization）技术是研究蛋白质相互作用时被广泛采用的最经典的技术。

酵母双杂交技术基本原理：酵母转录因子 GAL4 由结构上可以分开、功能上相互依赖的两个结构域组成：DNA 结合结构域（DNA – binding domain，DBD）和转录激活结构域（activating domain，AD）。DBD 和 AD 单独作用均不能激活转录反应，但是，当两者在上游比较接近时，会呈现完整的 GAL4 转录因子活性，使启动子下游基因可以转录。为此，将编码 X 蛋白的 DNA 序列和 GAL4 的报告基因的 DNA 结合结构域基因融合，形成诱饵基因（bait），将编码 Y 蛋白的 DNA 序列和 GAL4 的转录激活结构域基因融合，形成目标基因（target gene）。当两个融合基因同时转化入酵母细胞时，如 X 蛋白和 Y 蛋白在酵母细胞中存在相互作用，会使 DBD 和 AD 在空间上相互靠近，形成有效的转录激活因子，激活 GAL4

调控启动子下游融合的报告基因；如 X 蛋白和 Y 蛋白在酵母细胞中不存在相互作用，就无法激活报告基因的转录（图 3 - 28）。

酵母双杂交技术因其较高的敏感性、易于操作性以及能够在活细胞内研究蛋白质之间的相互作用等优点，被广泛应用于蛋白质相互作用研究中，近年来已经发展到检测小分子 - 蛋白质，DNA - 蛋白质及 RNA - 蛋白质之间的相互作用上。但是该技术也存在一定的局限性，例如：只能检测入核蛋白质的相互作用。

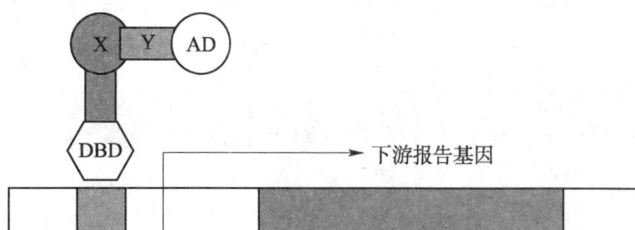

图 3 - 28　酵母双杂交示意图

（二）免疫共沉淀技术

免疫共沉淀（Co - immunoprecipitation，Co - IP）技术是检测蛋白质间相互作用的经典方法，也是较常用的方法。

免疫共沉淀技术基本原理：在细胞裂解物中加入抗体，这样可与已知抗原形成特异的免疫复合物，若存在与已知抗原相互作用的蛋白质，则免疫复合物中还应包含这种蛋白质，经过洗脱，收集免疫复合物，分离目的蛋白和相互作用蛋白的复合物，然后通过 Western blot 及质谱法确定相互作用蛋白。如 Walker 等通过免疫共沉淀发现白血病患者血细胞的细胞质中存在致死蛋白和 p53 蛋白形成的复合物，而在正常血细胞中没有发现，为白血病的发病机制提供了研究基础。

免疫共沉淀技术的优点：免疫沉淀现象是在不添加任何成分的细胞裂解物中发生的，蛋白的相互作用可以在天然状态下进行，可以避免人为影响，分离得到天然状态下相互作用的蛋白复合体，真实反映生理条件下的蛋白相互作用。但这种方法也有局限性：制备目的蛋白的多克隆或单克隆抗体的过程比较复杂，灵敏度不高，只有较高浓度的诱饵蛋白质与抗体结合形成沉淀后才能得到检测鉴定，仅适用于细胞裂解液中保持完整生理复合体的蛋白，对大规模筛选未知蛋白会遇到障碍。

（三）GST Pull - down 技术

GST Pull - down（Glutathione S transferase pull down assay）是一种常用的研究蛋白质在生物体外相互作用的实验技术。蛋白质在胞外的相互作用排除了细胞内复杂体系的干扰，可以直接检验蛋白质分子之间的相互作用，用于检测鉴定融合蛋白和未知蛋白间新的相互作用和鉴定融合蛋白和已知蛋白间可能的相互作用。

GST Pull - down 技术基本原理：与免疫共沉淀基本原理相似，首先诱饵蛋白（Bait protein）和 GST 蛋白（Glutathione - S - transferase）在细菌、动物细胞等体系中融合表达，利用 GST 和谷胱甘肽亲和树脂之间的高亲和性，将诱饵蛋白固化在树脂上，固化的诱饵蛋白可以捕获细胞裂解液中可以与诱饵蛋白发生相互作用的靶蛋白。

GST Pull - down 技术的优点：GST Pull - down 外源表达系统简单易用、蛋白表达周期短，且 GST 融合蛋白和谷胱甘肽有很高的亲和性，易分离出大量融合蛋白进行批量实验，此技术常被用来验证酵母双杂交实验所得到的相互作用。

GST Pull - down 技术的主要缺陷：和 Co - IP 相比，GST Pull - down 的融合诱饵蛋白往往是在外源系统中表达，可能会缺少某些翻译后修饰，并且和靶蛋白的结合发生在体外环境，不能精确反映内体的相互作用。

（四）串联亲和纯化技术

串联亲和纯化（tandem affinity purification，TAP）技术最早由德国 Rigaut 于 1999 年发明，并在鉴定

酵母菌蛋白复合物中获得成功，随后扩展到其他细胞系及组织。该技术是研究在生理条件下蛋白质相互作用的方法，它利用特殊设计的蛋白标签，经过连续的亲和纯化得到接近自然状态的蛋白复合物。

TAP 技术基本原理：通过 TEV 酶（Recombinant Tobacco Etch Virus Protease）识别的酶切位点将 IgG 结合结构域（ProtA）和钙调素结合多肽（Calmodulin binding peptide，CBP）进行连接制成标签，对靶蛋白质 N 端进行标记制成融合靶蛋白，经转染到宿主细胞或组织后与相互作用蛋白质形成复合体，再对标签进行两次亲和纯化以分离含有靶蛋白质的复合体，随后采用 SDS – PAGE 和质谱等技术进行分析（图 3 – 29）。目前，TAP 与质谱技术（mass spectrometry，MS）联用（TAP – MS），以及质谱技术的自动化，使 TAP 技术成为一种高效且实用的方法在生物大分子相互作用领域中被广泛应用。

TAP 技术方法集成了经典的亲和纯化和免疫共沉淀两种技术的优点，可快速得到生理条件下与目标蛋白真实相互作用蛋白质的特点，迅速成为筛选、发现和鉴别新的相互作用蛋白质的主流技术之一。与传统的研究蛋白质相互作用的技术相比，该技术筛选到的相互作用蛋白假阳性率较低，鉴定出的蛋白质相互作用能真实地反映细胞中蛋白质分子之间的联系，蛋白表达及与复合物的结合都接近生理水平，是一种检测体内蛋白相互作用的方法。

运用 TAP 技术研究蛋白质相互作用主要有两个基本方面，一方面可鉴定新的蛋白质复合体；另一方面可以鉴定已发现蛋白质复合体中的新组分。利用 TAP 技术鉴定已经发现的蛋白质复合体中的新组分是目前 TAP 技术应用的热点。

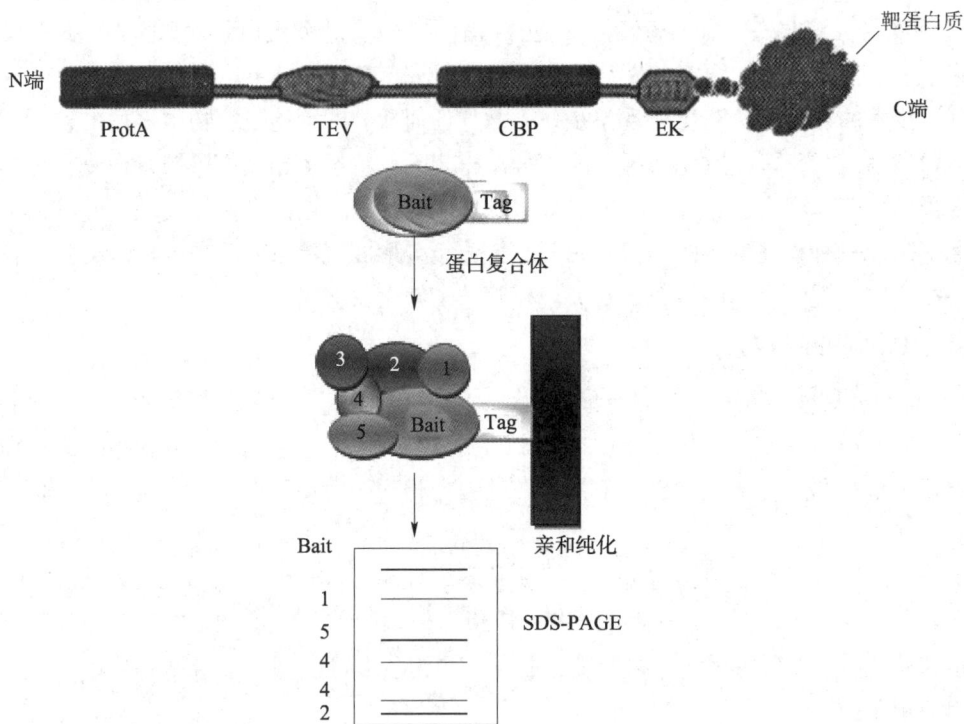

图 3 – 29　串联亲和纯化示意图

（五）蛋白质芯片技术

蛋白质芯片（protein chips）又称蛋白质微阵列（protein microarrays），是一种体外检测蛋白相互作用的技术。

蛋白质芯片技术的基本原理：将大量蛋白探针（可以是抗原、抗体、受体、配体、酶、底物等）有序地固定于固相支持物表面，形成高密度排列的蛋白质点阵（蛋白芯片）。然后将带有特殊标记（如荧光染料）的样品蛋白质（体液、细胞和组织提取物）与芯片上的探针蛋白杂交，漂洗未能与芯片上的探针蛋白结合的蛋白，再利用荧光扫描仪或激光共聚焦扫描技术测定芯片上各点的荧光强度，通过荧光强度分析，从而实现高通量检测多肽、蛋白质及其他生物成分的活性、种类和相互作用。根据相互作用原理可分为抗原－抗体芯片、受体－配体芯片、酶－底物芯片和多肽芯片等。

蛋白芯片技术是一种体外检测蛋白相互作用的技术，可以直接检测目的蛋白，也可分析蛋白质同核酸、脂类和药物的相互作用。由于蛋白质芯片的简便、高特异性、敏感性、高通量，结合质谱、荧光、显色等方法可以直接或间接鉴定出与靶蛋白相结合的蛋白质，甚至可以检测出一些通常难以鉴定的低丰度、小分子质量蛋白，使得其在研究蛋白质相互作用的过程中发挥了重要的作用，目前已经应用于疾病的诊断、新药筛选及蛋白质组学研究中，但与靶蛋白结合的特异性今后还有待提高。

（六）双分子荧光互补技术

双分子荧光互补（bimolecular fluorescence complementation，BiFC）技术是一种检测活细胞内蛋白质相互作用的技术。其主要原理：将荧光报告蛋白（如绿色荧光蛋白，green fluorescent protein，GFP）按照规则分成没有荧光的两个片段作为标记分子，分别与两个目标蛋白（诱饵蛋白和捕获蛋白）融合并在细胞内共表达，如果两个目标蛋白存在相互作用而靠近，那么荧光报告蛋白的两个分子片段在空间上相互靠近发出荧光，从而判断两个目标蛋白具有相互作用（图 3－30）。

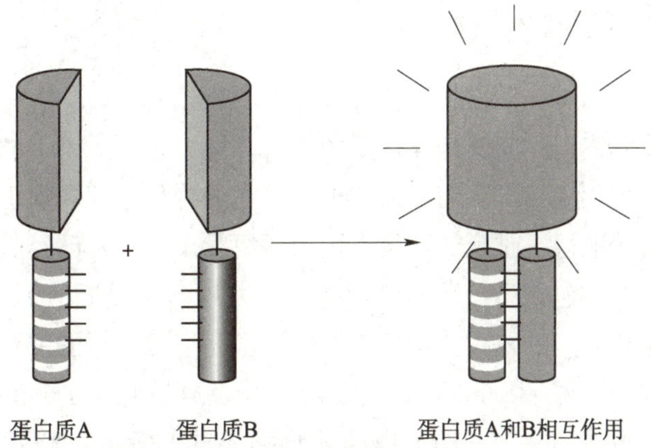

蛋白质A　　　蛋白质B　　　蛋白质A和B相互作用

图 3－30　双分子荧光互补技术示意图

BiFC 不依赖外源的荧光素或显色剂等，由于观察直观，检测方便以及能实现在活细胞中对相互作用蛋白可视化等诸多优点，自从其被开发出来后，便得到了广泛地应用。在哺乳动物细胞内利用双分子荧光互补研究蛋白质间的相互作用是应用最广的。成熟的蛋白质必须在细胞特定的部位才能发挥其生物学功能。利用 BiFC 能够获取蛋白质相互作用复合物在细胞中的定位信息，为推断蛋白质的生物学功能提供必要的基础。此外，BiFC 系统可以应用于多种细胞和生物体内来研究不同蛋白质间的相互作用，如该技术可以用于转录因子间的互作、酶－底复合物的确定、信号转导级联、蛋白转录后修饰互作等方面的研究，还可以利用多彩的 BiFC 系统在 1 个细胞内研究多种蛋白质间的相互作用等。

⊙ **知识拓展** --

绿色荧光蛋白

2008 年 10 月 8 日，瑞典皇家科学院在斯德哥尔摩宣布，将 2008 年诺贝尔化学奖授予三位美国科学家：美国 Woods Hole 海洋生物学实验室的下村修（Osamu Shimomura），哥伦比亚大学的马丁·沙尔菲（Martin Chalfie）和加州大学圣地亚哥分校的钱永健（Roger Y. Tsien），以表彰他们发现和发展了绿色荧光蛋白（green fluorescent protein，GFP），该蛋白在蓝色波长范围的光线激发下会发出绿色荧光。由于

GFP 结构紧密，不易被蛋白酶水解，无毒，不需要借助其他辅酶，在厌氧细胞以外的任何细胞中都能自我催化发射荧光，所以在细胞生物学和分子生物学领域中常常作为活体报告基因与拟研究的蛋白质基因相融合，从而可以观察所研究蛋白质在细胞内的定位、运动等。

（七）其他蛋白质相互作用研究技术

表面等离子共振分析（Surface plasmon resonance analysis，SPR）技术是一种新型的生物分析技术，不需要对样品进行荧光标记和同位素标记，通过传感器实时检测，能实时检测生物分子间的相互作用，并定量求出其相互作用强弱的结合常数和解离常数，从而保持了生物分子的天然活性。SPR 技术在生物大分子间的相互作用、药物筛选、配体垂钓、信号传导及分子识别等许多领域都有广泛的应用。

随着生命科学研究的不断发展，人们逐渐意识到蛋白质作为细胞活性和功能的执行者，越来越受到人们的关注。蛋白质功能的发挥不是凭借单个蛋白质独立执行，而是依靠蛋白质与蛋白质相互作用执行其功能。蛋白质相互作用异常，将导致许多疾病，抑制这些相互作用为治疗疾病提供了一种创新性方法。蛋白质 – 蛋白质的相互作用的研究是今天蛋白组学的重要内容，研究蛋白质与蛋白质之间的相互作用，建立相互作用关系的网络图，具有十分重要的意义。

八、蛋白质组研究技术

蛋白质组学（proteomics）是一门大规模、高通量、系统化的研究，某一类型细胞、组织、体液中的所有蛋白质组成、功能及其蛋白之间的相互作用的学科。通过蛋白质组学的研究从细胞水平及整体水平上研究蛋白质的组成及其变化规律，从而深入认识有机体的各种生理和病理过程。

近年来，蛋白质组学技术取得了长足的发展，蛋白质组学研究技术已经成为确定基因功能的有效手段。蛋白质组学技术较为复杂，包括蛋白质分离、鉴定和信息分析三方面的内容。其中，双向凝胶电泳和质谱分析是与分离和鉴定相对应的核心技术，生物信息学是信息分析的主要技术。

双向电泳（two dimensional gel electrophoresis）是蛋白质组学研究的核心技术，主要用于蛋白质分离。其原理是在相互垂直的两个方向上，分别基于蛋白质不同的等电点和分子量，运用等电聚焦电泳（IEF）和 SDS – 聚丙稀酰胺凝胶电泳（SDS – PAGE）把复杂的蛋白质成分分离。

蛋白质质谱鉴定技术（mass spectrometry，MS）与传统的蛋白质鉴定方法：Edman 降解法测 N 端序列、氨基酸组成分析等比较，质谱分析技术灵敏、准确、高通量、自动化等特点成为当前蛋白质组学技术的支柱。

质谱技术包括生物质谱、飞行时间质谱、电喷雾质谱等，通常与双向电泳等蛋白分离技术相联用，能清楚地鉴定蛋白质并准确测量肽和蛋白质的相对分子质量、氨基酸序列及翻译后的修饰，因其灵敏度高、速度快、易自动化，已成为蛋白质组研究中主要的蛋白质鉴定技术。

质谱技术的基本原理：带电粒子在磁场或电场中运动的轨迹和速度依粒子质量与携带电荷比的不同而变化，可据此判断粒子的质量和特性。目前常用的质谱仪有气相色谱 – 质谱仪（GC – MS）；液质联用质谱仪（LCMS）；电喷雾电离串联质谱仪（ESI – MS – MS）；液相色谱 – 电喷雾离子化质谱仪（LC – ESI – MS）；基质辅助的激光解吸飞行时间质谱仪（MALDI – TOF – MS）等。其中 MALDI – TOF – MS 和 ESI – MS – MS 是简单高效且灵敏的方法，是目前蛋白质组学研究中应用最广泛的生物质谱仪。

生物信息学是蛋白质组学研究不可或缺的研究方法，为 2D – PAGE 图像的分析比较及蛋白质鉴定等提供了方便快捷的帮助和大量信息。蛋白质组生物信息学主要包括蛋白质组数据库以及相关的工具软件。建立与开发蛋白质组数据库和分析软件是蛋白质组定性和定量分析的重要基础。Mascot，Expasy，PeptideSearch 和 ProteinProspector 等是目前蛋白质组学中常用的检索数据库。PDQuest，Im – ageMaster 2 –

DElite，Biol - mage - 2D Investigator 等是常用的蛋白质 2D - PAGE 图谱分析软件；SEQUEST，Aacomp ldent，peptide Search 是蛋白质鉴定软件；Findmod 是蛋白质结构和功能预测软件。

现代科学技术不断发展为蛋白质组学研究起了积极的推动作用，蛋白质组研究技术已被应用到生命科学基础研究的各个领域，如细胞生物学、神经生物学等。在研究对象上，覆盖了原核微生物、真核微生物、动物和植物等范围，涉及各种重要的生物学现象，如细胞分化、信号转导、蛋白质折叠等，并已成为寻找疾病分子标记和发现药物靶标的有效方法之一。

第六节 细胞工程制药技术

PPT

细胞工程（cell engineering）也称细胞技术，它是在细胞水平上，采用细胞生物学、发育生物学、遗传学及分子生物学等学科的理论和方法，按照人们的需要对细胞的遗传性状进行人为的修饰，以获得具有产业化价值或其他应用价值的细胞或细胞相关产品的综合技术体系。

细胞工程是伴随着 20 世纪 70 年代细胞融合技术的发展而出现的新的研究领域，是现代生物工程（bioengineering）或生物技术（biotechnology）的组成部分之一。

通常，人们根据操作技术的差异将生物工程分为基因工程、酶工程、发酵工程、蛋白质工程和细胞工程。根据操作对象不同，细胞工程可分为微生物细胞工程、植物细胞工程和动物细胞工程。所谓动物细胞工程，是利用细胞的全能性，借助细胞生物学及工程学原理，采用组织与细胞培养技术，对动物的遗传特性进行修饰，从而获得新型生物或有价值的细胞产品的一门技术。这一技术在生物制药的研究和应用中起关键作用，目前全世界生物技术药物中使用动物细胞工程生产的已超过 80%，例如蛋白质、单克隆抗体、疫苗等。本节将主要介绍动物细胞工程所采用的细胞培养技术及在医药领域的应用。

一、细胞工程的主要相关技术

细胞工程涉及的技术方法很多，细胞工程可以被认为是不同层次上细胞的拆合和重组工程，包括：细胞整体层次，如细胞培养、细胞融合；细胞器层次，如核移植；分子层次，如基因转移技术等。

（一）大规模细胞培养

细胞培养是细胞学研究的技术之一，是细胞工程的基础。大规模细胞培养（large - scale cell culture）是在人工条件下（设定温度、溶氧、pH），在生物反应器中高密度、大规模地培养细胞，或是以此来生产更多的特殊细胞产物。

大规模细胞培养始于 20 世纪 60 年代初，近年来，动物细胞大规模培养技术在生物技术领域成为最受关注的热点之一，并开始广泛应用于生物医药的研发和生产过程中。以生物反应器技术为基础的动物细胞大规模培养技术平台，正逐步被建立起来并日益走向成熟，成为推动生物医药产业快速发展的有力工具。它的应用大大减少了用于疾病预防、诊断和治疗的实验动物，并为生产蛋白质药物、疫苗、生长因子等生物制品和人造组织等产品提供了有利的工具。

大规模动物细胞培养的基本原理和实验室中研究性细胞培养相同，但由于所培养的细胞群体庞大，因此在培养原则、设备和技术体系等方面都具有一些特殊要求。

1. 细胞生物反应器的种类及应用 用于动物细胞培养的生物反应器通常包括两大类：机械搅拌式生物反应器和气升式生物反应器。

（1）机械搅拌式生物反应器 培养物的混匀由马达带动的不锈钢搅拌系统来实现。这类反应器的最大优点是能培养各种类型的动物细胞，培养工艺容易放大，产品质量稳定，非常适合工厂化生产，但不足之处是机械搅拌所产生的剪切力对细胞有一定的损伤。

（2）气升式生物反应器　气升式生物反应器则是通过气体混合物从底部的喷射管进入反应器的中央导流管，使中央导流管侧的液体密度低于外部区域从而形成循环。与搅拌式生物反应器相比，这种反应器的虽没有机械搅拌产生的剪切力，但由于在运行中气泡的聚并和在液体表面的破裂等过程产生的剪切力对动物细胞有极大的伤害作用，因此使其在工业化生产中的应用受到了一定的限制。

2. 大规模细胞培养的基本原则

（1）增加培养容积　为了实现细胞的大规模培养，首先要考虑的因素是培养容积。一般来说培养的容积越大，细胞的产量越高。细胞培养的容积已经从最初的数升，逐步扩大到数十升、数百升，甚至上千升，因此，大规模的工业生产一般需要5000～20000L的生物反应器。对于具有悬浮生长特性的细胞来说，培养体积的扩大是提高细胞产量的重要因素。

（2）增大细胞的附着面积　绝大部分哺乳动物细胞都具有贴壁生长的特性，扩大细胞的附着面积也是提高培养细胞产量的一个重要因素。目前的基本方式是在细胞培养的容器中添加细胞附着生长的支持物。常见的支持物主要有微载体（microcarrier）、中空纤维（hollow fiber）和微囊（microcapsule）（图3-31）等。

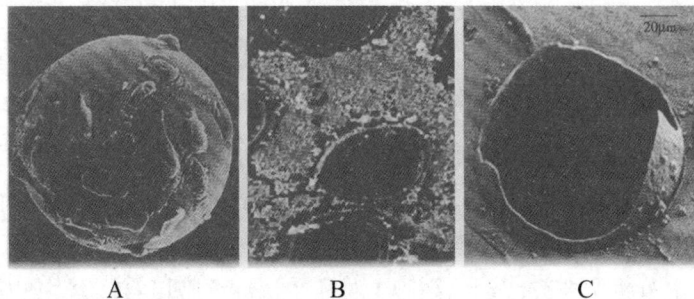

图3-31　细胞附着生长的支持物

A. 微载体；B. 中空纤维；C. 微胶囊

1）微载体　是高分子物质制成的微细实心颗粒，直径100～300μm。目前大多数微载体使用的材料是交联葡萄糖。这类材料对细胞无毒，适于一般类型细胞的附着生长，而且还具有一定的透明度，可方便在显微镜下进行观察。微载体在增大细胞附着面积方面具有十分明显的效果，例如，1g由交联葡萄糖所制成的微载体具有高达6000cm²的培养面积。微载体大规模细胞培养体系兼具单层培养和悬浮培养的优势，且是均相培养，适于放大生产。从目前的应用和发展来看，微载体是大规模培养中最有价值的细胞支持物，已成功利用该技术进行了肝细胞、成纤维细胞、成肌细胞、软骨细胞等细胞系的大规模培养。

2）中空纤维　是由半透明的高分子物质拉制成的、两端开口的中空纤维，直径约为200μm。制备中空纤维的材料主要是羟甲基纤维素纤维、海藻酸盐纤维、胶原纤维等。在培养中，通常是将成束的中空纤维置于培养的容器中，细胞附着于纤维管的外表面，纤维管的内表面有培养液的流过。该培养系统有利于分泌型蛋白的纯化，但不易放大培养。

3）微胶囊　为由一种半透性膜所围成的囊，囊的直径一般为200μm。制备方法：将欲大规模培养的细胞，悬浮在藻酸钠之类的天然高分子物质溶液中（类似物质还有壳聚糖或聚赖氨酸）；经过特殊的方法，使含有细胞的溶液变成固态微球体；采用化学方法使微球体的外围形成一层半透膜，并使微球体的内容物液化。经过上述处理，细胞就被包围到具有半透膜特性的微囊中，细胞可附着在微囊的内壁上生长。各种营养物质和细胞的表达产物可以通过扩散方式出入微囊。这种培养方法的优点：细胞密度大（10⁸/ml），产物在单位体积中的浓度高，产物分离纯化相对简单。

（3）抑制细胞凋亡　大规模细胞培养的后期，维持细胞的高活力是关键。细胞凋亡是导致大规模细胞培养时细胞死亡的主要原因，且多在营养成分耗尽、有毒代谢产物增多时发生。细胞静止（cell rest，细胞长时期的处于 G_1 期）技术可以有效降低营养成分耗尽和代谢毒物产生。例如，在细胞中导入 $p21$ 基因或 $p27$ 基因（细胞周期蛋白依靠性激酶抑制剂家族中的重要成员），可使细胞周期的 G_1 期延长，可有效抑制细胞的凋亡，维持细胞正常的活力。细胞静止技术对于提高培养细胞表达外源基因所编码蛋白质的产量是一种有效的手段。

（4）无血清培养　当进行大规模细胞培养时，如果培养目的是获得某种特定的蛋白质（如单克隆抗体、疫苗或其他生物活性蛋白等），那么培养基中则应尽量避免其他蛋白质的存在，以降低目标蛋白质的纯化难度。然而，一般的细胞培养基中常添加动物血清（如胎牛血清），动物血清的蛋白质成分复杂，分离纯化目标蛋白质难度极大，因此，最好采用无血清培养基。此外，采用无血清培养基还有如下优点：①无血清培养基可通过延长细胞的 G_1 期或迫使细胞处于 G_0 期，使细胞较长时间地维持高细胞密度的状态，从而可以较长时间高效地表达目的产物；②无血清培养基能够相对降低培养细胞的死亡率，对于维持细胞所表达的目标蛋白的稳定性有利。与此相反，含血清的培养基往往不能较长时间地维持细胞高密度培养，细胞衰老和死亡的频率也较高，这将使蛋白酶等释放到培养基中，进而导致目标蛋白的降解，对蛋白类生物制品的生产极为不利。由于无血清培养基具有一些特殊的优点（表 3 - 2），人们正尝试以含有生长因子的无血清的培养基来代替含血清培养基。

表 3 - 2　无血清培养基和含血清培养基的比较

评价内容	无血清培养基	含血清培养基
培养基成分	有明确的质量标准，避免了批次差异	存在批次的差异
质量稳定性	成分明确，可以针对不同细胞株进行成分优化，以达到最佳培养效果	影响细胞生长的因子多，复杂程度高，不明确因素多
与产品纯化关系	不存在支原体污染问题，下游产品纯化容易，产品回收率高，易于产业化	血清中蛋白含量大于 45g/L，成分复杂，且易被病毒或支原体污染，不利于下游产品纯化工作，产业化成本高
实用性	适用细胞谱系窄，对于具体的细胞种类，需要摸索培养条件；培养基黏度小，细胞在培养过程中易受机械损伤	适用细胞谱系较宽

3. 动物细胞大规模培养技术　目前，动物细胞大规模培养技术水平的提高主要集中在培养规模的进一步扩大、细胞培养环境的优化、生物反应器的改良、改变细胞特性、提高产品的产出率与保证其质量上。

（1）无血清悬浮培养技术　细胞在培养液中呈悬浮状态的生长和增殖的培养方法称悬浮培养（suspension culture）。这种系统适合于可在培养液中悬浮生长的细胞。近年来，随着生物医药研究不断深入和发展，动物细胞无血清悬浮培养技术（suspension culture）已成为引人关注的热点和难点问题。无血清培养技术的核心技术主要包括三个方面：细胞生物反应器技术、无血清培养基研制技术以及工程细胞株的构建与驯化技术与传统的有血清细胞培养相比，它具有安全性好、过程便于监测、技术稳定可靠、工艺放大容易等众多优点，最大规模可达到 25000L，为众多生物制药同行所青睐。

（2）微载体培养技术　由于目前大多数，哺乳动物细胞仍只能依靠贴壁培养，再加上无血清培养基细胞适用谱窄、工程细胞株构建与无血清悬浮驯化技术还不十分成熟等诸多问题的存在，使得用于科研和生产特别是疫苗制造领域的许多哺乳动物细胞系仍不能很好地实现大规模工业化培养。

A. L. Van Wezel 于 1967 年建立了微载体培养法。微载体培养技术兼有贴壁培养和悬浮培养的优势，而且具有比表面积大、培养环境均一、培养条件易于测定和监控、自动化水平高等优点，这一技术的应用为贴壁依赖性哺乳动物细胞的大规模培养开辟了新的途径。

细胞培养微载体通常是直径为 $60 \sim 250\mu m$ 的固体小珠，材料大致有纤维素、塑料、明胶、玻璃和葡聚糖五大类，近年来国外相继开发出多种材料的微载体。目前，一些国外生物材料制造商已有了商品化的细胞微载体供应，其中使用最为普遍的是 GE 公司开发的 Cytodex、Cytopore、Cytoline 等系列的产品。2008 年 Baxter 公司采用微载体技术培养 Vero 细胞生产禽流感疫苗，规模已达到 6000L，虽不能与无血清全悬浮相媲美，但已基本具备了工业化生产的规模。因此，应用微载体培养技术在生物反应器中进行哺乳动物细胞大规模培养是一种既可行又具有很好前景的生产工艺模式。

（3）填充床细胞培养技术　填充床细胞培养工艺是将纸片状载体大量填充于一个网状的篮框里，并将篮框沉浸入培养液中，在灌注时通过培养液的流动来完成液体混合以及细胞生长环境的传质和传氧过程。

由于载体其表面积大、细胞承载量高、成本相对低廉等特点，填充床细胞培养技术在动物细胞培养领域得到了发展和应用。一些厂家将这种载体与生物反应器技术相结合，制造出填充床式细胞生物反应器，可以实现动物细胞的高密度培养。

填充床细胞培养技术最大的优点是剪切力小、细胞截留容易，特别是在做灌注培养工艺时，无须任何辅助设备就可以很好地实现细胞与产物的分离。

4. 大规模培养中优化细胞生长的环节　在大规模细胞培养系统中，细胞的生长与繁殖依然遵循基本的细胞生物学规律。为了优化大规模培养中细胞的生长状态，要特别注意以下几个环节。

（1）量化评估大规模培养细胞的营养要求　目前有许多关于体外状态下细胞营养需求的实验研究，并已经注意到在不同的培养系统、不同的细胞周期和增殖阶段等，细胞的大小在发生一定的变化。例如，悬浮细胞的平均直径为 $11\mu m$ 左右，可以因环境不同而发生很大的变化，当一个细胞的直径从 $9.5\mu m$ 增长到 $12\mu m$ 时，说明该细胞的质量变化了 2 倍以上。因此，在培养过程中的营养需求的量化评估，除了考虑细胞群的密度外，还应考虑细胞的质量。

（2）细胞生长状况控制

1）温度控制　动物细胞培养对温度波动的敏感性很大。温度低于 37℃ 时，细胞生长缓慢；反之，则细胞失去存活力。因此，动物细胞培养比多数微生物培养对温度控制具有更为严格的要求。

2）pH 控制　pH 是细胞培养的关键性参数，它影响细胞的存活力、生长及代谢。细胞生长的最适 pH 因细胞类型不同而异，范围为 $7.0 \sim 7.5$。缓冲液系统通常用 CO_2、碳酸氢盐调节，pH 取决于培养液中的 CO_2 和碳酸氢盐的浓度比。加入 CO_2 即 pH 值降低，而加入碳酸氢盐则使 pH 值升高。在培养初期阶段细胞产生的 CO_2 和乳酸量较少，CO_2 可以从系统中置换出来。在细胞生长的后期阶段，细胞密度增加，由于细胞产生的 CO_2 和乳酸量增加，使 pH 变得偏酸。

（3）鉴定细胞的健康状况　细胞的健康状况对于判断大规模细胞培养的营养条件和环境因素是否合适至关重要。一般可以采用适当的荧光或染色剂进行直接显微镜观察，可获得细胞密度、生存能力、有丝分裂指数、一般形态及碎片数量的信息。同时也可以采用一些容易检测的生化指标来协助判断，如最常用的方法是测定培养基中葡萄糖浓度、乳酸盐的浓度和乳酸脱氢酶（LDH）活性。葡萄糖和乳酸盐浓度可以反应培养液的质量情况，乳酸脱氢酶（胞内酶）可以用来判断细胞的损伤或破碎情况。

（二）细胞融合

细胞融合（cell fusion）也称细胞杂交，是在自发或人工诱导下，将两个或多个不同细胞或原生质体融合形成一个双核或多核的杂合细胞，融合后的细胞获得来自两个亲本细胞的遗传物质，具有新的遗传或生物学特性。细胞融合的过程包括：细胞质膜的连接与融合，细胞质的合并以及细胞核等细胞器的重组等。相同基因型的细胞融合形成的双核或多核细胞称为同核体（homokaryon）；不同基因型的细胞融合形成的双核或多核细胞称为异核体（heterokaryon）。不同基因型的细胞融合又称细胞杂交（cell hybridization）。异核体一般通过有丝分裂进行核融合，最终形成单核的杂种细胞。

细胞融合是在 20 世纪 60 年代发展起来的，细胞融合现象最早是由 G. Barski 等人（1961）发现的。

他们将高度恶性与低度恶性肿瘤细胞混合培养，观察到细胞自发融合能产生杂种细胞。不久，Y. Okada 和 J. Tadokoro（1962）发现利用紫外灭活的仙台病毒能促进细胞融合，并应用病毒诱导细胞融合，开创了人工诱导细胞融合的新领域。20 世纪 70 年代，化学融合剂聚乙二醇（polyethleneglycol，PEG）逐渐得以应用，成为目前人工诱导细胞融合的主要手段。20 世纪 80 年代初，又发现了电传孔诱导细胞融合技术。

1. 细胞融合技术的常见方法　细胞膜的流动性是细胞融合的生物学基础。许多因素，如温度、pH、极性基团、酶、离子强度、金属离子、电场或电脉冲等，均可对膜的流动性产生影响。动物细胞的融合技术就是利用这一现象，经过化学、物理或生物诱导，使细胞膜的脂质分子有序性发生改变，当诱导因素除去后，脂类分子将逐步恢复至原有的有序状态，在这个过程中使得相接触的细胞发生融合，当然膜融合过程中也包含膜分子的重构。目前诱导细胞融合的常见方法有 3 种：生物方法（如病毒诱导融合法）、化学方法〔如聚乙二醇（polyethylene glycol，PEG）诱导融合法〕和物理方法（如电场诱导融合法）。

（1）生物方法（病毒诱导融合法）　许多病毒都具有凝集细胞并促进凝集细胞发生融合的能力，如疱疹病毒、牛痘病毒、仙台病毒等。其中最常用的是经紫外线照射灭活的仙台病毒。

仙台病毒介导细胞融合的基本原理：仙台病毒介导细胞融合的效应成分与病毒被膜上的磷脂成分密切相关，而与细胞内的核酸的活性无关。当病毒位于两个细胞之间时，病毒表面的神经氨酸酶降解细胞膜上的糖蛋白，使细胞膜局部凝集在病毒颗粒的周围，在高 pH 和高钙离子浓度的条件下，局部细胞膜融合，进而引发细胞融合的系列过程。

利用灭活的仙台病毒介导细胞融合可以得到较高的融合率，对各种动物细胞都适宜。但也存在一定缺点：灭活的仙台病毒制备困难、操作复杂，且灭活病毒的效价差异大、实验重复性差；病毒引进细胞后，可能会对细胞的生命活动产生干扰。目前灭活的仙台病毒已逐渐被聚乙二醇取代。

（2）化学方法（聚乙二醇法）　目前应用于细胞融合的化学试剂主要有聚乙二醇（PEG）、脂质体、钙离子、水溶性蛋白质等，其中应用最多的是 PEG。

1974 年加拿大籍学者 Kao KN 及其同事发现聚乙二醇可促进不同种属间的植物原生质体发生融合。

PEG 诱导细胞融合的主要原理是：通过热力学力和渗透压导致细胞膜紧密接触，然后与水分子借氢键结合，导致细胞脱水而发生质膜结构的变化，使细胞相互接触部位的膜脂双层中磷脂分子发生疏散，进而使其结构发生重排，再加上膜脂双层的相互亲和以及彼此间表面张力的作用，引起相邻的重排质膜在修复时相互合并在一起，使细胞的胞质沟通，从而使细胞发生融合。

实验室常用 PEG 的分子量为 2000 ~ 20000。PEG 诱导细胞融合效果常因其分子量和浓度的不同而有差别，分子量在 1000 ~ 4000 的 PEG，在浓度为 30% ~ 50% 时，其融合效果较佳。

PEG 法的优点：没有种间、属间、科间的特异性或专一性；不需要特别的仪器设备、操作方便、融合率较高，如 PEG 诱导动物细胞融合效率比仙台病毒高 300 倍，被普遍用于生物、遗传、医药等研究领域。此法的主要缺点：PEG 在融合过程中，对细胞损伤大，有残留毒性，融合率较低；影响 PEG 作用效果的因素较多，如 PEG 相对分子质量、质量分数、融合温度、融合时间等，这些因素加大了获得理想细胞融合率的难度。

（3）物理方法（电场诱导融合法）　电融合是通过短时间强电场的作用，使两个相互靠近的细胞胞膜发生可逆性电击穿，瞬时失去其高电阻和低通透特性；在此期间，细胞可通过胞膜接触区的融合而形成一个杂合细胞，数分钟后，胞膜恢复原状。

1978 年，德国学者 Zimmermann US 等首先采用电脉冲方法成功诱导了细胞融合，此后，电融合技术得到了飞速发展。

电场诱导融合的原理：在高频交变电场作用下，原生质体发生极化作用形成偶极子，受电场力的作用进而沿电力线方向运动彼此粘连成串。对成串细胞施加瞬时高压脉冲时，原生质膜可在高电压作用下发生瞬时可逆性的细胞膜破坏，从而导致原生质体间的融合，即应用短时间的高压电脉冲引起细胞质膜发生去稳定化而发生细胞融合。

电融合需要在低导电性溶液中进行，一般选甘露醇、蔗糖、葡萄糖等非电解质作为电融合液，可以避免交流电流增大时，过度发热等情况影响细胞串的形成和融合细胞的存活。此外，在融合过程中，合适的脉冲场强和持续时间是两个重要参数。研究认为，只有在击穿电压 ±15% 的范围时，细胞膜才能保持可逆性的破坏而发生细胞融合。因此，使用电融合的关键是选择一个最佳的电压。多数研究发现，融合电压在 0.8 ~ 1.2kV/cm 时，细胞融合效率最高。

电融合方法的主要优点：操作简便，无化学毒性，对细胞损伤小，可在显微镜下观察融合过程；融合效率较高，约是 PEG 法诱导细胞融合的 100 倍，目前已被广泛应用，成为细胞融合的主要技术手段，如用于植物育种、肿瘤疫苗制备、核移植等研究。电融合法的主要缺点：需要昂贵的精密仪器，电融合参数和最佳融合条件经常因细胞种类不同而异，难以形成标准化程序。

除了上述三种细胞融合方法外，还有激光诱导细胞融合的方法，该技术最大的特点就是高度选择性，可使任意的两个细胞融合，从而实现特异性细胞融合，且具有实验重复性好、操作简便、损伤小、无菌、无毒性等特点。除此之外，基于微流控芯片的细胞融合、高通量细胞融合芯片等新技术也在不断开发中，这些技术大大地提高了融合效率，从不同方面改进了细胞融合技术。

2. 细胞融合技术的应用　细胞融合技术广泛应用于细胞生物学、遗传学、病毒学、肿瘤学等研究，不仅为质粒转染、基因定位、基因调控、核质相互关系、遗传互补、肿瘤发生、衰老控制等领域的研究提供了有力的手段，而且在动植物远缘杂交育种、发生生物学、免疫医学以及医药、食品、农业等方面都有广泛的应用价值。特别是在动植物新品种的培育、单克隆抗体的制备、哺乳动物的克隆以及抗癌疫苗的研发等技术中细胞融合技术已成为关键技术。

近年来研究表明，利用细胞融合技术还可在细胞重编程研究中发挥重要作用。通过干细胞和体细胞的细胞融合，可使体细胞重编程。由成体细胞获得多能干细胞是替代胚胎干细胞治疗相关疾病的有效手段之一。

2005 年，Cowan 等研究人员通过聚乙二醇将人成纤维细胞和胚胎干细胞融合后，杂合细胞所表现出的形态学、生长特性以及体内外分化能力同胚胎干细胞惊人的一致，该研究表明，通过细胞融合可实现人成体细胞重编程。2009 年，Voldman 等利用微流控制技术精确地实现了高效率的细胞配对和融合，并将这种融合技术运用于小鼠胚胎干细胞和胚胎成纤维细胞，开拓了细胞电融合技术在体细胞重编程研究中的新前景。2010 年 1 月，Blau 领衔的研究小组同样采用聚乙二醇融合了小鼠胚胎干细胞和人类成纤维细胞，这种异核体诱导的速度比正常的体细胞诱导速度快很多，仅需 1 天时间，诱导效率高达 70%。2021 年的一项研究利用光流控技术实现了单细胞级别的精准融合，效率提升至 90% 以上。2022 年，日本京都大学通过融合自体成纤维细胞与诱导多能干细胞，在小鼠模型中实现了心肌细胞的体内重编程，修复了心肌损伤。上述研究表明，细胞融合技术是实现体细胞重编程研究的潜在有效手段，该技术的优点在于：一是可以避免传统的胚胎干细胞治疗所带来的伦理学争议和免疫排斥反应等问题；二是可以有效避免其他体细胞重编程技术的缺点。

已分化的体细胞可以通过重编程来改变其命运，在一定条件下可以转分化为其他类型的细胞，甚至回到多能状态。而由患者自身体细胞重编程而来的多能性细胞，可作为细胞移植的种子细胞使用，这种来源的多能性细胞避免了使用胚胎干细胞所面临的伦理学障碍，在细胞移植、疾病模型的制备以及药物筛选等领域具有重要意义。肿瘤细胞是否能通过重编程回归"正常"呢？值得人们思考。

当然，目前利用细胞融合技术开展的细胞重编程研究也存在重大缺陷：通过细胞融合得到的杂合子包含胚胎干细胞所携带的外源性基因，在植入体内后通常会产生免疫排斥反应；细胞融合后，重编程后的细胞是四倍体细胞；细胞融合效率比较低等。随着技术的发展，如果能使杂合细胞发生减数分裂，再筛选出重编程后的体细胞，则能够克服细胞融合的免疫排斥和四倍体问题，使其在生物医学工程领域发挥更大的作用。

（三）细胞核移植

核移植（nuclear transfer）是指将一个细胞的核（核供体）移入另一个去核的成熟卵母细胞或受精卵（核受体）中，以得到重组细胞的技术。根据核供体的不同，核移植可分为胚胎细胞核移植、干细胞核移植和体细胞核移植。

1. 核移植的技术路线　由于不同物种的生长发育具有一定的特殊性，因此核移植的技术路线在不同的实验室或对于不同的物种都可以有很大的不同。这里以哺乳动物核移植的基本技术路线为例加以说明（图 3 - 32）。

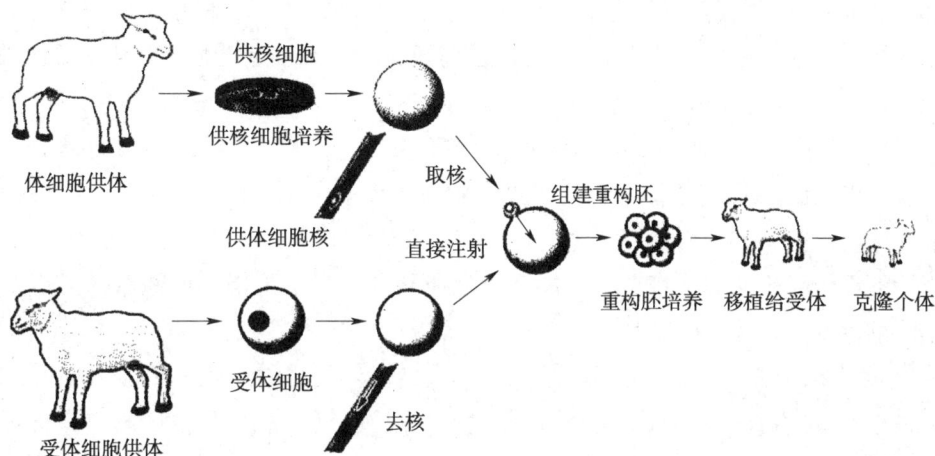

图 3 - 32　核移植技术流程

（1）选择受体细胞　受精卵和 M Ⅱ 期卵母细胞的细胞质具有重编程（reprogramming）能力，可使处于不同分化程度的供核细胞（胚胎细胞或成年体细胞）的核去分化并恢复到全能状态，获得的重组胚能够进入到正常发育程序，从而获得遗传背景完全源于供核细胞的动物个体。研究表明，M Ⅱ 期卵母细胞更适合做受体细胞，其主要原因是 M Ⅱ 期卵母细胞的细胞质中具有更适量的重组因子。

（2）选择供核细胞　胚胎细胞、未分化的原始生殖细胞（PGC）、胚胎干细胞（ES 细胞）、胎儿体细胞、成体细胞甚至是高度分化的神经元、淋巴细胞等都可以作为供核细胞的来源，且均能够获得相应的克隆个体。研究结果表明，克隆效率一般随供核细胞分化程度的提高而降低。

（3）受体细胞去核　为保证核移植的成功，受体细胞的核必须完全去除。目前的去核方法主要包括下面几种。

1）盲吸法去核　是目前大多数核移植所采用的去核方法。它是根据 M Ⅱ 期卵母细胞中第一极体与细胞核的对位关系，在特定的时间段内，通过去核针直接将第一极体及其附近的胞质吸除，从而达到去除细胞核的目的，这种方法的去核率达到80%以上。

2）蔗糖高渗处理法去核　以 0.3 ~ 0.9mol/L 的高渗蔗糖液处理卵母细胞一段时间，然后通过去核针去除卵胞质中透亮和微凸的部分（30%左右胞质）。该法的去核成功率可达90%。

3）透明带打孔去核法　鉴于小鼠的质膜系统较脆，常规的盲吸法去核后，卵母细胞的存活率往往较低，因而预先以显微针在透明带打孔，然后以细胞松弛素处理后去核，可大大提高卵母细胞的存活率。

（4）重构胚的组建 组建重构胚（reconstructed embryo）主要有两种方法：一种是采用显微操作的方法，直接将供核细胞移植到去核受体细胞（MⅡ期卵母细胞或受精卵）的透明带下，再通过细胞融合（电融合或病毒介导）的方法，使供核细胞和受体细胞发生融合，实现细胞核与细胞质的重组。重组后的细胞是一个单细胞的胚胎，称为重构胚。该方法在家畜等大动物上已经取得较多成功的例子，但应用该方法组建的重构胚，其细胞质含有供核细胞的部分胞质，会导致克隆动物组织细胞中线粒体的多样性，其可能带来的其他生物学方面的后果，还有待进一步观察与研究。另一种方法是用显微针反复抽吸，分离出供体细胞核，然后将细胞核直接注入已去核的受体细胞，直接构建重组胚，这种方法主要被用于克隆小鼠的制作。

（5）重构胚的激活（化学激活、电激活） 在重构胚组合成功后，必须要模拟体内的自然受精过程，对重构胚进行激活，激活方法比较常见的有化学激活和电激活方法。

1）化学激活 以离子霉素（对 Ca^{2+} 有亲和力的离子载体，用以短暂诱导 Ca^{2+} 峰）处理，然后以6 – DMAP（蛋白酶抑制剂，降低 MPF 活性）处理5小时。其间，应注意根据供核细胞与受体细胞的细胞周期同步化的要求，维持重构胚二倍体的核型，并考虑是否添加细胞松弛素以抑制或促进第二极体的排出。

2）电激活 在操作程序上与重构胚组建时的电融合方法一致，在实践中，在电融合诱导膜融合过程的同时也实现了电激活，但此时 Ca^{2+} 浓度一般明显高于正常电融合时的浓度。在实际操作中，电激活的次数一般要两次以上。

激活处理后的重构胚，经继续培养后，能够发生卵裂的，表明重构胚已经激活，否则表明激活失败，重构胚不能继续发育，核移植失败。

（6）重构胚的培养与移植 重构胚激活后，需经一定时间的体外培养，或放入中间受体动物（家兔、山羊等）的输卵管内孵育培养数日，待获得发育的重构胚（囊胚或桑葚胚）后，方可将其移植到受体子宫内，等待妊娠、分娩获得克隆动物。

这里需要指出，核移植主要是通过体细胞核移植技术、将特定基因导入和细胞融合获得。体细胞核移植技术因其极低的成功率及克隆动物普遍存在的早衰、早夭现象阻碍了该技术的推广运用，随之引发的治疗性克隆和生殖性克隆亦导致不可避免的伦理学争议。导入特定基因的方法研究中，作为载体的慢病毒可能改写染色体的遗传信息，某些转录因子可能诱发肿瘤，也具有一定程度的局限性。

2. 胚胎细胞核移植技术 胚胎细胞核移植（Embryo cell nuclear transplantation）又称胚胎克隆，是通过显微操作将早期胚胎细胞核移植到去核卵母细胞中构建新合子的生物技术。通常把提供细胞核的胚胎称核供体，接受细胞核的称受体。

1963 年，中国学者童第周在世界上首次报道了将金鱼等鱼的囊胚细胞核移入去核未受精卵内，获得了正常胚胎和幼鱼；1981 年，K Illmensee 和 P H oppe 他们将小鼠胚胎内的细胞团直接注射入去核的受精卵内，得到了幼鼠，这些工作为哺乳动物细胞核移植奠定了基础。1984 年，S Willadsen 得到了世界上第一只以未分化的胚胎细胞为供核细胞的核移植绵羊。他们的研究结果表明，成熟卵母细胞比受精卵更适于用作细胞核移植的受体细胞。迄今为止，胚胎细胞核移植技术已经在两栖类、鱼类、昆虫和哺乳动物中获得成功。1995 年 7 月，英国 Roslin 研究所的 I. Wilmut 等用已分化的胚胎细胞作为供核细胞，克隆了两只绵羊，分别命名为 Meganh 和 Morag。

3. 成体细胞核移植 1962 年，英国科学家 GE Gorden 用紫外线照射的方法，使一种非洲爪蟾未受精的卵细胞核失活，然后将已分化的同种爪蟾小肠上皮细胞核植入其中，并使重组细胞在适当的环境中生长发育。结果发现，约有 1% 的重组卵发育为成熟的爪蟾。这一实验标志着体细胞核移植（somatic cell nuclear transfer）培育动物技术体系在两栖类中获得成功。1997年，2月23日，英国 Roslin 研究所正式宣布，由 I. Wilmut 等采用一个6岁绵羊的乳腺细胞作为供核细胞，成功培育了克隆羊："多莉"（Dolly）。同年 Nature 杂志发表了 I. Wilmut 等用乳腺细胞核移植培育克隆绵羊的实验报告，引起世人瞩目，这就是世界第一头克隆绵羊的诞生。该克隆羊的产生过程如下（图3-33）。

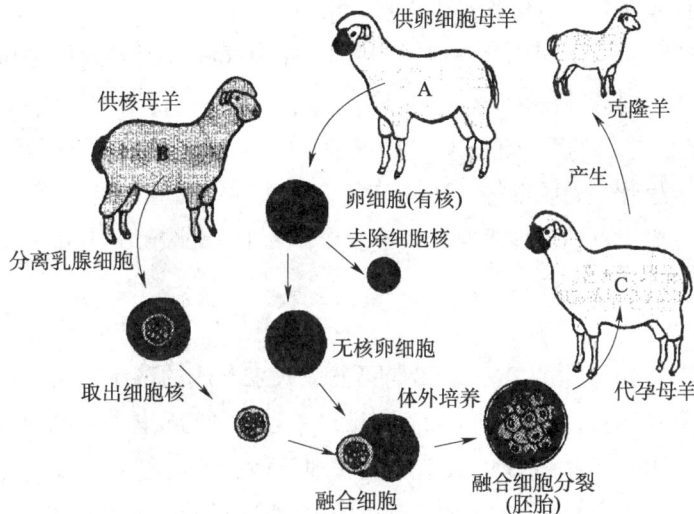

图3-33　克隆羊的产生过程

首先，从一个苏格兰母羊（A）的体内取出卵母细胞，将其细胞核去掉成为无细胞核的卵细胞；再从另一头芬兰母羊（B）的乳腺上皮分离得到体细胞，将其细胞核取出，让其与上述去核的卵细胞融合，产生杂交细胞，这种杂交细胞在体外可以发育至桑椹胚和囊胚；然后将其移植到另一头苏格兰母羊（C）的子宫内，最终产羔1头，即著名的 Dolly。这是首次在哺乳动物体细胞核移植方面获得成功，在理论上具有重要意义，其划时代意义在于证明高度分化的成体体细胞核在成熟卵母细胞中仍然可以被激活，具有发育成新个体的全能性。自 Dolly 之后，人们又克隆了牛、羊、猪等动物。

体细胞核移植的成功，是20世纪生物学突破性成就之一，特别是在理论上证明：即便是高度分化的成体动物细胞核，在成熟卵母细胞中依然能够被重编程，呈现发育的全能性。

（四）基因转移技术

基因转移（genetransfer）指的是将外源基因导入受体细胞，使之遗传性状及表型发生一定改变的技术。同时，基因转移也是 DNA 重组和基因治疗过程的关键技术。

转基因的方法很多，大致可分为物理方法、化学方法和生物方法三类。相对于生物方法而言，物理方法和化学方法的主要优点是转基因体系中不含有任何病毒基因组片段，这点对于基因治疗来说尤为安全，但是转基因进入受体细胞后，经常多拷贝或随机整合在受体染色体上，导致受体细胞基因的灭活或转入基因不表达。在实际工作中应当根据受体细胞的种类和研究目的不同选择适当的转化方法。

1. 物理法　指利用物理学原理，导致细胞膜发生暂时性变化，使得外源基因进入细胞内的方法。目前在动物细胞转基因技术中常用的物理方法包括电传孔法、显微注射法和 DNA 直接注射法。

（1）电穿孔法　电传孔（electroporation）是利用脉冲电场（一般500~1500kV/cm）提高细胞膜的通透性，在细胞膜上形成纳米级的微孔，使外源 DNA 转移到细胞中。其基本操作程序如下：将高浓度受体细胞悬浮于含有待转化 DNA 的溶液中，在盛有上述悬浮液（冰浴）的电击池两端施加短暂的脉冲电场，使细胞膜产生细小的空洞并增加其通透性，此时外源 DNA 片段便能不经胞饮作用直接进入细胞质。该方法简单，广泛运用于培养细胞的基因转移，特别适用于悬浮细胞，基因转移效率最高达 10^{-3}。

（2）显微注射法 显微注射（microinjection）主要用于转基因动物制备。其基本过程是：通过激素疗法使雌鼠超排卵，并与雄鼠交配，然后从雌鼠输卵管中取出受精卵；在显微镜下，通过玻质注射针将纯化的 DNA 溶液注入受精卵的雄性原核内；将受精卵移植至假孕母鼠的输卵管内中，最后产生转基因小鼠。

该方法需要的设备比较昂贵，对实验操作人员要求也较高。

（3）DNA 直接注射法 分离或人工合成某些基因，并把这些基因导入体细胞内，使其在细胞内得到一定的表达，在体内产生内源性的生物活性物质，以纠正体内该物质的缺乏或不足。外源 DNA 注入体内的途径很多，可根据治疗目的及外源基因的情况而选择，现报道的途径有经骨骼肌、心肌、肝、脾、颅内、腹膜、皮下组织、静脉、动脉壁等。DNA 直接注射法的主要应用是基因治疗、基因调控的研究、免疫调节等。该方法的主要优点：步骤简便，易于操作，无须大量复杂的仪器；缺点：转移效率、表达水平、持续时间等方面有待完善提高。

2. 化学法

（1）脂质体包埋法 将待转化的 DNA 溶液与天然或人工合成的磷脂混合，后者在表面活性剂存在的条件下形成包埋水相 DNA 的脂质体（liposome）结构。当这种脂质体悬浮液加入细胞培养皿中，便会与受体细胞膜发生融合，DNA 片段随即进入细胞质和细胞核内。这种方法细胞毒性较低、基因转移效率高，据文献报道，70%~80%的离体细胞可以瞬时表达外源基因；但脂质体做转染试剂比较昂贵，不适于大规模使用。

（2）磷酸钙共沉淀法 受二价金属离子能促进细菌细胞吸收外源 DNA 的启发，人们发展了简便有效的磷酸钙共沉淀转化方法。基本程序是：将待转化的 DNA 溶解在磷酸缓冲液中，然后加入 $CaCl_2$ 溶液混匀，这时 DNA 和磷酸钙共沉淀形成大颗粒；将此颗粒悬浮液滴入细胞培养皿中，37℃保温 4~16 小时；除去 DNA 悬浮液，加入新鲜培养液，继续培养 7 天，DNA 可通过胞饮作用进入受体细胞，并最终得到表达。

该方法操作简单，无须昂贵的设备，迄今被实验室广泛采用。

3. 生物法 是指通过病毒感染的方式将外源基因导入动物细胞内的一种基因转导方法。根据动物受体细胞类型的不同，可选择使用具有不同宿主范围和不同感染途径的病毒基因组作为转化载体。目前常用的病毒载体包括：DNA 病毒载体（腺病毒载体、腺相关病毒载体、牛痘病毒载体）、反转录病毒载体和慢病毒载体等。用于基因转导的病毒载体都是缺陷型病毒，病毒感染细胞后，仅仅能将其基因组转入细胞，无法产生包装的病毒颗粒。

病毒载体一般都具有一些基本的缺点，即病毒载体一般都能诱导机体产生一定的免疫反应，不适合大规模生产；病毒载体存在整合到宿主细胞基因组上的潜在风险，以至于引起基金突变或癌变等。这里只介绍腺病毒载体。

腺病毒载体：腺病毒为线型双链 DNA 病毒，无包膜，呈二十面体。腺病毒基因组 DNA 全长 36kb，其包装上限为原基因组的 105%，即 37.8kb。腺病毒作为转化载体的优点是：基因组重排率低，安全性高，不整合到人染色体上，不会导致肿瘤发生；宿主范围广，针对大多数细胞（包括分裂和不分裂细胞及原代细胞）有几乎 100%的感染效率；外源基因表达效率高。腺病毒作为转化载体的缺点：会诱导机体产生一定程度的免疫反应，载体构建和包装的操作比较复杂。

二、动物细胞工程在生物制药领域的应用

细胞工程制药技术的根本原理是依据工程学、细胞生物学要求，对细胞里的遗传物质进行定向改变，从而获取特定细胞产品及新型生物的过程。目前全世界 80% 生物技术药物都是在细胞工程技术下

完成的。用生物工程技术生产的制剂通称为生物制品，其中利用动物细胞培养生产活性蛋白质是重要的研究领域，主要包括重组蛋白药物、单克隆抗体和疫苗等。目前我国在细胞融合、核移植等方面已经获得一定的研究成果，其中乳腺生物反应器的研制是被看好的一个细胞工程制药方向。

（一）重组蛋白质药物

重组蛋白质药物是利用 DNA 重组技术，通过在宿主细胞中有效扩增和表达，生产有生物活性并能用于人类疾病诊断与治疗的蛋白质药物。重组蛋白质药物的一般生产过程包括：首先需鉴定具有药物作用活性的目的蛋白质，分离或合成编码该目的蛋白质的基因；然后将其插入合适的载体，构建目的基因表达载体，转入宿主细胞（大肠埃希菌等细菌、酵母、昆虫或哺乳动物细胞），构建能高效表达目的蛋白质的菌种库或细胞库；最后应用发酵罐或生物反应器等大规模细胞培养技术，进行发酵或细胞培养生产目的蛋白质药物。

目前，越来越多的物种被发展成重组蛋白表达系统，根据外源基因表达宿主不同，可以将表达系统大致分为两类：原核表达系统和真核表达系统。原核表达系统研究比较深入并且应用相对广泛的包括大肠埃希菌表达系统、枯草芽孢杆菌表达系统、链霉菌表达系统；真核表达系统研究比较深入并且应用相对广泛的包括毕赤酵母表达系统、酿酒酵母表达系统、昆虫表达系统、哺乳动物表达系统和植物表达系统等。利用细胞作为异源表达宿主生产重组蛋白被形象地称为细胞工厂。

1. 大肠埃希菌表达系统　大肠埃希菌表达系统是典型的原核表达系统，也是第一个用于重组蛋白生产的宿主菌，其主要优点：遗传背景清楚、培养操作简单、转化效率高、生长繁殖快、成本低廉，可以快速大规模地生产目的蛋白。主要缺点：大肠埃希菌缺乏蛋白质翻译后的加工修饰系统（如，$N-$ 和 $O-$ 端糖基化、脂肪酸酰化、磷酸化以及二硫键的形成等），如果蛋白质药物没有经过翻译后的加工修饰，会影响活性蛋白的生物活性、功能、结构、溶解度、稳定性，以及半衰期等。因此，大肠埃希菌一般用来生产无须翻译后修饰的蛋白质药物，如胰岛素、生长激素、β-干扰素、白细胞介素等。此外，大肠埃希菌还存在可能产生内毒素和包涵体等问题，许多药用蛋白质必须采用真核动物细胞表达。

2. 酵母表达系统　是具有商业价值的表达系统，常见的酵母表达系统包括：酿酒酵母（$S.\ cerevisiae$）表达系统、毕赤巴斯德酵母（$Pichia\ pastoris$）表达系统和粟酒裂殖酵母（$S.\ pombe$）表达系统等。人们利用酿酒酵母为宿主细胞表达了多种外源基因，如乙型肝炎疫苗、人胰岛素、人粒细胞集落刺激因子、人血管抑制素等。

酵母表达系统主要优点：具有一定的蛋白质翻译后加工能力，有利于真核蛋白的表达，外源基因表达量很高，而且酵母的培养、转化、高密度发酵等操作接近原核生物，非常适合大规模工业化生产。但是酵母在表达外源基因时会造成产物蛋白的不均一、降解、信号肽加工不完全、多聚体形成等问题。

3. 哺乳动物细胞表达系统　哺乳动物细胞表达系统被认为是相对成熟的真核表达系统。哺乳动物细胞表达系统已成为多种基因工程药物的生产平台，根据表达产物用途不同，该表达系统既可以用于瞬时表达也可用于稳定表达。非洲绿猴肾细胞（COS）常用于前者，中国仓鼠卵巢细胞（CHO）用于后者。

与其他真核细胞表达系统相比，哺乳动物细胞表达系统的主要特点是：目的基因在哺乳动物细胞中表达的蛋白与天然蛋白的结构、糖基化类型和方式几乎完全相同，并且在蛋白合成起始信号、加工、分泌等方面具有独特优势。当然，该表达系统但也存在一些问题，如哺乳动物表达系统成本相对较高，技术复杂，表达过程中存在着潜在的动物病毒的污染等。我们应从工程细胞本身着手，对细胞本身的生理特征进行改造，除了要求目的蛋白的表达量高外，还要适应无血清培养基培养，即具有抗细胞衰老凋亡能力。

目前批准上市的蛋白质药物主要包括：细胞因子、激素、治疗心血管及血液病的活性蛋白、治疗和营养神经的活性蛋白、可溶性细胞因子受体、导向毒素等六个类别（表3-3）。

表 3 - 3 主要的重组蛋白质和多肽类药物

分类	品种代表
细胞因子	1. 集落刺激因子（CSF）：GM - CSF、G - CSF、M - CSF
	2. 干细胞因子（SCF）
	3. 肿瘤坏死因子（TNF）
	4. 白细胞介素（IL），如 IL - 2、IL - 6
	5. 干扰素（IFN）
	6. 促红细胞生成素（EPO）
	7. 血小板生成素（TPO）
蛋白质激素	人胰岛素、胰高血糖素、降钙素、生长激素、促甲状腺激素
溶血栓药物	重组葡激酶、抗血栓多肽、重组水蛭素、组织血栓溶酶活化蛋白（T - PA）、凝血因子Ⅷ、链激酶（SK）、尿激酶（UK）
其他	转化生长因子（TGF）、白血病抑制因子（LIF）等毒素、单抗、受体及黏附分子

（二）单克隆抗体

1975 年德国学者 Kohler 和英国学者 Milstein 发明了杂交瘤技术。他们成功地将具有无限增殖能力的骨髓瘤细胞和产生抗体的 B 淋巴细胞融合为杂交瘤细胞，这种合成的杂交瘤细胞稳定、有致瘤性、能产生抗体，其分泌的抗体是由识别一种抗原决定簇的细胞克隆所产生的均一性抗体，故称之为单克隆抗体（monoclone antibodies，McAb），简称单抗。自从鼠源单抗之后，单抗历经了鼠源性抗体、嵌合抗体、人源化抗体、人源性抗体 4 个发展阶段。近年来，随着分子生物学和细胞生物学的发展，单克隆抗体的应用已日益普及，目前针对各种抗原的单克隆抗体已被广泛应用于科学研究和生物医药的各个领域。单克隆抗体的应用包括以下几个方面。

（1）蛋白质提纯　先用待提纯蛋白质制成单抗，再将单抗固定在惰性固相基质上，制成层析柱。而后倒入混合液，当混合液流经单抗时，相应的蛋白质与单抗特异性结合，杂质则随洗脱剂流走。再用特殊的洗脱剂将蛋白质洗脱下来，则可将蛋白质提纯。

（2）体外用于疾病的诊断　通常采用酶联免疫吸附试验或印记杂交的方法进行，根据抗原、抗体两者之间是否能发生反应，则可确定抗原或其致病因子。①检测淋巴细胞表面分子，以区分和鉴别不同分化阶段的淋巴细胞；②鉴定病原体，准确诊断感染性疾病；③肿瘤的诊断和分型；④激素类单抗可用于测定体内的激素水平，进而判断内分泌的功能状态。

（3）体内定位诊断　用同位素标记的单抗在特定的组织中的成像技术，可用于肿瘤、心血管畸形的体内诊断。

（4）体外疾病治疗　①抗肿瘤单抗：利妥昔单抗（美罗华）是第一个被批准用于临床治疗的单抗，它是一种针对 CD20 抗原的人鼠嵌合型单克隆抗体；曲妥珠单克隆抗体，是一种针对 HER22/neu 的重组人源化单克隆抗体，被批准用于乳腺癌术后辅助和转移性乳腺癌的治疗；西妥昔单抗已被证实对头颈部癌、非小细胞肺癌和结肠癌等多种肿瘤有效。②作为免疫抑制剂：抗细胞表面分子单抗，能够有效地抑制相应的淋巴细胞的作用从而抑制或减轻排斥反应的发生，作为免疫抑制剂在抗器官移植排斥反应和在治疗自身免疫性疾病中具有广泛的应用。莫罗单抗是 FDA 批准用于肾移植患者防止异体排斥反应的第一个鼠源型 McAb。此外，人 - 鼠嵌合抗体 Basiliximab、人源化单抗 Daclizumab 在器官移植排斥反应的治疗上也取得了良好的效果。

（5）作为靶向药物（targeted drug）的载体　如将患者体内肿瘤细胞的抗原提取出来制成相应的单抗，再将单抗与"弹头"物质结合到一起形成"生物导弹"，利用抗体与抗原特异性结合原理将"弹头"物质定向地带向肿瘤细胞并将其杀死，可用作"弹头"的物质主要有三类，即放射性核素、药物和毒素，与单抗连接分别构成放射免疫偶联物、化学免疫偶联物和免疫毒素。这种治疗有利于减少其治序中的副作用，提高治疗效果并降低治疗费用。

（三）乳腺生物反应器

转基因动物是指通过导入外源 DNA 片段，继而在其染色体上稳定整合并可遗传给后代的动物。利用不同的组织特异性启动子调控外源基因的表达，可从转基因动物的不同组织分泌物中得到目的蛋白，如乳汁、血液、尿液、唾液、精液等。转基因动物最诱人的前景之一在于，作为生物反应器，来生产人类所需要的，却又较难获得的生物活性蛋白药物。

在众多生物反应器中，乳腺反应器是应用得最为广泛也是最成功的动物生物反应器。乳腺生物反应器技术是指利用动物乳腺特异性的乳蛋白基因启动子调控元件，指导外源基因在乳腺中高效定位表达，并从转基因动物乳汁中获取重组蛋白的一种转基因技术。2006 年和 2009 年美国 GTC 公司用山羊乳腺生物反应器生产的重组人抗凝血酶Ⅲ（ATryn）成为第一个分别被欧洲药监局和美国 FDA 批准上市的转基因动物生物反应器生产的药物。

2010 年荷兰 Pharming 公司用转基因兔生产的单克隆抗体药物 Ruconest，是继 ATryn 之后，第二个获得欧洲药品管理局（EMA）批准，用于治疗遗传性血管水肿的转基因动物生产药物。到目前为止，世界上已有以美国的 GTC 公司、英国的 PPL 公司以及荷兰的 Pharming 公司为代表的超过 70 家利用转基因动物生物反应器生产贵重医用蛋白药物的公司，已生产出超过 150 种珍贵的医用蛋白药物。

乳腺生物反应器的优点：①乳汁中含有种类相对较少的蛋白成分，得到目的蛋白后易纯化。②乳腺是一个封闭系统，具有良好的渗透屏障，乳腺分泌的目的产物限制在乳腺内，不进入体液，几乎不影响转基因动物正常的生理活动。③乳腺组织是一个高效的蛋白质合成器，能将表达的目的产物进行一系列的翻译后加工，其合成的蛋白非常接近于天然蛋白质，具有高活性、低抗原性和高稳定性等特点。所以乳腺组织表达的药用蛋白绝大部分可以从乳腺组织中排出后利用。目前全世界已有超过 50 家公司涉足该领域，表达水平达到可以进行商业生产的药物蛋白达到 60 余种，其中已在临床试验的蛋白超过 20 种。

思考题

答案解析

1. 什么是原代培养？原代培养和传代培养有何区别？
2. 电子显微镜和光学显微镜有哪些区别？
3. 什么是细胞融合？有哪些融合剂？这项技术有何实践意义？
4. 研究体外培养细胞中的蛋白质表达可以采用哪些实验技术？
5. 大规模细胞培养的基本原则有哪些？
6. 某公司在进行大规模细胞培养时，发现细胞生长状态不好，请分析原因并设计解决方法。

（徐 威 宋 明）

书网融合……

微课　　　　　本章小结

第四章　细胞膜与物质运输

学习目标

1. 通过本章学习，掌握细胞膜的化学组成、特性与功能，物质跨膜运输的方式及其主要特征；熟悉协同转运和受体介导的胞吞作用原理，膜表面受体介导的主要信号转导通路，药物与细胞膜相互作用，ABC 转运蛋白在肿瘤细胞多药耐药形成中的作用，脂质体与药物治疗；了解细胞膜异常与疾病发生的关系。

2. 通过了解细胞膜与药学及相关领域发展趋势，具有综合运用理论知识分析实际问题能力。

3. 树立终身学习理念，培养科学精神和探究意识，能够结合最新研究进展，提出关于细胞膜结构与功能、药物传递系统等方面的创新性观点，为今后在药学、生物医学工程、生物技术等领域的研究和工作奠定坚实的科学基础。

细胞膜（cell membrane）的基本结构由脂质双分子层构成，其中膜蛋白以多种方式与脂质相互作用，而糖类则通过共价键与特定的膜脂和蛋白质分子结合，形成糖脂和糖蛋白，这些糖复合物主要分布在细胞膜的外侧面。脂双层形成了对水溶性分子的相对不通透的屏障，使细胞与周围环境分隔，具有一个相对稳定的内环境。细胞膜通过选择透过性和膜蛋白的功能多样性，调控物质交换、信号传递和细胞识别等生命活动（图 4-1）。在高等真核生物的细胞内还有由膜围绕构建的各种细胞器，这些位于细胞内部、形成各种细胞器的膜称为细胞内膜（internal membrane）。细胞膜与细胞内膜统称为生物膜（biomembrane 或 biological membrane），它们的基本结构成分相同。因此，本章对细胞膜结构与功能的阐释亦有助于对整个生物膜结构与功能的了解。细胞膜很薄，厚度远小于可见光的波长（200nm），虽然早在 1665 年 Robert Hooke 借助光学显微镜发现了细胞，但在此后的几百年里，后人却一直没有观察到细胞膜，甚至有人怀疑细胞是否有确切的边界结构。20 世纪 50 年代后期，随着显微制片和染色技术的发展，Duck 大学的 Robertson 首次在电子显微镜下观察到细胞膜的三层超微结构，后来逐渐发现，无论动物、植物还是微生物，无论是细胞膜还是细胞内膜，都有着相同的超微结构，使细胞膜的研究有了质的飞跃。

在生命的进化过程中，细胞膜的出现可视为由非细胞的原始生命演化为细胞生命的一个转折点。细胞膜的形成使生命有机体具有更大的相对独立性，并由此获得了相对稳定的内环境。细胞通过细胞膜保持完整性，并与外环境保持着密切的联系，有选择地从周围环境中摄取养料，排出代谢产物，从而提高了原始生命有机体与周围环境进行物质交换的水平，也推动了细胞内的分子结构向更高级、更复杂的方向进化，有利于生命有机体的生存和发展。总之，细胞膜在细胞的生存、生长、分裂与分化中均发挥着十分重要的作用。

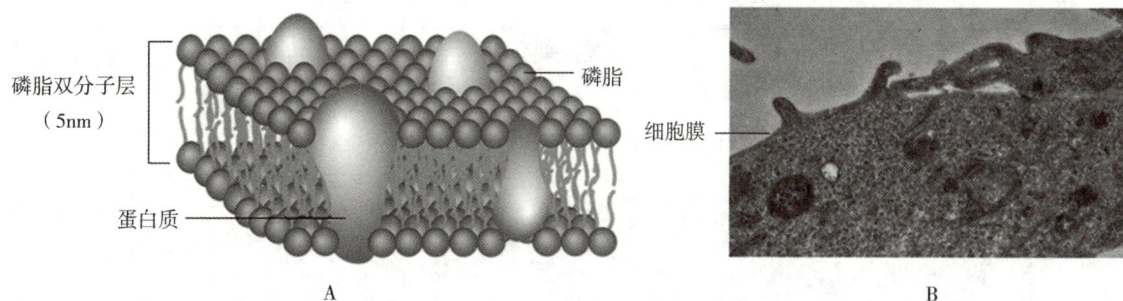

图 4 - 1　细胞膜的结构
A. 细胞膜的三维结构模式图；B. 细胞膜的电镜照片

第一节　细胞膜的化学组成与结构特征

细胞膜与广义的生物膜具有相似的化学组成与结构特征，因此，本节描述的细胞膜化学组成及其结构特征与生物膜是共有和通用的。

一、细胞膜的化学组成

包括细胞膜在内的生物膜具有多样化的功能，这源于其独特的化学组成。生物化学分析表明，虽然各类细胞膜成分的比例不尽相同，但其组成却几乎均是由脂类、蛋白质和少量的糖所构成的。脂类排列成双分子层，蛋白质通过非共价键与其结合，构成膜的主体，糖类多以复合物形式存在，通过共价键与膜的某些脂类或蛋白质组成糖脂或糖蛋白。此外，还含有水、无机盐和少量的金属离子。概括地说，脂类在细胞膜中起骨架作用，而各种蛋白质则决定着膜的特殊功能，比如膜的各种离子泵、通道、受体、酶以及能量传感器等。因此生物膜从结构意义上来说，是由脂质和蛋白质为主要成分所组成的一层薄膜。这也是生物膜经脂类溶剂处理后可以溶解的原因。例如，用苯和四氯化碳等脂类溶剂作用于动物细胞，可以破坏细胞膜。

不同种类细胞生物膜化学成分的比例有所差异，脂类和蛋白质所占比例变化范围在 1∶4 至 4∶1 之间。一般来说，生物膜的功能越复杂，蛋白质的种类和含量就越多。如表 4 - 1 显示，在功能复杂的线粒体内膜中，蛋白质含量高达 78%，而在功能相对简单的神经髓鞘（主要起绝缘作用）中，蛋白质含量仅占 18%。

表 4 - 1　生物膜中的蛋白质、脂类和糖类物质含量与比例

膜	近似含量比（%）			蛋白质与脂的比例
	蛋白质	脂	糖	
质膜				
人红细胞	49	43	8	1.14
哺乳动物肝细胞	54	36	10	1.50
神经轴突的髓鞘	18	79	3	0.23
细胞内膜				
核被膜	66	32	2	2.06

续表

膜	近似含量比（%）			蛋白质与脂的比例
	蛋白质	脂	糖	
内质网	63	27	10	2.33
高尔基体	64	26	10	2.46
叶绿体	70	30	0	2.33
线粒体外膜	55	45	0	1.22
线粒体内膜	78	22	0	3.54

（一）膜脂

构成生物膜上的脂类统称为膜脂（membrane lipids），是生物膜的基本组成成分，膜脂主要由磷脂（phospholipid）、胆固醇（cholesterol）和糖脂（glycolipid）组成，其中磷脂含量最多（图4-2）。在大多数动物细胞中，膜脂分子约占细胞膜化学组成的50%，足见其在细胞膜中的地位。膜脂分子在细胞膜上排列呈连续的双分子层，并由此构成了生物膜的基本骨架结构。膜脂是水不溶性，但易溶于氯仿等有机溶剂。

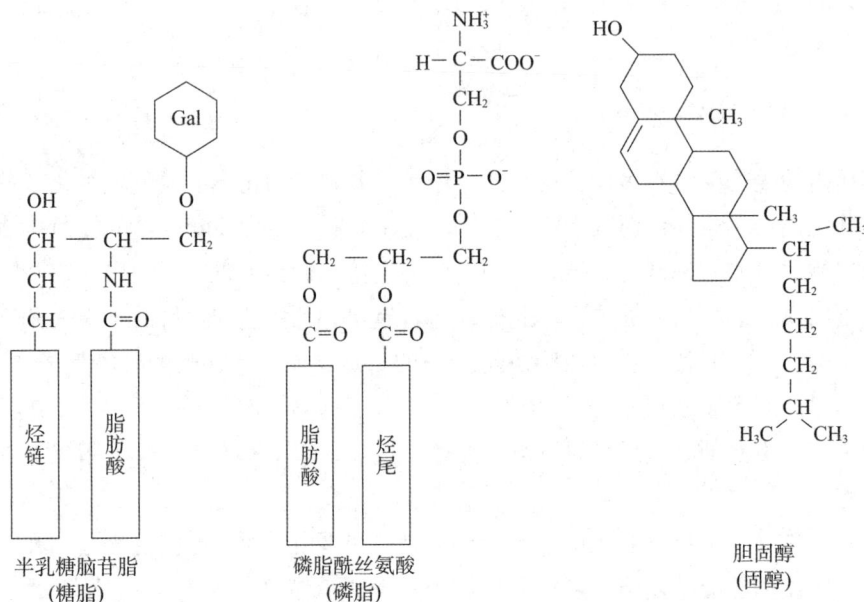

图4-2　三种类型的膜脂分子

膜脂的三种脂类都是双亲分子（amphipathic molecules），即有一个亲水性（hydrophilic，又称为极性）末端，同时又有一个疏水性（hydrophobic，又称为非极性）末端。由于这种结构上的差异，使得亲水性分子与疏水性分子与细胞膜作用时结果明显不同。

膜脂这种独特的化学结构，使细胞膜具有自组装特性，即膜脂分子能以物理的而非化学的相互作用自组装（self-assemble）成各种微结构（microstructure）。在水溶液中膜脂分子自动集聚，亲水的头部暴露在外，而疏水尾部埋藏在内，形成胶束（micell）或称脂质双分子层（liqid bilayer），从而使其自身既可暴露于水中，又可保证与水不混溶的面积减至最小。这种自组装特性是由磷脂分子的理化性质所决定的，也是热力学性质最有可能稳定的结构，这对于膜的功能也非常重要。生物种类不同，细胞膜中所含的各种主要类别的脂类与比例也不尽相同，具有种属特异性。例如，在动物细胞膜中主要的磷脂是卵磷脂和脑磷脂，还含有固醇如胆固醇等；而植物细胞膜胆固醇的含量很少或没有。各种脂类所占的比例也存在差异，多数细胞的膜脂质占膜干重的30%~80%。下面简单介绍几种主要膜脂。

1. 磷脂　是膜脂的重要成分，头部由磷酸、甘油和碱基所组成，磷酸和碱基带有不同的电荷，是亲水性的；而磷脂分子尾部的两条脂肪酸链是非极性分子，表现出明显的疏水性质，尾部碳氢链越长，疏水性越强。磷脂是构成细胞膜的基本支架，几乎细胞中所含的全部磷脂都集中在包括细胞膜在内的各种生物膜中，占膜脂总量的55% ~ 75%，不同细胞生物膜中磷脂组分的含量不同（表4-2）。

表4-2　肝细胞中不同细胞器膜的磷脂组成

	不同细胞器膜的总磷脂含量百分比（%）					
	线粒体	微粒体	溶酶体	质膜	核被膜	高尔基体
心磷脂	18	1	1	1	4	1
磷脂酰乙醇胺	35	22	14	23	13	20
磷脂酰胆碱	40	58	40	39	55	50
磷脂酰丝氨酸	1	2	2	9	3	6
磷脂酸	—	1	1	1	2	<1
鞘磷脂	1	1	20	16	3	8
胆固醇（mg/mg 蛋白）	0.003	0.014	0.038	0.128	0.038	0.078
磷脂（mg/mg 蛋白）	0.175	0.374	0.156	0.167	0.500	0.825
磷脂酰肌醇	5	10	5	8	10	12

构成膜脂的磷脂主要有磷脂酰胆碱（phosphatidyl choline，PC，也称卵磷脂）、磷脂酰乙醇胺（phosphatidyl ethanolamine，PE，也称脑磷脂）、磷脂酰丝氨酸（phosphatidyl serine，PS）和鞘磷脂（sphingomyelin，也称神经鞘磷脂）（图4-3）。其中含量最高的磷脂是卵磷脂，其次是磷脂酰乙醇胺。以磷脂酰胆碱为例，整个分子由亲水性头部胆碱经磷酸与疏水性尾部相连，疏水性尾部由甘油与两条烃链（碳氢链）相连所形成。磷酸基团分别与胆碱、乙醇胺、丝氨酸或肌醇结合，即形成上述4种甘油磷脂分子。磷脂分子的烃链长短并不相同，一般含14 ~ 24个碳原子，其中一条烃链上含一个或数个顺式排列不饱和双键，形成一个约30°角的弯曲，这使得磷脂分子在空间构象上形成一个纽结。磷脂上烃链的长短与不饱和程度，与膜的流动性有着密切的关系。因不同磷脂分子头部基团的大小、形状及所带电荷不同，其与蛋白质的相互作用也不同。在上述4种磷脂中，除磷脂酰丝氨酸带负电荷外，其余三种磷脂分子的生理pH均为中性。

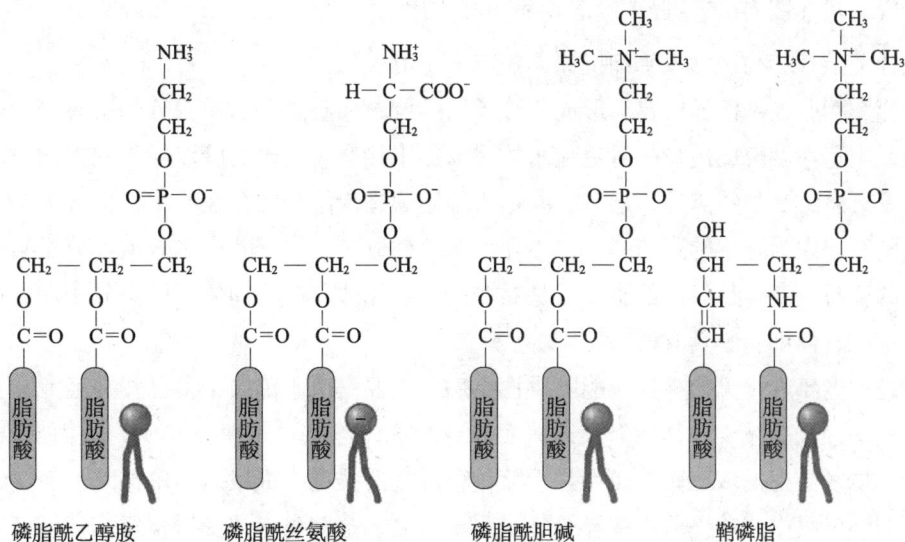

图4-3　构成膜脂的各种磷脂分子

鞘磷脂（sphingomyelin，SM）是细胞膜上唯一不以甘油为骨架的磷脂，在膜中含量较少，但在神经元细胞膜中含量较多。它以鞘氨醇代替甘油，长链的不饱和脂肪酸结合在鞘氨醇的氨基上。研究发现，鞘磷脂及其代谢产物神经酰胺、鞘氨醇及1-磷酸鞘氨醇参与各种细胞活动，如细胞增殖、分化和凋亡等。神经酰胺是重要的第二信使。

2. **胆固醇**　是细胞膜内的中性脂类，具有环状分子结构，由4个含碳的固醇环连在一起，具有短且刚韧的特点（图4-4）。与磷脂不同的是，其分子的特殊结构和强疏水性，自身不能自主形成脂双层，只能插入磷脂分子之间，参与生物膜的形成。动物细胞如红细胞、肝细胞、有髓鞘的神经细胞膜上含有相对较多的胆固醇，有的细胞膜内胆固醇与磷脂之比可达50%。而植物、酵母和细菌细胞膜中无胆固醇成分。胆固醇也是两性分子，其极性的羟基与非极性的脂肪酸链间由固醇环相连。在细胞膜结构中，胆固醇亲水的羟基头部紧靠磷脂极性头部，固醇环相对固定在近磷脂头部的脂肪酸链上，其余部分游离。实验证实，膜脂中的胆固醇可以防止磷脂烃链的聚集，使细胞膜的脂双层结构变稠、硬化，在调节膜的流动性、增加膜的稳定性以及降低水溶性物质的通透性等方面起重要作用。胆固醇的合成是在动物细胞胞质和内质网中完成的，但动物体内胆固醇多数来着食物，缺乏胆固醇可能导致细胞分裂的抑制。胆固醇除了作为生物膜的主要结构成分外，还是很多重要的生物活性分子的前体化合物，如固醇类激素、维生素D和胆酸等，研究发现胆固醇可以与发育调控的重要信号分子Hedgehog共价结合。

3. **糖脂**　是含一个或几个糖基的膜脂成分，也是两性分子，其极性头部是直接共价结合到鞘氨醇上的一个糖分子或寡糖链上的。糖脂存在于所有动物的细胞膜上，约占膜外层脂类分子的50%。目前已发现40余种糖脂，主要有：① 脑苷脂（cerebroside），是结构最简单的糖脂，只含一个糖基（半乳糖或葡萄糖基）（图4-5），是神经髓鞘膜中的重要组分，含量极为丰富；② 神经节苷脂（gangliosides），是一种复杂的糖脂，除含有半乳糖和葡萄糖残基外，还含有一个或多个唾液酸残基，如 N-乙酰神经氨酸（N-acetylneuraminic acid，NANA），带有负电荷。神经节苷脂与细胞的多种功能密切相关，例如，参与细胞与基质的连接，是神经元细胞膜的重要组分，也是细胞膜上与破伤风毒素、霍乱毒素、5-羟色胺等物质相互作用的一类受体，还发现神经节苷脂与肿瘤发生和抗原调控有一定的关系。

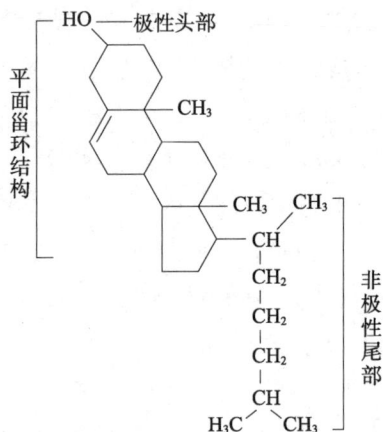

图4-4　胆固醇分子的结构示意图

大多数磷脂和糖脂在水溶液中自动形成双分子层结构，而且这些脂质双分子层有自相融合形成封闭性腔室的倾向，不存在游离的边缘，避免疏水的尾部与水接触。同时，脂双层受到损伤时可以自动再封闭，脂双层除具有自组装的特点外，还有一些作为细胞膜理想结构的特点：①构成分隔两个水溶液环境的屏障。由于脂双层内为疏水的脂肪酸链，不允许水溶性分子、离子和大多数生物分子自由通过，保障了细胞内环境的稳态。②自然界中的脂双层是黏滞的二维流体，而非固体，脂类分子和蛋白质可以在膜内运动、侧向扩散，使细胞膜具有流动性。

帕金森病是中老年人常见的神经功能障碍性疾病，主要是由于黑质中多巴胺神经元受损伤，造成产生多巴胺的酪氨酸羟化酶减少或活性降低，从而导致脑内多巴胺含量明显减少，进而出现震颤、流涎、肌强直等症状，修复受损的多巴胺神经元是治疗帕金森病的关键。据报道，中科院上海生命科学研究院从哺乳动物大脑细胞膜中成功提取出神经节苷脂用于修复帕金森患者的受损神经。神经节苷脂分子量仅有1.8kDa，能顺利透过血-脑屏障（美多巴、安坦等药物因分子量太大而难以透过血-脑屏障）作用于脑神经。神经节苷脂作为神经细胞膜的天然成分，不仅对细胞膜具有很强的亲和力，并能直接镶嵌入受损细胞的膜上，对已损伤变性的黑质细胞进行修复，促使其长出新的侧芽，从而恢复黑质神经细胞分泌足量多巴胺的功能，使帕金森患者的症状得到根本缓解。在所有细胞中，糖脂中的寡糖链均位于质膜的非胞质侧，即糖链暴露在细胞外表面，在细胞膜中呈明显不对称分布，与细胞识别、信息传导有关，还具有保护作用。

膜脂作为生物膜的基本结构成分，其组成的分子类型对生物膜的结构和功能有很大的影响。不同种类的细胞，同一细胞中不同类型的生物膜，甚至同一细胞的质膜的不同部位，膜的组分也可能有明显的差别。如高尔基体膜上的鞘磷脂含量为内质网膜的 6 倍，小肠上皮细胞腔面质膜中的鞘磷脂含量是质膜其他部位含量的一倍，后者显然有助于增加腔面质膜的稳定性。

图 4-5 糖脂结构图

（二）膜蛋白 微课 1

膜蛋白是生物膜的另一重要组成成分，种类繁多，约占细胞总蛋白量的 25%，占细胞膜的 40% ~ 50%。膜蛋白是细胞膜功能的主要承担者，除渗透作用外，膜蛋白几乎参与了细胞膜的全部功能，它与膜脂共存，保持了一定的构象，结构各异，功能多样。各种生物膜的特征及其生物学功能主要由膜蛋白决定，表 4-3 给出了几种膜蛋白功能的举例。

表 4-3 膜蛋白功能举例

膜蛋白	示例	作用方式
运输蛋白	Na^+, K^+ - ATP 酶	泵出 Na^+，泵入 K^+
连接蛋白	整联蛋白	将细胞内肌动蛋白与细胞外基质蛋白相连
受体蛋白	血小板衍生生长因子（PDGF）受体	同细胞外的 PDGF 结合，在细胞质内产生信号，引起细胞的生长与分裂
酶类	腺苷酸环化酶	在细胞外信号作用下，使细胞内产生 cAMP

不同细胞膜的膜蛋白含量不同，通常占膜重量的 50% 左右。由于脂类分子比蛋白质分子小，所以膜脂分子的数量要比膜蛋白分子多，蛋白质分子与脂类分子的数量之比约为 1：50，即每有 1 个蛋白质分子就有 50 个脂类分子。根据膜蛋白与膜脂相互作用的方式、结合的难易程度以及排列部位的不同，可将膜蛋白分为三种基本类型。

1. 内在膜蛋白（intrinsic membrane protein） 又称镶嵌蛋白（mosaic protein）或整合蛋白（integral protein），一般在功能复杂的膜中较多，反之较少。它穿过细胞膜脂双层结构域，分为单次跨膜、多次跨膜和多亚基跨膜蛋白三种类型。目前所了解的内在膜蛋白均为跨膜蛋白（transmembrane protein），跨膜蛋白在结构上可分为胞质外结构域、跨膜结构域和胞质内结构域等三个组成部分（图 4-6）。跨膜蛋白可以 α - 螺旋方式单次穿过膜，也可以数条 α - 螺旋多次穿过膜（multiple pass）（图 4-6 A）。需要指出的是，虽然跨膜蛋白一般含有 25% ~ 50% 的 α - 螺旋，但是有一些跨膜蛋白的多肽链也可以 β - 折叠方式弯曲成一个圆桶状穿过脂双层（图 4-6 B），如线粒体外膜和细菌质膜中的孔蛋白就是 β - 折叠结构。内在膜蛋白难以从膜中分离出来，只有用去垢剂处理才能分离该类蛋白。内在膜蛋白是结构蛋白，具有多种生物学功能，与细胞的物质运输、能量传递、神经传导、信息传递等均有密切关系。

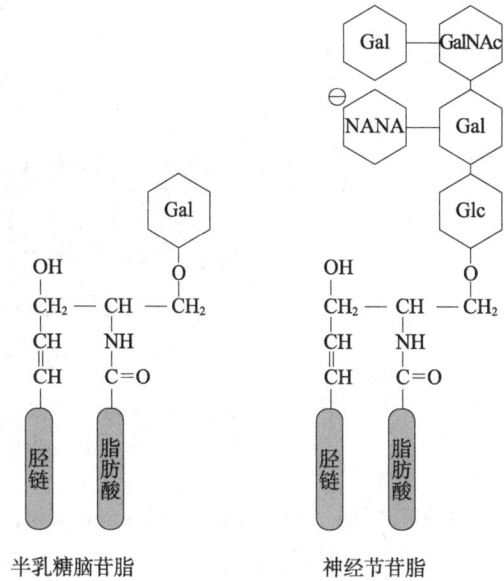

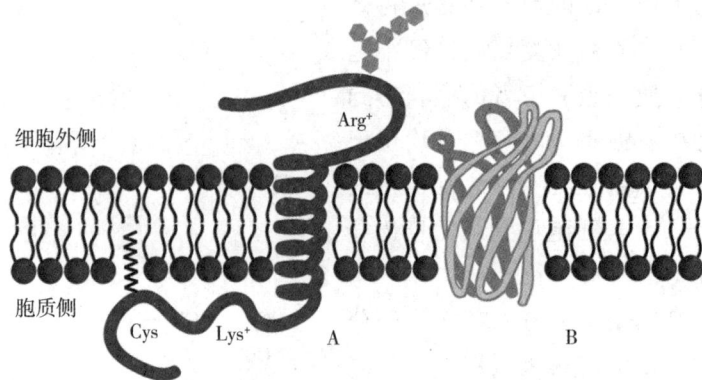

图 4 - 6　内在膜蛋白与膜脂结合方式示意图

A. α - 螺旋膜蛋白；B. β - 折叠膜蛋白

2. 外在膜蛋白（extrinsic membrane protein）　又称外周膜蛋白（peripheral membrane protein），为水溶性蛋白质，占膜蛋白的 20%～30%，主要分布于细胞膜内外表面，暴露在水相之中（图 4 - 7）。组成外在膜蛋白的氨基酸以亲水性为主，或是亲水性基团露在外面，所以易与膜表面的极性基团靠近而附着在膜的内外表面。外在膜蛋白以弱的非共价键，如离子键、氢键等，附着在膜脂上，因此只要改变溶液的离子强度或浓度，甚至提高温度等不破坏膜的结构情况下，即可从膜上分离出来。外在膜蛋白通过其分子中特殊部位结合到生物膜表面，磷脂酶是其中一例，它以较高的亲和力结合到膜界面的磷脂头部极性基团上，以降解衰老或损伤的生物膜，它也是多种蛇毒的作用靶点。

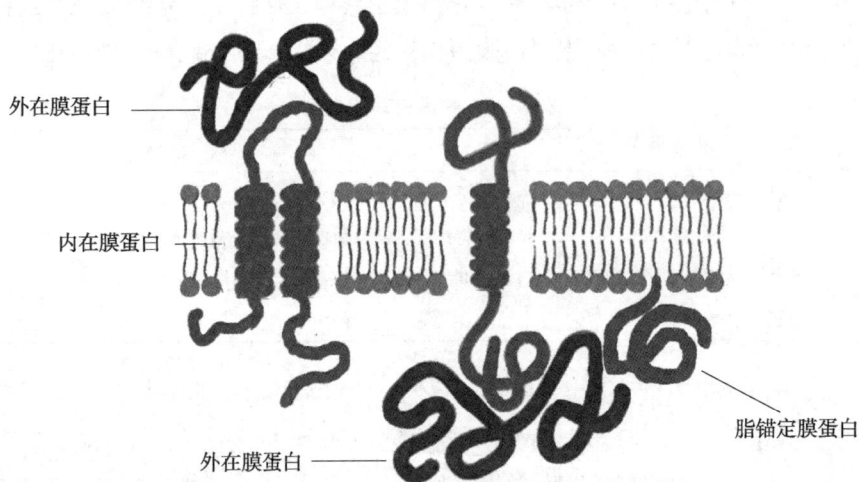

图 4 - 7　膜蛋白的基本类型

3. 脂锚定膜蛋白（lipid anchored protein）　是通过与之共价相连的脂分子（脂肪酸或糖脂）与膜的脂双层相连，而锚定在细胞质膜上，其水溶性蛋白质部分位于脂双层外。

脂锚定膜蛋白可分为三类。

（1）通过脂肪酸结合到膜蛋白 N 端的甘氨酸残基上（图 4 - 8A），如与肿瘤发生相关的酪氨酸蛋白激酶的突变体 v - Src。

（2）由 15 或 20 个碳链长的烃链结合到膜蛋白 C 端的半胱氨酸残基上（图 4 - 8B），有时还有另一条烃链或脂肪酸链结合到近 C 端的其他半胱氨酸残基上，这种双重锚定有助于蛋白质更牢固地与膜脂结合。例如，同属于 GTPase 超家族的小分子 G 蛋白 Ras 和 Rab 蛋白均为双锚定膜蛋白，前者参与生长因子受体的细胞信号转导，后者介导膜泡的融合。上述两类脂锚定膜蛋白均分布在细胞膜胞质的一侧。

（3）通过糖脂锚定在细胞质膜上（图4-8C）。如磷脂酶C和大分子的蛋白聚糖（proteoglycan）。在不同细胞中，这类糖脂的结构有很大的不同，但都含有磷脂酰肌醇（PI）基团，因此称为磷脂酰肌醇糖脂（glycosylphosphatidylinositol，GPI）锚定方式。与磷脂分子类似，同磷脂酰肌醇结合的2个脂肪酸链插入脂膜中。肌醇同时与长度不等的寡糖链相结合，最后寡糖末端的磷酸己醇胺与蛋白质共价相连，从而有效地将蛋白质结合到质膜上。GPI脂锚定膜蛋白均分布在质膜外侧。

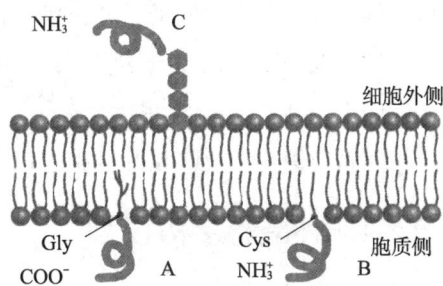

图4-8 脂锚定膜蛋白的3种基本类型

通过与膜蛋白N端甘氨酸（Gly）结合的脂肪酸（A）或通过膜蛋白C端半胱氨酸（Cys）结合的烃链和脂肪酸，及通过糖脂链（C）锚定在质膜上的膜蛋白

膜蛋白与膜脂的功能之间有一定的联系，例如，K. Boesze - Battaglia 和 R. J. Schimmel 研究了光感受器和血小板的组成与功能后发现，细胞膜的脂类分子对膜蛋白有一定的影响，其结果见表4-4。

表4-4 膜蛋白功能受脂类分子影响的实例

膜蛋白	调节脂类	效应
线粒体ADP转换	心肌磷脂	核苷酸交换的必要成分
Na^+,K^+-ATP 酶	胆固醇	酶活性所必须
阴离子转运（带3）	胆固醇	活性所必须
肌浆网内的 Ca^{2+} 泵	磷脂酰乙醇胺	酶活性所必须
血型糖蛋白	磷脂酰肌醇	活性所必须
血型糖蛋白	磷脂酰肌醇磷酸酯	促进与细胞骨架的结合
β-羟丁酸脱氢酶	磷脂酰胆碱	酶活性所必须

（三）膜糖类 e 微课2

细胞膜中含有一定的糖类，这些糖类物质以多种方式存在，包括前述的与膜脂共价结合形成糖脂和以低聚糖或多聚糖链形式与膜蛋白共价结合形成糖蛋白。如果膜蛋白含有一个或数个长的多糖链与之连接，则称为蛋白聚糖。膜糖类占细胞膜总重量的1%~10%，主要以糖脂和糖蛋白的形式伸向细胞膜的外表面，构成细胞外表面的微环境。

从功能角度，膜糖往往成为细胞表面的标志。如人类的ABO血型系统中，红细胞A/B抗原的区别就在于糖链中的一个糖基不同，从而造成了抗原决定簇结构的根本差别。膜糖类结构还帮助保护细胞表面不受机械和化学损伤，并与细胞之间的黏着、细胞识别等有关，是细胞表面的重要信息识别分子。炎症反应也涉及膜糖类，例如在细菌感染早期阶段，中性粒细胞表面的糖类被感染部位的血管内皮细胞上的凝集素所识别，黏附于血管壁上，然后穿过血管内皮迁移到感染组织部位，帮助消灭细菌。

在大多数真核细胞表面具有富含糖类的周缘区，称为细胞外被（cell coat）或糖萼（glycocalyx），用重金属染料钌红染色后，在电镜下可显示其为厚10~20nm的结构，边缘不甚明确。细胞外被中的糖类主要包括与糖蛋白和糖脂相连的低聚糖侧链，以及被分泌出来又吸附于细胞表面的糖蛋白与蛋白聚糖的多糖侧链。这些吸附的大分子是细胞外基质的成分，所以细胞膜的边缘与细胞外基质的界限是难以区分的。

现在，细胞外被一般用来指与质膜相连接的糖类物质，即质膜中的糖蛋白和糖脂向外表面延伸出的寡糖链部分，因此细胞外被实质上是质膜结构的一部分。而把不与质膜相连接的细胞外覆盖物称为细胞外物质或胞外结构。细胞外被的基本功能是保护细胞抵御各种物理、化学损伤，如消化道、呼吸道等上皮细胞的细胞外被有助于润滑，防止机械损伤，保护黏膜上皮免受消化酶的分解。糖链末端富含带负电荷的唾液酸，能捕集 Na^+、Ca^{2+} 等阳离子并吸收大量水分子，使细胞周围建立起水盐平衡的微环境。糖脂及糖蛋白中低聚糖侧链的功能大多还不清楚，但根据寡糖链的复杂性及其所处的位置，提示它们参与细胞间及细胞与周围环境的相互作用，如参与细胞的识别、黏附、迁移等功能活动。

二、细胞膜的结构模型

组成细胞膜的化学物质主要为脂类、蛋白质和糖类。那么，这些物质是如何有机地排列和组合成细胞膜的呢？这是关系到细胞膜如何行使其功能的基本问题。因此，对于细胞膜分子结构的研究一直受到细胞生物学家们的高度重视。自 1925 年起至今，已提出近百种细胞膜结构模型，随着研究技术的不断深入，对细胞膜结构的认识也不断深入。下面重点介绍几种有代表性的膜结构模型。

（一）单位膜模型

单位膜模型（unit membrane model）是 1959 年由 Robertson 在 James 和 Davson 于 1935 年提出的"片层结构模型"基础上修正并提出的。Robertson 在电镜中观察到，细胞膜以及细胞的内膜（线粒体膜、内质网膜、高尔基体膜、核膜等）都有类似的结构，即所有生物膜厚度基本一致，内外两侧为电子密度高的暗带，厚度各为 2nm，中间为电子密度低的明带，厚度为 35nm，总厚度为 75nm，这种"暗 - 明 - 暗"的结构称为单位膜。电镜下观察到的亮带为脂质双分子层，暗带为蛋白质层。此模型可以解释细胞膜的许多特性，但也有许多膜现象，单位膜模型无法做出满意的解释。该模型将膜描述成一种静态的单一结构，无法说明膜的动态结构变化。另外，各种膜的功能和特性是不同的，而此模型却没有反映出这种差异。到 20 世纪 60 年代以后，随着新技术的应用，证明膜内外两层蛋白质分布具有不对称性，脂质双分子层中心部分也有蛋白质颗粒的分布，这些事实说明单位膜模型需要修正。

（二）液态镶嵌模型

液态镶嵌模型（fluid mosaic model）是 1972 年由美国的 Singer 和 Nicolson 在单位膜的基础上提出的。"fluid"形容液态可溶性的、常常改变的运动；"mosaic"形容蛋白质、磷脂排列方式。该模型认为，细胞膜是流动的脂质双分子层中镶嵌着球形蛋白，并按二维排列方式所组成的。流动的脂质双分子层构成细胞膜的连续主体结构，蛋白质分子则以不同方式和不同深度嵌入磷脂双分子层中，形成外在膜蛋白和内在膜蛋白。该模型强调了膜的流动性，即膜的结构不是静止的，而是动态的；并强调了膜蛋白分布的不对称性，得到许多实验结果的证实，是目前被普遍接受的一种基本生物膜结构模型（图 4 - 9）。

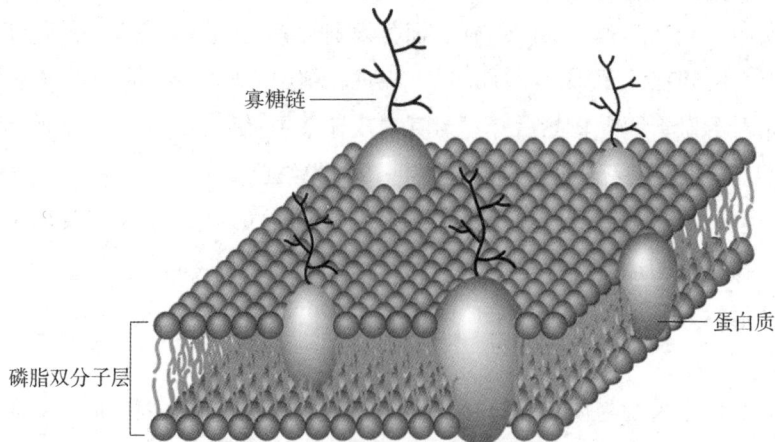

图 4 - 9　细胞膜的液态镶嵌模型示意图

液态镶嵌模型可以解释许多膜中所发生的现象，但是它不能说明具有流动性的质膜在变化过程中怎样保持膜的相对完整性和稳定性。

（三）晶格镶嵌模型

鉴于液态镶嵌模型的不足，1975 年 Wallach 提出了晶格镶嵌模型（crystal mosaic model），对液态镶嵌模型进行了补充。该模型认为，细胞膜之所以具有"流动性"，是由于脂质可逆地进行无序（液态）和有序（晶态）的相变过程，膜蛋白对脂质分子的活动具有限制作用。在大多数动物细胞膜系统中，这种具有"流动性"的脂质是呈小片的点状分布，面积小于 $100nm^2$，因此脂质的流动性是局部的，并非整个脂质双层都在进行流动。该模型较为合理地解释了为什么细胞膜既具有流动性又具有相对的完整性和稳定性的特征。若内在膜蛋白占膜疏水体积的 35%，则有 35% 的脂质为界面脂质，余下的疏水区为流动脂质。这意味着如果膜蛋白越多，其周围的脂质分子即界面脂质含量越大，流动脂质相对减少，膜的流动性相对就越小。

（四）脂筏模型

1988 年 Simons 提出的脂筏模型（lipid raft model）对膜的流动性给出了新解释。该模型认为，在甘油磷脂为主体的生物膜上，胆固醇、鞘磷脂等富集区域形成相对有序的脂相，如同漂浮在脂双层上的"脂筏"一样，载着执行某些特定生物学功能的各种膜蛋白（图 4 - 10）。脂筏最初可能在高尔基体上形成，最终转移到细胞质膜上，有些脂筏可在不同程度上与膜下细胞骨架蛋白交联。据推测，一个直径 100nm 的脂筏可载有 600 个蛋白质分子。目前已

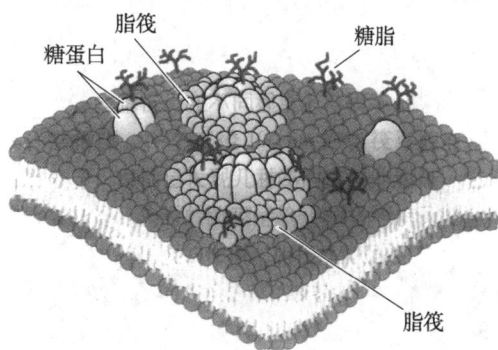

图 4 - 10　细胞膜的脂筏模型示意图

发现几种不同类型的脂筏，它们在细胞信号转导、物质跨膜运输及 HIV 等病原微生物侵染细胞过程中起重要作用。

研究表明，细胞膜上受体在介导跨膜信号转导时，通常是在细胞膜上的胞膜窝（caveolae）和脂质筏结构中进行的，其中胞膜窝是一种含有窝蛋白的特殊脂质筏结构，通常在细胞膜上形成内陷的小窝。胞膜窝和脂质筏都是细胞膜上富含胆固醇和鞘磷脂的脂质有序结构域，许多细胞膜上的受体都已经被发现位于胞膜窝和脂质筏中。同时，在脂质筏的细胞质一侧富集了大量的细胞内信号分子，这些信号分子集聚形成信号分子复合体，使得受体的细胞内结构域很容易与大量的细胞内信号分子发生相互作用，为信号转导的起始和信号分子的相互作用提供了一个结构平台。

上述几种细胞膜结构模型互相补充，逐渐完善。但由于细胞膜结构和功能非常复杂，目前仍有问题无法合理解释，可望今后提出更为合理的细胞膜分子结构模型。

三、细胞膜的特性与功能

细胞膜的分子结构模型解释了细胞膜具有的两个显著特性，即流动性与不对称性。

（一）细胞膜的流动性

细胞膜的流动性（fluidity）是指膜组成分子的运动性。膜的流动性是细胞质膜也是所有生物膜的基本特征之一，是细胞完成生长增殖等生命活动的必要条件。细胞膜之所以具有流动性，是由于作为细胞膜框架的脂质双分子层排列既是有序的，又是可以流动的，是兼具两种特性的独特液晶态结构。正常生

理条件下，细胞膜大多呈液晶态，不断处于热运动中，当温度下降到某一临界点时，它们可以从（半）流动的液晶态转变为晶态，温度上升时晶态又可溶解回液晶态，这一温度依赖的变化点称为膜的相变温度。各种膜脂都有不同的相变温度，生物膜的相变温度是由组成它的各种组分的相变温度决定的。在相变温度以上，液晶态的膜脂质和膜蛋白均处于运动状态，它们协同完成细胞膜的各种功能。

流动性是生物膜极为重要的特性，它可使膜成分得以定向有序地组织，并具有机械支撑性，膜内蛋白可以聚集和组装，形成特殊的结构，如胞间连接、神经细胞突起等，保证膜行使正常的功能。细胞生长、运动、分裂、内吞外排等都有赖于细胞膜的流动性。这种流动性不仅保证了细胞正常的代谢活动，而且受细胞代谢过程的调节。

1. 膜脂的流动性   20 世纪 70 年代，科学家发现单个磷脂分子在膜内能自由移动。利用电子自旋共振技术，使磷脂分子的极性头携带上电子自旋标记物（通常是硝基氧基团），该基团含有一个未配对电子，产生的顺磁信号可以通过电子顺磁共振仪检测，这一技术可探测到整体细胞膜上脂质分子的活动。除此之外，核磁共振技术也可用来测量膜脂分子的运动。研究表明，在相变温度以上，膜脂的运动有以下 4 种方式。

（1）侧向运动   即同一单层内，相邻的各膜脂分子沿膜平面侧向快速交换位置，每秒钟甚至可达 107 次。膜脂分子侧向运动的扩散系数（D）为 $10\sim8cm^2/s$，而扩散距离的公式为 $S=(4Dt)\times0.5$，以此计算，脂质分子每秒扩散 $1\sim2\mu m$，相当于一个普通细菌的长度。侧向运动是膜脂分子运动的基本运动方式，具有重要的生物学意义。

（2）旋转运动   指脂质分子绕着与膜平面垂直的轴进行快速旋转。

（3）翻转运动   指脂质分子从膜的脂双层中的一层翻转到另一层的运动（图 4-11）。这种运动在绝大多数膜上很少发生，但在合成脂质活跃的内质网膜上，磷脂分子的翻转运动时有发生，这是因为内质网膜上存在磷脂转位因子的缘故，该磷脂转位因子是一种催化磷脂分子翻转的酶。图 4-11 显示了翻转运动的两种不同方式。另外胆固醇分子的翻转是经常发生的，而且胆固醇分子可通过这种翻转运动在脂双层之中进行快速的再分布。磷脂分子与胆固醇分子的这种翻转运动保证了膜脂质分子分布的不对称性。

（4）左右摆动   指脂质分子围绕与膜平面垂直的轴线进行左右摆动，烃链尾部摆动幅度最大，靠近极性头部的摆动幅度小。

膜脂流动性是一个复杂的现象，因为细胞膜是非匀质系统，实际上膜的不同区域具有不同的流动性：由于膜脂在脂双层两边分布不对称，双层两边的流动性是不同的。两条烃链长度不同时，较长的链将伸入脂双层的另一边，使膜两边之间联系加强，流动性随之减小；此外，在同一脂双层中，磷脂分子的各部位活动程度也不同，头部和烃链尾部活动较大，亦即从骨架向膜的脂双层中心存在着流动性的梯度，越接近中心流动性越大。

膜脂的流动性是生长细胞完成包括生长、增殖在内的多种生理功能所必需的，在细菌和动物细胞中常通过增加不饱和脂肪酸的含量来调节膜脂的相变温度，以维持膜脂的流动性。

2. 膜蛋白的流动性   由于膜脂的液晶态特性，也使膜蛋白在膜中产生了流动性，其运动形式有以下两种。

（1）旋转扩散   指膜蛋白围绕与膜平面垂直的轴线进行旋转的运动方式，旋转运动与膜脂的运动方式相似。

（2）侧向移动   指膜蛋白在细胞膜平面上侧向移位的运动方式。通常膜蛋白的旋转运动要比侧向移动的速度慢。

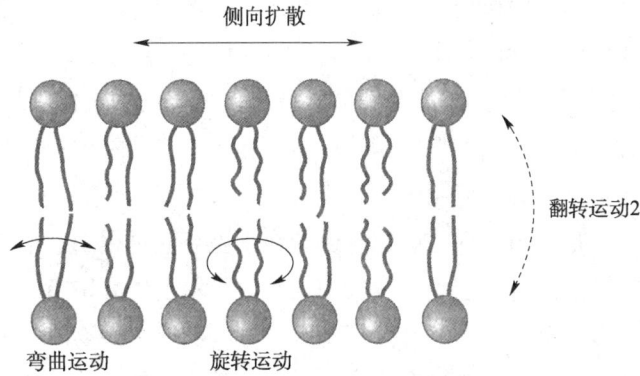

图 4－11　脂质分子的侧向运动与翻转运动示意图

　　观察膜蛋白运动的特点是细胞膜研究的重要课题。1970 年，Frye 和 Edidin 用细胞融合方法首先证明了细胞膜中膜蛋白侧向移动的运动方式。他们把离体培养的人与小鼠细胞融合在一起，形成人－鼠杂合细胞，应用间接免疫荧光法，通过观察两种细胞融合后膜抗原分布的变化过程来了解膜蛋白的侧向移动。具体步骤：将两种不同的抗体分别用不同的荧光染料做标记，让人细胞抗体结合红色荧光染料，鼠细胞抗体结合绿色荧光染料。当人－鼠细胞融合成一个杂合细胞时，杂合细胞的一半为红色，一半为绿色，经 37℃ 孵育 40 分钟后，两种颜色的荧光点就逐渐均匀地分布在杂合细胞上，这一实验清楚地显示了与抗体结合的膜蛋白在质膜上的运动。在某些细胞中，当荧光抗体标记时间持续延长，已均匀分布在细胞表面的标记荧光会重新排布，聚集在细胞表面的某些部位，即所谓成斑现象（patching），或聚集在细胞的一端，即成帽现象（capping）。成斑现象和成帽现象进一步证实了膜蛋白的流动性。对这两种现象的解释是二价的抗体分子交联相邻的膜蛋白抗原分子，引起膜蛋白聚集呈现出斑块结构，进一步在膜下骨架系统的相互作用下抗原抗体复合物呈现出帽状结构，该结构以膜泡形式被内吞到细胞内。后来的研究逐渐发现，影响膜蛋白侧向运动的因素很多，包括温度、pH、膜黏度、细胞内其他组分与蛋白质的相互作用、细胞内的细胞骨架对蛋白质的牵制作用等。

　　3. 影响细胞膜流动性的因素

　　（1）胆固醇的影响　　动物细胞的细胞膜中含有的胆固醇，它们以特殊的排列方式与磷脂分子相结合，对膜的流动性起着重要的双重调节作用。在相变温度以上时，胆固醇可以增加脂质分子的有序性而限制膜的流动性；在相变温度以下，又可阻止磷脂分子互相聚集成晶态结构，干扰脂质分子有序性的出现，防止低温时膜流动性的突然降低。因此，胆固醇在生理条件下有调节细胞膜流动性的作用，其最终效应取决于胆固醇在膜脂中的相对含量以及上述两种作用的综合效果。通常，胆固醇起防止膜脂由液相变为固相以保证膜脂处于流动状态的作用，在细胞质膜脂双层的内外两侧的膜脂中，细胞外侧膜脂的胆固醇含量往往高于内侧，因此，内侧膜脂的流动性更弱。

　　（2）脂肪酸链的长短与不饱和度　　膜的流动性与脂肪酸链的长短有关，短脂肪酸链能降低脂肪酸链尾部的相互作用，在相变温度以下不易凝集；长链则增加分子的有序性，使流动性降低。饱和脂肪酸链直而不弯曲，故流动性低；不饱和脂肪酸链的双键处易弯曲，使脂肪酸链尾部不易相互靠近，增加膜的流动性。因此，一般脂肪酸越短，不饱和程度越高，膜脂流动性越大。

　　（3）环境温度　　环境温度的变化也会影响膜的流动性。一般来说，随着温度的升高，膜的流动性增大，反之亦然。但温度升高也有一定的限度，若高于相变温度会使液晶态遭到破坏，使许多代谢反应不能正常进行；若低于相变温度，又可由液晶态变为晶态，使细胞内的许多代谢反应停止。

　　（4）膜蛋白的影响　　膜蛋白与膜脂的结合对膜的流动性有直接的影响。膜蛋白嵌入脂质双分子层的疏水区会降低膜的流动性。内在膜蛋白可使周围的脂质分子形成界面脂而不能单独活动。嵌入的蛋白质越多，界面脂越多，膜脂的流动性就越小。

（5）卵磷脂和鞘磷脂比值的影响　卵磷脂和鞘磷脂约占哺乳动物细胞膜脂总量的50%，其中卵磷脂所含脂肪酸链的不饱和程度高，流动性强；鞘磷脂所含脂肪酸链的不饱和程度低，流动性也低。在生理温度下，尽管两者均处于流动状态，但鞘磷脂的微黏度值比卵磷脂高5~6倍。故细胞膜中卵磷脂和鞘磷脂的比值升高，膜的流动性增强；反之减弱。例如在细胞衰老过程中，细胞膜的卵磷脂和鞘磷脂比值逐渐下降，膜的流动性亦随之降低。这也是建议中老年人服用适量卵磷脂的原因。

细胞膜的流动性具有十分重要的生理意义。细胞膜的许多功能，如物质运输、信息传递等都与膜的流动性有关。若细胞膜固化，黏度增大至一定程度，膜内的酶将丧失活性，代谢停止，导致细胞死亡。

（二）细胞膜的不对称性

细胞膜的不对称性是指细胞膜脂双层内外两层的组分在分布和功能上是不同的。各种膜组分都存在着不对称性。

1. 膜脂的不对称性　磷脂双分子层两侧的膜脂在组分上是不同的，在含量与比例上也有差异。以红细胞膜为例，含胆碱的磷脂，如磷脂酰胆碱、鞘磷脂主要分布于膜外层；含氨基的磷脂，如磷脂酰丝氨酸磷脂酰乙醇胺主要分布在膜内层（图4-12），这种分布将会影响质膜的曲度。

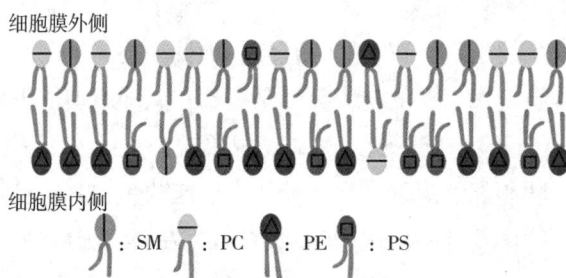

图4-12　磷脂在人红细胞质膜上分布示意图
SM：鞘磷脂；PC：卵磷脂；PE：磷脂酰乙醇胺；PS：磷脂酰丝氨酸

细胞膜内外两层磷脂分子极性头部的不对称分布同时也伴随着它们尾部的差异。带负电荷的磷脂酰丝氨酸主要分布于膜内层，使得膜内相对于膜外呈现负电位，而膜外则呈现正电位。由于膜内外两层的磷脂分子分布上的不对称，也使内在膜蛋白只有在周围有特定的磷脂分子时才会表现出活性，例如，当周围有磷脂酰丝氨酸时 Na^+,K^+-ATP 酶才表现出活性，有磷脂酰胆碱和磷脂酰乙醇胺等时 Ca^{2+} 泵表现出活性。另外，胆固醇在细胞膜内外两层的分布也是不对称的，它主要分布于膜外层。已知某些膜脂的不对称分布有重要的生物学意义，如细胞质膜上，所有的磷酸化的磷脂酰肌醇的头部基团都面向细胞质一侧，这是G蛋白耦联受体信号转导的必要条件。又如在血小板的质膜上，磷脂酰丝氨酸主要分布在质膜的内层中，当受到血浆中某些因子的刺激后，很快翻转到外层上，活化参与凝血的酶类。

2. 膜蛋白的不对称性　内在膜蛋白与脂质双分子层的结合是不对称的，没有一种蛋白质对称性地分布于膜内层和膜外层。跨膜蛋白突出细胞膜内外表面的部分不仅长度不等，而且氨基酸的种类和排列顺序也不同。与膜脂不同，膜蛋白的不对称性是指每种膜蛋白分子在质膜上都具有明确的方向性，如细胞表面的受体、膜上载体蛋白等，都是按一定的方向传递信号和转运物质。用冰冻蚀刻技术可以清楚地看到细胞膜内外两层内在膜蛋白颗粒的分布是不对称的，例如腺苷酸分布在膜的内表面，非专一性的 $Mg^{2+}-ATP$ 酶、5'-核苷酸酶和乙酰胆碱酯酶等分布在细胞膜的外表面。

各种生物膜的特征及其生物学功能主要由膜蛋白决定，是生物膜在时间与空间上有序，完成各种复杂生理功能的保证。膜蛋白的不对称性在它们合成时即已经确定。

3. 糖脂和糖蛋白的不对称性　糖脂和糖蛋白中的糖链均分布于细胞膜的外表面，它们在结构上千差万别，加深了细胞膜两侧不对称分布的特征，同时也保证了细胞膜两侧在功能上的不同。

（三）细胞膜骨架

膜骨架（membrane skeleton）是细胞质膜的一种特别结构，是指细胞质膜下由纤维蛋白组成的网络结构，膜骨架与膜蛋白相连，在细胞膜与细胞内部结构之间传递机械力，参与维持细胞膜形态和稳定性，并形成细胞表面鞭毛、纤毛、微绒毛及细胞变形足等特化结构，协助质膜完成多种生理功能。

膜骨架与细胞膜的功能活动密切关联，通过与膜蛋白的相互作用，膜骨架可以调控膜蛋白在细胞膜上的定位，促进膜蛋白聚簇形成高级组织形式，同时也参与调控细胞对外界信号的响应。20世纪60年代，膜骨架首先在红细胞中被发现，针对膜骨架的分子层面的研究也多以红细胞为模型。随后在神经细胞、上皮细胞和淋巴细胞等多种细胞类型的细胞膜上也证实了膜骨架的存在及其功能的重要性。

1. 红细胞膜蛋白及膜骨架　红细胞血影（ghost）是研究膜蛋白的理想材料，主要是因为红细胞容易被大量而纯净地得到，且无细胞核和内膜系统。红细胞血影制作方法简单，只需将红细胞置于低渗溶液中，红细胞膜破裂，血红蛋白溢出，即可得到红细胞膜，又称红细胞血影。在红细胞血影的电泳图谱中，目前已能确定的蛋白质组分中有酶、受体、载体和离子泵等。用SDS聚丙烯酰胺凝胶电泳能检出血影蛋白、锚蛋白、血型糖蛋白、带3蛋白及肌动蛋白等。血影经非离子去垢剂处理后，红细胞膜脂质、血型糖蛋白及大部分带3蛋白被去除，存留下来部分即纤维状的膜骨架蛋白网络，包含血影蛋白、肌动蛋白、锚蛋白和带4.1蛋白。

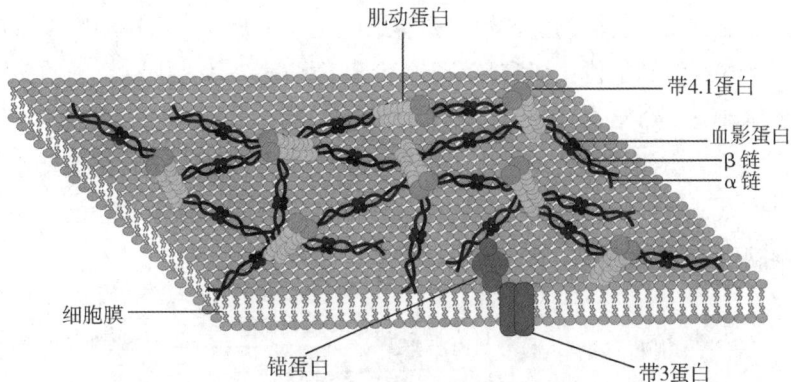

图4-13　细胞膜骨架结构示意图

血影蛋白是由 α - 血影蛋白和 β - 血影蛋白两种亚基组成的异二聚体蛋白质，这些二聚体进一步组装成更高级的结构，通常是四聚体（由两个 αβ 二聚体组成），血影蛋白通过与锚蛋白和带4.1蛋白等膜骨架蛋白相互作用，形成一个灵活的、类似帐篷的网状结构。血影蛋白形成的网状结构为红细胞的双凹圆盘形状提供了机械支撑，同时，血影蛋白的灵活性和弹性使红细胞能够顺利地改变形状，使其能够变形通过微血管而不破裂。

膜骨架网络通过锚蛋白与细胞膜连接，锚蛋白含有两个结构域，一个结构域可特异地与血影蛋白 β 链结合，另一结构域与带3蛋白伸向胞质面的位点紧密结合。带3蛋白是红细胞膜上 Cl^-/HCO_3^- 离子运输载体蛋白（图4-13）。

2. 膜骨架异常与疾病　遗传性球形红细胞增多症（hereditary spherocytosis，HS）是一种先天性红细胞膜骨架蛋白异常引起的遗传性溶血病。其主要特点是外周血中见到较多小球形红细胞，临床上以贫血、血液中球形红细胞增多、病程呈慢性并伴有溶血反复急性发作为主要特征。

这种疾病是由于红细胞膜骨架蛋白（如血影蛋白、锚蛋白、带 4.1 蛋白和带 3 蛋白）的基因突变导致的。上述蛋白基因缺陷，导致膜骨架和膜之间的垂直方向连接力减弱，使红细胞失去正常的双凹圆盘形状，变成球形，膜的变形性能和柔韧性能减弱，少量水分进入胞内易胀破而引起溶血性贫血。

了解膜骨架蛋白的结构和功能，有助于开发针对膜骨架蛋白异常引起的疾病的治疗方法，理解膜骨架蛋白如何影响红细胞的变形能力，可以帮助设计更有效的药物递送系统，特别是针对通过微血管递送的药物系统。

（四）细胞膜的功能

细胞膜是细胞与细胞外环境之间一种选择性通透屏障，它既能保障细胞对基本营养物质的摄取、代谢产物或废物的排除，又能调节细胞内离子浓度，使细胞维持相对稳定的内环境。如果细胞膜的选择通透作用发生异常，将会使细胞进入病理状态，导致细胞出现异常或死亡。在药学理论与实践中，有许多问题都与细胞膜的物质交换密切相关。例如，药物如何通过细胞膜进入细胞，如何到达作用部位并发挥药效等，都与细胞膜的功能完善与否相关。细胞膜的结构与功能也会影响细胞对药物的作用，从而影响整个药物在体内的作用规律。

概括地说，细胞膜主要具有以下功能（图 4 - 14）。①物质屏障与渗透作用：为细胞的生命活动提供相对稳定的内环境，这是细胞膜首要的功能。②物质转运：包括代谢底物的输入与代谢产物的排出，并伴随着能量的传递。细胞膜提供了物质运输通道，为细胞内各区域的信息交流与合作提供了必备条件。③细胞识别：细胞膜对胞外的信息刺激具有识别和响应功能，可提供细胞识别位点，并完成细胞内外信号的传递、放大与跨膜转导。④细胞连接：介导多细胞生物中细胞与细胞、细胞与基质之间的连接。细胞间的识别、黏附、物质与信息交流均需要有细胞膜作为媒介，通过细胞膜形成和维持细胞间特殊的联系和协同作用。⑤组织和定位：细胞膜是连续、环合的薄壳体，把整个细胞包围起来，其他生物膜又把各种细胞器如细胞核、线粒体等包围起来，形成相对独立的区间，使之区域化（compartmentalization）。在分开的区域内，分别维持着不同类型的新陈代谢，并使相互干扰降至最小。细胞膜可为多种蛋白质与酶提供结合位点，使细胞内酶促反应能够在各个部位高效而有序地进行。⑥其他功能：包括参与形成不同功能的细胞表面特化结构，参与免疫反应的进行等。

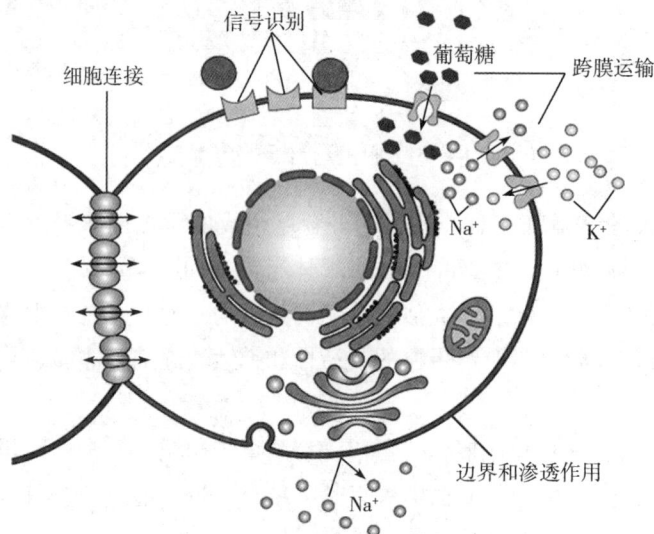

图 4 - 14　细胞膜的基本功能示意图

第二节 物质的跨膜运输

物质的跨膜运输是细胞维持正常生命活动的基础之一，也是细胞膜的重要功能之一。通过跨膜运输，可以沟通细胞内外及细胞内各细胞器之间的联系，保证新陈代谢等生命活动中的正常物质交换，也是生物膜能量转换和信息传递等功能的基础。

物质跨膜运输的方式可分为两大类：一类是小分子和离子物质的跨膜运输，包括简单扩散、协助扩散和主动运输；另一类是大分子和颗粒物质的膜泡运输，包括胞吞作用和胞吐作用。

一、小分子物质的跨膜运输

离子或小分子物质的跨膜运输与诸多生物学过程密切相关，如神经细胞的可兴奋性传递、细胞渗透压的维持以及细胞能量转换中 ATP 的产生等。根据跨膜转运是否需要膜转运蛋白参与以及是否需要消耗能量，跨膜运输分为简单扩散、协助扩散和主动运输。

（一）简单扩散

简单扩散（simple diffusion）是指物质通过细胞膜上的脂双层进入细胞，既不需要消耗 ATP，也不需要膜上的特定蛋白分子参与，物质只是顺着浓度梯度从膜的一侧转运到另一侧（图 4 – 15）。

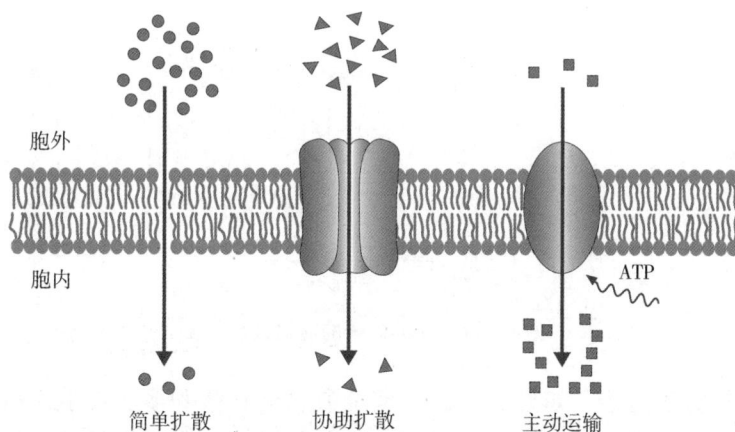

图 4 – 15 分子跨膜转运的不同方式

物质能否透过细胞膜取决于物质本身的分子大小、脂溶性和带电性质。不同分子跨膜速率差异极大，分子越小，脂溶性越强通过脂双层的速率越快。能通过简单扩散跨膜转运的物质分为两类：一类是疏水性（脂溶性）的非极性小分子，如 O_2、N_2、CO_2 和苯等，易于溶解在脂双层中，因此很快扩散通过脂双层；另一类是不带电荷的极性小分子，如水、乙醇、甘油等。值得指出的是，虽然水分子能以简单扩散的方式通过脂双层，但其扩散速率相对较低。在体内细胞中，水分子的跨膜运输主要依赖于膜上的水通道蛋白来完成，而非依赖于简单的扩散过程。而其他带电荷的分子和离子，无论其相对分子质量有多小，由于其带电及亲水性而不能进入膜脂双层的疏水区，故均不能通过简单扩散跨膜。如人工合成的脂双层对水的通透性甚至比 Na^+ 这样小的离子的通透性要高（图 4 – 16）。

某一物质的通透性以 P 来表示，P 值与物质在水和油中的分配系数 K 及扩散系数 D 成正比，与膜的厚度成反比，即 $P = KD/t$（t 为膜的厚度），图 4 – 17 列出了几种分子的通透性比较。

水和小的非极性分子能借助简单扩散而进出细胞，但是从细胞摄取营养物质和排出废物的角度，

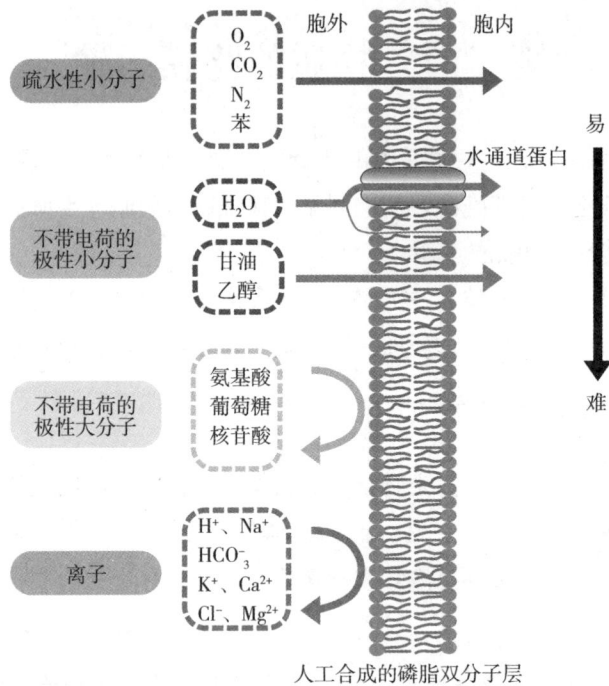

图 4 – 16　不同性质物质通过无膜转移蛋白的人工合成脂双层示意图

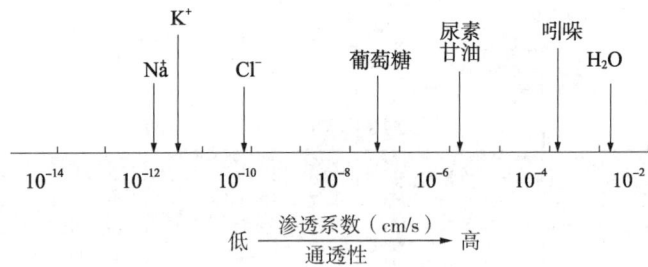

图 4 – 17　几种分子的通透性比较

膜必须能够让许多其他分子通透，如离子、糖、氨基酸、核苷酸和多种细胞代谢产物等。然而这些分子若以简单扩散的方式通过脂双层，速度难免太慢，因而客观上需要特殊的转运蛋白有效地转运它们过膜。

（二）协助扩散

协助扩散（facilitated diffusion）也称易化扩散，也是物质由高浓度到低浓度的一种跨膜运输方式。它不消耗细胞的代谢能，但需要在专一性的转运蛋白协助下完成（图 4 – 18）。在协助扩散的运输方式下，一些非脂溶性物质或亲水性物质，如 Na^+、K^+、葡萄糖、氨基酸和核苷酸等，能够借助于与质膜上专一性转运蛋白结合而通过脂双层。

这里特别介绍一下参与协助扩散、完成被动运输的膜运输蛋白。所有结构已知的膜运输蛋白都是多次跨膜的膜蛋白，一种膜运输蛋白往往只能运输一种特定的分子或离子。例如，钠通道只能运输 Na^+，钾通道只能运输 K^+，葡萄糖载体只能运输葡萄糖等。基因突变会引起细胞膜上相关膜运输蛋白的减少或缺失，导致先天性的对某种特异性物质的吸收障碍。根据体内细胞膜运输蛋白介导物质运输的不同形式，可将其分为载体蛋白（carrier protein）和通道蛋白（channel protein）（图 4 – 18）。

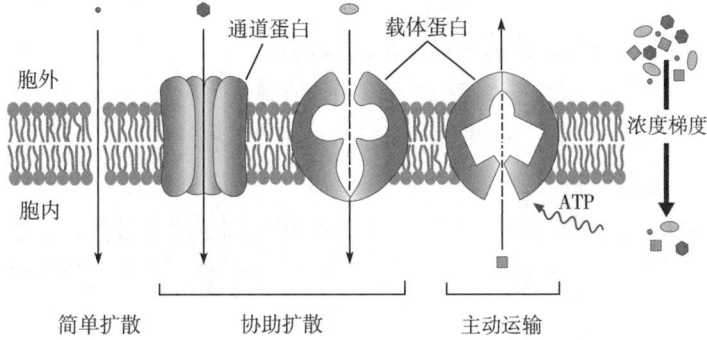

图 4－18　通道蛋白与载体蛋白介导的跨膜运输示意图

1. 通道蛋白　通道蛋白形成贯穿膜脂双层的充水通道，这些孔道在特异信号的调控下开启或关闭，让特定的物质穿过膜，如细胞膜上的门通道（gated channel）。通道蛋白具有离子选择性，转运速率高。由通道蛋白构成的通道有水孔蛋白和门通道等。

（1）水孔蛋白（aquaporins，AQPs）　是一类跨膜蛋白质，它们在细胞膜上形成水分子通道。水孔蛋白是高特异性亲水通道，只允许水分子快速、高效地通过，而不允许其他离子和小分子溶质通过，在维持细胞内外水平衡中起重要作用。水孔蛋白是由 4 个亚基组成的四聚体，每个亚基单独形成一个供水分子通过的中央孔（图 4－19）。水孔蛋白的发现极大地提高了我们对水分子跨膜运输的理解，并且对多种生理过程和疾病的研究具有重要意义。

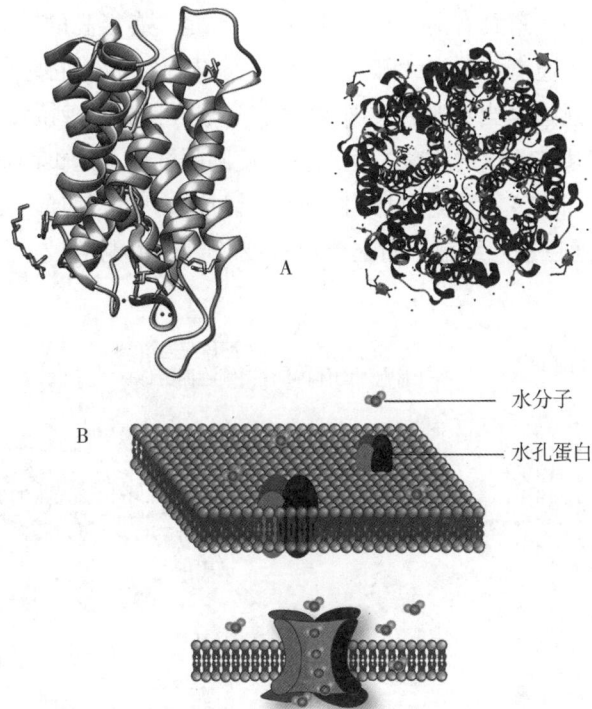

图 4－19　水孔蛋白结构图

A. 水孔蛋白三维结构　B. 水孔蛋白结构示意图

水孔蛋白在细胞内外的水分平衡、细胞体积调节、营养物质吸收和废物排出等方面发挥着重要作用。例如，水孔蛋白参与人类肾脏近曲小管对原尿中水的重吸收功能，通常情况下，一个健康的成年人每天会生成大约 180L 的原尿。这些原尿通过近曲小管中的水通道蛋白进行吸收，其中大部分水分被人体循环系统重新利用，最终仅有大约1L的尿液排出体外。水孔蛋白的异常可能导致肾性尿崩症，这是一种由于肾脏不能有效保留水分而导致的尿量增加的疾病。又如，水孔蛋白在调节脑内水分平衡、维持脑细胞功能和响应脑损伤方面发挥着至关重要的作用。在脑损伤或疾病状态下，如中风、脑肿瘤或脑炎，水通道蛋白的活性可能发生变化，影响脑内水分的分布和清除。

水孔蛋白广泛存在于所有细胞质膜上，包括细菌和植物，是一个大家族。20世纪80年代第一个水孔蛋白CHIP28（channel forming integral protein，28kDa）在红细胞膜上被鉴定，后统一命名为AQP1，到现在，已有超过200种水孔蛋白被发现。表4-5列出了部分类型水孔蛋白分布和主要功能。

表4-5　部分类型水孔蛋白分布和主要功能

水孔蛋白	组织分布	功能
AQP1	红细胞、肾近曲小管、肺泡上皮、大脑脉络丛、血管内皮等	红细胞的渗透调节，肾脏中原尿形成，脑脊液分泌，维持血管内外渗透压平衡和血液体积的调节
AQP2	肾集合管上皮细胞	在抗利尿激素的作用下，调节肾脏对水的重吸收
AQP3	肾、肠道上皮和腺体细胞、肺支气管上皮、皮肤等	肾脏和肠道水分重吸收，维持皮肤屏障功能和水分平衡等
AQP5	唾液腺、泪腺、肺部等	唾液和泪液的产生，以及肺部的水分转运
AQP8	肝脏、肾脏、睾丸等	在肝脏和肾脏中参与水分转运，可能与生殖细胞的生存环境调节有关
AQP9	肝脏、肾脏、肠道等	参与肝脏和肾脏的水分和甘油的重吸收，可能与代谢调节有关

（2）门通道（gated channel）　蛋白所形成的孔道与上述的水通道蛋白形成的通道不同，它具有闸门的作用，故称为门通道。门通道具有两个显著的特征，一是具有极高的转运速率，每个通道每秒可通过$10^7 \sim 10^8$个离子；二是离子通道不是持续开放，而是瞬时开放，仅对特定刺激发生反应时才打开，其他时间是关闭的。如有的门通道是当细胞接受外来化学信号（配体）刺激，并且化学信号与细胞表面受体结合时发生反应，引起通道蛋白的构象发生改变，使闸门开放，这类门通道称为配体门通道。仅在膜电位发生变化时才开放的门通道，称为电压门通道。通过应力感应使通道蛋白改变构象，开启通道使"门"打开，离子通过亲水通道进入细胞，引起膜电位变化，产生电信号，称为应力激活通道（图4-20）。

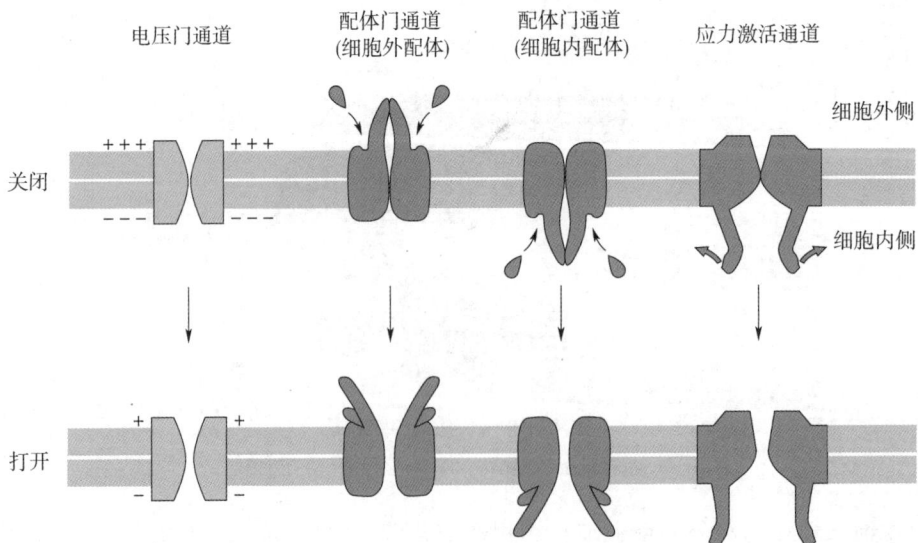

图4-20　几种门通道的作用方式示意图

还有另一种门通道，是受细胞内外特异性离子浓度变化的影响才开放的。例如细胞内 Ca^{2+} 浓度升高时，可以启动 K^+ 门通道开放。在许多情况下，闸门能够迅速地自动关闭。通道的开放常只需要数毫秒的时间，在这短暂的时间里，一些离子、代谢产物等顺着浓度梯度经门通道扩散到细胞膜的另一侧。

各种门通道的开放和关闭是一个连续过程，即物质通过第 1 个门通道进入后，可以引起第 2 个门通道的开放，第 1 个门通道迅速关闭，又调整了第 2 个门通道的活动，后者进而可以引起其他门通道的开放。例如，在神经肌肉连接系统中，一个神经冲动引起肌肉收缩这样一个简单的反应至少涉及 4 个门通道按一定顺序的开放与关闭，整个反应在不到 1 秒的时间内即可完成。

知识拓展

靶向电压门控钠通道：治疗慢性疼痛的新策略

电压门控钠通道（voltage - gated sodium channel，NaV）是由核心 α 亚基和辅助 β（$β_1$ 和 $β_2$）亚基组成的异聚蛋白复合体的跨膜蛋白家族。对电信号传导至关重要，存在于多种组织细胞中，目前已发现 Nav1.1 至 Nav1.9 等九种同工型。

外周钠通道是疼痛信号传导的关键，因此靶向这些通道被认为是治疗疼痛的一种有希望的策略。Nav1.3、Nav1.6、Nav1.7、Nav1.8 和 Nav1.9 亚型已被证明在伤害性通路和疼痛障碍中发挥重要作用，使这些通道成为新型镇痛疗法的潜在靶点。

目前，靶向外周钠通道治疗疼痛的药物主要包括局部麻醉剂和抗癫痫药物。局部麻醉剂如利多卡因和布比卡因，可以阻断钠通道，从而抑制疼痛信号传递。抗癫痫药物如卡马西平和加巴喷丁，也被发现具有镇痛作用，但其确切机制尚不清楚。

近年来，新型靶向外周钠通道的药物正在开发中。这些药物旨在更特异性地阻断与疼痛相关的钠通道，从而减少副作用。例如，NaV1.7 选择性抑制剂正在开发中，以治疗遗传性疼痛综合征和慢性疼痛。此外，NaV1.8 和 NaV1.9 选择性抑制剂也在研究之中，以治疗神经性疼痛和炎症性疼痛。这些新药物的开发预示着更有效、安全的疼痛治疗方法的到来，有望提升慢性疼痛患者的生活质量。

2. 载体蛋白　载体蛋白几乎存在于所有类型的生物膜上，属于多次跨膜蛋白，它能与所运输的物质特异性地结合，通过自身的构象变化运输该物质穿过膜。不同部位的生物膜往往含有各自功能相关的不同载体蛋白，如质膜具有输入营养物质糖、氨基酸和核苷酸的载体蛋白，线粒体内膜具有输入丙酮酸和 ADP 以及输出 ATP 的载体蛋白等。载体蛋白具有与底物特异性结合的位点，所以每种载体蛋白对底物具有高度选择性，通常只转运一种类型的分子。转运过程具有类似于酶与底物作用的饱和动力学特征，既可被底物类似物竞争性地抑制，又可被某种抑制剂非竞争性抑制以及对 pH 有依赖性等，因此，有人将载体蛋白称为通透酶（permease）。与酶不同的是，载体蛋白对转运的溶质分子不作任何共价修饰。载体蛋白既可以介导物质由高浓度到低浓度的协助扩散（被动运输），如红细胞膜上的葡萄糖载体蛋白，可完成葡萄糖的跨膜转运，又能完成物质由低浓度到高浓度的主动运输，如细胞膜上的 Na^+,K^+ - ATP酶（图 4 - 21）。

以葡萄糖转运蛋白（glucose transporter，GLUT）为例，人类基因组中编码十多种葡萄糖转运蛋白，构成 GLUT 蛋白家族，它们具有高度同源的氨基酸序列，都含有 12 次跨膜 α - 螺旋。深入研究发现，多肽跨膜部分主要由疏水性氨基酸残基组成，但有些 α - 螺旋带有 Ser、Thr、Asp 和 Glu 残基，它们的侧链可以同葡萄糖羟基形成氢键，这些氨基酸残基被认为可形成载体蛋白内部朝向和外部朝向的葡萄糖结合位点，从而通过构象改变完成葡萄糖的协助扩散，即当 GLUT 与细胞外葡萄糖结合时，以一种构象形式出现；当葡萄糖被转运到细胞内时，又转变为另一种构象，使所运载的葡萄糖被释放到胞内。载体蛋白的两种构象形式互相独立，但可相互转换，这就是葡萄糖双向转运（既可从细胞外到细胞内，也可从细胞内到细胞外）的分子机制。葡萄糖转运方向取决于葡萄糖浓度梯度，如胞外葡萄糖浓度高于胞内，则向胞内转运，反之则向胞外转运。

图 4 – 21　$Na^+, K^+ - ATP$ 酶的作用模型

在协助扩散过程中，如果被转运的分子不带电荷，则由膜两侧的浓度梯度决定该分子的运动方向；被转运的分子如果带电荷，则由跨膜物质的浓度梯度和电位梯度所构成的电化学梯度共同决定分子的运动方向。

（三）主动运输

与被动运输不同，主动运输（active transport）是由载体蛋白介导的物质逆电化学梯度或浓度梯度进行的需要能量的跨膜转运方式。主动运输普遍存在于动、植物细胞和微生物细胞。根据能量来源不同，可将主动运输分为由 ATP 直接提供能量（ATP 驱动泵）、间接提供能量（协同转运或偶联转运）以及光驱动泵 3 种基本类型（图 4 –22）。

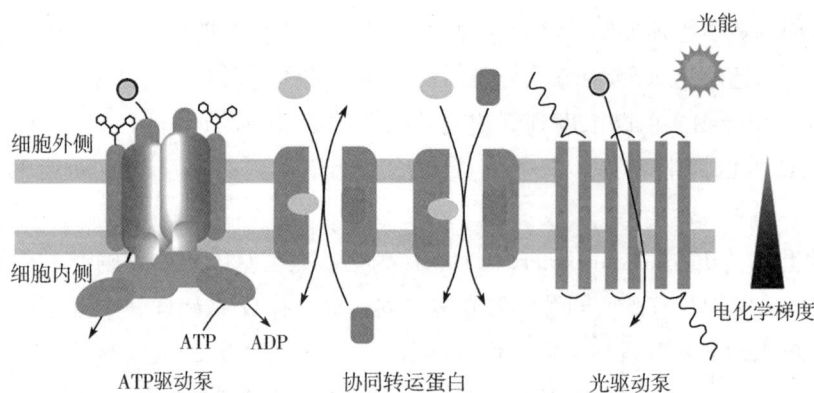

图 4 – 22　主动运输 3 种类型

1. ATP 驱动泵（ATP – driven pump） 是指 ATP 酶直接利用水解 ATP 提供的能量，实现离子或小分子逆浓度梯度或电化学梯度的跨膜运输。这种主动运输是一种能量偶联的化学反应过程，即离子或小分子逆电化学梯度的运动（需要能量）与 ATP 水解（释放能量）相偶联。ATP 驱动泵根据其结构和功能的不同，可以分为几个主要种类。

（1）**P 型泵（P – type pump）** 也称为 P 型 ATP 酶，"P"代表磷酸化，这是一类广泛存在于真核生物中的 ATP 驱动泵，它们通过水解 ATP 来驱动离子或其他小分子跨细胞膜的主动运输。P 型 ATP 酶的结构具有一些共同的特点，都有 2 个独立的 α 亚基（催化亚基），具有 ATP 结合位点；绝大多数还具有 2 个小的 β 亚基（调节亚基）。在 ATP 的水解循环中，至少 1 个 α 亚基上的一个天冬氨酸残基会被磷酸化，随后去磷酸化，这一过程伴随着构象的变化，从而驱动离子的运输，形成和维持 Na^+、K^+、H^+ 和 Ca^{2+} 的跨膜梯度。（图 4 – 23）

1）**钠 – 钾泵** 细胞内 Na^+ 的浓度低于胞外，而 K^+ 浓度却高于胞外，Na^+ 和 K^+ 这种不平衡分布对于维持细胞内许多重要的生物功能及神经兴奋信号传导至关重要。1955 年 AL – an Hodgkin 和 Ridhard Keynes 发现，离体枪乌鱼神经细胞 Na^+ 的转运必须在 K^+ 存在的前提下才能完成，提示两者的转运过程密切相连。后来有人在红细胞中证实了 Na^+ 和 K^+ 转运必须同时进行。1957 年人们成功地从神经细胞膜中分离出负责这两种离子转运的蛋白水解酶，即 Na^+,K^+ – ATP 酶。其能水解 ATP 产能，习惯上称之为 Na^+ – K^+ 泵，实际上它是细胞膜上一种具有 ATP 水解酶活性的载体蛋白，其酶活性的维持，必须依赖 Na^+、K^+ 的存在。

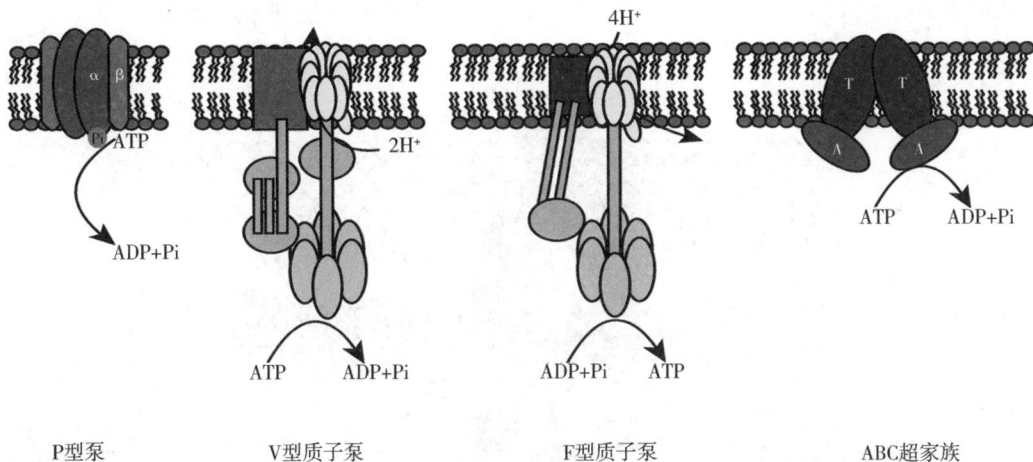

图 4 – 23 四种类型的 ATP 驱动泵

Na^+ – K^+ 泵执行关键的生理功能：Na^+、K^+ 通过主动运输，使用 ATP 水解产生的能量，将细胞内的 Na^+ 泵出细胞，同时将细胞外的 K^+ 泵入细胞，从而维持细胞内高钾和细胞外高钠的浓度梯度；Na^+ 和 K^+ 的不均匀分布产生了一个电化学梯度，建立和维持了细胞膜电位；通过维持离子浓度梯度，Na^+ – K^+ 泵有助于调节细胞内外的水分平衡，维持细胞渗透压，参与细胞容积调节；同时，Na^+ – K^+ 泵建立的 Na^+ 浓度梯度为钠依赖性的转运过程（如钠 – 葡萄糖共转运、氨基酸的吸收等）提供了动力。

红细胞血影的定位研究证明，Na^+ 和 K^+ 的转运与 ATP 的水解紧密地偶联在一起，两者缺一不可；当 Na^+ 与 ATP 酶在膜内侧，K^+ 在膜外侧时，离子的传递和 ATP 的水解才可发生；一个 ATP 酶分子每秒钟可水解 100 个 ATP 分子，水解一个 ATP 分子可排出 3 个 Na^+，泵入 2 个 K^+。

纯化的 Na^+,K^+ – ATP 酶是由两个 α 大亚基和两个 β 小亚基所组成的。其中，α 亚基分子量为 120kDa，为一种多次跨膜结构分子，ATP 和 Na^+ 能与 α 亚基胞内侧区结合，而 K^+ 则只能结合在 α 亚基胞外侧区；β 亚基位于膜外，可与糖链结合，功能尚不清楚。观察 Na^+,K^+ – ATP 酶的磷酸化反应，发现了其工作原理为（图 4-24）：当酶朝向细胞内侧时，迅速与 3 个 Na^+ 结合，同时 ATP 酶水解 ATP。随之酶构象发生改变，结合位点转向胞外，由于此时 Na^+ 与 α 亚基的亲和力消失，Na^+ 解离到细胞外。α 亚基同 2 个 K^+ 结合，引起 ATP 酶的去磷酸化和构象改变，将 K^+ 运输到细胞内。以上 $Na^+ - K^+$ 转运的三个步骤均由 ATP 提供能量，使用生物氧化抑制剂，如氰化物，可使 ATP 供给发生障碍，从而造成 $Na^+ - K^+$ 泵停止工作。

2）钙泵　Ca^{2+} 是细胞内重要的信号分子，与细胞外的 Ca^{2+} 浓度相比，细胞质内的 Ca^{2+} 浓度极低。细胞内外 Ca^{2+} 浓度梯度是由细胞膜上叫作钙泵的载体蛋白来维持的，钙泵主动将 Ca^{2+} 泵出细胞外。钙泵实际上是 $Ca^{2+} - ATP$ 酶，通过该酶的变构与反复磷酸化与去磷酸化来转运 Ca^{2+}。在 Ca^{2+} 泵处于非磷酸化状态时，2 个通道螺旋终端形成胞质侧结合 2 个 Ca^{2+} 的空穴，ATP 在胞质侧与其结合位点结合，伴随 ATP 水解，相邻结构域天冬氨酸残基磷酸化，从而导致跨膜螺旋的重排。跨膜螺旋的重排破坏了 Ca^{2+} 结合位点并释放 Ca^{2+} 进入膜的另一侧。Ca^{2+} 泵工作与 ATP 的水解相偶联，每消耗 1 分子 ATP，从细胞质基质泵出 2 个 Ca^{2+}。Ca^{2+} 泵主要将 Ca^{2+} 输出细胞或泵入内质网腔中储存起来，以维持细胞质基质中低浓度的游离 Ca^{2+}。

对于钙泵了解得较多的是肌肉细胞内肌浆网膜上的钙泵。肌浆网是肌肉细胞中的光面内质网，也是肌肉细胞内的 Ca^{2+} 存储器。钙泵负责将肌肉细胞质中的 Ca^{2+} 泵入肌浆网内，使肌浆网内的 Ca^{2+} 保持高浓度。若神经发生冲动，肌肉细胞膜去极化，Ca^{2+} 从肌浆网释放入细胞质内，引起肌肉收缩。释放入细胞质中的 Ca^{2+}，再由肌浆网膜上的钙泵，泵入肌浆网，维持膜内外钙离子的浓度差。每个 $Ca^{2+} - ATP$ 酶每秒钟可水解 10 个 ATP 分子，每个 ATP 分子可转运 2 个 Ca^{2+} 进入肌浆网。

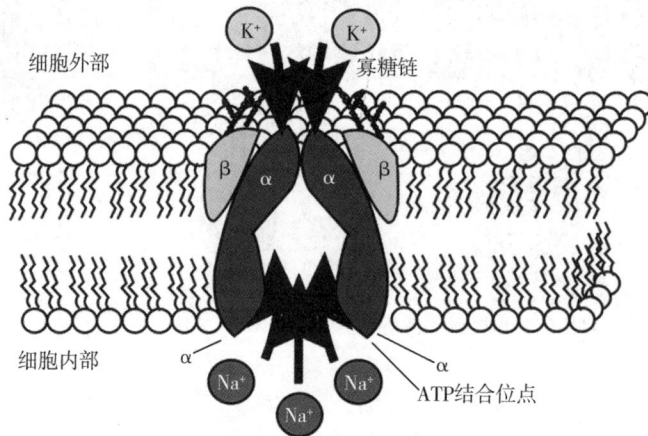

图 4-24　$Na^+,K^+ - ATP$ 酶结构示意图

（2）V 型质子泵和 F 型质子泵　V 型质子泵（V - type proton pump）广泛存在于真核细胞的膜性区室的膜上，如动物细胞内体膜、溶酶体膜、高尔基复合体膜、分泌泡膜及植物细胞液泡膜等，"V" 为 vesicle 第一个字母。V 型质子泵主要负责将质子（H^+）从细胞质中泵入溶酶体、内体和分泌小泡等细胞器或泵出细胞外，从而在细胞内或细胞器内建立质子梯度，帮助维持这些细胞器内的酸性环境，这对于它们的功能至关重要。这种泵在结构和功能上与 F 型 ATP 合酶相似，但作用相反，因为它们消耗 ATP 来驱动质子的运输，而不是产生 ATP（图 4-23）。

V 型质子泵由 1 个膜整合部分（V0）和亲水的胞质部分（V1）组成。V1 区域含有 ATP 结合位点。当 ATP 结合时，ATP 被水解为 ADP 和无机磷酸（Pi），释放能量。ATP 的水解导致 V1 区域的构象变化，传递到膜整合部分含有质子通道的 V0 区域，导致 V0 区域中的质子通道打开，允许质子通过细胞膜，这样，在 V1 区域的驱动下，质子被泵入细胞器腔内或泵出细胞外。ADP 和 Pi 从 V1 区域释放后，V 型质子泵恢复到初始状态，准备进行下一轮的 ATP 结合和水解。与 P 型离子泵不同，V 型质子泵在运输过程中不形成磷酸化 - 去磷酸化中间体。V 型质子泵也存在于一些分泌质子的细胞膜上，如破骨细胞、巨噬细胞、中性粒细胞和肾小管上皮细胞，分别参与肾小管尿液酸化、骨基质酸化与吸收过程，以及维持吞噬细胞内环境的 pH 稳定。

V 型质子泵的失调，即其功能异常，可能导致多种疾病，因为它们在维持细胞内环境的稳定性和多种细胞过程中起着关键作用。如 V 型质子泵的失调会降低溶酶体内的 pH，影响酶的活性和溶酶体对物质的水解能力，从而导致溶酶体贮积病。在神经细胞中，V 型质子泵的失调可能会影响神经递质的回收和细胞内 pH 的调节，从而与阿尔茨海默病、帕金森病等神经退行性疾病有关。此外，V 型质子泵在肿瘤细胞的代谢和酸性微环境的调节中起作用。其过度活跃可能与肿瘤的生长、侵袭和转移有关，肿瘤细胞膜上常发现 V 型质子泵的多种蛋白亚基变异体的高表达。

（3）F 型质子泵（F - type proton pump）　主要在细菌和真核生物的线粒体内膜以及植物和某些藻类的类囊体膜上发现。与 V 型质子泵不同，F 型质子泵不是利用 ATP 来泵送质子，而是通过质子梯度来合成 ATP，这一过程称为氧化磷酸化（在真核生物的线粒体中）或光合磷酸化（在植物的类囊体中）。F 型质子泵结构和功能详见第五章线粒体与细胞能量转换（图 4 - 23）。

（4）ABC 转运蛋白（ATP - binding cassette transporters）　是一类广泛存在于生物体中的膜蛋白，在细菌、真菌、植物和动物等不同生物体中均有发现。它们利用 ATP 水解产生的能量来驱动物质的跨细胞膜运输。ABC 转运蛋白家族成员众多，目前在哺乳动物中已发现 50 多种，形成 ABC 超家族（ABC superfamily）（图 4 - 23）。

ABC 转运蛋白的名称来源于它们在结构上的特征。ABC 转运蛋白每个成员都含有 2 个高度保守的 ATP 结合盒（ABC binding cassette，ABC）。其运输的底物范围广泛，包括离子、氨基酸、糖类、脂质、抗生素和其他药物等，在维持细胞内环境稳定、营养物质吸收、药物耐药性以及细胞解毒等方面发挥着重要作用。如 ABC 转运蛋白在肝、小肠和肾细胞等细胞质膜中表达丰富，能将毒素、药物、代谢物等排出，降低有毒物质积累。

ABC 转运蛋白的功能异常直接导致了疾病的病理生理过程。例如，在囊性纤维化中，CFTR 的功能缺陷导致氯离子在细胞膜上的通道异常，影响了呼吸系统的功能。在药物耐药性中，ABC 转运蛋白的过度表达导致药物无法有效进入细胞内，从而降低了治疗效果。因此，ABC 转运蛋白的研究对于理解这些疾病的发病机制以及开发有效的治疗策略具有重要意义。

ABC 转运蛋白在药物耐药性方面发挥着重要作用，在癌细胞中，ABC 转运蛋白的过度表达可能与药物耐药性有关，因为这些蛋白能够将化疗药物排出细胞外。研究表明，ABC 转运蛋白在多种肿瘤细胞中普遍高表达，且大约 40% 的人类恶性肿瘤具有固有的或获得性的多药耐药性。因此，有许多药物和化合物作为 ABC 转运蛋白抑制剂被开发出来以影响这些蛋白的功能（详见本章第三节　细胞膜与医药学）。

2. 协同转运（cotransport）　也称偶联运输（coupled - transport），是指一种物质以被动运输方式产生的势能推动另一种物质进行主动运输的过程。通常是一类由 Na^+,K^+ - ATP 酶（或 H^+ - ATP 酶）与载体蛋白协同作用，靠间接消耗 ATP 完成的主动运输方式。物质跨膜运输所需要的直接动力来自膜两侧离子电化学浓度梯度，而离子梯度的维持通过 Na^+,K^+ - ATP 酶（或 H^+ - ATP 酶）消耗 ATP 实现。在动物细胞中，能量来源是膜两侧 Na^+ 电化学梯度驱动；在植物和微生物细胞中，能量来源是膜两侧 H^+ 电化学梯度驱动。如果两种物质转运方向一致，称为同向运输（symport）；方向相反，称为对向运输（antiport）。例如，小肠上皮细胞摄取肠腔中的葡萄糖和氨基酸就属于同向运输，需要有高浓度的 Na^+ 驱动。其过程如下。

由于 Na^+,K^+-ATP 酶的作用，通常小肠上皮细胞内 Na^+ 浓度低，葡萄糖浓度高；而肠腔内则是 Na^+ 浓度高，葡萄糖浓度低。肠腔内低浓度的葡萄糖仍不断进入小肠上皮细胞内。因此，单就葡萄糖来讲，是从低浓度一侧到高浓度一侧，逆浓度梯度转运，这是一种主动运输。但这种主动运输是借助于细胞膜内外 Na^+ 浓度差完成的。这主要是由于 Na^+ 通常是在膜上载体蛋白的帮助下进入小肠上皮细胞的，肠腔内 Na^+ 浓度高，Na^+ 就有向低浓度区移动的趋势，以降低其浓度差。参与转运的载体蛋白有两个特定的结合位点：一个结合 Na^+，另一个结合葡萄糖，Na^+ 通过载体蛋白向小肠上皮细胞内转移的过程中，使得葡萄糖在载体蛋白的帮助下同时进入小肠上皮细胞中。细胞内外 Na^+ 浓度差越大，进入细胞内的葡萄糖就越多。随着 Na^+ 和葡萄糖大量进入小肠上皮细胞内，这时在细胞的另一端有与葡萄糖特异结合的转运蛋白，将葡萄糖又被动转运出细胞，进入血液，并随血流到达全身。进入细胞内的 Na^+ 由膜上的 Na^+,K^+-ATP 酶主动泵出细胞，以维持细胞内外 Na^+ 的浓度梯度（图 4-25）。这种转运在其他的细胞中也存在。

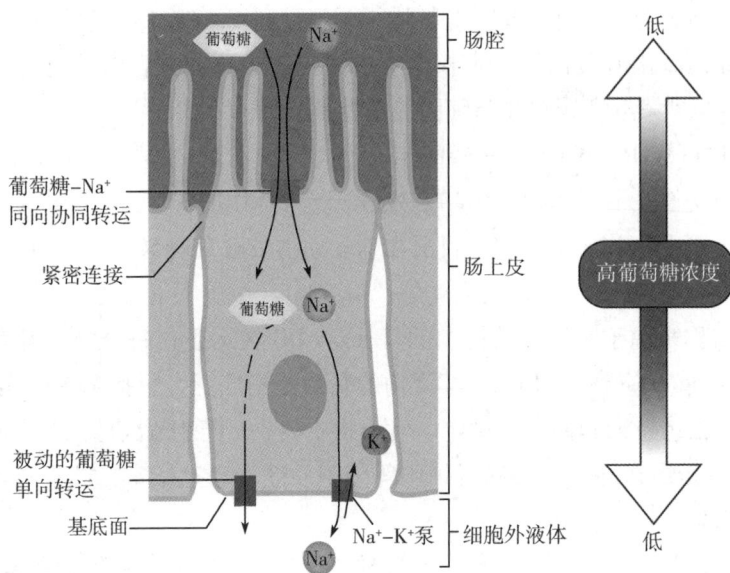

图 4-25 Na^+-葡萄糖协同载体蛋白转运过程

3. 光驱动泵 除电势能和 ATP 供能以外，光能也是物质跨膜转运的能源。嗜盐杆菌是一种生存在盐碱性土壤中的细菌，在缺氧状态时，细胞膜呈紫色色斑沉着。以冰冻蚀刻法观察发现，这些紫色斑为排列有序的六面体结构颗粒，后者经提纯，证实含有大量的细菌视紫红素（bacteriorhodopsin），约占颗粒总重量的 30%。视紫红素由 7 个跨膜的 α-螺旋所组成，结构分子中含有视黄醛，后者能够吸收光，引起视紫红素的构象发生变化，从而驱动 H^+ 转运至胞外。细菌细胞膜上没有 Na^+,K^+-ATP 酶，取而代之的是 H^+-ATP 酶，并由其负责维持细菌细胞内外的电化学梯度，为这种 H^+ 泵提供能量保证的是光能。

二、大分子物质和颗粒物质的膜泡运输

膜转运蛋白可以介导许多极性小分子（离子、单糖、氨基酸等）进出细胞，但它们不能转运大分子，如蛋白质、脂类、核酸和多糖等，这些大分子物质在细胞内外的进出是维持细胞正常生理功能所需要的，如蛋白酶的分泌。细胞内外的大分子颗粒物质在转运的过程中是由膜包被，形成小泡方式而进行运输的。这种运输方式常可同时转运一种或几种数量不等的大分子甚至颗粒性物质，因此也被称为批量运输（bulk transport），其过程与主动运输一样，需要消耗细胞的代谢能。膜泡运输通过胞吞作用和胞吐

作用来完成。

（一）胞吞作用

胞吞作用（endocytosis）是指颗粒或液体可以借助形成小泡而通过细胞膜，从而被批量摄取的过程。由于细胞不同，摄入的物质也不同，使之形成小泡的大小也就有所不同。由此将胞吞作用方式分为三种类型，即吞噬作用、吞饮作用和受体介导的胞吞作用（图4-26）。

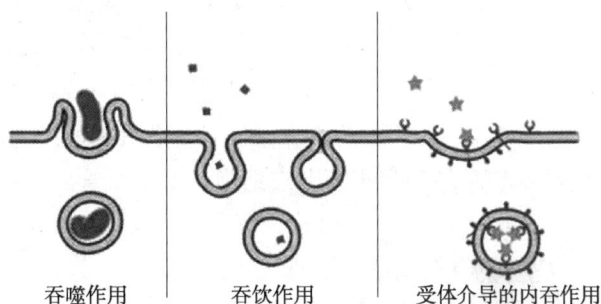

吞噬作用　　　　吞饮作用　　　　受体介导的内吞作用

图4-26 胞吞作用的三种方式

1. 吞噬作用（phagocytosis） 是细胞摄取大颗粒的过程，如吞噬细菌和细胞碎片等。吞噬作用广泛存在于生物体内，是特殊的胞吞作用（图4-27）。原生生物如草履虫等，就是以吞噬作用将胞外的营养物质摄取到吞噬体，最后在溶酶体中消化降解成小分子物质供细胞利用，这里的吞噬作用对于原生生物来讲就是摄取食物的一种方式。在高等多细胞生物中，吞噬作用往往发生于巨噬细胞和中性粒细胞（neutrophil），其作用不仅是摄取营养物质，而且起着防御的功能，专用于对抗细菌、尘埃等外来的有害异物，如单核－吞噬细胞系统的巨噬细胞、单核细胞和多形核白细胞等。它们广泛分布于组织和血液中，共同防御细菌的入侵，并清除衰老和死亡的细胞。巨噬细胞每天要清除10^{11}个衰老的红细胞。

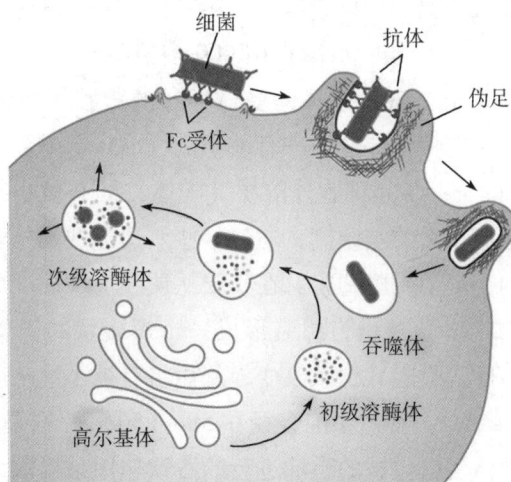

图4-27 吞噬作用

在进行吞噬作用时，被吞噬的物质与细胞膜表面接触并激活细胞表面受体，将信号传递到细胞内并引起细胞应答反应，从而使两边的膜向外突起，接触处的膜内陷、收缩并与细胞膜脱离，形成一个包含摄入物的小泡，称为吞噬小泡或吞噬体（phagosomes）。然后吞噬体与细胞内溶酶体融合，形成吞噬性溶酶体，将摄入其中的物质分解、消化。在激活吞噬作用的过程中，抗体诱发的吞噬作用研究的最为清楚。当抗体分子与病原微生物表面结合后，暴露出尾部的 Fc 区域，该区域被巨噬细胞和中性类细胞表面的 Fc 受体识别，从而诱发吞噬细胞质膜伸出伪足（pseudopod），将病原微生物包裹起来形成吞噬体，最后与溶酶体融合，并在其中被各种水解酶降解。伪足的生成与细胞内微丝及其结合蛋白在质膜下局部装配密切相关。吞噬细胞表面的受体除了能识别 Fc 启动吞噬作用外，目前还发现了其他几类启动吞噬作用的受体，如有些受体可以识别补体（complement），从而与抗体一起吞噬降解病原微生物；有些受体可以直接识别某些微生物表面的寡糖链；还有些受体可以识别凋亡的细胞等。

2. 吞饮作用（pinocytosis）　是细胞摄取液体和溶质的过程，大多数细胞通过吞饮作用可以源源不断地将液体和溶质摄入细胞内，最终被溶酶体消化，供细胞生命活动使用（图 4 - 28）。与吞噬作用不同的是，吞饮作用几乎发生于所有类型的真核细胞中。细胞吞饮时可形成吞饮泡（pinocytic vesicle），又称吞饮体（pinosome），其直径小于 150nm。存在于细胞内或微环境中的氨基酸、阳离子（Na^+、Mg^{2+}、K^+）和病毒等均可诱导具有高活动性膜的变形细胞伸出伪足或膜内陷，将液体或溶质分子吞饮入胞。吞饮现象常发生于黏液细胞、小肠和肾小管上皮细胞、毛细血管内皮细胞、成纤维细胞、肿瘤细胞和巨噬细胞等。

根据细胞外物质被吞饮时是否吸附在细胞膜表面及被吞饮的物质是否具有专一性，可将吞饮作用分为两类，即液相胞吞作用（fluid - phase endocytosis）和吸附胞吞作用（adsorptive endocytosis）。前者为非特异性细胞将细胞外液及其中的可溶性物质摄入细胞内的一种方式；后者为细胞外大分子或颗粒物质先以某种方式吸附于细胞表面，再被摄入细胞内的一种方式，具有一定的特异性。

3. 受体介导的胞吞作用（receptor - mediated endocytosis）　是指大多数动物细胞通过网格蛋白有被小泡从胞外液高效摄取特定大分子的方式（大分子与细胞表

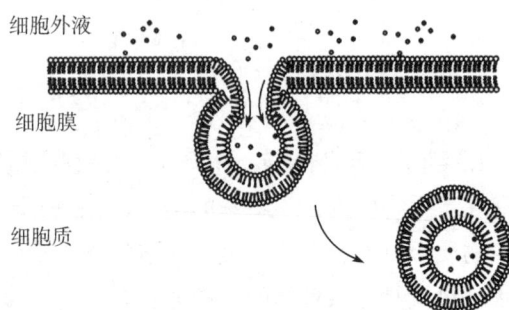

细胞外液

细胞膜

细胞质

图 4 - 28　吞饮作用示意图

面的受体结合，通过有被小窝进入细胞）。其生理学意义在于，它是细胞的一种选择性浓缩机制，与非特异性胞吞作用相比，可使特定大分子的内化率增加 1000 多倍。

（1）有被小窝和有被小泡的形成　各种途径的受体介导的胞吞作用都有一个共同的特征，即受体都要移动到细胞膜表面摄取蛋白质的特化部位——有被小窝（coated pit）区，在此处凹陷成为有被小泡（coated vesicle）。有被小泡形成的第一步是细胞外溶质（配体）同有被小窝处的受体结合，形成配体 - 受体复合物，网格蛋白聚集在有被小窝的胞质侧，通过一些六边形的网格转变成五边形的网格，促进网格蛋白外被弯曲转变成笼形结构，牵动质膜凹陷。在将要从质膜上缢缩变成网格蛋白有被小泡时，还需要一种小分子 GTP 结合蛋白的参与。该蛋白自组装形成一个螺旋状的领圈结构，环绕在内陷的有被小窝的颈部，GTP 结合蛋白水解 GTP，引起其构象改变，从而将有被小泡从质膜上脱离下来，形成网格蛋白有被小泡（clathrin - coated vesicle）。有被小泡直径在 50 ~ 250nm，这是受体介导的胞吞过程的开始。对大多数动物细胞而言，通过网格蛋白包被的小泡进行的吞饮作用是摄取大分子物质的主要途径。

通过冰冻蚀刻技术，可观察到有被小窝与有被小泡的包被呈多角形网状结构。将包被分离提纯，发现小泡膜中含有数种蛋白质，其中最具有特征性的就是网格蛋白（clathrin），它是一种高度稳定的纤维状蛋白。网格蛋白是一种由三条较大的肽链（重链）和三条小的肽链（轻链）形成的三脚蛋白复合体（图 4 - 29）。由这种复合体在小泡的表面排列成五角形或六角形的网状结构，包在小泡膜的外表面而形成包被小泡，其从细胞膜上脱落下来进入细胞质，即可形成有被小泡。有被小泡的寿命很短，几秒钟内就失去包被，形成光滑小泡与细胞内体融合。细胞内体（endosome）由一系列复杂的膜性管道和大的囊泡构成，可看成是向内运送胞吞物质的主要分转站，其细致的转运机制尚不完全清楚，曾有人认为内体可逐渐转变为溶酶体。

图 4-29 网格蛋白及有被小泡的结构

A. 网格蛋白三脚架结构　B. 网格蛋白包被小泡

网格蛋白的功能：第一，从有被小窝处选择或排除分子；第二，为细胞膜凹陷提供结构支架。在图 4-30 中的例子中，网格蛋白构成运输的外层网络，并组成结构骨架。衔接蛋白构成了内壳，既介导网格蛋白骨架固定在膜泡表面，同时也与膜受体尾部结合，识别膜受体，并使其聚集。这样在网格蛋白有被小泡的介导下，转运分子被选择性地运输到细胞质基质中。

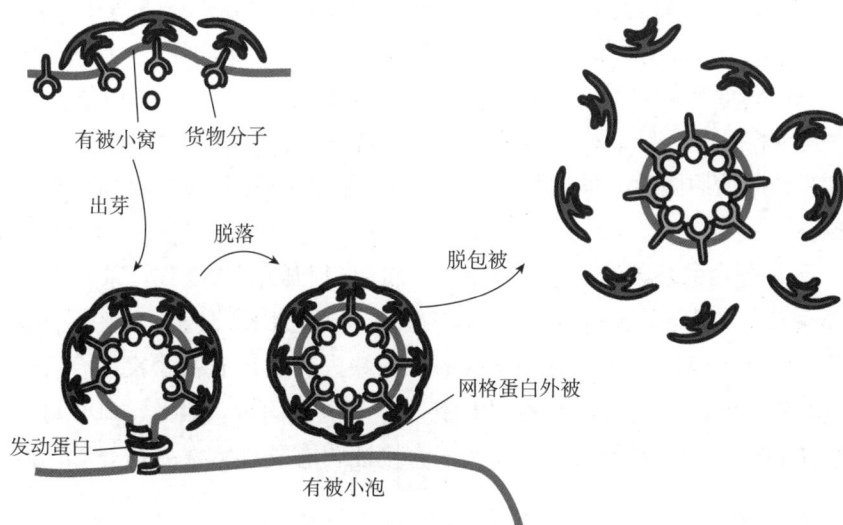

图 4-30 通过网格蛋白有被小泡介导的选择性运输

（2）无被小泡形成并与内体融合　一旦有被小泡从质膜上脱离下来，则很快脱去包被变成表面光滑的无被小泡，网格蛋白分子返回到质膜下方，重新参与形成新的有被小泡；无被小泡继而与早期内体融合。内体是动物细胞质中经胞吞作用形成的一种由膜包围的细胞器，其作用是运输由胞吞作用新摄入的物质到溶酶体被降解。内体膜上有 ATP 驱动的质子泵，将质子泵入内体腔中，使腔内 pH 降低。大多数情况下，内体的低 pH 改变了受体和配体分子的亲和状态，从而释放出与其结合的配体分子。受体与配体分离后，内体以出芽的方式形成运载含有受体的小囊泡，返回质膜，受体重新利用，完成受体的再循环，开始下一轮的内吞作用。含有配体的内体将与溶酶体融合。

（3）受体介导的低密度脂蛋白胞吞作用　由于细胞膜受体不同，摄入的大分子物质在细胞内的命运也不同。受体介导的胞吞作用的典型例子是细胞对胆固醇的摄取，内吞的胆固醇供细胞用于生物膜的合成。血液中的胆固醇与蛋白质结合成一种低密度脂蛋白（low density lipoprotein，LDL）。这种圆形颗粒直径为 20～25nm，颗粒核心含有大约 1500 个胆固醇分子，它们与脂肪酸结合形成胆固醇酯，外层包绕着脂质单层，镶嵌在脂质层中的载脂蛋白 B 可与细胞膜上 LDL 受体结合（图 4-31）。

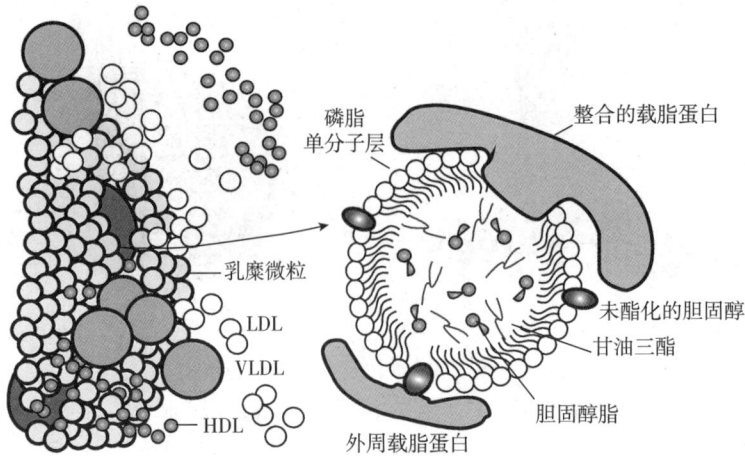

图 4 - 31　低密度脂蛋白（LDL）颗粒示意图

当细胞需要胆固醇时，细胞先合成低密度脂蛋白受体，并将其受体镶嵌于细胞膜的特化区——有被小窝区，LDL 与其受体在包被小窝（也被翻译成有被小窝）区结合，结合后有被小窝向细胞内凹陷，与细胞膜脱离，进入细胞，形成有被小泡。有被小泡很快失去衣被，成为无被小泡，与细胞内体融合，形成较大的内吞小体。内吞小体在细胞内移动的过程中逐渐酸化，使受体与 LDL 解离，各自形成小泡。带有受体的小泡又返回到细胞膜的有被小窝区，再次被低密度脂蛋白利用；而带有 LDL 的小泡则与溶酶体融合，形成吞噬性溶酶体，LDL 在其内被分解成游离的胆固醇和蛋白质（图 4 - 32）。胆固醇用于膜合成的原料。如果细胞内胆固醇的量过剩，则胆固醇可作为限制因素抑制 LDL 受体的合成，细胞停止对胆固醇的摄取。

如果编码 LDL 受体蛋白的基因发生遗传性紊乱，将阻碍胆固醇的吸收。某些 LDL 受体基因缺陷的患者存在 LDL 摄取障碍，患者出现持续性高胆固醇血症，未成年便可发生动脉粥样硬化，多死于冠心病。LDL 受体缺陷有两种表现：受体对 LDL 连接部位的缺失和受体有被小窝结合部位的缺失。后者虽然受体蛋白的数量正常，然而在有被小窝区 LDL 受体并不能被固定。因此，LDL 可吸附到这种突变细胞表面，但并不能使 LDL 转运到细胞内。上述例子直接证明有被小窝在受体介导的胆固醇胞吞过程中起重要作用。

机体对许多重要物质的摄取（如维生素 B_{12} 和铁离子）都有赖于受体介导的胞吞作用。大部分被内吞的受体可被细胞膜重新利用，而有一部分则被送入溶酶体彻底降解。

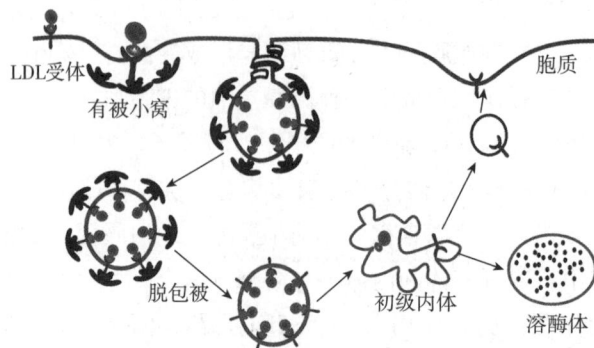

图 4 - 32　受体介导的 LDL 胞吞作用调节细胞内胆固醇水平

（二）胞吐作用

胞吐作用（exocytosis）是指细胞内的大分子物质即分泌物与细胞内代谢产物的排出现象，是一种与胞吞作用相反的过程。首先，在细胞内形成有膜包被的小泡，然后逐渐转移到细胞膜的内表面并与细胞膜接触，在接触点处两者的膜蛋白发生构象变化，相互融合，产生通道，并将物质排出，这一过程称为胞吐作用（图4-33）。

1. 胞吐作用的过程　①细胞内的分泌蛋白是在粗面内质网上的多核糖体中合成的，合成的分泌蛋白进入粗面内质网管腔内，在管腔内运输，最后由粗面内质网膜包裹形成转运小泡，并与粗面内质网脱离。② 转运小泡与高尔基体膜融合，在其扁平膜囊泡内分泌蛋白被分类、加工和修饰。③ 加工修饰好的分泌蛋白装入分泌小泡中与扁平膜囊泡分离。④ 分泌小泡向细胞膜的一定部位移动，并与细胞膜融合，融合的膜产生小孔道，将分泌蛋白释放到细胞外，分泌小泡的膜随即加入到细胞膜中。

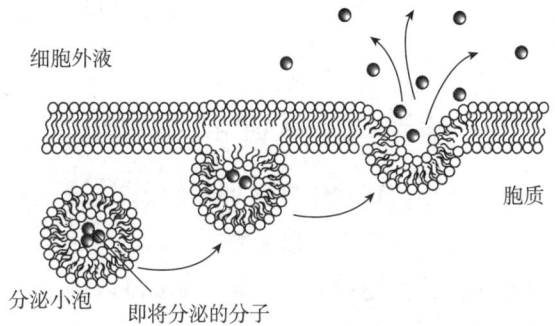

图4-33　胞吐作用的模式图

2. 胞吐作用的机制　通过肥大细胞相关实验结果显示，细胞内局部 Ca^{2+} 浓度的增高可以触发胞吐作用，Ca^{2+} 作用于分泌小泡，促使小泡膜与细胞膜融合；另外，细胞内形成的分泌小泡在细胞内骨架系统的驱使下，使分泌小泡沿着一定的路线运输。胞吐作用也需要 ATP 提供能量。

细胞内绝大多数的分泌物以这种方式连续地排放，称为结构性分泌（constitutive pathway of secretion）。其过程是分泌蛋白在粗面内质网合成之后，转运到高尔基复合体，经修饰、浓缩和分选形成分泌泡，随即被运送至细胞膜，并与质膜融合将分泌物排出细胞外。另有一些分泌物质暂时储存于分泌小泡中，只有当细胞接受分泌指令时，才释放分泌物，称为调节性分泌（regulated pathway of secretion）。分泌指令通常是指一些化学信号，例如激素，它们与膜受体结合，使受体活化，引起细胞质内 Ca^{2+} 浓度暂时性升高，升高的 Ca^{2+} 浓度启动了胞吐作用（图4-34）。

图4-34　细胞分泌功能的基本过程示意图

真核细胞无论是通过吞饮作用摄取大分子还是通过胞吐作用分泌大分子，都是通过膜泡运输的方式进行的，并且转运的膜泡只与特定的靶膜相融合，从而保证了物质有序地跨膜转运。此外，当分泌泡或转运膜泡与质膜融合并通过胞吐作用释放其内含物后，会使质膜表面积增加，但发生在质膜其他区域的胞吞作用则减少其表面积，这种动态平衡过程对质膜成分的更新和维持细胞的生存与生长是必要的。

第三节　细胞膜与医药学

一、膜转运系统异常与疾病

细胞膜中的转运蛋白（如载体蛋白、通道蛋白和离子泵等）介导了各种对细胞存活和功能发挥至关重要的运输活动，其结构的缺陷和功能的异常都会引起物质转运障碍，导致疾病。这些异常导致的疾病有些是遗传性的单基因突变，突变基因编码的蛋白既可以是运输蛋白本身也可以是其调控蛋白，相关疾病表现出典型的遗传性疾病特点；有些疾病是基因表达水平和活性的异常导致蛋白数量或结构发生改变，部分属于无典型的遗传性疾病，但并非全部。

（一）载体蛋白异常与疾病

1. 胱氨酸尿症（cystinuria）　是一种典型遗传性肾小管膜上载体蛋白先天缺陷导致的转运异常疾病。正常情况下，细胞膜上的载体蛋白负责转运各种氨基酸等物质。但在胱氨酸尿症患者中，其近端肾小管上皮细胞膜上的参与转运胱氨酸及二氨基氨基酸（赖氨酸、精氨酸和鸟氨酸）的载体蛋白（rBAT和BAT1）先天异常，使肾小管对原尿中这4种氨基酸重吸收障碍，导致患者因这些氨基酸不能通过肾小管回收，而导致尿中水平增高，血液中则低于正常值。当患者尿的 pH 下降时，不溶于水的胱氨酸结晶析出，形成尿路结石引起肾功能损伤。突变基因为编码这两种蛋白的 Slc3a1 和 Slc7a9 基因。

2. 肾性糖尿病（renal glycosuria）　是由于肾小管上皮细胞膜上与葡萄糖转运相关的载体蛋白功能缺陷，致使葡萄糖的重吸收障碍，引起尿糖的异常性疾病。正常情况下，血浆葡萄糖可由肾小管滤出后，经近端肾小管的 Na^+ 驱动葡萄糖载体蛋白重吸收，正常人再吸收的极量为 $250 \sim 335mg/min$，但当载体功能异常时，葡萄糖的重吸收能力降低，导致尿液中出现葡萄糖，尽管患者的血糖水平可能处于正常范围。这种肾性糖尿病属于遗传性疾病。

（二）离子通道异常与疾病

1. 囊性纤维化（cystic fibrosis，CF）　是常见的且研究较清楚的遗传性离子通道异常疾病。CF 是白种人高发的致命性常染色体隐性遗传病，又称黏稠物阻塞症。其病理特点是覆盖于呼吸道、消化道、消化腺管道和汗腺表面的上皮层分泌异常黏稠的黏液，导致各种脏器功能异常和衰竭，是由于囊性纤维化跨膜转运调节蛋白（cystic fibrosis transmembrane regulator，CFTR）发生突变。CFTR 常位于肺、汗腺和胰腺等上皮细胞的顶面（又称游离面），属于 ABC 转运蛋白，其基因定位于染色体 7q31。CFTR 受 cAMP 调节的氯离子通道，在 cAMP 的介导下 CFTR 发生磷酸化引起离子通道开放，向胞外转运氯离子。CFTR 异常导致细胞向外转运氯离子减少，氯离子和水将不能进入呼吸道分泌的黏液中，致使分泌的黏液黏稠度增大，纤毛摆动困难，引起导管堵塞。其主要临床表现为全身分泌功能障碍，分泌的黏液不能及时清除、阻塞外分泌腺，并易于引发感染等症状。

2. 心律失常　心肌细胞细胞膜上的多种离子通道，如钠离子通道、钾离子通道、钙离子通道等，对于维持心脏的正常节律起着至关重要的作用。当这些离子通道出现异常时，会导致心肌细胞的兴奋性、自律性和传导性发生改变，从而引发各种心律失常，如室性心动过速、心房颤动等。

二、膜受体异常与疾病

膜受体除在信号转导过程中起重要作用外，有些膜受体在跨膜物质转运中也是不可缺少的，膜受体异常会致使相关被转运物质积累而引发疾病。

（一）遗传性受体病

1. 家族性高胆固醇血症（familial hypercholesterolemia）　是一种常染色体显性遗传病，是低密度脂蛋白（LDL）受体基因突变，导致 LDL 受体异常引起的疾病。由于 LDL 受体异常，不能摄取 LDL 颗粒，引起血胆固醇浓度升高并在血管中沉积，患者会过早地发生动脉粥样硬化和冠心病。LDL 受体异常主要包括受体缺乏和受体结构异常。有的患者合成的受体数目减少，如纯合子患者 LDL 受体只有正常人的 3.6%，他们的血胆固醇含量是正常人的 6~10 倍。常在 20 岁以前出现动脉硬化，多死于冠心病；有的患者受体数目虽然正常，但受体结构异常，如受体与 LDL 连接部位的缺失使其不能与 LDL 结合，或受体与有被小窝结合部位缺陷，不能被固定在有被小窝处，都会引发 LDL 受体介导的胞吞障碍（图 4 - 35），出现持续的高胆固醇血症，患者常在皮肤表面形成黄色瘤。

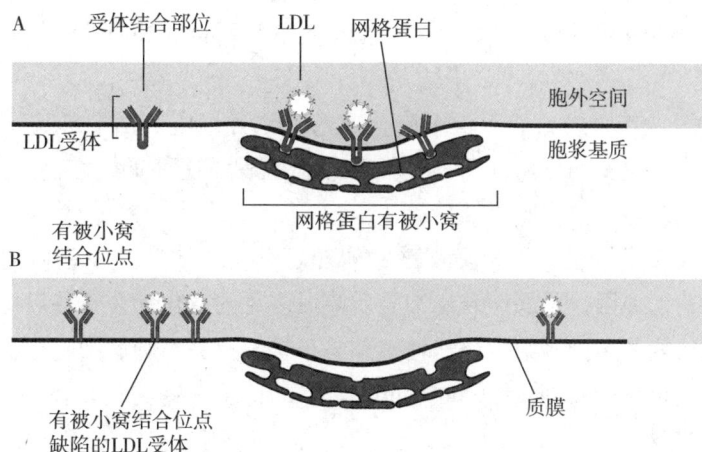

图 4 - 35　LDL 受体示意图
A. 正常 LDL 受体；B. 异常 LDL 受体

2. 家族性肾性尿崩症（familial renal diabetes insipidus）　是由于肾脏集合管上皮细胞细胞膜上的抗利尿激素受体基因突变，导致受体功能异常或缺失。抗利尿激素无法正常与受体结合，使得集合管对水的重吸收能力下降，从而引起多尿、烦渴、多饮等症状。

（二）自身免疫性疾病

1. 重症肌无力（myasthenia grayis，MG）　是一种由自身抗体介导的神经 - 肌肉接头处传递功能障碍的疾病。患者体内产生的乙酰胆碱受体抗体，会与神经 - 肌肉接头处的乙酰胆碱受体相结合，从而封闭了乙酰胆碱的作用位点，使得乙酰胆碱无法正常与受体结合，导致肌肉无法正常收缩，出现肌无力、易疲劳等症状，严重时可影响患者的呼吸功能。

2. 自身免疫性甲状腺疾病（autoimmune thyroid disease，AITD）　包括 Graves 病和桥本甲状腺炎等。在 Graves 病中，患者体内产生的促甲状腺激素受体抗体，能够模拟促甲状腺激素的作用，持续刺激甲状腺细胞上的促甲状腺激素受体，导致甲状腺激素过度分泌，引起甲状腺功能亢进；而在桥本甲状腺炎中，患者体内的自身抗体则会攻击甲状腺细胞上的各种成分，导致甲状腺细胞受损，甲状腺功能逐渐减退。

三、细胞膜组分异常与肿瘤

细胞膜在细胞群体的"社会行为"中起着重要作用，如细胞黏附与迁移、细胞的接触抑制、细胞间通讯和物质交换、细胞的辨认及被机体免疫机制所识别等，无不与质膜的功能有关。肿瘤细胞是由体内正常细胞发生癌变产生的，细胞在癌变过程中细胞膜组分及特性发生改变，而这些异常改变与肿瘤细胞的许多表型及其随后的恶性行为相关。

（一）肿瘤细胞膜组分的异常

肿瘤细胞膜结构和组分的异常，特别是膜糖蛋白及糖脂结构和功能的变化，与肿瘤的生长、转移和免疫等密切相关。

1. 糖脂的改变　细胞膜上糖脂的含量相对较低，但在调节膜受体功能、细胞间黏着和识别、细胞生长与分化等有重要的生理作用。膜糖脂的改变以鞘糖脂最为重要，特别是带唾液酸的神经节苷脂的改变。例如，在结肠癌、胃癌、胰腺癌和淋巴瘤细胞中都发现了鞘糖脂组分的改变和肿瘤细胞自身特有的新糖脂的合成，并且这些改变可以出现在癌前病变中。糖脂的改变主要是糖链的缩短和糖基的缺失，可能是由于单一或复合糖基转移酶受抑制，活性下降导致糖链形成受阻。此外，许多癌细胞能够合成自己独特的新糖脂或使正常处于隐匿状态的糖脂暴露，变得更加易于接受外源性配体。

2. 膜糖蛋白的改变

（1）膜蛋白数量的减少或丢失　如正常细胞合成并分泌到细胞表面的纤连蛋白，在细胞与细胞基质黏着和细胞接触抑制中起重要的作用，而在各类肿瘤细胞表面这种蛋白都显著减少，甚至完全消失，这种改变使肿瘤细胞易于从原来部位脱落转移。

（2）膜糖蛋白糖链的变化　糖链上含唾液酸和岩藻糖分支的多肽或膜蛋白均明显增加，这是肿瘤细胞表面具有较高负电荷的原因，是恶性肿瘤细胞质膜最多见的变化。在转移癌中，唾液酸的含量尤其增多，细胞表面唾液酸的增加与肿瘤细胞快速增殖和易于扩散有关。肿瘤细胞存在大量唾液酸，还可以掩盖肿瘤相关移植抗原（tumor associated transplantion antigen，TATA），使机体免疫活性细胞不能识别和攻击肿瘤细胞，即免疫逃避现象。

（3）酶蛋白的变化　如肿瘤细胞表面的蛋白水解酶增多，糖苷脂活性增高，使细胞膜对蛋白质和糖的传递能力增强，从而为细胞的分裂和增殖提供更充足的物质基础。纤溶蛋白酶原的活化物也增多，导致有关的纤维溶解，利于肿瘤细胞的浸润生长及向远端转移。

（二）肿瘤细胞膜表面特性的异常

癌变后的细胞膜会出现很多功能特性的异常变化，这些变化反映在肿瘤的恶性行为上，则表现为不受控制的增长、侵袭和转移。

1. 接触抑制降低或消失　接触抑制（contact inhibition）是指正常细胞离体培养条件下，细胞生长到一定的密度时彼此相互接触，细胞便停止增殖。由于肿瘤细胞外被的糖链缺失；或由于肿瘤细胞表面蛋白水解酶活性增强，可使细胞膜表面的糖蛋白水解，使带有糖链的多肽片段脱落，以至糖链不能接触延伸，细胞不易黏着，接触抑制也消失。肿瘤细胞的显著特征是丧失接触抑制和密度依赖性生长调节，导致细胞增殖失控。

2. 细胞膜黏着作用降低或消失　正常哺乳动物的组织细胞彼此间有很强的黏着力，肿瘤细胞失去细胞间的黏着作用，因而肿瘤细胞容易从原发部位脱离而发生侵袭和转移。造成肿瘤细胞黏着作用降低的原因可能与以下现象有关：①恶性肿瘤细胞膜表面呈较高的负电荷性。②膜组成的有关成分发生变化，如纤维连接蛋白（FN）丢失。FN是细胞膜高分子量糖蛋白，各种恶性转化细胞表面含量降低。FN

对蛋白酶很敏感，肿瘤细胞的蛋白水解作用加强是 FN 丢失的主要原因。③锚定连接减少，降低了细胞的黏附性。

3. 抗原性改变　抗原性的改变主要表现为原有抗原的消失或异型抗原的产生。例如携带 ABO 抗原的红细胞、血管内皮、鳞状上皮和柱状上皮等组织产生肿瘤后，不仅原有的 ABO 抗原消失，而且有可能出现异型抗原，如 O 型或 B 型胃癌患者，在胃肿瘤细胞表面可能还出现 A 型抗原，这可能与某些糖基转移酶活性的改变有关。

由于肿瘤细胞的新陈代谢与化学组成都和正常细胞不同，肿瘤细胞表面会出现新的抗原物质。有些恶性肿瘤组织细胞的抗原组成与胎儿时期相似，如原发性肝癌患者血清中出现的甲种胎儿球蛋白（简称甲胎蛋白，AFP）。AFP 是原发性肝癌的高特异性和高灵敏度的肿瘤标志物，其特异性免疫测定是肝癌最有诊断价值的指标。癌胚抗原（carcino – embryonic antigen，CEA）是结肠癌的标志物（60% ~ 90% 患者升高），在胰腺癌、胃癌、肺癌和乳腺癌中也有较高表达。此外，肿瘤细胞出现了最具特征的新抗原 – 肿瘤相关移植抗原（TATA）。

4. 与外源凝集素发生凝集反应　凝集素（Lectin）是指一种从各种植物、无脊椎动物和高等动物中提纯的糖蛋白或结合糖的蛋白，因其能凝集红细胞，故名凝集素。凝集素受体为特异性的单糖或寡糖。人类的凝集素受体多位于细胞膜或细胞器膜上。植物凝集素（伴刀豆凝集素 A 或刀豆蛋白 A，con-canavalin A，con A）使肿瘤细胞发生凝集，而相应的正常细胞在同样条件下则不凝集。

（三）细胞膜与肿瘤的多药耐药性

肿瘤的多药耐药性（multidrug resistance，MDR）是指肿瘤细胞接触一种抗肿瘤药物并产生耐药后，同时对结构无关和作用机制不同的多种其他抗肿瘤药物也具有交叉耐药性。多药耐药的存在使得肿瘤细胞能够逃逸化疗药物的"追杀"，在机体内肆无忌惮的发展壮大，严重影响了肿瘤化疗的成功率。MDR 大多针对天然药物，如生物碱类（秋水仙碱、长春新碱、紫杉醇等）、蒽环类（阿霉素、柔红霉素）和依托泊苷等。引起 MDR 的抗癌药物往往在结构上有两个共同特性：分子为两性分子及在中性 pH 条件下分子带正电荷。

肿瘤多药耐药的形成机制比较复杂，概括起来有以下几点：①药物的转运或摄取障碍；②药物入胞后产生新的代谢途径；③药物的活化障碍或药物靶标酶质和量的改变；④机体的修复机制和药物分解酶的增加；⑤特殊的膜糖蛋白增加使细胞排出的药物增多等。

目前研究较多的是以多药耐药性相关蛋白和 P – 糖蛋白为主的 ABC 转运蛋白；谷胱甘肽（glutathione，GSH）解毒酶系统；DNA 拓扑异构酶含量或性质的改变等。以下主要介绍与细胞膜相关的细胞外排泵 – ABC 转运蛋白参与的肿瘤多药耐药形成机制。

1. ABC 转运蛋白在肿瘤细胞多药耐药性形成中的作用　研究表明，40% 的人类癌症可以发生固有的或获得性的多药耐药，这成为抗癌治疗的一大障碍。ABC 转运蛋白能够让癌细胞排斥化疗药物，使治疗无法达到预期效果。第一个被发现的真核细胞的 ABC 转运蛋白是多药耐药蛋白，该蛋白通常在各种肿瘤细胞上过表达，泵出多种透过质膜进入细胞的脂溶性药物，降低细胞内药物浓度，使肿瘤细胞对多种细胞毒药物同时发生抵抗，降低患者化疗效果。

细胞膜上影响多药耐药的 ABC 转运蛋白主要包括 P – 糖蛋白（P – glycoprotein，P – gp）、多药耐药性相关蛋白（multidrug resistance protein，MRP）和乳腺癌耐药蛋白（the breast cancer multidrug resistance protein，BCRP）等。P – gp、MRP、和 BCRP 这 3 种外排蛋白的结构差异，决定其功能上的差别。

P – gp 为人多药耐药基因（MDR1）编码的分子量为 170kDa 的膜蛋白，1976 年由 Juliano 等首次在耐药的中国仓鼠卵巢细胞中发现的一种高分子糖蛋白，命名为 P 糖蛋白（P – gp），其位于胞质膜和高尔基体，为 ATP 依赖性膜转运蛋白。P – gp 糖蛋白水平与抗药性及细胞内药物聚积减少程度呈正相关，能将多种药物泵出细胞外，使细胞内药物聚积减少，从而减弱药物的细胞毒作用，产生耐药性。P-gp主要介导与天然杂环疗药物结合，包括抗生素类如多柔比星（ADM）、烷化剂丝裂霉素（MMC），植物类药如长春新碱（VCR）等。

MRP 是 1992 年由 Krishnamachary 等在耐药人小细胞肺癌细胞系 H69AR 中发现的另一种转运蛋白。MRP 与 P-gp 有某些相似之处，也属于 ABC 家庭，两者有 15% 的氨基酸序列相同，但 MRP 与 P-gp 转运底物明显不同。MRP 在肿瘤细胞和正常细胞中的亚细胞分布明显不同。在正常细胞中，MRP 主要位于细胞质中的内膜系统上，只有少量 MRP 位于细胞膜上，而在肿瘤细胞中则相反，MRP 主要位于细胞膜上。MRP1 介导的药物外排与谷胱甘肽 GSH 有关，GSH 可调节 MRP1 介导的药物转运，即 MRP 能识别与 GSH 耦合的底物如柔红霉素和顺铂（DDP）等。MRP 除了有药物外排泵的作用，还可能通过改变细胞内的药物分布，使药物局限于核周囊泡，难以进入核内发挥细胞毒作用而产生耐药性。

BCRP 是在 1998 年由 Doyle 等首先从乳腺癌细胞中发现的跨膜转运蛋白，故名乳腺癌耐药蛋白。BCRP 是一个不完全转运分子，故名半转运蛋白。BCRP 产生耐药机制与 P-gp 相同。BCRP 表达与白血病、卵巢癌、乳腺癌的临床化疗敏感性有关，且与 P-gp、MRP 的表达水平无相关性。

2. 主要的 ABC 转运蛋白抑制剂　ABC 转运蛋白的外排作用是影响很多药物口服吸收的重要因素，可直接使用 ABC 跨膜转运蛋白外排抑制剂抑制其对药物的外排作用。目前开发的外排抑制剂按作用机制分为 3 类：①竞争/非竞争性阻断药物与外排蛋白的结合。②抑制 ATP 水解，从而切断外排蛋白的能量供应。③改变细胞膜脂质的完整性，从而改变细胞膜上外排蛋白的环境。然而此类药物的开发进程因产品的毒副作用而受到限制。自从发现维拉帕米（Verapamil）能够逆转 MDR 后，相继发现了一些 ABC 转运蛋白抑制剂药物能够不同程度地逆转 MDR，如右旋维拉帕米、环孢菌素 A（Cyclosporin A）及其类似物、地高辛（Digoxin）等抑制剂。

四、脂质体与药物治疗

脂质体（liposomes）是一种类似生物膜结构的微型囊泡药物制剂。当磷脂分散在水中时形成多层囊泡，而且每一层均为脂质双分子层，各层之间被水相隔开，这种由脂质双分子层组成，内部为水相的闭合囊泡，称为脂质体。脂质体作为一种运载工具，将某些特殊生物大分子或小分子药物等定向地导入特定的细胞中，达到诊断、治疗各种疾病的目的。脂质体最早是 1965 年由英国科学家 Bangham 和 Standish 提出的，当时是将其作为研究生物膜的模型；随后，Gregoriadis 首先提出用脂质体作为 β-半乳糖苷酶载体治疗糖原累积疾病，即将脂质体作为药物载体；1987 年，Felgner 等率先采用脂质体作为基因转移载体。20 世纪 90 年代，美国 FDA 批准脂质体给药系统（liposomal drug delivery system）作为药物载体用于人类，多柔比星（Doxorubicin）、柔红霉素（Daunorubicin）和两性霉素 B（Amphotericin B）脂质体相继上市。

（一）脂质体作为药物制剂具有许多独特的优势

1. 脂质体作为靶向药物载体的特点　脂质体是典型的双亲分子，由亲水性的头部和疏水性的尾部组成，可以包裹脂溶性和水溶性药物的载体。作为靶向药物载体，脂质体具有特点：①细胞亲和性和组织相容性。脂质体是类似生物膜的泡囊结构，其主要成分是生物膜的组成成分磷脂和胆固醇，具有很好的细胞亲和性与组织相容性。它可长时间吸附于靶细胞周围，使药物能充分向靶细胞渗透。脂质体也可通过融合方式进入细胞内。②缓释性和长效性。将药物包封成脂质体，延长药物在血液中的滞留时间，使药物在体内缓慢释放，从而延长药物的作用时间。③降低药物毒性。脂质体药物在肝、脾和骨髓等单核-巨噬细胞较丰富的器官中浓集，而使其携带的药物在心、肾中累积量比游离药物低得多。如果将对心、肾有毒性的药物或对正常细胞有毒性的抗癌药物包封成脂质体，就可明显降低药物的毒性。如两性霉素 B 对多数哺乳动物的毒性较大，制成两性霉素 B 脂质体，可使其毒性大大降低而不影响其抗真菌活性。采用正电荷脂质体能够降低药物对心、肾和骨髓的毒性。④提高药物稳定性。一些不稳定的药物被脂质体包封后可受到脂质体双层膜的保护。如青霉素 G 或青霉素 V 的钾盐是对酸不稳定的抗生素，口服易被胃酸破坏，制成脂质体则可减少胃酸对其的破坏，提高口服的吸收效果。⑤靶向性。利用载体药物释放系统改变药物的动力学，仅使药物作用于病变部位的靶细胞，而避免对正常细胞的作用（图 4 - 36）。

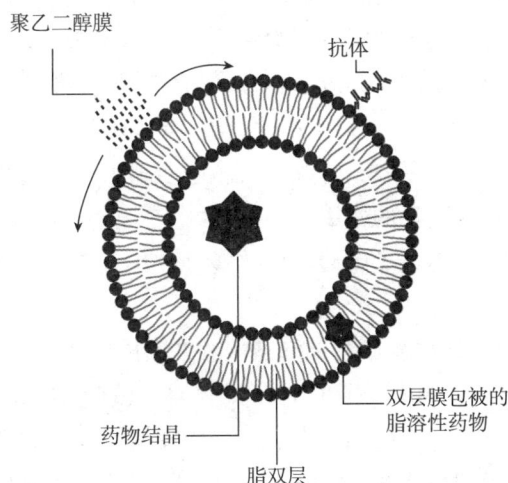

图 4 - 36　脂质体包埋药物的结构示意图

2. 脂质体作为药物传输系统在机体内的作用机制及分布　脂质体的主要成分来源于哺乳动物细胞膜的天然成分，细胞毒性很低，无免疫原性，无致热原性，能正常代谢和消除。脂质体的大小、表面电荷及脂质体膜成分可直接影响脂质体作用机制和脂质体在体内的行为。

（1）脂质体在机体内的吸收机制　脂质体在机体内的吸收机制包括：①吸附（adsorption），是脂质体作用的开始，吸附使细胞周围药物浓度增高，药物可慢慢地渗到细胞内。脂质体表面电荷和电量影响脂质体与细胞膜的吸附作用，如靶细胞与脂质体带相反电荷时，会显示静电亲和力。②脂质交换（lipid exchange），指脂质体与细胞膜的脂质成分发生交换，不释放水相内容物入细胞。③融合（fusion），脂质体膜插入细胞膜的脂质层中而释放出水相内容物到细胞内。④内吞/吞噬（endocytosis/phagocytosis），脂质体作用的主要机制。具有吞噬活动的细胞摄取脂质体进入吞噬体，吞噬体与溶酶体融合，经溶酶体消化释放药物。⑤扩散，内容物通过扩散方式释放到体内。⑥磷酸酯酶消化，脂质体的磷脂膜可被磷酸酯酶消化。脂质体被生物降解后，药物慢慢释放出来，使局部药物浓度远远高于正常组织。肿瘤组织中磷酸酯酶水平明显高于正常组织，所以脂质体在肿瘤组织中更容易释放药物。

（2）脂质体在机体内的分布　脂质体为纳米级的微球，这种类细胞结构的微球进入人体后，主要被网状内皮系统吞噬，使其包裹的药物主要在肝、脾、肺和骨髓等组织器官中积蓄，从而提高药物的器官靶向性，能够有效地达到减毒增效的作用。脂质体在机体内的分布呈现靶向性。①被动靶向：非修饰脂质体聚集在某些组织的趋势。静脉注射未修饰的脂质体，由网状内皮系统的细胞摄取，集中于肝、脾、肺、淋巴结和骨髓。②主动靶向：脂质体本身无特异靶向性，修饰脂质体在脂质双层上装上归巢装置（homing devices）才使其具有组织特异性。采用的归巢装置有抗体、激素、糖残基和受体配体等。③物理化学靶向：掺入某些特殊脂质使脂质体对 pH 或温度变化等敏感，便于脂质体携带的药物作用于靶位点。如 pH 敏感脂质体、热敏感脂质体、光敏感脂质体、磁性脂质体等。

此外脂质体的大小不同在体内的分布不同，在循环系统中停留时间也不同。粒径愈小体内停留时间愈长，且分布广，代谢率低。以静脉给药为例：小于 50μm，可透过肝内皮，转到肝枯否细胞溶酶体中；大于 1μm，趋于肺内停留；2 ~ 7μm，被毛细血管网摄取后，积聚于肺、脾和肝；7 ~ 12μm，多被肺机械性摄取；大于 15μm，经肠系膜、肝门静脉或肾动脉给入，分别被肠、肝或肾摄取。

（二）脂质体在药物治疗方面的应用

药物控释系统的主要作用是调节药物的药代动力（pharmacokinetics）和组织分布（biodistribution）。脂质体具有生物兼容性和生物可降解性，双层膜同时包覆水溶性和脂溶性药物的结构使其成为理想的体内药物载体，可大大提高药物的生物利用度，同时降低不良反应。

传统脂质体很容易被网状内皮系统识别和吞噬，并清除出血液循环。可利用此特性将药物靶向输送到具有网状内皮系统的器官，如肝、脾，将其应用到巨噬系统的疾病治疗。如巨噬细胞是许多真菌的栖息地，NeXstar 公司生产的脂质体包封两性霉素 B 已经面市，可以有效地将抗菌剂两性霉素 B 靶向结合巨噬细胞。另外，传统脂质体还多用于疫苗佐剂（adjuvants），将抗原物质输运到循环系统，从而起到强化免疫应答的作用。

脂质体还可以通过化学修饰的方法增强其靶向性和药代动力学特征。以下为几种常见的特殊性能脂质体。

1. pH 敏感脂质体和热敏感性脂质体

（1）pH 敏感脂质体　又称酸敏感脂质体，在 pH 7.4 时稳定，在低 pH 时不稳定，pH < 6.5 的酸性环境下与相应的膜发生融合，释放包裹的药物到胞质。病理组织的 pH 比正常组织低（如感染部位、原发肿瘤和转移肿瘤组织），发生炎症反应后组织的 pH 降至 6.5，细胞内吞空泡的 pH 范围为 5.0 ~ 6.5。

（2）热敏感性脂质体　又称温度敏感脂质体，当温度提高到某特定温度（相变温度 Tc）时，脂质体膜由"胶晶态"转变到"液晶态"，磷脂的酰基链的紊乱度和活动度增加，膜的流动性增加，致使脂质体所包封的药物释放率增大；而当温度低于 Tc 时，药物的释放相对缓慢。

2. 多糖被覆的脂质体　在脂质体双分子层中掺入多糖或糖脂的脂质体。掺入的糖基能抑制给药后在血液中的崩解过程，使脂质体稳定。糖基不同可改变脂质体的组织分布。如半乳糖为肝实质细胞所摄取；甘露糖为 NK 细胞所摄取；胆固醇氨基甘露糖衍生物具有高度的向肺性。

3. 长循环脂质体　又称为空间稳定化脂质体，在传统脂质体外表面通过共价键结合一定数目的亲水性高分子，可以不被免疫系统识别，从而延长了体内循环时间。长循环脂质体的特点是减少了网状内皮细胞对脂质体的摄取，使脂质体载药系统到达传统脂质体所不能到达的组织和器官。同时，延长了脂质体的体内循环系统的停留时间。脂质体掺入神经节苷脂 GM1（GM1 ganglioside），引入了唾液酸残基，增强了膜的稳定性，又称为隐蔽脂质体。脂质体被极性的聚乙二醇衍生物（PEG – DSPE，二硬脂酸磷脂酰乙醇胺）修饰，水溶性高分子可以改变脂质体表面的物理化学性质，在脂质体表面形成一层屏障，降低血浆蛋白与脂质体外表面的相互作用，阻止了脂质体的凝聚和融合，避免了网状内皮系统细胞对脂质体的摄取，同时也延长了脂质体在体内循环时间。

DOXIL 是 FDA 批准的一种长循环脂质体包封阿霉素类药物，该药物可以非特异性地选择定位于肿瘤。因为肿瘤组织内部毛细血管丰富，且比正常血管通透性高，脂质体载体系统很容易从毛细血管中渗透到肿瘤组织内部。

4. 靶向脂质体　是在脂质体外表面键合了识别系统，携带载药脂质体产生特异性结合，增强脂质体结合于靶细胞和释药的能力。此类脂质体应用的基础是病原位点与正常组织的差异，患病组织或器官常有某些受体蛋白或抗原物质的过度表达，如肝细胞表面会有半乳糖受体的过度表达，多种肿瘤细胞表面透明质酸受体 CD44 与正常细胞相比高表达，处于分裂期的肿瘤细胞表达过量的叶酸受体。常用的靶向装置有半乳糖、叶酸、透明质酸、多肽、单克隆抗体等。掺入单克隆抗体形成被抗体修饰的具有免疫活性的脂质体称为免疫脂质体。这类载药脂质体可以通过受体介导的胞吞作用将药物转运至细胞内。

在药物研发中常将靶向性的特点与长循环脂质体在体内的作用结合起来，即将靶向装置结合在长循环脂质体的水溶性高分子链的末端。

此外，还包括将光敏感物质的药物包裹在脂质体内进行光学治疗的光敏脂质体和将药物及磁铁性物质包入脂质体的磁性脂质体。

（三）脂质体在基因治疗方面的应用

基因治疗（gene therapy）是指将人的正常基因或有治疗作用的基因通过一定方式导入人体靶细胞

以纠正基因缺陷或发挥治疗作用，从而达到治疗目的的生物医学技术。脂质体是一种可供选择的基因传递载体，阳离子脂质体（cationic lipsome，C－LS）是应用最多的非病毒基因载体。阳离子脂质体常由带正电荷的磷脂（cationic lipids）与中性辅助磷脂（colipids）共同组成。由于带正电的脂质与带负电的核酸（DNA、RNA、AODNS）静电作用形成阳离子脂质体－基因复合物（lipoplexes），通过细胞内吞或融合等作用将治疗基因片段带入靶细胞内，将其释放，通过转录、翻译形成有效表达。

用作基因载体的阳离子脂质体有如下特点：①强 DNA 结合力，由阳离子部分的正电荷数目调节；②可生物降解性，选择易降解的连接酶；③靶向性，将靶向配体连接到疏水尾链的末端；④基因转染率高。

五、药物与细胞膜的相互作用

药物在体内的吸收、分布、代谢和排泄等 4 个连续的动态变化过程主要建立在各种器官组织的跨细胞膜转运基础之上，其实质是药物与生物膜相互作用的过程。从分子水平考虑，药物通过生物膜的转运主要分两步，首先是药物分子通过共价键、离子键、氢键或疏水键等与膜上特异性的受体物质相互作用，以复合物的形式存在；随后，该复合物从膜的一侧转移至另一侧将药物载入细胞内，即实现跨膜转运。药物的生物膜通透性是药物被吸收并进入靶点发挥药理活性的前提，因此，研究各类新药成分的生物膜通透性，即药物分子的生物膜转运性能，有助于新药研发初期大容量样品的快速筛选。

（一）细胞膜与药物的跨膜转运

细胞膜保护人类细胞不受外界侵扰，这是一道很难穿越的分子屏障。药物作为外源给予的化学异物（xenobiotic），在体内的跨膜转运途径主要分为细胞通道转运（transcellular pathway）和细胞旁路通道转运（paracellular pathway）。细胞通道转运是药物借助其脂溶性或膜内蛋白的载体作用穿过细胞而被吸收的过程，这是脂溶性药物及一些主动机制吸收药物的通道，是多数药物吸收的主要途径；细胞旁路通道转运是指一些小分子物质经过细胞间连接处的微孔进入体循环的过程，小分子水溶性药物可通过该通道转运吸收。药物转运的机制主要采用被动转运、载体媒介转运（包括易化扩散和主动转运）和膜泡转运。

1. 被动转运（passive transport） 是指药物的膜转运服从浓度梯度扩散原理，即从高浓度一侧向低浓度一侧扩散的过程。被动转运取决于细胞膜上存在的膜孔和通道的大小、药物溶于水中的分子体积以及细胞膜两边的药物浓度差。药物转运的动力来自药物的浓度梯度，不消耗能量。脂溶性好的药物与水溶性的小分子药物能迅速通过细胞膜屏障。

（1）简单扩散 是指药物的跨膜转运受膜两侧浓度差的限制。大多数药物按简单扩散方式进入体内，如脂溶性维生素、巴比妥类静脉麻醉药等。药物扩散的速度取决于细胞膜的性质、面积及膜两侧的浓度梯度外，还与药物自身的性质有关。分子量小、脂溶性大、极性小的药物较易通过。

药物解离度对简单扩散影响很大。由于多数药物为弱酸性或弱碱性物质，在体液中可发生部分解离，使得离子型药物被限制在膜的一侧，即离子障（ion trapping）现象。弱酸性药物在胃液中以非离子型居多，在胃中即可被吸收；而弱碱性药物在酸性胃液中离子型多，主要靠小肠吸收。如弱碱性药物地西泮（安定）及弱酸性药物异戊巴比妥在胃肠道 pH 范围内基本都是非离子型，因而快而完全地被吸收；相反，碱性较强的药物如抗高血压药胍乙啶，以及酸性较强的药物如抗过敏平喘药色甘酸钠，在胃肠道基本都已离子化，由于离子障的原因均较难吸收。

（2）滤过（filtration） 又称为膜孔转运（pore transport），是指药物通过含水小孔转运的过程。即直径小于膜孔的水溶性药物，借助膜两侧的流体静压和渗透压被水携带到低压侧的过程，其扩散率与该物质在膜两侧的浓度差成正比。上皮细胞膜上有 0.4～0.8nm 大小的微孔，贯穿细胞膜且充满水的微孔是水溶性小分子药物的吸收通道。少数小分子量药物如尿素、乙醇等可借此方式进入。膜孔内含有带正电荷的蛋白质或吸附有阳离子（如钙离子），其正电荷形成的球形静电空间电场能排斥阳离子，但阴离子药物容易通过。

毛细血管壁和肾小球膜间存在 6～12nm 的膜孔间隙，细胞间呈疏松连接，除少数大分子蛋白药物外，绝大多数药物自由通过。因此，药物通过毛细血管吸收（血管外注射给药）、分布，以及药物通过肾小管排泄时，采用这种细胞旁路通道转运途径，以滤过方式迅速转运进入血液。

被动转运方式有以下特点：①药物从高浓度侧向低浓度侧的顺浓度梯度转运。②不需要载体，不消耗能量，膜对药物无特殊选择性。③扩散过程与细胞代谢无关，不受细胞代谢抑制剂的影响。④不存在转运饱和现象和同类物竞争抑制现象。

2. 载体媒介转运（carrier – mediated transport） 是借助生物膜上载体蛋白的作用，使药物透过生物膜而被吸收的过程。

（1）易化扩散 又称为协助扩散（facilitated diffusion），是指某些物质在细胞膜载体的帮助下，不消耗能量，有膜高浓度侧向低浓度侧扩散的过程。依据其特异性载体不同可分为离子载体转运和离子通道转运。

1）离子载体转运 如细胞外液中的葡萄糖借助细胞膜上的葡萄糖通透酶进入细胞，补充细胞代谢需求；抗肿瘤药甲氨蝶呤（Methotrexate）以此方式进入肿瘤细胞。

2）离子通道转运 细胞膜上存在的多种离子通道蛋白，分别选择性地允许 Na^+、K^+、Ca^{2+} 通过离子通道进行易化扩散。某些药物或毒物可选择性阻断这些离子通道，如一些局部麻醉药利多卡因（Lidocaine）、普鲁卡因（Procaine）阻断 Na^+ 通道；抗心律失常药奎尼丁（Quinidine）同时阻断钠通道和钾通道；硝苯地平等钙通道阻滞剂能与膜上的钙通道蛋白结合，阻滞钙通道，阻止 Ca^{2+} 内流，降低细胞内 Ca^{2+} 浓度，抑制 Ca^{2+} 所调节的细胞功能。现有的钙通道阻滞剂主要作用于心血管系统，使血管扩张，缓解血管痉挛。

（2）主动转运（active transport） 是指借助载体或酶促系统的作用，药物从膜低浓度侧向高浓度侧的转运。一些本身即为内源性活性物质，或与内源性物质有极相近结构的药物，如 5 – 氟尿嘧啶（5 – fluorouracil）以主动转运的方式吸收。钙的吸收主要是通过肠黏膜的主动转运来完成，离子状态下的钙由 Na^+ – Ca^{2+} 交换体系通过主动转运完成跨膜过程。肠黏膜上有一种钙结合蛋白，与肠腔中的 Ca^{2+} 有较强的亲和力，充当 Ca^{2+} 的载体，促进 Ca^{2+} 吸收。少数药物可被某些组织细胞主动摄取而形成富集作用，如甲状腺腺泡膜上的碘泵能将血液中的碘以能量依赖性主动转运方式逆浓度梯度摄取，使甲状腺中碘离子浓度比血液高数十至上百倍。主动转运方式有以下特点：①逆浓度梯度进行转运，需要消耗机体能量——ATP。②需要载体参与，载体物质通常与药物有高度选择性。③主动转运的速率及转运量与载体的量及活性有关，当药物浓度较高时，存在饱和现象。④结构类似物能产生竞争性抑制作用，相似物竞争载体结合位点，影响药物的转运和吸收。⑤受代谢抑制剂影响。⑥有结构特异性和部位特异性。

近年来，药物转运蛋白载体对药物的主动外排增加是细菌耐药（如结核分枝杆菌）和肿瘤化疗耐药研究的难题，其作用机制还在进一步研究。药物外排泵可分为 ATP 水解能驱动型和跨膜质子梯度能驱动型 2 种，其中 ATP 水解能驱动型主要以 ABC 转运蛋白家族为代表，也是近些年研究的重点。

ABC（ATP – binding cassette）转运蛋白家族是一类 ATP 驱动泵，由 ATP 酶水解供能，典型的 ABC 转运蛋白由 4 个结构域组成，两个高度疏水的跨膜结构域形成底物的运输通道并决定底物的特异性；另两个结构域是高度保守的 ATP 结合匣，即 ATP 结合催化结构域。ABC 转运蛋白的作用就像一个守门员，让营养进入细胞而把毒素排除在外，其主要功能是利用 ATP 水解产生的能量将与其结合的底物运输过膜。

ABC 转运蛋白家族是一大类跨膜蛋白，是每个细胞的重要组成部分，广泛存在于从细菌到人类各种生物体细胞中，在哺乳动物的肝、小肠和肾等器官分布丰富。ABC 转运蛋白包含 100 余种膜转运蛋白，具有底物广泛性和生物多样性等共同特征，每一种 ABC 转运蛋白专一运输一种或一类底物，所运输物质的种类极多，包括外源的毒素和疏水性药物、营养物质（氨基酸、核苷酸、多糖、磷脂、胆固醇）、离子、多肽和细胞信号的转运等。此外，ABC 转运蛋白还可催化脂双层的脂类在两层之间翻转（flip），这在膜的发生和功能维护上具有重要的意义。

ABC 转运蛋白与人类疾病和药物研发与应用密切相关。一方面，ABC 转运蛋白异常引起了如囊性纤维化等疾病，另一方面，ABC 转运蛋白依赖其外排泵的作用还帮助了细胞保护自身不受伤害或降低药物对其的伤害，由此决定了细菌和其他病原体对抗生素耐药和肿瘤化疗是否能够取得成功。分布于小肠内的 ABC 转运蛋白能将药物排出肠细胞外，影响其肠内吸收，从而降低药物的口服生物利用度，除对药物有外排作用外，ABC 转运蛋白还与小肠中的代谢酶产生协同作用，尤其是 CYP3A4 酶，可共同影响药物的肠吸收。临床常用的抗真菌药物有氟康唑、酮康唑、伊曲康唑等，真菌对这些药物产生耐药性的一个重要机制是通过多药耐药蛋白降低了细胞内的药物浓度。此外，引起疟疾的疟原虫对药物氯喹（chloroquine）的抗性也与病原体 ABC 转运蛋白高表达有关。正是由于一些 ABC 转运蛋白能够将抗生素或其他抗癌药物泵出细胞而赋予细胞的抗药性，在临床和药物研发应用上的重要意义十分令人瞩目。

3. 膜泡转运　是指通过细胞膜的主动变形形成膜泡将药物摄入细胞内或从细胞内释放到细胞外的转运过程。膜泡转运不仅是细胞局部对外来物质的反应，也是细胞整体的反应结果。分为胞吞作用（endocytosis）和胞吐作用（exocytosis）。摄取的药物为溶解物或液体的过程为胞饮作用（pinocytosis）；摄取物质为大分子或颗粒状物的过程为吞噬作用。携带药物的胞饮泡或吞噬体与溶酶体融合，被溶酶体的酸性水解酶水解并释放出药物。

（二）细胞膜与药理效应

药物通过与细胞膜相互作用而产生药效。

1. 药物改变膜的流动性　细胞膜流动性是细胞膜结构的基本特征，合适的流动性是细胞膜正常功能的必要前提。膜流动性的改变将影响膜的转运功能、膜受体功能、酶的活性和膜的信息传递等功能，膜流动性的改变也是某些药物的作用机制。采用电子顺磁共振（electron paramagnetic resonance，EPR）和饱和迁移电子顺磁共振波谱（saturation transfer electron paramagnetic resonance spectroscopy，ST - EPRS）分别测定肌浆网的膜脂质流动性和 Ca^{2+} - ATP 酶的旋转运动情况，发现 Ca^{2+} - ATP 酶的运动直接受脂质流动性调节。

如一些全身麻醉药，不同种类结构差异很大，但却能产生相同的药理效应，是因为其药效作用原理不在于药物本身的结构，而是作用于中枢神经系统的神经细胞膜脂双层，即药物进入细胞后使细胞膜膨胀，脂质分子排列紊乱，流动性增加，影响神经冲动的传递，导致神经纤维传导抑制。

2. 药物改变膜的通透性　如戊二胺类安眠药通过与膜外层蛋白非特异结合，改变突触膜对离子的通透性而起到安眠的作用；胰岛素能使细胞交感神经节脂蛋白从片状转化成胶囊状，从而造成裂缝隙使其通过。

3. 药物改变膜的正常结构与功能　如抗真菌的唑类药物能够阻止细胞膜上麦角固醇的合成而产生抗菌效果；多烯类抗生素菲律宾霉素具有羟基化的亲水性表面和不饱和共轭的亲脂表面，该结构与霉菌细胞相接触并结合在细胞膜上，引起膜完整性破坏和功能紊乱，造成细胞死亡，实现抗菌效果。

4. 药物影响膜转运载体或离子通道　很多生理物质（包括代谢物、神经递质、离子、激素等）在体内的转运需通过细胞膜上的载体或离子通道参与，干扰这些环节可以产生明显的药理效应。如利尿药抑制肾小管 Na^+ - K^+、Na^+ - H^+ 交换而发挥排钠利尿作用；硝苯地平等钙通道阻滞剂，通过阻滞 Ca^{2+}

通道，阻止 Ca^{2+} 内流，缓解脑血管痉挛；局部麻醉药通过抑制钠通道，阻断神经传导而起局麻作用。

（三）生物实验技术在药物与细胞膜相互作用研究中的应用

电子显微技术、扫描隧道显微技术的应用，使人们能直观地观察亚细胞的构造，甚至可以得到生物大分子的形象，可用来研究大分子药物和靶细胞的相互作用。中子衍射方法可用来研究药物分子在磷脂双分子层中的位置。振动光谱可用来研究生物膜与药及其他膜外分子的相互作用。应用红外光谱（infrared spectroscopy，IR）、差示扫描量热法（differential scanning calorimetry，DSC）、核磁共振（nuclear magnetic resonance，NMR）等可研究抗体与脂质体或药物和脂质体相互作用，通过原子力显微镜研究脂质体膜结构及对药物转运的影响。

细胞膜仿生技术是一种新兴的技术，利用天然细胞膜的特性，将其与人工材料相结合，制备出具有生物功能的纳米粒子或药物递送系统。例如，利用红细胞膜包裹纳米粒子，可以赋予纳米粒子在体内的长循环特性和免疫逃避能力，提高药物的递送效率；利用癌细胞膜包裹纳米粒子，可以实现同源肿瘤靶向递送，提高药物对癌细胞的杀伤效果。

基于细胞膜的药物筛选和研发，细胞膜上的各种受体、离子通道等是药物作用的重要靶点。通过研究细胞膜的结构和功能，以及膜蛋白与药物的相互作用，可以为药物的筛选和研发提供重要的理论依据。例如，利用高通量筛选技术，可以快速筛选出与细胞膜上特定靶点相互作用的药物分子，为新药的研发提供候选药物。

思考题

答案解析

1. 细胞膜的化学成分主要包括哪几类物质？它们在细胞膜结构和功能中分别承担何种作用？

2. 说明细胞膜的两大基本结构特征及这些特性对细胞膜的功能有何作用？

3. 以 Na^+,K^+-ATP 酶（Na^+-K^+ 泵）为例，说明直接耗能的细胞主动运输的过程；以小肠上皮细胞吸收葡萄糖为例，阐明协同转运的原理。

4. 以细胞摄取胆固醇为例，阐明受体介导的胞吞作用的过程及意义。

5. G 蛋白在信号通路中有何作用？

6. 简述细胞膜组分与肿瘤耐药的关系。

7. 简述脂质体作为药物传输系统在机体内的作用机制。

（金莉莉　武　昕）

书网融合……

微课1　　　　微课2　　　　本章小结

第五章 线粒体与细胞能量转换

📖 学习目标

1. 通过本章学习，掌握线粒体的超微结构和线粒体酶的定位，线粒体功能；熟悉氧化磷酸化分子结构基础，ATP 合酶复合体结构特点，化学渗透假说；了解线粒体的化学组成，线粒体的半自主性，线粒体毒性药物与线粒体靶标药物，线粒体的增殖、起源及线粒体疾病。

2. 具有理解线粒体在细胞能量代谢中的关键作用，并能够描述 ATP 合成的过程及其调控机制的能力。

3. 树立终身学习理念，培养科学精神和探究意识，能够结合能量代谢最新研究进展，提出细胞能量代谢与药物作用机制的等方面的创新性观点，为今后在药学、生物医学工程、生物技术等领域的研究和工作奠定坚实的科学基础。

能量供应是生命赖以生存的基础，植物和一些细菌可通过光合作用利用太阳能合成能量；对人类和动物细胞而言，直接或间接地以自养生物（autotroph）合成的有机物为营养，在细胞的线粒体内转换成生命活动的能量分子 ATP（adenosine triphosphate，腺嘌呤核苷三磷酸/三磷酸腺苷）。细胞生命活动所需能量的 80% 是由线粒体提供的，因此线粒体被誉为细胞的"动力工厂（power station）"。线粒体是半自主性细胞器，虽具有独特的遗传系统，但其功能仍受核基因组的调控。线粒体 DNA 突变可导致产能障碍并以母系遗传的方式传递给子代。线粒体的结构、行为和遗传学特征与许多人类疾病的发生、发展密切相关。因此，探讨线粒体及细胞的能量代谢已经成为生物学、医药学研究的热点之一。

第一节 线粒体的形态结构和组成

PPT

线粒体（mitochondrion）作为真核细胞内一种独特的膜性细胞器，是细胞氧化磷酸化的场所，它通过磷酸化反应高效地将有机营养物储存的化学能转换为细胞的直接能源 ATP。

一、线粒体的形态、大小、数量及分布

1857 年，瑞士科学家 Rudolf Albert von Kolliker 在肌肉细胞中发现了颗粒状结构，1898 年，德国科学家 Karl Benda 将这些颗粒命名为 mitochondrion，即线粒体。线粒体是人体细胞最重要的细胞器之一，普遍存在于除哺乳动物成熟红细胞外的所有真核细胞中，能够在光学显微镜下进行观察。激光共聚焦显微镜下线粒体形态呈线状、粒状或短棒状，一般直径为 $0.5 \sim 1.0 \mu m$，长 $1.5 \sim 3.0 \mu m$。在不同类型、不同生理状态和发育阶段的细胞中，线粒体敏感而多变，其形态、大小、数目及排列分布存在明显差异，如当线粒体处于高渗透压环境下伸长为线状，低渗时线粒体膨胀呈颗粒状；酸性时呈囊泡状，而碱性时则为粒状；人肝细胞的线粒体在发育早期为短棒状，晚期为长棒状。不同组织在不同条件下可能产生体积异常膨大的线粒体，称为"巨线粒体（megamitochondria）"。

每个细胞含数百到数千个线粒体，线粒体数量随细胞的种类而不同，在体内的神经、骨骼肌、心肌和内分泌腺细胞内含量较高。海胆的卵母细胞中线粒体可达 30 万个，而单细胞真菌和单细胞藻类中只

有一个线粒体，哺乳动物成熟红细胞不具有线粒体。植物细胞中通过叶绿体的光合磷酸化作用产生ATP，因此，线粒体数目较动物细胞少。

线粒体是一种高度动态的细胞器，较多聚集在生理功能旺盛、需要能量供应的区域。如在蛋白质合成旺盛的细胞中，线粒体被包围在粗面内质网中，为蛋白质合成提供能量；在横纹肌细胞中，线粒体沿肌原纤维分布，保证细胞收缩时能量供给；在肠表皮细胞中呈两极分布，集中在顶端和基部；在精子细胞中，线粒体围绕鞭毛中轴紧密排列，为精子尾部摆动提供能量等。线粒体分布方向与微管一致，常排列成长链形，用微管解聚剂处理可导致线粒体分布的改变，说明线粒体分布与由微管网络构成的分子轨道有关。活细胞中的线粒体为一种运动活跃、柔软可塑的结构，自身不断旋转、扭曲和延伸，在细胞质中能以微管为导轨、由马达蛋白提供动力向功能旺盛的区域迁移。

二、线粒体的亚显微结构 [e]微课

电镜下显示线粒体是由双层单位膜套叠而成的封闭膜囊结构（图5-1），这两层膜在功能上迥然不同，共同将线粒体分隔成两个独立的空间，构成线粒体行使其功能的支架。

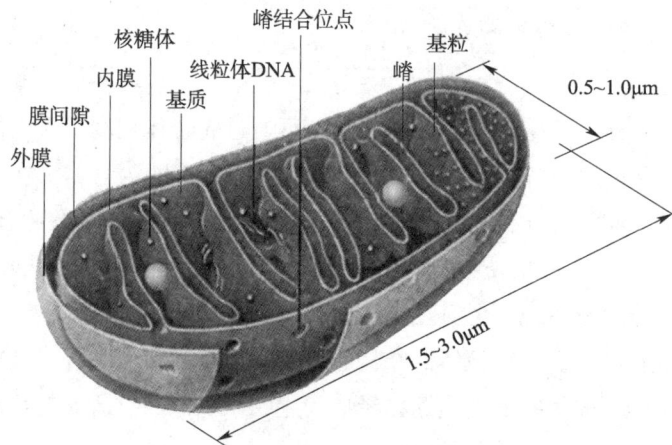

图5-1　双层膜套叠的线粒体超微结构

1. 外膜　线粒体外膜（mitochondrial outer membrane）是位于线粒体最外围的一层单位膜，厚度为5~7nm，外膜较光滑平整，起细胞器界膜的作用。外膜中蛋白质和脂质约各占50%。电镜下（磷钨酸负染）的外膜可观察到排列整齐的桶状通道，外径6nm、内径2~3nm、高5~6nm的β片层结构，称为孔蛋白（porin）。孔蛋白跨越脂质双层，允许相对分子量在5kDa以下的分子选择性通过，孔蛋白构成线粒体外膜物质转运的亲水性通道。ATP、NAD^+、CoA等相对分子量较小的物质可自由通过外膜，因此，外膜的通透性相对于内膜较高。

2. 内膜　线粒体内膜（mitochondrial inner membrane）位于外膜的内侧，包裹线粒体基质的一层单位膜，厚约4.5nm。内膜通透度很低，许多物质如丙酮酸、H^+、ATP等均不能自由通过内膜，需借助于线粒体内膜上的载体或通透酶（permeast）系统协助才能进行跨膜运输。线粒体内膜的这种通透屏障作用对线粒体行使其功能时建立的质子电化学梯度以驱动ATP的合成起重要的作用。内膜是线粒体进行电子传递和氧化磷酸化的主要部位。

线粒体内膜向基质内折叠形成嵴，从而增加了内膜的表面积（可达5~10倍），为线粒体进行高效的生化反应提供了保障。嵴是线粒体的标志性结构，嵴的形态、数量和排列与细胞种类及生理状况密切相关，需能多的细胞，不但线粒体的数量多，嵴的数量也多。

用电镜负染技术观察到在线粒体内膜内表面及嵴膜基质面上垂直排列有许多有柄球状小体，称为线

粒体基粒（elementary particle），其通过小柄与内膜相连。每个线粒体有 $10^4 \sim 10^5$ 个基粒。基粒含有 ATP 合酶，能利用呼吸链产生的能量合成三磷酸腺苷，故基粒又称为 ATP 合酶复合体，是氧化磷酸化最终产生 ATP 的部位。

3. 膜间隙 线粒体膜间隙（mitochondrial intermembrane space）又称外室（outer chamber），是内外膜之间的腔隙，腔隙宽 6～8nm，其内充满无定形液体，含有许多可溶性酶类、底物及辅助因子等。膜间隙与嵴内腔（intracristal space，是线粒体内膜向内腔突进形成的嵴的内部空间）相通。

电镜下可以观察到，在线粒体的内、外膜某些部位上存在一些内膜与外膜相互接触的地方，使膜间隙变得狭窄或没有膜间隙，此部位称为转位接触点（translocation contact site）。利用免疫电镜的方法可观察到在转位接触点处有蛋白前体的集聚，提示它是细胞质基质中合成的蛋白质等物质进出线粒体的通道。

4. 基质 线粒体基质（mitochondrial matrix）又称内室（inner chamber），为内膜和嵴包围的空间，充满了电子密度较低的均质性胶状物，具有一定的渗透压和 pH，是发生三羧酸循环、脂肪酸氧化、氨基酸分解、蛋白质合成等生化反应的重要部位。

基质中含有线粒体独特的双链环状 DNA（mtDNA）、线粒体 RNA、线粒体核糖体，构成了线粒体相对独立的遗传信息复制、转录和翻译系统。

三、线粒体的化学组成和酶的定位

1. 线粒体的化学组成 线粒体的化学组分主要包括蛋白质和脂质，此外还含有少量的辅酶等小分子及核酸。蛋白质含量占线粒体干重的65%～70%，多数分布于内膜和基质。线粒体中的蛋白质既有可溶性蛋白，也有不溶性蛋白。可溶性蛋白质主要是基质的酶类和膜的外周蛋白，不溶性蛋白质为膜镶嵌结构蛋白或酶蛋白。脂类占线粒体干重的25%～30%，大部分是磷脂，占总脂质的3/4以上。相对于外膜而言，内膜有很高的蛋白质/脂质比例（内膜质量比≥3∶1，而外膜为1∶1），内膜缺乏胆固醇，富含双磷脂酰甘油（diphosphatidylglycerol），即心磷脂（cardiolpin），约占磷脂含量的20%，这是内膜高度特化的特性之一，心磷脂与离子的不可渗透性有关。含有丰富的心磷脂和较少的胆固醇是线粒体在组成上与细胞其他膜结构的明显差别。

此外，线粒体还含有水、无机盐离子及其他组分。水是线粒体中含量最多的一种成分，以结合水形式作为线粒体的结构组分，以自由水的形式充当酶促反应的溶剂及物质分散的介质。一些含量甚微的无机离子，如 K^+、Na^+、Ca^{2+}、Mg^{2+}、Zn^{2+} 等，其浓度变化往往直接影响线粒体的功能变化。线粒体中存在有多种辅酶，如辅酶 Q（CoQ）、黄素腺嘌呤二核苷酸（FAD）、黄素单核苷酸（FMN）和烟酰胺腺嘌呤二核苷酸（NAD^+）等一系列重要的小分子有机物质，参与电子传递的氧化还原过程。线粒体中还含有核外 DNA 和完整的遗传信息表达系统，赋予线粒体一定的自主性。

2. 线粒体中酶的定位分布 线粒体是细胞中含酶最多的细胞器之一，它们分布在线粒体的各个结构组分中（表5-1）。

表5-1 线粒体中各种酶的定位

部位	酶的名称
外膜	单胺氧化酶*、NADH - 细胞色素 C 还原酶、犬尿酸羟化酶、酰基 CoA 合成酶、磷酸甘油酰基转移酶
膜间隙	腺苷酸激酶*、核苷酸激酶、二磷酸激酶、亚硫酸氧化酶
内膜	细胞色素氧化酶* 等呼吸链酶系、丙酮酸氧化酶系、亚铁螯合酶、肉碱棕榈酰基转移酶、对寡霉素敏感的 ATP 合成酶复合体
基质	三羧酸循环酶系（苹果酸脱氢酶*）、核酸及蛋白质合成酶系、丙酮酸脱氢酶

* 表示标志酶

外膜分布一些特殊的酶类，如单胺氧化酶等，这些酶可催化诸如脂肪酸链延伸、肾上腺素氧化以及色氨酸生物降解等生化反应，表明外膜可以对将在线粒体基质中进行彻底氧化的物质进行先行的初步分解。内膜上的酶类比外膜复杂，可以大致分为三类：运输酶类、合成酶类、电子传递类。基质中所含的酶类最多，包括参与三羧酸循环、脂肪酸氧化、氨基酸降解、核酸及蛋白质合成等所需的整套酶系，而膜间隙中所含酶类较少，其标志酶腺苷酸激酶的功能为催化 ATP 分子末端磷酸基团转移到 AMP，生成 ADP（adenosine – diphosphate，腺嘌呤核苷二磷酸）。

第二节　线粒体的功能

PPT

线粒体是真核细胞内高度特化的细胞器，在维持细胞正常代谢和细胞能量供应等方面发挥重要的作用。作为糖、脂肪和氨基酸最终氧化释能的场所，线粒体的主要功能是进行氧化磷酸化合成 ATP，为细胞生命活动提供直接能源。除此以外，线粒体在维持细胞内的 Ca^{2+} 稳态、信号转导以及细胞凋亡等方面发挥着重要作用，同时也参与氨基酸、核酸、脂类等重要生物分子的合成。

一、线粒体与氧化磷酸化

线粒体的主要功能是氧化磷酸化（oxidative phosphorylation），其高效地将有机物中储存的能量转换为细胞生命活动的直接能源 ATP。

机体摄入的营养物质（糖、脂肪、蛋白质等）含有大量的化学能，在细胞内好氧氧化分解生成 CO_2 和 H_2O 的过程中释放能量称为生物氧化（biological oxidation）。由于此过程需耗氧、排出 CO_2，故又称为细胞呼吸（cellular respiration）或细胞氧化（cellular oxidation）。生物氧化主要在活细胞线粒体中进行，分解代谢所释放出的能量储存于 ATP 中。以葡萄糖为例，生成 ATP 的线粒体生物氧化分 4 个阶段。①糖酵解（glycolysis）：在细胞质中进行，无氧酵解生成丙酮酸。②乙酰辅酶 A（CoA）的生成：丙酮酸进入线粒体基质中，在丙酮酸脱氢酶体系作用下分解形成乙酰辅酶 A。③三羧酸循环（tricarboxylic acid cycle，TAC cycle）：在线粒体基质中完成，乙酰辅酶 A 与草酰乙酸结合成柠檬酸而进入柠檬酸循环，由于柠檬酸有三个羧基，也叫三羧酸循环。整个过程中，脱下的 H 以 NAD^+ 和 FAD 为受氢体，使它们从氧化态转变成 NADH 和 $FADH_2$ 的还原态形式。④氧化磷酸化偶联与 ATP 形成：三羧酸循环中脱下的氢（H），先解离为质子（H^+）和电子（e^-），电子由线粒体内膜上的电子传递链（或称为呼吸链）逐级传递，最后传递给氧生成水。在此过程中所释放的能量用以驱动 ADP 磷酸化转变成为 ATP，这个阶段就是线粒体的氧化磷酸化。

（一）电子传递链和 ATP 合酶复合体是线粒体氧化磷酸化的结构基础

线粒体通过氧化磷酸化作用进行能量转换，其内膜本身的理化特性和内膜上的电子传递及 ATP 合成的组合为氧化磷酸化提供了必要的保障，也是氧化磷酸化的细胞生物学基础。

1. 电子传递链　在线粒体氧化磷酸化过程中，传递电子的酶体系是由一系列存在于线粒体内膜上的能够可逆地接受及释放质子或电子的脂蛋白复合体组成，形成相互关联、有序排列的功能结构体系，并偶联线粒体的氧化磷酸化反应，称之为电子传递链（electron transport chain）或呼吸链（respiratory chain）。电子传递链各组分脂蛋白可分为 4 种类型复合体（Ⅰ、Ⅱ、Ⅲ和Ⅳ）、辅酶 Q（CoQ）和细胞色素 c（Cyt c），其中，只传递电子的酶和辅酶称为电子传递体，而既传递电子又传递质子的酶和辅酶称为递氢体。辅酶 Q 和细胞色素 c 为可移动的电子载体，辅酶 Q 是脂溶性蛋白，可在脂双层中从膜的一侧向另一侧移动，而细胞色素 c 是膜外周蛋白，可在膜表面移动。

（1）电子传递链的组分　电子传递链的组分并非独立地分布在线粒体内膜上，而是以复合物的形式包埋在线粒体内膜中，形成典型的多酶氧化还原体系（图 5 - 2）。

1）复合体 I　NADH – CoQ 还原酶，又称 NADH 脱氢酶。作用是使 NADH 脱氢氧化，通过 FMN 和铁硫中心，催化 NADH 的 2 个电子传递至辅酶 Q，同时伴随 4 个质子由线粒体基质侧转移至膜间隙，故复合体 I 为递氢体。电子传递的方向为：NADH – FMN – Fe – S – CoQ。

2）复合体 II　琥珀酸 – CoQ 还原酶，又称琥珀酸脱氢酶。作用是催化来自琥珀酸的电子通过 FAD 和铁硫蛋白传递至辅酶 Q，无转移质子功能。电子传递的方向为：琥珀酸 – FAD – Fe – S – CoQ。

3）复合体 III　CoQ – Cyt c 还原酶，又称细胞色素 c 还原酶。作用是催化电子从辅酶 Q 传给细胞色素 c，每转移 1 对电子，同时将 4 个质子由线粒体基质泵至膜间隙，故复合体 III 也是递氢体。

4）复合体 IV　细胞色素 c 氧化酶。作用是将从细胞色素 c 接受的电子传给氧，使之还原成水，同时在基质侧转移 2 个质子至膜间隙，故复合体 IV 也是递氢体。

任何两个复合体之间没有稳定的连接结构，而是由可扩散性分子 CoQ 和 Cyt c 连接，复合体相互协调配合，完成电子和质子的传递。其中由复合体 I、III 和 IV 组成一条主要的电子传递链，催化 NADH 的脱氢氧化；另一条电子传递链由复合体 II、III 和 IV 组成，催化琥珀酸的脱氢氧化。电子传递链的形成受到两套遗传系统即核基因组和线粒体基因组的调控，而电子传递链复合体中的 4 个（I、II、III、IV）复合物也同样含有两套基因组编码的多肽（图 5–2）。

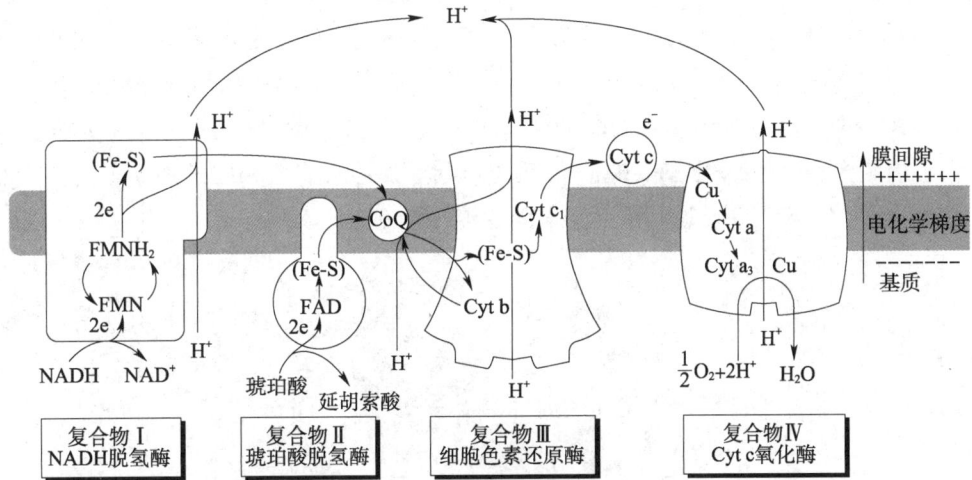

图 5 – 2　线粒体内膜电子传递链复合体的组成及电子和质子传递示意图

（2）质子驱动力/质子动力势　作为电子传递的先决条件，细胞内生物大分子经糖酵解和三羧酸循环氧化时产生的 NADH 和 $FADH_2$，是两种还原性的电子载体，所携带的高能电子经线粒体内膜上的电子传递链逐级定向传递（图 5–3）。

电子传递链中各组分按照氧化还原电位（oxidation – reduction potential，ORP）从低向高的顺序排列，电子也正是从低的氧化还原电位朝向高的方向传递。氧化还原电位值越低，提供电子的能力越强，越易成为还原剂而处于传递链的前面，如 NAD^+/NADH 的氧化还原电位最低，而 O_2/H_2O 的氧化还原电位最高。一旦高能电子进入复合物 I 或复合物 II 中，即沿电子传递链传递并伴随能量逐级释放。电子传递链中的复合物 I、III 和 IV 为递氢体，可视为质子泵，在传递电子的过程中，可将质子从线粒体基质转移到线粒体膜间隙，形成跨内膜的质子动力势（proton motive force）或电化学梯度，包括 H^+ 跨膜电位差和质子浓度梯度。高能电子的能量则被用于向膜间隙转运质子，膜间隙与基质间质子动力势的形成与维持是线粒体合成 ATP 的基本前提，是线粒体进行能量转换的基础。

线粒体膜电位的质子动力势能够最直接地衡量线粒体的能量状态及其功能，与 ATP 生成、线粒体内钙离子摄取、线粒体代谢物及蛋白质转运和线粒体内活性氧生成等相关。

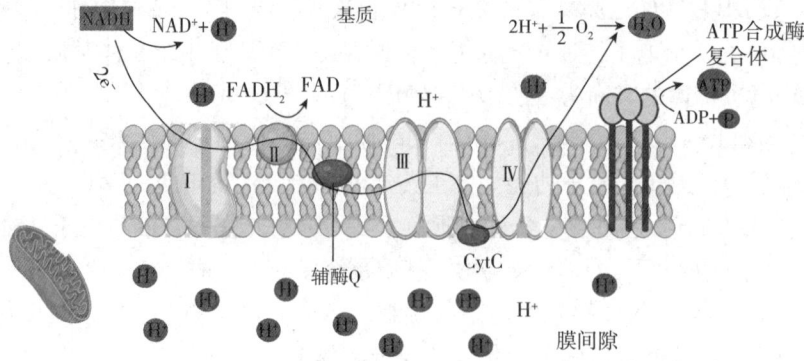

图 5-3 线粒体内膜上的电子传递链及递氢体

2. ATP 合酶复合体 在线粒体中，最终生成 ATP 的装置是 ATP 合酶复合体。ATP 合酶（ATP synthetase，ATPase）复合体是从线粒体嵴及内膜上分离出的复合物，是生物能量转换的核心酶，参与氧化磷酸化，能够在跨膜质子动力势能推动下催化合成 ATP。ATP 合酶复合体分子质量为 370kDa，属于 F 型质子泵。1997 年诺贝尔化学奖授予了三位从事 ATP 合酶研究的科学家。

（1）ATP 合酶复合体的分子结构 不同来源的 ATP 合酶复合体都是由多亚基装配形成的，基本有相同的亚基组成和结构。Stasny 和 Crane 于 1964 年分离了线粒体内膜，用超声波处理成"亚线粒体小泡"后，借助电镜负染技术观察到了 ATP 合酶复合体的分布及分子构型。线粒体 ATP 合酶复合体状如蘑菇，由镶嵌于内膜内表面的 F_0 蛋白（基部）、突出于内膜外的水溶性 F_1 因子外周蛋白（头部）及柄部组成，规则性地排布在内膜下并通过其基部与内膜相连（图 5-4）。

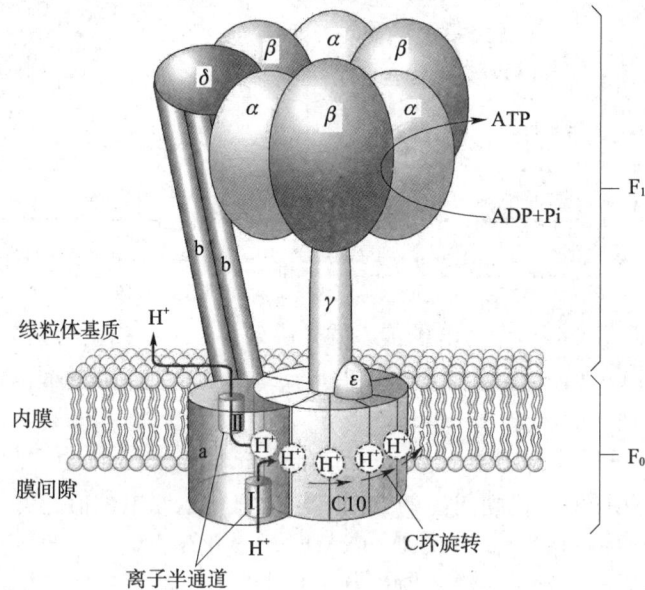

图 5-4 ATP 合酶复合体分子结构示意图

1）头部 偶联因子 1（coupling factor 1，F_1），又称 F_1 因子，外观呈球状颗粒，由 5 种类型的 9 个亚基组成，组分为 $\alpha_3\beta_3\gamma\varepsilon\delta$。在空间结构上，3 个 α 亚基和 3 个 β 亚基交替排列，如"橘瓣"状结构，α 和 β 亚基具有核苷酸结合位点，其中 β 亚基的结合位点具有催化 ATP 合成的活性。γ 亚基贯穿 F_1 因子中央轴，并通过一结构域与其中一个 β 亚基结合，形成中央柄。ε 与 γ 亚基具有很强的亲和力，协助 γ 亚基附着于基部 F_0 蛋白，两者结合充当"发电机"的转子，旋转于 $\alpha_3\beta_3$ 的中央，调节 3 个 β 亚基催化位点的开放与关闭。ε 亚基有抑制酶水解 ATP 的活性及堵塞 H^+ 通道、减少 H^+ 泄露的功能。δ 亚基为

F_1 和 F_0 相连所必需，其与 F_0 的 a 和 b 亚基结合，具有固定 αβ 复合体结构的作用。

2）基部　偶联因子 F_0，又称 F_0 因子，镶嵌于线粒体内膜的疏水蛋白，形成一个跨膜的质子通道，其亚基的类型及组成在不同物种中差别很大。细菌的 F_0 因子亚基组成 $a_1b_2C_{10-12}$ 多拷贝的 c 亚基形成一个可动的轮状结构，a 亚基中有质子通道，位于 c 亚基的外侧，c 亚基可被 a 亚基提供的质子电流驱动而旋转，b 亚基处于连接 a 亚基和 δ 亚基的位置。a、b 和 δ 亚基共同组成"定子"，在一侧将 $α_3β_3$ 与 F_0 因子连接，并使之保持固定的位置。因此，F_0 因子在 ATP 合酶复合体中的作用是将跨膜质子驱动力转换成扭力矩（torsion），驱动"转子"旋转。

3）柄部　化学本质是寡霉素敏感授予蛋白（oligomycins ensitive conferring protein，OSCP），外观为杆状，是连接 F_0 和 F_1 的结构。OSCP 的作用是调控质子通道，寡霉素与 OSCP 特异性结合后使寡霉素的解偶联作用得以发挥，特异性阻断 H^+ 通道，抑制 ATP 合成。

（2）线粒体 ATP 的合成机制　电子传递过程中产生的质子动力势是如何驱动 ADP 和磷酸（Pi，游离磷酸团，是三磷酸腺苷的高能磷酸键断裂后释放）在 ATP 合酶复合体的催化下合成 ATP。ATP 合酶复合体各个亚基是如何协同完成这一过程的呢？美国生物化学家 PD Boyer（1989）提出了"结合变构机制"（binding - change mechanism）（图 5 - 5）和"旋转催化模型"（rotational catalysis）来解释 F_1 因子在 ATP 合成中的作用过程，并因此获得了 1997 年的诺贝尔化学奖。

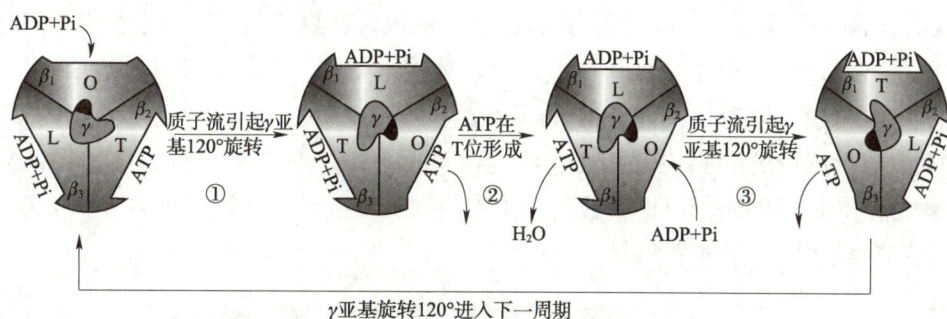

图 5 - 5　ATP 合成的结合变构机制模式图

该假说认为：①电子传递产生的质子动力势并不直接用于 ADP 磷酸化，而是主要用于产生构象变化，改变核苷酸与底物的亲和力。②在任意时候，F_1 因子的 3 个 β 亚基有 3 个催化位点，以 3 种不同的构象状态存在，从而使它们对核苷酸有不同的亲和力，每一个催化位点要经过 3 次构象改变才催化合成 1 分子 ATP。在 L 构象（loose，松散结合态），ADP、磷酸与酶疏松结合；在 T 构象（tight，紧密结合态），ADP、磷酸与酶紧密结合，此时酶催化两者结合形成 ATP；在 O 构象（open，空置态），ATP 与酶的亲和力极低，而允许 ATP 被释放。③ATP 通过旋转催化而生成。通过 F_0 "通道"的质子流引起 c 亚基环及附着于其上的 γ 亚基的纵轴（中央轴）在"橘瓣"状的 $α_3β_3$ 中央旋转。旋转的动力来着 F_0 质子通道中的质子跨膜运动，"转子"的旋转在 360° 范围内分 3 步发生，即 F_1 因子的 3 个催化位点在"转子"转动驱动下完成构象的周期性变化，O→L→T 态的转变不断将 ADP 和磷酸加合在一起形成 ATP 后从 T 态的核苷酸结合位点释放出来。γ 亚基的一次完整旋转（360°）可合成 3 个 ATP 并从 ATP 合酶复合体表面释放，ATP 合酶复合体被称为高效旋转的"分子马达"。

🧬 **知识拓展** ┈┈┈

ATP 合酶复合体的发现及功能预测

1900 年，Leonor Michaelis 用染料 Janus green 对肝细胞进行染色，发现细胞消耗氧之后，线粒体的颜色逐渐消失了，从而提示线粒体具有氧化还原的作用。

20 世纪 70 年代，Hatefi 等纯化了电子传递链四个独立的复合物，Humberto - Fernandez Moran 用负染技术检查分离的线粒体时发现线粒体内膜的基质一侧的表面附着一层球形颗粒，球形颗粒通过柄与内膜相连。数年后，Efraim Racker 分离到内膜上的颗粒，称为偶联因子 1，简称 F_1，随后 Racker 发现这种颗粒的生化性质很像水解 ATP 的酶，即 ATPase，这一特别的发现带来的困惑是为什么具有氧化还原反应的线粒体其内膜需要如此多的水解 ATP 的酶？

如果按照常规的思考方式分析所发现颗粒的生化特性，很难理解为什么线粒体内膜上需要 ATP 水解酶，但如果将 ATP 的水解看成是 ATP 合成的相反过程，F_1 球形颗粒的功能就显而易见了，即 ATPase 既能催化 ATP 的水解，又能催化 ATP 的合成。那么 F_1 球形颗粒到底行使何种功能？视反应条件而定，如果 F_1 颗粒处于分离状态下具有 ATP 水解酶的活性，若在结合状态下则具有 ATP 合成酶的活性。

Mitchell 提出了氧化磷酸化的化学偶联学说，从而证明了线粒体是真核生物进行能量转换的主要部位。

（二）氧化磷酸化的偶联机制

电子传递与 ATP 合成的偶联机制的问题，曾先后有过许多假说，目前被广泛接受的是英国化学家 P. Mitchell（1961）提出的化学渗透假说（chemiosmotic coupling hypothesis）（图 5-6），1966 年他在运用有关生物膜的概念的基础上进一步充实、完善了这一假说，也因此项研究成果获得了 1978 年诺贝尔化学奖。该学说认为，当 NADH 和 $FADH_2$ 携带的高能电子沿线粒体内膜的呼吸链传递时，在能量逐级下降的过程中释放出能量，所释放的能量将 H^+ 从线粒体内膜基质侧泵到膜间隙，由于内膜的完整性和对 H^+ 的不通透性，形成跨线粒体内膜的电化学质子梯度，并在此质子梯度驱动下，H^+ 穿过线粒体内膜上的 ATP 合酶复合体 F_0 上的质子通道渗透到基质中，该酶便可利用其能量驱动 ATP 合酶复合体合成 ATP 完成氧化磷酸化过程，实现能量转换。

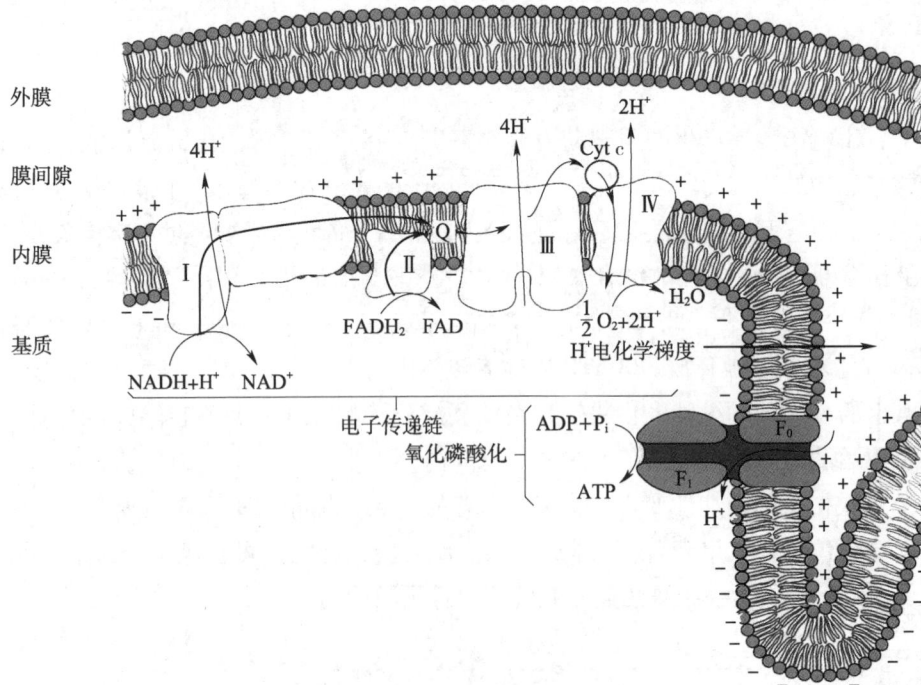

图 5-6 化学渗透假说

化学渗透假说的两个特点：①突出线粒体膜结构的完整性与功能的统一性。完整的线粒体内膜的结

构对 H^+ 具有不能自由通透的特性，这在功能上是质子梯度形成的必要条件。在使用解偶联剂的情况下，改变了内膜对 H^+ 的通透性，则电子传递所释放的能量就不能转换合成 ATP。②强调线粒体内膜定向的化学反应。氧化时 H^+ 的跨线粒体内膜从基质向膜间隙的主动转移，随后 H^+ 在浓度梯度驱动下内向回流，同时合成 ATP。

化学渗透假说并非氧化磷酸化偶联的唯一机制，一些学者又相继提出了许多不同的见解，如 Slater 提出的碰撞假说（collison hypothesis）。

二、线粒体的其他功能

（一）自由基的生成

线粒体既是自由基产生的源头，也是自由基攻击的首要靶标。活性氧（reactive oxygenspecies，ROS）是机体内最常见的自由基。细胞内 95% 以上的活性氧来自线粒体氧化磷酸化，自由基参与多种生物活性物质的合成、解毒反应和吞噬细胞杀灭细菌等过程，是机体内一种不可缺少的活性元素。正常情况下，生物体内有一套完整的抗氧化体系，可以维持自由基的代谢平衡。

1. 线粒体活性氧自由基的生成　有细胞"动力工厂"之称的线粒体好像是一个微型核反应堆，在能量代谢过程中消耗大量的氧，有 1%~2% 的氧在氧化磷酸化反应中被转换成 ROS。分子氧（O_2）接收电子传递链"泄漏电子"后还原形成的副产物——ROS，其中 20% 来自电子传递链复合体 I，80% 来自复合物 III。活性氧包括超氧阴离子（O_2^-）、过氧化氢（H_2O_2）、羟自由基（OH）等，过量的活性氧自由基极易诱发氧化应激，对线粒体 DNA（mitochondrial DNA，mtDNA）、蛋白质和膜脂质造成损伤，这些损伤反过来又影响氧化磷酸化，激发级联反应，促成线粒体的进一步损害并产生更多的自由基，形成恶性循环，导致细胞凋亡、组织损伤。

2. 活性氧自由基的主要生理功能　①参与机体内活性物质的合成。凝血酶原前体在超氧阴离子的氧化作用下生成凝血酶原，凝血酶原是凝血酶的前体，凝血酶可激活血中的纤维蛋白原形成纤维蛋白，因而超氧阴离子参与了凝血酶在凝血过程中的作用。②肝脏的解毒作用。利用肝细胞中的酶（如细胞色素 P450 酶系等）催化各类药物或毒物的羟化反应，一定剂量内的药物或毒物可被羟化而易于排泄，即解毒，该解毒过程需要超氧阴离子的参与。③参与炎症过程。自由基可促进炎性细胞吞噬细菌或杀死细菌。如中性粒细胞利用吞噬作用（phagocytosis）将吞噬体进行彻底的消化，这种消化需要消耗大量的氧气，称为呼吸爆发（respiratory burst）。中性粒细胞消耗氧的同时可在胞内产生大量的活性氧自由基，细菌会因自由基水平升高而逐渐被杀死。

3. 抗氧化防御体系清除活性氧自由基　细胞内多余的自由基总能被完善的抗氧化防御体系清除，保持体内自由基的动态平衡。该体系包括：①酶类抗氧化剂。正常生理条件下，ROS 可被超氧化物歧化酶（SOD）、过氧化氢酶（catalase）、谷胱甘肽过氧化物酶（GSH-Px）等分解。其中哺乳动物细胞中的 SOD 分为两类，一类为 Cu,Zn-SOD，主要分布于细胞质中；另一类为 Mn-SOD，主要分布于线粒体内。②维生素类抗氧化剂。维生素 E 是脂溶性维生素，既能附着在膜上，又能透过膜而进入细胞，所以它对细胞膜的氧化损伤有很好的拮抗作用；维生素 C 是许多酶的辅助因子，是水溶性维生素，能很好的作用于细胞质中的极性氧自由基和被活化的中性白细胞释放的活性氧，从而起到抗氧化和抗炎作用。

（二）线粒体膜的物质运输系统

线粒体膜是胞质与线粒体基质进行物质交换的重要屏障，线粒体内膜对物质的通透性很低，一些重要的无机离子（如 K^+、Na^+、Mg^{2+}、Ca^{2+}）在线粒体膜上有选择性离子通道蛋白，可以对细胞内离子浓度进行精确调节，影响线粒体甚至细胞的功能。而氧化磷酸化所需 H^+、底物（如 ADP、磷酸）和电子传递链底物（如丙酮酸）及氧化磷酸化产物（如 ATP）等则通过载体蛋白跨膜运输。横跨线粒体内外膜接触点处含有线粒体通透性转换孔（mitochondrial permeability transition pore，mPTP），由电压依赖性阴离子通道（voltage dependent anion channel，VADC）、ADP/ATP 转换蛋白（Adenine nueleotide translocator，ANT）等多种线粒体内膜和外膜的蛋白复合组成，定位于内外膜接触的转位接触点。正常情况下，mPTP 限制性地允许小分子量物质在线粒体基质和胞质间进行交换，维持细胞正常生理功能，其转运能力可被环孢霉素 A 抑制。

细胞内大部分的 Ca^{2+} 储存在肌浆网/内质网（SR/ER），而线粒体是细胞内除肌浆网/内质网外又一富含钙离子的主要"钙库"，在摄取 Ca^{2+} 和释放 Ca^{2+} 中起着重要的作用。线粒体和内质网一起共同调节细胞内钙稳态，从而调节细胞的生理活动。一旦线粒体感受到其周围形成的钙微区（calcium microdomain），线粒体能够利用膜两侧的电化学梯度通过其膜上协同转运载体将 Ca^{2+} 摄入线粒体基质内，储存在一些较大的致密颗粒中，防止细胞内钙浓度过高；线粒体"钙库"中的 Ca^{2+} 又可以通过钠－钙交换系统（$2Na^+/Ca^{2+}$ exchanger，NCE）和大分子 mPTP 转运孔道再次释放到胞质，从而调节胞浆中钙离子的动态平衡（具体详见本章第三节中"核编码的线粒体蛋白质的定向转运"部分内容）。

（三）细胞凋亡的调控

细胞凋亡是一种重要的生物学过程，在细胞生长发育以及对外界刺激的反应中起关键的作用。线粒体处于细胞凋亡控制的中心地位，不仅是细胞凋亡的引发器，而且也是凋亡信号的放大器和细胞凋亡的"中心执行者"，许多促凋亡信号都可以通过各种机制引发线粒体途径开放。在细胞凋亡的早期，核染色体 DNA 还未改变之前，线粒体的结构和功能已经发生了改变。很多内外因素（如钙离子、活性氧、Bcl－2 家族蛋白、辐射、氧化砷等药物）能够损伤线粒体膜的完整性，促使线粒体膜间隙中含有的许多涉及细胞凋亡的因子释放进入胞质，其中包括线粒体特有的 Cyt c、凋亡诱导因子（apoptosis－inducingfactor，AIF），以及与胞质共有的 pro－caspase－2、3、7、9 等，启动细胞凋亡。所以维护线粒体膜的完整性及生理通透性是细胞凋亡发生与否的关键。

线粒体中的一系列代谢过程与细胞凋亡密切相关，具体表现为：线粒体内膜的跨膜电位降低，线粒体内外膜之间的通透性转运孔（mPTP）异常开放；线粒体内膜通透性增加，凋亡启动因子释放；呼吸链脱偶联，能量合成水平下降等。其中，线粒体跨膜电位的下降是细胞凋亡级联反应过程中最早发生的事件，而线粒体能量代谢障碍则主要发生在细胞凋亡的晚期。mPTP 的异常开放导致的线粒体膜通透性转换（mitochondrial permeability transition，MPT）被认为是线粒体导致细胞死亡的众多途径中的关键。

1. 与细胞凋亡相关的线粒体因素 多种细胞致死信号转导通路聚焦于线粒体，线粒体成为细胞自杀的武器库。

（1）Bcl－2 蛋白家族调控 Bcl－2（the B－cell lymphoma gene 2）家族成员是线粒体参与的凋亡途径中的一类调节因子，调节线粒体膜的通透性。Bcl－2 家族成员大多定位于线粒体外膜或受到信号刺激后由胞浆转移到线粒体外膜上。根据其结构和功能可将 Bcl－2 蛋白家族分为 3 个亚族：抗凋亡（anti－apoptotic）因子，如 Bcl－2、Bcl－xL 和 Bcl－w 等，对细胞凋亡有抑制作用；促凋亡（pro－apoptotic）因子，包括 Bax 和 Bak 等，促进细胞凋亡；BH3 亚家族的促凋亡因子，包括 Bad 和 Bid 等，充当细胞内凋亡信号的"感受器"，作用是促进细胞凋亡。

Bcl－2 家族调控线粒体外膜通透性的可能机制是：在无死亡信号刺激时，大部分 Bcl－2 家族抗凋亡蛋白作为膜整合蛋白松散地结合在线粒体外膜面或存在于胞质，具有稳定线粒体膜和 PTP 孔的作用；BH3 亚家族的促凋亡因子时常在胞质中"巡逻"，充当细胞损伤或应激的感受器，当 Bad 受到胞内的死亡信号激活后使其去磷酸化，并从胞质向线粒体外膜转移，与结合在膜上的 Bcl－xL 形成异二聚体，拮抗 Bcl－xL 的抗凋亡效应，同时在线粒体外膜形成跨膜通道或者开启线粒体的 mPTP，释放凋亡因子，引发细胞凋亡。

（2）mPTP 开放　是凋亡早期决定性的变化。mPTP 是横跨在线粒体内外膜接触部位协同组成的一条通道，通常保持关闭状态，其对细胞内外多种离子浓度变化非常敏感，特别是对在细胞内信号转导系统有重要作用的钙离子浓度的变化非常敏感，可因钙超载或 ROS 生成而被诱发开启。此外，当 mPTP 与促凋亡蛋白 Bax 结合后，PTP 开放，可释放细胞色素 c 及 AIF 等物质，进而触发细胞凋亡的级联反应；反之，抑凋亡蛋白 Bcl - 2 可阻止 PTP 与 Bax 结合及其通道的形成，阻断凋亡通路。mPTP 开放抑制剂，如环孢菌素（cyclosporin），能够阻断细胞凋亡。故 mPTP 的调控在细胞凋亡过程中起重要的作用。

（3）线粒体中细胞凋亡相关因子的释放　存在于线粒体膜间隙中的 Cyt c 是线粒体电子传递链的成员之一，在细胞呼吸作用中担当电子传递的角色。在细胞凋亡时线粒体释放 Cyt c，通过依赖于 caspase 途径导致细胞凋亡。caspase（cysteineaspartate - specific protease，天冬氨酸特异性的半胱氨酸蛋白水解酶）是一组存在于细胞胞浆中，在细胞凋亡过程中起关键作用的酶，caspase 的活化是不同细胞凋亡途径中共同的下游事件。Cyt c 是 caspase 的激活物。当细胞接受凋亡信号刺激时，Cyt c 从线粒体内外膜的腔隙中释放到胞质中，与凋亡促进因子（apoptosis - activating factor，Apaf - 1）协同作用，形成 Apaf - 1/Cyt c 复合体，召集 pro - caspase - 9 形成凋亡体（apoptosome），在 dATP/ATP 参与下使 pro - caspase - 9 聚集并导致自身激活，再级联激活下游 caspase，诱发细胞凋亡。

线粒体释放多个凋亡诱导因子（AIF），AIF 被转移到内质网，进入细胞核，引起核内 DNA 凝聚，并断裂成 50kb 大小的片段。线粒体还释放限制性内切核酸酶 G（endonuclease G），通过非依赖性 caspase 途径导致细胞凋亡。

（4）Ca^{2+} 稳态的破坏　线粒体参与细胞内离子的跨膜转运及电解质平衡调控等重要过程，如同肌浆网/内质网共同参与细胞内 Ca^{2+} 稳态的维持。线粒体是细胞内除内质网外又一富含钙离子的主要"钙库"，线粒体和内质网在凋亡调控中存在直接的相互对话和相互作用。当细胞外 Ca^{2+} 内流或内质网 Ca^{2+} 库释放，破坏了细胞内的钙稳态，胞质内持续升高的 Ca^{2+} 浓度，作为凋亡信号，直接作用于线粒体，诱导线粒体膜孔开放，从而导致线粒体凋亡物质的释放，启动凋亡；另一方面，打破了的细胞内 Ca^{2+} 稳态破坏了细胞内结构的稳定，也会触发细胞凋亡。

此外，线粒体产生的活性氧类物质是细胞启动凋亡的信使分子和效应分子。

2. 线粒体在细胞凋亡中的作用　线粒体是细胞的能量转换中心，也是细胞凋亡的调控中心。目前发现细胞凋亡途径主要包括 3 条信号转导通路，即细胞表面死亡受体转导通路、线粒体转导通路和内质网应激启动的凋亡信号转导通路。每一条细胞凋亡转导通路并非孤立，而是相互交叉、相互联系形成网络，即死亡受体信号和内质网应激启动的凋亡信号可以通过线粒体途径诱导细胞凋亡。线粒体在凋亡的信号转导通路中起到枢纽作用。

（1）细胞表面死亡受体转导通路　细胞表面的死亡受体通过其细胞外结构域与相应的死亡配体结合，将细胞外凋亡信号传入细胞内，激活 caspase - 8，而后激活的 caspase - 8 一方面激活 caspase - 3，从而启动细胞凋亡，另一方面也激活 Bcl - 2 家族中的促凋亡因子 Bid，后者转移入线粒体，破坏线粒体膜的稳定性，导致细胞色素 c 释放入细胞胞浆进一步加强了激活 caspase 的级联反应。

（2）线粒体途径　细胞受到一些凋亡刺激因素如射线、药物、氧自由基、钙超载等刺激后，使线粒体膜的通透性转换孔开放或发生变化，线粒体膜通透性增加，膜电位下降，释放细胞色素 c、凋亡诱导因子（AIF）、核酸酶 G、蛋白 Smac（second mitochon dria - derived activator of caspase）和大量自由基，进而引发 caspase 级联反应，导致细胞凋亡。

（3）内质网应激启动的凋亡信号途径　过度的内质网应激也涉及线粒体和 Cyt c 的协同作用。内质网通过其钙库在凋亡信号接收和放大中起关键的作用，而线粒体在接收凋亡信号后通过释放大量的凋亡相关物质来启动和实施细胞凋亡。

（四）线粒体与脂代谢

许多重要的脂代谢过程发生在线粒体内，如脂肪酸转化为脂酰辅酶 A 的反应，在线粒体外膜或内质网上完成，之后活化脂肪酸经线粒体外膜的肉碱脂酰转移酶Ⅰ和内膜的肉碱脂酰转移酶Ⅱ作用，进入线粒体基质，完成 β 氧化反应。线粒体外膜还参与磷脂的合成，即生成磷脂酸的位点。另外，心磷脂合成、磷脂酰丝氨酸去羧基生成磷脂酰乙醇胺的反应也在线粒体内完成。

第三节　线粒体的起源和半自主性

PPT

在真核生物的细胞中，线粒体是一类特殊的细胞器。线粒体拥有自身的遗传物质和独立的遗传系统及其表达体系，显示出一定的自主性和独立性，但同时线粒体的结构组成、自我繁殖及一系列功能活动又依赖核 DNA 的协同作用，并受到细胞核遗传系统的影响与控制。因此，线粒体的生命活动需要细胞核以及其自身基因组两套遗传系统的相互协作和双重控制，线粒体是半自主性细胞器（semiautonomou-sorgan – celles）。

一、线粒体相对独立的遗传体系

线粒体 DNA（mitochondrial DNA，mtDNA）是独立于细胞核染色体外的又一基因组，存在于多数动物组织细胞中，一个线粒体有 2～10 个拷贝的线粒体 mtDNA 分子。通过离体实验发现两套遗传体系的遗传机制不同。如放线菌酮是细胞质蛋白质合成抑制剂，但是对线粒体蛋白质的翻译却没有作用。另外，氯霉素、四环素、红霉素等能够抑制线粒体蛋白质合成，但对细胞质蛋白质合成没有多大影响。此外，用于线粒体基因转录的 RNA 聚合酶也不同于细胞核。虽然线粒体具有独立的遗传系统和蛋白质翻译能力，且部分遗传密码也与细胞核通用密码子有不同的编码含义，但它与细胞核的遗传系统共同构成了一个整体。

1. 线粒体基因组的结构　线粒体 DNA 分子构成线粒体基因组。1981 年，Anderson 等人完成了人类线粒体基因组的全部核苷酸序列的测定，称为剑桥序列，全长仅为 16569bp，存在于线粒体基质中或依附于线粒体内膜。线粒体 DNA 为双链闭合环状结构（图 5 - 7），外环为富含嘌呤的重链（H），内环为富含嘧啶的轻链（L）。重链编码 2 个 rRNA（12S rRNA 和 16S rRNA，用于构成线粒体核糖体），14 个 tRNA（用于线粒体 mRNA 的翻译）和 12 个编码多肽的 mRNA［NADH – CoQ 氧化还原酶（NADH – CoQ oxidoreductase 1，ND1）、ND2、ND3、ND4L、ND4、ND5、细胞色素 c 氧化酶（cytochrome c oxidase Ⅰ，COXⅠ）、COXⅡ、COXⅢ、细胞色素 b 亚基、ATP 合酶的第 6 亚单位和第 8 亚单位（A6、A8）］；L 链编码另外 8 个 tRNA 和一条多肽链（ND6）。人 mtDNA 重链和轻链所编码的 13 个线粒体蛋白均为电子传递链复合体的亚单位（图 5 - 8）。

线粒体基因组与核基因组相比，常裸露于线粒体基质中，缺少组蛋白的保护和 DNA 损伤的修复系统，并且基因排列非常紧凑，除与 mtDNA 复制及转录有关的一小段区域外，只有很少的非编码序列，甚至一些多肽基因相互重叠（即前一个基因的最后一段碱基与下一个基因的第一段碱基相衔接），如复合物Ⅰ的 ND4L 和 ND4，另一个是复合物 V 的 ATP 酶8 和 ATP 酶6。所以，mtDNA 极易发生突变，且突变又容易保存。

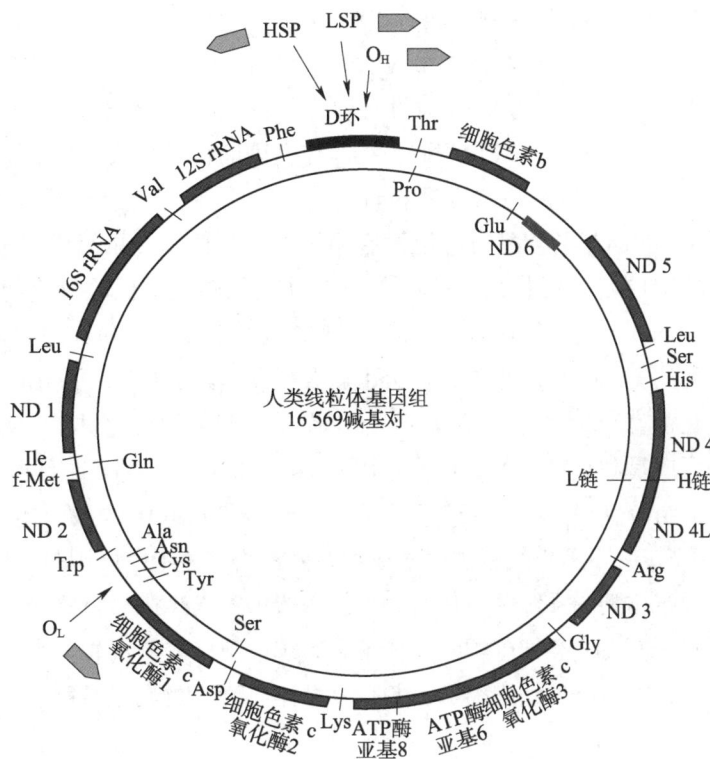

图 5-7 人线粒体环状 DNA 分子及其转录产物

亚单位	复合体 I	复合体 II	复合体 III	复合体 IV	复合体 V
nDNA编码	35	4	10	3	12
mtDNA编码	7	0	1	3	2

图 5-8 人线粒体氧化磷酸化系统中核 DNA 和 mtDNA 编码蛋白质组成示意图

2. 线粒体 DNA 的复制、转录与翻译 mtDNA 具有自我复制的能力，同核 DNA 一样，以自身为模板半保留复制，但也有自己的特点。mtDNA 的复制不受细胞周期的影响，3H - 嘧啶核苷标记实验表明，其复制主要在细胞周期的 S 期及 G_2 期进行，复制时所需的 DNA 聚合酶、解旋酶等由核基因组编码，在细胞质核糖体上合成。人类 mtDNA 的复制同原核细胞类似，单一的复制起点，mtDNA 复制时复制起点被分为两半，重链和轻链有各自的复制起始点，重链上的位于 DNA 环的顶部，称为重链复制起始点（origin of heavy - strand replication，O_H）；轻链上的位于环的"8"点钟位置，称为轻链复制起始点（origin of light - strand replication，O_L）。O_H 与 O_L 分别控制重链子链和轻链子链 DNA 的自我复制，两者间相隔 2/3 个 mtDNA。与细菌 DNA 一样，mtDNA 的复制同样需要 RNA 引物作为 DNA 合成的起始，复制形式以 D – 环复制为主。线粒体 DNA 先复制，随后线粒体分裂增殖，从而保证了线粒体本身 DNA 在生命过程中的连续性。

mtDNA 两条 DNA 单链均有编码功能，一般没有内含子，1 个基因的最后 1 个碱基与相邻的基因的第 1 个碱基邻接，很多基因没有完整的终止密码。线粒体基因的转录是从两个主要的启动子处开始转录（图 5 – 7），分别为重链启动子（heavy – strand promoter，HSP）和轻链启动子（light – strand promoter，LSP）。线粒体的转录是在 mtRNA 聚合酶的作用下启动转录，线粒体转录因子（mitochondrial transcripition factor 1，mtTFA）参与线粒体基因的转录调节。线粒体基因转录类似原核生物，即产生一个多顺反子（polycistronic transcription），其中包括多个 mRNA 和散布在其中的 tRNA，剪切位置往往发生在 tRNA 处。通常情况下，转录物的剪切是在新生的转录链上就开始了，经剪切后释放出不同的 mRNA 和 tRNA。加工后的 mRNA 的 3 端往往有约 55 个核苷酸多聚 A 的尾部，但是没有细胞核 mRNA 加工时的帽结构。

线粒体内蛋白质的合成是独立进行的，所有 mtDNA 编码的蛋白质都是在线粒体核糖体上进行合成的，所有合成蛋白所需的组分（tRNA、mRNA 和 rRNA）也都是由 mtDNA 编码的，是线粒体自身专用。线粒体编码的蛋白质和 RNA 并不运出线粒体，构成线粒体核糖体的蛋白质则是由核 DNA 编码合成后转运到线粒体内组装的。线粒体翻译系统的遗传密码与通用遗传密码存在部分差别（表 5 – 2），例如 UGA 在通用密码中为终止密码，而在人类细胞的线粒体编码系统中则代表色氨酸。线粒体 mRNA 翻译的起始氨基酸为甲酰甲硫氨酸，这点与原核细胞类似，并且线粒体 mRNA 的转录和翻译两个过程几乎在同一时间和地点进行。

表 5 – 2　哺乳动物线粒体遗传密码与通用密码的差异

遗传密码	线粒体编码	通用密码编码
UGA	色氨酸（Trp）	终止信号
AGA，AGG	终止信号	精氨酸（Arg）
AUA	蛋氨酸（Met）	异亮氨酸（Ile）

3. 核编码的线粒体蛋白质的定向转运　线粒体靶序列引导核编码蛋白质向线粒体转运。输入线粒体的蛋白质在其 N 端具有一段 20 ~ 80 个氨基酸组成的线粒体靶序列，称为前导序列/导肽（leader sequence/peptide）或基质导入序列（matrix – targeting sequence，MTS）。前导序列富含带正电荷的碱性氨基酸（精氨酸、赖氨酸等），基本不含有带负电荷的酸性氨基酸，并具有折叠形成两性（兼具亲水性和疏水性）α – 螺旋结构的倾向，前导序列的这种特征性结构有利于其穿过线粒体的双层膜进入带负电荷的线粒体基质中。前导序列含有识别线粒体的信息，即识别线粒体表面的受体，在线粒体外膜上的 GIP 蛋白（general insertion protein）协助下，促进线粒体前体蛋白通过线粒体内外膜的接触点进入线粒体内。具有识别和牵引作用的前导序列对其所牵引的蛋白质没有特异性要求，非线粒体蛋白如果连接上此导肽序列也会被转运到线粒体中。对线粒体跨膜运输机制的研究，特别是对前导序列的研究，将有助于研发新型且理想的"生物导弹"的载体。

在细胞质核糖体上合成的线粒体蛋白为前体蛋白（precursor protein），通过蛋白质翻译后转移的形式实现单向跨线粒体膜转运，这点不同于在粗面内质网上合成的蛋白转入内质网腔时采用的共转移方式，即蛋白质边翻译边跨膜转移的方式。核编码线粒体蛋白质输入线粒体的亚区域为线粒体外膜、线粒体内膜、膜间隙和基质，绝大多数线粒体蛋白被输入基质，少数输入膜间隙及插入内膜和外膜上。

（1）核编码蛋白向线粒体基质中的转运　线粒体蛋白质前体在跨膜运送前后，需经历去/解折叠（unfolding）保持非折叠状态、分子运动协助多肽链穿过线粒体膜、在线粒体基质内重折叠（refolding）的成熟过程才能形成有活性的蛋白质（图 5 – 9）。紧密折叠的蛋白质无法穿越线粒体膜，这个过程中需要分子伴侣的协助，分子伴侣既具有蛋白运送前的解折叠酶功能，识别暴露出的疏水面并与之结合，防止相互作用产生凝聚或错误折叠；同时又参与蛋白分子跨膜运送后的重折叠及装配过程。分子伴侣是普遍存在的进化上相当保守的一类蛋白。

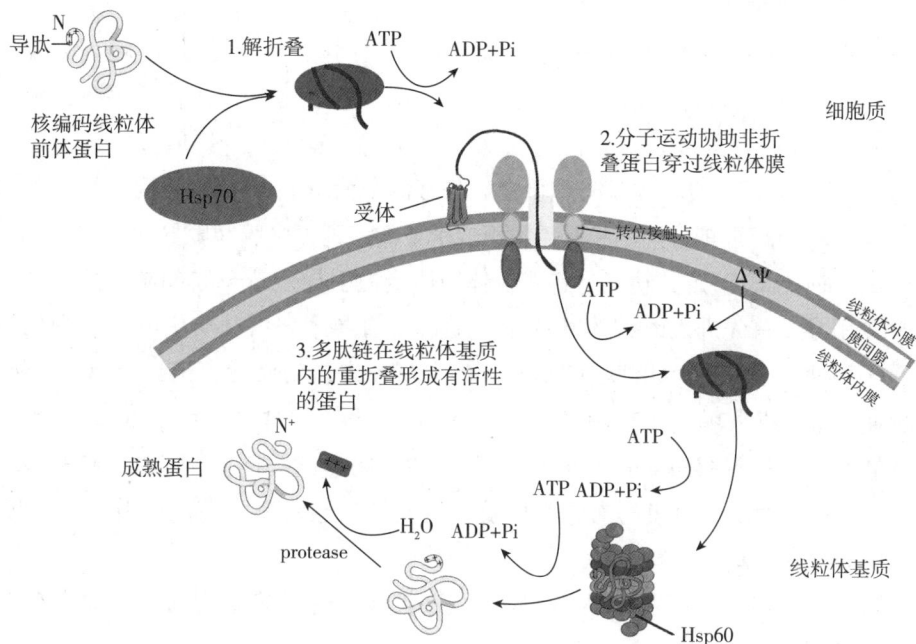

图5-9　核编码的线粒体蛋白跨膜进入线粒体基质示意图

1）解折叠保持非折叠状态　线粒体蛋白在核糖体合成后与细胞质内的分子伴侣结合，如新生多肽相关复合物（nascent - associated complex，NAC）和热休克蛋白70（constitutive heat shock protein70，hsp70）。NAC的作用是增加蛋白质转运的准确性。hsp70的作用是防止前体蛋白形成不可解开的构象，也可以防止已松弛的前体蛋白聚集（aggregation），hsp70的这种作用对于要进入线粒体的蛋白质至关重要。此外，胞质中还存在其他因子参与线粒体前体蛋白的转运，如前体蛋白结合因子（presequence - binding factor，PBF）和线粒体输入刺激因子（mitochondrial import stimulatory factor，MSF）。PBF能够增加hsp70对线粒体蛋白的转运；而MSF不依赖于hsp70，单独发挥ATP酶的作用，为聚集蛋白的解聚提供能量。当前体蛋白到达线粒体膜表面时，前体蛋白和hsp70解离，继而与线粒体膜上的输入受体（如受体Tom20、Tom22）及外膜通道蛋白（如Tom40）结合，后者与内膜的接触点共同组成一个直径为1.5~2.5nm的跨膜通道，非折叠的前体蛋白通过这一通道转移到线粒体基质。

2）分子运动协助多肽链穿过线粒体膜　解折叠的前体蛋白一旦与受体结合，就要与外膜及内膜上的膜通道发生作用，此时另一种存在于线粒体基质中的分子伴侣hsp70（mthsp70）参与前体蛋白的转运。即前体蛋白在转运孔道内时，多肽链做布朗运动摇摆不定，一旦前导肽链自发进入线粒体腔，mthsp70可立即与进入线粒体腔的前导肽链交联，防止前导肽链退回细胞质；随着肽链进一步伸入线粒体腔，更多的mthsp70与肽链结合，mthsp70通过分子变构产生的拖力拖拽后续肽链快速进入线粒体腔。这种线粒体蛋白多肽链穿越线粒体膜机制由S. M. Simon等提出，被称为布朗棘轮模型（Brownian Rachet model）。

3）线粒体基质内重折叠　前导序列在牵引前体蛋白穿过线粒体膜后，被基质中的线粒体前导序列水解酶（mitochondrial processing peptidase，MPP）和前导序列水解激活酶（pro - cessing enhancing protein，PEP）水解。

当多肽链进入线粒体基质后，前体蛋白必须重新折叠，恢复其天然构象以行使功能。此时，mthsp70发挥的是折叠因子的作用，而不是解折叠酶的功能。同时，还需要线粒体基质中的其他分子伴侣如

hsp60 和 hsp10 的协助共同完成前体蛋白的重折叠。

经过上述过程，核编码的线粒体蛋白顺利进入线粒体基质，并成熟形成有活性的天然构象，行使其功能。

（2）核编码蛋白向线粒体其他部位的转运　向线粒体膜间隙、内膜和外膜转运的线粒体蛋白除具有基质导入序列（matrix – targeting sequence，MTS）外，一般还含有其他的信号序列完成其进一步的定向转运。

1）膜间隙蛋白质的转运　线粒体膜间隙蛋白，如细胞色素 b_2 的定位需要两个导向序列，分别为位于 N 端最前面的基质导入序列/前导序列和其后的第二个导向序列——膜间隙导向序列（intermembrance – space – targeting sequence，ISTS），其功能是将线粒体前体蛋白引导定位于膜间隙。这类蛋白的前体蛋白由 N 端的前导序列引导，首先进入线粒体基质中，随后其前导序列由基质中的蛋白酶切除，接下来依 ISTS 的不同，采用两种转运方式：如细胞色素 c_1，整个蛋白进入基质后，第二个信号序列 ISTS 识别内膜的受体和转运通道蛋白进入膜间隙；另一种方式是前体蛋白（如细胞色素 b_2）的第二个信号序列 ISTS 起到转移终止顺序（stop – transfer sequence）的作用，阻止此类前体蛋白 C 端进一步向基质转运，使其锚定在内膜上，随后固定于内膜的前体蛋白发生侧向扩散运动离开转运通道，其 ISTS 部分被膜间隙蛋白酶切除，C 端则脱落释放到膜间隙。

此外，膜间隙蛋白（如细胞色素 c）还可采用直接扩散的途径从胞质通过外膜上存在的特定通道（如类孔蛋白 P70）进入膜间隙。

2）外膜和内膜蛋白的转运　外膜蛋白，如类孔蛋白（porin – like protein）P70，在 N 端的前导序列后紧随一段较长的强疏水性氨基酸序列，起到转移终止序列的作用，既防止了外膜蛋白进入线粒体基质，又作为锚定序列将其锚定在外膜上。而内膜蛋白的转运机制尚不完全清楚。

4. 线粒体遗传系统与细胞核遗传系统之间的协同作用　从 mtDNA 复制、转录和翻译等一系列功能活动过程中都显示出线粒体 DNA 具有一定的自主性和独立性，但上述的 13 种多肽还远远不足以支撑线粒体的基本结构和功能的发挥。线粒体内含有 1500 种蛋白质，98% 以上线粒体蛋白是由细胞核 DNA 编码，由细胞质核糖体合成后转运入线粒体，参与线粒体遗传系统的表达和线粒体功能。所以，线粒体只是一个半自主性的细胞器。反过来，细胞核遗传系统也会受到线粒体遗传系统的影响。在真核细胞中，细胞核与线粒体之间在遗传信息和基因表达调控等层次上建立的分子协作机制称为核质互作（nuclear – cytoplasmic interaction）。有序的核质互作为线粒体及真核细胞的生命活动提供了必要的保证。当线粒体或细胞核内的核质互作的相关基因发生了突变引起细胞中的分子协作机制出现严重障碍，即核质冲突（nuclear – cytoplasmic incompatibility，nuclear – cytoplasmic conflict），核质冲突的细胞或真核生物个体通常会表现出一些异常的表型。人类线粒体疾病的本质就是一类典型的核质冲突，而多数为母系遗传的线粒体疾病的直接原因更多地来源于线粒体基因的突变。线粒体基因突变可能造成其编码的复合物亚基的变化，导致线粒体功能丧失。此外，mtDNA 在某些理化因素及生物学因素作用下会发生突变，产生复制错误，导致一些错配小片段游离出线粒体膜，进入细胞核并整合进核基因组中。近几年已经发现了 mtDNA 或其片段稳定整合到核基因组中的现象，如发生在一些肿瘤细胞中。此方面的研究需进一步深入。

二、线粒体增殖

线粒体是细胞内能量代谢的核心，线粒体平衡的维持是细胞健康的条件，主要包括两个方面，一是新线粒体的产生，即线粒体的增殖；二是老化受损线粒体及其成分如膜、蛋白质和 DNA 的清除，细胞启动线粒体自噬并与溶酶体融合降解这些受损线粒体及其组分。

自从线粒体DNA被发现后，生物学家普遍认为线粒体是通过分裂的方式实现线粒体的增殖，电镜观察和同位素示踪技术显示的结果也证实了这一观点。线粒体分裂增殖的主要形式可归纳为以下三种（图5-10）。

1. 间壁分离　通过线粒体内膜的内褶或嵴的对向延伸形成分隔线粒体结构的间壁或横膜，成为被同一外膜包裹的两个一分为二的独立线粒体，然后进行线粒体外膜的分裂分离。常见于哺乳动物（鼠肝）和植物分生组织细胞中。

2. 收缩后分离　分裂时线粒体中部横缢并向两端不断拉长，整个线粒体呈哑铃状，最后在横缢部位断离为两个新线粒体。常见于蕨类和酵母细胞中。

3. 出芽分裂　先由线粒体上长出一球状膜性突起，称为"小芽"（budding），不断长大并与原线粒体脱离，发育成新的线粒体。见于藓类植物和酵母细胞。

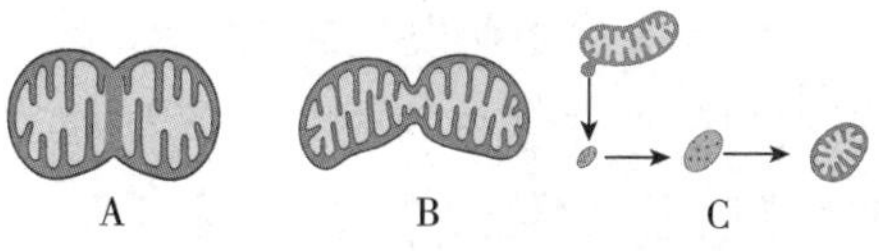

图5-10　线粒体的三种增殖方式
A. 间壁分离；B. 收缩后分离；C. 出芽分离

三、线粒体的起源

线粒体的起源尚无定论。由于线粒体携带遗传物质DNA，具有独特的半自主性，并与细胞核建立了复杂而协调的互作关系，因此它的起源一直被认为有别于其他细胞器。现存的两种截然相反的起源假说中，内共生起源学说得到广泛的认可和支持。

1970年Margulis提出的内共生起源学说认为，线粒体起源于原始厌氧真核细胞中内共生的行有氧呼吸的细菌。真核细胞的祖先是一种体积较大、具有吞噬功能的厌氧细胞，通过糖酵解获取能量。而线粒体的祖先起源于一种需氧的革兰阴性菌，含有三羧酸循环所需的酶和电子传递链系统，能够利用氧气把糖酵解的产物丙酮酸进一步分解，获得比无氧酵解更多的能量。当线粒体的祖先被原始真核细胞吞噬后，两者间形成密切的互利共生的关系：原始真核细胞利用线粒体祖先这种菌为自身提供充分的能量，而线粒体祖先这种菌则从宿主细胞体内获取更适宜的生存环境和更多的原料。

内共生起源学说的主要论据支持：①线粒体基因组与细菌基因组具有明显的相似性。基因组的大小、形态和结构方面相似的单条环状闭合双链DNA分子。②具备独立、完善的蛋白质合成系统。③线粒体内、外膜的特性不同。内、外膜存在明显的性质和成分差异，并有不同的进化来源，内膜与细菌质膜相似，外膜与真核细胞的内膜系统相似。④以分裂方式进行繁殖，与细菌相似。⑤其他佐证，如线粒体的磷脂成分、呼吸类型和Cyt c的初级结构与反硝化副球菌或紫色非硫光合细菌非常接近，暗示其与线粒体祖先的进化有关。

1974年Uzzell等提出的非共生起源学说认为，真核细胞的前身可能是一种进化上比较高等的体积较大的好氧细菌。在进化过程中，细胞逐渐增加具有呼吸功能的膜表面，使细胞膜不断内陷、折叠和融合来满足呼吸功能的需要，细胞膜通过内陷、扩张和分化逐渐形成了线粒体雏形。随着漫长的进化，细胞核基因组有了高度的发展，而线粒体基因组丢失一些基因，并演变为专门具有呼吸功能的细胞器。

以上两种学说都有一定的理论依据和实验证据的支持，但均存在不足之处，不能对线粒体起源与发生的所有问题做出全面解释，尚需更进一步深入研究。

第四节　线粒体与医药学

线粒体通过合成 ATP 为机体的各项生命活动提供能量，同时还调节细胞凋亡，也是细胞内氧自由基产生的主要来源，因此，维持线粒体结构和功能的正常对于细胞生命活动至关重要。

一、线粒体 DNA 突变与疾病

以线粒体结构和功能缺陷为主要病因的疾病称为线粒体疾病（mitochondrial disorders）。线粒体疾病临床表现复杂多样，累及多系统，主要影响神经、肌肉系统，所以又被称为线粒体脑肌病（mitochondrial encephalomyopathy），不同的疾病或同一疾病不同个体间都有不同的临床表现。其中，由于线粒体 DNA 突变导致的细胞超微结构与功能异常成为疾病发生的主要动因，是疾病发生的关键。

线粒体 DNA（mtDNA）是真核细胞中唯一存在的独立于核 DNA 之外的遗传物质，被称为"人类第 25 号染色体"或 M 号染色体，1981 年测定人类线粒体 DNA 全长序列。由于 mtDNA 其独特的生物学环境和结构特征，使其与核基因组相比更容易发生氧化损伤和基因突变。

1962 年，Luft 等在一位出现代谢亢进但甲状腺功能正常的年轻妇女的骨骼肌细胞中发现了大量异常线粒体，这些线粒体的氧化磷酸化偶联呈松散状态，于是他们提出线粒体疾病这一概念。Anderson Holt 等于 1988 年在一些自发性神经肌肉疾病患者中发现 mtDNA 大片段缺失突变，同年 Wallace 等通过对线粒体 DNA 突变和遗传性视神经病之间关系的研究后，明确提出线粒体 DNA 突变可引起人类疾病，证实 mtDNA 突变是人类疾病的重要病因。随后，Wallace 等从一种母系遗传性视神经变性疾病（LHON）患者中发现 mtDNA 点突变，建立了有别于孟德尔遗传的线粒体遗传的新概念。这些致病性突变的发现标志着人们开始从分子水平对线粒体疾病进行认识。至今，已有 300 多种 mtDNA 点突变和不计其数的 mtDNA 重组突变被报道与人类疾病相关。

（一）线粒体 DNA 突变

1. 线粒体 DNA 有其独特的生物学环境和结构特征　①mtDNA 的易损伤性：mtDNA 缺少组蛋白的保护和完善的 DNA 损伤修复系统，易受 ROS 攻击。②mtDNA 稳定性差：mtDNA 是生物体内遗传信息最紧凑的结构之一，某些基因相互重叠并极不稳定，并且 mtDNA 在整个细胞周期中都处于不断合成状态，复制频率和次数较核 DNA 高，容易受外界因素干扰。③复制错误率高：mtDNA 的复制是单链启动，容易在 tRNA 基因部位出现发夹样结构，增加错配机会，且负责 mtDNA 复制的 DNA 聚合酶 γ，与参与 nDNA 复制的聚合酶相比，识别能力和校对功能差。④mtDNA 所处环境特殊：首先，线粒体内高氧环境和高脂含量，线粒体易产生氧自由基及过氧化氢等物质，氧化损伤风险高；其次，线粒体内脂肪/DNA比值高，使嗜脂性致癌物优先聚集于 mtDNA，使其易受各类诱变因素作用而发生损伤和异常。由此可见，mtDNA 是较易受攻击的靶分子，常发生损伤与突变，其突变频率比核 DNA 高 10～20 倍。又因为 mtDNA 在体内分布非常广泛，故线粒体疾病的临床表现极为广泛，几乎涉及所有的组织和器官，而且中枢神经系统、心脏、骨骼肌、内分泌腺等能量消耗较多的组织更易发生病变。

2. 线粒体 DNA 突变类型　造成线粒体功能损伤、能量代谢异常的原因很多，mtDNA 突变是其中最重要的因素。mtDNA 突变可分为 4 种类型：①错义突变，又称为氨基酸替换突变，是线粒体 DNA 中的蛋白质编码序列突变，导致所编码的氨基酸类型发生改变，合成的蛋白质出现结构和功能异常，如 Leber遗传性视神经病。②蛋白生物合成基因突变，以 tRNA 突变为主，这类突变所致疾病更具有系统性的临床特征，如肌阵挛性癫痫伴有不整红边纤维病由 tRNA（lys）突变引起。③插入或缺失突变，以缺失突变更多见，这类疾病往往无家族史，有散发的特点。④mtDNA 拷贝数目突变，指拷贝数量远低于正常水平，这种突变较少见。此外，线粒体 DNA 突变具有组织特异性，因为不同组织对 ATP 的需求及对氧化磷酸化的依赖程度不同，这是线粒体病具有组织特异性的基础。

3. 突变的线粒体 DNA 具有独特的遗传规律　①母系遗传（matrilinear inheritance）：mtDNA 的传递与孟德尔遗传方式不同，人类受精卵中的线粒体几乎都来自卵细胞，来源于精子的 mtDNA 对表型无明显作用，这种双亲信息不等量决定了线粒体遗传病传递方式为母系遗传，即母亲将 mtDNA 传递给其子女，但只有女儿能将其 mtDNA 传递给下一代。突变的 mtDNA 会沿母系连续积累，突变的积累则会增加致病风险。在疾病的家族分析中如发现疾病在受累女性中传递规律，可考虑线粒体 DNA 突变致病的可能。②随机遗传：是线粒体基因组不同于核基因组的另一特性。正常细胞分裂可将线粒体随机分配到子细胞中。人的细胞里通常有几百至上千个 mtDNA 拷贝，发生 mtDNA 突变的细胞中，其子细胞出现三种基因型，即纯合的突变体序列、纯合的正常序列和突变体和正常序列并存的杂合型。纯质性或同质性（homoplasmy）指各器官或组织中所有线粒体 DNA 具有相同的基因组，都是野生型序列或突变型序列；异质性或杂质性（heteroplasmy）指细胞或组织中既含有野生型 mtDNA，又含有突变型 mtDNA。③复制分离现象：异质性细胞在分裂时，mtDNA 随机进入子代细胞，使得子细胞的野生型和突变型mtDNA比例会发生漂变，这种随机分配导致 mtDNA 异质性变化的过程称为复制分离。异质性和复制分离现象表明，即使核基因组完全相同的个体，也可能具有不同的细胞质基因型，从而使表型不同，如同卵双生。④阈值效应：组织器官维持正常功能的最低能量水平称为能量阈值，同样线粒体病发病也有一阈值，在高需能组织细胞中，突变型和野生型线粒体 DNA 比例确定了细胞是否能量短缺，出现疾病症状。阈值效应（threshold effect）是指能引起特定组织器官功能障碍的突变 mtDNA 的最少数量，只有当异常 mtDNA 超过阈值时才有受损表型出现。女性携带者因突变的 mtDNA 未达到阈值或因核基因的影响而未发病，但仍可将 mtDNA 突变体向下一代传递。不同组织器官对能量的依赖程度不同，阈值效应不同。中枢神经系统和肌组织对能量依赖程度最高，因此最易受累。另外，同一组织在不同时期对氧化磷酸化的敏感性也不同，例如新生儿的肌组织中 mtDNA 的部分耗损不会引起症状，但随着生长，受损的供能系统不能满足日益增长的能量需求，表现为肌病。

（二）线粒体疾病

线粒体是与能量代谢密切相关的细胞器，人类多种遗传性疾病是由 mtDNA 突变引起的，统称为线粒体遗传病。线粒体遗传病的传递完全不同于由核基因突变引起的遗传病，表现为母系遗传，形成了遗传学研究的新领域。线粒体异常还与人类某些疾病有密切关系，如一些退行性疾病、代谢性疾病和肿瘤。

1. 与线粒体 DNA 突变相关的线粒体遗传病

（1）Leber 遗传性视神经病（Leber hereditary optic neuropathy，LHON）　是人类母系遗传病的代表。1988 年 Wallace 报道了第一例 Leber 遗传性视神经病患者 mtDNA 的点突变，是人类首先识别的线粒体疾病，它是因电子呼吸链酶复合体 I 中的亚单位 NADHO 氧化还原酶基因发生突变所致。主要的病理特征为视神经和视网膜神经元退化，同时伴有周围神经的退行性病变、心脏传导阻滞和肌张力减退等病症。临床变现为急性或亚急性眼球后神经炎，导致双侧视神经萎缩和大片中心暗点而突然丧失视力为特征，同时常伴有心血管系统和神经系统病变。

LHON 的 mtDNA 突变分为两种类型：① 单一 mtDNA 突变导致 LHON 表型，90% 以上病例存在有下列突变：MTND1 * LHON3460A（G3460A，存在于 ND1 基因）、MTND4 * LHON11778A（G11778A，存在于 ND4 基因）、MTND6 * LHON14484C（T14484C），而且在这些患者中 11778A 突变占 50% ~ 70%；② 需要二次突变或其他变异才能产生临床表型，此类型少见。11778A 突变使 NADH 脱氢酶上第 340 位 G 突变为 A，使高度保守的精氨酸替换为组氨酸，降低了 NAD 关联底物的氧化作用效率。3460A 和

14484C 突变都会降低复合物 I 的活性。

（2）慢性进行性外眼肌麻痹（Kearns – Sayre syndrome，KSS） 又称为 KSS 综合征，是一种累及全身多系统的线粒体病。主要临床表现为眼外肌麻痹和色素性视网膜炎，伴有脑脊液蛋白含量增高、心脏传导阻滞、痴呆、耳聋和糖尿病等，大多数患者在确诊数年后死亡。

病因学基础：线粒体 DNA 存在基因结构上的改变，包括大片段缺失（ > 1000bp），缺失的大小依不同病例有较大的变异，线粒体基因组的这种异常可以通过 Southern 杂交检测。大约 1/3 的 KSS 病例与 4977bp 缺失有关，该缺失的断裂点位于 ATP8 和 ND5 基因内，并伴随 tRNA 基因的缺失。

（3）肌阵挛性癫痫伴不整红边纤维病（myoclonnus epilepsy and ragged – red fibers，MERRF） 是一种罕见的、有明显母系遗传特点的线粒体脑肌病（线粒体缺陷和大脑与肌肉功能变化），具有多系统紊乱的症状：短暂发作的肌阵挛性癫痫，小脑共济失调（不能够协调肌肉运动），肌病（肌细胞减少），轻度痴呆，耳聋及脊髓神经退化等。不整红边纤维是指大量团块状异常线粒体聚集在肌细胞中，特异性染料（针对电子呼吸链中复合物 II）将其染成红色。在严重 MERRF 患者在大脑、小脑、脑干和脊髓等部位发现神经元的缺失。

常见突变类型是线粒体基因组的 tRNAlys 基因点突变（80% 第 8344 位点 A→G 的碱基置换，此突变名称为 MTTK * MERRF8344G），蛋白合成受阻，影响氧化磷酸化复合物的合成，氧化磷酸化功能下降。

（4）线粒体脑、肌病伴乳酸血症及脑卒中样发作综合征（mitochondrial encephalomyopathy with lactic acidosis and stroke – like episodes，MELAS） 又称为 MELAS 综合征，是较为常见的线粒体病。特征性的病理变化：脑和肌肉的小动脉和毛细血管管壁中有大量形态异常的线粒体聚集，由于异常线粒体不能代谢丙酮酸，导致大量丙酮酸生成乳酸，使乳酸在血液和体液中积累，导致乳酸性酸中毒。临床特征：复发性休克，肌病，共济失调，肌阵发性痉挛，痴呆，耳聋等。

主要突变类型是 80% MTTL1 * MELAS3243G（A3243G）突变，是 mtDNA 的 tRNA 亮氨酸基因核苷 3243 位点 A→G 置换的点突变。

（5）氨基糖苷类诱发的耳聋 氨基糖苷类诱发的耳聋是指使用此类抗生素（链霉素、庆大霉素、卡那霉素和新霉素等）而引起的失聪，在我国的发病率为 0.035%，已成为我国聋病的主要病因。氨基糖苷类诱发耳聋的发病机制是氨基糖苷干扰了耳蜗内毛细胞线粒体 ATP 的产生。对常规量氨基糖苷类抗生素易感的耳聋患者具有母系遗传倾向，这些易感人群中有 30% ~ 40% 的患者携带有 mtDNA 12S rRNA 1555 位点的 A→G 的突变。

2. 核基因突变参与的线粒体疾病 参与线粒体功能活动的细胞核基因突变可导致相应线粒体功能的异常，与线粒体疾病相关的核基因突变包括编码线粒体结构蛋白的核基因突变、参与线粒体生物合成与物质代谢的多种酶类的核基因突变、参与线粒体蛋白转运的核基因突变等。

2004 年，Miller 等报道核基因编码的线粒体核糖体蛋白亚单位 16（MRPS16）纯合突变，导致先天畸形伴张力衰竭、四肢水肿、肝转氨酶活性升高并乳酸亚甲中毒症，该女婴在出生 3 天后死亡。一些线粒体病是核 DNA 与线粒体 DNA 共同作用的结果。如 Leigh 综合征的常见病因为线粒体 DNA 上的 T8993G/C 突变（95% 以上）及核基因编码的氧化磷酸化亚单位基因突变复合物 I （NDUFV1）、复合物 IV（SURF1）和丙酮酸脱氢酶（PDHC）异常等。临床表现为脑神经异常、呼吸功能障碍，并伴有基底神经节脑干的共济失调。因为两种基因组都存在突变，所以其遗传呈现多样性。

3. 与线粒体 DNA 突变密切相关的疾病 指由于环境因素或环境因素加遗传易感性原因导致不同程度的 mtDNA 突变，线粒体结构和功能障碍的临床疾病综合征。

（1）神经退行性疾病 致病因素大多涉及氧化应激和生物能量，表现为神经元的进行性损伤和功能紊乱。线粒体功能失调以及由线粒体介导的神经元凋亡在退行性疾病发生、发展中起了重要作用。

①帕金森病（Parkinson's disease，PD）：是一种慢性神经系统退行性疾病，是由中脑黑质致密部多巴胺神经元选择性变性死亡、纹状体多巴胺减少所致。PD 患者黑质中线粒体呼吸链功能缺陷会导致自由基产生增多，ATP 合成衰竭。②阿尔茨海默病（Alzheimer's disease，AD）：作为老年性痴呆的一种重要类型，是中枢神经系统的一种渐进性退行性疾病。线粒体能量代谢障碍在 AD 的发生中占有重要地位。单纯的基因或环境毒物很少能直接引起这类疾病，大部分病例是基因与环境甚至更多因素共同作用的结果。③亨廷顿舞蹈症（Huntington's disease，HD）：是一种常染色体显性遗传的神经退行性疾病，由 huntingtin 基因（HTT）突变引起。突变的 HTT 蛋白可以与线粒体相互作用，干扰线粒体的运输、能量代谢和钙稳态调节等功能。线粒体功能障碍导致神经元能量供应不足，同时钙稳态失衡引发神经元兴奋性毒性损伤。临床上，患者主要表现为舞蹈样动作、认知障碍和精神行为异常，病情逐渐进展，最终导致患者生活不能自理。

（2）非胰岛素依赖性糖尿病　占所有糖尿病患者的90%，遗传因素在其发病机制中的作用日趋受到人们的重视。美国糖尿病协会（1997）/世界卫生组织（1999）制定了新的糖尿病分型标准，将线粒体基因缺陷型糖尿病列为特殊类型糖尿病，属于胰岛 B 细胞功能遗传缺陷型糖尿病。与线粒体糖尿病有关的 mtDNA 突变类型较多，tRNAla（UUR）基因 3230～3304 是热点突变区域，其中 A3243G 突变最为常见。mtDNA 点突变或缺失可选择性地破坏 B 细胞，使 B 细胞变得不能感受血糖值，同时呼吸链复合物酶活性下降，ATP 合成不足，从而使 B 细胞胰岛素分泌受到抑制；B 细胞不稳定性增高，诱发自身免疫介导的 B 细胞损坏。

（三）病理过程中线粒体的变化及线粒体病的诊断

1. 病理过程中线粒体的变化　线粒体是敏感的细胞器，常作为细胞病变或损伤时最敏感的指标之一，成为分子细胞病理学检查的重要依据。在受损的细胞中常见的病理改变可概括为线粒体数量、大小和结构的改变。

损伤和衰老的线粒体可通过其他线粒体直接分裂增殖予以补充。急性病理性细胞损伤时，线粒体崩解或自溶；慢性损伤时，由于线粒体逐渐增生，一般不见线粒体减少，有时甚至增多，线粒体的增生实际上是对慢性非特异性细胞损伤的适应性反应。

细胞损伤时，最常见的线粒体大小的改变为线粒体肿胀，由受损的部位可分为基质型肿胀和嵴型肿胀。基质型肿胀较为常见，线粒体变大变圆，基质变浅、嵴变短变少甚至消失，最终线粒体可转化为小空泡状结构；嵴型肿胀局限于嵴内隙，使扁平的嵴变成烧瓶状乃至空泡状。嵴型肿胀一般为可复性，随着膜损伤加重，可由混合型肿胀过渡为基质型肿胀。线粒体的增大有时是器官功能负荷增加引起的适应性肥大，此时线粒体的数量也常增多，如见于器官肥大；反之，当器官萎缩时，线粒体则缩小、变少。

线粒体嵴是能量代谢的明显指征，嵴的增多未必伴有呼吸链酶的增加，当嵴的膜和酶平行增多，反映细胞的功能负荷加重。细胞损伤时可见线粒体基质或嵴内形成病理性包涵物，呈晶形或无定形的电子致密物，是线粒体成分崩解的产物（脂质和蛋白质），称为线粒体包涵体。这些物质的充塞往往影响线粒体的功能甚至导致细胞的死亡，此包含物被认为是线粒体不可复性损伤的表现；线粒体损伤的另一种常见的改变为髓鞘样层状结构的形成，这是线粒体膜损伤的结果。

衰老或受损的线粒体最终由细胞的自噬过程加以处理，被溶酶体酶所降解消化。

2. 线粒体病的诊断　线粒体在细胞生命活动中有着极为重要的作用，线粒体异常必然导致整个细胞功能活动的异常，并引发一系列与之相关的疾病，因此，线粒体可以作为疾病诊断、治疗和环境测定的生理指标之一。

线粒体病可发生在任何年龄段和任何器官，出现不同程度的多种症状，在疾病诊断时注意以下方面：①基因诊断与生化检测相结合。应用 PCR 技术可对疑似患者进行 mtDNA 突变鉴定。当一个患者的基因变异不能被确定时，完整的生化检查可以辅助诊断。a. 代谢产物（血液、尿液、脑脊液等）分析，如乳酸/丙酮酸比高提示呼吸链受到阻断；b. 酶测定，包括氧化磷酸化（OXPHOS）系统酶活性；c. 肌肉活检，观察线粒体病的肌肉病理改变，如 Gomori trichrome 染色呈现红色的肌细胞，即出现破碎样红纤维或称为不整红边纤维（ragged – red fibers，RRF），是光镜下线粒体疾病诊断的"金标准"；d. 肌肉活检在透射电镜下可见晶格状异常线粒体，即线粒体包涵体，亦是电镜下线粒体疾病的"金标准"。②区分病理性突变和正常衰老所致的线粒体基因突变。③线粒体基因异常与临床表现严重程度之间存在的量效关系。④疾病与遗传的相关性，由线粒体 DNA 突变引起的各种疾病通称为线粒体遗传病，其传递方式完全不同于核基因突变引起的遗传病，表现为母系遗传，即不同突变后代发病风险不同。

二、线粒体与肿瘤

肿瘤的发生、发展是一个复杂多因素的过程，与原癌基因激活、抑癌基因失活、细胞凋亡异常以及 DNA 损伤修复功能异常密切相关。肿瘤组织在代谢上的一个显著特征是呼吸能力减弱、糖的无氧酵解增加。近年来在多种肿瘤组织及细胞系中相继检测到线粒体 DNA 结构和功能的异常，目前趋向认为肿瘤的生物学特征不仅取决于核内遗传物质，而且与核外线粒体 DNA 密切相关，线粒体 DNA 异常与肿瘤的发生、发展及肿瘤的诊断和治疗关系密切。

（一）肿瘤细胞的线粒体 DNA 异常

1. 线粒体 DNA 突变　肿瘤细胞 mtDNA 突变包括点突变、片段缺失和插入。mtDNA 的突变即可发生在 mtDNA 编码区也可发生在非编码区。当 ROS 产生过多或抗氧化防御系统作用减弱时，线粒体内氧自由基容易出现累积，可诱发 mtDNA 点突变，点突变是恶性肿瘤细胞中最常见的 mtDNA 变异。肿瘤 mtDNA 突变类型多数为单碱基替换（从 T→C 和 G→A），点突变可提高 DNA 双链的分离机会，促使 mtDNA 进一步发生核酸大片断丢失、断裂、碱基修饰和插入等不同形式的变异。mtDNA 片段的缺失以 mtDNA 4977bp（np8470 ~ np13447）大片段缺失最为常见。

D – Loop 区是 mtDNA 转录、复制的调控区，同时也是 mtDNA 突变的热点区域，D – Loop 区包含一个多聚胞嘧啶区（np303 ~ np315），被命名为 D310。此序列与其他 mtDNA 区域相比对氧化损伤更敏感，是恶性肿瘤 mtDNA 最常见的突变区。研究显示，不同组织发生的肿瘤 mtDNA 突变位点、突变形式和突变程度并不一致，这可能是由于不同的组织肿瘤发生所必需 mtDNA 突变率、线粒体的数目和细胞分化固有的数目存在差异。

2. 线粒体微卫星不稳　微卫星不稳是指由于复制错误导致微卫星序列中碱基插入或缺失引起简单重复序列的增加或丢失，是基因组不稳定性的主要表现和重要分子标志。人类基因组中微卫星 DNA 不仅位于核基因组，也存在于线粒体 DNA 中。肿瘤细胞呈现的线粒体微卫星不稳定（mitochondrial microsatellite instability，mtMSI）或线粒体基因组不稳定（mitochondrial genome instability，mtGI）形式以 D 环区的（CA）n 和 polyC 不稳定最为常见。

3. 线粒体 DNA 数目、转录和表达水平变化　mtDNA 功能的发挥不仅依赖于 mtDNA 分子结构的完整性，还与 mtDNA 拷贝数密切相关。mtDNA 拷贝数的改变在不同类型的肿瘤中有明显差异，呈现不同程度的增多或减少。

控制着 mtDNA 复制和转录的 D – loop 区突变可引起拷贝数和基因表达的改变。神经胶质瘤细胞 mtDNA 的拷贝数明显较正常细胞增多，所有急性白血病和大部分慢性白血病患者的 mtDNA 也显著增加。肿瘤细胞 mtDNA 数目改变可能与 mtDNA D – loop 区调控区突变导致复制失控有关。由于 mtDNA 突变，线粒体氧化磷酸化功能削弱，mtDNA 拷贝数增加以补偿呼吸链功能，此外，肿瘤细胞对能量需求增多，mtDNA 拷贝数增加可能是对肿瘤细胞生长需求的一种反应。不同癌组织中出现转录水平改变的线粒体编码区基因并不一致，例如，在人结肠腺癌细胞系 HT - 29 中，ND4、ND4L、cytb、COX Ⅲ、ATPase6、ATPase8 以及 16SrRNA 的转录水平增高，但在乳腺癌组织中 ND2、ND4、ATPase6 的表达并未发生变化，仅 COX Ⅱ 表达增加。

（二）线粒体 DNA 异常参与肿瘤发生的相关机制

线粒体作为机体内的重要细胞器，支持和参与诸多重要的细胞生命活动。mtDNA 损伤和突变与肿瘤形成的相关性在多种肿瘤中已得到证实，在人类多种实体瘤，包括头颈、食管、乳腺、肺、胃、肝脏、胰腺、结肠、肾、膀胱、前列腺和卵巢等处的恶性肿瘤细胞中均发现 mtDNA 突变或表达异常，在血液系统恶性肿瘤中也发现 mtDNA 异常。目前认为，线粒体 DNA 突变导致细胞氧化应激和细胞凋亡抑制而诱导肿瘤发生。

1. 线粒体与活性氧损伤及氧化磷酸化 异常 mtDNA 都将直接或间接影响线粒体电子传递链的氧化磷酸化系统，通过改变细胞能量产生、线粒体氧化压力、引起线粒体酶表达异常等途径影响细胞生物学行为，使其发生癌变。大部分正常细胞生成 ATP 的主要方式是氧化磷酸化，而肿瘤细胞主要通过糖酵解途径，线粒体生物氧化功能的改变是细胞发生致癌性转化的机制之一。

异常的 mtDNA 进一步促进 ROS 增高，大量 ROS 的蓄积，造成核基因组 DNA 的损伤，使肿瘤细胞获得选择性生长优势。正常细胞中存在一系列抗氧化防御机制，可以有效抵御 ROS 的损伤，如 SOD、过氧化氢酶以及谷胱甘肽等，然而这些抗氧化物质在肿瘤细胞中常常缺失，导致肿瘤细胞中的 DNA 持久氧化损伤。

2. 线粒体 DNA 分子及其片段在核基因组中整合诱发癌变 细胞内受损伤线粒体在短期内大量崩解，产生过多游离 mtDNA 及其片段，并且当细胞内核酸降解酶活性降低，不能有效清除游离于胞质中的 mtDNA 分子时，使得 mtDNA 获得游离于线粒体外进入核膜的机会，通过类似于致瘤病毒的方式随机整合到核 DNA 中，引起核基因组的不稳定性发生癌变；另外，由于 mtDNA 与核 DNA 在翻译编码蛋白过程中不是完全的共用一套遗传密码，这也有可能因两套遗传密码子混用而编码出异常蛋白质，导致肿瘤的发生、发展。

3. 线粒体 DNA 突变致细胞凋亡抑制诱发肿瘤 肿瘤发生不仅仅是原癌基因与抑癌基因的一场战争，同时还涉及细胞凋亡异常，肿瘤发生机制之一是细胞凋亡受阻而永生化，而线粒体在细胞凋亡调控中起重要作用。mtDNA 突变导致线粒体功能异常，释放激活凋亡的诱导因子、caspase - 3 家族的蛋白酶和细胞色素 c 等减少，细胞凋亡受到抑制，而线粒体产生的高 ROS 还引起 Bcl - 2 和 Bcl - xL 的过表达并增强其抗凋亡作用，相反促凋亡蛋白 Bid 和 Bax 表达下降，从而诱导肿瘤发生。

4. 线粒体 DNA 突变的非随机分离引起恶性转化 各种损伤因子首先导致少量异质性 mtDNA 突变，异质性细胞在连续分裂的过程中会出现突变型和野生型的比例改变，如果突变使得细胞获得生长或是 mtDNA 复制的优势，例如 mtDNA 突变导致线粒体功能缺陷，只有过多复制使之从数量上增加才能获得补偿，致使异质性 mtDNA 突变具有选择性的生存优势，逐渐取代野生型 mtDNA 并最终转变为同质性，异质性 mtDNA 突变积累到一定程度则导致细胞向恶性转化及肿瘤发生。

5. 线粒体细胞膜异常促进肿瘤生长 线粒体外膜含有丰富的苯二氮䓬类受体（PBR）与通透性转换通道复合物（PTPC），它们均参与细胞凋亡的调控。PBR 存在于线粒体外膜 VDAC 与 ANT 接触处，与 VDAC 密切相关。在肿瘤细胞中，PBR 的表达上调，可明显增加线粒体膜流动性、线粒体脂代谢及 DNA 合成，增加细胞分裂所需能量，使肿瘤细胞增殖。癌基因产物 c - Raf 蛋白（丝 - 苏氨酸激酶）与位于线粒体外膜的 Bcl - 2 蛋白和构成 PTPC 通道的核心蛋白 VDAC 结合，抑制 VDAC 诱导的线粒体膜去极化，干预功能性 PTPC 通道形成，阻断细胞色素 c 自线粒体释放，抑制细胞凋亡，细胞抗凋亡能力增加，有助于肿瘤细胞持续生长。

（三）线粒体 DNA 突变检测与肿瘤诊断

mtDNA 突变分析为癌症的早期检测和诊断提供了分子工具。mtDNA 独特的生物学环境和结构特征使得 mtDNA 易于突变并容易将突变保存。肿瘤组织在发生病理学可见的改变之前，mtDNA 在分子水平上有改变，已在多种肿瘤组织及相应的体液标本中发现 mtDNA 突变。mtDNA 应用于肿瘤诊断方面的优势在于：①受到环境因素的影响，mtDNA 的损伤先于核 DNA，并且线粒体缺乏损伤修复机制，使得 mtDNA 的损伤持续存在；其次，mtDNA 结构简单、数量多、复制率高，易于检测；②从检测标本来源上，体液标本易于获取。因此，采用体液的非侵入性 mtDNA 检测有望成为临床无创的肿瘤诊断（特别是早期诊断）或评价的有效分子标记。

三、药物和毒物对线粒体的作用

线粒体在细胞能量供应及维持细胞正常代谢和凋亡等方面发挥举足轻重的作用。线粒体不仅结构与生化功能复杂，而且非常敏感易变。细胞内、外环境的变化及药物往往可直接引起线粒体形态、结构以及酶促代谢反应的异常，以此维持线粒体结构与功能的正常，对于细胞生命活动至关重要。

（一）药物与毒物对线粒体的损伤

1. 氧化磷酸化的抑制剂

（1）直接阻断线粒体呼吸链电子传递　能与呼吸链中某些部位的电子传递体结合，从而阻断电子传递，造成生物氧化中断，细胞死亡。①阻断电子由 NADH 向辅酶 Q 的传递，抑制 NADH 脱氢酶活性：植物杀虫剂鱼藤酮（Rotenone）、麻醉药安必妥（Amytal）、辅酶 Q 结构类似物杀粉虫蝶素（Piericidin）等；②抑制电子从细胞色素 b 向细胞色素 c_1 的传递作用：抗霉素 A（Antimycin A）等；③阻断电子由细胞色素 aa_3 向氧分子的传递作用：氰化物、CO 等，这也是氰化物和 CO 引起中毒的原因。

（2）直接影响线粒体氧化磷酸化　如寡霉素，特异性阻断高能状态生成 ATP 的过程。

（3）氧化磷酸化解偶联剂解偶联剂　是针对线粒体膜电位的一种氧化磷酸化抑制剂，使氧化与磷酸化解偶联，它以质子化的形式将膜间隙中的 H^+ 带回线粒体并释放到基质中，从而消除了线粒体内膜两侧的 H^+ 浓度梯度，使 ATP 合成酶丧失质子驱动力，即产能过程与储能过程相互脱离。解偶联剂并不影响呼吸链的电子传递，氧化可以发生，而磷酸化不能进行，因而无 ATP 生成，甚至还加速电子传递，促进糖、脂肪和蛋白质的消耗，并刺激线粒体耗氧，电子传递过程中释放的自由能以热量的形式散失。如 2,4 - 二硝基苯酚（2,4 - dinitrophenol，DNP）是最受关注的弱酸质子解偶联剂。

（4）离子载体抑制剂　如氨霉素，强制线粒体利用呼吸的能量将 K^+ 抽入基质腔中，而不是用来形成 ATP。

此外，有些药物或毒物是通过抑制呼吸链复合物酶活性（如布比卡因抑制复合物 I 的酶活性）、肉碱吸收障碍（如丙戊酸盐）和减少内源性辅酶 Q 的产生使呼吸链或 OXPHOS 总体活性下降。

2. 抑制线粒体 DNA 的复制、RNA 转录和蛋白质合成　低浓度的溴化乙啶和氯氨苯醇可专一性抑制线粒体 DNA 的复制与 RNA 的转录；氯霉素（Chloramphenicol）能抑制线粒体蛋白质的合成，导致线粒体数量减少、体积减小，它们对细胞质中 RNA 和蛋白质合成却无大的影响。一些治疗艾滋病的药物，如齐多夫定（Zidovudine）是脱氧胸腺嘧啶的类似物，属于核苷类似物，能抑制艾滋病毒和 mtDNA 复制，导致 mtDNA 缺失，用于治疗 HIV 感染时，可延缓病情发展，但对心、肝和骨骼肌等组织有较强毒性。此外，治疗艾滋病的另一药物去羟肌苷（Didanosine）也能明显抑制 mtDNA 的功能。

3. 以线粒体为次要靶点的药物损伤　一些药物如氯丙嗪（Chlorpromazine）、环丙沙星（Ciprofloxacin）、甲状腺素（Thyroid hormones）、顺铂（Cisplatin）等，其作用原理或药物的毒副作用往往与线粒体有关。因此，在研究以线粒体作为药物作用的次要靶点时，应考虑其对线粒体结构和功能的影响，防止药物的毒副作用，对设计高效低毒药物有一定的指导意义。

（二）药物对线粒体的保护

药物对线粒体的保护作用体现在保护和完善线粒体的超微结构、健全和恢复电子传递链功能和增加 ATP 合成供给能量代谢等。现列举部分对线粒体有保护作用的药物。

1. 抗氧化和清除自由基药物　银杏叶提取物含有银杏苦内酯和银杏黄酮等成分，有较强的抗氧化和清除自由基的作用，具有捕获多种自由基的特性及超氧化物歧化酶样的活性，因此银杏叶制剂抑制氧自由基的形成，保护膜的不饱和脂肪酸免受自由基的损伤，防止膜蛋白不可逆聚合，对于维持线粒体的正常功能具有很大作用。丹皮酚和阿魏酸等能缓解丙二醛对线粒体氧化磷酸化过程的解偶联反应，抑制丙二醛与膜蛋白交联，缓解自由基损伤反应，保护心肌线粒体和肝线粒体膜结构和功能的稳定。

2. 促进线粒体生物合成药物　过氧化物酶体增殖物激活受体 γ 共激活因子 1α（PGC-1α）是线粒体生物合成的关键调控因子。一些药物可以通过激活 PGC-1α 信号通路来促进线粒体生物合成。例如，白藜芦醇是一种天然的多酚化合物，它可以激活 SIRT1（一种去乙酰化酶），进而促进 PGC-1α 的活性和表达，增加线粒体的数量和功能。此外，一些激素类药物如甲状腺素等也可以通过调节相关基因的表达，促进线粒体的生物合成和功能增强。这类药物在治疗一些与线粒体功能减退相关的疾病，如肌肉萎缩、心力衰竭等方面具有潜在的应用价值，通过增加线粒体数量和改善功能，提高细胞的能量代谢水平，从而改善组织器官的功能状态。

3. 改善线粒体呼吸功能的药物辅酶　Q10 是一种重要的线粒体呼吸链辅助因子，它可以接受呼吸链复合物 I 和 II 传递来的电子，参与线粒体呼吸链的电子传递过程，促进 ATP 的合成。补充辅酶 Q10 可以改善线粒体呼吸功能，在一些线粒体疾病如 Kearns-Sayre 综合征等的治疗中，辅酶 Q10 被用于缓解症状，提高患者的能量代谢水平和生活质量。一些新型的呼吸链复合物调节剂也正在研发中。例如，针对线粒体呼吸链复合物 III 的特定抑制剂或激活剂，可以通过调节复合物 III 的活性，优化电子传递效率，改善线粒体呼吸功能，为治疗相关疾病提供新的药物选择。但这类药物的研发需要深入了解呼吸链复合物的结构和功能以及它们之间的相互作用关系，以确保药物的有效性和安全性。

4. 调节线粒体钙稳态的药物　线粒体钙稳态对于维持细胞正常生理功能至关重要。在一些疾病状态下，如心肌缺血再灌注损伤、神经退行性疾病等，线粒体钙超载会导致线粒体功能障碍和细胞损伤。因此，开发调节线粒体钙稳态的药物具有重要意义。钙通道阻滞剂如尼莫地平、维拉帕米等，除了作用于细胞膜上的钙通道外，也可能对线粒体钙通道有一定的调节作用。它们可以通过抑制钙内流，减轻线粒体钙超载，保护线粒体功能。此外，一些新型的线粒体钙调节剂正在研究中，它们可以特异性地作用于线粒体钙转运蛋白，精确调节线粒体钙的摄取和释放，为治疗相关疾病提供更有效的手段。

四、线粒体疾病的药物治疗

目前，线粒体疾病尚无有效的治疗方法，针对线粒体疾病病因的治疗需采用多途径、多手段的方法，既可选择在代谢水平上也可在基因水平上进行。

（一）线粒体疾病的药物治疗

1. 代谢水平的药物治疗　针对线粒体疾病的异常病理生理过程，采用的药物更多是企图纠正线粒体功能的不同障碍，并配以运动、饮食和对症治疗的方法。

（1）清除氧自由基　线粒体产生能量时，往往伴有自由基生成。在电子传递过程中任何阻碍电子流过呼吸链的因素，都能使电子从黄素脱氢酶、辅酶 Q 或细胞色素 b 直接与氧作用中产生自由基，这些自由基带有一个未配对电子，性质非常活跃，它们攻击细胞的所有组成部分，包括呼吸链蛋白质和线粒体 DNA。受损的呼吸链和突变的线粒体 DNA 再次使电子沿呼吸链的流动受阻，导致自由基增加和更多的线粒体 DNA 突变。庆幸的是，人体细胞有自己的"防御机制"来清除活性氧自由基的攻击和伤害。辅酶 Q10、维生素 E、维生素 C 及硫辛酸、艾地苯醌等为自由基清除剂，作用于呼吸链的各个环节，保护各种复合物不被氧自由基破坏。

辅酶 Q10（Coenzyme Q10）在人体内呼吸链中质子移位及电子传递中起作用。辅酶 Q10 不仅可作为细胞代谢和细胞呼吸的激活剂，还可作为重要的抗氧化剂和非特异性免疫增强剂，具有促进氧化磷酸化反应，保护生物膜结构完整性等作用。给予线粒体病患者辅酶 Q10 可以提高患者运动耐力，降低血肌酸激酶和乳酸水平，使线粒体病的卒中样发作和癫痫停止。在使用辅酶 Q10 的同时增加维生素 E，其抗氧化效果更好。

细胞色素 c 是电子传递系统中的重要成分，是一种氧化还原剂，具有对抗氧自由基作用。已被用作治疗组织缺氧的急救用药或辅助治疗用药，例如 CO 中毒、新生儿窒息、高山缺氧、心肌炎、心绞痛和肺功能不全等疾病。

有许多天然药物中含有大量抗氧化有效成分，如人参皂苷、丹参酮、银杏黄酮、茶多酚和类胡萝卜素等，这些药物在动物实验中有显著的抗氧化和保健作用。

（2）通过旁路传递电子　电子传递的介质包括辅酶 Q、醌类（艾地苯醌）、琥珀酸及维生素 K，对复合物活性缺陷的线粒体病通过旁路传递电子，起到代偿作用。在复合物 I 缺陷时，琥珀酸能直接将电子传递给复合物 II，通过电子传递旁路使氧化磷酸化正常进行；对于复合物 I 或 II 缺陷，辅酶 Q10 和艾地苯醌起到旁路传递电子的作用将电子传递给复合物 III；维生素 K 是还原型辅酶 I（NADH）向辅酶 Q 和细胞色素 c 传递电子的重要载体，可作为电子传递的旁路对缺陷酶（复合物 I 或 III）线粒体病起到代偿作用。

（3）补充性药物治疗　即利用线粒体中某些特有组分的治疗作用给患者补充代谢辅酶或辅助因子，运用较为广泛的药物有辅酶 I、硫辛酸、肌酸、肉碱、烟酰胺和核黄素。

辅酶 I（CoenzymeI）系体内乙酰化反应的辅酶，参与体内乙酰化反应，对糖、脂肪和蛋白质的代谢起重要的作用。硫辛酸作为辅酶，在两个关键性的氧化脱羧反应中起作用，即在丙酮酸脱氢酶复合体和 α-酮戊二酸脱氢酶复合体中，催化酰基的产生和转移；硫辛酸含有双硫五元环结构，电子密度很高，具有显著的亲电子性和与自由基反应的能力，因此它具有抗氧化性，具有极高的保健功能和医用价值。对丙酮酸脱氢酶缺陷的患者有疗效；磷酸肌酸的高能磷酸键是肌肉快速收缩过程中 ATP 合成的主要来源，摄入肌酸可以提高肌肉中磷酸肌酸的含量，如肌酸水化物可为机体提供能量增加肌肉强度，改善精细运动、呼吸肌及心肌的功能；肉碱是脂质代谢的重要辅助因子，如左旋肉碱对于 mtDNA T8993G 突变所致的 MILS 即线粒体脂肪酸氧化功能障碍有效；核黄素可以治疗戊二酸血症导致的脂肪累积症，肉碱和核黄素常联合使用。

（4）减少毒性代谢产物　线粒体病因无氧代谢增加而聚集过多的乳酸、丙酮酸和丙氨酸等，进一步损害线粒体氧化代谢。二氯乙酸作用于丙酮酸脱氢酶复合物，加速氧化代谢，减少乳酸生成。

（5）保护线粒体超微结构和防止钙内流　糖皮质激素（Glucocorticoids）能直接稳定线粒体膜，或通过稳定溶酶体膜抑制酸性水解酶的释放而间接保护线粒体；钙通道阻滞剂如维拉帕米（Verapamil）、尼莫地平（Nimodipine）、氟桂嗪（Flunarizine）和新型钙增敏剂，如哒嗪酮（Pyridazinone），可阻滞过量的钙离子跨膜进入细胞，减轻细胞内钙超载，避免线粒体内钙的过度积聚，从而保护线粒体功能。

在实际应用中，针对线粒体病电子传递链的缺陷环节，联合应用数种抗氧化剂和维生素及辅酶因子等多样化组合的药物联合治疗，即线粒体病的鸡尾酒疗法（Cocktailtherapy）。

2. 基因治疗　采用基因治疗线粒体病的主要目标是弥补特定基因突变导致的功能缺陷。目前，基因治疗的策略包括降低突变型 mtDNA/野生型 mtDNA 的比例、输入其他同源性基因以及利用限制性内切酶修复突变型 mtDNA 等。这些方法尚停留在细胞或动物实验阶段。

（1）限制性内切酶选择性破坏线粒体 DNA　此方案的前提条件是线粒体基因突变后产生了新的特定的内切酶位点，或有差异的酶切位点。

（2）降低突变型与野生型基因组的比例　在线粒体 DNA 复制的单链期，利用反义序列特异的寡核苷酸，抑制突变线粒体 DNA 的复制，而保存野生型 mtDNA 的复制，减少突变的 mtDNA 在整个基因组中的比例；转入野生型 mtDNA 或 mtRNA 进入线粒体进行调控。此类技术的难点是如何跨越线粒体内膜到达线粒体基质中，接触到 mtDNA。

（3）输送特定的 tRNA　针对由特定 tRNA 基因突变导致的线粒体病。可利用核基因体系表达特定的 tRNA，将其转运入线粒体中。

（4）特定的线粒体多肽转运入线粒体　针对线粒体蛋白的突变输入相应的正常蛋白，修补线粒体呼吸链功能障碍。将克隆有正常线粒体 DNA 的表达载体导入到核基因组中，利用核基因编码的线粒体蛋白引导肽将目标转运多肽定向引导入线粒体，恢复呼吸链功能。

（二）线粒体靶标药物制剂

线粒体靶标药物是以线粒体作为主要靶点，药物作用后产生治疗效应，如一些抗肿瘤药物和抗氧化药物。

1. 线粒体靶点的抗肿瘤药物　随着线粒体调控细胞凋亡的发现，开始寻找一些可以通过线粒体而改变肿瘤细胞生长活性，甚至诱导肿瘤细胞凋亡的药物。如干扰线粒体氧化磷酸化、线粒体膜通透性诱导剂诱导凋亡、以 Bcl－2 或 caspase 抑制剂 IPAs 为靶点增强凋亡、通过激活细胞色素 c/caspase－9 诱导恶性增殖细胞凋亡。

氯尼达明（Lonidamine）、吲唑－3－羧酸衍生物，能够提高机体内外顺铂、环磷酰胺、阿霉素、紫杉醇引起的凋亡反应。氯尼达明不影响细胞的增生，主要作用于细胞的能量代谢，即通过改变肿瘤细胞线粒体超微结构、引起线粒体跨膜电位降低，一方面抑制恶变细胞的氧耗，达到抑杀肿瘤细胞的目的，另一方面释放凋亡因子诱导肿瘤细胞凋亡。在临床上已采用氯尼达明联合化疗药物治疗转移的乳腺癌和不能手术的非小细胞癌。亚砷酸盐，如三氧化二砷，已成为治疗急性早幼粒细胞性白血病的有效药物，人 T 细胞白血病及骨髓瘤细胞、变异淋巴细胞对亚砷酸盐非常敏感。体外研究表明，亚砷酸盐通过减少谷胱甘肽、诱导线粒体膜通透性转换孔复合物开放来参与细胞凋亡。白桦脂酸（Betulinicacid）是一种三萜类抗肿瘤药物，在体内外均具有抗黑色素瘤、神经胶质瘤、神经外胚叶瘤作用。白桦脂酸通过直接改变线粒体膜通透性而诱导凋亡。

钾通道开放剂（potassium channel openers，KCOs）。线粒体膜上存在钾通道（mitochindrial ATP－regulated potassium channel，mito KATP），其性质与细胞膜上的钾通道相近。钾通道开放剂是一类专一性开放钾通道、促进 K⁺ 跨膜转运、血管平滑肌舒张的药物，主要用于心绞痛、高血压病的治疗和心肌缺血保护。

目前正在研制的一些对线粒体产生影响的新型抗肿瘤药，如 Bcl－2 靶向药物（Bcl－2 反义寡核苷酸）、Bcl－2 家族蛋白 BH3 域拟似药、线粒体外膜苯二氮䓬类受体（peripheral benzodiazepine receptor，PBR）配体和影响腺嘌呤核苷酸转运（ANT）药物。

线粒体靶点的抗肿瘤药物的重要意义在于其促细胞凋亡作用可能并不完全依赖 caspase、CD95/CD95L、p53 等介导的凋亡途径，其对耐药肿瘤细胞具有杀伤作用。因为一些肿瘤细胞往往表现出 caspase 抑制或 *p53* 基因突变，对传统的抗肿瘤药物产生耐药性。如氯尼达明和亚砷酸盐诱导细胞凋亡不受 caspase 抑制剂影响，且与 p53 水平无关。

2. 线粒体靶向药物转运　线粒体的两个属性可被用来进行药物转运，即高的内膜膜电位和线粒体蛋白的转运机制。

线粒体膜电位是驱动质子回流的主要能量，电位高达180mV，是细胞内膜电位最高的细胞器，电性内负外正，内环境pH为8.0，因此线粒体不仅可富集阳离子型透膜物质，而且对阴离子形式的弱酸也具有亲和性。将抗氧化剂、维生素、毒素或抗癌药物与亲脂性阳离子共价结合后，亲脂阳离子复合物能高度特异地被细胞线粒体摄入。常用的亲脂性阳离子有三苯基甲基磷（triphenylmethylphosphonium）、四苯基磷（tetraphenylphosphonium）和线粒体特异性亲脂荧光指示剂罗丹明123（rhodamine 123），利用亲脂性阳离子进行药物转运具有线粒体选择的作用。

利用核编码的线粒体蛋白的转运机制，可以进行药物的线粒体选择性载运。多数线粒体多肽是细胞核编码的，在胞质中合成，由导肽序列将其导入线粒体，在线粒体特定的位置组装为成熟蛋白。核编码的线粒体蛋白的导肽序列内不仅含有识别线粒体的信息，也具有牵引线粒体蛋白质通过线粒体膜进行转运的功能。因此，线粒体蛋白多肽的导肽序列，犹如决定线粒体靶向药物运送方向的"火车头"，将线粒体靶向药物犹如"车厢"一样牵引进入到线粒体相应的部位。

（三）线粒体与中医药

中医药作为我国传统医学的瑰宝，在疾病的治疗和预防方面有着独特的理论和方法。近年来，随着对线粒体研究的深入，人们发现线粒体在中医药的作用机制中扮演着重要的角色，为中医药的现代化研究提供了新的视角和方向。

1. 中药对线粒体功能的调节作用

（1）补气中药与线粒体能量代谢　许多补气中药如人参、黄芪等被认为具有调节线粒体能量代谢的作用。人参中含有的人参皂苷可以通过激活AMPK（腺苷酸活化蛋白激酶）信号通路，促进线粒体生物合成相关基因的表达，增加线粒体的数量和功能。黄芪多糖则可以提高线粒体呼吸链复合物的活性，增强线粒体的氧化磷酸化能力，从而促进ATP的合成，为细胞提供更多的能量。在一些慢性疲劳综合征、心力衰竭等疾病的治疗中，补气中药的应用可能通过改善线粒体能量代谢，提高机体的功能状态和耐力。

（2）活血化瘀中药与线粒体功能改善　活血化瘀中药如丹参、川芎等对线粒体功能也有积极的影响。丹参中的丹参酮等成分具有抗氧化作用，能够减少线粒体中的活性氧（ROS）生成，减轻氧化应激对线粒体的损伤。同时，丹参还可以调节线粒体膜电位，维持线粒体的正常生理功能。川芎嗪能够改善心肌细胞线粒体的能量代谢，增加ATP含量，对心肌缺血再灌注损伤具有一定的保护作用。在心血管疾病的治疗中，活血化瘀中药可能通过改善线粒体功能，减轻心肌缺血缺氧损伤，促进心脏功能的恢复。

2. 补肾中药与线粒体抗衰老作用　中医认为，肾为先天之本，与衰老密切相关。一些补肾中药如枸杞子、淫羊藿等被发现具有线粒体抗衰老的作用。枸杞子中的枸杞多糖可以提高线粒体的抗氧化能力，减少mtDNA的损伤和突变，延长线粒体的寿命。淫羊藿苷能够调节线粒体的自噬和凋亡平衡，促进受损线粒体的清除，维持线粒体的质量和功能。在抗衰老和老年相关性疾病的防治中，补肾中药可能通过调节线粒体功能，延缓细胞衰老和组织器官功能衰退。

3. 中药复方对线粒体的综合调节作用

（1）经典中药复方与线粒体功能　例如，生脉散（由人参、麦冬、五味子组成）是一种常用的中药复方，在治疗心血管疾病方面有一定的疗效。研究发现，生脉散可以提高心肌细胞线粒体呼吸链复合物的活性，增加ATP合成，改善心肌能量代谢。同时，生脉散还具有抗氧化作用，能够降低心肌线粒体中的ROS水平，保护线粒体免受氧化损伤。另一个经典复方六味地黄丸（由熟地黄、山茱萸、山药、泽泻、牡丹皮、茯苓组成）在补肾滋阴方面有显著功效。它可以调节肾脏细胞线粒体的功能，改善线粒体的能量代谢和钙稳态，对肾脏疾病和衰老相关的肾脏功能减退有一定的治疗作用。

（2）中药复方的多靶点作用机制　中药复方通常具有多成分、多靶点的特点，对线粒体的调节作用也是多方面的。它们可以通过调节线粒体的生物合成、呼吸功能、氧化还原状态、钙稳态以及凋亡和自噬等多个环节，发挥综合的治疗效果。例如，一个中药复方可能同时含有促进线粒体生物合成的成分、抗氧化成分和调节线粒体动态平衡的成分，从而全面改善线粒体的功能，提高细胞和组织的整体健康水平。这种多靶点作用机制与中医药的整体观念和辨证论治思想相契合，为中医药治疗复杂疾病提供了优势。

思考题

答案解析

1. 如何理解线粒体是细胞能量转换的细胞器？电子传递链与氧化磷酸化之间有何关系？
2. 怎样看待线粒体结构与功能的相关性？
3. 为什么说线粒体是一个半自主性细胞器？
4. 什么是线粒体疾病？如何看待线粒体 DNA 与线粒体疾病的关系？
5. 哪些药物或毒物对线粒体有损伤？简述药物对线粒体的保护作用。

（武　昕）

书网融合……

微课　　　　　本章小结

第六章 细胞质基质与内膜系统

📖 **学习目标** -

1. 通过本章学习，掌握细胞质基质、内质网、高尔基体和溶酶体等细胞器的成分、结构及功能，蛋白质分选及运输的方式，囊泡转运的意义、囊泡运输过程；熟悉内膜系统各种细胞器的发生和内质网应激、膜泡转运分子机制和囊泡类型；了解各种细胞器相关的疾病和相关药学作用机制。

2. 具有主动获取知识的能力，能够解释细胞内蛋白质的分选、修饰和运输过程，分析细胞质基质与细胞内膜系统在细胞生理和病理状态下的变化的能力。

3. 树立科学的思维方法，不断完善知识结构，强调细胞内部结构的系统性和各部分之间的相互作用，培养从整体角度思考问题的能力。

真核细胞内部被生物膜分隔成为 3 种结构区域：细胞质基质（cytoplasmic matrix）、内膜系统（endomembrane system）和其他由膜包被的细胞器，如线粒体、叶绿体、过氧化物酶体，使得真核细胞高度区室化，这是其功能复杂化的结构基础。本章重点介绍细胞质基质和内膜系统的生物化学组成、结构和功能及其在细胞重大生命活动中的分子机制。

内膜系统是真核细胞特有的，在结构、功能和发生上相互关联的膜性细胞器的统称，主要包括内质网、高尔基体、溶酶体、多种液泡等。它们扩大了细胞内膜的总面积，为酶提供附着的支架；将细胞内部划分为不同的功能区域，保证各种生化反应所需的独特环境，大大提高了细胞生理生化反应的效率。研究细胞内膜系统通常采用放射自显影、荧光蛋白、亚细胞组分的生化分析、无细胞系统、遗传菌株突变等技术。

与原核细胞不同，光镜、电镜和生化研究都发现真核细胞具有由内膜构成的复杂的功能间隔。内膜系统的出现在细胞进化史上具有重要的意义，它使细胞的结构与功能更趋于合理完善，并增强了细胞的适应性。内膜系统的各细胞器因附着在细胞骨架（特别是微管）上，在细胞内具有相对固定的空间关系，如内质网靠近细胞核，而高尔基体则位于内质网和细胞膜之间（图 6－1）。内膜系统的出现及其形成的房室性区域化（compartmentalization）效应，是真核细胞与原核细胞之间相互区别的重要标志之一。因此，一般认为内膜系统的产生，是细胞生物在其漫长的历史演化进程中，内部结构不断分化完善、各种生理功能逐渐提高的结果。

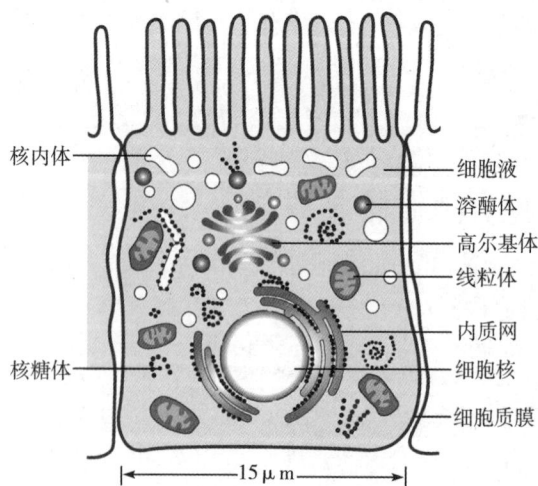

图 6－1 内膜系统在细胞内分布示意图

第一节　细胞质基质及功能

PPT

一、细胞质基质的概念

细胞质基质是真核细胞中除去可分辨的细胞器以外的胶状物质，占据着细胞膜内、细胞核外的细胞内空间。细胞质基质的主要成分包括约占总体积70%的水和溶于其中的无机离子（如 K^+、Na^+ 和 Mg^{2+} 等）以及以可溶性蛋白质为主的大分子，其体积占细胞总体积50%以上。

在真核细胞的细胞质基质中进行着很多重要的中间代谢反应，细胞质与细胞核以及细胞器之间的物质运输、能量交换、信息传递也发生在其中。近年来发现，细胞质基质还担负着多种其他的重要功能。然而对细胞质基质的认识与细胞核和其他细胞器相比起步较晚，曾赋予它诸如细胞液（cell sap）、透明质（hyaloplasm）、胞质溶胶（cytosol）等多个名称，其含义也不断地更新与完善，这既反映了从不同的侧面与层次对细胞质基质的了解，也反映了对细胞质基质认识的不断深入。用差速离心的方法分离细胞匀浆物中的各种细胞组分，在先后除去细胞核、线粒体、溶酶体、高尔基体和细胞质膜等细胞器或细胞结构后，存留在上清液中的主要是细胞质基质的成分，生物化学家多称之为胞质溶胶。细胞质基质是种黏稠的胶体，多数水分子以水化物的形式紧密地结合在蛋白质和其他大分子表面的极性部位，只有部分水分子以游离态存在，起溶剂作用。蛋白质分子和颗粒性物质在细胞质基质中的扩散速率仅为水溶液中的1/5，更大的结构如分泌泡和细胞器等则固定在细胞质基质的某些部位上，或沿细胞骨架定向运动。在细胞质基质中，各种代谢活动高效有序地进行，各种代谢途径之间协调有序，完成物质、能量与信息的定向转移和传递，这些复杂的生命代谢活动都不是简单的"酶溶液"所能完成的。

目前证据表明，细胞质基质很可能是一种高度有序的体系。在细胞质基质中多数蛋白质，包括水溶性蛋白，并不是以溶解状态存在的，细胞质骨架纤维对于细胞质基质高度有序结构体系的维系起着重要组织作用，多数的蛋白质直接或间接地与骨架结合，或与生物膜结合，其周围又吸附了多种分子，从而不同程度地影响和改变微环境的某些物理性质。这样一种有精细区域化的凝胶结构体系，在不同细胞的不同生理状态下，可能有所不同，以完成多种复杂的生物学功能。应用免疫荧光技术显示，与糖酵解过程有关的一些酶结合在微丝上，酶与微丝结合后，酶的动力学参数也发生了明显的变化。糖酵解有关的酶类彼此之间可能以弱键结合在一起形成多酶复合体，定位在细胞质基质的特定部位，催化从葡萄糖至丙酮酸的一系列反应。前一个反应的产物即为下一个反应的底物，二者间的空间距离仅为几个纳米，各个反应途径之间也以类似的方式相互关联，从而有效地完成复杂的代谢过程。原位杂交研究结果显示，mRNA 在细胞中也呈区域性分布，在卵母细胞中不同种的 mRNA 定位于细胞质基质的不同部位，蛋白质和 RNA 在细胞质基质中的特定分布而形成的位置信息，对子代个体胚胎发育早期的细胞分化起着重要的调控作用。

细胞质基质这种结构体系的维持只能在高浓度的蛋白质及其特定的离子环境的条件下实现。一旦细胞破裂，甚至在稀释的溶液中，这种靠分子之间脆弱的相互作用而形成的结构体系就会遭到破坏。这也是研究细胞质基质比研究其他细胞器困难的主要原因。

也有学者主张，细胞质骨架作为相对独立的主要结构体系不应纳入细胞质基质范畴。然而离开了细胞质骨架的支持与组织，细胞质基质便无法维系其复杂而高度有序的结构，也就无法完成各种生物学功能。从细胞骨架的角度来看，骨架的主要成分，特别是微管和微丝的装配和解聚与周围的液相始终处在一种动态平衡之中，离开这种特定的环境，骨架系统也难以行使其功能。

二、细胞质基质的功能

细胞质基质所担负的功能不是孤立单一的，主要体现在多种细胞生命活动过程中。目前人们对发生在细胞质基质中的代谢反应的具体步骤已比较清楚，但对它们在细胞质基质中如何进行反应的细节，特别是反应的底物和产物如何定向转运的机制还有待进一步深入了解。

（一）蛋白质和脂肪酸合成主要场所

现已知，细胞质内所有蛋白质合成的起始步骤都发生在细胞质基质的游离核糖体上，具有特殊 N 端信号序列的分泌蛋白合成起始后，多核糖体很快转移到内质网膜上，一边合成一边转移到内质网腔，然后再以膜泡运输的方式由内质网转运至高尔基体并进一步完成蛋白质分选。其他蛋白质的合成则在细胞质基质中的游离核糖体上完成，并根据蛋白质自身所携带的信号，分别转运到线粒体、叶绿体、过氧化物酶体以及细胞核中，也有些蛋白质驻留在细胞质基质中，构成其本身的结构成分。

此外，在真核生物中脂肪酸的合成主要在细胞质基质中进行，这一过程被称为脂肪酸合酶途径（fatty acid synthesis pathway）。在这个途径中，乙酰辅酶 A 作为起始物质，通过一系列酶促反应逐步增加碳链长度，最终形成脂肪酸。这些酶促反应主要由脂肪酸合酶复合体催化，该复合体位于细胞质基质中。虽然有些细胞器如内质网和线粒体也参与脂肪酸的代谢过程，但脂肪酸的合成起始和延长阶段主要在细胞质基质中进行。

（二）维系细胞质的组织体系

细胞质基质中含有大量的蛋白质，包括结构蛋白和骨架蛋白，它们形成了一个动态的网络结构，即细胞骨架。细胞质骨架作为细胞质基质的主要结构成分，不仅与维持细胞的形态、细胞的运动、细胞内的物质运输相关，而且也是细胞质基质结构体系的组织者，为细胞质基质中其他成分和细胞器提供锚定位点。

（三）蛋白质的修饰和选择性降解

1. 蛋白质的修饰 已发现有 100 余种蛋白质的侧链修饰方式，绝大多数的修饰都是专一性酶促反应的结果。侧链修饰对细胞的生命活动十分重要，但很多修饰的生物学意义至今尚不清楚。在细胞质基质中发生蛋白质修饰的类型主要如下。

（1）辅酶或辅基与酶的共价结合 细胞质基质中包含多种酶和辅助因子，这些辅助因子包括辅酶和辅基。辅酶或辅基与酶的共价结合是细胞代谢过程中一个重要的调控机制。在无数酶促氧化 – 还原反应中，细胞内的辅酶将能量以氢原子的形式在酶之间传递。

（2）泛素化 泛素化修饰是蛋白质翻译后修饰的关键过程之一。该过程涉及 E1 激活酶、E2 结合酶和 E3 连接酶的级联反应，通过这一复杂的酶促反应体系，将泛素这一小分子蛋白质共价连接到靶蛋白上，形成泛素化蛋白。泛素化修饰可以导致目标蛋白的降解、活性变化、细胞内定位的改变，或是影响其与其他蛋白质的相互作用。这些变化对细胞信号传递、基因表达调控和细胞周期进展都有重要影响，并在疾病形成和进展中发挥作用。在药物研发领域，针对泛素化途径的关键酶和底物进行干预，已成为寻找新型药物靶点的重要策略。

（3）磷酸化 磷酸化与去磷酸化用以调节细胞内多种蛋白质的生物活性，进而快速影响细胞代谢。被磷酸化的蛋白质氨基酸残基包括酪氨酸、丝氨酸、苏氨酸、组氨酸和赖氨酸。蛋白质磷酸化与去磷酸化还影响细胞信号调控级联反应和基因转录活性。已知人类基因组中有大约 2000 个基因编码与蛋白质磷酸化有关的蛋白质激酶；1000 个基因编码与蛋白质去磷酸化有关的蛋白质磷酸水解酶。

（4）甲基化 很多细胞骨架蛋白的 N 端发生甲基化修饰，以防止被细胞内的蛋白质水解酶降解，从而使蛋白质在细胞中维持较长的寿命。组蛋白甲基化修饰在细胞内由特异性的甲基转移酶催化完成，主要包括精氨酸甲基化和赖氨酸甲基化两种情况，组蛋白甲基化修饰既可抑制也可增强基因表达，是表观遗传学的重要研究领域之一，越来越多的证据表明组蛋白甲基化功能异常与肿瘤的发生发展密切相关。

（5）酰基化　最常见的一类酰基化的修饰是内质网上合成的跨膜蛋白在通过内质网和高尔基体的转运过程中发生的，由不同的酶催化软脂酸链共价连接到某些跨膜蛋白暴露在细胞质基质侧的结构域上。另一类酰基化发生在诸如 src 和 ras 基因这类癌基因的表达产物上，催化这一反应的酶可识别蛋白质中的信号序列，将脂肪酸链共价地结合到蛋白质特定的位点上。如 src 基因编码的酪氨酸蛋白激酶，与豆蔻酸共价结合后，靠豆蔻酸链结合到细胞质膜上，这一修饰是 src 基因导致细胞转化所必需的。

（6）乳酸化　是一种相对较新被认知的蛋白质修饰方式，乳酸（或其衍生物）可以作为一种新的代谢物修饰剂，转移到蛋白质赖氨酸残基上，形成 β - 羟基乳酰基与赖氨酸的共价连接。乳酸化修饰可以影响蛋白质的稳定性和功能，进而调节基因表达、细胞代谢、信号传导和细胞分化等生物学过程。这种修饰是由细胞内乳酸积累引起的，通常在缺氧或低氧环境下，比如在肿瘤微环境中，细胞进行厌氧糖酵解产生乳酸。

2. 控制蛋白质的寿命及降解变性和错误折叠的蛋白质　细胞中的蛋白质处于不断降解与更新的动态过程中，细胞质基质中有的蛋白质寿命较长，但也有一些寿命很短，合成后几分钟就被降解，其中包括在某些代谢途径中催化限速步骤的酶和 fos 等癌基因产物等。

在蛋白质分子的氨基酸序列中，既含有决定蛋白质定位和功能的靶向信号和修饰信号，还含有决定蛋白质寿命的信号。这种信号存在于蛋白质 N 端的第一个氨基酸残基，若第一个氨基酸是 Met、Ser、Thr、Ala、Val、Cys、Gly 或 Pro，则蛋白质往往是稳定的，寿命较长；如是其他氨基酸，则往往是不稳定的，寿命较短。在真核细胞，每种蛋白质起始合成时，N 端的第一个氨基酸都是甲硫氨酸（细菌中为甲酰甲硫氨酸），但合成后不久便被特异的氨基肽酶水解除去，然后由氨酰 - tRNA 蛋白转移酶（aminoacyl - tRNA protein transferase）把一个信号氨基酸加到某些蛋白质的 N 端，最终在蛋白质的 N 端留下一个稳定或不稳定的氨基酸残基。

在真核细胞的细胞质基质中，有一种识别并降解错误折叠或不稳定蛋白质的机制，即泛素化和蛋白酶体（proteasome）所介导的蛋白质降解途径（ubiquitin and proteasome mediated pathway），有人将这种蛋白质降解机制比喻为"细胞给予需要降解蛋白质的死亡之吻（kiss of death）"，Aaron Ciechanover 等 3 位科学家因为发现相关机制获得了 2004 年诺贝尔化学奖。泛素化和蛋白酶体所介导的蛋白质降解途径具有多种生物学功能，包括蛋白质质量监控、影响细胞代谢、信号转导和受体调整（receptor modulation）、免疫反应、细胞周期、转录调节和 DNA 修复等。

蛋白酶体是细胞内降解蛋白质的大分子复合体，由约 50 种蛋白质亚基组成，相对分子质量为 $2 \times 10^6 \sim 2.4 \times 10^6$，富含 ATP 依赖的蛋白酶活性，其功能恰如细胞内蛋白质破碎机（protein shredder）。一个典型的哺乳类细胞蛋白酶体约占细胞蛋白质含量的 1%。沉降系数为 26S 的蛋白酶体为多亚基复合物，呈中空桶状结构，中间为 28 种蛋白质亚基组成的 20S 催化核心；两端各结合一个由 16 ~ 18 种蛋白质亚基组成 19S 帽子结构，起调节和识别作用，其中 6 种亚基具有 ATPase 活性，为蛋白质降解活动提供能量（图 6 - 2）。

泛素（ubiquitin）是由 76 个氨基酸残基组成的相对分子质量为 8.5×10^3 的小分子球蛋白，具热稳定性，普遍存在于真核细胞中，人和酵母细胞的泛素分子一致序列高达 96%，由于广泛存在且序列高度保守，故名泛素（图 6 - 3 A）。泛素具有多种生物学功能。在蛋白质降解过程中，多个泛素分子共价结合到含有不稳定氨基酸残基的蛋白质的 N 端，带有泛素化标签的蛋白质被蛋白酶体识别并降解。通过

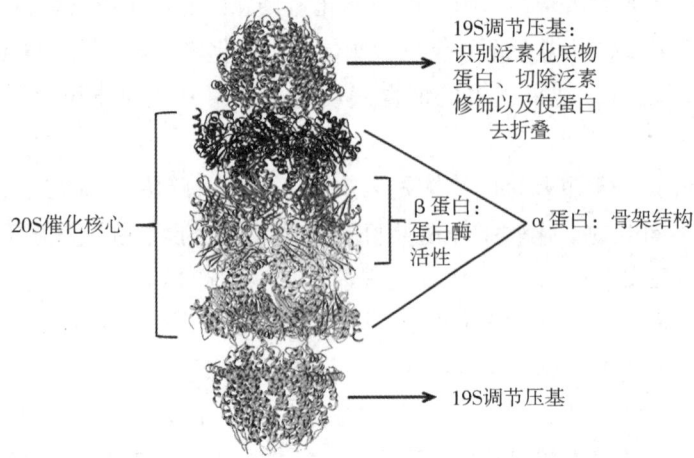

图 6-2 蛋白酶体三维结构

该途径降解的蛋白质大体包括两类：一是错误折叠或异常的蛋白质；二是需要进行存量调控和不稳定的蛋白质。蛋白质的泛素化是多酶复合体催化完成的，包括泛素活化酶（E1）、泛素结合酶（E2，又称泛素载体蛋白）和泛素连接酶（E3）。

泛素化过程涉及以下步骤：①E1 通过形成酰基－腺苷酸中介物使泛素分子 C 端被激活，该反应需要ATP；②转移活化的泛素分子与 E2 的半胱氨酸残基结合；③异肽键（isopeptide bond）形成，即与 E2 结合的泛素羧基和靶蛋白赖氨酸侧链的氨基之间形成异肽键，该反应由 E3 催化完成。④重复上述步骤，形成具有寡聚泛素链的泛素化靶蛋白。⑤泛素化标签被蛋白酶体帽识别，并利用 ATP 水解提供的能量驱动泛素分子的切除和靶蛋白解折叠，去折叠的蛋白质转移至蛋白酶体核心腔内被降解（图 6-3 B）。

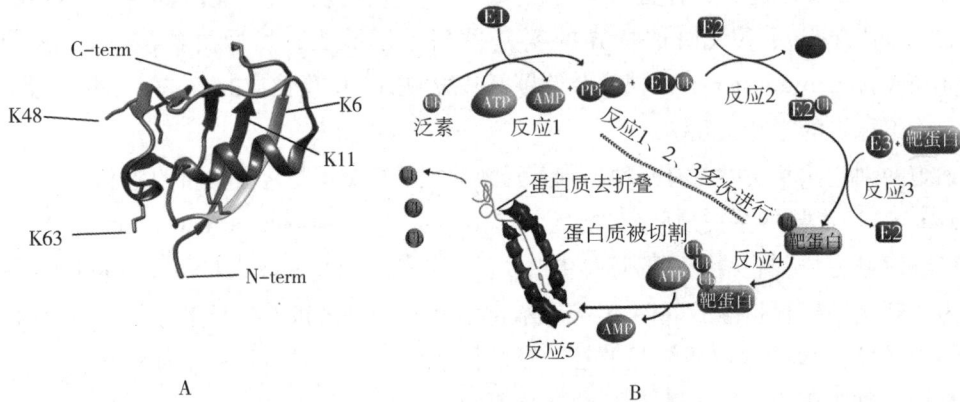

图 6-3 泛素及蛋白质泛素化降解过程示意图

A. 泛素结构，其 C 末端可与底物赖氨酸形成异肽键，使底物泛素化；
泛素的赖氨酸残基（K6，K11，K27，K29，K33，K48，K63）
以及泛素的氨基末端甲硫氨酸（Met1）参与异肽键相连形成多泛素链。B. 泛素化降解过程示意图

细胞质基质中的变性蛋白质、错误折叠的蛋白质、含有被氧化或其他非正常修饰氨基酸的蛋白质，依赖于泛素化修饰和蛋白酶体降解途径，很快被降解清除。推测这种蛋白质降解作用，可能涉及对畸形蛋白质所暴露出来的氨基酸疏水基团的识别，并由此启动对蛋白质 N 端第一个氨基酸残基的作用，结果形成了 N 端不稳定信号。在细胞质基质中，正在合成的蛋白质的构象与错误折叠的蛋白质有很多类似之处。实验表明，加入蛋白质合成抑制剂后，停留在不同阶段、大小不等的多肽链会很快被降解，说明细胞在正常状态下，蛋白质合成的复合物对延伸中的肽链具有暂时的保护作用。

3. 帮助变性或错误折叠的蛋白质重新折叠形成正确的构象　细胞质基质的这一功能主要由热休克蛋白（heat shock protein，HSP）来承担。热休克蛋白是一类进化上高度保守的蛋白质家族，在人类、果蝇和植物中发现的 HSP 都有相似的序列和功能，特别值得注意的是，它们作为分子伴侣（molecular chaperone）而发挥多种作用，协助细胞内蛋白质合成、分选、折叠与装配等。大多数分子伴侣是组成型表达，执行多种基本功能，有些是细胞在胁迫条件下高水平表达，以便在维持细胞稳态中发挥核心作用。根据相对分子质量大小、结构和功能，热休克蛋白被分为几个家族：HSP90、HSP70、HSP60 和新近发现的相对分子质量在 $1.5 \times 10^4 \sim 4.0 \times 10^4$ 的小分子 HSP。每一家族中都有由不同基因编码的数种蛋白质成员。有证据表明，在正常细胞中，热休克蛋白选择性地与畸形蛋白质结合形成聚合物，利用水解 ATP 释放的能量使聚集的蛋白质溶解，进一步折叠成正确构象的蛋白质。

第二节　内质网

PPT

一、内质网的基本结构特征与类型

内质网（endoplasmic reticulum，ER）是由 Porter、Claude 和 Fullam 等于 1945 年发现的。他们在电子显微镜下观察培养的小鼠成纤维细胞时，发现细胞质中存在着一些由小管、小泡和扁囊连接而成的网状结构，由于这些网状结构多位于细胞核附近的细胞质内部区域，故称为内质网。随着超薄切片和固定技术的发展，Palade 和 Porter 等人于 1954 年证实，内质网是由膜围绕的囊泡所组成，虽然以后发现的内质网不仅仅存在于细胞的内质部位，但仍习惯沿用此名称。

20 世纪 50 年代，对内质网的研究主要着重于其在细胞内的分布状况及形态结构方面，并证实内质网普遍存在于动植物细胞中，只有在原核细胞与少数高度分化的真核细胞（如哺乳动物成熟的红细胞）中没有内质网。内质网不仅存在于细胞的内质部位，还常常扩展到靠近细胞膜的外质区域，与质膜和核被膜相连，并且与高尔基体关系密切，周围还常伴有许多线粒体。20 世纪 60 年代后，利用生化离心、电镜、细胞化学与免疫细胞化学等技术，对内质网的结构与功能等进行了深入研究，认为内质网不仅参与蛋白质和脂类物质的合成，而且还与其他内膜系统有密切关系。它在内膜系统中占据着举足轻重的地位。

（一）内质网的形态结构

内质网广泛分布于除成熟红细胞以外的所有真核细胞的胞质中。内质网是由封闭的管状或扁平囊状膜系统及其包被的腔形成的三维网状结构（图 6-4），是细胞内除核酸外一系列重要生物大分子的合成基地。在整体结构上，可与高尔基复合体、溶酶体等内膜系统的其他组分移行转换；在功能上则与这些结构密切相关。在不同类型的细胞中，内质网

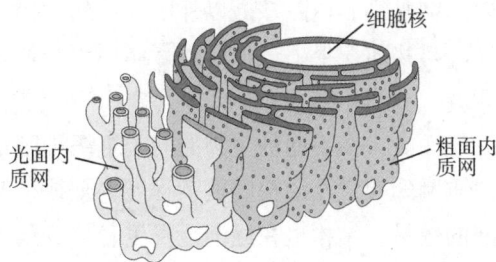

图 6-4　内质网形态结构示意图

的数量、类型和形态均呈现很大的差异，同一细胞在不同的发育阶段，甚至在不同的生理状态下，内质网的结构与功能也发生明显的变化。

就基本结构而言，内质网可分为扁囊（flattened sacs）、小泡（vesicle）和小管（tubule）三种基本形态。①扁囊状内质网：是最常见的内质网结构，内质网膜形成狭窄的腔，形状扁而长，扁囊宽约 50nm，平行排列呈板层状，彼此相互沟通成网。在多种分泌细胞中可观察到这种内质网，常为细胞蛋白质合成旺盛的结构特征。②小泡状内质网：内质网的形状为泡状，直径 40～500nm，球形，常单独存

在。这种泡状内质网可能是一种过渡型内质网，也出现在特殊生理状态的细胞及病变的细胞内。③管状内质网：内质网呈分支而细长的管，小管的直径 50～100nm，常互相连通，交错成复杂的网状。

细胞中扁囊、小泡和管状内质网连成一个连续的网状膜系统，3 种基本形态可看作是构成内质网膜的单位结构（unit structure）。有些细胞中只存在其中 1 种或 2 种基本形态，而有些细胞则 3 种基本形态都具有。如鼠肝细胞中内质网由成组排列的扁囊和小管连接而成，周围分散着小泡结构；睾丸间质细胞内质网则由大量小管连成网状。内质网可与核膜相连，横跨细胞质，也可与细胞膜相连，推测与内质网的进化途径有关（图 6-5）。内质网的结构不是稳定不变的，如在一个细胞周期中，它的扁囊或管道可以缢裂成许多泡。在细胞周期的各阶段，内质网的变化极其复杂，细胞分裂时，内质网要经历解体与重建的过程。

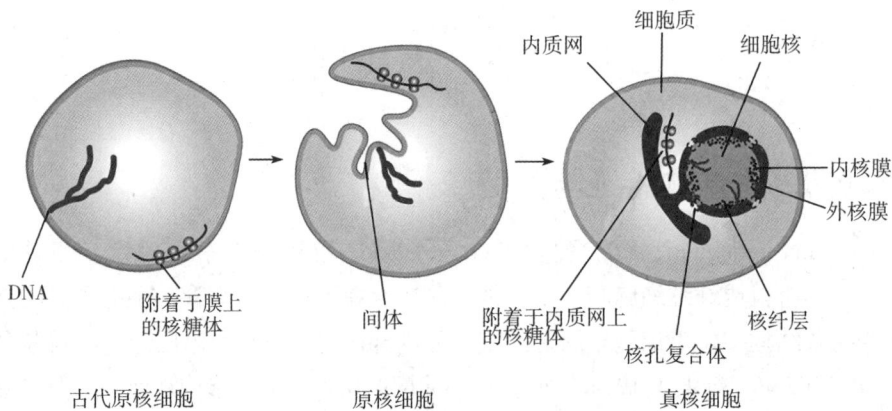

图 6-5　内质网可能的演变途径

内质网膜面积通常占细胞全部生物膜成分的一半以上，体积约占细胞总体积的 10% 以上。内质网膜与核被膜外层相连，这种连接不仅明显而且恒定。内质网在细胞内形成了一个相互沟通的片层状管网结构，将细胞基质相对分隔，使细胞内一些物质的代谢在特定环境中进行。内质网是真核细胞区域化的产物，它使细胞在有限的小空间建立起大量的膜表面，大大增加了细胞内膜的表面积。据估计，1ml 肝细胞内质网膜，若展开后大约有 11m^2。这样的结构为多种酶，特别是多酶体系提供了充分的结合位点，使各种酶反应高效率进行。

内质网是细胞内除核酸以外的一系列重要的生物大分子，如蛋白质、脂类、糖类等合成与代谢的重要基地，与物质交换、运输、解毒作用等密切相关。原核细胞内因不具有内质网，由细胞膜代行某些类似功能。

一般而言，在不同种生物的同类组织细胞中，它们的内质网基本是相似的。然而在同一组织的细胞中，内质网的数量及结构的复杂程度，则往往与细胞的发育进程呈正相关。即伴随着细胞的生长发育，内质网的数量、结构也在逐渐地发生着从少到多、从简单到复杂、从单管少囊的稀疏网状到复管多囊的密集网状的变化。

（二）内质网的类型

内质网可分为 2 种类型，即粗面内质网（rough endoplasmic reticulum，RER）和光面内质网（smooth endoplasmic reticulum，SER）。粗面内质网的表面附着许多核糖体，光面内质网表面光滑，无核糖体附着。一般来讲，细胞内如有丰富的粗面内质网，则光面内质网就会很少；反之亦然。但在肝细胞中两类内质网都很丰富。

1. 粗面内质网　又称颗粒内质网（granular endoplasmic reticulum，GER）。膜表面附着大量颗粒状核糖体，使表面变得粗糙，并因此而得名（图 6-6）。粗面内质网常由板层状排列的扁囊构成，少数为小管和小泡。核糖体多附着于板层状排列的扁囊膜的胞质面。分析粗面微粒体，发现粗面内质网上至少有两种特有的膜蛋白，它们可以将核糖体 60S 的大亚基结合到内质网膜上，称为核糖体连接蛋白（ribo-phorin）Ⅰ和Ⅱ，相对分子量分别为 36000 和 65000，2 种连接蛋白形成复合物颗粒，直径为 11nm。核糖体连接蛋白还可在粗面内质网膜表面形成支架似的网状结构，把核糖体结合位点相互连接起来，使之比光面内质网的小管、小泡结构更为坚固和稳定。

粗面内质网具有可变性，随细胞功能、分化程度以及细胞生理状态的变化，粗面内质网的大小和数量均会出现增减。如在分泌蛋白质旺盛的胰腺细胞、唾液腺细胞、肝细胞和神经细胞中，粗面内质网非常发达；在大量分泌抗体的浆细胞质中，几乎充满了粗面内质网；未成熟或未分化的细胞与相应的分化成熟细胞相比，它们的粗面内质网则很不发达，如胚胎细胞和培养细胞等。

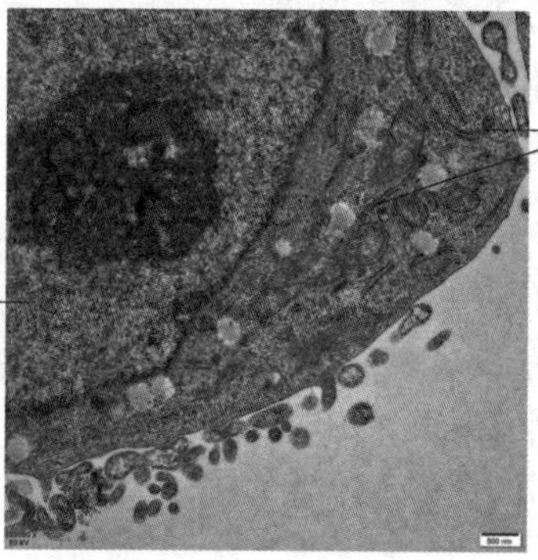

图 6-6　内质网透射电镜图

对肿瘤细胞来说，则具有一些独有的特点。如实验性大鼠肝癌细胞，凡分化程度高、生长缓慢的癌细胞，粗面内质网发达；反之，在分化程度低、生长快的癌细胞中，则粗面内质网很不发达甚至消失。因此，粗面内质网的发达程度除可作为判断细胞分化程度和功能状态的一种形态指标之外，还可作为肿瘤细胞生长速率和恶性程度的一种判别依据。

粗面内质网的内容物也会因细胞的生理病理状况而发生变化。细胞内容物增生时，粗面内质网会发生肿胀，此时其内容物的电子密度降低，显得比较透亮；细胞内容物浓缩时，蛋白质样物质变得致密，形成颗粒、小体或结晶，储存在囊腔中，称为蛋白质样颗粒，如浆细胞中的罗氏小体（Russell body），就是一种粗面内质网囊腔中储存的蛋白样颗粒，富含糖蛋白。一般认为，它是浆细胞受免疫机制诱导而使内质网合成蛋白质功能亢进或分泌机制出现障碍而形成的产物，多见于慢性炎症、骨髓瘤及 M 蛋白血症等疾病。

附着核糖体或游离核糖体的数量多少，也是随粗面内质网的功能而变化的。例如，胰腺细胞和浆细胞内半数的核糖体附着在内质网上，而哺乳动物红细胞内的核糖体则全部游离在细胞质或在基质中形成多聚核糖体。在病理状态下，如 CO 中毒或缺氧时，脑皮质神经元粗面内质网上的多聚核糖体呈解聚状态，从内质网膜上脱落，称为脱粒。解聚和脱粒都是细胞或粗面内质网受到损伤的具体表现，导致分泌性蛋白质的合成减少。

2. 光面内质网　又称滑面内质网或无颗粒内质网（agranular endoplasmic reticulum，AER）。膜表面不附着核糖体，无颗粒而变得光滑。通过电镜可观察到，光面内质网通常由分支小管或小泡构成，小管直径为 50～100nm，呈网状，很少有扁囊结构，在某些位置上与粗面内质网相连。光面内质网酶的种类较复杂，其分布有种属特征。

光面内质网由于没有核糖体附着，因此与蛋白质合成无关。在某些特化细胞中，光面内质网很丰富，功能复杂。例如在肝细胞中，光面内质网为主要细胞器，其膜上有合成脂蛋白脂质部分的全套酶系，还含有药物及毒物的代谢酶。光面内质网还广泛存在于能合成类固醇的细胞中，如精巢的间质细胞、肾上腺皮质和其他分泌激素的细胞。胃壁细胞、皮脂腺细胞、横纹肌细胞等也都富含光面内质网。

用密度梯度离心技术可将肝细胞中的光面内质网和粗面内质网分离开来，发现粗面内质网上有 20 余种与光面内质网上不同的蛋白质，由于内质网是个连续的整体结构，因此在内质网膜上可能存在某些特殊的装置将光面内质网和粗面内质网分离开来，并维持其形态，否则在内质网膜这个二维的流体结构中，不同区域的脂质和蛋白质就会因侧向扩散而趋于平衡。

内质网与其他细胞器关系的研究不仅有利于阐明细胞的某些生理生化过程，对探讨细胞器的发生和进化也很有意义。内质网膜常与外层核膜连接，内质网的腔与核周隙相沟通，而且外核膜有时也附着大量的核糖体，这种结构上的联系提示内质网与核膜在发生上有同源关系。光面内质网与高尔基体在结构功能和发生上的关系更为密切。此外，在合成代谢旺盛的细胞内，粗面内质网总是与线粒体紧密相依，这固然与线粒体为内质网执行功能提供所需能量直接相关，但还发现这种分布上的联系与脂质的转移以及钙离子释放的调节密切相关。在间期细胞中，内质网的分布往往与微管的走向一致，且总是沿微管向细胞周缘延伸。已发现与微管运输相关的马达蛋白——驱动蛋白与内质网结合，内质网一端固定在核膜上，另一端在驱动蛋白的牵引下沿微管向外延伸形成复杂的网状结构。

3. 某些特殊组织细胞中存在内质网的衍生结构 除上述两种基本形态结构类型的内质网之外，在某些特殊组织细胞中还存在着一些由内质网局部分化、衍生而来的异型结构。如视网膜色素上皮细胞中的髓样体（myeloid body），生殖细胞、快速增殖细胞、某些哺乳动物的神经元和松果体细胞的孔环状片层体（annulate lamellae）等。这些异型结构亦可被看作是内质网的第三种结构类型形式。

二、内质网的化学组成

内质网通常可占到细胞全部膜相结构组成的50%左右，占细胞总体积的10%以上，相当于整个细胞质量的15%~20%。通过将组织或细胞匀浆，经低速离心除去核及线粒体后，再超速离心，分离出内质网断裂后形成的许多封闭式小泡结构，含内质网膜和核糖体两种基本成分，称为微粒体（micro-some）。应用蔗糖密度梯度离心法也可从细胞匀浆中分离得到微粒体。

微粒体的直径约100nm，表面附有核糖体的称为糙面微粒体，无核糖体的称为光面微粒体。虽然微粒体是细胞的人工分离产物，但在生化研究中，常将其作为研究内质网的理想材料。目前对内质网的化学特征与生理功能的了解和认识，大多是通过对微粒体的分析而获得的。在体外实验中，微粒体仍保持着蛋白质合成、糖基化和脂类合成等内质网的基本功能。

通过对微粒体的生化分析，可知内质网膜与生物膜系统一样，也是由脂类和蛋白质所组成的。内质网膜含有的蛋白质含量比细胞膜高。此外，内质网膜具有大量的酶，其中葡萄糖–6–磷酸酶被视为内质网膜的标志酶，另一些重要的标志酶是电子传递体系，内质网膜上的主要酶及其分布见表6–1。

表6–1 内质网膜上主要的酶及其分布

酶	功能	分布位置
细胞色素 P450	脂肪酸的ω–氧化、胆固醇的合成以及某些药物和激素的代谢	滑面内质网膜（跨膜蛋白）
细胞色素 b5	脂肪酸的ω–氧化、胆固醇的合成以及某些药物和激素的代谢	滑面内质网膜胞质面
脂肪酶	催化脂肪的水解反应	滑面内质网膜胞质面
磷脂酰胆碱合成酶	催化磷脂酰胆碱的合成	滑面内质网膜胞质面
HMG – CoA 还原酶	还原底物 HMG – CoA 为甲羟戊酸、响应细胞内胆固醇水平的调控	滑面内质网膜胞质面
GDP – 甘露糖基转移酶	催化甘露糖基 – 磷酰基 – 聚异戊二烯醇的合成	滑面内质网膜胞质面
葡萄糖 – 6 – 磷酸酶	糖原分解、葡萄糖生成	滑面内质网膜腔面
内质网降解系统相关酶	识别和降解未能正确折叠的蛋白质	粗面内质网膜腔面
信号肽酶	识别并切割新合成蛋白质上的信号肽	粗面内质膜胞质面

续表

酶	功能	分布位置
寡糖转移酶	将寡糖链从脂质载体（如糖基磷脂酰肌醇，GPI）转移到新合成蛋白质的特定天冬酰胺残基上即 N – 糖基化	粗面内质网膜腔面

在内质网网腔中普遍地存在着驻留蛋白（retention protein），又称网质蛋白（reticulo – plasmin）。它们的共同特点是在蛋白质多肽链的羧基端含有 KDLE（Lys – Asp – Glu – Leu）或 HDEL（His – Asp – Glu – Leu）四氨基酸驻留信号（retention signal）。逃逸出内质网的驻留蛋白通过驻留信号与相应受体的识别被运回内质网腔。

三、内质网的功能

（一）粗面内质网的功能

1. 参与蛋白质的合成 核糖体是蛋白质合成的场所，每个真核细胞平均有 $10^6 \sim 10^7$ 个核糖体。电镜下，粗面内质网横截面上的核糖体尽管有大有小，但其排列是有规律的：核糖体在粗面内质网的表面呈螺旋状、玫瑰花状或环状排列，这是附着在内质网膜表面的由 mRNA 串联而成的多聚核糖体（polyribosome）。

粗面内质网参与合成的蛋白质有：①分泌蛋白，如牛奶中的酪蛋白、唾液淀粉酶、抗体、肽类激素及胞外基质蛋白，常以这种形式输送到细胞外。②膜蛋白，如细胞膜蛋白、内质网等内膜系统的细胞器膜上的蛋白，包括膜受体和膜抗原等。③间隔区域化蛋白质，如内质网、溶酶体蛋白、高尔基体中固有的蛋白。④需要进行复杂修饰的蛋白质，如某些黏液中的糖蛋白（图 6 – 7）。

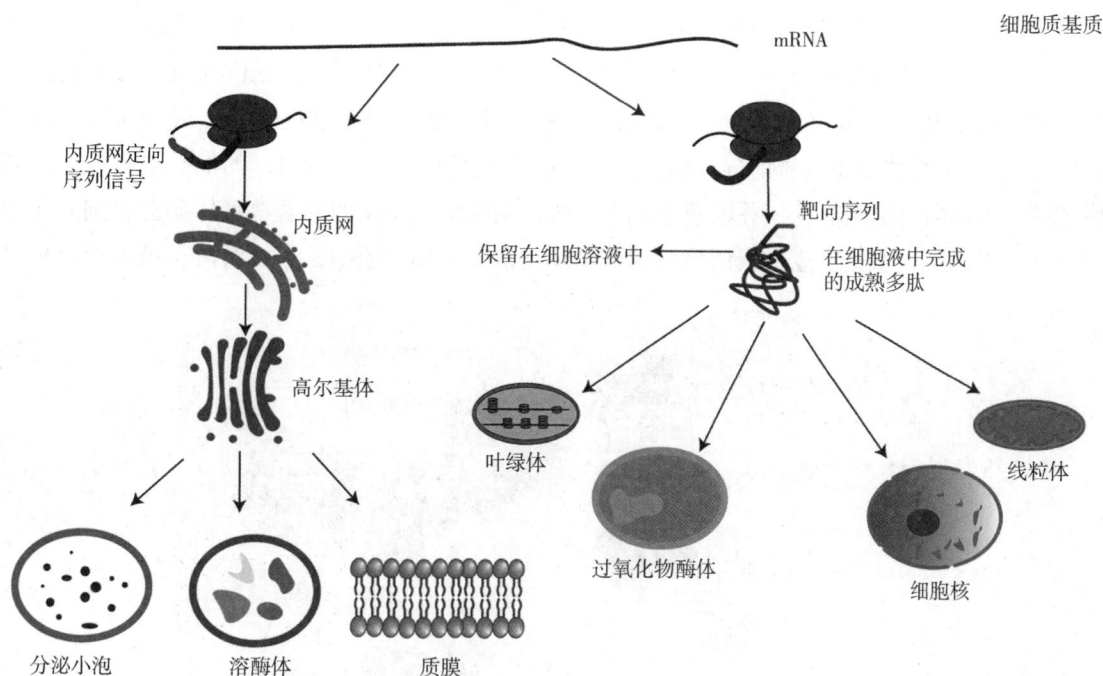

图 6 – 7 蛋白质分选示意图

20 世纪 60 年代，粗面内质网的蛋白质合成功能由放射自显影实验所证实。详细的蛋白质合成过程，是在研究微粒体的实验过程中逐渐积累起来的。20 世纪 70 年代初，大量研究均发现，在体外实验中由 mRNA 编码的分泌蛋白，能在游离核糖体上合成。当合成体系中无微粒体存在时，合成的蛋白质分子量大于有微粒体存在时合成的正常蛋白质。如含有 51 个氨基酸残基的胰岛素分子，其 mRNA 在无微粒体合成体系中，合成的肽链总计 110 个氨基酸残基，称前胰岛素原。而在有微粒体合成体系中，合成的肽链总计 86 个氨基酸残基，称胰岛素原（proinsulin）。后来证实，前胰岛素原 N 末端的疏水性肽段，具有引导多肽链穿过内质网膜和促进游离核糖体附着于内质网的作用。

1975 年美国分子细胞生物学家 G. Blobel 等根据 70 年代初的实验结果，提出了信号假说（signal hypothesis）（图 6-8），他因此获得了 1999 年诺贝尔医学和生理学奖。在此将信号假说主要内容概括如下。　　微课 1

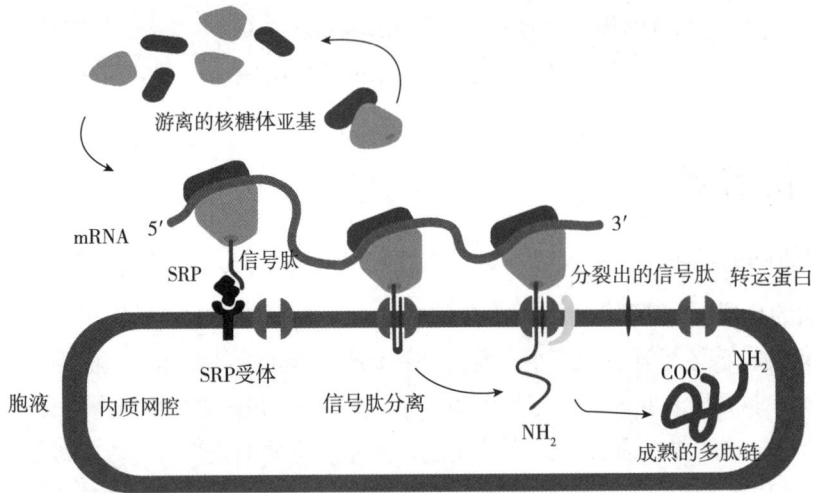

图 6-8　信号假说模式图

（1）游离核糖体上信号肽的合成　信号假说认为，核糖体在合成分泌性蛋白、膜嵌入蛋白或溶酶体蛋白时，合成蛋白质的 N 端相应的 mRNA 5′末端起始密码（AUG）之后，有一组编码特殊氨基酸序列的密码子，称为信号密码（signal codon）。蛋白质合成时，首先由游离核糖体通过信号密码翻译出一段肽链，这段肽链由 16～26 个疏水性氨基酸组成，称为信号肽（signal peptide），或称信号序列（具体见本章第六节）。信号肽是蛋白质的分选信号，也是附着核糖体的一种标记，凡带有这段信号序列多肽链的游离核糖体都向内质网靠拢，并附着于其上。这说明粗面内质网的附着核糖体是源自细胞质中带有信号肽的游离核糖体。那些不能合成信号肽的核糖体仍散布于细胞质中，形成游离核糖体而合成其他蛋白质。

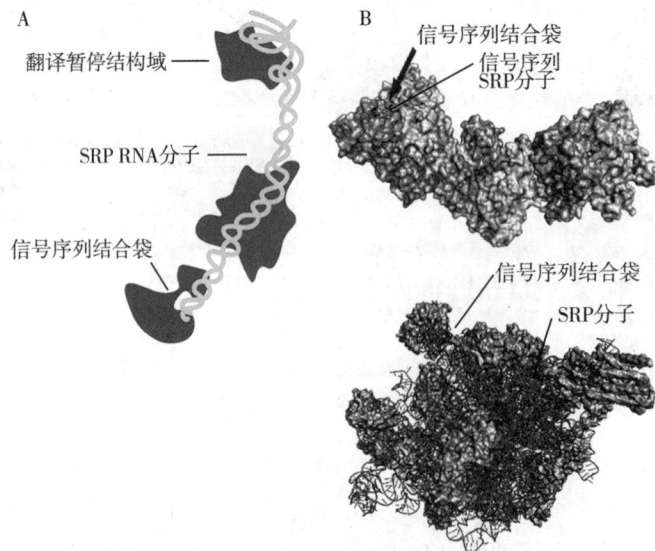

图 6-9　SRP 空间立体结构示意图

A. SRP 结构模型　B. SRP 三维结构

（2）信号识别颗粒识别信号肽并与核糖体结合　关于带有信号肽的核糖体是如何与内质网结合的，研究证明，在细胞质中有一种信号识别颗粒（signal recognition particle，SRP），主要由 6 条多肽链和 1 个由 300 个核苷酸组成的 7S RNA 分子组成（图 6 – 9）。SRP 是一种媒介分子，既可与新生肽信号序列和核糖体大亚基结合，又能识别内质网膜上的 SRP 受体，并与之结合，从而形成 SRP – 信号肽 – 新生肽链 – 核糖体复合体。此时 SRP 占据了核糖体上用于蛋白质合成的 A 位点，阻挡了携带新氨基酸的 tRNA 进入核糖体，使蛋白质的翻译过程暂时中止。

（3）SRP – 信号肽 – 新生肽链 – 核糖体复合体与粗面内质网膜结合　SRP 受体（SRP receptor）是粗面内质网膜上存在的能识别 SRP 的特异性蛋白质，也称停靠蛋白（docking protein）。当带有信号肽的核糖体与 SRP 形成复合体后，在 SRP 介导下，向粗面内质网膜上的 SRP 受体靠近，通过受体识别而相互结合，使游离核糖体附着在粗面内质网上，形成附着核糖体。同时，核糖体大亚基与内质网膜上的核糖体结合蛋白（ribophorin）结合，从而加强了游离核糖体与内质网膜结合的稳定性。核糖体结合蛋白具有异质性，仅存在于粗面内质网上，光面内质网和原核细胞膜上并不存在这种蛋白，所以无法与游离核糖体结合。而 SRP 与 SRP 受体的结合是暂时性的，当核糖体附着于内质网膜上之后，SRP 便与膜上的受体分开，又回到细胞质基质中，进入下一轮的 SRP 介导循环（图 6 – 10）。

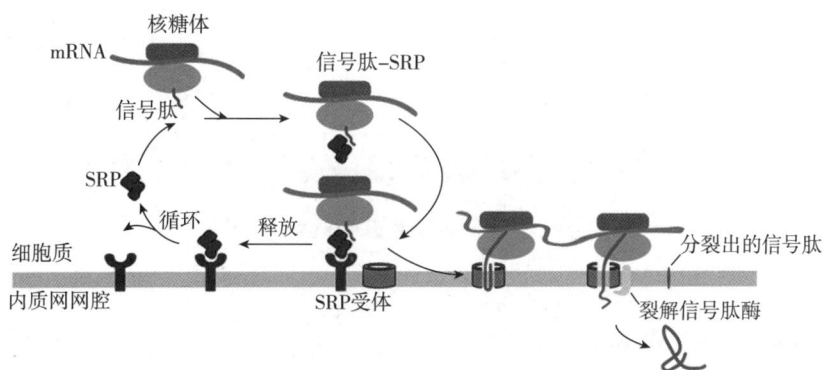

图 6 – 10　信号序列与 SRP 引导游离核糖体附着到内质网膜

（4）信号肽穿越内质网膜辅助蛋白质继续合成　SRP 与内质网膜上 SRP 受体分离后，处于暂停状态的肽链合成随即恢复。在核糖体以大亚基附着到内质网膜上时，信号肽还可以使内质网上的两个或多个核糖体受体蛋白结合靠拢，形成与核糖体大亚基中央管相对应的转位因子通道。这样，核糖体合成的多肽链就通过转位因子通道跨膜进入内质网腔中。转位因子（translocator），是由 3 ~ 4 个 Sec61 蛋白复合体构成的一个类似炸面圈的结构，每个 Sec61 蛋白由三条肽链组成。

（5）信号肽被信号肽酶的切割　当信号肽进入内质网腔后，其引导作用已完成，伴随着转位过程而被位于内质网腔面的特异性水解酶信号肽酶（signal peptidase）切掉，切下的信号肽被降解，因此在内质网腔内没有发现信号肽。因此，信号肽的作用就是通过引导游离核糖体与内质网膜结合，而指导蛋白质在内质网膜上继续合成，启动多肽链向内质网腔内转移，使蛋白质进入分泌途径。

（6）核糖体与内质网膜分离　当核糖体沿 mRNA 阅读到终止密码时，多肽链合成停止并游离于粗面内质网腔中。同时，核糖体大、小亚基分开，在分离因子（detachment factor）的作用下与内质网膜脱离，回到胞质基质中重新进入"核糖体循环"。mRNA 在酶的作用下降解，或被再利用。构成临时管道的受体蛋白随之散开，管道也即消失。停止转移序列（stop transfer sequences）是多肽链上的一段特殊序列，与内质网膜的亲和力很高，能阻止肽链继续进入内质网腔，使其成为跨膜蛋白质。该序列往往含有至少 15 个连续的疏水或不带电荷的氨基酸，使从转位通道释放的肽链稳定整合到 ER 膜的脂双层处。

遗传和生化实验证明，信号假说不仅适用于真核生物，也适用于原核生物的细胞膜蛋白的转运过程。粗面内质网内合成的蛋白质差别主要取决于蛋白质上的信号序列、停止转运序列和锚定序列（stop transfer and anchor sequence）。如从拓扑学、信号序列的存在方式和跨膜次数角度来看，膜蛋白可分为4种类型（表6-2）。

表6-2　膜蛋白的拓扑学结构类型

膜蛋白类型	定义	图示	举例
I 型膜蛋白	胞质内为 C 末端，需切除信号序列	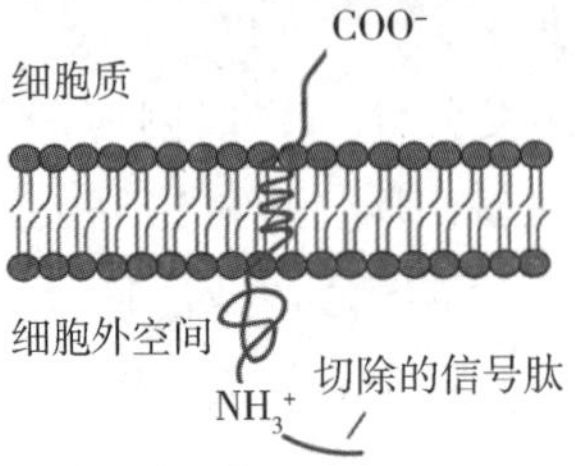	血型糖蛋白 LDL 受体 流感 HA 蛋白胰岛素受体 生长激素受体
II 型膜蛋白	胞质内为 N 末端，不必切除信号序列	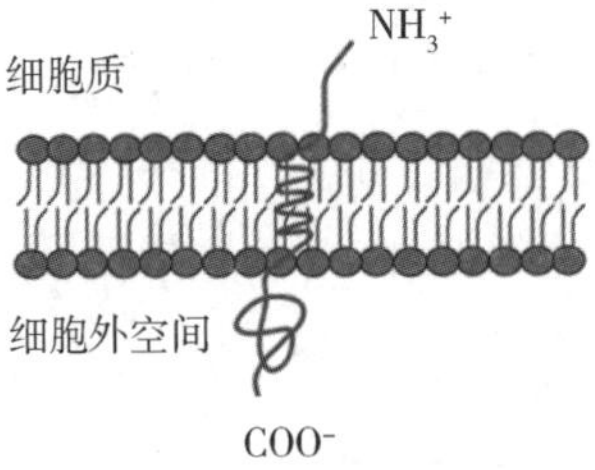	无唾液酸糖蛋白受体 转铁蛋白受体 蔗糖酶－异麦芽糖酶前体 高尔基体半乳糖转移酶 高尔基唾液酸转移酶
III 型膜蛋白	胞质内为 C 末端，不必切除信号序列	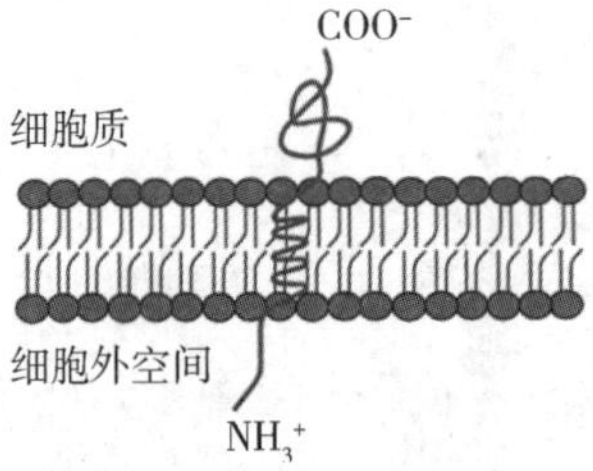	细胞色素 P450
IV 型膜蛋白	不必切除信号序列和多次跨膜	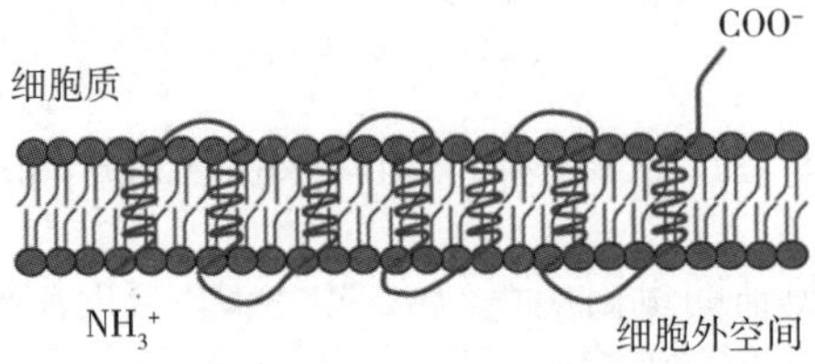	G 蛋白耦联受体 葡萄糖转运蛋白（如 GLUTI） Ca^{2+} 通道 ABC 小分子泵 CFTR（Cl^-）通道

2. 参与蛋白质的修饰与加工　在粗面内质网合成的膜蛋白和可溶性分泌蛋白在它们分选之前通常需要基本修饰与加工，分四种方式：①发生在高尔基体与内质网的蛋白质糖基化（glycosylation）；②在内质网发生二硫键的形成；③蛋白质折叠与多亚基蛋白的装配；④在内质网、高尔基体和分泌泡发生的特异性蛋白质水解。

生物体内蛋白质的糖基化是指单糖或寡糖与蛋白质共价结合形成糖蛋白的过程，它是蛋白质的一种重要的翻译后修饰过程。根据糖链和肽链的连接方式的不同，蛋白质的糖基化可分为 N-糖基化和 O-糖基化。

N-糖基化是通过糖链还原端的 N-乙酰氨基葡萄糖（Glc-NAc）和肽链中某些天冬酰胺侧链酰基上的氮原子相连。能接有糖链的天冬酰胺（Asn）必须处于 Asn-X-Ser/Thr 三个残基所构成的基序（motif）中，其中 X 为除脯氨酸以外的任意氨基酸残基，与天冬酰胺结合的糖都是 N-乙酰葡糖胺。通过 N-糖基化形成的寡聚糖蛋白是糖蛋白中最普遍的一种，主要在粗面内质网腔中合成（图6-11）。

O-糖基化的结构比 N-糖基化简单，一般糖链较短，但是种类比 N-糖基化多。肽链中可以糖基化的主要是丝氨酸和苏氨酸，此外还有酪氨酸、羟赖氨酸和羟脯氨酸，连接的位点是这些残基侧链上的

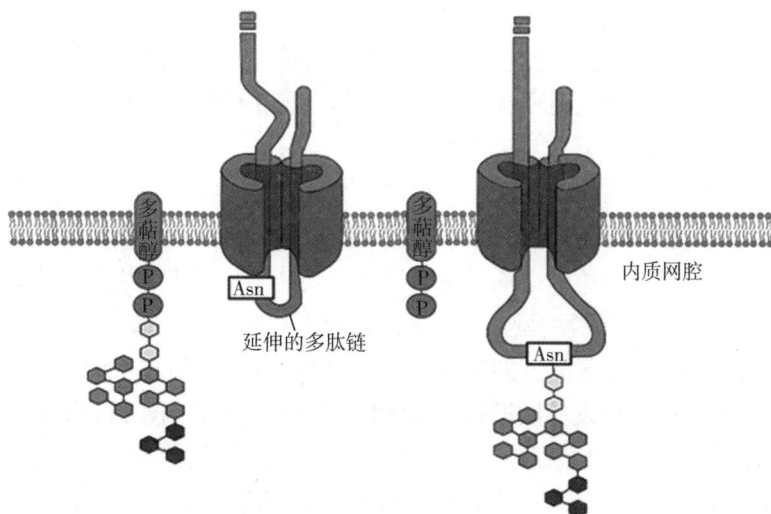

图6-11 N-糖基化的过程示意图

羟基氧原子。通常 O-糖基化形成的寡聚糖蛋白是在高尔基体中合成的。与靶蛋白质直接结合的糖是 N-乙酰半乳糖胺。两种糖基化其寡糖链在成分上有很大不同，合成与加工方式也完全不同。

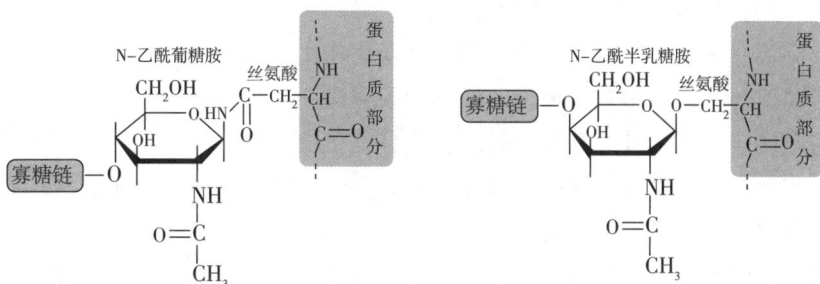

图6-12 N-连接糖基化与 O-连接糖基化的比较

N-连接糖基化与之直接结合的糖是 N-乙酰葡糖胺；O-连接糖基化与之直接结合的糖是 N-乙酰半乳糖胺

蛋白质的 N-糖基化过程主要发生在粗面内质网上。糖基化酶定位在粗面内质网膜上，介导蛋白质糖基化的进行。在 N-糖基化过程中，寡糖链首先与内质网膜上的多萜醇分子（dolichol）连接并由此被活化。多萜醇是一种脂质分子，它被稳定地嵌入内质网膜中，并在蛋白质糖基化过程中作为寡糖链的供体。该过程涉及将整个寡糖链转移到肽链上天冬酰胺残基上，从而形成糖基化的蛋白质。当肽链中的天冬酰胺残基在核糖体合成过程中暴露于内质网腔面时，预先活化的寡糖在糖基转移酶（glycosyltransferase）的催化下，转移到天冬酰胺残基上（图6-12）。

蛋白质糖基转移酶是位于内质网腔面的一种内在膜蛋白，所以蛋白质糖基化必须在内质网腔面进行。细胞质中游离核糖体合成的可溶性蛋白则不能进入内质网腔糖基化。内质网腔中蛋白质加工的寡糖链在高尔基体的不同膜囊中还要经过一系列复杂的修饰过程，才能形成结构功能正确的糖蛋白。

另一种蛋白质酰基化（acylation）修饰发生在内质网的胞质侧，通常是软脂酸共价结合在跨膜蛋白的残基上，类似的酰基化反应也发生在高尔基体膜和质膜蛋白上，是形成脂锚定蛋白的重要方式。

此外，新生肽的脯氨酸和赖氨酸要进行羟基化（hydroxylation），形成羟脯氨酸和羟赖氨酸，不过这种反应只在少数蛋白质中发生。在合成胶原的细胞中，脯氨酸和赖氨酸羟基化则是一个主要的反应。

3. 参与新生肽链的折叠和组装 粗面内质网除合成分泌蛋白之外，还合成膜蛋白和驻留蛋白（resident protein）。驻留蛋白是在内质网腔中发挥作用的结构蛋白和酶蛋白，如蛋白二硫键异构酶（protein disulfide isomerase，PDI）和分子伴侣等，帮助新生肽链的折叠和组装成正确结构。蛋白二硫键异构酶附着于内质网膜腔面上，可以切断不正确的二硫键，帮助新合成的蛋白重新形成二硫键，使其处于正确的折叠状态。分子伴侣是一类在细胞内协助其他蛋白质多肽进行正确折叠、组装、运输和降解的蛋白质分子，大部分属于热休克蛋白家族（具体参见本节后文）。

在目前识别出的约 16000 种与人类疾病相关的蛋白质错义突变中，大多数通过影响蛋白质的折叠、组装和运输过程，直接或间接地导致疾病。蛋白质错误折叠引发的疾病机制大致可以分为两种互有重叠的情况：第一种是蛋白质的正确折叠和运输减少，导致其功能不足以满足生理需求，这被称为功能丧失（loss of function）；第二种是错误折叠的蛋白质异常地获得了新的功能（gain of function）。例如，某些离子通道蛋白的突变可能导致其功能异常，如肺囊性纤维病中的 CFTR 蛋白。此外，错误折叠的蛋白质还可能形成细胞毒性聚合体，进而引发神经退行性疾病，如阿尔茨海默病中的 Aβ 淀粉样斑块和亨廷顿舞蹈症中的异常 Huntingtin 蛋白聚合体。

4. 参与蛋白质的分选和运输　在一个普通的哺乳动物细胞里，大约有 10 亿个蛋白质分子处于合成和降解的动态过程中。细胞内合成的蛋白质经修饰加工成熟后，就会被运送到各自的工作岗位，发挥应有的生理功能。新生蛋白质是如何被分选并运输到指定地点的呢，以粗面内质网上合成的分泌蛋白质为例说明蛋白质的运输途径。Palade 等根据实验提出了分泌蛋白的运输模型，认为在某些粗面内质网的一些部位，一半有核糖体附着，一半没有核糖体附着，这种内质网称为过渡型内质网（transitional endo-plasmic reticulum）。在过渡型内质网无核糖体附着的一面，可以出芽方式形成含分泌蛋白的运输小泡。由核糖体合成的分泌蛋白进入内质网腔之后，经过糖基化作用，又被包裹于内质网上的运输小泡内。运输小泡与内质网脱离，与顺面高尔基体融合，经不同膜囊进一步加工，形成浓缩泡，再由浓缩泡浓缩成分泌颗粒而与细胞膜融合，并被排出细胞之外。这是分泌蛋白质常见的排出途径。另一种途径是含有分泌蛋白质的运输小泡由内质网脱离后直接形成分泌泡，再由分泌泡发育成分泌颗粒而排出。这种途径只在个别哺乳动物的胰腺外分泌细胞中见到。

在电镜下常可以观察到，在内质网与高尔基体之间有成群的小泡，即为运输小泡（transfer vesicle），有时甚至可以见到刚从粗面内质网芽生出来的运输小泡。这意味着分泌蛋白将被运送到高尔基体。

（二）光面内质网的功能

1. 光面内质网与解毒作用　肝细胞中的光面内质网中还含有一些酶，进行氧化、还原和水解反应，使有毒物质由脂溶性转变成为水溶性而被排出体外，此过程称为肝细胞的解毒作用。光面内质网含有参与解毒的多种酶系，如细胞色素 P450 氧化酶系、NADH－细胞色素 c 还原酶、NADH－细胞色素 b5 还原酶、NADPH－细胞色素 P450 还原酶等。由肠道吸收的外源性毒物或药物以及机体代谢生成的内源性毒物，均由肝细胞的光面内质网通过氧化、甲基化、结合等方式，降低或排除毒性。光面内质网膜上集中着重要的氧化酶系。药物和毒物等经氧化酶系的作用，或被解除毒性，或被转化为易于排泄的物质。例如，研究较为深入的是细胞色素 P450 家族酶系的解毒反应，聚集在光面内质网上的水不溶性毒物或代谢产物在 P450 混合功能氧化酶（mixed－function oxidase）作用下羟基化，完全溶于水并传送出细胞进入尿液排出体外。光面内质网上的葡萄糖醛酸转移酶可使葡萄糖醛酸与类固醇、巴比妥类药物结合，生成结合性代谢物，增加了药物代谢产物的水溶性，而易于被排出细胞。若给动物服用大量的苯巴比妥，可引起肝细胞内的光面内质网增生，同时与解毒作用有关的酶含量也明显增多。

2. 固醇激素的合成与脂类代谢　绝大部分膜脂是在光面内质网膜上合成的，包括磷脂和胆固醇。放射自显影显示，被标记的脂类前体物能很快地掺入到内质网中，在微粒体中也发现了与脂类合成的有关酶系，这些均说明内质网与脂类的合成有关。

磷脂主要是卵磷脂（磷脂酰胆碱），其合成过程中所需要的酶位于内质网膜脂双层内，而活性部位则朝向细胞质侧。主要过程为：脂酰辅酶 A 与甘油磷酸结合成磷脂酸；磷脂酸在磷酸酶的作用下形成二酰甘油；二酰甘油在胆碱磷酸转移酶的作用下与 CDP - 胆碱结合，形成磷脂酰胆碱（图 6 - 13）。此外，磷脂酰肌醇、磷脂酰丝氨酸和磷脂酰乙醇胺也以类似方式合成。

图 6 - 13　光面内质网膜中磷脂酰胆碱的合成

　　在内质网合成的磷脂向其他膜转运主要有三种可能的机制。第一种机制是以出芽的方式通过膜泡转运到高尔基体、溶酶体和细胞质膜上（图 6 - 14A）。第二种机制是凭借一种水溶性的小分子蛋白，磷脂交换蛋白（phospholipid exchang proteins，PEP），在膜之间转移磷脂（图 6 - 14 B）。其转运模式首先是 PEP 与磷脂分子结合形成水溶性复合物进入细胞质基质，遇到靶膜时 PEP 将磷脂卸载下来并安插在膜上，结果是从磷脂含量高的膜转移到磷脂含量低的膜上，例如从磷脂合成部位内质网转移到线粒体或过氧化物酶体膜上。第三种可能的膜转运机制是供体膜与受体膜之间通过膜嵌入蛋白直接介导（图 6 - 14 C）。

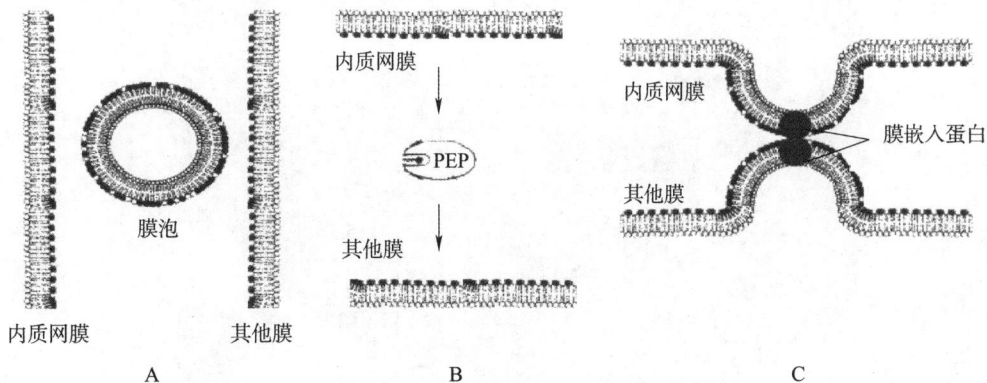

图 6 - 14　胆固醇与磷脂的供体膜与受体膜之间可能的转运机制

A. 通过膜泡转运脂质；B. 通过 PEP 介导的脂质转运；C. 膜嵌入蛋白介导的膜间直接接触

　　新合成的磷脂分子位于内质网上，内质网以出芽方式形成运输小泡，将磷脂分子输送到高尔基体、溶酶体膜和质膜等膜及膜性细胞器上，完成磷脂分子的转运（图 6 - 15 A）；而膜脂从内质网运输到线粒体和过氧化物酶体时，是通过磷脂转换蛋白来实现（图 6 - 15 B）。在肾上腺皮质细胞、睾丸间质细胞和卵巢黄体细胞等分泌类固醇激素的细胞中，光面内质网也很发达，其含有合成胆固醇的全套酶系和使胆固醇转化为皮质激素（如肾上腺激素、雄性激素和雌性激素）的酶类。

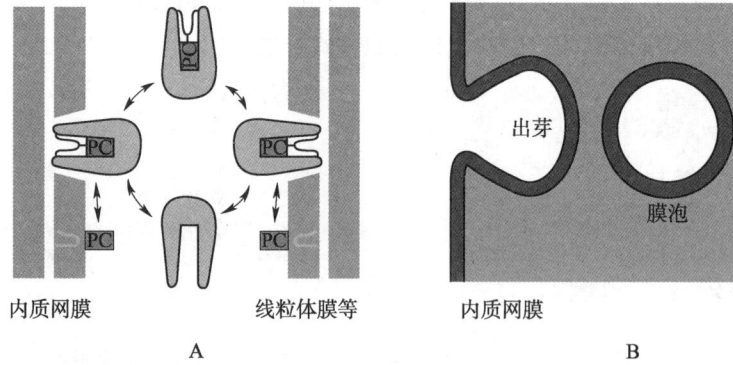

图 6 – 15　磷脂借助磷脂转换蛋白由 SER 向其他膜转运的方式
A. 内质网以出芽方式形成运输小泡转运磷脂；B. 通过磷脂转换蛋白转运磷脂

3. 糖原的分解　1959 年 Poeter 等发现糖原颗粒常与光面内质网相伴随，附着在其上。含糖原丰富的肝细胞中，光面内质网被遮蔽而不容易辨识，当动物饥饿 1 ~ 2 天后，糖原减少，光面内质网变得清晰可见；若再喂食，光面内质网显著增加。故当时有人认为光面内质网与糖原合成有关，但后来的研究表明，它与糖原合成并无关系，而是与糖原分解有关。光面内质网膜上含有葡萄糖 – 6 – 磷酸酶（ER 标志酶），催化由细胞质基质中肝糖原降解所产生的葡萄糖 – 6 – 磷酸，使之分解为磷酸与葡萄糖，然后葡萄糖进入内质网腔再被释放到血液中（图 6 – 16）。

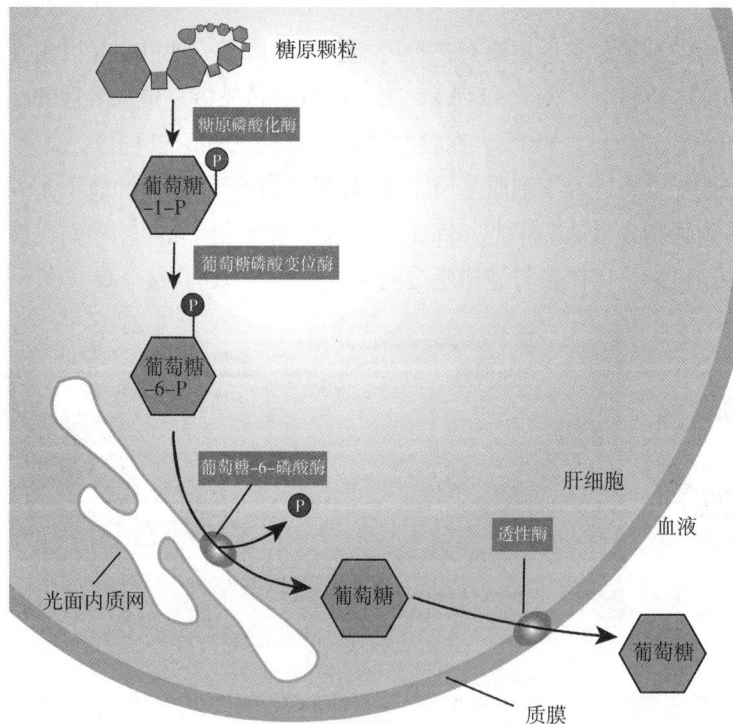

图 6 – 16　光面内质网在糖原分解中的作用

4. 光面内质网与肌肉收缩　肌细胞中含有发达的特化光面内质网，称肌质网（sarco – plasmic reticulum），它的功能是参与肌肉的收缩调控。肌质网具有储存 Ca^{2+} 的功能，肌质网膜上的 Ca^{2+} – ATP 酶可以将细胞质基质中的 Ca^{2+} 泵入肌质网腔中储存起来。受到神经冲动刺激后，肌质网释放 Ca^{2+} 到肌丝之间，Ca^{2+} 激活 ATP 酶，使 ATP 转变为 ADP 并释放能量，肌丝滑行，肌肉收缩。当肌纤维松弛时，肌质网又重新收回 Ca^{2+}。此过程表明，光面内质网在肌纤维中通过摄取和释放 Ca^{2+} 而参与肌肉的收缩活动。

在多数真核细胞中，内质网具有储存钙离子的作用。内质网储存钙离子的功能，在于内质网上存在大量包括 Bip 在内的 4 种以上钙离子结合蛋白，其浓度可达 30 ~ 100mg/ml。每个钙离子结合蛋白分子可与 30 个左右的钙离子结合，从而致使内质网中的钙离子浓度高达 3mM。内质网是钙离子的储存库，由于高浓度的钙离子及与之结合的蛋白质，阻止了内质网以出芽的方式形成转运膜泡。因此，Ca^{2+} 浓度的变化有可能是内质网运输小泡形成的主要调节因素。内质网膜上有三磷酸肌醇（IP_3）的受体，细胞外信号通过胞内第二信使（IP_3）与受体结合，引起钙离子的释放。

5. 其他功能　光面内质网与盐酸的分泌和渗透压的调节也有关系。在哺乳动物胃底腺壁细胞的胞质中，光面内质网能将血浆中的 Cl^- 传递到细胞内分泌小管的膜上，Cl^- 可与细胞质中由碳酸解离的 H^+ 在膜上结合而产生 HCl，排出细胞外。光面内质网还参与胆汁的生成。胆汁是重要的消化液，其主要成分是胆盐和胆红素。约 10% 的胆盐是由肝细胞内的光面内质网合成的，而不溶性的胆红素颗粒再通过光面内质网上的葡萄糖醛酸转移酶转变成可溶性的结合胆红素，后者易于排出细胞进入毛细胆管，与胆盐结合成胆汁。此外，光面内质网还与血小板的形成及有丝分裂末期核被膜的形成有关。

许多成瘾性药物如巴比妥类等，可导致肝细胞光面内质网增生（详见本章第五节），长期口服避孕药、安眠药、抗糖尿病药等也能导致同样后果。乙肝表面抗原（HBsAg）阳性的肝炎患者，肝细胞内光面内质网明显增多，在其管道内形成 HBsAg。

四、内质网与医药学

（一）内质网应激反应与疾病

内质网是细胞加工蛋白质和储存 Ca^{2+} 的主要场所，对应激反应极为敏感。当内质网腔内出现蛋白质错误折叠和未折叠蛋白在腔内聚集和 Ca^{2+} 平衡紊乱的状态时，内质网做出应答，称为内质网应激反应（endoplasmic reticulum stress，ERS），来应对条件的变化和恢复内质网良好的蛋白质折叠环境。所以，内质网应激反应是体内的一种自我保护机制，也是一套完整的质量监控机制，帮助内质网中蛋白质的折叠与修饰。ERS 是一个存活程序和凋亡程序同时被激活的过程，还涉及线粒体、细胞核等细胞器，它们既相对独立，又相互作用。细胞可以整合应激反应，调动应激反应蛋白减轻反应因素对细胞的损伤，调整细胞的稳态；同时细胞也可以启动细胞凋亡来处理不能修复的损伤细胞。因此 ERS 机制事关细胞的生死抉择，主要包括：①未折叠蛋白质应答反应（unfolded protein response，UPR），即错误折叠与未折叠蛋白不能按照正常途径从内质网中释放，在内质网内堆积，引起一系列分子伴侣和折叠酶表达上调，促进蛋白质折叠，防止共聚集，从而提高细胞在有害因素条件下的生存能力。②固醇级联反应，是内质网表面合成的胆固醇消耗所致，通过固醇元件结合蛋白（sterol regulatory element binding protein，SREBP）

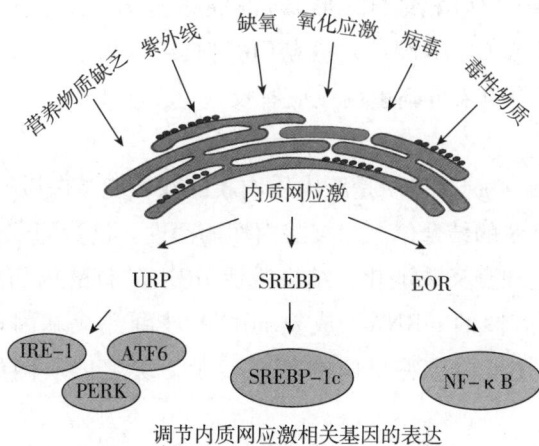

图 6-17　内质网应激反应的信号通路

介导的信号途径，调控特定基因表达。③内质网超负荷反应（endoplasmic reticulum overload response，EOR），正确折叠蛋白在内质网腔内的过度堆积，特别是膜蛋白的异常堆积也会启动，诸如细胞核因子 NF-κB 引发的内质网超负荷反应，进而激活细胞存活、凋亡和炎性反应（图 6-17）。

内质网应激对决定应激细胞的反应和结局如抵抗、适应、损伤或凋亡等有重要作用，近年来有关其信号通路与效应的研究非常活跃。诱发内质网应激的理化因素包括紫外线、营养物质缺乏（如氨基酸、葡萄糖或胆固醇缺乏等）、缺氧、氧化应激、高浓度同型半胱氨酸、病毒、毒性物质（如重金属）等。此外内质网 Ca^{2+} 强烈释放剂、内质网 Ca^{2+} – ATP 酶抑制剂、钙离子载体（Ca^{2+} ionophore）、蛋白质糖基化与折叠抑制剂等化学试剂也能够诱发内质网应激。

目前发现一些蛋白质构象异常的疾病与内质网功能的改变有关，例如蛋白质分子中的突变，导致蛋白折叠出现错误，使蛋白质无法与转运系统偶联，从而引发疾病。这种情况通常分为 2 类：一类是异常的蛋白分子通过降解途径被清除，避免了激活内质网应激反应，但影响了细胞的功能，此时会由于该种蛋白的缺乏而引起疾病。另一类情况相对更为严重，异常的蛋白质分子未被降解而在内质网中积累，引发内质网的应激反应，影响到整个细胞的生理功能，是某些遗传性疾病的病因。如遗传性外周神经疾病脱髓鞘病（dysmyelinating disease），病因是类脂结合蛋白（proteolipid protein）基因缺陷，内质网中积累的缺陷型类脂结合蛋白引起内质网的应激反应。患者体内通过细胞凋亡清除寡突胶质细胞，致使髓鞘减少。

内质网应激的主要不良后果是细胞凋亡，从而对机体组织或器官造成损伤。对内质网应激作用机制的深入研究，既可加深对细胞在应激状态下自我调控的了解，又获取了更多关于疾病的发病机制以及化学毒物、药物和氧化损伤等作用机制的信息，还可以对疾病或者外源性损伤采取一些新型有针对性的措施，达到预防和治疗疾病的目的。例如，通过应用一些细胞毒性药物诱发内质网应激，加速癌细胞的凋亡以治疗癌症；应用一些药物或细胞因子阻断相关疾病或毒物诱导所引起的靶细胞异常的内质网应激反应，以减少甚至逆转细胞的凋亡。

（二）内质网应激的信号调控

内质网腔内未折叠或错误折叠蛋白质的超量积累，引发未折叠蛋白质应答反应（UPR）。哺乳类动物细胞有三种内质网跨膜蛋白：需肌醇酶 1（inositol requiring enzyme 1，IRE1）、PKR 类似的内质网激酶（PKR – like endoplasmic reticulum kinase，PERK；PKR 为双链 RNA 激活的蛋白激酶）和激活性转录因子 6（activating transcription factor 6，ATF6），它们在 URP 信号转导途径中起着胞内感受器的作用。在正常的生理条件下，它们与内质网腔中的调控蛋白 Bip/GIP78 相结合，形成稳定的复合物，当错误或未折叠蛋白质在内质网中超量积累时，这些感应蛋白与 Bip/GIP78 解离，感应 ERS 信号分别引发三种不同的平行信号调控途径，以保护 ERS 下的细胞，引发不同的未折叠蛋白质应答反应（unfolded protein response，UPR）。

第一条途径最先是在酵母细胞中发现，参与 UPR 的关键蛋白质是跨内质网膜的双功能蛋白激酶/核酸内切酶 IRE1。IRE1 蛋白在内质网腔面具有 Bip/GRP78 的结合位点和核酸内切酶活性。过量的未折叠蛋白与 Bip 竞争性结合，使 IRE1 单体释放并二聚体化和交叉磷酸化，结果激活 IRE1 的核酸内切酶活性，导致基因调节蛋白基因的 mRNA 被加工，产生有活性的 mRNA。成熟 mRNA 被翻译成基因调节蛋白（如 Hac1），再转移进入细胞核内，激活未折叠蛋白应答反应的基因转录，缓解内质网的压力（图 6 – 18A）。

第二种途径是超量积累的错误折叠蛋白质作为信号激活 ER 膜上的 PKR 类似的内质网激酶 PERK。和双功能的 IRE1 类似，PERK 正常情况下通过内质网腔面 N 端结构域与伴侣蛋白 Bip/GRP78 结合而保持失活状态。在内质网应激状态，未折叠蛋白或错误折叠蛋白与 Bip/GRP78 结合，使 PERK 解离并二聚体化和交叉磷酸化而活化，活化的 PERK 使翻译起始因子 eIF2α 第 51 位丝氨酸磷酸化，磷酸化的 eIF2α 不能完成 GTP – GDP 的交换作用，暂停蛋白质翻译，减轻了内质网的蛋白质负荷，有利于蛋白质折叠（图 6 – 18B）。

第三种途径是从内质网到细胞核的信号通路并激活未折叠蛋白质应答反应的途径，是通过内质网应激调节的跨膜 ATF6 完成。ATF6 最初作为内质网跨膜蛋白被合成，与内质网膜共价结合。当错误折叠蛋白在内质网内积累时，ATF6 转位至高尔基体，被 S1P 和 S2P 蛋白裂解酶裂解而激活，激活后的 ATF6 进入细胞核内，促进含顺式作用元件 ERSE（ER stress response element，ERSE）的转录因子（如 XBP-1）及 UPR 靶分子（Bip/GRP78）等基因的转录，缓解内质网的压力（图 6-18C）。

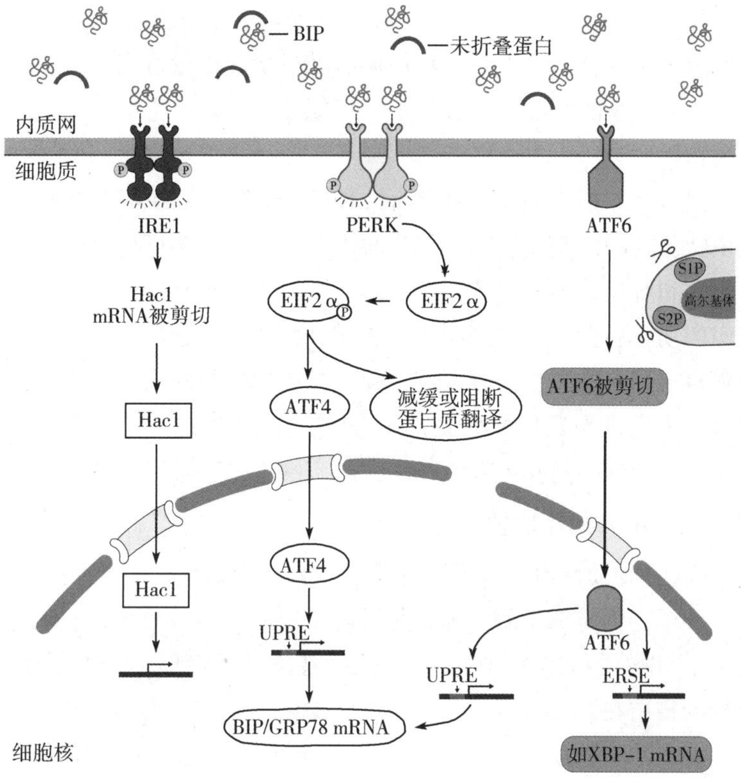

图 6-18　未折叠蛋白质应答反应（UPR）三条途径

ERS 反应引发的细胞凋亡。ERS 介导的细胞凋亡是近些年提出的一种新的途径。尽管某些信号通路的细节尚不清楚，但在此过程中，细胞内钙稳态失衡和需钙蛋白酶、caspase-12 的激活是关键环节。

（三）内质网的病理变化

内质网是比较敏感的细胞器，在各种因素如缺氧、射线、化学毒物和病毒等作用下，会发生病理性变化。

1. 肿胀、肥大或囊泡塌陷　内质网肿胀是一种水样变性，主要是由于水分和钠的流入，使内质网形成囊泡，这些囊泡还可互相融合而扩张成更大的囊泡。如果水分进一步聚集，便可使内质网肿胀破裂。肿胀是粗面内质网发生的最普遍的病理变化，内质网腔扩大并形成空泡，继而核糖体从内质网膜上脱落下来，这是粗面内质网蛋白质合成受阻的形态学标志。

2. 有形或无形包涵物的出现　在药物中毒、肿瘤和某些遗传性疾病所致的代谢障碍情况下，可观察到一些有形或无形的包涵物在内质网中的形成或出现；而在某些遗传性疾病患者，由于内质网合成蛋白质的分子结构异常，则有蛋白质、糖原和脂类物质在内质网中的累积，这些都是某种疾病或病理过程的表现特征。

3. 内质网在不同肿瘤细胞中呈现多样性的改变　具有不同生物学特性的癌变细胞中，内质网的形态结构与功能也呈现出多样性的改变。通常，在低分化癌变细胞中，内质网比较稀少；在高分化癌变细胞中，其比较丰富发达的内质网遍布细胞质中。低侵袭力癌细胞中内质网较少，葡萄糖-6-磷酸酶活性呈下降趋势，但分泌蛋白、尿激酶合成相对明显增多；高侵袭癌细胞中，内质网相对发达，分泌蛋白、驻留蛋白等的合成均比低侵袭癌细胞显著增高。

（四）内质网与药物引起的肝损伤

肝脏是人体内最大的"化工厂"，它不但处理体内正常的代谢产物，同时还是药物代谢与解毒的重要器官。临床所用的绝大多数药物，尤其是口服的非极性药物，经消化道吸收进入肝脏后，在肝中代谢。由于内质网中含有多种肝药酶，因而大部分的药物代谢反应都是在肝细胞中的内质网内完成的。

许多药物对肝脏都具有直接或间接的毒害作用，这是因为肝脏虽然是药物代谢的主要场所，但它同时也是药物毒性反应的主要靶器官，如果某类药使用时间过长、剂量过大，或属于特异体质者，都可能导致肝损害；尤其是肝功能不全的患者，其受损害的可能性更大，产生的危害性也更大，甚至由药物引起肝组织损害而发生药物性肝炎。

药物对机体产生肝损害乃至引起药物性肝炎时，内质网等细胞器会随之表现出形态与功能上的变化。例如，常用的抗甲状腺药物丙基硫氧嘧啶（Propylthiouracil）和甲巯咪唑（Thiamazole）的主要不良反应有粒细胞减少、皮疹和肝损害等。动物实验发现，丙基硫氧嘧啶抑制鼠肝脏细胞色素 P450 的生成，可能形成丙嘧活性代谢产物，后者与内质网的大分子相互作用，引起肝细胞坏死。还有一些药物性肝炎患者的细胞，电镜下观察可见内质网扩张、囊性变化、核蛋白颗粒脱失等现象。因此，内质网等相关细胞器的超微结构变化就成为药理与药效学研究的对象之一。有报道称肝炎患者给予治疗药物白芍总苷后，可使 D – 半乳糖胺所致的肝细胞或线粒体肿胀、内质网扩张、空泡变性等超微结构变化明显减轻。

（五）分子伴侣与疾病及其药用价值

越来越多的研究证实，"辅助性组装学说"比经典的蛋白质折叠"自组装"学说更加符合体内蛋白质折叠的特点和途径，分子伴侣与折叠酶一起，是两种重要的辅助折叠分子。

1987 年，Ellis 正式提出分子伴侣在功能上的定义，认为分子伴侣是一类相互之间没有联系的蛋白，功能是帮助含多肽结构的物质在体内进行正确的非共价组装，但它们自身并不组装成发挥其正常生物功能的组成部分，凡是具有此功能的蛋白质都是分子伴侣，如热休克蛋白（Hsp）。通常情况下，细胞的一些生物学功能有赖于细胞质内游离核糖体所合成的特殊酶蛋白，而这些蛋白均需通过内质网，才能进入其他细胞器发挥作用。分子伴侣通过辅助蛋白折叠作用而参与蛋白质向内质网的移位，也利于维持酶的动力学特征，维护细胞功能。在内质网和分泌路径的下游细胞器中，有多种质量控制机制可以保证在细胞生命过程中的蛋白质表达。内质网中的分子伴侣，还组建成一个蛋白质折叠调控的"质控系统（quality control system）"，防止非活性产物的产生，并通过激活蛋白水解酶来降解那些未能正确折叠的中间产物。

细胞进行蛋白质生产的质量控制对细胞的生存是非常重要的。在内质网中，分子伴侣保证只有正确折叠的蛋白才能到达目的地，错误折叠的蛋白则通过内质网的蛋白质降解途径（ER – associated degradation，ERAD）被降解（图 6 – 19）。分子伴侣参与机体正常的细胞活动，与机体异常的病理条件相关。它是一把"双刃剑"，既具有免疫保护作用，在一定条件下也有致病作用。如已证实一些热休克蛋白在细菌或寄生虫感染中具有免疫保护作用，甚至与肿瘤免疫有关，由其构成的"质控系统"可以防止蛋白质非活性产物干扰细胞的正常功能；另一方面，分子伴侣也可以导致疾病的发生，如蛋白产物极细微的折叠异常，虽然对活性影响不大，却可以被"质控系统"滞留在内质网，不能实现正常的转位、转运或分泌，导致疾病发生。

Hsp 作为分子伴侣可促进细胞内蛋白质的合成、折叠、装配，与类固醇、干扰素、癌基因、细胞因子等重要生物活性物质有着密切关系，控制着细胞的生长、发育和调节过程。幽门螺杆菌（Helicobacter pylori，Hp）的 Hsp 就可能是一种致病因子，而人胃黏膜又是热休克反应的重要部位，感染幽门螺杆菌后可刺激胃黏膜细胞产生 Hsp70、Hsp72、Hsp60 等多种 Hsp，在幽门螺杆菌相关性胃疾病中发挥不同的作用。

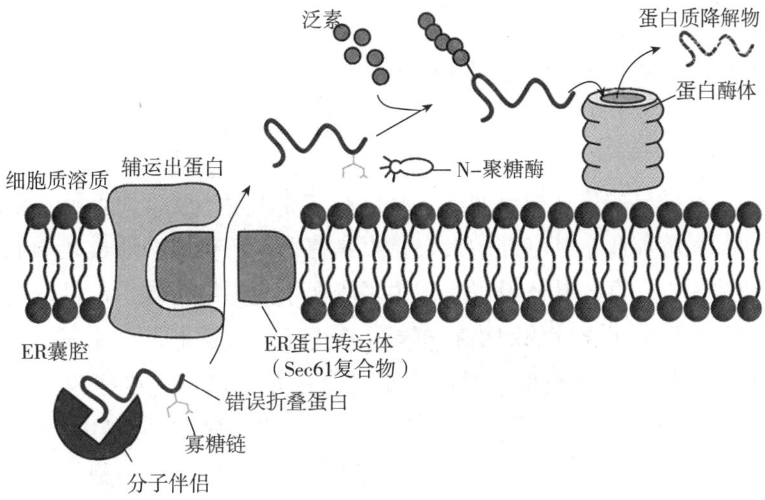

图 6-19 真核细胞中翻译后的质量控制

Grp94 (glucose regulation protein) 是内质网分子伴侣家族的重要成员，属于 Hsp90 家族，具有 50% 的同源性，是内质网标志性分子伴侣，具有多种重要的生物学功能，如分子伴侣特性、维持体内 Ca^{2+} 的平衡，Mg^{2+} 依赖性的 ATP 酶活性，Ca^{2+} 和 Mg^{2+} 依赖性自身磷酸化作用以及 Mg^{2+} 依赖性的丝氨酸激酶活性等。它可参与蛋白质的折叠、装配和转运，主要是在新生肽链合成的早期阶段，Grp94 与之形成稳定的复合物协助其折叠和装配；Grp94 也能与尚未装配或错误折叠的蛋白质形成复合物，同时在肿瘤细胞中具有抗原呈递作用。

既然分子伴侣具有免疫保护作用，说明它有作为疫苗应用的潜力，可用来抵抗微生物的感染，并用来治疗肿瘤和自身免疫疾病。例如，动物疾病模型中的胰岛素依赖型糖尿病、风湿病等可被分子伴侣 Cpn60 抑制。某些情况下，分子伴侣 Cpn10 中的妊娠早期因子 (early pregnancy factors, EPF) 具有免疫抑制作用，具有安胎、防止习惯性流产等治疗价值。

第三节　高尔基复合体

高尔基体 (Golgi body)，也被称为高尔基器 (Golgi apparatus) 或高尔基复合体 (Golgi complex)，是所有真核细胞中普遍存在的一种细胞器。它由意大利医生 Camillo Golgi 于 1898 年通过镀银法在神经细胞中发现，并命名为内网器 (internal reticular apparatus)。这一结构在许多细胞中都有发现，后来被称为高尔基体。高尔基体在普通光学显微镜下不易被染色，但在使用银盐或锇酸处理时，因其可还原金属盐形成黑色沉淀，从而能够清晰显示其结构。Camillo Golgi 于 1898 年绘制了小脑浦肯野细胞中的"内网器"结构图。为了纪念此发现，这一结构被命名为高尔基体。Camillo Golgi 因其在神经系统结构研究领域的开创性贡献，于 1906 年获得诺贝尔生理或医学奖。自高尔基体被发现至今已有超过百年的历史，其存在性和形态在很长一段时间内引发了广泛的争论：支持者认为，高尔基体是一种真实的细胞器，其在不同类型的细胞中具有不同的形态和分布；而反对者则认为，高尔基体的观察结果可能只是染色固定或金属浸染过程中产生的假象，即是染料或银盐在囊泡周围沉积的结果。

20 世纪 50 年代，随着电子显微镜技术的发展，研究者们使用四氧化锇染色的方法，能够清晰地观察到细胞内的高尔基体结构，确认了其真实存在。这些结构包括大泡、扁平膜囊以及囊泡团等。进入 20 世纪 60 年代后，随着超速离心、放射自显影及电子显微镜技术的不断发展，高尔基体在细胞内参与蛋白质加工和蛋白质修饰等功能逐渐得到了证实。尽管近年来对高尔基体的结构和功能已有了更为清晰的认识，但现有的资料仍不足以在分子水平上全面阐明其结构和功能。

一、高尔基体的形态、结构与分布

（一）高尔基体的形态、结构与极性

高尔基体由大小、形态皆异的囊泡构建而成，其形态并非固定不变，而是随着细胞生物学功能的变化呈现出阶段性的变动，尽管如此，其基础的形态特点具有一定的规律。通过光学显微镜的观察，发现绝大多数的脊椎动物细胞内部，高尔基体可以呈现为紧凑而小巧的结构体，也可以是由数个小型结构体紧密聚合而成的聚集体，并形成了宽广的网络状布局。在电子显微镜下，可见高尔基体是由多个扁平膜囊（saccules，或 Golgi saccules，称为囊堆）堆叠形成的高度极性结构。这些膜囊由单层膜组成，直径约 1μm，膜厚度为 6～7nm，囊腔位于中间，通常有 4～8 层，膜边缘多呈泡状，数量通常为 3～15 个，有些藻类细胞中可达 10～20 个，相邻囊之间的间隔为 20～30nm。在动物细胞中，高尔基体由分散在细胞质中的扁平膜囊积聚而成，也称为高尔基堆（Golgi stack），构成了高尔基体的核心结构。

高尔基体是一种具有极性的细胞器，通常在细胞内有固定的位置和方向。它的一侧负责接收物质，另一侧则负责输出物质。高尔基体紧邻细胞核的一端被称作形成面（或称顺面，cis face），而相对的另一端则被称作成熟面（或称反面，trans face）。高尔基体的结构可以划分为三个主要部分：顺面高尔基网络结构（cis Golgi network，CGN）、反面高尔基网络结构（trans Golgi network，TGN）以及位于两者之间的中间膜囊（medial Golgi stack），这三者共同构成了高尔基体的核心结构区域（图 6-20）。此外，顺面与反面的膜层厚度以及膜囊内部发生的化学反应也呈现出差异性。

扁平膜囊的大小和形状可以反映细胞的代谢活动。普遍观点认为，扁平膜囊源自内质网的顺面小泡，主要承担运输职责，例如将内质网中合成的蛋白质输送到高尔基体，故得名运输小泡。这些小泡可以融合形成体积更大的囊泡。在高尔基体的反面区域，经常可以观察到多个大型的球形囊泡，它们被称为大泡或分泌泡，其直径范围在 100～500nm，膜厚度约为 8nm，主要在高尔基体网状结构的末端区域形成。

一些电镜连续拍摄显示，高尔基体的膜囊与内质网相连，一些小泡可以与扁平膜囊融合并成为其一部分。扁平膜

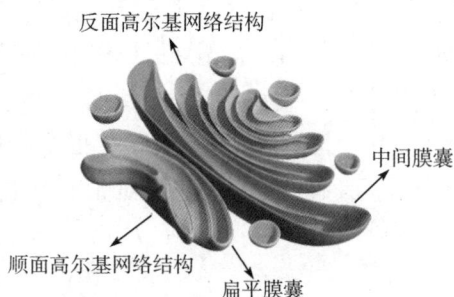

图 6-20　高尔基体的空间结构

囊也可以在末端膨大并脱落形成小泡。此外，扁平膜囊内的物质积累会使其膨大形成大泡。因此，高尔基体的组成部分——小泡、扁平膜囊和大泡，不是固定不变的，而是相互关联并处于动态变化的，反映了高尔基体在不同功能阶段的结构特征。放射性前体标记研究也证实，高尔基体是一个动态结构，能够在短时间内更新和补充膜组分。

（二）高尔基体的位置与分布

高尔基体只存在于真核细胞中，其在细胞内的位置和分布因细胞类型而异。例如，在哺乳动物细胞中，它通常围绕细胞核或靠近中心粒分布。在胰腺外分泌细胞中，高尔基体位于细胞核上方与细胞游离端之间。而在神经元细胞中，它形成网状结构围绕核分布。肝细胞的高尔基体则多位于细胞核与毛细胆管之间。原生动物、真菌和无脊椎动物中，高尔基体通常分散在整个细胞中。总体来看，高尔基体的分布与其功能密切相关。

（三）高尔基体的数量与大小

高尔基体的状态与细胞功能、发育、类型、分化、生理和病理情况密切相关。高尔基体的数量与细

胞功能和发育相关。在低等真核细胞中，高尔基体数量通常较少，仅 1~2 个，但在某些情况下，如藻类的假根细胞中，高尔基体的数量可以达到 25000 个。肝细胞中一般有约 50 个高尔基体，约占细胞质体积的 2%。肌细胞和淋巴细胞中的高尔基体数量较少，而在分泌功能活跃的细胞中，如杯状细胞、胰腺外分泌细胞、唾液腺细胞和小肠上皮细胞，高尔基体的数量可以达到几千个，通常呈环状或半环状排列。

高尔基体的大小会因细胞类型和分泌功能的不同而有所变化。在产生黏液的分泌细胞如肠上皮细胞、浆细胞和脑垂体细胞中，高尔基体通常很发达。分泌激素的细胞在功能过度活跃时，高尔基体会显著增大，而功能恢复正常后则缩小。例如，腺垂体会分泌促肾上腺皮质激素，功能亢进时，高尔基体的分泌活动增强，整体结构显著增大；当促肾上腺皮质激素分泌减少，高尔基体会恢复正常，表明其形态和大小与细胞功能状态密切相关。

高尔基体的发达程度与细胞的分化程度相关。通常，分化较高的细胞（如神经细胞、胰腺细胞和肝细胞）中的高尔基体较为发达，而未分化的干细胞则含有较少的高尔基体。在生长迅速的培养细胞和肿瘤细胞中，由于它们主要专注于生长和增殖，这些细胞的高尔基体往往不够发达。此外，在细胞分裂周期中，高尔基体数量减少，并会被分解成小泡，这些小泡在分裂后期被分配到两个子细胞中。在成熟的红细胞、粒细胞和骨骼肌细胞中，高尔基体通常会消失或萎缩。

细胞的生理和病理状态会影响高尔基体的数量和大小。高尔基体与脂蛋白的生成和分泌有关，当出现四氯化碳中毒或脂肪肝时，肝细胞中的脂质积累会导致高尔基体萎缩或消失。在骨关节炎患者的滑膜中，滑膜巨噬细胞、滑膜内皮细胞的高尔基体较小且明显减少，滑膜成纤维细胞的高尔基体则较大且数量较多。然而在上述细胞高尔基体的分泌物量都很少，这表明尽管高尔基体增大，其功能却可能减退，从而导致关节滑液中透明质酸含量下降。

二、高尔基的化学组成

高尔基体的成分大约由 60% 的蛋白质和 40% 的脂质构成。凝胶电泳分析表明，高尔基体包含一些与内质网相同的蛋白质，但其蛋白质条带的数量和复杂程度介于内质网膜和细胞膜之间。其内的中性脂类，主要是胆固醇、胆固醇酯和三酰甘油，与其他膜结构有所不同。离心分析显示，高尔基体膜中的类脂质成分介于细胞膜和内质网膜之间，显示出其过渡型的特征。此外，高尔基体含有多种酶，包括糖基转移酶、氧化还原酶、磷酸酯酶、蛋白激酶、甘露糖苷酶、转移酶和磷脂酶等（表 6-3）。

表 6-3 动物细胞高尔基体中所含有的酶举例

酶种类	主要酶成分	功能
糖基转移酶	N-乙酰氨基葡萄糖转移酶 I（GnT I）、β-1,4-半乳糖转移酶（β4Gal-T）、α-1,3-呋喃糖转移酶（FUT8）	R101AB 参与糖链的合成和修饰，比如糖基化过程
磺酸转移酶	硫酸苯乙胺转移酶、硫酸酰基转移酶、硫酸吡咯烷酮转移酶、硫酸酯转移酶	负责在蛋白质或糖链上添加硫酸基团
磷酸化酶	5′-核苷酸酶、腺苷三磷酸酶、硫胺素焦磷酸酶	参与蛋白质或脂类的磷酸化
转移酶	溶血卵磷脂酰基转移酶、磷酸甘油磷脂酰基转移酶	参与磷脂合成
蛋白酶	酰胺酶（Amidase）	切割特定蛋白质，以激活或降解它们
甲酰亚胺转移酶环脱氨酶	甲酰亚胺转移酶、环脱氨酶	用于将一个碳单元从甲氨基谷氨酸盐引导到叶酸池；结合并促进源自高尔基体的波形蛋白细丝的捆扎
氧化还原酶	NADH-细胞色素 C 还原酶、NADPH-细胞色素还原酶	催化氧化还原反应

续表

酶种类	主要酶成分	功能
激酶	酪氨酸磷酸激酶	将磷酸基团转移到底物上，从而调节其活性和功能
甘露糖苷酶	α-甘露糖苷酶	催化甘露糖苷的水解反应，将甘露糖从甘露糖苷中释放出来
磷脂酶	磷脂酶 A1、磷脂酶 A2	水解甘油磷脂

高尔基体在形态结构、化学组成以及功能上具有明显的异质性。在形态结构上，高尔基体通常由 3~15 个扁平膜囊组成，顺面一般接近细胞核或内质网，此处囊泡较小且狭窄，膜较薄，厚度约为 6nm，类似于内质网膜。随着从顺面向反面的过渡，这些囊泡变得更大更宽，膜也逐渐变厚，反面膜的厚度约为 8nm，接近细胞膜。从顺面到反面，高尔基体的多糖含量逐渐增加。且反面膜囊比顺面膜囊含有更多的酶，并且这些酶在膜囊中呈现出区域性分布，对从内质网运输来的蛋白质进行不同的加工和修饰。

通过组织化学染色法，可以对高尔基体的结构组分进行详细分析。常用的六种细胞化学反应如下。

1. 嗜锇反应　使用锇酸浸染后，可以特异性地染色高尔基体的顺面膜囊。

2. 焦磷酸硫胺素酶（TPP 酶）反应　该反应可以特异显示高尔基体反面的 1~2 层膜囊。

3. 烟酰胺腺嘌呤二核苷磷酸酶（NADP 酶）反应　用于标记高尔基体中间几层扁平膜囊的特征。

4. 铅盐染色　使用铅醋酸盐或铅柠檬酸盐进行染色，能够增强膜系统的对比度，帮助观察高尔基体的膜结构。

5. 乌鲁托品染色（uranyl acetate）　常用于增强细胞内结构的对比，使高尔基体在电镜下更清晰可见。

6. 钼酸铵染色（ammonium molybdate）　有助于标记糖类及某些蛋白质，能够突出高尔基体的某些特征。

三、高尔基体的功能

高尔基体是细胞内大分子物质加工、分拣及转运的关键性中枢。高尔基体扮演着对内质网所合成蛋白质进行精细加工、精准分类及妥善包装的核心角色，随后将这些加工后的蛋白质精准地运送到细胞内的特定区域或分泌至细胞外部。内质网合成的部分脂质亦经由高尔基体中转，被定向输送至细胞质膜、溶酶体膜等目标位置，或进一步分泌到细胞外，同时，这一过程也伴随着对膜性细胞器及质膜成分的持续更新与补充。因此，高尔基体不仅是大分子物质在细胞内的转运中心，更是一个繁忙的"物流集散地"。此外，高尔基体还参与细胞内糖类的合成和加工。

高尔基体的各个部分具有不同的功能分工：①顺面高尔基网作为高尔基体的"门户"，担当着蛋白质初步分拣的重任。②中间膜囊则是糖类修饰、糖脂合成及高尔基体相关糖类合成的主要场所。③反面高尔基网则扮演着"出口"的角色，专注于蛋白质的最终分拣、打包及输出。④周围的囊泡，则如同穿梭于各膜囊间的"快递小车"，负责物质的快速转运。

（一）蛋白质的分选和运输

高尔基体依据蛋白质上的信号肽（信号序列）或信号斑来对蛋白质进行分类（图 6-21）。例如，流感病毒和水疱性口炎病毒可以同时感染上皮细胞，这两种病毒的囊膜蛋白均在内质网上合成，并通过高尔基体转运至细胞膜。流感病毒的囊膜蛋白特异性地转运到上皮细胞游离端的细胞膜上，而水疱性口炎病毒的囊膜蛋白则转运到基底面的细胞膜上。而这两种囊膜蛋白的细胞内转运不同是由于对应的蛋白分选信号（sorting signal）不同所导致的。

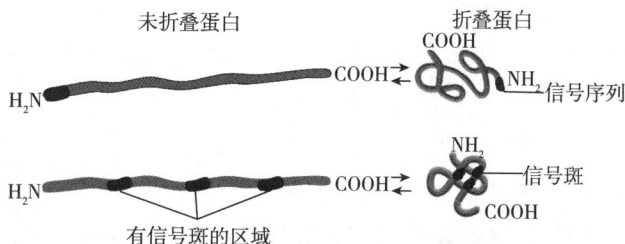

图 6-21　两类蛋白质的分选信号示意图

信号肽在细胞内其他因子（如信号识别颗粒、信号识别颗粒受体等）的协同作用下，引导蛋白质在粗面内质网上合成，并同时插入内质网腔内。新合成的蛋白质中，只有少数具有特殊 C 末端的四个氨基酸序列（赖氨酸 – 天冬氨酸—谷氨酸 – 亮氨酸，简称 KDEL 序列）的蛋白质会驻留在内质网中，其余的蛋白质则会进入高尔基体。在高尔基体的顺面区域附近，内质网膜通过出芽方式生成运输小泡，这些小泡随后与高尔基体顺面的扁平囊泡相融合，将其中混合的多种蛋白质转运至高尔基体内，并在各个膜囊中经历一系列有序的加工与修饰过程。

高尔基体在糖蛋白的分选与运输中发挥着关键作用。通过密度梯度离心和组织细胞化学等方法，发现高尔基体不同部位的膜囊中含有不同的寡糖链加工酶。例如，顺面高尔基网中含有催化甘露糖磷酸化的酶；N – 乙酰葡萄糖胺转移酶 I 则仅存在于中部的 2 ~ 3 个扁平膜囊内；而反面高尔基网则包含向寡糖链转移唾液酸和半乳糖的酶。Rothman 提出，高尔基体的扁平膜囊分为不同的生化区室，每个区室由一个或多个膜囊组成，并含有特定的蛋白质修饰酶。各区室能够依次对蛋白质的寡糖链进行有序修饰，这种区室化的顺序加工方式有助于糖蛋白的分选，使分泌蛋白、膜蛋白和溶酶体酶蛋白在包装后，通过不同途径运送至各自目的地，发挥其特定功能。

（二）蛋白质的修饰与加工

蛋白质经过糖基化作用，形成糖蛋白。高尔基体不仅负责蛋白质的分选和运输，还在糖蛋白的糖基化及糖链修饰方面发挥重要作用。大多数蛋白质或膜脂的糖基化修饰都与高尔基体相关，这一过程需要将特定的糖蛋白在高尔基体内有序运输，并通过高尔基体内不同部位的多种酶协同作用，才能完成复杂的修饰和加工过程。

1. 糖蛋白的合成与修饰　糖蛋白的合成包括蛋白质和多糖的独立合成以及蛋白质的糖基化过程。蛋白质的糖基化是糖与蛋白质共价结合的过程。糖链的初始合成通常在内质网中进行，形成一个多糖核心结构。合成的糖链会被转运到高尔基体，在高尔基体中进行进一步的修饰，糖链通过糖苷键与蛋白质的氨基酸残基形成共价结合，完成糖基化，从而形成糖蛋白。这些糖蛋白聚集在细胞顶部通过胞吐方式将分泌物输送到细胞外。

蛋白质的糖基化修饰在生物学中扮演着多重角色，它不仅能够为各类蛋白质赋予独特的标识，还能调整多肽的结构形态，以及提升蛋白质的稳定性。另外，高尔基体还能够将一或多个氨基聚糖链安装在核心蛋白的丝氨酸残基上，形成蛋白聚糖，这些蛋白聚糖有的会被分泌至细胞外，构成细胞外基质或黏液层，有的则会稳固地锚定在细胞膜上。

糖蛋白主要有两种寡糖链：N – 连接寡糖链和 O – 连接寡糖链（表 6-4），相应地，糖基化修饰也有两种形式：N – 连接糖基化和 O – 连接糖基化。

N – 连接糖基化反应首先在粗面内质网中进行。这一过程中，由 N – 乙酰葡萄糖胺、甘露糖及葡萄糖构成的寡糖链，通过共价键的方式，结合到蛋白质天冬酰胺残基侧链的氨基上，从而实现了蛋白质的糖基化修饰。这一系列反应均在粗面内质网的腔内进行，且所有的 N – 连接寡糖链均可追溯至一个共同的前体物质。随后，这些寡糖链在粗面内质网内部及穿越高尔基体各膜囊的转运途中，历经一系列的加工步骤，如剥离部分甘露糖残基，并添加上半乳糖、唾液酸等，这使得最初具有相同寡糖结构的 N – 侧链糖蛋白，在逐步成熟的过程中展现出了显著的结构多样性。

O – 连接糖基化是寡糖与蛋白质中酪氨酸、丝氨酸或苏氨酸残基侧链羟基基团的共价结合过程，在这个过程中，高尔基体负责对寡糖链进行一系列精确的修饰。O – 连接糖基化的过程通常涉及糖基转移酶（glycosyltransferases），它们负责将糖残基添加到目标蛋白质上，而该过程依赖于供体糖核苷三磷酸（如 UDP – 糖）为糖基的来源。此类修饰的多样性和复杂性使得 O – 连接糖基化在细胞生物学和医学研究中备受关注。

表 6 – 4　N – 连接寡糖与 O – 连接寡糖的区别

特征	N – 连接寡糖	O – 连接寡糖
连接基团	—NH$_2$	—OH
连接的氨基酸残基	天冬酰胺	丝氨酸、苏氨酸、酪氨酸等
第一个糖残基	N – 乙酰葡萄糖胺	N – 乙酰半乳糖胺、半乳糖
糖链长度	5 ~ 25 个糖残基	1 ~ 4 个寡糖残基，最多 5 ~ 6 个
合成部位	粗面内质网和高尔基体	主要在高尔基体
糖基化方式	合成的寡糖链一次性连接	单糖/糖残基依次添加

2. 特异性蛋白质的水解与加工　某些多肽，例如一些生长因子和病毒膜蛋白，在粗面内质网切除信号肽后就能成为具有功能的成熟多肽。然而，许多肽激素和神经多肽需要经过特异性水解才能转化为具有生物活性的多肽。

对于某些源自内质网的肽类激素前体，如胰岛素和甲状旁腺激素，它们在初始状态下并不具备生物活性。这些前体蛋白随后被转运至高尔基体，在那里经过加工和修饰，最终转化为具有生物活性的成熟激素。以胰岛素为例，它首先在粗面内质网中合成为胰岛素原，这是一种由 86 个氨基酸残基构成的蛋白质，包含 A、B、C 三条肽链。当胰岛素原被运送到高尔基体时，高尔基体中的转化酶（converting enzyme）切除起连接作用的 C 肽，随后 A 肽与 B 肽通过二硫键相连，形成具有活性的胰岛素。

（三）参与细胞的分泌活动

在早期对高尔基体的研究中，观察到高尔基体在动物神经细胞和腺细胞中含量尤为丰富，并且在这些细胞中，分泌颗粒常常被发现位于高尔基体的附近区域。因此，研究人员推测高尔基体与细胞的分泌活动有关，并通过大量实验予以证验。随着研究的深入，高尔基体在动物细胞分泌途径中的作用被阐明，其主要功能是对从内质网转运来的蛋白质进行一系列加工和修饰，最终实现蛋白质的分泌。整体流程概述如下：在粗面内质网上合成蛋白质 → 蛋白质进入内质网腔 → 形成出芽囊泡并进入高尔基体的顺面膜囊 → 在高尔基体中间膜囊内加工 → 在反面膜囊形成囊泡 → 囊泡与质膜融合并将内容物排出细胞外（图 6 – 22）。

胰腺浆液细胞的分泌物含有多种酶，包括消化酶及其前体，如胰蛋白酶原、糜蛋白酶原、淀粉酶、脱氧核糖核酸酶和核糖核酸酶等。以胰腺浆液细胞分泌蛋白为例，阐述典型的细胞分泌机制如下：电镜观察显示，胰腺浆液细胞在基底部存在密集平行排列的粗面内质网，并且在内质网之间分布着大量线粒体，细胞核附近通常存在结构复杂且功能活跃的高尔基体。胰腺浆液细胞在摄取合成分泌物所需的氨基酸等材料后，将这些材料转运于粗面内质网的核糖体上，用于合

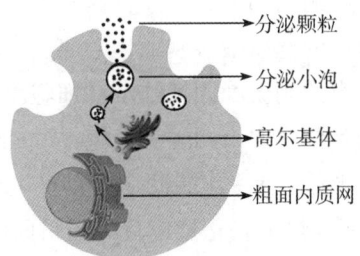

图 6 – 22　胰腺浆液细胞的分泌及转运示意图

成蛋白质，随后的蛋白质分泌过程如下：①内质网通过出芽形成小泡，将合成的蛋白质输送至高尔基体。②蛋白质进入高尔基体的各膜囊后，经过一系列加工、分选与浓缩，在反面高尔基网形成分泌泡。随后，分泌泡膜上的酶促作用使其形成被膜包裹的分泌颗粒，最终将其转运至胞外。③分泌颗粒聚集在分泌细胞顶部一侧，当分泌物释放时，这些颗粒从高尔基体反面移动至细胞表面。④最后，分泌颗粒的膜与细胞质膜融合，通过胞吐作用将分泌物释放到细胞外。整个分泌过程所需的能量由线粒体产生的ATP 提供。

不同类型的细胞有不同的分泌方式。在非调节型分泌细胞（如浆细胞和成纤维细胞）中，分泌是连续进行的，并依赖高尔基体衍生的分泌泡的参与；而在调节型分泌细胞（如胰腺腺泡细胞）中，分泌是间歇性的，受激素或其他因子的调控。在调节型分泌细胞中，分泌颗粒在细胞的顶部累积，体积增大，直径可达 1500nm。在这些细胞中，高尔基体具有强大的浓缩分泌蛋白的能力，在此过程中，形成的末端囊泡呈现为不规则的较大囊泡，称为"浓缩囊泡"浓缩囊泡。这些囊泡负责将内容物进一步浓缩，最终形成酶原颗粒或储存型颗粒。在激素触发的分泌过程中，分泌颗粒的膜与细胞膜融合，使分泌颗粒的内容物从细胞融合部位中释放出来。

观察蛋白质在细胞内的运输过程通常采用脉冲示踪电镜放射自显影技术（pulse – chase electron microscopic autoradiography）。该方法通过放射性标记合成生物大分子的小分子原料（如氨基酸或糖），并以单剂量快速注射入实验动物体内（脉冲）。短时间后，再注射大量未放射性标记的同种小分子原料，这样可以清楚地追踪放射性化合物在细胞内的合成和代谢位置。通过在适当时间对组织取样并进行放射自显影，可以动态观察细胞内大分子产物的运动过程。

（四）参与溶酶体的形成

初级溶酶体的形成过程与分泌颗粒相似，都是由高尔基体扁平膜囊出芽而成。溶酶体中含有 60 多种水解酶，这些酶类在高尔基体内是如何与其他蛋白质区分开来并进入溶酶体的呢？研究发现，溶酶体中的酶在粗面内质网上合成时，就已经经历了糖基化修饰，形成 N – 连接的糖蛋白。当这些蛋白质进入高尔基体的顺面膜囊后，在 N – 乙酰葡萄糖胺磷酸转移酶和 N – 乙酰葡萄糖胺磷酸糖苷酶的作用下，其糖基上的甘露糖残基被磷酸化，形成甘露糖 – 6 – 磷酸（mannose – 6 – phosphate，M6P）。高尔基体的反面膜囊上存在甘露糖 – 6 – 磷酸受体（mannose – 6 – phosphate receptor），能够特异地与甘露糖 – 6 – 磷酸结合。这些受体主要定位于反面高尔基网的特定区域，负责对溶酶体水解酶进行识别、分类与浓缩，随后，这些酶通过高尔基体出芽形成囊泡的方式运送至溶酶体，受体完成功能后，被回收至反面高尔基网重复使用。

（五）参与膜的转化和更新

高尔基体参与了细胞内膜的转化，并起了重要的枢纽作用。高尔基体膜的厚度介于内质网膜与细胞膜之间，顺面高尔基网的膜厚度接近于内质网膜，而反面高尔基网的膜厚度则更接近于细胞膜。从膜的磷脂、胆固醇和蛋白质成分来看，高尔基体膜也处于两者之间。这表明，从内质网到高尔基体再到细胞膜的过程中，膜的结构发生逐渐变化，体现了高尔基体在膜转化中的关键地位。

细胞膜外的大分子、颗粒状物质或液体可通过吞噬或吞饮作用进入细胞，在这一过程中，细胞膜被转化为细胞内膜。相反，通过胞吐作用，细胞内运输小泡的膜组分可融入细胞膜，使膜的结构不断更新。细胞内复杂的膜泡运输途径，使膜性结构不断进行移位、融合和重组。例如，内质网通过出芽形成的小泡持续与高尔基体顺面膜囊融合，从而形成新的膜囊；在此过程中，高尔基体膜囊通过接受内质网小泡和内容物，实现自身膜组分的更新和补充。同时，高尔基体反面膜囊不断出芽形成分泌泡，这些分泌泡移动到细胞表面，最终与细胞膜融合，将内容物释放到细胞外部，并成为细胞膜的一部分。此外，一些溶酶体的膜也通过残余溶酶体的胞吐作用融入细胞膜。由于胞吞、胞吐和小泡运输的持续进行，细胞的膜系统处于动态平衡，生物膜得以在不重新合成的情况下不断更新。尽管这些过程持续进行，细胞膜的面积并不会无限制扩展。研究表明，细胞膜系统存在再循环现象，即以内膜系统为主的各种膜性结构可相互连接和转移，这一现象称为膜流（membrane flow）。

高尔基体在膜流的调控中起着关键的中间站作用，通过信号与特异受体的相互作用调节膜泡运输的每一步。蛋白质分子上的特定信号可以使其驻留在内质网或高尔基体中，另一些信号可使其不断转移，因此，许多蛋白质分子表面含有用于转移和分选的多种信号。运输小泡的形成和出芽主要发生在膜的特定部位，即蛋白质信号与受体结合的区域。膜流动反映了细胞始终处于活跃的生命运动状态，并与内外环境保持相互联系，维持动态平衡。这也从结构与功能的协调性角度说明，细胞是一个统一而协调的整体。

（六）参与脂类合成与运输

高尔基体是细胞内脂类合成的重要部位，特别是在磷脂和糖脂的合成中。内质网合成的脂质会转运到高尔基体，在这里进行进一步修饰，形成成熟的脂类分子。高尔基体内的酶能够添加糖基等化学基团，生成多样化的脂类。此外，高尔基体的结构特征使得其能有效分拣和包装不同类型的脂质，合成后的脂类通过运输小泡被送往细胞的各个部分或分泌到胞外。高尔基体合成的特定脂类分子可以作为信号分子，参与细胞的生理反应和调控。此外，高尔基体还参与脂质双层的组装以及调控细胞膜的流动性和稳定性，确保细胞的正常代谢和环境响应。

四、高尔基体与医药学

（一）病理状态下的高尔基体

以下列举几种特殊病理状态下的高尔基体异常表现。

1. 程序性死亡后的高尔基体　细胞发生程序性死亡过程中，高尔基体的结构和功能会发生变化。脂蛋白通常在高尔基体中合成，并通过分泌小泡排出细胞外。当肝细胞经历细胞凋亡引起脂肪肝时，高尔基体的功能受到严重影响，脂蛋白的合成受阻，导致高尔基体内的脂蛋白颗粒消失。此时，高尔基体本身也会发生显著变化，如形态萎缩、结构损伤，甚至完全消失。

2. 癌细胞中的高尔基体　在癌细胞中，高尔基体的发达程度和结构复杂性会随着癌细胞的特性变化而变化。分化程度不同的癌细胞，其高尔基体表现出显著差异。在低分化的癌细胞中，如低分化的胃癌和直肠癌细胞，高尔基体不发达，仅表现为一些分泌小泡聚集在细胞核周围。而在高分化的癌细胞中，如高分化的直肠癌细胞，高尔基体结构较为完整，包含顺面高尔基网、中间膜囊和反面高尔基网。

3. 感染 HIV 病毒细胞中的高尔基体　HIV 是一种逆转录病毒，具有球形外壳。它的外部被一层脂质膜包围，膜上含有糖蛋白，用于识别和附着于宿主细胞。当细胞感染 HIV 病毒后，高尔基体的功能也被该病毒巧妙地利用和改变。HIV 通过 gp120 与宿主细胞表面的 CD4 受体结合，并与辅助受体（如 CCR5 或 CXCR4）结合，进入细胞。进入后，病毒 RNA 被反转录为 DNA，并整合到宿主基因组中。宿主细胞的机械系统用于合成病毒蛋白和 RNA，随后在高尔基体中组装成新的病毒颗粒。组装好的病毒通过细胞膜出芽释放，感染其他细胞。HIV 感染影响高尔基体内的糖基化过程，使宿主细胞的糖蛋白在高尔基体中无法正常加工。这一过程不仅造成宿主细胞的死亡，更使得病毒能够不断传播。

4. 功能亢进导致高尔基体的代偿性肥大　细胞功能亢进会使高尔基体代偿性肥大，这在大鼠肾上腺皮质再生实验中得到了证实。实验结果表明，腺垂体细胞分泌促肾上腺皮质激素时，高尔基体会变得活跃并且结构增大；而促肾上腺皮质激素分泌减少后，高尔基体结构则会逐渐恢复正常。这说明高尔基体可以根据细胞的需要做出相应调整，起到维持细胞内稳态的作用。高尔基体的代偿性肥大是一种正常的生物反应，有助于维持细胞正常的分泌功能和结构。

（二）高尔基体与药学研究

高尔基体参与寡糖链的合成以及蛋白质与脂类的分选。这些功能直接影响机体对药物的处理和药效的发挥，因此成为药学基础研究的重要内容。研究高尔基体有助于深入了解药物的作用机制、体内运输机制及药理毒理反应等。特别是在现代生物技术大分子药物的开发中，如糖蛋白疫苗的研究，高尔基体尤为关键。以下通过实例说明高尔基体在药学研究中的应用。

1. 高尔基体在药物药理筛选中的应用 药物研究过程中，首要任务是发现具有良好生物活性和药理功能的新药。为揭示药物的作用机制，需要对细胞内各细胞器的主要生理功能进行深入研究和分析，寻找可能的药物靶点，再进行后续的临床前和临床试验。由于高尔基体是细胞内大分子加工、分选和转运的关键枢纽，因此在药理基础研究中备受关注，研究者常通过观察高尔基体的电镜图像来评估某些药物的疗效。

例如在针对核苷酸结合寡聚化结构域样受体家族中的 pyrin 结构域 3（NOD - like receptor pyrin domain containing 3，NLRP3）炎症小体的研究中，NLRP3 炎症小体作为一种重要的免疫检查点，能够促进炎症因子的分泌以及 gasdermin D 介导的细胞焦亡过程。与细胞凋亡不同，细胞焦亡是一种高度炎症性的细胞死亡形式，能够引发免疫原性细胞死亡，并在实体瘤中激发全身免疫反应。这一过程中，NLRP3 的激活首先要经过高尔基体的加工。通过一种高尔基体靶向光动力治疗，可以精确诱导 NLRP3 在高尔基体的激活，进一步激活 caspase - 1 依赖的细胞焦亡，增强细胞免疫反应，从而达到治疗肿瘤的作用。

2. 高尔基体在毒理学机制研究中的应用 高尔基体在药物和毒素的加工与转运中发挥重要作用。在毒理学研究中，通过观察高尔基体的结构变化和功能失调，能够评估细胞对毒素的反应。此外，特定毒素对高尔基体的影响可以帮助研究人员鉴定毒性机制，例如某些重金属或环境污染物会导致高尔基体发生功能障碍，从而影响细胞存活。

3. 高尔基体与药剂学研究 作为药物运输的关键执行者，高尔基体在药剂学研究领域中的定向给药技术中具有重要地位。例如，一种创新的负载芹菜素并包被人血清白蛋白的钻石形碲基递送体系，统称为 TAH。TAH 具有独特的钻石形态，展现出较高的长径比及尖锐角度，使其更容易被肿瘤细胞内化，从而顺利穿透细胞膜。在肿瘤微环境中，由于过氧化氢和谷胱甘肽的浓度较高，TAH 能够分解为亚碲酸盐，导致 DNA 损伤。这一过程会引发高尔基磷蛋白 3（GOLPH3）的氨基酸磷酸化，最终导致其失活。GOLPH3 的失活改变了高尔基体的正常结构，进而引起其扩散，影响高尔基体通过囊泡进行蛋白质运输的功能，最终导致细胞生物行为的改变。

4. 靶向高尔基体的药物研究 靶向高尔基体的药物是指能够针对高尔基体功能或相关过程进行干预的药物，这类药物在疾病治疗中具有潜在应用价值，尤其是在病毒感染和某些肿瘤治疗中。大量研究表明，在快速增殖的肿瘤细胞中，高尔基体结构肿胀、分泌功能旺盛。高尔基体调控多种参与肿瘤进展、转移的蛋白的分泌；高尔基体功能蛋白的表达水平与肿瘤预后密切相关。此外，利用硫酸软骨素与高尔基体之间的亲和力，构建硫酸软骨素修饰的高尔基体靶向药物递送系统，能够通过靶向高尔基体蛋白 CD44 来治疗肝纤维化和癌症。

第四节 溶酶体

PPT

溶酶体（lysosome）的发现是细胞学史上一次里程碑式的突破。与其他细胞器的发现方式不同，它是通过生化分析方法首次被揭示出来的。1949 年，当 C. de Duve 正沉浸于胰岛素对大鼠肝脏组织影响的研究中时，一个意外的发现让他陷入了深思：一种酸性水解酶，在刚从肝组织中分离出来时其活性并不显著，然而，令人惊奇的是，在保存了五天之后，其活性竟大幅增强。面对这一谜团，de Duve 推测，这种酶可能潜藏于细胞内的某个特定之中，唯有当这个"容器"破裂，酶被释放出来时，才会展现出其真正的活性。为了验证自己的猜想，de Duve 进行了大量实验，最终结果有力地支持了他的假设：这种酶被包裹在一个完整的膜结构内，而膜的破裂正是酶活性增强的关键。1955 年，de Duve 与 Novikoff 携手合作，首次利用电子显微镜成功地观察到了溶酶体的存在，为这一细胞器的存在提供了直接证据（图 6 – 23）。直到 1956 年，科学家们正式将这种新发现的细胞器命名为溶酶体，从而揭开了它在细胞生物学中的神秘面纱。

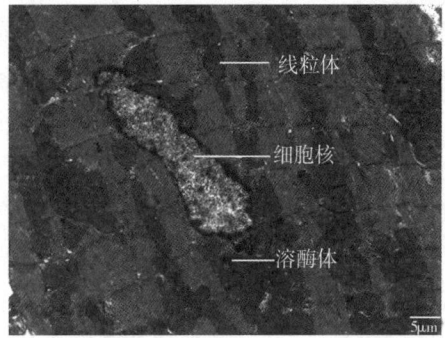

图 6 – 23 小鼠心肌组织溶酶体电镜图
（扫描电镜 × 2000）

一、溶酶体的形态结构与类型

溶酶体是一种细胞器，也被称为溶体或溶小体，存在于原生动物和多细胞动物的细胞内，但在细菌中并不存在。在植物细胞中，也存在着类似功能的细胞器，比如圆球体、糊粉粒和中央液泡。溶酶体具有多样性，不仅在形态、大小和数量上有差异，而且在生理生化特性上也表现出明显的差异。具体来说，不同生物体或同一生物体在不同发育阶段，溶酶体的形态、尺寸甚至其中包含的酶的种类都可能发生巨大的变化。这表明溶酶体在细胞内的功能和特性是多样且动态变化的，与不同生物体或生长阶段的需求密切相关。溶酶体的异质性使得它们在细胞内发挥着各种各样的作用，对维持细胞内稳态和发挥生物学功能起着重要的作用。

溶酶体是由单层膜包裹的囊状结构组成。在电子显微镜下观察，溶酶体呈现为球形或椭球形，直径为 $0.025 \sim 0.8 \mu m$。溶酶体的主要功能是进行细胞内消化，内部含有的多种水解酶用来分解各类外源性和内源性的大分子物质。根据溶酶体在执行生理功能时所处的阶段不同，可将其分为初级溶酶体（primary lysosome）、次级溶酶体（secondary lysosome）和残体（residual body）（图 6 – 24）。

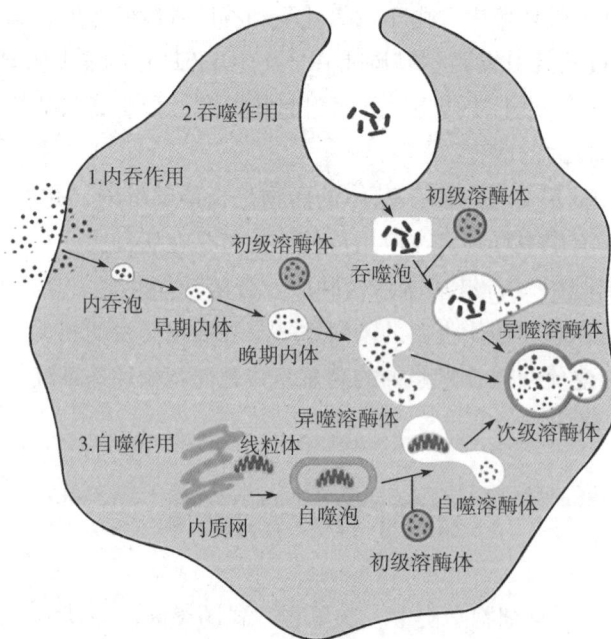

图 6 – 24 溶酶体的类型及在细胞消化过程中的作用

消化作用的三种途径：①内吞作用，可溶性大分子通过质膜包被、小窝内化和内吞泡摄入细胞，与初级溶酶体结合形成异噬溶酶体被消化；②吞噬作用，破损细胞或病原体及不溶性颗粒物质通过形成异噬泡进入细胞，与初级溶酶体结合形成异噬溶酶体被消化；③自噬作用，细胞内破损细胞器和批量细胞质形成自噬泡，与初级溶酶体结合形成自噬溶酶体被消化。

（一）初级溶酶体

初级溶酶体是从高尔基体生成的小囊泡，仅含水解酶，但处于非活跃状态。这种小囊泡可以被视为携带有溶酶体酶的分泌型结构。初级溶酶体呈囊泡状，直径在 $0.2 \sim 0.5\mu m$，被一层单位膜包裹。在细胞的分泌活动中，初级溶酶体是一种新释放的小囊泡。虽然初级溶酶体中没有底物，但它随时可以融合并转化为活性溶酶体，起到细胞内消化、分解物质的作用。

（二）次级溶酶体

次级溶酶体是由初级溶酶体与自噬泡或异噬泡（内体或吞噬泡）融合形成的，分别被称为自噬溶酶体（autophagolysosome）和异噬溶酶体（phagolysosome）。次级溶酶体在维持细胞正常功能方面至关重要，如细胞的消化、吸收和代谢物质过程，同时也在细胞废物处理方面发挥着重要作用。通过电镜观察，可以发现次级溶酶体内部结构极为复杂，包含多种生物大分子、颗粒、膜片甚至某些细胞器。在次级溶酶体中，酶发挥催化作用，将底物消化成小分子物质，细胞膜上的载体蛋白能够识别并结合这些小分子物质，通过转运或扩散的方式转运至细胞质基质中，这些小分子可以被细胞内的各种代谢途径所利用，如糖酵解、三羧酸循环等，进而产生能量。然而，部分未被消化的残留物则逐渐在溶酶体内积累，此时的溶酶体被称为残体，或称为后溶酶体。这些消化后的残留物通过类似于胞吐的机制，被有效地排出细胞外，从而维持细胞内环境的清洁与稳定。

自噬溶酶体，亦称为胞溶酶体（cytolysosome），是一种由单层膜包裹的结构，内含自体吞噬过程中未完全消化的细胞组分，如内质网、线粒体、高尔基复合体，以及脂质、糖原等。这种溶酶体在细胞内广泛存在，参与细胞内成分的更新与替换。当细胞面临外界因素威胁时，如缺氧、药物、射线或机械损伤，自噬溶酶体会快速响应，一方面降解细胞废物，另一方面降解产物能够为细胞提供原料。自噬溶酶体形成异常已被证实与多种疾病的发生发展密切相关（图 6 - 25）。

异噬性溶酶体（heterolysosome）是维持细胞消化与吸收功能的关键，它源自初级溶酶体与晚期内体和吞噬泡的融合。这种异体吞噬泡的主要功能是吞噬和胞饮细胞摄入的外源性物质，实现对细胞内部环境的清理和调节。通过异噬性溶酶体的协同作用，细胞可以高效地消化和吸收所需的养分，保证细胞内正常的代谢活动。

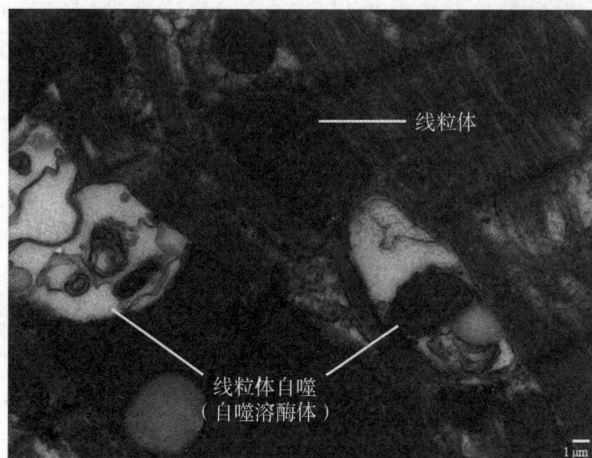

图 6 - 25　小鼠心肌组织线粒体自噬电镜图（扫描电镜×6000）

（三）残体

残体是一种特殊形式的溶酶体，也被称为后溶酶体（post-lysosome）或三级溶酶体（tertiary lysosome）。它们已经失去了酶活性，只剩下不能被消化的残余物质。残体可以通过外排作用排出细胞，也有可能逐渐在细胞内积聚，形成如脂褐质、髓样结构和含铁小体等。残体的积聚可能会导致细胞内生化平衡的紊乱，进而影响细胞功能。

二、溶酶体的化学组成与酶类

溶酶体是一种含有多种酸性水解酶的细胞器，其中包括蛋白酶、核酸酶、糖苷酶等。这些酶的最适pH约为5.0，但如果向细胞培养液中加入氢氧化氨或氯奎等碱性物质，导致溶酶体内的pH上升至约7.0，将导致溶酶体内的酶活性丧失。这一现象表明，溶酶体内部的酸性环境对于保持酶的活性是必要的。目前已发现超过60种不同类型的溶酶体酶，其中大部分是可溶性酶，少数酶与溶酶体膜结合。尽管不同溶酶体中酶的种类各异，但酸性磷酸酶被认定为溶酶体的标志性酶。溶酶体酶的结构具有耐受酸性环境的特性。通过对已知溶酶体酶一级结构的细致分析，发现它们具有一些保守的序列特征，表明这些酶之间存在同源性。此外，发现参与催化反应的溶酶体酶与非溶酶体酶在蛋白质结构上有相似性，与低等真核生物和原核生物的相关酶也存在一定的相似性。这些发现表明，溶酶体酶和相关的非溶酶体酶在结构和功能上相似，可能构成一个酶家族，具有共同的起源。

溶酶体膜上的功能蛋白十分丰富。首先，溶酶体膜嵌入了质子泵，其能够利用ATP水解释放的能量将H^+输送进入溶酶体，形成酸性内部环境。其次，溶酶体膜上有多种载体蛋白，用于将水解产物传输到细胞外。此外，溶酶体膜上的一些离子通道如钙通道TRPML1、钾通道TMEM175等还作为细胞信号传递的重要枢纽。通过这些独特的结构和功能，溶酶体膜能够有效地管理细胞内的化学反应和物质循环，维持细胞内环境的稳定和平衡。

三、溶酶体的生物发生

溶酶体的生物发生是一个复杂的过程，需要溶酶体蛋白质生物合成和内体-溶酶体运输的协调。新合成的溶酶体蛋白在内质网进行糖基化修饰后，经过一系列步骤最终被运送至早期内体。内体是真核细胞中的一种膜结合细胞器，属于囊泡结构，是细胞内吞作用中运载途径的一个区室。在这个过程中，大部分溶酶体蛋白会被磷酸化为甘露糖-6-磷酸（M6P），并被甘露糖-6-磷酸受体（MPR）识别。随后，水解酶-MPR复合物会被包裹在高尔基体反面网状结构的囊泡中，然后递送至早期内体。同时，一些水解酶也会以不依赖MPR的方式被送至内体。溶酶体膜蛋白的递送主要通过直接和间接途径进行。在直接途径中，溶酶体膜蛋白在反面高尔基网络上分选并直接递送至内体，而间接途径则涉及递送到质膜，然后通过内吞作用到达早期内体。总体来说，溶酶体的生物发生是一个精细的调控过程，各个步骤需要紧密配合，确保溶酶体蛋白的合成和运输顺利进行。

在这个过程中，M6P标记是通过糖基化和磷酸化反应添加到溶酶体酶上的，而M6P受体蛋白则位于高尔基体反面，在识别并结合溶酶体水解酶上的M6P信号的同时实现酶蛋白的分选。尽管M6P受体蛋白主要存在于高尔基体的反面，但一些动物细胞的质膜上也存在大量M6P受体蛋白。这种现象被认为是细胞的一种自我保护机制，以防止溶酶体酶被错误的分泌到细胞外。通过这些关键环节的协同作用，细胞能够高效地将溶酶体酶蛋白分选并定位到适当的位置，确保细胞正常功能的发挥。

目前研究显示，溶酶体酶的M6P特异性标志在高尔基体分选机制中扮演着重要角色（图6-26）。然而，这一分选过程并非十分完美，部分含有M6P标志的溶酶体酶可能会通过小泡直接被分泌到细胞外。在细胞质膜上存在钙离子依赖的M6P受体，它能够与胞外的溶酶体酶结合，并在网格蛋白/衔接蛋白（AP）的协助下通过受体介导的胞吞作用将酶运送至前溶酶体中。同时，MPR 也能够返回细胞质膜进行循环使用。被分泌到细胞外的溶酶体酶大多以酶前体的形式存在，并且具有一定的活性，但蛋白酶则是个例外，其前体并不具备活性。蛋白酶需要经过进一步的切割和加工才能成为具有活性的蛋白酶。然而，目前尚不清楚这一切割与加工过程是否发生在前溶酶体或溶酶体内部。

除了可溶性水解酶外，溶酶体内还有一些结合在溶酶体膜上的酶，如葡糖脑苷脂酶。此外，溶酶体膜上还有特异的膜蛋白，这些膜蛋白经过内质网合成，经高尔基体加工与分选后，M6P 标志可将可溶性蛋白质结合到特异的膜受体上。然而，溶酶体的生物发生机制仍存在许多未解之谜。不同种类的细胞可能采取不同的途径，同一种细胞也可能存在不同的方式。有些酶可能通过不同的渠道进入溶酶体，比如酸性磷酸酶在合成时是一种跨膜蛋白，不经过 M6P 途径，而是像其他膜蛋白一样，经过高尔基体转运到细胞表面。

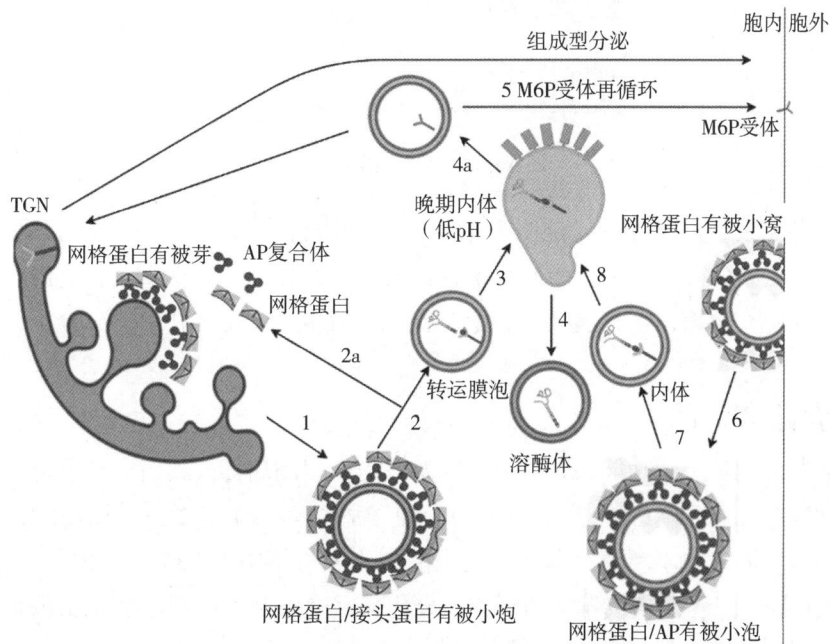

图 6-26 溶酶体酶转运示意图

如图 6-26 所示，在溶酶的转运过程中，首先，具有 M6P 标记的溶酶体酶在高尔基体的 TGN 与膜受体结合，形成网格蛋白/接头蛋白包被膜泡（1）。随后，包被复合物解聚，形成转运膜泡（2），并与晚期内体融合（3）。磷酸化的酶与 M6P 受体解离，形成溶酶体，2a 和 4a 表示包被蛋白和 M6P 受体可再循环利用（4）。某些受体可转运到细胞表面，磷酸化的溶酶体酶偶尔也会通过组成型分泌途径转运到细胞表面或分泌到细胞外（5）（图 6-27）。分泌的酶通过受体介导的内吞作用被回收。

四、溶酶体的功能

溶酶体是细胞的降解中心和信号中枢，在细胞生理和病理状态下均发挥重要作用。

（一）清除细胞内衰老细胞器及生物大分子

溶酶体的核心功能是进行消化分解，它负责分解外源及内源物质，进而产生细胞可以利用的营养。在生物体内，各类细胞及其细胞器，如线粒体、内质网等，均拥有有限的寿命。当这些细胞及细胞器衰老时，溶酶体便发挥其"清道夫"的作用，通过形成异噬体和自噬体将其清除，从而维持细胞内环境的稳定。特别是在细胞面临应激状态时，如在饥饿、受损或濒临死亡的细胞中，自噬作用会显著增强，

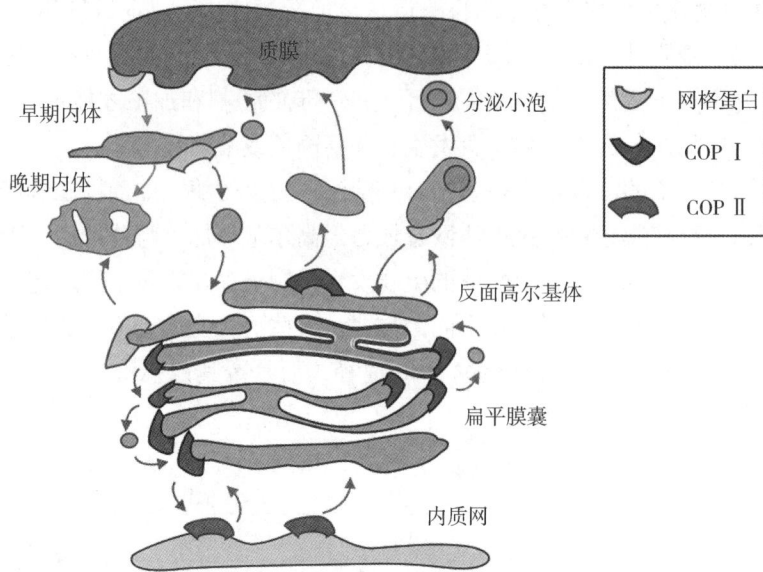

图6-27 囊泡运输过程

常能观察到细胞内存在大量的自噬泡。这一现象可能是细胞自我保护的一种策略，即通过牺牲部分机体，来确保整体的存活。此外，细胞还能通过胞吞作用，将大分子营养物质包裹进内体，并最终与溶酶体融合。在这一过程中，溶酶体会将这些大分子营养物质消化成可直接利用的小分子，供细胞进行合成代谢所需。

（二）免疫防御作用

防御功能是某些细胞特有的功能，它可以识别并吞噬入侵的病毒或细菌，在溶酶体作用下将其杀死并进一步降解。动物有几种吞噬细胞（phagocyte），位于肝、脾和血液中，用以清除抗原抗体复合物及细菌、病毒等入侵者，同时也不断清除衰老、死亡的细胞和血管中颗粒物质。例如，当机体被感染后，单核细胞（monocyte）迁移至感染或发炎的部位，分化成巨噬细胞，巨噬细胞中溶酶体非常丰富，溶酶体酶与溶酶体所含过氧化氢、超氧化物等共同作用杀死细菌。

（三）器官发育

在动物发育和生长过程中，一些重要的器官和组织会经历特定细胞程序性死亡的过程。比如，无尾两栖类蝌蚪的尾巴会在发育过程中逐渐退化，哺乳动物断奶后乳腺也会发生退行性变化，此外，骨组织的形成和骨质更新也需要特定细胞的死亡来实现。这些死亡细胞会被周围细胞吞噬，并通过溶酶体消化和清除，从而为器官和组织的正常发育提供条件。

在受精过程中，精子头部的顶体是由精母细胞内的高尔基复合体特化而成的巨大溶酶体，内含多种水解酶，如透明质酸酶、酸性磷酸酶、$B-N-$乙酰葡糖胺酶及蛋白水解酶等。这些酶的作用是溶解卵细胞的衣被，即透明带，帮助精子成功进入卵细胞内。

（四）激素的合成与分泌调节

甲状腺激素的生成过程中，溶酶体扮演着至关重要的角色。首先，甲状腺滤泡上皮细胞合成甲状腺球蛋白，并将其排放到滤泡腔内，在此，甲状腺球蛋白发生碘化反应。接着，碘化的甲状腺球蛋白被滤泡上皮细胞重新吸收，形成大型脂滴，然后与细胞内的溶酶体融合。在溶酶体内部，特定的蛋白酶将碘化的甲状腺球蛋白水解成甲状腺激素。最终，这些甲状腺激素通过细胞基部释放到血液中。

五、溶酶体与医药学

溶酶体对于维持细胞稳态至关重要，因此，当溶酶体的结构和功能被破坏时会引发各类疾病。

（一）溶酶体与遗传性疾病

先天性溶酶体病（inborn lysosomal disease）指的是因遗传性因素导致的溶酶体内水解酶类（主要为酸性水解酶）、激活蛋白、转运蛋白或溶酶体蛋白加工与校正酶的缺失，进而引发的溶酶体功能性缺陷。此状况会使得次级溶酶体内的相应底物无法被正常分解，导致底物积累与代谢异常，因此这类疾病也被称为溶酶体贮积症（lysosomal storage disorders，LSDs）。目前已发现的先天性溶酶体病已超过 40 种，主要包括糖原贮积病、脂质沉积病和黏多糖沉积病等几大类，都是由于溶酶体特定酶的缺乏引起的底物积蓄和代谢障碍。遗传性溶酶体异常能够对机体内多个组织和器官功能造成影响，而且大约 2/3 的病例会明显损害大脑功能。患者可能表现出反应迟钝、智力障碍、精神分裂和狂躁等症状。

1. 糖原贮积症（glycogen storage disorder，GSD）　亦称 Pompe 病，是一种由于缺乏溶酶体内的酸性 α-葡萄糖苷酶而导致的遗传疾病，为常染色体隐性遗传病。在患者的肝脏和肌肉细胞中，无法正常分解吞噬的糖原，导致糖原在细胞内过度积累，引发细胞肿胀和最终溶酶体的破裂。大量溶酶体酶的泄露，导致组织细胞严重受损。患者表现出肌无力、心脏扩大以及进行性心力衰竭等症状。此病多发于婴儿期，常在两岁内夭折。诊断 GSD 需要进行基因检测和生化检查，以及对患者的临床症状进行评估。目前尚无特效治疗方法，主要以减轻症状和延缓疾病进展为主。

2. 脑苷脂积累症（glucocerebroside accumulation disorder）　又称 Gaucher 病，起因于巨噬细胞和脑神经细胞内溶酶体缺乏 β-葡萄糖苷酶（β-glucocerebrosidase），导致葡萄糖脑苷脂、神经鞘磷脂等物质在溶酶体内大量沉积，巨噬细胞转变为 Gaucher 细胞。患者呈现肝脾肿大及神经系统症状，如失明、瘫痪和智力障碍，多发于婴儿期，常在一岁内夭折；若幼年后期发病，生存期一般不超过十几岁。

3. 台-萨氏病症（Tay-Sachs disease）　是一种罕见遗传疾病，主要影响德系犹太人群，中国台-萨氏病症的发病率非常低。这种疾病是由于溶酶体缺乏氨基己糖酯酶 A（β-N-hexosaminidase），导致 GM2 神经节苷脂在溶酶体中无法被有效降解，最终在细胞中积聚，对细胞功能造成严重影响。患者常表现出家族性痴呆和大脑黄斑变性的症状，神经细胞受损较为显著。随着时间推移疾病逐渐恶化，患者可能会出现失明、痴呆和瘫痪等严重后果。

4. 黏多糖沉积症（mucopolysaccharidosis，MPS）　代表了一系列由黏多糖代谢障碍引发的遗传性疾病，共计七个类型，其中多数遵循常染色体隐性遗传模式。该病症的根源在于溶酶体内缺失了黏多糖降解酶，导致黏多糖类（如氨基葡聚糖）无法在溶酶体内分解，进而堆积。患者通常展现出面容粗犷、骨骼畸形、智力障碍、内脏功能广泛受损以及角膜浑浊等症状。此外，患儿的脑、心、肝、脾等器官中会发现大量的糖胺聚糖沉积。

据现有研究，出生时患有非免疫性胎儿水肿的婴儿中，有 10% 被诊断为先天性溶酶体病，这其中包括黏多糖病Ⅶ型、黏脂病（mucolipidoses）Ⅱ型、GM1 神经节苷脂贮积症、唾液酸贮积症、半乳糖唾液酸贮积症、戈谢病以及播散性脂质肉芽肿病（farber 病）等。目前，通过绒毛及羊水细胞培养技术，已能对几乎所有的先天性溶酶体病进行准确的产前诊断。

（二）溶酶体与其他疾病

细胞内环境的稳定影响溶酶体膜的完整性，溶酶体膜的受损会导致水解酶泄露，进一步诱发多种疾病。因此，恢复细胞内环境稳态、维持溶酶体膜完整性或稳定性，是治疗上述疾病的有效策略。

1. 溶酶体与矽肺　矽肺（silicosis）是一种严重的职业病，长期吸入矽尘会造成肺组织弹性降低和功能损害。硅尘颗粒被肺部吞噬细胞摄取后，无法被有效降解，导致溶酶体膜破裂，释放水解酶，最终导致细胞死亡。这一过程不断重复，造成大量细胞死亡和纤维化因子释放，刺激成纤维细胞分泌胶原，在肺部形成纤维化结节，进一步损害肺功能。克矽平类药物中的聚乙烯吡啶氧化物可与矽酸结合，阻止其对溶酶体膜的破坏，有效控制矽肺的发展。

2. 溶酶体与类风湿关节炎　类风湿关节炎（rheumatoid arthritis，RA）的发病机制尚不完全清楚，但通过研究发现，关节骨膜组织的炎症和关节软骨细胞的坏死与细胞内溶酶体酶的局部释放密切相关。具体来说，当某些特定的类风湿因子如抗 IgG 被巨噬细胞、中性粒细胞等吞噬细胞摄取后，可能会导致这些细胞内溶酶体酶的释放，其中胶原酶的侵蚀作用会对软骨造成损害。目前临床上，膜稳定剂如吲哚美辛和肾上腺皮质激素等药物已经被广泛应用于治疗类风湿关节炎，并取得了显著的效果。

3. 溶酶体与休克　休克状态下，机体微循环功能异常，导致组织缺血缺氧，影响能量供应系统，使细胞膜不稳定，导致溶酶体酶外泄。在肝脏和肠系膜这种现象尤其明显，可能导致细胞自溶和机体受损。同时，溶酶体数量增多、体积膨胀，吞噬体也增加。休克引发溶酶体酶释放可能与缺氧引起的细胞能量短缺、细胞 pH 下降有关。因此，在治疗休克时，除了纠正缺氧，维持溶酶体膜稳定也至关重要。糖皮质激素是有效的膜稳定剂，在缺氧休克抢救中可根据需要大剂量使用。

4. 溶酶体与肿瘤　当前研究表明，在肿瘤细胞中溶酶体的数量和活性明显增加。这引发了学术界对溶酶体－肿瘤关联性的广泛关注。一些学者认为，某些致癌物质可能会破坏溶酶体膜的稳定性，改变其通透性，从而导致酶释放。这一过程可能引发核膜受损、DNA 破坏、细胞分裂异常和基因突变等问题，可能与细胞癌变有关。已有一些研究揭示了溶酶体功能异常在肝癌等癌症中的作用，然而，溶酶体与肿瘤发生之间的直接因果关系，还有待进一步研究证实。

肝癌作为一种严重的消化系统恶性疾病，其复杂的生物学特性和微环境给治疗带来了极大困难。在肝癌细胞中，为适应其快速生长和侵袭的需求，溶酶体常呈现肥大的状态，并且伴随着水解酶活性的提升，这与肝癌的恶性进展紧密相关。此外，溶酶体肥大可能导致肝癌细胞对化疗药物的敏感性下降，进而产生耐药性；鞘磷脂是溶酶体膜的重要组成成分，与胆固醇紧密结合，影响膜的流动性，从而形成稳定的膜结构。在肝癌细胞中，鞘磷脂的含量显著高于正常肝细胞，这种改变能导致溶酶体膜的稳定性降低，改变溶酶体膜的通透性，使溶酶体内的水解酶更容易泄漏到细胞质中，对细胞造成损伤。此外，增加的鞘磷脂可能导致抗肿瘤药物的细胞靶向性降低，从而降低药物的疗效。

（三）靶向溶酶体的药物

在溶酶体相关疾病的治疗方面，已经研发出一系列能够改变酶活性或溶酶体膜稳定性的药物。研究显示，利用溶酶体活化剂来降低溶酶体膜稳定性，可以有效抑制肿瘤生长，这一治疗策略备受关注。此外，通过脂质体作为载体，将缺失的溶酶体酶输送到相关细胞的溶酶体中，成为治疗先天性溶酶体病的一种新方法，目前也在积极探索中。而当某个溶酶体酶的活性过高时，可以利用脂质体将特异性抑制剂引入溶酶体中，以降低该酶的活性，这为相应疾病的治疗带来新的希望。

1. 直接靶向溶酶体膜蛋白的药物　特定药物能特异性结合到溶酶体膜上的蛋白，从而抑制其功能，进一步导致溶酶体膜的通透性增加，进而引发细胞死亡。例如，天然产物重楼皂苷 D（polyphyllin D，PD）能够靶向结合酸性鞘磷脂酶，在肝癌细胞中的肥大溶酶体上发挥作用。PD 的作用不仅限于增强溶酶体膜通透性，还能促进化疗药物（如索拉非尼）的释放，从而加强抗肿瘤效果。

2. 溶酶体靶向嵌合体技术（lysosome‑targeting chimaeras，LYTACs）　是指利用化学方法，将能识别溶酶体膜受体的分子与特异性抗体结合，形成嵌合体，引导靶蛋白进入溶酶体降解。该技术可直接针对细胞外及细胞膜相关蛋白，为治疗这类蛋白异常的相关疾病提供了治疗策略。

3. 促进溶酶体生成的小分子药物　这类药物通过调节溶酶体生成的关键信号通路，增加溶酶体数量并提升其降解能力，从而清除细胞内的毒性蛋白，比如 LH2‑051 等。在阿尔茨海默病等神经退行性疾病中，这类药物通过降解 Aβ 蛋白等有害物质，有效缓解症状。

4. 溶酶体蛋白酶抑制剂　针对溶酶体内的特定蛋白酶，抑制剂能够通过降低这些酶的活性来阻断疾病发展进程。例如，基于鲨鱼的可变新抗原受体开发出的组织蛋白酶 S（cathepsin S，CTSS）抑制剂，由于其能够适应溶酶体环境并与 CTSS 强效结合，因此，有望开发成为治疗 CTSS 异常表达相关疾病的新药。

5. 抗体药物偶联物　尽管抗体药物偶联物（antibody – drug conjugates，ADC）的直接靶点并非溶酶体，但其作用机制涉及溶酶体途径。ADC 通过与肿瘤细胞表面的特定抗原结合，进入细胞后在溶酶体内释放毒素，诱导肿瘤细胞凋亡。如 SKB264/MK – 2870 等 ADC 药物，在多种肿瘤治疗中展现出精准靶向和高效杀伤肿瘤细胞的能力，提升了治疗效果。

第五节　过氧化物酶体

PPT

一、过氧化物酶体的形态结构

过氧化物酶体（peroxisome）通常呈圆形、椭圆形或哑铃形不等，大小在 $0.2 \sim 1.5 \mu m$，其形态和数量在不同细胞类型和生理状态下有所变化。过氧化物酶体的结构包括单层膜、基质和类结晶内含物。过氧化物酶体是否属于内膜系统目前存有争议。

1. 单层膜　过氧化物酶体的外层由单层磷脂膜包裹。虽然这一结构简单，但它对于维持过氧化物酶体的功能至关重要。过氧化物酶体内部的酶可以催化产生强氧化性的过氧化氢（H_2O_2），这在细胞质中具有潜在的破坏性。单层膜将这些氧化产物与细胞质隔离，防止对其他细胞器和细胞结构造成损伤。

2. 基质　过氧化物酶体内部充满了颗粒状的基质，其中含有多种与氧化反应和代谢相关的酶。与线粒体不同，过氧化物酶体的内部不含 DNA 和核糖体，其所有酶均由细胞核编码。基质中的酶主要包括过氧化氢酶和一系列氧化酶，如 D – 氨基酸氧化酶、尿酸氧化酶等。这些酶对细胞的脂肪酸代谢、氨基酸代谢以及过氧化物的清除具有重要作用。

3. 类结晶内含物　通过电子显微镜观察，部分过氧化物酶体内部呈现出类结晶的结构，这些通常是过氧化氢酶和其他酶的集合体。这种高浓度的酶集合体能够在细胞快速代谢时提供高效的酶促反应。此外，这种结晶结构的存在可能有助于稳定酶的活性，维持酶体内部的代谢平衡。

4. 膜运输蛋白　过氧化物酶体的膜上分布有多种运输蛋白，包括专门负责转运酶、代谢中间体和其他小分子物质的蛋白。由于过氧化物酶体不具有自己的基因组，所有蛋白质需要从细胞质中转运进入，这一过程需要特殊的运输系统，其中包括过氧化物酶体靶向信号（peroxisome targeting signal，PTS）识别机制。这些运输蛋白确保了酶和底物能够正确定位到过氧化物酶体中，并维持其正常功能。

二、过氧化物酶体的化学组成与酶

过氧化物酶体内部含有多种酶，主要包括参与氧化反应的氧化酶和过氧化氢分解的过氧化氢酶，以及一系列与代谢途径相关的酶类。

1. 过氧化氢酶（catalase）　是过氧化物酶体中的主要酶，占据了细胞器内部大部分的酶含量。它属于血红素蛋白家族，含有铁离子作为催化中心。过氧化氢酶能够高效地将过氧化氢分解为水和氧气，防止过氧化氢的积累引起细胞损伤。过氧化氢酶的活性非常高，可以在瞬间处理大量的过氧化氢，因此被认为是细胞内抗氧化防御系统的关键成分。

2. 氧化酶（oxidase）　过氧化物酶体中含有多种氧化酶，包括 D – 氨基酸氧化酶、尿酸氧化酶、

L－α－羟酸氧化酶等。这些酶在氧化反应中发挥作用，将各种底物氧化，生成过氧化氢。由于这些酶产生的过氧化氢具有强氧化性，过氧化物酶体内部必须配备足够的过氧化氢酶来处理这些氧化副产物。氧化酶在细胞代谢中具有重要地位，特别是参与脂肪酸和氨基酸的氧化分解。

3. 脂肪酸 β－氧化酶　过氧化物酶体中含有参与脂肪酸 β－氧化的酶，如乙酰辅酶 A 氧化酶（Acyl－CoA oxidase）。脂肪酸的 β－氧化是将长链脂肪酸逐步氧化分解为乙酰辅酶 A 的过程，为细胞提供能量。线粒体催化大部分的脂肪酸氧化，并产生能量；而过氧化物酶体则主要参与超长链和支链脂肪酸的 β－氧化。

4. 其他酶类　过氧化物酶体还参与其他多种代谢途径，因此含有与这些途径相关的酶，如参与胆固醇和类异戊二烯合成的酶、氨基酸代谢酶等。这些酶的存在使过氧化物酶体成为细胞内一个多功能的代谢中心。

三、过氧化物酶体的生物发生

过氧化物酶体的生物发生是一个复杂的过程，涉及酶体的形成，蛋白质导入以及增殖。过氧化物酶体既可以从头合成，也可以通过已有的酶体分裂增殖。

1. 酶体的形成　过氧化物酶体的装配起始于内质网（ER）。内质网膜上形成过氧化物酶体前体，包含一些基础性蛋白和膜运输蛋白。这些前体与细胞质中的特定酶结合，逐渐成熟为功能完善的过氧化物酶体。

2. 蛋白质导入机制　过氧化物酶体的酶蛋白由细胞核基因编码并在细胞质中合成，这些酶含有特定的 PTS。PTS 信号被过氧化物酶体膜上的受体识别，引导这些酶通过膜上的转运通道进入酶体内部。研究表明，过氧化物酶体的蛋白质导入机制与线粒体和叶绿体有所不同，具有独特的识别和运输系统，这一机制对于酶体的功能维持至关重要。

3. 分裂增殖　除了从内质网中出芽形成外，过氧化物酶体还可以通过自身的分裂进行增殖。成熟的过氧化物酶体在细胞内可以通过裂解方式分裂成两个新的酶体，以适应细胞代谢活动的变化。这个过程类似于细胞分裂中的线粒体增殖，可以迅速增加细胞内过氧化物酶体的数量。

四、过氧化物酶体的功能

过氧化物酶体是细胞中执行多种代谢功能的关键细胞器，其在细胞代谢和氧化还原平衡中扮演着不可或缺的角色。它们参与脂肪酸的氧化、过氧化氢的分解、胆固醇和类异戊二烯的合成以及氨基酸代谢等多种生理过程。以下将从几个方面详细阐述过氧化物酶体的功能。

（一）脂肪酸的 β－氧化

过氧化物酶体在脂肪酸的 β－氧化过程中发挥着至关重要的作用，特别是对于超长链脂肪酸和支链脂肪酸的氧化。这一过程在多种生物体中发生，如哺乳动物、酵母和植物。

1. 超长链脂肪酸氧化　过氧化物酶体主要负责超长链脂肪酸（通常指碳链长度大于 20 个碳原子）的氧化。超长链脂肪酸进入过氧化物酶体后，首先通过乙酰辅酶 A 氧化酶 1 进行脱氢氧化，产生 H_2O_2，并生成烯酰辅酶 A。这一过程中产生的过氧化氢随后被过氧化氢酶分解成水和氧气，以防止其对细胞产生氧化损伤。此后，烯酰辅酶 A 经过水合作用、氧化和裂解等一系列步骤，最终分解成乙酰辅酶 A，参与细胞的能量代谢。

2. 支链脂肪酸氧化　在某些组织中（例如肝脏和肾脏），过氧化物酶体负责支链脂肪酸的氧化。支链脂肪酸的分解需要特定的氧化酶和辅酶，过氧化物酶体通过一系列氧化和水解反应，将这些脂肪酸分解成较小的分子供细胞利用。

3. 植物中的脂肪酸氧化　在植物种子萌发过程中，过氧化物酶体起到至关重要的作用。植物种子中的油脂在萌发期间被转化为糖类供能，这一过程称为糖异生。过氧化物酶体中的酶催化脂肪酸的氧化，生成乙酰辅酶A，并最终转化为糖类，为植物幼苗的生长提供能量和碳源。

研究表明，过氧化物酶体在处理特殊脂肪酸如分支链脂肪酸和胆固醇衍生物（如胆汁酸合成中的中间产物）时扮演不可或缺的角色。研究发现，在某些疾病中，过氧化物酶体的功能障碍会导致这些脂类的代谢异常，进而引发病理性脂质积聚，如在肾上腺脑白质营养不良（ALD）中，极长链脂肪酸的积累破坏了神经系统的正常功能。

（二）过氧化氢的分解

在细胞的氧化代谢过程中，过氧化氢是一种常见的副产物。由于过氧化氢具有很强的氧化性，过量积累会对细胞造成氧化损伤。过氧化物酶体中的过氧化氢酶（catalase）能够快速将过氧化氢分解成水和氧气，起到抗氧化防护的作用（$2H_2O_2 \rightarrow 2H_2O + O_2$）。

1. 抗氧化防御　过氧化物酶体是细胞中抗氧化系统的重要组成部分。细胞在新陈代谢过程中会产生大量的活性氧（reactive oxygen species，ROS），如过氧化氢、超氧阴离子等，这些物质在较高浓度下会损伤细胞膜、蛋白质和DNA。过氧化物酶体通过分解过氧化氢，维持细胞内的氧化还原平衡，保护细胞免受氧化应激的伤害。

2. 代谢副产物的处理　除了脂肪酸的氧化，过氧化物酶体还参与氨基酸、尿酸等代谢产物的氧化分解。许多氧化反应都会产生过氧化氢，过氧化物酶体的存在使细胞能够在局部高效地处理这些有害物质，避免其扩散到细胞其他部位。

近年来的研究进一步揭示了过氧化物酶体在细胞抗氧化防御中的核心地位。特别是在应对外界环境压力如氧化应激、感染等情况下，过氧化物酶体通过调节ROS的生成和分解来维持细胞稳态。此外，过氧化物酶体与线粒体和内质网等细胞器间的协同作用，在防止氧化损伤、促进细胞存活方面也起到了重要作用。

（三）胆固醇和类异戊二烯的合成

过氧化物酶体在胆固醇和类异戊二烯的合成中也起到重要作用。这些化合物是细胞膜的重要组成部分，也是多种生物活性分子的前体。

1. 胆固醇合成　在哺乳动物细胞中，过氧化物酶体参与了胆固醇合成的最后几个步骤，包括甾醇侧链的β-氧化。过氧化物酶体中的酶对甾醇分子的修饰和转化是胆固醇合成的关键环节。这一过程不仅对维持细胞膜的流动性和完整性至关重要，还关系到类固醇激素和胆汁酸的生成。

2. 类异戊二烯合成　类异戊二烯是一类含有异戊二烯结构单元的化合物，包括维生素E、维生素K、辅酶Q10等生物分子。过氧化物酶体通过调节脂肪酸和异戊二烯类前体的合成，为细胞提供维持细胞膜稳定性和抗氧化能力所需的重要物质。

（四）参与光呼吸作用

在植物细胞中，过氧化物酶体与叶绿体和线粒体共同参与光呼吸作用（photorespiration）。光呼吸是光合作用中一种伴随的代谢途径，主要发生在C3植物中。当大气中二氧化碳浓度降低或温度升高时，叶绿体中的核酮糖-1,5-二磷酸羧化酶/加氧酶（rubisco）会将氧气结合到核酮糖-1,5-二磷酸上，生成一种无用的代谢产物——2-磷酸甘油酸。过氧化物酶体中的酶负责将2-磷酸甘油酸转化为甘氨酸，然后在线粒体中进一步代谢为二氧化碳。

光呼吸虽然看似消耗能量，但在植物代谢中起到重要的调节作用，特别是有助于植物在高光强和高温环境下保持代谢平衡。过氧化物酶体在光呼吸中的参与确保了植物细胞的正常功能和生长。

（五）生物信号传导：新兴的功能领域

过去的研究主要集中在过氧化物酶体的代谢功能上，然而，近年来研究发现，过氧化物酶体在细胞信号传导中也发挥重要作用。过氧化物酶体能够感知并响应外界的代谢变化、氧化应激及其他细胞环境变化，并通过信号通路调控细胞的生长、分化、凋亡等过程。例如，过氧化物酶体参与了过氧化物酶体增殖物激活受体（peroxisome proliferators–activated receptor，PPAR）的激活，这是一类参与脂肪酸代谢和能量平衡的重要转录因子。

此外，近年来研究表明，过氧化物酶体与雷帕霉素靶蛋白（mammalian target of rapamycin，mTOR）信号通路之间存在密切联系。mTOR 是调控细胞生长和代谢的中心节点，而过氧化物酶体在营养状态监控及细胞生长调控中的作用通过与 mTOR 的相互作用进一步得到了揭示。这一发现为理解过氧化物酶体在生物调控中的角色提供了新视角。

五、过氧化物酶体与医药学

过氧化物酶体功能的异常与多种疾病密切相关，尤其是遗传性疾病，如过氧化物酶体疾病（peroxisomal disorders）。此外，也与代谢性疾病、衰老相关疾病等密切相关。

（一）过氧化物酶体与遗传性疾病

过氧化物酶体疾病是一种遗传性代谢障碍，主要由过氧化物酶体的功能缺陷或形成障碍引起。这类疾病常表现为多系统受累，涉及神经系统、肝、肾等器官。主要的过氧化物酶体疾病如下。

1. Zellweger 综合征（Zellweger syndrome） 是由过氧化物酶体生物发生障碍所导致的严重遗传性疾病。在该疾病中，过氧化物酶体生物发生因子基因（peroxisomal biogenesis factor genes，PEX）突变导致过氧化物酶体中与酶蛋白输入有关的蛋白质变异，最终引起"空的"过氧化物酶体形成。患者往往在出生后即表现出严重的发育迟缓、肝功能障碍、肌无力和脑结构异常等症状，通常在婴儿期死亡。Zellweger 综合征目前尚无有效治疗方法，主要采用对症治疗以减轻患者痛苦。

2. 肾上腺脑白质营养不良（adrenoleukodystrophy，ALD） 这种病由基因 *ABCD*1（ATP–binding cassette subfamily D member 1）突变引起，其编码 1 个含 745 个氨基酸残基的蛋白质，称为肾上腺脑白质营养不良蛋白（adrenoleukodystrophy protein，ALDP），定位于过氧化物酶体膜上。ALDP 和另外 3 个位于过氧化物酶体膜上的蛋白结合，形成多聚体，能将超长链饱和脂肪酸转运至过氧化物酶体内进行 β–氧化。*ABCD*1 基因突变，导致 ALDP 功能异常，使得超长链饱和脂肪酸的 β–氧化受阻，导致其在体内积累，进而损害中枢神经系统和肾上腺。该病的典型特征是进行性神经系统退行性病变，导致患者出现运动障碍、认知功能障碍等。对于 ALD 的治疗，骨髓移植和基因治疗是目前研究的主要方向。

3. 雷夫森综合征（Refsum disease） 是一种罕见的遗传性疾病，由 *PHYH* 基因突变引起，该基因编码一种在过氧化物酶体中起作用的酶——植烷酸 α–羟化酶（Phytanoyl–CoA hydroxylase，PHYH）。植烷酸 α–羟化酶参与植烷酸的代谢，而植烷酸是一种来自膳食中的脂肪酸。当 PHYH 缺陷时，植烷酸不能被正常代谢，导致其在体内积累。患者通常表现为视网膜色素变性、嗅觉丧失、听力损伤和运动失调等症状。通过饮食控制减少植物醇和脂肪酸的摄入，可以在一定程度上缓解患者的症状。

（二）过氧化物酶体与其他疾病

1. 代谢和解毒 许多药物和毒素在体内被氧化代谢产生过氧化氢，过氧化物酶体中的过氧化氢酶（catalase）可以及时分解这些氧化产物，防止其对细胞产生毒性。因此，过氧化物酶体的功能状态会影响药物的代谢效率和毒性反应。

2. 肥胖与脂肪代谢 肥胖与过氧化物酶体的脂肪酸氧化功能密切相关。脂肪细胞中的过氧化物酶体负责氧化分解多余的脂肪酸，以维持体内脂质的平衡。脂肪酰辅酶 A 氧化酶 1（acyl - CoA oxidase 1，ACOX1）在过氧化物酶体中负责极长链脂肪酸的初始 β - 氧化步骤，过氧化物酶体功能的减弱或 ACOX1 活性的减弱可能导致脂肪酸氧化不完全，促进脂肪在肝脏和肌肉中的堆积，进一步引发肥胖及其相关的代谢紊乱。

3. 糖尿病 在糖尿病中，过氧化物酶体的功能异常与过氧化物酶体增殖物激活受体 α（peroxisome proliferator activated receptor alpha，PPARα）的调控失常有关。PPARα 位于细胞核中，通过与配体调节过氧化物酶体中的脂肪酸代谢功能，其活性降低可能引发胰岛素抵抗和葡萄糖代谢紊乱，增加 2 型糖尿病的风险。此外，过氧化物酶体的活性和数量与胰岛素抵抗密切相关，调节过氧化物酶体的功能可能成为治疗糖尿病的潜在策略。

4. 非酒精性脂肪肝病（NAFLD） 是一种由肝细胞内脂肪过度堆积引起的疾病。过氧化物酶体中的 ACOX1 和 17β - 羟类固醇脱氢酶 4（17β - hydroxysteroid dehydrogenase 4，HSD17B4）均参与脂肪酸的 β - 氧化，其功能的下降可能导致肝细胞内脂肪酸积累，进而引发肝细胞损伤和炎症反应。通过提高过氧化物酶体的脂肪酸氧化能力，有望预防和治疗 NAFLD。

5. 衰老 随着年龄的增长，过氧化物酶体的功能会逐渐减退，这与机体氧化应激水平的增加以及脂质代谢功能的下降密切相关。过氧化物酶体是细胞内重要的抗氧化机制之一，包括过氧化氢酶和锰超氧化物歧化酶（manganese superoxide dismutase，SOD），二者可以通过清除 ROS 来保护细胞免受氧化损伤。然而，随着细胞衰老，过氧化物酶体清除 ROS 的能力减弱，导致氧化应激水平上升，并引发细胞损伤和组织退行性病变。

6. 帕金森病 是一种神经退行性疾病，其发病机制与氧化应激和线粒体功能障碍密切相关。研究表明，过氧化物酶体如过氧化氢酶和谷胱甘肽过氧化物酶 1（glutathione peroxidase 1，GPX1）等酶，在清除神经细胞中过量的 ROS 方面也起到重要作用。帕金森病患者中，过氧化物酶体功能的减退会导致细胞内 ROS 水平升高，进而引发神经细胞的氧化损伤和死亡。过氧化物酶体功能障碍还可能通过影响脂质代谢间接导致线粒体功能紊乱，加剧神经退行性变化。

7. 肿瘤 过氧化物酶体在肿瘤发生和进展中的作用越来越受到关注。过氧化物酶体在脂质代谢和 ROS 调节中的核心作用使其成为肿瘤细胞代谢重编程的潜在调控点。肿瘤细胞常常表现出过度增殖和代谢需求的增加，在这种情况下，过氧化物酶体中的 ACOX1 和 HSD17B4 等与脂肪酸代谢相关的酶调控脂肪酸的 β - 氧化、胆固醇合成；过氧化氢酶和 SOD2 调节过量 ROS 的清除。这些过程能够为肿瘤细胞提供生长所需的能量和代谢中间产物。同时，某些肿瘤细胞中过氧化物酶体的功能失常可能导致细胞内氧化应激加剧，进而推动肿瘤进展。特定类型的肝癌和乳腺癌中，过氧化物酶体数量和活性出现异常，提示该细胞器是癌症代谢中的潜在治疗靶点。

（三）靶向过氧化物酶体的药物

近年来，靶向过氧化物酶体的药物研究主要集中在增强其代谢功能、调节 ROS 生成、修复代谢缺陷等方面。

1. 贝特类药物（Fibrates） 是一类用于调节脂质代谢的药物，通常用于治疗高脂血症。这类药物通过激活 PPAR，促进过氧化物酶体的生物发生，并增强其在脂肪酸 β - 氧化中的作用。贝特类药物如非诺贝特（Fenofibrate）和吉非贝齐（Gemfibrozil），可通过激活 PPAR - α 受体，提升过氧化物酶体的脂质代谢功能，减少体内长链和极长链脂肪酸的积累，尤其在 NAFLD 和代谢综合征患者中发挥作用。

此外，研究表明，贝特类药物还能通过调节 ROS 的生成和清除，减轻氧化应激对肝脏、心血管和其他组织的损伤。因此，贝特类药物不仅在代谢性疾病中具有潜在治疗价值，还被研究用于预防和减缓神经退行性疾病和心血管疾病的进展。

2. 靶向过氧化物酶体的抗癌药物　过氧化物酶体的代谢功能在癌细胞的生长中也发挥了重要作用。癌细胞通常需要增强的脂肪酸 β－氧化以满足其快速生长和增殖的代谢需求，因此，抑制过氧化物酶体功能被认为是一种潜在的抗癌策略。研究表明，抑制过氧化物酶体中的关键酶类可以减少脂肪酸氧化，进而抑制癌细胞的能量供给和生长。

一种潜在的靶向过氧化物酶体的抗癌药物是 THP－1，它能够抑制过氧化物酶体中的长链酰基辅酶 A 氧化酶，该酶在脂肪酸氧化过程中起关键作用。通过减少癌细胞中的脂肪酸氧化，THP－1 可以抑制肿瘤细胞的增殖和存活。此外，过氧化物酶体与线粒体之间的相互作用在调控癌细胞代谢中的作用越来越受到重视，因此，未来研究可能会进一步开发针对两种细胞器代谢途径的联合治疗策略。

3. 靶向过氧化物酶体的抗氧化药物　过氧化物酶体是清除细胞内 ROS 的重要细胞器。ROS 的过量生成会引发氧化应激，导致蛋白质、脂质和 DNA 的损伤，并与多种疾病如心血管疾病、神经退行性疾病和代谢紊乱有关。靶向过氧化物酶体的抗氧化药物旨在增强过氧化物酶体的 ROS 清除能力，从而保护细胞免受氧化应激的损害。

一种常用的靶向抗氧化药物是 N－乙酰半胱氨酸，它通过提供谷胱甘肽的前体，增强过氧化物酶体和其他细胞器的抗氧化能力。此外，维生素 E 和维生素 C 等抗氧化剂也被研究用于减少 ROS 的生成，保护过氧化物酶体的正常功能。

4. 靶向过氧化物酶体的神经保护剂　过氧化物酶体的功能障碍与神经退行性疾病如帕金森病和阿尔茨海默病密切相关，部分原因在于过氧化物酶体功能减弱会导致神经细胞中 ROS 积累，引发神经损伤。因此，增强过氧化物酶体功能或减少其功能障碍的药物具有潜在的神经保护作用。

雷帕霉素（Rapamycin）是一种已被证明具有神经保护作用的药物，通过调控自噬途径来促进过氧化物酶体的更新和降解，维持其在神经元中的功能。此外，雷扎匹斯素（Resveratrol）作为一种天然的多酚化合物，也被发现具有增强过氧化物酶体功能和减少氧化应激的潜力。它通过激活过氧化物酶体的抗氧化途径，有望减缓神经退行性病变。此外，二者由于在抗氧化方面的重要作用，也被发现具有良好的抗衰老潜力。

第六节　内膜系统与细胞内蛋白质的分选

一、内膜系统区域化 📱微课2

内膜系统的区域化是指细胞内不同的膜结构和细胞器通过内膜的分隔，形成具有特定生化功能的区域。细胞内的这些内膜系统包括内质网、高尔基体、溶酶体、过氧化物酶体、内体、质膜和核膜等。通过这些分隔，细胞得以在不同的细胞器中进行不同的化学反应，并通过特定的运输机制将物质在各区域之间传递。区域化为细胞的高效运行和功能分化提供了物质基础。

（一）内质网

内质网（ER）是内膜系统的主要组成部分，也是蛋白质和脂质合成加工的中心。

1. 粗面内质网（rough ER, RER）　是蛋白质合成的主要场所，尤其是分泌蛋白、膜蛋白和溶酶体蛋白的合成。RER 的膜表面附着有大量的核糖体，这些核糖体通过信号识别颗粒（SRP）识别新生蛋白质链上的信号肽，从而与内质网膜结合，将多肽链导入内质网腔。蛋白质进入内质网后，立即接受一系列的加工，如糖基化、折叠和二硫键的形成。这些加工过程由内质网中的酶和分子伴侣介导，确保蛋白质具有正确的三维结构和生物活性。粗面内质网中的酶也会检查蛋白质的质量，对于错误折叠或不成熟的蛋白质，内质网会将其标记并通过相关途径降解，避免其在细胞中累积而影响细胞功能。

2. 光面内质网（smooth ER，SER）　光面内质网不附着核糖体，主要参与脂质合成、钙离子储存和细胞的解毒过程。光面内质网中含有合成磷脂、甾醇和胆固醇等脂类的酶。这些脂质是细胞膜、内膜系统以及脂蛋白颗粒的重要组成部分，为细胞膜的流动性和完整性提供物质基础。光面内质网还储存钙离子，调节细胞的钙信号传递。尤其在肌细胞中，称为肌浆网的光面内质网通过调控钙离子的释放和再摄取，调节肌细胞的收缩和舒张。此外，光面内质网还含有与解毒相关的酶，如细胞色素 P450 酶，通过氧化、还原、结合等反应将外源性物质（如药物、毒素）转化为水溶性物质，促进其在体内的排泄。

（二）高尔基体

高尔基体是蛋白质加工和分选的关键站点，位于内质网和细胞质膜之间。

1. 蛋白质加工　新合成的蛋白质从粗面内质网转运到高尔基体的顺面囊堆，逐层通过高尔基体的各层膜囊，直至反面囊堆。在这个过程中，蛋白质会经历一系列的化学修饰，包括糖基化、磷酸化、硫酸化等。高尔基体中特异的酶会根据蛋白质的特征，对其进行加工，这不仅影响蛋白质的生物活性和稳定性，还提供了特定的信号，决定蛋白质的最终目的地。例如，溶酶体酶在高尔基体中被添加甘露糖 - 6 - 磷酸（M6P）标记，作为被分选到溶酶体的信号。高尔基体对蛋白质的加工是一个动态的过程，蛋白质在不同的囊堆中经过不同的修饰，最终形成功能完善的成熟蛋白。

2. 蛋白质分选与运输　高尔基体负责将经过加工的蛋白质根据其上的信号标记进行分选，然后将它们包装到不同的运输囊泡中。分选后的蛋白质可运送至溶酶体、质膜、分泌泡或细胞外。囊泡运输的方向和目标由特定的衣被蛋白（如 COPⅠ、COPⅡ、网格蛋白等）和膜上的识别受体介导，确保蛋白质被准确运输到正确的细胞部位。高尔基体中的这一分选和运输系统在细胞的分泌、物质交换和信号传递中发挥着核心作用。

（三）溶酶体与过氧化物酶体

1. 溶酶体　是细胞内负责降解和回收的细胞器，含有多种水解酶（如蛋白酶、脂酶、核酸酶等），能够降解蛋白质、脂质、核酸和多糖等生物大分子。溶酶体中的酶最初在粗面内质网合成，然后被转运到高尔基体添加 M6P 标记，并被分选到特殊的运输囊泡中运送到溶酶体。溶酶体内为酸性环境，这种酸性环境不仅有利于水解酶的活性，还可以防止这些酶在细胞质中意外泄漏时对细胞产生损害。溶酶体通过内吞作用（endocytosis）、自噬作用（autophagy）和吞噬作用（phagocytosis）将外源物质、受损细胞器和大分子降解，维持细胞的物质循环和稳态。

2. 过氧化物酶体　是细胞内负责氧化代谢和解毒的细胞器，含有多种氧化酶和过氧化氢酶。这些酶能够分解脂肪酸、氨基酸、尿酸等物质，同时将过氧化氢等有害氧化产物转化为水，保护细胞免受氧化损伤。与溶酶体不同，过氧化物酶体中的酶是由核 DNA 编码并在胞质中合成，通过过氧化物酶体膜上的受体识别其上的靶向信号（PTS1 或 PTS2）进入过氧化物酶体。因此，过氧化物酶体不直接依赖内质网和高尔基体的分选和运输系统。

（四）内体和质膜

1. 内体（endosomes）　是介于质膜和溶酶体之间的细胞器，是内吞作用的中间产物。细胞通过内吞作用将外界物质（如营养物质、受体蛋白、病原体）吸收至细胞内，形成早期内体。早期内体经过成熟转化为晚期内体，随后与溶酶体融合，降解其中的内容物。内体不仅参与物质的降解，还负责对质膜蛋白的分选和再循环。通过识别内吞泡中的不同蛋白质标记，内体可以选择性地将某些受体蛋白运回质膜，或转运到其他细胞器，实现蛋白质的再利用和细胞功能调节。

2. 质膜（plasma membrane）　是细胞的外层边界，负责细胞与外界环境的物质交换、信号传递和细胞识别。质膜上的蛋白质（如离子通道、受体、运输蛋白等）通过内膜系统的分选、运输和定位，执行各自的功能。内膜系统确保这些蛋白质在质膜上的正确排列和分布，从而维持细胞的稳态。质膜与内膜系统之间还通过囊泡运输进行物质和信号的交换，例如，通过胞吐作用将细胞内的分泌蛋白排放到细胞外。

内膜系统的区域化为细胞提供了多样化的环境，使细胞能够在不同的区域中进行特定的化学反应。同时，区域化也为蛋白质的分选和运输提供了基础，确保蛋白质在细胞内的准确定位和功能行使。

二、蛋白质的分选

蛋白质的分选是指将新合成的蛋白质引导至特定的细胞器、质膜或分泌到细胞外的过程。这一过程依赖于蛋白质上的信号序列、信号肽以及细胞器膜上的受体和转运机制。精确的蛋白质分选对于维持细胞的正常生理功能和内部稳态至关重要。

（一）信号序列与信号肽

蛋白质的分选通常由其自身携带的信号序列（signal sequence）或信号肽（signal peptide）决定。信号序列是位于蛋白质分子上的一段氨基酸序列，能够被细胞内的分选机制识别，并决定蛋白质的目的地。

1. 信号肽　通常位于蛋白质的 N 端，由一段疏水性的氨基酸序列组成。分泌蛋白、膜蛋白和溶酶体酶在合成过程中，核糖体合成的多肽链上的信号肽首先被信号识别颗粒（signal recognition particle，SRP）识别。SRP 与信号肽结合后，引导核糖体与粗面内质网膜结合，将多肽链导入内质网腔。随后，信号肽被信号肽酶剪切，蛋白质在内质网腔中继续折叠和修饰，为后续的分选提供基础。

2. 靶向信号　针对不同细胞器，蛋白质携带特定的靶向信号。例如，线粒体靶向序列通常由位于 N 端的带正电荷的氨基酸组成，能够被线粒体外膜上的受体识别，介导蛋白质通过跨膜转运进入线粒体。类似地，过氧化物酶体靶向信号分为 PTS1 和 PTS2 两类，分别位于蛋白质的 C 端和 N 端，过氧化物酶体膜上的受体识别这些信号，将蛋白质导入过氧化物酶体。

（二）SRP 与信号识别机制

SRP 是蛋白质分选过程中关键的分子机器，特别是对于分泌蛋白和膜蛋白的分选。SRP 是由 RNA 和蛋白质组成的复合体，负责识别和结合新生蛋白质上的信号肽，并引导核糖体与内质网膜结合。

1. SRP 与信号肽结合　蛋白质合成开始后，信号肽从核糖体中伸出，SRP 立即与其结合，暂时中止蛋白质的翻译。SRP 与信号肽的结合使得核糖体与细胞质中的 SRP 受体相互作用，SRP 受体位于粗面内质网的膜上。随后，核糖体与内质网膜上的转位子（translocon）结合，开始将新合成的多肽链导入内质网腔内。

2. 转位过程　多肽链进入内质网腔的过程称为转位。SRP 释放后，蛋白质的合成继续进行，信号肽被信号肽酶切除，蛋白质在内质网腔中进一步折叠和修饰。对于膜蛋白，多肽链上的疏水区段被识别，并嵌入内质网膜中，成为成熟的跨膜蛋白。转位过程确保蛋白质能够正确进入内质网，并在内质网内进行必要的加工和分选。

（三）蛋白质折叠、修饰与质量控制

在内质网和高尔基体中，蛋白质经过一系列折叠、修饰和质量控制过程，这些过程不仅决定了蛋白质的功能，还为其分选和运输提供了信号。

1. 糖基化　是蛋白质修饰中最常见的形式之一，主要发生在内质网和高尔基体中。蛋白质糖基化是指在蛋白质分子上添加糖基团的过程，它不仅影响蛋白质的稳定性和活性，还为蛋白质的分选提供了重要的标记。高尔基体中的酶可以识别蛋白质上的糖基化结构，根据这些结构将蛋白质分选到不同的细

胞器或质膜。例如，免疫球蛋白 G（immunoglobulin G，IgG）等蛋白质在高尔基体中被添加了特定的糖基化标记，这些标记可以帮助识别并将它们正确运输到质膜或分泌到细胞外，从而使 IgG 在免疫系统中发挥抗体功能，通过结合特定抗原参与体液免疫反应，帮助防御病原体。

2. 硫键的形成与折叠 在内质网中，蛋白质通过形成二硫键和正确折叠来获得稳定的三维结构。分子伴侣蛋白（如 BiP、PDI 等）在这个过程中起到关键作用，它们帮助新生多肽链正确折叠，避免错误折叠导致的蛋白质聚集。蛋白质的正确折叠和修饰对于其功能和分选至关重要。内质网中的质量控制机制会检测蛋白质的折叠状态，错误折叠的蛋白质将被标记并通过内质网相关的蛋白降解途径送至蛋白酶体降解，防止其进入分选和运输系统。

（四）蛋白质的分选机制

蛋白质的分选机制是指细胞通过识别蛋白质上的信号序列或修饰标记，将其准确地运输到目标细胞器或质膜的过程。

1. 高尔基体的分选 蛋白质从内质网转运到高尔基体后，根据其上的糖基化标记和信号序列在高尔基体中进行分选。高尔基体通过特定的受体和衣被蛋白，将蛋白质包装到不同的囊泡中。这些囊泡随后通过胞吐作用或内吞作用将蛋白质运送到目标位置，如溶酶体、质膜或分泌到细胞外。高尔基体的分选过程涉及多个囊泡运输通路，如从高尔基体到溶酶体的转运、从高尔基体到质膜的分泌转运等。每条通路都由特定的衣被蛋白（如 COP Ⅰ、COP Ⅱ、网格蛋白）和膜融合蛋白（如 SNARE 蛋白）介导，确保蛋白质被正确运输和定位。

2. 溶酶体分选 溶酶体酶的分选依赖于高尔基体中的糖基化和磷酸化过程。M6P 标记是溶酶体酶分选的关键信号，高尔基体中的 M6P 受体识别这一标记，将酶包装到溶酶体转运囊泡中。囊泡到达溶酶体后，M6P 受体释放酶，并返回高尔基体循环利用。此分选机制确保了溶酶体酶能够准确运送到溶酶体中执行降解功能。

三、蛋白质的运输方式

蛋白质的运输是细胞生理中至关重要的过程。新合成的蛋白质需要被正确识别并运输到特定的细胞器或细胞膜区域，以便行使其功能。细胞内的蛋白质运输方式主要包括小泡运输、跨膜运输和核孔运输。每一种运输方式都有其独特的机制和作用范围，确保蛋白质在细胞内的精准定位。

（一）小泡运输

小泡运输（vesicular transport）是内膜系统中最常见且最重要的蛋白质运输方式之一。小泡运输主要发生在内质网、高尔基体、溶酶体、质膜和细胞外之间，通过小囊泡的形成、运输和融合，将蛋白质及其他分子在不同细胞器和细胞表面之间进行准确地传递。

1. 小泡的形成与衣被蛋白 在小泡运输过程中，蛋白质首先被包装到囊泡中，这个过程由衣被蛋白介导。不同的衣被蛋白决定了小泡的运输方向和目的地，主要包括 COP Ⅰ、COP Ⅱ 和网格蛋白（clathrin）三类。

（1）COP Ⅰ 衣被蛋白 COP Ⅰ 负责高尔基体逆向运输，即从高尔基体将蛋白质运送回内质网。这种逆向运输有助于维持细胞器之间的物质平衡，并参与内质网 - 高尔基体系统的正常运作。高尔基体中有一部分蛋白质在运输过程中会意外进入错误的区域，而 COP Ⅰ 的逆向运输确保这些错误分配的蛋白质被及时带回内质网，以进行再加工和修饰。

（2）COP Ⅱ 衣被蛋白 COP Ⅱ 介导从内质网到高尔基体的前向运输。新合成的蛋白质首先在粗面内质网中进行折叠和初步修饰，然后由 COP Ⅱ 衣被蛋白包裹，形成运输囊泡。COP Ⅱ 的选择性包装过程由内质网上的受体蛋白识别新生蛋白质上的信号序列，并将其引导至 COP Ⅱ 囊泡形成区域。此过程确保了蛋白质能够准确而有效地转运到高尔基体进行进一步加工。

（3）网格蛋白　主要参与从高尔基体到质膜、溶酶体以及内吞小泡的运输。网格蛋白在膜表面聚合形成笼状结构，引发膜的弯曲和囊泡的出芽。网格蛋白介导的运输囊泡不仅将加工后的蛋白质分泌到细胞外，还负责将细胞表面的受体、通道蛋白等运送到目标位置，并通过内吞途径将外界物质吸收入细胞。

2. 小泡运输与膜融合　囊泡运输是一个多步骤过程，包括囊泡的形成、运输和与目标膜的融合。运输囊泡通过细胞骨架中的微管和肌动蛋白纤维运输到目标细胞器或质膜。这一过程由分子马达蛋白（如驱动蛋白和动力蛋白）推动，确保囊泡在细胞内的精确定位。

（1）膜融合　小泡到达目标膜后，首先通过特异性的锚定和识别机制与目标膜结合。膜融合的关键调控蛋白是 SNARE 蛋白。SNARE 蛋白分为两类，详细介绍见本章第七节。

（2）SNARE 蛋白复合体的调控　SNARE 介导的膜融合过程还受到其他调控蛋白的精细调节。例如，拉贝蛋白（Rab 蛋白）是一类 GTP 结合蛋白，参与囊泡的识别、运输和锚定过程。拉贝蛋白与效应蛋白相互作用，确保囊泡运输的准确性。此外，NSF 和 α－SNAP 等蛋白在膜融合后通过水解 ATP 将 SNARE 复合体解开，使 SNARE 蛋白在下一个运输周期中重新利用。

3. 胞吞与胞吐作用　小泡运输不仅涉及内膜系统之间的物质转运，还包括细胞与外界环境之间的物质交换，主要通过胞吞作用和胞吐作用实现，详见第四章第二节中，大分子物质和颗粒物质的膜泡运输。

4. 小泡运输在细胞功能中的作用　总的来说，小泡运输在细胞功能中扮演了多重角色。

（1）物质交换与分泌　通过小泡运输，细胞能够将新合成的蛋白质、脂质、糖类分泌到细胞外，参与细胞间通讯、营养供应和免疫反应。

（2）细胞膜成分的更新　小泡运输通过将膜蛋白和脂质从内膜系统转运到质膜，实现细胞膜的更新和功能调节。质膜蛋白的分选和定位对于维持细胞的信号感知、物质运输以及与环境的相互作用至关重要。

（3）细胞器功能维护　内膜系统的蛋白质运输确保了各细胞器之间的物质交换和功能分化。例如，高尔基体将加工后的蛋白质分选到溶酶体、质膜或细胞外，使这些区域能够执行各自的生理功能。

（二）跨膜运输

跨膜运输（transmembrane transport）是指蛋白质通过跨过细胞器的膜，进入目标腔室或膜腔的过程。这一过程主要发生在线粒体、叶绿体、过氧化物酶体等双层膜细胞器中，依赖于特定的转运通道和靶向信号的识别。

1. 线粒体和叶绿体的蛋白质运输　线粒体和叶绿体是拥有双层膜结构的细胞器，它们的蛋白质运输具有独特的机制。线粒体和叶绿体的蛋白质大部分是由细胞核编码，在细胞质中合成，然后被转运到线粒体或叶绿体中。

（1）线粒体的蛋白质跨膜运输　线粒体的蛋白质运输由其外膜上的 TOM 复合体（translocase of the outer membrane）和内膜上的 TIM 复合体（translocase of the inner membrane）介导。新合成的蛋白质携带线粒体靶向序列，由细胞质中的伴侣蛋白识别并引导至线粒体外膜。TOM 复合体识别靶向序列并将蛋白质转运至内膜间隙。随后，TIM 复合体通过识别信号序列，将蛋白质转运至线粒体基质或内膜中。在基质中，线粒体的信号肽被专门的酶切除，蛋白质折叠成其功能状态。

（2）叶绿体的蛋白质跨膜运输　叶绿体的蛋白质运输类似于线粒体，依赖于 TOC 复合体（translocase of the outer chloroplast membrane）和 TIC 复合体（translocase of the inner chloroplast membrane）。在叶绿体中，外膜上的 TOC 复合体负责识别胞质中蛋白质上的叶绿体靶向序列，并将其转运至叶绿体的内膜。TIC 复合体则介导蛋白质跨过内膜，进入叶绿体基质或嵌入类囊体膜中。该过程需要能量的参与，并且通过信号序列的识别和切除来确保蛋白质的精确定位。

2. 过氧化物酶体的蛋白质运输 过氧化物酶体中的蛋白质大多数在细胞质中合成，然后通过过氧化物酶体膜上的特异性转运通道进入酶体内部。过氧化物酶体蛋白质运输主要依赖于两种靶向信号：PTS1 和 PTS2。

（1）PTS1 信号 是最常见的过氧化物酶体靶向信号，位于蛋白质的 C 端，由三肽序列组成，通常是 "Ser – Lys – Leu" 或其变异形式。过氧化物酶体膜上的受体 Pex5p 识别 PTS1 信号，并与蛋白质结合，引导其通过膜上的转运通道进入过氧化物酶体腔。

（2）PTS2 信号 位于蛋白质的 N 端，由一段氨基酸序列组成。Pex7p 是识别 PTS2 信号的受体，负责将携带 PTS2 的蛋白质导入过氧化物酶体。PTS1 和 PTS2 受体在导入蛋白质后，会返回胞质重新利用，完成跨膜运输循环。

3. 跨膜运输的调控 跨膜运输是一个高度受控的过程，涉及信号序列识别、跨膜复合体的介导、能量供给等多个环节。蛋白质的折叠状态、转运通道的选择、能量的消耗（如 ATP 或 GTP 的水解）等，都会影响跨膜运输的效率和精度。研究发现，在某些疾病中，跨膜运输异常会导致蛋白质定位错误，从而引起细胞功能紊乱。因此，深入了解跨膜运输的调控机制，对于阐明细胞器的生物学功能和相关疾病的病理机制具有重要意义。

（三）核孔运输

核孔运输（nuclear pore transport）是细胞核与胞质之间物质交换的主要方式，涉及信号识别、运输受体介导和核孔复合体的调控。核孔运输主要包括蛋白质、RNA、核糖体亚基等大分子的双向运输，是调控基因表达和细胞周期的关键环节。

1. 核定位信号与进核运输 蛋白质进入细胞核依赖于核定位信号（nuclear localization signal，NLS）。NLS 通常由一段富含赖氨酸和精氨酸等带正电荷的氨基酸序列组成。核质运输受体（如进核蛋白，importin）负责识别 NLS，并与其结合，形成蛋白质 – 受体复合体。

（1）核孔复合体 是细胞核膜上的多蛋白复合物，形成了连接核内外的通道。核孔复合体具有选择性运输的能力，允许带有 NLS 的蛋白质 – 受体复合体穿过核膜。核孔运输的精确性依赖于核孔复合体中的可变蛋白域，这些域可以动态地调整孔径，允许较大分子的通过。

（2）进核运输过程 进核蛋白识别携带 NLS 的蛋白质，并与核孔复合体上的核纤层蛋白相互作用，通过一系列结合 – 释放的过程，蛋白质被转运到核内。进入核内后，Ran – GTP 与进核蛋白结合，促使蛋白质释放并从受体上解离。随后，Ran – GTP – 进核蛋白复合体返回胞质，Ran – GTP 水解为 Ran – GDP，进核蛋白从中释放，完成运输循环。

2. 核输出信号与出核运输 出核运输是指将核内的蛋白质、RNA 和核糖体亚基等物质转运到胞质。出核运输依赖于核输出信号（nuclear export signal，NES）。NES 是一段富含疏水性氨基酸的短序列，由核输出受体（如出核蛋白，exportin）识别。

出核运输过程：带有 NES 的蛋白质与出核蛋白结合，形成运输复合体。Ran – GTP 的结合是出核运输的必要条件，它能够促进运输复合体与核孔复合体相互作用，穿过核孔进入胞质。到达胞质后，Ran – GTP 水解为 Ran – GDP，导致运输复合体解离，蛋白质被释放到胞质中。出核蛋白和 Ran – GDP 则返回核内，准备下一轮运输。

3. 核孔运输的调控与功能 核孔运输是细胞调控基因表达、信号传递和细胞周期进程的重要机制。通过调节核孔复合体的开放状态和核质运输受体的活性，细胞可以控制蛋白质和 RNA 的核质交换。例如，在细胞周期中，核孔运输调控核蛋白质的浓度，影响基因转录和细胞分裂。

第七节　膜流与囊泡转运

细胞内的膜流与囊泡转运（cytoplasmic vesicle transport）是确保细胞正常生理功能的重要机制，涉及多种分子调控过程。细胞的内膜系统包括多个功能各异的细胞器，如内质网、高尔基体、溶酶体、内体、质膜和外泌体等。这些细胞器之间通过囊泡转运机制进行物质的交流和流动，使得细胞在外部环境变化下能够保持正常运转。细胞需要通过囊泡转运机制不断地从外界吸收营养、排出废物，维持物质的代谢和能量供给。同时，细胞还需要调控信号分子在内外部的传递，以及不同功能区域之间的相互作用。

膜流是指细胞膜及细胞器膜之间的动态重组与流动过程。细胞膜是由磷脂双分子层构成的动态结构，不仅作为细胞内外环境的屏障，还以出芽、融合、分裂等方式发生变化，实现物质的运输与调控。膜流在细胞内各种膜性结构的形成维持和功能调控中扮演关键角色。它不仅是物质转运通道，还通过影响膜蛋白、脂质、糖类等分子的分布，参与细胞信号传递、代谢过程，以及细胞对外界环境变化的响应。通过膜流，细胞可以调节受体在表面的分布，从而控制与外界的信号传导速率与强度。

囊泡转运是细胞内物质运输的重要方式，通过囊泡的形成和运输，细胞内的分子可以被精准地运送到特定的位置。囊泡是由磷脂双分子层包裹的小泡状结构，内含蛋白质、脂类、糖类、核酸等大分子，能够保护这些分子免受环境的影响。囊泡形成的过程通常始于细胞膜或细胞器膜的出芽，通过特定的蛋白质机制使膜弯曲和分离，形成封闭的囊泡结构。形成后，囊泡依靠细胞骨架、动力蛋白和驱动蛋白等分子马达进行运输，向目标细胞器或细胞膜移动。最终，囊泡与目标膜融合，并释放其内的分子。这一过程确保了分子能够准确地被转运，实现了细胞内物质的有序运输。

一、囊泡的类型

囊泡是细胞内外物质运输和信号传递的重要媒介，类型多样，具有各自的特定功能。根据它们的形成途径和功能，囊泡可分为胞外囊泡和胞内囊泡两大类。

胞外囊泡（extracellular vesicles，EVs）是细胞分泌到细胞外空间的小泡，主要包括外泌体、微囊泡和凋亡小体。外泌体（exosomes）是直径 30～150nm 的小囊泡，源自多泡体（MVB）与细胞膜的融合，广泛参与细胞间的信号传递，调节免疫反应、组织修复等生理过程。微囊泡（microvesicles）比外泌体稍大，直径 100～1000nm，直接从细胞膜出芽形成，参与炎症反应、细胞迁移等功能。凋亡小体（apoptotic bodies）是由经历凋亡的细胞释放的较大囊泡，包含细胞质和细胞器碎片，帮助清除凋亡细胞，维持组织的正常代谢。

胞内囊泡（intracellular vesicles）主要负责细胞内不同区室之间的物质转运和细胞外分泌活动。有被小泡（coated vesicles）是细胞中常见的一类胞内囊泡，其外部包覆有特定的蛋白质，例如网格蛋白和 COP 蛋白。网格蛋白有被小泡（clathrin‑coated vesicles，CCV）在胞吞过程中起重要作用，负责将细胞膜上的受体及其配体摄入细胞内。COPⅠ和 COPⅡ包被小泡则负责内质网和高尔基体之间的物质运输，确保蛋白质和脂质在细胞内的正常流动和加工。分泌囊泡（secretory vesicles）是储存并运输细胞内合成的物质（如激素、酶）的囊泡，通过调节性或组成性分泌途径将物质输送至细胞表面或细胞外环境。自噬囊泡（autophagosomes）是另一类特殊的胞内囊泡，它们包裹损伤的细胞器和蛋白质等，通过与溶酶体融合，分解和清除这些细胞成分，维持细胞稳态，防止细胞内废物积累。

总体而言，不同类型的囊泡通过细胞内外的运输、信号传递、代谢废物清除等途径，确保了细胞的正常生理功能和细胞间的协调运作，在上述的众多囊泡类型中，目前对三种主要类型的了解相对深入，它们分别是网格蛋白有被小泡、COP Ⅰ 有被小泡（COP Ⅰ – coated vesicle）和 COP Ⅱ 有被小泡（COP Ⅱ – coated vesicle）。这些囊泡不仅在形态上有所不同，还承担着各自特定的功能。

知识拓展

外泌体与药学

外泌体是细胞分泌的纳米级囊泡，直径 30~150nm，携带蛋白质、脂质、核酸等分子，参与细胞间通信和生理病理调节。在药学中，外泌体展现出多方面应用前景。首先，作为药物递送载体，其生物相容性和低免疫原性使其能包裹和精准递送药物，包括小分子药物、蛋白质和核酸类药物，至特定细胞或组织。其次，外泌体作为诊断标志物，通过分析体液样本中的分子，为早期疾病诊断提供新方法，尤其适用于肿瘤、心血管疾病和神经退行性疾病。此外，外泌体能监测疾病进展和药物治疗效果，通过分子特征分析实现个性化治疗。外泌体还作为药物干预靶点，其特异生物特征和分子调控作用有助于新药研发和治疗。

未来研究将集中于提升外泌体生产效率、靶向性和药物递送效果。尽管外泌体在医药研究领域潜力巨大，但其临床应用仍处于初期探索阶段，需进一步研究安全性和有效性。

（一）网格蛋白有被小泡

网格蛋白有被小泡直径为 50~100nm，表面覆盖着由网格蛋白纤维构成的支架结构，被广泛研究并与胞吞作用和分泌途径密切相关。网格蛋白（clathrin）是由二聚体组成的，三个二聚体聚合形成一个衣被结构单元，称为三脚蛋白复合体（triskelion）。这种囊泡可以在高尔基体形成，负责介导从高尔基体向溶酶体、内体或细胞外分泌途径中的物质运输。此外，网格蛋白有被小泡还可以通过细胞膜上的受体介导的胞吞作用形成，将外界物质引入细胞质。网格蛋白小泡的独特之处在于其蜂窝状结构，这种几何形状帮助膜在形成囊泡时弯曲和塑形。

（二）COP Ⅰ 有被小泡

COP Ⅰ 有被小泡是一种重要的细胞器，负责蛋白质的运输。它们主要的功能是捕获并回收逃逸至内质网的蛋白质，同时执行高尔基体内蛋白的逆向运输。此外，最新研究表明，COP Ⅰ 有被小泡还能参与从内质网到高尔基体的顺向运输。COP Ⅰ 包被的核心成分是由七个亚基组成的复合物，包括 α、β、β′、γ、δ、ε 和 ζ 亚基。其中，α 亚基又被称为 ARF 蛋白，即 ADP – 核糖基化因子。ARF 是一种 GTP 结合蛋白，它在调控衣被蛋白的聚合、装配，以及囊泡的转运过程中发挥重要作用。在 COP Ⅰ 有被小泡的运输过程中，ARF 蛋白通过与其他亚基相互作用，促进衣被蛋白的组装和囊泡的形成。同时，ARF 蛋白还能够调节 COP Ⅰ 有被小泡的运输速度，确保蛋白质在细胞内的正确定位。

（三）COP Ⅱ 有被小泡

COP Ⅱ 有被小泡是一种从内质网到高尔基体运输物质的重要小泡，它的表面覆盖着由 COP Ⅱ 组成的衣被，主要由 Sar1、Sec23/24、Sec13/31 等五个亚基组成，其中 Sar1 蛋白通过与 GTP 或 GDP 结合来调控囊泡衣被的组装和解离。当囊泡从内质网膜出芽时，Sar1 – GDP 与内质网膜中的 GEF 结合，使 Sar1 释放 GDP 并与 GTP 结合，形成活化的 Sar1 – GTP。这一构象变化暴露了 Sar1 蛋白中的脂肪酸尾部，该尾部插入内质网膜中，随后 Sar1 – GTP 招募 COP Ⅱ 衣被蛋白附着到内质网膜上，启动囊泡的出芽过程，最终形成 COP Ⅱ 小泡（图 6 – 28）。

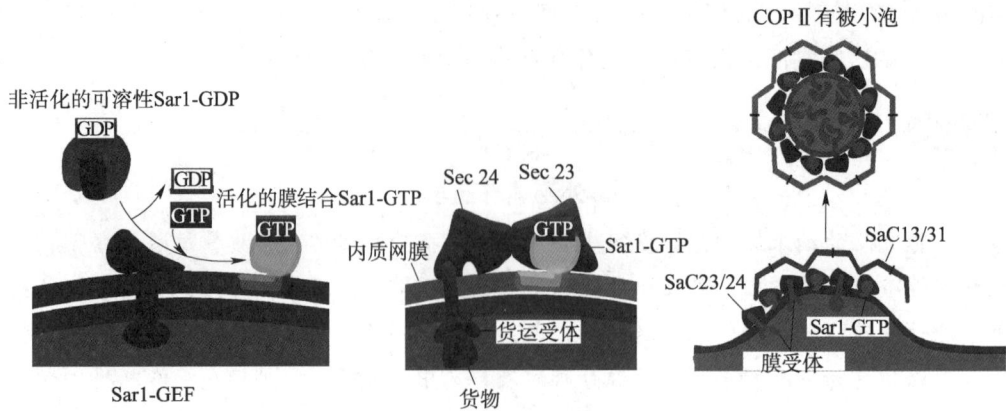

图 6-28　COP Ⅱ 有被小泡的形成

二、囊泡转运

囊泡转运是细胞内将大分子物质从一个细胞区室运输到另一个区室的关键过程，确保蛋白质、脂质等物质在细胞内的正确分配。该过程主要发生在内膜系统中，包括内质网、高尔基体、溶酶体和细胞膜等细胞器之间的物质转运。囊泡转运在细胞的正常功能和稳态维持中起着至关重要的作用。其机制可以分为几个关键步骤。首先是囊泡的形成（或称出芽），在供体膜上通过衣被蛋白如网格蛋白、COP Ⅰ 和 COP Ⅱ 等的作用，形成囊泡。这些衣被蛋白在膜上形成一个网状结构，使膜弯曲并产生囊泡。第二步是货物选择与装载，囊泡装载特定的货物，膜上的受体通过识别特定的信号序列，将这些待运输的蛋白质、脂质等装载到囊泡内部。不同类型的囊泡携带不同的货物，并在细胞中运输到特定的目的地。随后是囊泡的脱离与运输，这一过程中，动力蛋白如动力蛋白和肌球蛋白与细胞骨架相互作用，驱动囊泡沿着微管或微丝向目标膜移动。接下来，囊泡会与目标膜识别并融合。Rab 蛋白和 SNARE 蛋白在这个过程中发挥核心作用，Rab 蛋白确保囊泡精准靶向目标膜，而 SNARE 蛋白则通过形成复合体促进囊泡膜与目标膜的融合，最终使囊泡内的物质得以释放到目标区室或细胞外。囊泡转运机制的高度精确性对细胞内物质的分配和细胞功能的正常运作至关重要。

（一）运输小泡的形成

受体介导的胞吞过程中，多种蛋白质参与了有被小泡的形成与出芽过程，包括网格蛋白、衔接蛋白、膜受体和动力蛋白。这些蛋白质共同协同工作，完成了复杂的胞吞机制。首先，细胞膜上的膜受体与配体分子结合，胞质尾部携带胞吞信号，该信号能够与衔接蛋白结合，进而形成配体－受体－衔接蛋白－网格蛋白复合体。当复合物聚集在细胞膜特定区域时，网格蛋白的三肢复合体开始组装，形成了有被小凹。在小泡出芽的过程中，动力蛋白环状包围有被小凹的颈部，通过水解 GTP 驱动颈部缩紧，使膜逐渐融合形成封闭的小泡。随后，小泡释放并脱落网格蛋白衣，再回收到细胞质。研究表明，不是所有运输小泡都是球形的，有些可以融合形成不规则形态的"内质网－高尔基体中间体"。对 COP Ⅰ 和 COP Ⅱ 被覆小泡的研究揭示，外被募集 GTP 酶在小泡衣的装配和脱离过程中扮演着关键角色。外被募集 GTP 酶作为分子开关，在活性和非活性状态之间转换，鸟嘌呤交换因子（GEFs）促进 GTP 酶从 GDP 结合状态转换为 GTP 结合状态，而 GTP 酶激活蛋白（GAPs）则负责催化 GTP 的水解，从而终止其活性状态。

（二）运输小泡的靶向运输

细胞内的运输小泡是细胞内重要的运输工具，其运输机制高度有序，具有明显的选择性和专一性。

小泡表面的标志物与来源及货物类型相关联，通过与靶膜上相应的受体相互作用，实现了小泡与靶膜的精准对接。Rab 蛋白在这一特异性识别过程中发挥着关键性作用。Rab 蛋白作为单体 GTP 酶家族中最大的亚家族，拥有约 70 个成员，能够指引小泡到达正确的靶膜位点。Rab 蛋白通过其 C 末端氨基酸序列的差异在细胞内呈现特定的分布模式，保证了小泡的精准运输和特定靶向功能。每个细胞器的胞质基质表面至少存在一种特定的 Rab 蛋白，确保了细胞内的运输系统的正常运转。表格中列举了 Rab 蛋白在不同细胞器中的分布及其功能，进一步展示了其在细胞运输中的关键作用（表 6-5）。

　　Rab 蛋白是 Ras 超家族中最大的调节性小分子 GTP 结合蛋白亚家族，存在于质膜和细胞器膜中。Rab 蛋白通过结合 GTP 并进行水解，在 GTP-GDP 的循环过程中调控小泡的融合。通常，Rab 蛋白以与 GDP 结合的非活性状态存在，当其与 GEF（鸟苷酸交换因子）作用后替换为 GTP，转化为活性状态的 Rab-GTP，并结合到运输小泡的膜上。随着小泡接近目标膜，Rab-GTP 与相应的 Rab 效应蛋白结合，促使小泡停靠在靶膜上，进而实现小泡与靶膜的结合和融合。小泡与靶膜完成融合后，Rab 蛋白的 GTP 被水解为 GDP，使其转变为 Rab-GDP 形式，再次回到细胞质中进行循环利用。Rab-GDP 通过与 GDP 解离抑制因子（GDI）结合来防止 GDP 的非正常解离和 Rab 的非正常激活。不同膜上的 Rab 效应蛋白与 Rab 蛋白结合，形成特定的蛋白复合体，在小泡与靶膜融合过程中发挥重要作用。Rab 蛋白与 SNARE 蛋白协同工作，帮助小泡膜与靶膜进一步融合，确保小泡能够精确地与靶膜对接，顺利完成膜融合过程。在细胞内的运输系统中，Rab 蛋白的作用不可或缺，它们的特殊分布和功能确保了细胞内物质的准确传递和分布，维持细胞正常的代谢活动和结构功能。

表 6-5　部分 Rab 蛋白的细胞内定位

Rab 蛋白	细胞器	Rab 蛋白	细胞器
Rab1	内质网与高尔基复合体	Rab7	晚期内体
Rab2	顺面高尔基网	Rab8	分泌小泡（细胞基侧面）
Rab3A	分泌颗粒	Rab9	晚期内体、反面高尔基网
Rab4	早期内体	Rab11	回收内体和转运小泡
Rab5A	细胞膜、网格蛋白有被小泡	Rab27	分泌性囊泡和溶酶体相关区室
Rab5C	早期内体	Rab35	细胞膜和回收内体
Rab6	高尔基复合体中间膜囊和反面膜囊		

（三）运输小泡与靶膜融合

　　运输小泡与靶膜的融合是细胞内物质转运的关键步骤，确保合成的分子能准确送达其功能位置。这一过程包括几个重要阶段。首先，小泡在细胞内通过微管或微丝网络移动到目标膜。Rab 蛋白与靶膜上的 Rab 效应因子相互作用，确保小泡正确定位和识别。小泡与靶膜的接触由特定的 SNARE 蛋白介导。v-SNARE（小泡膜上的 SNARE 蛋白）与 t-SNARE（靶膜上的 SNARE 蛋白）在膜上形成配对，促进膜的接近和重排。这一阶段的关键在于膜蛋白和脂质的重新组织，为膜融合做准备。膜融合是通过 SNARE 蛋白复合体的形成来实现的，即 v-SNARE 和 t-SNARE 的结合，该复合体的形成能够驱动膜的弯曲和最终融合，形成一个融合孔，使小泡内的内容物释放到细胞外或目标位置。这一过程需要精确的时机和高效的机制，以保证物质的正确转运。融合完成后，小泡膜与靶膜形成一个连续的膜结构。膜重建和修复机制启动，确保膜的完整性和功能。钙离子及其他信号分子调节这一过程，确保膜融合的准确性和时机。综上所述，运输小泡与靶膜的融合涉及复杂的蛋白质和膜脂质相互作用，是细胞内分泌和物质转运的核心环节。理解这一过程对于揭示细胞膜生物学和分泌机制具有重要意义。

三、生物合成 – 分泌途径

在生物合成 – 分泌途径中，蛋白质的合成和转运是一个精细的过程，涉及多个细胞内结构的协调运作。首先，蛋白质在细胞质的游离核糖体上合成后，转移到内质网的表面。在内质网内，新合成的蛋白质根据其特性会被分流。一部分蛋白质在内质网腔内折叠和加工，成为可溶性蛋白；另一部分则插入内质网膜中，成为跨膜蛋白。内质网不仅负责初步的折叠和修饰，还对蛋白质进行质量控制，确保只有正确折叠的蛋白质才能继续向下游运输。接下来的转运过程包括从内质网到高尔基体的移动，并最终到达细胞膜或其他细胞器。在这一过程中，蛋白质会通过多个细胞内区室，并在这些区室中被进一步的加工和修饰，这个过程是通过运输小泡来实现的。在从内质网到细胞表面的过程中，蛋白质的分选和包装是必不可少的。细胞内的多个分选步骤确保膜蛋白和可溶性蛋白的精确分配和靶向运输。每一步的转运和加工都受到严格的调控，以确保蛋白质在细胞内外环境中的正确功能。这些复杂的过程不仅对细胞的正常功能至关重要，也对理解细胞膜生物学和分泌机制提供了关键的视角。

（一）内质网和高尔基复合体之间的蛋白质运输

在真核细胞中，内质网和高尔基复合体之间的蛋白质运输是生物合成 – 分泌途径中的关键步骤。这个复杂且精细调控的过程确保了新合成的蛋白质在正确的时间和地点被转运、加工和定位。蛋白质在内质网中完成初步合成和折叠后，必须通过小泡运输机制被运送到高尔基复合体进行进一步的加工和分选。随后，经过修饰的蛋白质将被定向运输至它们的最终目的地，如细胞膜、溶酶体或被分泌到细胞外。

这个过程涉及正向小泡运输（anterograde vesicle transport）和逆向小泡运输（retrograde vesicle transport）两个主要的运输机制，它们协同作用以确保蛋白质的正确折叠、修饰和功能发挥。接下来将详细介绍这两个机制以及它们在蛋白质运输中的作用和调控。

1. 正向小泡运输　是指从内质网向高尔基复合体的蛋白质转运过程。这个过程是细胞内蛋白质合成和加工的关键步骤。在内质网中合成的蛋白质有两类，一类属于内质网驻留蛋白，另一类则是经过分选后被运送至高尔基复合体及其他细胞器或分泌到细胞外的蛋白质。新合成的蛋白质首先在内质网中被包装到 COP Ⅱ 衣被的小泡中。这些小泡通常从内质网的特定出口位点（ER exit sites，ERES）萌生，而这些出口位点也称为过渡区（transitional elements），因为它们位于靠近高尔基复合体的区域。小泡快速脱掉衣被，准备与高尔基体膜融合，在此期间，Rab 蛋白首先发挥作用，通过结合特异性受体来定位小泡，使其精确到达高尔基体膜。此外，SNARE 蛋白（包括位于小泡膜上的 v – SNARE 和位于高尔基体膜上的 t – SNARE）通过相互识别和结合，促成小泡膜与高尔基体膜的紧密接触和最终融合，从而释放小泡内的内容物到高尔基体中，完成了蛋白质从内质网到高尔基体的初步运输（图 6 – 29）。

新生蛋白在输出信号的指导下进入 COP Ⅱ 小泡，而这些输出信号目前仍然不完全清楚。不过，已有遗传性疾病研究揭示了一些关键线索。例如，编码蛋白 ERGIC53 的基因突变会导致患者血液中凝血因子 Ⅴ 和凝血因子 Ⅷ 含量极低，最终引发严重的出血性疾病。这是因为 ERGIC53 是一种与甘露糖结合的凝集素，专门识别并绑定凝血因子 Ⅴ 和 Ⅷ 的特定结构，从而使它们成功被包装到 COP Ⅱ 小泡中。另一方面，驻留在内质网中的驻留蛋白由于缺乏输出信号，因此通常不会被选择性地包装到 COP Ⅱ 小泡中。然而，这些驻留蛋白有时在内质网中以较高浓度存在，并与其他蛋白形成复杂的多蛋白复合体，这些复合体过大或无法被有效装配进运输小泡。因此，大多数内质网驻留蛋白不参与向高尔基复合体的分泌途径。然而，部分驻留蛋白由于复杂的相互作用，可能会偶然渗入 COP Ⅱ 小泡，形成所谓的"逃逸"蛋白。这些蛋白质虽然暂时脱离内质网，但在被运送至高尔基复合体后，能够通过识别特定信号返回内质

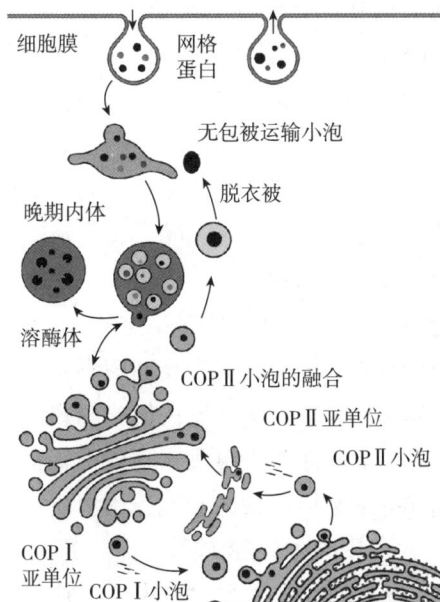

图 6-29　COP II 有被小泡从内质网到高尔基复合体运输

网，完成其驻留功能。

2. 逆向小泡运输　是指从高尔基复合体返回内质网的过程。这一机制对于内质网的功能维持和细胞内物质的平衡至关重要。逆向运输能够回收未正确折叠的蛋白质，或者将已经处理过的蛋白质运输到内质网进行进一步的处理。逆向小泡运输的机制与正向小泡运输类似，但其关键步骤有所不同。在高尔基体膜上，逆向小泡的形成由 COP I 蛋白复合体介导。COP I 蛋白复合体与膜蛋白结合，促进膜的内陷，形成含有目标蛋白的囊泡。这些逆向囊泡通过微管骨架系统向内质网移动。与正向运输一样，逆向运输也依赖于马达蛋白的介导。此外，逆向运输也受细胞内部环境的影响。例如，内质网的质量控制机制能够识别并回收错误折叠的蛋白质，防止它们积累。细胞内的信号分子，如糖酵解产物和激素，也会调节逆向运输的速率和效率。

（二）高尔基体复合体膜囊之间的蛋白质运输

高尔基体是细胞中负责蛋白质、脂质和多糖加工的重要细胞器。高尔基体由多个扁平的膜囊（也称为囊泡）组成，这些膜囊按顺序排列，形成一个极性结构，通常从顺面到反面。在高尔基体中，蛋白质和其他分子从内质网进入顺面膜囊，经过逐步的修饰、加工和分选，最终通过反面膜囊向细胞表面或其他细胞器运输。在高尔基体膜囊之间，蛋白质的运输是通过两种主要模式进行的，小泡运输模式和膜囊成熟模式。这两种模式分别代表了不同的分子运输机制，并且在不同的生理条件下可能共存和相互作用。

1. 小泡运输模式　是高尔基体膜囊之间蛋白质转运的经典理论之一。在这一模式中，认为蛋白质和其他分子从高尔基体的顺面膜囊通过小泡形式被转运到中间膜囊和反面膜囊。这些运输小泡从膜囊中出芽，携带目标分子，与下游膜囊的膜融合，释放其内容物。这一过程类似于细胞内质网与高尔基体之间的正向小泡运输。小泡运输模式强调高尔基体的各个膜囊作为稳定的、相对独立的结构存在，每个膜囊都承担特定的加工和修饰功能，而运输小泡负责在膜囊之间进行分子转运。

在小泡运输模式中，小泡的形成由膜蛋白复合体介导，其中，COP II 小泡介导正向运输，而 COP I 小泡则介导逆向运输和高尔基体内的某些转运过程，同时，小泡运输还依赖于 SNARE 蛋白复合体和 Rab 蛋白的精确调控。此外，信号分子如钙离子浓度和细胞内的能量状态也会影响小泡的形成和运输速率。例如，在某些情况下，细胞内的信号传导途径会加速小泡运输，以应对外界刺激或生理需求的变化。小泡运输模式的优势在于，它解释了高尔基体不同膜囊之间的分工和功能特异性。每个膜囊可以专注于特定的修饰步骤，如糖基化、磷酸化或硫酸化，而小泡负责将已经部分加工的分子从一个膜囊转运到下一个膜囊。然而，小泡运输模式也存在一定的局限性。一些研究表明，某些大型分子或复合体可能过大，无法通过小泡转运。此外，小泡运输模式无法完全解释高尔基体膜囊本身的动态变化，特别是高尔基体膜囊在不同条件下会发生的形态变化。

2. 膜囊成熟模式（cisternal maturation model）   提出了一种与小泡运输模式不同的高尔基体蛋白质运输机制。在这一模式中，认为高尔基体的膜囊并非稳定不变，而是逐步向前"成熟"并转化。换句话说，顺面膜囊会逐渐转化为中间膜囊，随后转化为反面膜囊。在此过程中，膜囊中的蛋白质和其他分子被逐步修饰，并随着膜囊的成熟一同向前转移。这一模式的核心在于，高尔基体膜囊本身的动态变化承担了蛋白质的转运功能，而不再需要依赖于大量的小泡进行转运。

在膜囊成熟模式中，顺面膜囊接受来自内质网的囊泡，蛋白质在此接受初步的加工和修饰。随着时间的推移，顺面膜囊逐渐"成熟"并转化为中间膜囊和反面膜囊。在此过程中，膜囊中的蛋白质随着膜囊的变化而逐步进行修饰和加工。虽然膜囊本身在"前行"，但高尔基体中的逆向小泡运输依然发挥着重要作用。通过逆向小泡运输，高尔基体中的特定蛋白质和酶类会被运回到前面的膜囊或内质网，从而维持膜囊内的功能（图6-30）。高尔基体中的蛋白酶、糖基化酶和运输蛋白在不同阶段发挥着关键作用，确保蛋白质的逐步加工和修饰。此外，膜囊的成熟过程还能够响应细胞环境的变化，确保膜囊的转化与细胞内的整体需求保持一致。例如，在高分泌活性的细胞中，高尔基体的膜囊可以加速成熟，以应对大量蛋白质加工的需求。与小泡运输模式相比，膜囊成熟模式更加符合高尔基体的动态结构变化，也能够更好地解释一些较大的分子复合体的转运方式。

小泡运输模式和膜囊成熟模式代表了两种不同的高尔基体蛋白质转运机制。然而，越来越多的研究表明，这两种模式并非相互排斥，而是在不同条件下可能协同发挥作用，此外，在不同细胞或不同生理、病理条件下，二者的主导作用也不同。

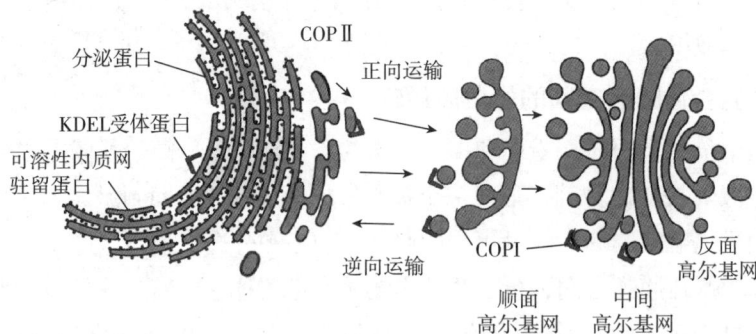

图6-30   高尔基复合体膜囊之间的蛋白质运输

（三）从高尔基复合体到细胞表面的蛋白质运输

在真核细胞中，蛋白质通常由内质网合成，随后通过高尔基体进行修饰、包装，并最终通过小泡运输到细胞表面（图6-31）。根据蛋白质的功能及其释放方式的不同，细胞通过两条主要途径将蛋白质运输至细胞表面：组成性分泌途径（constitutive secretory pathway）和调节性分泌途径（regulated secretory pathway）。这两条途径各有不同的分泌机制和调控方式，但共同组成了维持细胞正常运作和特定功能发挥的关键环节。

1. 组成性分泌途径   是一种细胞内持续进行的分泌途径，无须特定信号刺激即可向细胞外释放蛋

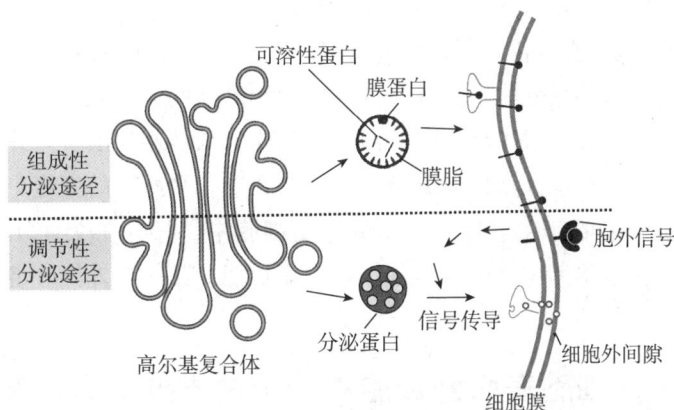

图 6-31 从高尔基复合体到细胞表面的蛋白质运输

白质。它通过不断将新合成的蛋白质、脂质等运送到细胞膜，既保持了细胞膜的完整性和流动性，也分泌了一些必需的物质至细胞外，如细胞外基质蛋白和血浆蛋白等。首先，组成性分泌途径有助于维护和更新细胞膜。内质网合成的膜蛋白、脂质以及糖脂在经过高尔基体修饰后被包装进分泌小泡中，随后通过与细胞膜融合，更新细胞膜的组分，修复损伤，保持膜的稳定性。其次，这一途径可以持续分泌细胞外基质成分，如纤连蛋白、胶原蛋白和层粘连蛋白等，在细胞外基质中发挥支持和维持组织结构的作用。此外，组成性分泌途径还涉及蛋白质的合成与修饰、小泡的形成和运输以及小泡与细胞膜的融合等关键步骤。在内质网上合成的蛋白质经过高尔基体内的多种修饰后形成成熟的分泌性蛋白质，随后被包装进运输小泡中，通过出芽的方式从高尔基体脱离，并被运送到细胞膜表面，最终与细胞膜融合释放内容物至细胞外。这一过程通过 SNARE、Rab 蛋白家族的介导进行，确保小泡与细胞膜的精确融合。

2. 调节性分泌途径 与组成性分泌途径不同，调节性分泌途径只存在于某些特化的细胞类型中，如内分泌细胞、神经细胞和某些腺体细胞。这些细胞能够储存分泌性蛋白质，直到受到特定外部信号（如激素或神经信号）的刺激时，才将这些蛋白质快速分泌到细胞外。因此，调节性分泌途径能够精确地控制细胞对环境信号的响应，适用于那些需要根据外部需求及时释放的蛋白质，如激素、酶、神经递质等。

（1）调节性分泌途径的功能 具有以下主要功能。

1）信号依赖性分泌 调节性分泌途径的一个重要特点是需要外部信号来激活。细胞在接收到信号后，分泌小泡被迅速运输到细胞膜并与其融合，释放内部储存的物质。常见的外部信号包括激素（如胰岛素）、神经递质（如乙酰胆碱）或其他化学物质。

2）储存和快速响应 调节性分泌细胞通常将分泌蛋白储存在分泌小泡中，直到需要释放时才通过胞吐作用快速分泌。这使得细胞能够根据外界刺激，在短时间内大量释放特定物质，满足机体的即时需求。例如，在神经细胞中，调节性分泌途径使得神经递质能够在短时间内被大量释放，从而确保神经信号的迅速传导。

（2）调节性分泌途径的机制 主要涉及以下几个方面。

1）信号识别与激活 当细胞接收到外部信号（如钙离子浓度升高）时，信号分子通过与细胞表面的受体结合，激活细胞内的信号转导通路。典型的信号转导过程包括钙离子通道的开放或第二信使（如 cAMP）的生成，这些信号最终引发分泌小泡的转运和分泌。

2）小泡的储存与运输 调节性分泌的蛋白质在高尔基体中被包装到特定的小泡中，这些小泡不像组成性分泌途径中的小泡那样立即与细胞膜融合，而是被暂时储存在细胞质中，等待外部信号的触发。

3）小泡的快速释放 当外部信号激活后，储存的小泡迅速被运输到细胞膜，借助细胞骨架及动力蛋白等参与者，小泡与细胞膜融合，并通过胞吐作用将内容物释放到细胞外。

4）胞吐的快速完成　调节性分泌途径的细胞能够在数秒到数分钟内完成分泌，这种快速响应机制确保了细胞能够及时应对外部环境变化，尤其在神经传导和激素调节中尤为重要。调节性分泌途径严格依赖于外部信号的刺激，确保细胞仅在需要时分泌相关物质，从而避免浪费资源。

组成性分泌途径是一种持续且无条件的分泌方式，存在于几乎所有的细胞中。调节性分泌途径则是一种信号依赖的分泌机制，主要存在于特定类型的分泌细胞中，只有在受到外部信号刺激时才快速释放。这两条途径相互协作，使得细胞既能维持基本的生命功能，又能对外界环境变化做出快速而灵敏的反应。

四、胞吞途径－从细胞表面到细胞内的蛋白质分选和运输

胞吞作用是细胞从外界摄取大分子、颗粒物或液体的一种重要方式，它通过细胞膜包裹外界物质形成囊泡，将其带入细胞内部。这一过程对于细胞的物质交换、信号传递以及细胞器的动态平衡具有重要意义。胞吞途径还通过复杂的分选和运输机制将内吞的物质分类并输送到不同的细胞内位置，如溶酶体、回收途径或高尔基体，确保细胞的正常运作。根据胞吞的具体机制和所摄取物质的大小与性质，胞吞作用可以分为吞噬作用、胞饮作用以及受体介导的胞吞。

（一）胞吞途径的主要类型

1. 吞噬作用（phagocytosis）　是胞吞作用的一种特化形式，专门用于摄取大颗粒物质，如细菌、细胞碎片或其他颗粒物。这一过程主要在一些特化的免疫细胞中发生，如巨噬细胞、中性粒细胞和树突状细胞，在免疫反应中起到了清除病原体和死细胞的重要作用。主要步骤如下。

（1）识别和黏附　细胞通过表面的受体识别外界的颗粒物质，常见的受体包括补体受体和 Fc 受体。这些受体能够特异性结合抗体包被的病原体或其他特定标志物。

（2）包裹和形成吞噬体　一旦识别并黏附，细胞膜会向内伸展并包裹颗粒，最终完全包围它形成吞噬体（phagosome）。

（3）吞噬体与溶酶体融合　吞噬体形成后，会与细胞内的溶酶体融合，形成吞噬溶酶体。溶酶体内含有多种水解酶，能够降解被吞噬的颗粒物质，最终将其分解为小分子，以便于细胞利用或排出。

2. 胞饮作用（pinocytosis）　是一种细胞不断摄取细胞外液体和小分子的胞吞方式。吞饮作用的特征是不具有选择性，细胞膜会无差别地内陷形成小泡，包裹附近的液体并将其带入细胞内部，对于维持细胞的营养吸收和液体动态平衡具有重要作用。胞饮作用的机制如下。

（1）小泡的形成　细胞膜向内凹陷并包裹附近的液体，形成小而无定形的小泡。

（2）小泡的运输与融合　这些吞饮小泡会被输送到早期内体，接着进入后续的分选和运输途径。

3. 受体介导的胞吞（receptor－mediated endocytosis）　是一种高效且具有选择性的胞吞方式。通过受体介导的胞吞机制，细胞可以高效而有选择性地摄取所需的物质，同时避免摄取无用物质。这种过程在多个重要的生理过程中起着关键作用，比如胆固醇和铁的摄取。整个过程包括受体与配体的结合、形成有被小泡、小泡与早期内体的融合以及对内吞物的分选。通过这种方式，细胞可以将需要的受体回收到细胞表面，同时将配体运送到适当的细胞内区室进行处理。

除了上述几种主要形式，还有一些其他类型的胞吞途径在特定情况下发生，例如洞穴蛋白介导的胞吞（caveolae－mediated endocytosis）和巨胞饮（macropinocytosis）。这些胞吞途径通常涉及不同的分子机制和蛋白质复合体，满足细胞对特定物质的摄取需求，从而保证细胞的正常运作和生长发育。

（二）胞吞后的分选与运输

胞吞后的分选和运输过程是由细胞内的多种信号和结构蛋白协同作用完成的。内体是胞吞后分选和

运输的中心，通常分为早期内体、晚期内体和回收内体。它们在时间和空间上相互衔接，分别发挥不同的作用。

1. 早期内体（early endosome） 胞吞小泡首先与早期内体融合，早期内体主要负责物质的初步分选。在此过程中，一些受体可以直接从早期内体被回收到细胞表面，而其他物质则被继续运送到晚期内体。

2. 晚期内体（late endosome） 早期内体中的未回收物质会被运输到晚期内体。在晚期内体中，内吞物质会被进一步加工和转运，最终进入溶酶体降解。

3. 回收内体（recycling endosome） 回收内体负责将需要回收到细胞膜的受体和其他物质返回到细胞表面。这一过程对于维持细胞膜上受体数量的动态平衡至关重要，例如在受体介导的胞吞中，LDL受体通常在内吞后被回收到细胞表面继续发挥作用。

内体内的分选机制通过多个信号、蛋白质以及脂质成分的协作完成，包括 Rab GTP 酶、SNARE 蛋白以及磷脂酰肌醇 – 3 – 磷酸（PI3P）及磷脂酰肌醇 – 3,5 – 二磷酸（PI – 3,5 – P_2）等。它们协同作用，确保内吞的小泡能够准确、及时地运送到适当的细胞器或特定的细胞膜区域，从而有效调节物质的分选、降解和回收。

思考题

答案解析

1. 简述细胞质基质的结构组成及在细胞生命活动中的作用。

2. 怎样理解内膜系统是一个结构与功能密切联系的动态整体？

3. 内质网合成的蛋白质在分泌到细胞外之前，需要经历哪些加工和修饰过程？这些过程对蛋白质的功能和活性有什么影响？

4. 简述高尔基体结构特征及功能。

5. 探讨溶酶体酶分选的分子机制：如何确保酶正确到达溶酶体？

6. 如何理解过氧化物酶体是一个异质性的细胞器？过氧化物酶在细胞代谢和抗氧化中发挥着怎样的作用？

（金莉莉 刘鑫）

书网融合……

微课1　　　　微课2　　　　本章小结

第七章　细胞核 🎬微课

📖**学习目标**

1. 通过本章学习，掌握细胞核的基本结构与主要功能，染色质与染色体的相互关系、化学组成以及染色体的结构；熟悉核被膜与核孔复合体的结构，染色体组装的四级结构模型和染色体的骨架–放射环结构模型，核仁的结构与功能；了解核基质与核骨架的组成和功能。

2. 能够了解核异常疾病及相关领域发展趋势，具备自主查阅文献以及初步的科研能力。

3. 树立科学的思维方法和求实创新意识。

细胞核（nucleus）的出现是细胞进化的重要证据之一。原核生物不具备完整的细胞核，真核细胞的遗传物质由核被膜所包裹，才形成真正意义的细胞核。除红细胞外，人体细胞均具有细胞核。细胞核是细胞内体积最大、最重要的细胞器，也是遗传物质储存、复制与转录的主要场所，更是完成细胞生长、繁殖与分化等功能的指挥控制中心。凡是有核细胞，一旦去除核便失去其固有的生活机能，并很快死亡。红细胞是比较特殊的无核存活细胞，但其寿命仅约 120 天。

细胞增殖有其周期性，一般分为间期和分裂期两个阶段。不同的阶段，细胞核的形态与结构有很大差异。在分裂期看不到完整的细胞核，只有在间期才能看到细胞核的全貌。正常的人体细胞，大部分处于间期状态，因而本章主要叙述间期细胞核的形态、结构和功能。

细胞核的形状、大小及数目随细胞的种类不同而有区别。细胞核的形状往往与细胞的形态相适应：球形、方形的细胞，核的形态多呈圆球形或椭圆形；梭形的细胞如平滑肌细胞，其核为杆形；扁平的细胞如表皮的上皮细胞，其核为卵圆形或扁圆形。少数细胞的核为不规则形，如白细胞，细胞核有分叶现象。一些异常的细胞，如肿瘤细胞，核是不规则的，称异型核。

细胞核的大小因细胞的种类、发育的情况不同而有很大差异，大多数细胞核的直径为 5~30μm。通常，细胞核与细胞质的体积之间呈一定比例，称核质比（nucleoplasmic index，NP）。分化程度较低的细胞如胚胎细胞、淋巴细胞以及肿瘤细胞，核质比较大；分化程度较高的细胞（如表皮角质化细胞）以及衰老的细胞，核质比较小。相对而言，刚刚分裂形成的年幼细胞较年老的细胞核质比增大。完全分化的细胞，核质比有一个较恒定的数值，一般来说，NP = 0.5。临床上有时可将此数值的变化视为细胞病变的指标之一，如衰老的细胞 NP < 0.5，肿瘤细胞的 NP > 0.5。

一般真核细胞只有一个细胞核，但肝细胞、肾小管上皮细胞中也可见双核，肌细胞中有上百个核，破骨细胞则是目前发现含核最多的细胞，核的数量可达几百个。

活细胞在光镜下只能见到细胞核的轮廓及核仁，而在染色的间期细胞核中，可见到网状

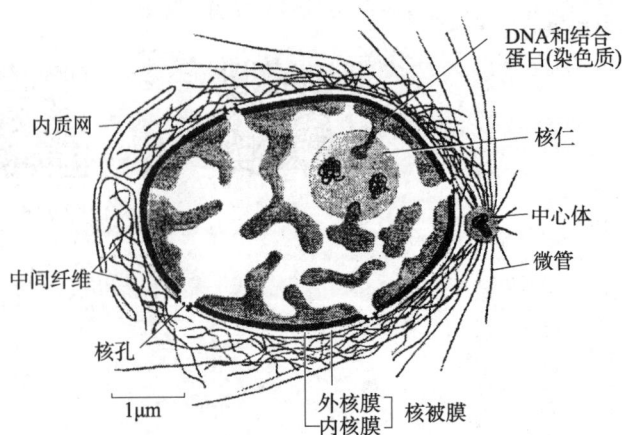

图 7-1　电镜下细胞核的立体结构模式图

的染色质。在电子显微镜下观察，间期细胞核基本由四部分所构成：核被膜、染色质、核仁、核骨架（图 7-1）。

第一节 核被膜

核被膜（nuclear envelope）又称核膜（nuclear membrane），是整个内膜系统的一部分。它的产生是细胞区域化的结果，可将核内物质包围在一个相对稳定的环境，成为相对独立的系统。

一、核被膜的化学成分

核被膜主要的化学成分是蛋白质和脂类，其中蛋白质占 65% ~ 75%。可能还有少量的 DNA 和 RNA。

核被膜的某些组分与内质网相似。内质网膜上与电子传递有关的酶，如 NADH 细胞色素 C 还原酶、NADH 细胞色素 b5 还原酶等，以及内质网的标志酶 G6PD 也存在于核被膜上。核被膜和内质网均含有不饱和脂肪酸卵磷脂酰乙醇胺、胆固醇和三酰甘油等，只是浓度不同而已。如核被膜上的胆固醇和三酰甘油浓度较高，但不饱和脂肪酸却较低。核被膜与内质网结构成分的这种相似性，说明它们联系密切，但它们作为内膜系统的不同部分，又具有各自的结构与特点。

二、核被膜的亚显微结构

核被膜围绕在细胞核外周，由内外两层单位膜所构成（图 7-2）。在未经染色的情况下，光镜下较难分辨间期细胞核的核被膜，若用显微解剖针可探知核被膜有一定的弹性。在相差显微镜下，由于细胞核与细胞质的折光率不同，可看出核被膜的界面。利用电子显微镜可观察到核被膜的超微结构，它是由外核膜、内核膜、核周间隙和核孔复合体等结构组成的（图 7-2）。

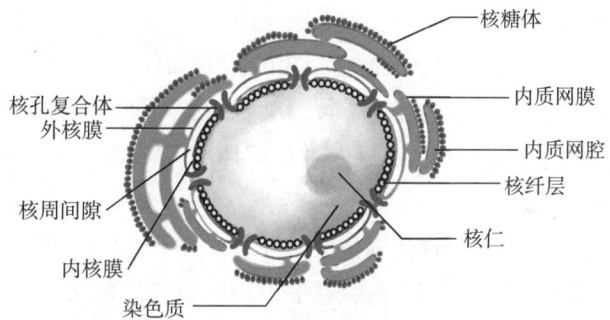

图 7-2 核被膜的超微结构空间示意图

1. 外核膜（outer nuclear membrane） 在核被膜的最外层，面向细胞质，在其表面附有大量的核糖体颗粒，常见与粗面内质网相连接。实际上，外核膜可以被看作是内质网膜的一个特化区域。间期细胞核的外核膜还可见到中间纤维与微管形成的细胞骨架网络，其与细胞核在细胞内的定位有关。

2. 内核膜（inner nuclear membrane） 面向核质，表面没有核糖体颗粒，其内侧面附有致密的纤维蛋白网络（厚 10~20nm），称为核纤层（nuclear lamina，图 7-2），核纤层再与凝集的染色质紧密接触。

紧贴内核膜内层由高电子密度纤维蛋白网形成的核纤层，在横切面呈片层结构，整体呈球形网络结构，广泛存在于高等真核细胞中（图 7-3）。其厚薄随细胞的不同而有差异，大多数细胞的核纤层很薄，为 10 ~ 20nm，但厚时可达 30 ~ 100nm。在细胞核内，核纤层与核骨架和染色质相连，在细胞核外则与中间纤维相连接，使细胞核骨架与细胞质骨架相通。

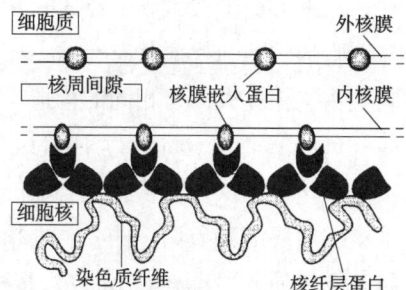

组成核纤层的纤维蛋白称核纤层蛋白（lamin），此

图 7-3 核纤层蛋白与核内膜及染色质的关系图解

外还有一些核纤层相关蛋白（lamina associated protein，LAP）。免疫化学和蛋白质化学方法分析证明，多种高等动物的核纤层属于同一蛋白质家族。在哺乳类，构成核纤层的核纤层蛋白有 4 种，分别称为核纤层蛋白 lamin A、lamin B1、lamin B2 和 lamin C，相对分子质量为 60000 ~ 75000，其中 lamin A 和 lamin C 是由同一基因转录的不同 mRNA 编码。核纤层蛋白是中间纤维蛋白超家族的成员，中间纤维蛋白 α 螺旋区与 lamin A 和 lamin C 分子有一段长约 350 个氨基酸残基的序列在组成上同源性可达 28%，这两种核纤层蛋白经组装后可形成与中间纤维相类似的纤维。组装好的核纤层纤维直径约为 10nm，并具有较大的刚性。

核纤层与核膜、核孔复合体及染色质在结构上联系密切。由于核纤层蛋白具有较大的刚性，可通过与内核膜上的镶嵌蛋白连接，再进一步与核骨架一起组成有弹性的网络支架，共同支撑着核膜，维持核孔的位置和核膜的形状。核纤层的内侧面又可通过与染色质上的一些特殊位点结合，为染色质提供附着的位点，对染色质的高度有序性起重要作用。

细胞分裂时，核纤层对于核膜的重建起重要的作用。核纤层蛋白的磷酸化与去磷酸化，可使核膜崩溃和重新建立。在细胞有丝分裂的前期，核纤层蛋白磷酸化后发生解聚，核被膜裂解，其中 lamin A 和 lamin C 分散到细胞质中，lamin B 由于与核膜结合力最强，解聚后即与核膜小泡结合，这些小泡在细胞分裂末期就成为核膜重建的基础。有丝分裂末期，核纤层蛋白发生去磷酸化，进而聚合，在电镜下可观察到核纤层又重新聚集到细胞核的周围，核被膜重新建立。用微量的核纤层蛋白抗体注入分裂期的培养细胞，核纤层蛋白抗体不仅抑制末期核纤层的重聚，也可阻断细胞分裂末期染色体的解旋，这说明核纤层在细胞的有丝分裂中，与核被膜的崩解、重组以及染色质的螺旋化、解螺旋等过程密切相关。

细胞分裂中染色质凝集的调节也离不开核纤层。核纤层蛋白和染色质蛋白在分子结构上存在有相互作用的结构域，通过此结构域，细胞分裂间期的染色质可与核纤层的内面紧密结合，从而不能螺旋化成染色体。在细胞分裂前期，随着核纤层蛋白的解聚与核纤层蛋白的连接丧失，染色质逐渐凝集成染色体。

另外，在细胞核的构建中核纤层也具有一定的作用。在间期细胞中，核纤层和核膜内层紧密结合，染色质紧贴于核纤层内面，核纤层和核骨架也相互连接，它们一起组成了核的支架。若利用免疫学方法与手段选择性地除去 lamin A、lamin B 和 lamin C，就可以广泛地抑制核膜和核孔复合体围绕染色体的组装，这表明核纤层在间期核的组装中起着重要的作用。

3. 核周间隙　外核膜与内核膜之间的腔隙称为核周间隙（perinuclear space），宽 20 ~ 40nm，腔隙间散布着一些纤维、脂滴、晶状沉淀物、酶以及各种电子致密的物质等。粗面内质网的腔隙常与核周间隙相通。因此，核周间隙是细胞质和细胞核之间物质交流的重要通道。双层膜结构的优点使两层核膜各自特化，分别与核质或细胞质中的组分发生相互作用，而核周间隙则成为两层核膜中间的缓冲区。

4. 核孔复合体　真核细胞的核被膜上分布着许多由内外两层核被膜融合而形成的核孔（nuclear pore），孔径为 40 ~ 70nm。孔径的大小随不同的组织类型及观察方法而有一些差异。

通常，每平方微米核被膜上有 35 ~ 65 个核孔，核孔面积总和占整个细胞核表面的 5% ~ 10%。核孔的数目与细胞的种类和代谢状态有关，核仁大的细胞及核机能旺盛的细胞核孔较多。

不同生物的核孔大体有相同的构造。核孔是由一组颗粒性和纤维性物质所构成的复合结构，称为核孔复合体（nuclear pore complex，NPC）。关于核孔复合体的结构目前有较多的学说，其中捕鱼笼式模型被多人接受。该模型认为，核孔复合体的基本结构包括几个部分：①胞质环（cytoplasmic ring），又称外环，位于核孔边缘的胞质面一侧，与外核膜相连。环上有 8 条长 30 ~ 50nm 的细纤丝（fibril），对称分布伸向胞质。②核质环（nuclear ring），又称内环，位于核孔边缘的核质面一侧，与内核膜相连。环上也对称地向核内伸入 8 条长约 100nm 的细纤丝，被一直径约 60nm 的端环（terminal ring）连接在一起，形成一种捕鱼笼式或篮网式结构，称为核篮（nuclear cage），故也有人称该模型为核篮模型。③中央栓（central plug），位于核孔中央的一个粒状或棒状颗粒，它在核质交换中可能具有重要的作用。④轮辐（spokes），位于核孔内，将胞质环、核质环和中央栓连接在一起（图7-4）。核孔复合体在核质面与胞质面两侧的结构明显不对称，与其功能不对称性相一致。

三、核被膜的功能

　　核被膜一方面可稳定细胞核的形态和成分，作为细胞核与细胞质的界膜；另一方面则可以调控细胞核和细胞质之间的物质交换。此外，在物质合成代谢和细胞分裂中，核被膜也起着一定的作用。

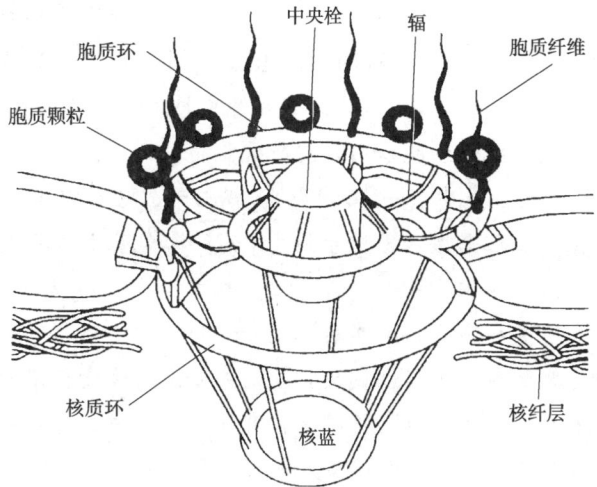

图7-4　核孔复合体模式图

　　1. 区域化作用　核被膜的出现及其区域化作用是细胞进化的一个关键环节。原核细胞由于没有核被膜，RNA转录与蛋白质合成只能是在同一时间、同一地点中进行，当RNA分子的3'端尚处于转录过程中时，5'端就已被核糖体结合并开始了蛋白质的生物合成。因此，在RNA被翻译成蛋白质之前，细胞再没有机会改变自身的RNA转录本。而在真核生物，由于核被膜的出现，除了可以作为细胞核与细胞质的界膜，使细胞核有自己相对稳定的内环境去完成核内代谢外，还可以使DNA复制、RNA转录和蛋白质合成在时间和空间上分隔开来，也就是说，细胞核内转录的前体RNA可先进行加工修饰，再输入细胞质中指导和参与蛋白质的生物合成，使细胞内遗传物质的复制与转录更加精确高效。

　　2. 控制核内外物质的运输　①通过核孔复合体的被动运输：每一核孔复合体有一到多个开放的水通道，直径约为9nm，小的水溶性分子、离子可通过其进行被动的自由扩散。相对分子质量低于5000的物质原则上可以自由通过核膜。②通过核孔复合体的主动运输：核孔的大小限制了细胞质内许多大分子物质、颗粒和纤维进入细胞核。绝大多数大分子物质及一些小颗粒主要是通过核孔复合体进行主动运输。例如，DNA和RNA聚合酶（分子质量为$1 \times 10^5 \sim 2 \times 10^5$Da）在细胞质中合成后，通过核孔复合体进入细胞核；细胞核内新合成的核糖体亚单位和mRNA，通过核孔复合体输出细胞质。此外，核孔复合体对大分子和颗粒物质的运输有时还具有双向性，即将某些物质由细胞质转运入细胞核的同时，也由细胞核向细胞质对另一些物质进行转运。如将包裹了RNA的胶体金颗粒及包裹了核定位信号的胶体金颗粒分别注射到细胞核及细胞质中，在同一个核孔复合体中可观察到上述物质的双向运输：包裹了RNA的胶体金颗粒向细胞质转运，包裹了核定位信号的胶体金颗粒则向细胞核转运。

　　3. 合成生物大分子　核被膜的外核膜和粗面内质网在结构上相似，膜上都附有核糖体和多聚核糖体，因此，外核膜也参与了蛋白质的生物合成。免疫电镜技术发现，抗体的形成最先是在核被膜外层出现的。核周间隙中存在有多种酶和结构蛋白，它们可以合成少量的膜蛋白、脂质及组蛋白等。也有报道认为，核被膜可以合成糖类。

　　4. 在细胞分裂中参与染色体的定位与分离　细胞间期，染色质紧贴于核膜内面。进入分裂前期，当染色质发生螺旋化形成染色体时，常见染色体紧贴在核膜内面的一定区域并随不同物种而有其特异性。进入细胞分裂后期，核膜崩溃并形成断片或小泡，分散于细胞质并进入内质网中。有人指出，分散于细胞质中的断片或小泡与染色体片段相连，为细胞分裂末期核膜的重新形成奠定基础。减数分裂早期，联合复合体出现，成对的染色体以末端附着在核膜内面。因此，人们认为，核膜与染色体在细胞中的定位有关系，在减数分裂中，与核膜和染色体平均分配到细胞核的两极有关。

知识拓展

核定位信号的性质及功能

核定位信号（nuclear localization signal，NLS）是引导大分子物质蛋白质选择性地输入核内的信号，NLS 首先是在 SV40 病毒的 T 抗原中被发现。T 抗原是一种大分子质量的蛋白质（90kDa），是病毒 DNA 在宿主细胞的细胞核内复制所需要的。正常情况下，T 抗原在细胞质中合成后即进入核内。因为在编码 T 抗原的多肽中有一个八肽的入核信号，它可以与核孔复合体上的特异性受体相结合，并主动输入到细胞核内。但若该入核信号顺序中有一个氨基酸残基发生突变，突变了的蛋白质就不能通过核孔复合体输入到细胞核内。

有关核质蛋白的实验也充分证明了核定位信号的存在。核质蛋白（nucleoplasmin）是一种核内蛋白质，用酶可以把其切成头、尾两部分，同位素标记后，可利用显微照射法分别将其注入非洲爪蟾卵母细胞的细胞质中，电镜下观察，可见核质蛋白的尾部由细胞质进入细胞核，而其头部则仍留在细胞质中；如果把直径 20nm 的胶体金颗粒用尾部包裹，虽然它们的直径已大大超过核孔复合体的孔径，电镜下观察，仍可看到胶体金颗粒从核孔中通过并进入细胞核内。实验表明，核质蛋白的尾部存在有核定位信号，核定位信号可与核孔边缘的受体结合，使核孔暂时性扩大，允许较大的蛋白质分子进入细胞核。

现已通过 DNA 重组技术，阐明了许多核蛋白具有核定位信号。这种信号通常是一小段含有 4~8 个氨基酸的短肽序列，可以位于蛋白质分子的任何部位。核定位信号在不同的核蛋白虽存在一些差异，但都富含带正电荷的赖氨酸和精氨酸，且一般都含有脯氨酸。有的核蛋白还含有多个核定位信号。

第二节 染色质与染色体

PPT

在细胞核内，易被碱性染料着色并呈现网状不规则排列的遗传物质，称为染色质（chromatin）。在细胞增殖周期的运转过程中，核内的染色质会完成复制加倍，构建成在光镜下能看到的棒状或点状结构，即染色体（chromosome）。染色质和染色体在化学组成上并没有多大区别，但在构象和形态上却有一定的差异。染色质是间期细胞核内伸展开来的 DNA - 蛋白质纤维，而染色体则是经过高度螺旋化和折叠的 DNA - 蛋白质纤维在细胞有丝分裂期表现出来的形态。染色体与染色质的关系可概括为，细胞周期不同功能阶段可以相互转变的遗传物质的形态结构，二者具有基本相同的化学组成，但包装程度不同。

一、染色质和染色体的化学组成

染色质和染色体的主要化学组成是 DNA 和蛋白质，此外还有非组蛋白和少量的 RNA。其中，DNA 与组蛋白含量之比接近 1∶1，是稳定成分，RNA 与非组蛋白之比则变化很大，为 1∶（0.5~1.5）。

（一）DNA

脱氧核糖核酸（deoxyribonucleic acid，DNA）是染色质和染色体中最重要的化学组分，是细胞指挥机构的物质基础，携带有大量的遗传信息，性质稳定，数量恒定。DNA 是细长的链状或丝状分子，人类体细胞有 46 个 DNA 分子，因此细胞核中有 46 条染色质丝。

DNA 是脱氧核苷酸的聚合体。脱氧核苷酸由磷酸、脱氧核糖和含氮碱基三种小分子物质组成。含氮碱基分为两类 4 种：一类是双环（嘧啶环和咪唑环）的含氮杂环化合物嘌呤，如腺嘌呤（adenine，

A）和鸟嘌呤（guanine，G）；另一类是单环（嘧啶环）的含氮杂环化合物嘧啶，即胞嘧啶（cytosine，C）和胸腺嘧啶（thymine，T）（图7-5左）。在形成脱氧核苷酸时，首先由脱氧核糖第一位碳原子上的羟基（—OH）与碱基第1位氮原子（嘧啶）或第9位氮原子（嘌呤）的氢脱水形成糖苷键，连接而形成核苷，然后核苷与磷酸通过戊糖第5位碳原子上的羟基同磷酸分子上的一个氢脱水形成酯键并连接而成脱氧核苷酸（图7-5中）。脱氧核苷酸是构成DNA的基本结构单位。同一条链中相邻的核苷酸以3′,5′-磷酸二酯键连接构成长链：前一个核苷酸的3′-羟基与后一个核苷酸的5′-磷酸结合，链中与脱氧核糖交替排列构成脱氧核糖磷酸骨架，链的两端各有一个自由的3′羟基和5′-磷酸，分别称为3′端、5′端（图7-5右）。两条反向平行的多核苷酸链依靠彼此碱基之间形成的氢键相连而集合在一起，碱基之间的配对遵循碱基互补配对原则：正常情况下，腺嘌呤（A）只能与胸腺嘧啶（T）配对，鸟嘌呤（G）只能与胞嘧啶（C）配对。

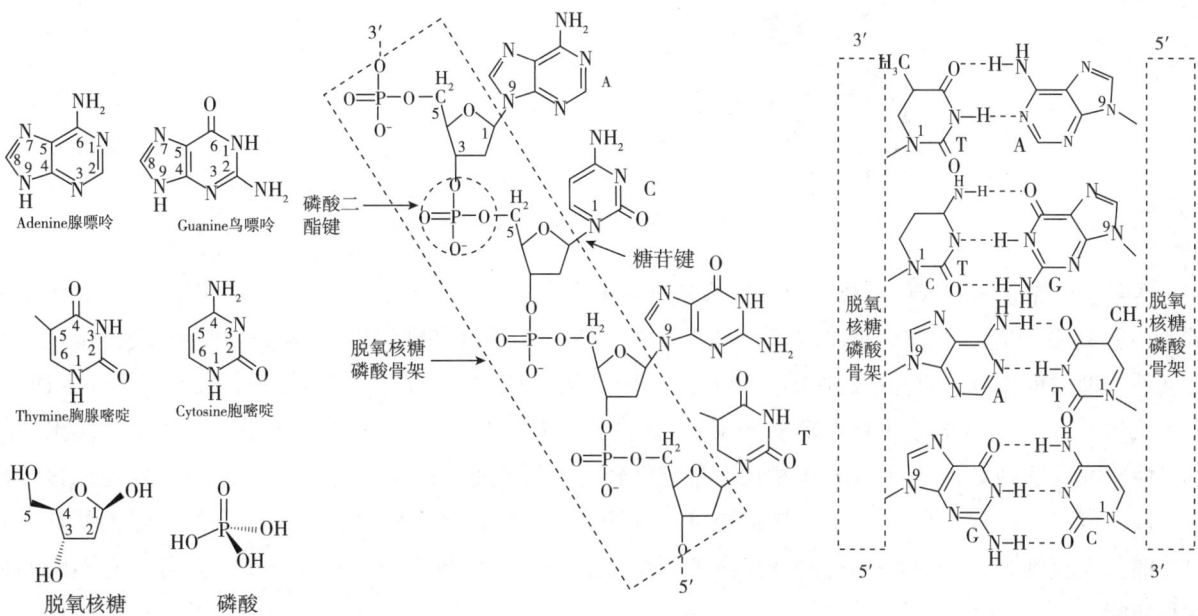

图7-5　DNA链上嘌呤和嘧啶的结构示意图

左：4种含氮碱基、脱氧核糖、磷酸分子结构示意图；

中：DNA单链脱氧核苷酸结构示意图；

右：DNA双链脱氧核苷酸结构示意图

　　脱氧核苷酸可通过分子结构中脱氧核糖3位碳原子上（3′）的羟基与另一个分子脱氧核苷酸磷酸上的氢结合脱去一分子水形成磷酸二酯键，从而使单脱氧核苷酸聚集成链状的脱氧核糖核酸分子。

　　DNA是重要的核酸分子，有关DNA的研究是现代分子生物学的中心课题。1953年Watson和Crick用X射线衍射法证明了DNA的双螺旋结构模型，为分子生物学、分子遗传学的建立以及细胞生物学的形成和发展奠定了基础。DNA的双螺旋结构模型提示DNA分子是由两条多核苷酸链所组成，两条链之间的结合有如下几个特征：①两条脱氧核苷酸长链以反向平行的方式围绕同一中心轴形成双螺旋。所谓反向是指一条脱氧核苷酸长链的5′端与另一条脱氧核苷酸长链的3′端相对。②DNA双螺旋结构中，所有脱氧核苷酸的碱基都位于内侧，脱氧核糖和磷酸则位于外侧。③两条多核苷酸链的碱基之间通过氢键有规律地互补配对，A与T形成两个氢键（A=T，T=A），C与G之间形成三个氢键（G≡C，C≡G）。因此，互补链中嘌呤碱基的总数与嘧啶碱基的总数相等，即A+G=C+T。④每一对碱基对位于同一平面，并垂直于螺旋轴，相邻碱基对旋转36°，10个碱基对旋转360°，间距3.4nm（图7-6）。一条多核苷酸链的开始和终端即脱氧核苷的第 5 或第 3 位结合着一个一端游离的磷酸时，如果游离磷酸的结合位点在第 5 位就叫 5′端，在第 3 位就叫 3′端，习惯上将前者在左侧表示，将后者在右侧表示。

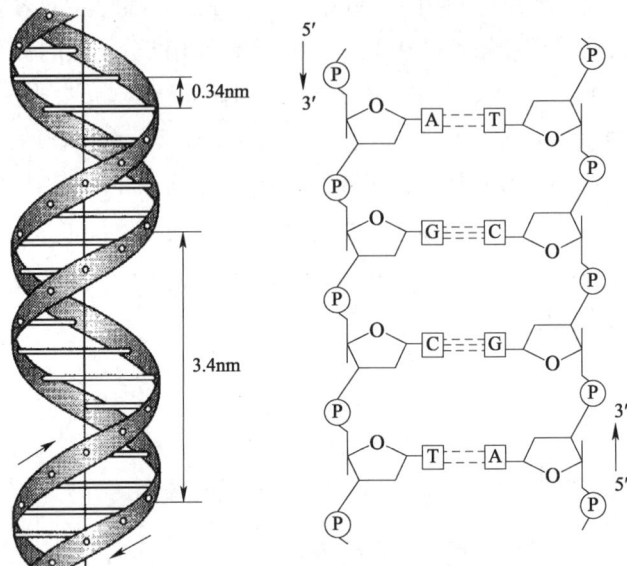

图 7 – 6　DNA 的双螺旋形式（示互补碱基对）

通常，两条多核苷酸链形成的双股螺旋是一种平滑的右向螺旋形结构，亦称 B – DNA。1980 年发现了另一种 DNA 构型，该构型是左向双股螺旋分子，其 DNA 的碱基排列特点是嘌呤和嘧啶交替出现。由于这种构型的螺旋方向与标准的右向螺旋相反，而且两链骨架呈"之"字形排列，故称其为 Z – DNA。有人认为，天然 DNA 分子中全长都是这种 Z – DNA 的可能性较少，而只在 DNA 分子的某个片段出现的可能性较大。这种 DNA 与 B – DNA 相比，稳定性较差，易遭受致癌物质的攻击或细胞内某些酶的修饰。

遗传信息是蕴藏在 DNA 分子的核苷酸排列顺序中，不同的核苷酸序列组成不同的信号，具有不同的功能。真核细胞的 DNA 序列可根据其在基因组中出现的拷贝数不同，分为三类，并各具有不同的特性和功能。

1. 高度重复序列（highly repetitive sequence）　重复出现的次数达到 10^6 以上，多由简单的核苷酸序列组成，长度为 2～300bp。分布在染色体的端粒区和着丝粒区。高等真核生物的 DNA 中约含有 20% 以上的高度重复序列。高度重复序列构成了结构异染色质，一般是不转录的，其功能尚不清楚。

2. 中度重复序列（middle repetitive sequence）　出现的次数在 10^2～10^5 之间，序列长度由几百到几千个碱基对不等，平均长度为 300bp。中度重复序列多数是不编码的序列，主要构成基因内和基因间的间隔序列，在基因调控中起重要作用。但亦有一些是具有编码功能的基因，如为 rRNA 编码的基因，编码各种 tRNA 和组蛋白的基因。

3. 单一序列（unique sequence）　其序列在基因组中只出现一次。真核生物绝大多数结构基因（具有编码功能的基因）都属于单一序列。

真核生物的 DNA 含量高，除含有比原核生物更多的遗传信息外，还含有许多重复序列，原核生物的 DNA 中没有重复序列。所以，人的基因组 DNA 虽然是大肠埃希菌 DNA 的 800 倍，但遗传信息却并没有高出大肠埃希菌的 800 倍。

（二）组蛋白

组蛋白是真核生物染色体特有的基本结构蛋白，总量与 DNA 相当。组蛋白分子量很小，富含碱性氨基酸，如赖氨酸、精氨酸等，故称碱性蛋白，带正电荷。根据精氨酸和赖氨酸含量比例的不同，人们将组蛋白分为五类（以小牛胸腺为例），分别是 H_1、H_2A、H_2B、H_3、H_4（表7-1）。这五类组蛋白的共同特点是不含色氨酸，含少量的胱氨酸和半胱氨酸，碱性氨基酸的含量很高。其中 H_4 的分子量最小，只有102个氨基酸。除 H_1 外，其余四种组蛋白都没有种属和组织特异性，在进化上呈现保守状态，尤以 H_3 和 H_4 最为保守。

表7-1　组蛋白的主要特征

组蛋白	分子量（kDa）	氨基酸组成	种类的变异
H_1	21.5	特富赖氨酸	广泛
H_2A	14.7	富含赖氨酸	保守
H_2B	13.7	富含赖氨酸	保守
H_3	15.3	富含精氨酸	高度保守
H_4	11.8	富含精氨酸	高度保守

组蛋白与 DNA 紧密结合可抑制 DNA 的复制与转录，组蛋白在细胞增殖周期的 S 期与 DNA 同时合成，合成后移入核内与 DNA 紧密结合，构成 DNA - 组蛋白复合体。

组蛋白可以进行甲基化、磷酸化、乙酰化等的化学修饰。甲基化可增强组蛋白和 DNA 的相互作用，降低 DNA 的转录活性；磷酸化可以改变赖氨酸所带的电荷，从而降低组蛋白与 DNA 的结合，使 DNA 解旋，有利于复制或转录的进行。乙酰化的作用与它们相类似。

（三）非组蛋白

除组蛋白外，其他与染色质相结合的蛋白质统称为非组蛋白。非组蛋白的数量少但种类多，利用双向凝胶电泳可分离得到500多种不同的组分，但每种含量均很少。50% 的非组蛋白是结构蛋白，包括微管蛋白和肌动蛋白等，几乎所有生物的非组蛋白成分中均含有这些结构蛋白。其他的非组蛋白成分则主要是各种酶，包括 DNA 聚合酶、RNA 聚合酶等。由于非组蛋白成分中含天冬氨酸、谷氨酸等酸性氨基酸较多，故又称之为酸性蛋白质，带负电荷。

与组蛋白不同，非组蛋白具有种属和组织特异性。在不同种属的细胞染色质中，非组蛋白的类型是不同的；即使是同一机体的不同组织与器官中，其种类也是不尽相同的。一般来说，功能活跃组织的染色质中非组蛋白的含量高于不活跃组织的染色质。

非组蛋白在整个细胞增殖周期中均能合成，在细胞质中合成的最高速率是在 DNA 合成前，在细胞质中合成以后就转移到细胞核中。非组蛋白与 DNA 的关系是能与 DNA 双链分子外部的某些片段结合（暂时性或长期性）。这是因为它们能识别特定的碱基排列并与其形成氢键。因而，有人又将非组蛋白称为序列特异性 DNA 结合蛋白（sequence - specific DNA - binding protein）。非组蛋白的主要功能是：①参与构建染色体。组蛋白把 DNA 双链分子装配成由核小体珠串连而成的纤维，而非组蛋白则在此基础上将纤维进一步的整理、折叠、盘曲，有利于 DNA 形成相对独立的复制、转录区域。②对基因的复制有启动作用。非组蛋白的组分中含有启动蛋白、DNA 聚合酶、引物酶等，它们能以复合物形式结合在某段 DNA 分子上以推动其进行复制。③对 DNA 的基因表达具有调控作用。非组蛋白可能是一种特异的转录活动调控因子，它能特异地解除组蛋白对 DNA 的阻遏作用，从而使 DNA 具有模板活性，对基因表达有正调控作用。非组蛋白可以被磷酸化，这是调控基因表达的重要环节。

（四）RNA

染色质的化学组分中，也含有少量的核糖核酸（ribonucleic acid，RNA）。RNA 由 DNA 转录而来，是一种单链结构的核苷酸，一般为线型，但也有些单链可自身折叠成为假双链。细胞中的 RNA 主要有3种：信使核糖核酸（messenger RNA，mRNA）、转移核糖核酸（transfer RNA，tRNA）和核糖体核糖核酸（ribosomal RNA，rRNA）。RNA 在组成、功能上与 DNA 的区别见表 7-2 和表 7-3。

表 7-2　DNA 和 RNA 的区别

类别名称	主要碱基	戊糖	结构	存在部位	稳定性	功能
DNA	AGCT	脱氧核糖	双链	细胞核（部分在线粒体和叶绿体）	高	遗传信息的载体
RNA	AGCU	核糖	单链	细胞质（部分在细胞核）	低	遗传信息表达（也可做遗传信息载体，如 RNA 病毒）

表 7-3　三种 RNA 分子的结构特征和功能作用

	mRNA	tRNA	rRNA
细胞中含量	5%~10%	5%~10%	80%~90%
分子量	$2 \times 10^2 \sim 5 \times 10^5$，大小悬殊	$(2.4 \sim 3) \times 10^4$，有 70~90 个单核苷酸	$(0.6 \sim 12) \times 10^8$
结构特征	基本呈线形，部分节段可能绕成环形	三叶草形，柄部和基部可呈双螺旋形，柄末端有 CCA 三个碱基，相对的一端呈环形。有三个碱基形成反密码子	线形，某些节段可能成双螺旋结构
存在场所	细胞质的可溶部分	细胞质中或核糖体上	细胞质核糖体和核仁中
功能	转录 DNA 的遗传信息	运输活化的氨基酸到核糖体特定的部位	为核糖体的组成部分

染色质的化学组分中，除包括 tRNA、rRNA 和 mRNA 外，还可见到核不均一 RNA（heterogenous nuclearRNA，hnRNA）和核内小 RNA（small nuclear RNA，snRNA）。前者是 mRNA 的前体，后者则被认为有剪接、加工 mRNA 的能力，也可以帮助 DNA 的转录。

细胞核内核酸（DNA 和 RNA）常与蛋白质结合成为超大分子的复合物，这种复合物称为核蛋白。在讨论染色质化学组分时，多以核蛋白形式描述。

（五）其他

除上述组分外，核内尚有少量脂类、水和无机盐。动物细胞核内的脂类主要是磷脂，常与蛋白质结合形成脂蛋白。

二、染色体的组装

染色质与染色体是同一种物质的不同存在形式。然而，关于染色质是如何包装成染色体的，至今还不是十分清楚。现在人们普遍认同染色质的基本结构单位是核小体，并在此基础上，接受了关于染色体构建的四级结构模型（multiple coiling model）和染色体的骨架-放射环结构模型（scaffold-radialloops structure model）。

（一）染色体构建的四级结构模型

1. 染色质的基本结构单位核小体　早期人们认为染色质丝是组蛋白包裹在 DNA 的外面所形成的"铅笔"状结构。直到 1974 年 Kronberg 等采用一系列核酸内切酶结合电镜研究，提出了染色质结构的念珠状模型，才改变了人们对染色质结构的传统看法。Kornberg 认为，染色质的一级结构就是这种由一系列核小体（nucleosome）相互连接而组成的念珠状结构。

每一个核小体由 200 个碱基对的 DNA 和五种组蛋白组成。其中四种组蛋白（H_2A，H_2B，H_3，H_4）中每种各 2 个分子结合起来形成一个八聚体。组合形式是：H_3 和 H_4 各 2 分子缔合成四聚体位于中间，H_2A 和 H_2B 各 2 分子形成的两个二聚体分别排列在四聚体的两侧，然后在八聚体的外表缠绕了 1.75 圈的由 140 个碱基对组成的 DNA 分子。八聚体及其外面缠绕的 DNA 分子称为核小体的核心颗粒，其余的

60 个碱基对的 DNA 形成两个核小体核心颗粒间的连接部分，称为连接线，组蛋白 H_1 位于连接线上。组蛋白 H_1 与 DNA 的结合，锁住核小体 DNA 的进出口，从而稳定了核小体的结构。一般认为，核小体核心颗粒与含 1 分子 H_1 的连接线共同组成一个完整的核小体结构（图 7-7）。

核小体是染色质的基本结构单位，若干个核小体重复排列，便形成了直径约 10nm 的串珠状纤维，即染色质的基本结构，也称染色质的一级结构。长约 60nm 的 DNA 形成核小体后，其长度被压缩 7 倍左右。

2. 螺线管　染色体的一级结构如何形成更高级的二级结构呢？1976 年 Finch 和 Klug 用小球菌

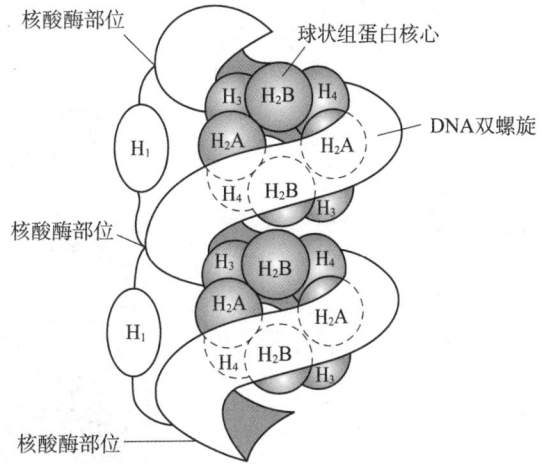

图 7-7　染色质结构的核小体模型

核酸酶轻度消化鼠肝细胞核，制备出含 10～100 个核小体的染色质，置于电镜下观察时发现，当 Mg^{2+} 浓度达到 0.2mmol/L 时，10nm 的染色质螺旋化，并缠绕成直径为 30～50nm 的细线。为此，他们提出了螺线管模型。所谓螺线管，是核小体串珠围绕一个空心轴，以 6 个核小体为一圈缠绕而成的中空管状结构，管外径 30nm，内径 10nm。在螺线管结构的形成与稳定过程中，组蛋白 H_1 和二价阳离子起重要作用（组蛋白 H_1 位于螺线管内侧）。在形成二级结构过程中，由于每圈螺旋由 6 个核小体组成，因此整个 DNA 长度又被压缩了 6 倍（图 7-8）。

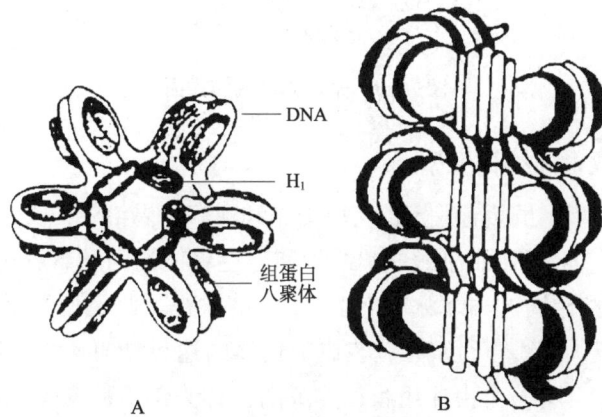

图 7-8　螺线管模型

A. 正面观；B. 侧面观

3. 超螺线管　螺线管还需要进一步的折叠和盘曲。但究竟怎样构建，现在还不是十分清楚。有人认为 30nm 的螺线管再进一步螺旋化，形成直径约为 0.4μm，长 11～60μm 的圆筒状结构，称为超螺线管。超螺线管是染色质的三级结构。由螺线管到超螺线管，DNA 的长度压缩了约 40 倍。

4. 染色单体　超螺线管再进一步完成螺旋化盘曲和折叠，压缩形成长度为 2～10μm 的染色单体，这一过程使 DNA 的长度又压缩了 5 倍。染色单体是染色质的四级结构（图 7-9）。

根据四级结构模型，从 DNA 到染色体经过了 4 个层次的包装共压缩了 8400 倍。人的每条染色体 DNA 分子平均长 5cm（$5 \times 10^4 \mu m$），而细胞核的直径约 5μm，这就意味着在染色体里 DNA 需要压缩将近 1 万倍。染色体构建的四级结构模型能较好地解释了 DNA 分子的压缩率问题。由于此模型四个等级的演变都是通过螺旋化和盘曲折叠实现的，因此又称为多级螺旋模型（multiple coiling model）。

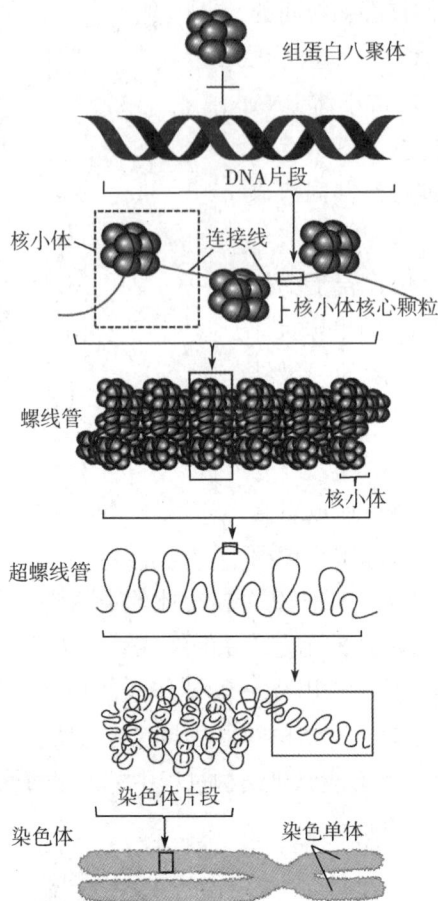

图 7-9 染色体形成模式图

（二）染色体的骨架放射环结构模型

关于染色质多级螺旋模型，虽然有一定的实验证据和观察结果给予证实（其中以核小体模型的依据最充分，并得到广泛承认），但仍在如何形成螺线管和染色单体的问题解释上有争议。20 世纪 80 年代以来，染色质结构的"放射环结构"模型，引起了人们的重视。此模型和染色质的多级螺旋模型中的一、二级结构基本相同，但从螺线管到如何包装成染色体的途径却有不同。染色质结构的"放射环结构"模型认为，在染色体中，有一个由非组蛋白构成的被称为染色体支架（chromosome scaffold）的纤维网。两条染色单体的由非组蛋白构成的染色体支架在着丝粒区域相连接。直径 30nm 的螺线管一端与染色体支架的某一点结合，另一端向周围呈环状迂回后再回到结合点处。两个结合在染色体支架上的点靠得很近，这样的环状螺线管称为袢环。每个 DNA 袢环包含有 315 个核小体，约有 63000 个碱基对，长度为 21μm。这些螺线管折叠形成的袢环沿染色单体纵轴由中央向四周伸出，构成了放射环。每 18 个袢环在同一平面散开形成一个单位，叫作微带。再由微带沿纵轴构建成染色单体（图 7-10）。

（三）染色体的结构

从上述可知，染色质主要是指细胞在间期的形态表现，而当细胞进行分裂时，核内染色质就会在分裂前也就是间期的 S 期进行 DNA 复制，然后在分裂期高度凝集形成一种在光镜下清晰可见的粗棒状或点状结构，即染色体。每一种生物细胞都含有固定数目的染色体，如人体染色体数为 46 条。由于细胞有丝分裂中期染色体形态结构清晰，数目和形态结构稳定，染色体的形态结构一般以此作为标准。

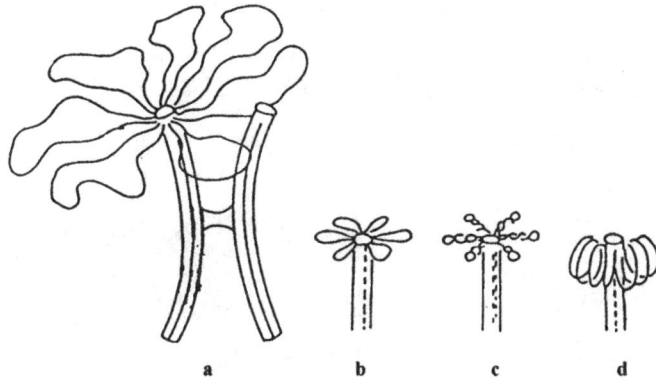

图 7 – 10　染色体骨架—放射环结构模型图
a. 非组蛋白在着丝粒处结合形成稳定的染色体支架，DNA 袢环由此伸出；
b – d. 袢环 DNA 与非组蛋白交互作用形成各种结构

1. 细胞分裂中期染色体的结构　染色体各部的成分和结构如下。

（1）染色单体　中期染色体由两条染色单体组成，两者在着丝粒（centromere）的部位相互结合。每一染色单体是一条 DNA 双链经过紧密的盘旋折叠而成，后期时两条染色单体分开。

（2）着丝粒　每条染色体都有一个凹陷的部位，称为主缢痕（primary constriction）。主缢痕的染色质部位称着丝粒，中期之前两条染色单体以着丝粒相连。主缢痕将每条染色单体分成两部分，短的称短臂（p），长的称长臂（q）。着丝粒有染色体纤丝通过，该处的 DNA 序列是高度重复的。着丝粒的位置是分辨染色体类型的一个重要标志。根据着丝粒在染色体上的位置可将染色体分为四种类型（图 7 – 11）：①中央着丝粒染色体，着丝粒位于染色体纵轴 1/2～5/8 处。②亚中着丝粒染色体，着丝粒位于染色体纵轴 5/8～7/8 处。③近端着丝粒染色体，着丝粒位于染色体纵轴的 7/8 或靠近末端处。④端着丝粒染色体，着丝粒位于染色体的末端，故染色体只有一臂。在人类，没有端着丝粒染色体。

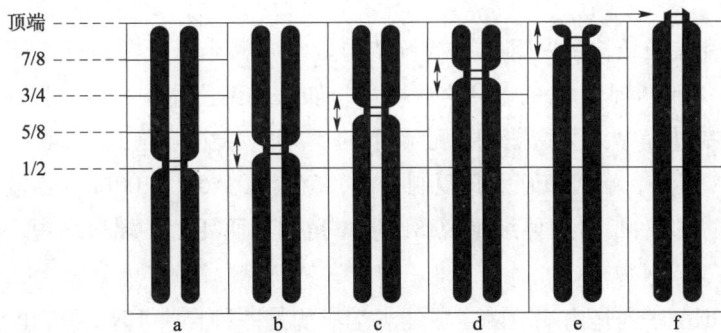

图 7 – 11　根据着丝粒位置确定的染色体类型示意图
a，b. 中央着丝粒染色体；c，d. 亚中着丝粒染色体；
e. 近端着丝粒染色体；f. 端着丝粒染色体

（3）动粒（kinetochore）　过去称为着丝点。用电镜观察哺乳类染色体时，可发现主缢痕两侧各有一个由蛋白质组成的三层盘状或球状结构，此结构与染色体的移动相关，称为动粒。在分裂前期和中期，着丝粒把两个姐妹染色单体连在一起。到后期，两个染色单体的着丝粒分开，动粒微管把两条染色单体拉向两极（图 7 – 12）。

动粒与染色体的分离有密切关系。如果用 X 射线打断染色体，则无动粒的染色体片段在细胞质分裂时会停留在子细胞的胞质中，形成微核或退化。

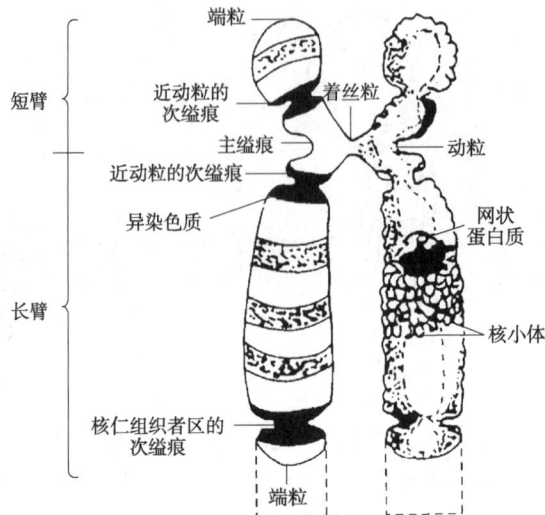

图 7-12 着丝点与着丝粒的模式图

（4）次缢痕（secondary constriction）　某些染色体上可存在有另一种缢缩的部位，称为次缢。次缢痕也可作为分辨某些染色体的标志。多数染色体的次缢痕部位是核仁组织区。

（5）随体（satllite）　指染色体在末端部分呈圆形或圆柱形的结构，该结构通过次缢痕区与染色体的臂相连，是识别染色体的重要特征之一。同种生物的随体及次缢痕的形状和大小是相似的。在人类染色体上，随体位于第 13、14、15、21、22 号染色体上。

（6）端粒（telomere）　是染色体端部的特化部分，可防止染色体之间互相黏在一起，维持染色体的稳定性，保证染色体 DNA 的完全复制及参与核内的空间分布。如果用 X 射线将染色体打断，断端不具端粒，则染色体具有黏性，将会导致染色体之间或断片互相连接，或同一染色体的两端连接成环状，形成各种畸变染色体。人类染色体末端普遍存在端粒结构。各种类型细胞端粒长度互有差异。体细胞端粒长度比生殖细胞要短。

端粒由端粒 DNA 和端粒结构蛋白组成，端粒结构蛋白质属非组蛋白，可使端粒免受酶或化学试剂降解，端粒 DNA 是 5~8bp 并富含 G 的串联重复顺序，如人类染色体端粒由一种"TTAGGG" DNA 重复序列组成。在 DNA 复制过程中，引物被切除后留下的 5′端空隙由端粒 DNA 填补，可防止染色体末端 DNA 在复制中的丢失。但是，端粒核苷酸每复制一次，就会减少 50~100bp，当端粒随细胞增殖缩短到一定程度时，可能会发出某种信号，使细胞脱离细胞增殖周期而死亡。端粒缩短，有可能是人类细胞丧失复制能力的原因之一。

端粒这段特殊的 DNA 序列是由端粒酶合成的。端粒酶是一种自带 RNA 引物的反转录酶，由蛋白质和端粒 DNA 互补的 RNA 所组成。端粒酶能以自身的 RNA 为模板合成端粒 DNA，使端粒得到补充。端粒酶的存在可使染色体末端得以完全复制，保持端粒的长度不变。有研究表明，正常体细胞中端粒酶缺乏活性，人类体细胞的端粒随年龄增高而缩短；肿瘤细胞中端粒酶被激活，在细胞分裂中保持端粒的长度，使细胞得以逃避死亡而获得永生性。选择性抑制端粒酶活性，可加速肿瘤细胞死亡；并且，相较于其他类型抗肿瘤药物，肿瘤对端粒酶抑制剂耐药性较低。AZT（一种核苷类反转录酶抑制剂）可抑制端粒酶活性，使其长度缩短，在治疗 T 细胞白血病取得一定的效果，此外，AZT 还可作为放射疗法的增敏剂。MKT077（一种毒性丹菁染料类似物）可选择性集聚于肿瘤细胞，通过抑制端粒酶活性起到杀伤肿瘤细胞作用。端粒酶抑制剂 BIBR1532 可增强耐药性肿瘤细胞对化疗药物的敏感性。寡核酸类模板抑制剂 GRN163 及其类似物 GRN163L 可与端粒酶结合抑制其活性，对肺癌、乳腺癌及肝癌细胞具有良好的抑制作用。G-四联体稳定剂 Telomestatin（SOT-095）可与肿瘤细胞端粒结合并导致其末端被降解。

从以上所述的细胞分裂中期染色体的结构中可看出，要确保在细胞世代中的稳定性，染色体必须具备三个基本的结构要素，这三个基本的结构要素就是染色体 DNA 关键序列。首先要有一个 DNA 复制起始点，确保染色体在细胞周期中能够自我复制，维持染色体在细胞世代传递中具有连续性；其次是一个着丝粒，使细胞分裂时复制好的染色体能平均分配到子细胞中；第三，在染色体的两个末端必须要有端粒，使 DNA 圆满完成复制，并保持染色体的独立性和稳定性。近几年，有人已采用分子克隆技术把真核细胞染色体的三个 DNA 关键序列——复制起点、着丝粒和端粒分别克隆成功，并把它们相互搭配或改造成"人造微小染色体"（artificial minichromosome），用以研究这三种成分的结构和功能。例如，酵母人工染色体就是利用在基因工程中常用到的 YAC 载体，将四膜虫的端粒与酵母的部分染色体（包括着丝粒 DNA 序列和自主复制 DNA 序列）拼接起来再导入酵母细胞而成为酵母人工染色体（yeast artificial chromosome，YAC）的。

2. 染色体数目与核型 在每种生物的细胞中，染色体数目是相对恒定的。在体细胞中染色体成对存在，称二倍体；在生殖细胞中，染色体数目为体细胞的一半，称为单倍体。一个体细胞中的全套染色体，根据染色体的相对大小、着丝粒的位置、臂的长短、随体的有无等特征，按一定顺序分组排列起来，称为核型（karyotype）。人类体细胞的正常核型包括 46 条染色体，其中 44 条染色体是常染色体，2 条是性染色体。染色体数目和形态在一定的条件下会发生改变，如癌变细胞。人体细胞 46 条染色体可相互配成 23 对。每 23 条染色体构成一个染色体组，所以人类体细胞中有 2 个染色体组。这 23 对染色体，可分为 A～G 七组（Danver 体制）（图 7–13）。

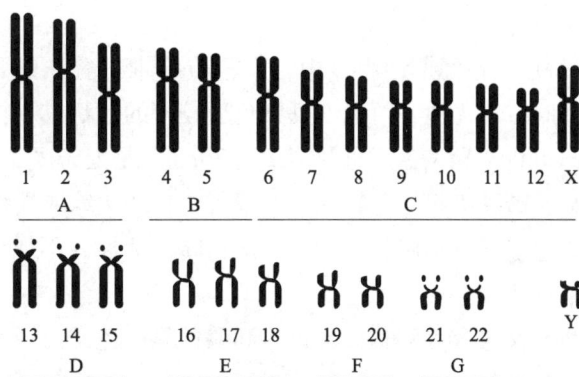

图 7–13 正常核型

A 组：包括 1～3 号 3 对染色体。一号最大，三号稍小，均为中央着丝粒染色体。第二号为亚中着丝粒染色体。

B 组：包括 4～5 号 2 对染色体，较 A 组染色体小，亚中着丝粒染色体，短臂较短。

C 组：包括 6～12 号 7 对染色体和 X 染色体。中等大小，均为亚中着丝粒染色体，彼此间不容易区分。因为女性体细胞中有 2 条 X 染色体，故这组的染色体总数为 16 条（8 对）；男性体细胞中只有 1 条 X 染色体，故这组的染色体总数为 15 条（7 对半）。

D 组：包括 13～15 号 3 对染色体，中等大小，全都是近端着丝粒染色体，短臂末端可看到随体。

E 组：包括 16～18 号 3 对染色体，体积较小。16 号染色体是中央着丝粒染色体，其余 2 对是亚中着丝粒染色体。

F 组：包括 19～20 号 2 对染色体，体积小，全都为中央着丝粒染色体，彼此间不易区分。

G 组：包括 21～22 号和 Y 染色体，体积最小，全都为近端着丝粒染色体。21 号和 22 号染色体的长臂往往呈二分叉状，短臂末端有随体；Y 染色体比 21 号和 22 号染色体略大，长臂的两条染色单体平行伸展，短臂末端无随体。

核型的表示方法，一般要求先写出染色体总数，然后标出性染色体组合。正常男性核型是 46，XY；正常女性是 46，XX。

20 世纪 70 年代，出现了染色体显带技术（chromosome banding technique）。此项技术能正确辨别各对染色体。显带技术是用特殊方法，使染色体在其长轴上显示出一条条明暗相间的横纹带（band）。用 Giemsa 染色法所显示的带叫 G 带，它是将染色体用胰蛋白酶处理后，经 Giemsa 染料染色所呈现的染色体区带；用芥子阿的平（QM）或盐酸阿的平（QH）等荧光染料所显示的带叫 Q 带，它是将染色体用荧光染料喹吖因染色后，在紫外线照射下呈现出的荧光亮带和暗带。一般来说，G 带与 Q 带相符。还有一种带叫 R 带，它是一种与 G 带明暗相间带型相反的带型，故又称为反带。此外，还有主要显示着丝粒结构异染色质及其他染色体区段的异染色质部分的 C 带法、显示染色体端粒部位的 T 带法和显示核仁组织者区酸性蛋白质的 N 带法等。而以同步化技术为基础而产生的高分辨显带技术，更能显示出更多更细的带纹。染色体显带技术和高分辨显带技术在研究染色体的结构和功能、分析染色体的微细变异和染色体病带型、基因定位、物种的起源及其进化等研究领域具有重要的应用价值。

三、异染色质和常染色质

用高分辨率的电镜观察，染色质是长而弯曲、微小的细丝状结构，平均每条细丝的长度在 5cm 左右，直径为 2～3nm。生化分析表明，每一条细丝是一个 DNA 分子和相应蛋白质的结构复合体。间期细胞核中的染色质根据其形状和功能状态的不同可分为异染色质和常染色质。

（一）异染色质

异染色质（heterochromatin）是指间期细胞核中，染色质纤维折叠压缩程度高的一种染色质类型。当染色质纤维高度螺旋、盘曲时，在光镜下可以看到染色后较深的块状或颗粒状结构，称为异染色质或浓缩染色质（condensed chromatin）。异染色质直径为 20～30nm，是处于凝集状态的 DNA 和组蛋白的复合物，因其结构比较紧密，故对碱性染料着色较深，一般位于核的边缘或围绕在核仁的周围，或呈小块状存在于细胞核的中央。异染色质在 S 期晚期复制，一般无转录活性，不能合成 mRNA。但近年发现它能转录合成 5S rRNA 和 tRNA。

根据功能的不同，异染色质又可分为结构异染色质和兼性异染色质两种类型。结构异染色质染色很深，含有高度重复的 DNA 序列，在所有的细胞类型和机体的整个发育过程中都处于凝集状态，没有转录活性，在分裂期细胞常形成染色体端粒和着丝粒。这种异染色质类型可能与细胞分裂以及控制结构蛋白质的基因表达有关。兼性异染色质也称为功能异染色质，是在特定细胞中或在细胞的特定发育阶段，由常染色质转变而成的异染色质类型。兼性异染色质的总量随不同的细胞类型而有变化，一般在胚胎细胞中含量很少，在高度特化的细胞中含量很多，这说明，随着细胞分化，较多的基因依次以凝聚状态而关闭。因此，染色质的紧密浓缩与折叠，可能是关闭基因活性的一种途径。例如女性细胞含两条 X 染色体，在胚胎发育的前 16 天，两条 X 染色体在间期细胞都属于常染色质，但发育 16 天以后，其中一条仍为有转录活性的常染色质，而另一条则转变成无转录活性的异染色质，呈现凝集状态。这条失活的 X 染色体常凝集成核膜边缘的一块可被碱性染料深染的异固缩小体，称为 X 染色质（X chromosome）或巴氏小体（Barr body）。由于这种异染色质类型可向常染色质转变，恢复转录活性，故称为兼性异染色质。

（二）常染色质

除异染色质外，染色质纤维的某些片段无明显螺旋和盘曲，呈相对伸展状态，它们虽然经过染色，在光镜下仍然看不到，这样的染色质结构称之为常染色质（euchromatin）或伸展染色质（extended chromatin）。构成常染色质的 DNA 主要是单一序列 DNA 和中度重复序列 DNA（如组蛋白基因和酵母 rRNA 基因）。常染色质一般位于细胞核的中央，电镜下异染色质之间的浅亮区以及核仁相随染色质中的一部分，均为常染色质。常染色质伸展充分，结构疏松，对碱性染料着色浅。在细胞分裂期，常染色质包装成为染色体的臂。常染色质在 S 期早期复制，是有转录活性的染色质，其中的 DNA 可转录合成 RNA。但是，常染色质也并非所有的基因都具有转录活性，处于常染色质状态只是基因转录的必要条件，而不是充分条件。

第三节　核　仁

核仁（nucleolus）是真核细胞才具有的结构，原核细胞中没有核仁。核仁位于细胞核的中央位置，无膜包裹，为电子密度较高的球形海绵状结构。除了精子和早期卵裂的细胞外，绝大多数细胞都有核仁。核仁的大小、形状、数目随生物种类、细胞的类型以及生理状况不同而有差异。一般来说，合成代谢旺盛的细胞（如卵细胞、分泌细胞及肿瘤细胞）核仁较大，反之较小（如肌细胞、精子等）。此外，核仁还随细胞的增殖周期而发生变化，间期细胞核仁存在，分裂期核仁可随染色体的形成而消失，待到下一个周期的间期又重新出现。

一、核仁的结构

核仁是由转录产物的前体 rRNA、DNA 和蛋白质相互缠绕而成的网状结构。由核仁相随染色质、纤维成分、颗粒成分及核仁基质四部分组成，属非膜相结构（图 7－14）。

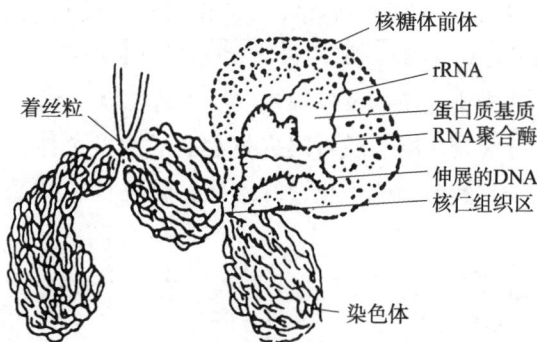

图 7－14　核仁的结构及其与染色体的关系模式图

（一）核仁相随染色质

核仁相随染色质由直径 10nm 的纤维组成，分为两部分：一是包围在核仁周围的染色质，称为核仁周围染色质（perinucleolar chromatin），主要由异染色质组成。这部分就像外壳紧贴于核仁之外。二是深入核仁内的染色质，称核仁内染色质（intranucleolar chromatin），主要是常染色质，其中 DNA 分子以环祥形式伸展到核仁的纤维部分，内含 rRNA 的重复基因，是形成核仁的关键部分，因此又称为核仁组织区。对于人类而言，仅 13、14、15、21、22 号染色体核仁组织区的染色质在细胞分裂时期位于染色体的次缢痕处。

（二）纤维成分

纤维成分位于核仁的中央区域，由直径 5～10nm，长 20～40nm 的纤维状物质（也称为核仁丝）组成。核仁丝紧密排列并交织成网，主要成分是 RNA 和蛋白质。

（三）颗粒成分

颗粒成分电子密度较高，在核仁的周边分布，直径达 15～20nm，颗粒成分也是 RNA 和蛋白质。一般认为颗粒成分是正在加工、成熟的核糖体亚基的前体物质，这些前体物质经过修饰后将成为核糖体的大小亚基，而颗粒成分区域也是核糖体亚基成熟和储存的场所。

（四）核仁基质

核仁基质电子密度较低，为无定形的蛋白质液体物质，含组蛋白和一些酶类成分。由于核仁无膜包裹，其基质是与核基质相通的。

但是，核仁不是固定的结构，它随细胞的周期性变化而变化。核仁的形成过程是：在细胞分裂前期消失，到了细胞分裂后期末，它又在核仁组织染色体（nucleolar organizing chromosome）的特定区域即核仁组织区（nucleolar organizing region，NOR）重新出现。核仁组织染色体是指能合成核仁的染色体，它们都是一些短臂带有随体的染色体，人类中只有 D 组 13、14、15 号三对染色体和 G 组 21、22 号两对染色体上有随体，因此也只有这 5 对染色体属于核仁组织染色体。核仁组织者染色体的短臂末端与随体之间由一染色质细丝（实际上是次缢痕）相连，此细丝就是核仁组织区。此段 DNA 分子主要含转录 rRNA 的基因，即 rRNA 是由这里的 DNA 指导合成的。

由于人类有 5 对（10 条）染色体可以形成核仁，因此，从理论上说，人类体细胞中应该有 10 个核仁，但实际上一般只观察到 1~2 个核仁。这是由于在间期，核仁组织区的染色质紧密接触甚至融合所致。也有人认为全部 10 条染色体的核仁组织区可以整合在一个区域共同构成一个核仁。

细胞分裂进入后期的末期时，染色体开始逐渐解聚伸展成为染色质，核仁组织区也不例外，等到细胞分裂结束细胞又重新进入间期阶段时，核仁组织区的 DNA 可伸展成袢样，在 RNA 聚合酶等多种酶的参与下，开始转录 rRNA，转录出来的 rRNA 成熟需有一个过程，最早是纤维状，随后是颗粒状，待加工成熟时才离开核仁到细胞质中去。这时，那些没有完全成熟的各阶段的 rRNA 加上这一段转录出来 rRNA 的 DNA 分子、周围的一些异染色质以及各种蛋白质、酶类就一起共同构成了一个圆形小体，即核仁。而后，细胞又从间期进入分裂期，染色质再次折叠盘曲成为染色体，核仁组织区这一段 DNA 分子也同样高度螺旋，袢样结构回缩，转录功能停止，纤维状、颗粒状的 rRNA 分子消失，原来看到的核仁也随之消失。

二、核仁的化学组成

核仁的化学组成以蛋白质为主，约占核仁干重的 80%，如核糖体蛋白、组蛋白、非组蛋白及 DNA 聚合酶、RNA 聚合酶、ATP 酶等多种酶系。其次是 RNA，约占核仁干重的 10%，RNA 多与蛋白质结合，以核蛋白的形式存在。RNA 转录及蛋白质合成旺盛的细胞，其核仁的 RNA 含量较高。此外还含有 8% 左右的 DNA，主要存在于核仁相随染色质中。脂类的含量极少。

三、核仁的功能

核仁是细胞核中 rRNA 合成、剪接、加工以及核糖体大、小亚基装配的重要场所。在 RNA 聚合酶等参与下，核仁组织区的 rDNA 开始转录 rRNA，最初级的产物呈纤维状，以后与蛋白质结合呈颗粒状，最后加工形成核糖体大小亚基，然后通过核膜核孔转运到细胞质中，参与细胞中蛋白质的生物合成（图 7 – 15）。

（一）45S rRNA 的转录

定位在核仁组织区的 rDNA 是呈串联重复排列的。已知几乎所有的细胞中都含有多拷贝的 rRNA 基因（rDNA）。如人类的细胞每个单倍体基因组上约有 200 个 rRNA 基因拷贝，每个基因之间由间隔 DNA（spacer DNA）分开。

Miller 等在 1969 年最早观察到由 rDNA 转录合成 rRNA 的形态学过程。电镜下观察用低渗处理过的非洲爪蟾卵母细胞制备铺展开来的 rRNA 基因标本，一根长 DNA 纤维上有许多重复的箭头状结构单位，所有箭头统一指向同一个方向（图 7 – 16）。每个箭头状结构其实就代表一个 rRNA 基因的转录单位，箭头的尖端相当于 rDNA 转录 rRNA 的起点，许多新生的 RNA 链从 DNA 长轴两侧垂直伸展出来，长度逐步增加，基部则为转录的终点。

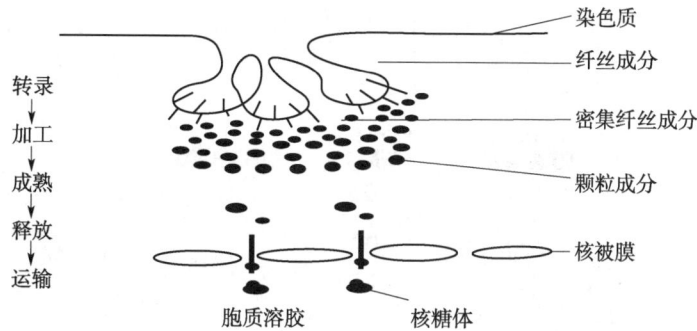

图 7 – 15　核仁的结构与功能

图 7 – 16　核仁的结构与功能

在箭头状的结构之间存有裸露的不被转录的 DNA 片段，称为间隔 DNA。不同生物的间隔 DNA 片段长度不同，人的间隔片段长约 30kb。

每个 rDNA 转录一个 45S rRNA 分子。在一个转录单位上约有 100 多个 RNA 聚合酶 I 颗粒，位于 DNA 与 RNA 纤维相连接的部位，它们先是从 rDNA 起点开始转录，一边读码，一边沿着 DNA 分子移动，致使合成的 rRNA 慢慢延长，形成明显的箭头状，直至转录终点。

（二）前体 rRNA 的加工

45S rRNA 是 18S、5.8S 和 28S 三种 rRNA 的前体。从 45S rRNA 剪切出三种成熟的 rRNA 是一个多步骤的复杂加工过程。通过聚丙烯酰胺凝胶电泳，可从核仁 RNA 中分离出许多沉降系数不同的 rRNA，它们是成熟 rRNA 生成途径中的中间产物。用 3H – 尿嘧啶核苷对培养的 Hela 细胞脉冲标记后，观测核仁中各部分 rRNA 前体分子的变化，可见 45S rRNA（约 13kb）在核仁中约几分钟内被合成，部分核苷酸很快被甲基化，随后 45S rRNA 裂解为较小的组分 20S rRNA 和 32S rRNA，但是，20S rRNA 很快再被裂解为 18S rRNA，而 32S rRNA 中间产物保留在核仁颗粒组分中约 40 分钟后，再被剪切为 28S rRNA 和 5.8S rRNA 两种组分（图 7-17）。加工后，成熟的 rRNA 的核苷酸序列约为 45S rRNA 的一半。

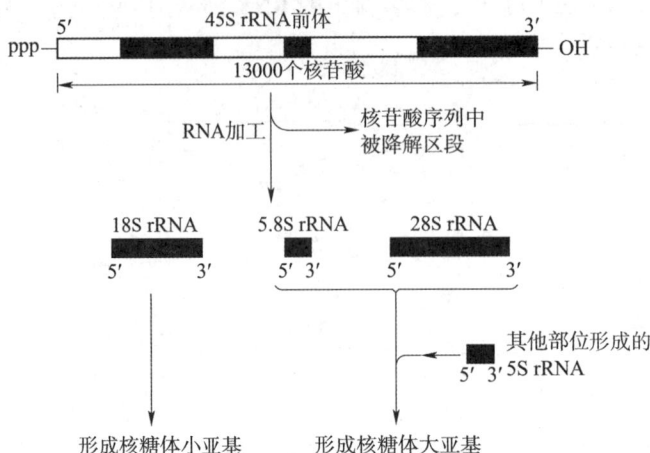

图 7-17　在人类细胞中 rRNA 加工过程示意图

人类的 5S rRNA 基因定位在 1 号染色体上，也是串联重复序列，具有较高的保守性，但 5S rRNA 基因的转录是在核仁以外的场所进行的，5S rRNA 约含有 120 个核苷酸，5S rRNA 合成后被转运至核仁中，参与核糖体大亚基的组装。

（三）核糖体亚单位的组装

真核生物中，核糖体亚基的组装发生在核仁中。细胞内 rRNA 前体的加工成熟过程是以核蛋白形式进行的。电镜下观察，每个前体 rRNA 5′端都含有蛋白质颗粒。当 45S rRNA 被转录出来后，便与进入核仁的蛋白质结合，形成 80S 的核糖核蛋白颗粒（约含 80 种蛋白）。伴随着这一加工过程的进行，80S 的核糖核蛋白颗粒将会逐渐丢失一些 RNA 和蛋白质，最后由 18S rRNA 和约 33 种蛋白质组成核糖体的小亚基，沉降系数为 40S；而 28S rRNA 则与 5.8S rRNA 结合，再与来自核仁外的 5S rRNA 和约 50 种蛋白质相融合，就组成了核糖体的大亚基，沉降系数为 60S。完成组装后的核糖体大、小亚基分别通过核孔复合体被转运至细胞质。在蛋白质生物合成过程中，大、小亚基才结合形成核糖体，其沉降系数为 80S。

第四节　核骨架

核骨架（nuclear skeleton）又称为核基质（nuclear matrix），是间期细胞核中除去核被膜、染色质、核仁以外的非组蛋白组成的纤维网架体系，其基本形态与细胞骨架相类似，在结构上与核孔复合体、核仁、核纤层、染色质以及细胞质骨架等结构密切联系。核骨架在真核细胞染色体的空间构建、DNA 复制、损伤修复、基因表达调控、RNA 转录以及转录后的加工和运输过程都起着重要的作用。

一、核骨架形态结构与组成成分

把间期核进行一系列的生化抽提，当除去 DNA、RNA、组蛋白及脂类等成分后，电镜下可观察到核骨架是一个复杂而有序的三维网络结构，由 3～30nm 粗细不均匀的纤维蛋白和颗粒状的结构相互联络构成，充满整个核空间。核骨架、核纤层与细胞质中的中间纤维在结构上相互联系，共同组成了一个贯穿细胞核与细胞质之间的复合网络系统，即核骨架-核纤层-中间纤维统一体系。核骨架的结构可随核功能状态以及细胞生理状态的不同而表现出动态变化。

核骨架的组成成分主要是蛋白质，含量可达90%以上。但是核骨架的蛋白成分比较复杂，在不同类型的细胞以及不同生理状态的细胞中都有显著的差异。用双向凝胶电泳对核骨架蛋白成分进行分离分析，已发现有200种以上的蛋白质分子，一部分为各种类型细胞共有，称核基质蛋白，存在于核骨架上，呈纤维颗粒状分布；一部分则是与细胞类型、分化程度、生理和病理状态相关，称核基质结合蛋白，如与核基质结合有关的酶、细胞调控蛋白、核糖核蛋白（ribonucleoprotein，RNP）等。

此外，核骨架还含有少量的RNA和DNA。用RNase消化核骨架，可见核骨架的三维结构发生很大改变，由此可认为，核骨架中，RNA对保持核骨架三维网络结构的完整性起着重要的作用。现认为，DNA不是核骨架的成分，而仅仅是功能性的结合。

二、核骨架的功能

核骨架可以为间期细胞核内组分提供一个结构支架，细胞核内许多重要的生命活动也与核骨架相关。

1. 核骨架是DNA复制的空间支架 电镜放射自显影表明DNA复制的位置遍布于核骨架上。一个DNA袢环中有数个复制起始点，只有起始点结合到核骨架时，DNA复制才能开始。DNA袢环上特定的核骨架结合序列存在DNA拓扑酶Ⅱ作用位点，而DNA拓扑酶Ⅱ就是核骨架其中的组成成分，DNA袢环可能是通过核骨架结合序列与此酶结合锚定于核骨架上调节复制及转录的。此外，DNA多聚酶也结合于核骨架上，可能在核骨架上具有其特定的结合位点，并通过与核骨架的结合而被激活。DNA袢环、DNA复制的酶及因子锚定于核骨架上，形成了DNA复制复合体（DNA replication complex），dNTP的合成与DNA新链的合成都是在DNA复制复合体中完成的。

2. RNA的转录也在核骨架上进行 核骨架上有RNA聚合酶的结合位点，具有转录活性的基因只有结合在核骨架上才能进行转录。D. A. Jachson等用3H-UdR脉冲标记Hela细胞，发现95%以上新生转录本与核骨架紧密相连。此外，转录形成的hnRNA也是在核骨架上进行加工与修饰。

此外，核骨架与细胞分裂过程中染色体的构建、核形态的消失和重建等也是密切相关。在细胞分裂过程中，染色质与染色体各级水平上的构建都是以核骨架为支架。染色体的定位与行为也与核骨架有关。

第五节 细胞核的功能

PPT

细胞核是细胞中最大的细胞器，遗传物质绝大部分存在于此细胞器中。细胞核的功能主要是围绕核内遗传物质的活动来展开的。细胞核是遗传物质贮存、DNA复制、RNA转录、核糖体大小亚基组装的场所，也是细胞代谢、生长、增殖、分化、遗传和变异的调控中心。

一、遗传物质的贮存

遗传的物质基础是核酸，一般为DNA，在某些生物中可能是RNA。遗传信息实际上是指DNA分子（或RNA分子）上多核苷酸链的一级结构，即四种核苷酸的排列顺序。真核细胞中，DNA分子通过有序的包装以及高度的折叠压缩，与组蛋白结合形成复合体存在于染色体中。DNA上的一段有功能片段可构成基因，是携带遗传信息的结构单位。与原核生物不同，真核细胞的基因组中（包括人类），90%以上的DNA是没有编码功能的，即便是有编码功能的基因，其内部也存在着非编码的序列，这些非编码的序列称为内含子（intron）；真正能编码氨基酸并能转录和翻译的序列，称为外显子（exon）。因此，真核细胞的结构基因也称为断裂基因（split gene）。细胞核内转录下来的前体 RNA 分子往往包含内含子和外显子的序列，需要经过内含子的剪接、外显子的拼接等过程，才能成为成熟的 mRNA 去作为指导蛋白质合成的模板。人的一个体细胞中有 46 条染色体，即有 46 个 DNA，46 个 DNA 分子上共有 3.2×10^9 bp，总重量约为 5.16ng（肠上皮细胞）。人类各种各样的遗传现象、细胞活动的各项指令都是以这 5ng 的 DNA 作为物质基础来完成的。

二、遗传信息的复制

遗传信息在亲代与子代细胞间的传递是以 DNA 复制作为基础来进行的。DNA 分子合成一个与其自身相同的 DNA 分子的过程称为 DNA 复制（图 7 - 18）。复制的结果使细胞核内 DNA 的含量增加了一倍。DNA 含量的增加将驱使细胞分裂，从而将复制的遗传物质传递给子代细胞。在这样的传递过程中，保证了遗传物质的恒定性和不变性。所以 DNA 的复制有着十分重要的生物学意义，生殖细胞的 DNA 复制是个体繁殖的物质基础；受精卵的 DNA 复制则是个体发育的开始；体细胞的 DNA 复制将导致同类细胞的增殖。

真核细胞中，DNA 的复制有五个特点：半保留性、多起点性、双向性、不连续性和不同步性。

1. 半保留性　前面已介绍过，DNA 分子是两条脱氧多核苷酸链通过碱基配对原则，由氢键连接而成的双股螺旋链结构。复制时，双螺旋解开，氢键断裂，使原来两条相连接的链变成两条单链。形成的两条单链，分别按照碱基配对的原则，合成一条互补的子链，于是形成了两个与亲代 DNA 分子完全

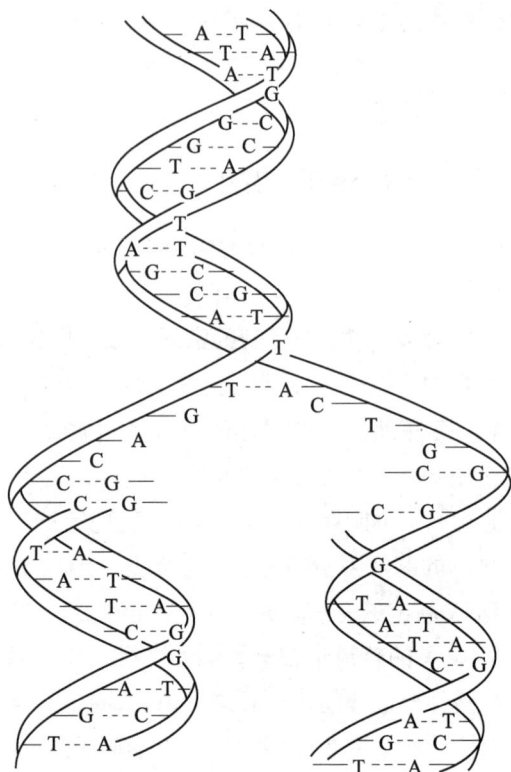

图 7 - 18　DNA 复制图解

相同的子代 DNA 分子（图 7 - 18）。每个子代 DNA 分子中，一条脱氧多核苷酸链是亲代 DNA 分子来的（又叫模板），另一条是按碱基互补原则合成的，这样的合成方式即称为半保留复制。

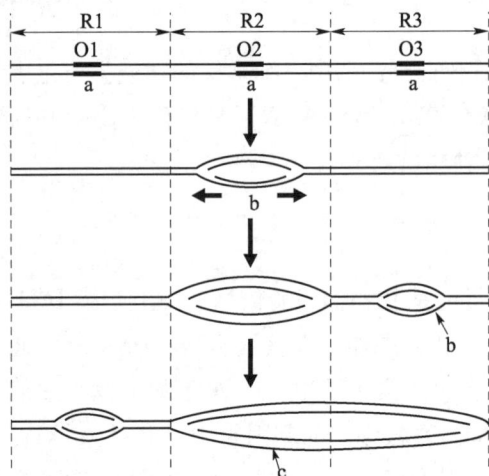

图 7 - 19　真核生物 DNA 的双向复制

2. 多起点与双向性　在真核细胞中，由于 DNA 分子较长，复制时是在多个复制起点开始同时进行的。一条 DNA 分子中，含有一个复制起始点的单位称为一个复制子（replicon），每个复制子含 30000 ~ 300000 个碱基对。现已证明，每个复制子只有起点，没有终点，从每个起点开始 DNA 向两个方向同时复制，即双向复制，故在起点两边各形成一个复制叉（replication fork），随着子链的延长，复制叉扩展，当相邻复制子汇合连接成为两条连续的 DNA 分子链时，复制即告结束（图 7 - 19）。

3. 不连续性　在真核细胞中，由于 DNA 聚合酶只能将单核苷酸连接到多核苷酸链的游离 3′端脱氧核

糖的 – OH 上，所以新合成的 DNA 链只能沿 5′→3′ 的方向进行。由于 DNA 双螺旋是逆向平行的两条链，因而在 3′→5′ 的模板链上，DNA 可沿 5′→3′ 方向连续复制，其复制的速度快，完成得比较早，被称为前导链（leading strand）；而另一条 5′→3′ 的模板链，DNA 复制不能顺方向连续复制，只能逆方向进行，因此复制速度较慢，被称为延迟链（lagging strand）。现已证明，延迟链的复制是不连续的，它首先要复制成一个个小的片断，这些片断称为冈崎片断（Okazaki fragment）。冈崎片断通过 DNA 连接酶连接，才能形成一条完整的子链（图 7 – 20）。冈崎片断的合成也是沿着 5′→3′ 的方向进行，但它不能直接合成，而是要先合成一小段 RNA 引物（含有 10 个左右的核苷酸），引物的作用是为 DNA 聚合酶提供连接 3′ – OH 的末端，当冈崎片段形成后，RNA 引物即被切除。

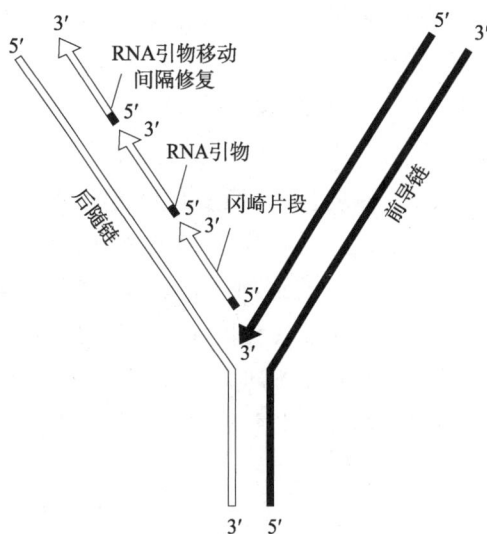

图 7 – 20　真核生物 DNA 半不连续复制

4. 不同步性　真核细胞有多少个复制起始点决定了它有多少个复制子，但不同的复制单位彼此在复制的时间上存在着差异，这主要与复制单位的碱基组成及所在的染色质性质有关。在复制的过程中，往往常染色质的 DNA 先复制，异染色质的 DNA 后复制。通过显带技术也证明，在哺乳动物早期的 G 带染色体上，富含 G – C 的浅色带的复制在 S 期早期进行，而富含 A – T 的深色带则在 S 期的后期进行复制。

三、遗传信息的转录

如前所述，细胞核内遗传信息的传递是指 DNA 分子的信息流向 RNA，RNA 再指导蛋白质合成的过程。其中，在细胞核中以 DNA 为模板合成 RNA 的过程称为转录（transcription）。转录是在细胞核中进行。DNA 双链中，作为转录模板的链称为模板链或反编码链（antisense strand），与其互补的另一条链称为编码链或有义链，编码链与转录产物的序列相同，只是在转录的过程中由 DNA 中的 T 变成了 RNA 中的 U。由转录合成出来的 RNA 分子有不同的类型，包括信使 RNA（mRNA）、转运 RNA（tRNA）、核糖体 RNA（rRNA）以及其他具有结构或催化功能作用的 RNA 分子。对结构基因而言，还需要通过翻译过程以使遗传信息转化为具有功能的多肽链和蛋白质，但对于某些特殊基因，如 tRNA 基因和 rRNA 基因，转录形成的产物即为基因终产物，可执行功能。

RNA 聚合酶是转录过程中很重要的功能蛋白，有相当复杂的分子结构，由 10 个或 10 个以上不同的多肽链亚基组成。原核细胞和真核细胞的转录过程是由不同的转录酶和转录因子催化完成的。真核细胞有三种 RNA 聚合酶：RNA 聚合酶 Ⅰ（位于细胞核核仁中）、RNA 聚合酶 Ⅱ 和 RNA 聚合酶 Ⅲ（均位于细胞核基质中），它们在细胞内的功能及定位各不相同。mRNA 的转录由 RNA 聚合酶 Ⅱ 催化合成，其初级转录产物是不均一核 RNA（hnRNA），要在核内再经一系列的加工过程才成为成熟的 mRNA。mRNA 的作用是作为蛋白质合成的模板。除 5S rRNA 外，核糖体的其余 rRNA 均在核仁内由 RNA 聚合酶 Ⅰ 催化转录，并在核仁内加工成熟，最后和 5S rRNA 以及相关的蛋白质一起装配成核糖体，作为蛋白质合成的场所。5S rRNA 和 tRNA 的转录则由 RNA 聚合酶 Ⅲ 催化，在核内合成。但 tRNA 前体的加工修饰主要在细胞质中完成。tRNA 的功能是在蛋白质合成中起转运氨基酸的作用。

转录是 RNA 聚合酶催化的 RNA 合成过程，在这个过程中，RNA 必须以 DNA 的两条多核苷酸链中的一条链作为模板，使新合成的 RNA 分子的方向由 5′ 端向 3′ 端。不过，RNA 聚合酶的催化作用会受到许多转录因子的调节，从而决定细胞中哪些基因可以转录，哪些基因处于关闭状。整个转录过程包括 RNA 聚合酶与启动子的结合、转录的起始、延长与终止等步骤。当 RNA 合成启动部位和 RNA 合成开始信号的启动子这段 DNA 特定顺序遇到 RNA 聚合酶时，RNA 聚合酶即与启动子牢固地结合。结合后的 RNA 聚合酶识别转录起始点，打开 DNA 双链间氢键（约 4bp），以 DNA 的模板链（$3'\to5'$ 反编码链）为模板，利用核基质内的 4 种核苷酸（ATP、GTP、CTP、UTP）为原料，通过碱基互补配对原则，合成单链的 RNA。值得注意的是，DNA 模板链的启动子顺序和 RNA 聚合酶走向互补，当 RNA 链合成开始后，RNA 聚合酶就沿着 RNA 链继续向前滑动，不断形成新的磷酸二酯键，使 RNA 链增长。转录是以 $5'\to3'$ 方向进行的，直到 DNA 模板上出现终止信号后停止转录。新合成的 RNA 和多聚酶从 DNA 链上释放出来。每个 RNA 分子代表基因组中相应的 DNA 多核苷酸单链拷贝，该转录的 DNA 片段称为转录单位。

DNA 转录后产生不同类型的 RNA，这些转录的初始产物多数无生物活性，必须在细胞核中经过进一步的加工处理后，才能成为成熟的 RNA 分子。例如，mRNA 是三种 RNA 分子中唯一具有编码蛋白质功能的分子，其转录由 RNA 聚合酶Ⅱ催化合成，其初级转录产物是不均一核 RNA（hnRNA），hnRNA 需要在核内经一系列剪切、修饰、加工过程才成为成熟的 mRNA。加工剪切过程主要包括戴帽、加尾和剪接三个过程。①戴帽，是对 hnRNA 的 5′端进行化学修饰，首先在 mRNA 5′端的第一个核苷酸上接上一个三磷酸鸟苷酸，然后在甲基酶的作用下，在鸟苷酸的第七位的氮上进行甲基化，形成一个 7 - 甲基鸟苷三磷酸（m7G）的帽子结构，同时在原来的第一个核苷酸的 2′氧上也进行甲基化，这样一个帽带有 2 个甲基。mRNA 的戴帽作用之一是可以封闭 mRNA 5′端，同时也可以防止在转运时被核酸酶水解，加强 mRNA 的稳定性；其次是帽子结构能被核糖体小亚基所识别，从而有利于 mRNA 最初翻译的准确性。②加尾，是指 mRNA 3′端的修饰过程。在腺苷酸聚合酶的作用下，在 3′端加上由 200~250 个腺苷酸组成的 PolyA 尾。加尾的作用除可使 mRNA 3′端稳定，防止被核酸酶水解外，还可以有利于 mRNA 由核到细胞质的转运。hnRNA 中的绝大多数核苷酸序列在成熟过程中被切除。③剪接，是将前体分子中的不编码序列内含子切除掉，保留编码序列外显子，并将外显子拼接起来，形成由连续编码的碱基序列组成的模板序列来指导蛋白质的合成。在对真核生物的外显子和内含子的相邻序列进行研究时发现，内含子常以 GT 开始，而以 AG 结束，故被认为是真核生物基因特有的剪接信号，也称为剪切点（splicing site）。几乎所有真核细胞基因的内含子都遵循这种 GT - AG 法则，表明在细胞中这类内含子存在着共同的剪接机制。又如真核生物的 tRNA 前体，约有 100 个核苷酸的长度，在它的 5′端存在附加序列或内含子序列，需经过剪接加工才能成为成熟的 tRNA 功能分子。在加工的过程中，首先在核酸酶的作用下，剪掉 5′端的先导序列，再由核酸内切酶剪掉内含子序列，然后通过两步需消耗 ATP 的反应再将两侧的外显子连接起来，最后才形成成熟的 tRNA 分子。此外，tRNA 分子的加工还需要一些化学修饰，如将 3′端残基用 CCC 序列取代，以便为蛋白质合成过程中携带氨基酸提供结合位点。

真核细胞的 RNA 转录在细胞核内进行，转录形成的 RNA 也都是在核内进行加工修饰，当细胞需要时，才通过核孔复合体转运到细胞质中进行蛋白质的生物合成，这样可使 RNA 转录和蛋白质合成从时间和空间上分隔开，互不干扰。

第六节　细胞核异常及相关疾病

PPT

细胞核是遗传物质的贮存、复制、转录与加工的场所，是细胞生命活动的控制中枢，细胞核中的 DNA 对各细胞器的中心控制是最重要的，它影响细胞的各种能力，如生化代谢活动、能量转换、各种细胞信息的传递、物质运送、细胞增殖等。如果细胞核的结构或者功能受损，将会导致严重的后果。遗传性疾病和恶性肿瘤就是细胞核异常所导致的两大类疾病。

一、遗传物质异常与遗传病

染色体或基因的数目、结构和功能出现异常，称为遗传物质异常，由此所导致的疾病称为遗传性疾病。可分为染色体病（chromosomal disease）和基因病（genetic disease）两大类。

（一）染色体病

染色体的数目或结构发生改变而产生的疾病称为染色体病。目前发现涉及染色体畸变的疾病约有400多种，通过染色体检查，有助于疾病的诊断。

1. 先天愚型　是人类最常见的一种染色体病。1866年，英国医生 Langdon Down 首次对此病做了临床描述，故称之为 Down 综合征。1959年，法国 Lejeune 发现此病的患者体内多了一条21号染色体，故又称此病为21-三体综合征（trisomy 21 syndrome）。

本病患者的主要临床特征是呈特殊面容：圆平脸、眼距宽、睑裂上斜、鼻根低平、颌小、腭狭、面容呈伸舌样痴呆。此外，患者智能低下，发育迟缓，常伴有先天性心脏病，而且极易患上肺炎等呼吸道疾病。患者核型多为47,XX（或XY），+21。产生的原因是在生殖细胞的形成过程中，减数分裂时第21号染色体发生不分离，结果形成染色体数目异常的精子（24,X或者24,Y）或卵子（24,X），与正常的卵子（23,X）或精子（23,X或23,Y）受精后，即可产生21-三体的患儿。此病的发生率随着母亲年龄的增长，生出患儿的风险逐渐增高。因此，35岁以上的高龄孕妇应做产前诊断。本病无特殊治疗，长期耐心细致的教育及训练是提高智商、改善运动机能的最有效措施。有报道，叶酸10～30mg/次，3次/天口服，可促使该类患者智力发育。

2. Turner 综合征（Turner syndrome）　又称性腺发育不全症，在1938年首先由 Turner 报道，因此又称杜纳综合征。核型为45,XO，缺少一条性染色体。本病发生率约占女性新生儿的1/10000，在女性群体中患病率占1/4000～1/2500。女性患者外观身材矮小，成人时身高一般不超过140cm，性腺呈条索状，原发性闭经，子宫小，外生殖器发育不良，成年后仍呈幼儿状。胸宽呈盾状，乳距宽，乳腺不发育，缺乏女性第二性征。头面部畸形表现为上颌狭窄、下颌后缩，眼裂稍向外下倾斜，双内眦赘皮，耳位低，后发际低，蹼颈。指（趾）骨与掌跖骨短或畸形。常伴发先天性心脏病。患者无生育能力。本病的发生多是在减数分裂时，卵子或精子性染色体发生不分离，使一无性染色体的卵子与带一条X染色体的精子结合；或一个正常卵细胞与一个无性染色体的精子结合而成。本病多用雌激素进行补充替代疗法，一般从13～15岁时开始治疗，促进第二性征的发育。

3. 先天性睾丸发育不全　也称XXY综合征，在1942年首先由 Klinefelter 报道，因此又称克利弗脱综合征，核型为47,XXY，核性别检查X染色质阳性，Y染色质阳性。患者为男性，在儿童期无任何症状，不易发现。青春期后才出现临床症状，表现为身材瘦高、乳房女性化、皮肤较细嫩、睾丸微小、体毛稀少、无须或须毛稀短、喉结小，有不同程度的无睾（去势）征象。性功能减退，睾丸组织活检可见曲细精管萎缩，无精子生成，不能生育。其产生原因可能是在生殖细胞产生时，减数分裂中卵子的性染色体XX不分离，含2条X染色体的卵子与一含Y染色体的精子相结合；或精子的染色体XY不分离，而卵子正常，均可结合成XXY受精卵。本病发生率较高，占男性活产新生儿的1%左右。应自11～12岁开始治疗，雄性激素补充替代疗法或绒毛膜促性腺素，可促进性器官发育。

4. 5P-综合征　本病1963年首先由 Lejeune 报道，染色体总数46条，但第5号染色体短臂缺失，核型为46,XX（XY),del（5P-），故称5P-综合征（5P-syndrome）。患儿因出生后啼哭声高调悲哀，如小猫叫声，又称猫叫综合征。患儿头小而圆、满月脸、两眼间距过宽及小下颌、生长缓慢、智力发育障碍，有50%的患儿伴有先天性心脏病。此种病例较少见，只占新生儿的1/50000。患儿如无严重心血管畸形，多数可以活到成人。因重度智力低下，多发畸形及体格发育落后，不宜结婚。

（二）基因病

染色体是基因的载体，当位于染色体上的基因在结构上发生碱基对组成或排列顺序的改变时，均会导致遗传性疾病和肿瘤的发生，此类遗传性疾病也称基因病，可分为单基因病和多基因病两大类。

单基因病是指某种遗传病的遗传主要受一对等位基因所控制。

1. 白化病 I 型（albinism type I） 本病发生率为 1/10000 ~ 1/20000。患者皮肤呈白色或淡红色，毛发银白色或淡黄色，虹膜及瞳孔呈淡红色，有畏光、视力减低、眼震，斜视等症状。患者皮肤经日光晒后易发生日光性皮炎，并可诱发基底细胞癌。本病产生的原因是酪氨酸酶功能障碍，不能把酪氨酸转变成多巴，从而不能形成黑色素。致病基因（OCA1）已定位于 11q14 – q21，长 50kb，有 5 个外显子。已发现 OCA1 的多种突变，例如第 81 密码子由 CCT 变为 CTT，编码的脯氨酸变成亮氨酸，即可导致酪氨酸酶的功能缺陷而致白化病。因该病患者对日光敏感，且有皮肤癌变的可能，故可用 5% 对氨苯甲酸护肤液涂暴露皮肤部分，以避免日光照射。

2. 抗血友病球蛋白缺乏症 本病又称血友病 A（hemophilia A）或第Ⅷ因子缺乏症，为 X 连锁隐性遗传病。抗血友病球蛋白是一种复合物，由第Ⅷ因子抗原部分、血管性假血友病因子与第Ⅷ因子活性部分（促凝成分）所组成，血友病 A 患者 10% ~ 15% 是因第Ⅷ因子功能障碍所造成，85% 则是因为第Ⅷ因子活性部分缺乏或功能不足而引起。患者若受到轻微外伤都会引起出血不止，皮肤出血可形成皮下血肿，关节肌肉出血累及膝、踝时，可导致跛行。致病基因现已定位于 Xq28，长度大约 186kb，有 26 个外显子，mRNA 长 9026bp，编码 2351 个氨基酸。当基因突变时，如外显子 26 中第 2326 密码子由 CGA 变为 TGA，则编码的精氨酸就会变成终止密码子而导致血友病。治疗一般用替代疗法：输入新鲜血液或人类血浆浓缩第Ⅷ因子；应用抗纤溶药物、肾上腺皮质激素、女性激素及中草药等，对减轻出血、改善症状有一定的疗效。

3. 苯丙酮尿症（phenylketonuria，PKU） I 型 本病为常染色体隐性遗传的代谢性疾病。我国发生率约为 1/16500。患儿出生时毛发淡黄，皮肤白皙，虹膜黄色，尿有"鼠尿样"气味或"霉臭味"。到了 3 ~ 4 个月后，逐渐出现智力发育障碍、肌张力高，常有痉挛发作，行走时步态不稳的现象。据统计，约有 1/2 患胎早期流产，1/2 患儿生长迟缓，头小并有严重的智力低下。本病是由于苯丙氨酸代谢异常所致。正常时，在苯丙氨酸羟化酶（phenylalanine hydroxylase，PAH）的作用下，苯丙氨酸羟化为酪氨酸，再经酪氨酸酶（tyrosinase）的作用后转变成多巴，并形成黑色素。如果 PAH 缺陷，则苯丙氨酸将转变为苯丙酮酸等，并积累于血、尿中而导致苯丙酮尿症发生。PAH 基因现已定位于 12q24.1，长度约 85kb，有 13 个外显子。该基因的突变可导致 PAH 功能缺陷而发生苯丙酮尿症。对本病患者应尽早开始饮食治疗，可给予低苯丙氨酸饮食，以避免脑损害，预防智力低下。如在出生后 2 ~ 3 个月内即进行饮食疗法，可使智力发育接近正常。治疗中需定期观察患儿血清中苯丙氨酸的水平，并进行饮食调整。一般认为，苯丙氨酸浓度保持在 2.5 ~ 8mg/dl 较为合适。治疗时间从婴儿时期开始至 4 ~ 6 岁为宜。

多基因病中不少病是一些常见病，是由多对基因共同作用引起的，受遗传因素和环境因素的双重影响。多基因遗传病发病率远比单基因遗传病发病率低，为 1% ~ 10%。常见的病种有先天性心脏病、先天性髋关节脱位、精神分裂症、重症肌无力、脊柱裂、糖尿病、唇裂、先天性肥大性幽门狭窄、先天性巨结肠、先天性哮喘、地方性呆小病等。

二、细胞核异常与肿瘤

细胞核是一个复杂而又非常精确的结构，它对细胞内外的多种作用因子敏感，细胞核的形态结构和功能受损的程度，可反映出细胞病变的状态，把肿瘤细胞与正常细胞相比较，肿瘤细胞的细胞核有如下特点。

（1）细胞核较大，核质比较高，并且表现为核伸长、核边缘呈锯齿状、核有凹、核长芽、核分叶、核呈桑葚状、核呈弯月形等多形性特征。

（2）染色质有增多的现象。肿瘤细胞的染色质沿核的周边分布，呈粗颗粒或团块状，分布也不均匀。当染色质折叠形成染色体时，可出现正常或异常的有丝分裂时相。肿瘤细胞有丝分裂相数目增多的现象，或可作为诊断某些类型恶性肿瘤的辅助指标。

（3）常规染色的肿瘤细胞核仁深染，核仁数目增多且较大。核仁的形态变化反映肿瘤细胞活跃的RNA 代谢变化。

（4）一些淋巴瘤细胞的核被膜往往增厚而且呈不规则状态，还可出现小泡、小束状等突起。与其他一些病变状态下核孔的数目明显减少（如恶性营养不良病的患者，蛋白质严重缺乏，胰腺腺泡核核孔的数目下降）相反，肿瘤细胞的核孔数目反而增多。

（5）恶性肿瘤细胞的组蛋白在生化方面有改变，主要表现为组蛋白的磷酸化程度增高。磷酸化可以改变组蛋白中的赖氨酸所带电荷，降低组蛋白与 DNA 结合，从而有利于转录的进行。

几乎所有的肿瘤细胞都有染色体畸变，故染色体异常被认为是癌细胞的特征。恶性肿瘤的染色体通常为非整倍体，尤其是超二倍体。对患者细胞进行染色体检查时，若出现非整倍染色体和标记染色体（marker chromosome）时，即可确定为恶性转化，此时染色体的变化是肿瘤早期诊断的客观指标，具有重要的临床价值。也有证据证明，肿瘤细胞染色体的变化并非是随机的，具有某些基因型的个体更容易患上恶性肿瘤。肿瘤的常见异常核型见表 7-4。

表 7-4　肿瘤的异常核型

疾病	染色体异常
恶性淋巴瘤	$14q^+$，$+12$
慢性粒细胞白血病	Ph^1 染色体
视网膜母细胞瘤	13 号染色体缺失
小细胞肺癌	$3q^-$
Wilms 瘤	11 号染色体缺失
脑膜瘤	$22q^-$

另外，在多种血液病中，1 号、17 号染色体可能都会出现变化。例如，血液异常的患者，包括急性白血病、真性红细胞增多症和骨髓纤维化等，它们都分别显示出 1q25（1 号染色体长臂 2 区 5 带）到 1q32（1 号染色体长臂 3 区 2 带）的三体。17 号染色体则是出现整个长臂重复畸变或者部分长臂易位到 15 号染色体上。

恶性肿瘤也常伴有特异染色体的畸变。最经典的例子是费城染色体（Philadelphia chromosome，Ph），因首先在美国费城发现而得名。它是由于 G 组 22 号染色体的长臂易位到 9 号染色体长臂末端而导致的结果，常见于慢性粒细胞白血病，Ph 是此病的标记染色体。此外，很多 Burkitt 淋巴瘤病 8 号染色体和 14 号染色体发生相互易位。较多实体瘤包括脑膜瘤和结肠癌也都有染色体的异常。

三、端粒异常与疾病

在本章的第二节中我们已对染色体结构中的端粒进行了叙述。大量研究表明，端粒的异常与人体衰老、肿瘤、心血管疾病的产生密切联系。

（一）严重缩短的端粒是细胞老化的信号

端粒长度是决定细胞增殖能力和寿命的分子标志，因此被称作细胞衰老的生物钟。组织培养的细胞证明，端粒在决定动植物细胞的寿命中起着重要作用，经过多代培养的老化细胞端粒变短，染色体也变得不稳定。1990 年起，凯文·哈里（Calvin Harley）将端粒与人体衰老联系起来：①细胞愈老，它的端粒长度愈短；细胞愈年轻，它的端粒愈长，端粒与细胞老化有关系。衰老细胞中的一些端粒丢失了大部分端粒重复序列。当细胞端粒的功能受损时，就出现衰老，而当端粒缩短至关键长度后，衰老加速，临近死亡。②正常细胞端粒较短。细胞分裂会使端粒变短，分裂一次，缩短一点，就像磨损铁杆一样，如果磨损得只剩下一点残根时，细胞就接近衰老。细胞分裂一次其端粒的 DNA 丢失 30 ~ 200bp。也就是说，细胞分裂次数越多，其端粒磨损越多，寿命越短。通常情况下，运动加速细胞的分裂，运动量越大，细胞分裂次数越多，因此寿命越短。所以体育运动一定要适可而止。

（二）端粒与心血管疾病

近年来的研究显示，心血管疾病发生发展过程中伴随氧化应激及持续炎症反应，这些病理过程均可促进端粒进一步缩短。临床研究证实，动脉粥样硬化、高血压、心力衰竭等心血管疾病患者外周血白细胞端粒长度较健康对照人群显著缩短。此外，端粒长度和心血管事件之间也有一定的相关性，提示端粒可能参与了心血管疾病的发生发展，也可能是心血管疾病治疗的新靶点。但端粒缩短和心血管疾病之间的因果关系仍不明确，目前的研究结论仍有争议，需要更多的研究明确端粒在心血管疾病中扮演的角色。

思考题

答案解析

1. 试述细胞核的结构及其主要功能。

2. 试述核小体的结构，并比较染色体组装的多级螺旋化模型与放射环模型的异同。

3. 常染色质和异染色质在结构与功能上有何不同？

4. 简述人类染色体的数目、形态特征及核型分类的依据。

5. 简述核仁的超微结构。为什么 rRNA 基因在核仁中转录时会形成"箭头状"结构？

6. 细胞核异常可引起衰老、肿瘤等多种疾病，有些甚至可遗传给后代。请结合细胞核的结构和组成，举例说明细胞核异常所导致的人类疾病。

（原丽红）

书网融合……

微课　　　　　本章小结

第八章 核糖体 ![e]微课

📖 **学习目标**

1. 通过本章学习，掌握核糖体的结构、组成及其功能；熟悉核糖体的活性形式，以及核糖体如何参与蛋白质的生物合成过程；了解核糖体的自组装与分离过程，真核细胞与原核细胞核糖体的异同。

2. 能够了解抗生素抑菌原理，具备合理选择抗生素用药的能力。

3. 树立终身学习理念，培养严谨求实的科学态度、创新意识和批判性思维。

核糖体（ribosome）最先由 Robinson 和 Brown 在 1953 年对植物细胞进行的电镜观察中被发现。1955年，Palade 在动物细胞中也观察到了与之相类似的结构小体，一度称之为"Palade 颗粒"。直到 1958年，Roberts 才建议将其命名为核糖核酸蛋白体，简称核糖体或核蛋白体，并一直沿用至今。

核糖体是一种非膜性细胞器，由核糖核酸和蛋白质组成，是细胞内蛋白质生物合成的重要场所。除了非细胞形态的病毒和哺乳动物成熟的红细胞外，核糖体普遍存在于所有原核细胞和真核细胞的细胞质内或附着于真核细胞的粗面内质网上。此外，核仁与核质中也能看到类似的颗粒，核外膜、线粒体基质和叶绿体基质中也存在有核糖体。

第一节 核糖体的结构与类型

PPT

一、核糖体的形态结构

电镜下观察，核糖体是一类直径为 25~30nm 的不规则颗粒状结构小体。对核糖体结构研究得比较清楚而且意见比较一致的是大肠埃希菌（*E. coli*）。其核糖体是一种葫芦形的小体，由大、小 2 个亚基组成。大亚基的体积为小亚基的 2 倍，略呈圆锥形，侧面观其两侧稍隆起，底边为扁平状，并在底面有一条很窄的沟。小亚基略呈弧形，侧面观一面略外凸，一面凹陷，弧形中段似有一条分界线，将其分成 2个不等的部分。在完整的核糖体中，小亚基以凹面与大亚基的扁平底面相贴，而小亚基的中间分界线正好与大亚基底面的沟相吻合。在大、小亚基的结合面上有一条隧道，是 mRNA 穿过的通道，在大亚基的中央有一条中央管，是新合成的多肽链释放的通道（图 8-1）。

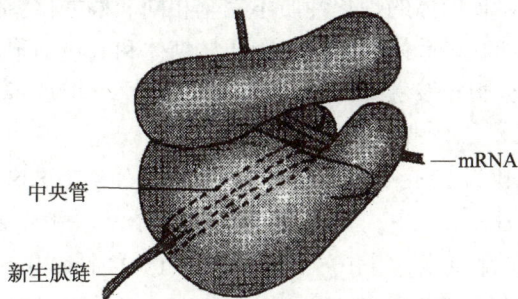

图 8-1 核糖体的形态结构示意图

与新生肽链的合成功能相适应，在核糖体上还存在着与蛋白质合成有关的结合位点和催化位点（图8-2）：①mRNA的结合位点；②与新掺入的氨酰-tRNA的结合位点——氨酰基位点（A位点）；③延伸中的肽酰-tRNA的结合位点——肽酰基位点（P位点）；④肽酰转移后与将释放的tRNA的结合位点E位点；⑤肽酰tRNA从A位点转移到P位点有关的转移酶（即延长因子EF-G）的结合位点；⑥肽酰转移酶的催化位点；⑦蛋白质合成有关的其他起始因子、延伸因子和终止因子的结合位点。

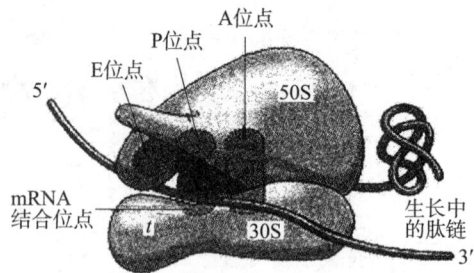

图8-2 核糖体活性位点示意图

二、核糖体的存在形式

核糖体可以单体的形式存在，称为核糖体单体，无蛋白质合成功能。多个核糖体单体与mRNA串联在一起，则称为多聚核糖体（polyribosome），是合成蛋白质的功能单位。多聚核糖体可以游离的形式存在于细胞质中，称为游离核糖体（free ribosome）；多聚核糖体可以附着在内质网膜表面，称为附着核糖体（fixed ribosome）（图8-3）。核糖体的大小亚基均由核仁合成，通过核孔释放到细胞质中。因此，细胞质成为一个核糖体亚基的储存库。在活细胞中，核糖体的大小亚基、核糖体单体以及多聚核糖体处于一个不断解聚和组合的动态平衡中。

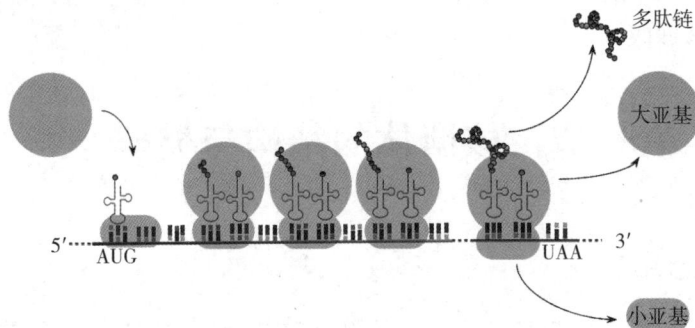

图8-3 核糖体在细胞质中的动态存在形式

三、核糖体的基本类型与化学成分

标准的核糖体含有50%~60%的核糖体RNA（rRNA），其余为蛋白质。蛋白质与RNA之间具有一定的空间位置关系，以非共价键相结合，蛋白质主要分布在核糖体表面，RNA则主要分布在核糖体内部。在原核细胞和真核细胞中，核糖体的理化性质不完全相同。根据核糖体的来源和沉降系数不同，可将核糖体分成3种类型：原核细胞核糖体、真核细胞质核糖体和真核细胞器核糖体。

原核细胞核糖体的化学成分中65%是rRNA，35%是蛋白质。rRNA是细胞各种RNA中含量最多的，可占细胞中RNA含量的85%。

原核细胞核糖体的沉降系数为70S，其中大、小2个亚基分别为50S和30S。组成原核细胞核糖体的rRNA有3种，分别为5S、16S和23S。其中5S和23S rRNA组成大亚基，16S rRNA组成小亚基。5SrRNA含有120个核苷酸，已测其顺序。16S rRNA含有1541个核苷酸，已知其一级结构。这两种RNA的二级结构与几种核糖体蛋白质的关系也已确定。至于23S rRNA，其包含2904个核苷酸，顺序已测定。rRNA分子的二级结构呈发夹形，其中70% RNA的碱基配对成双螺旋。

大肠埃希菌核糖体中的蛋白质在小亚基上有 21 种，大亚基上有 34 种。这些蛋白质已被分离，它们的一级结构也已经清楚，而且其中的许多蛋白质也已经在核糖体内定位。

真核细胞中的 rRNA 与蛋白质之比约为 1∶1，核糖体中的蛋白质有 70～80 种，其中大多数蛋白质不同于原核细胞。真核细胞质核糖体的沉降系数为 80S，大、小 2 个亚基分别为 60S 和 40S。组成真核细胞核糖体的 rRNA 有 4 种，分别为 5S、5.8S、18S 和 28S，其中 5S、5.8S 和 28S rRNA 组成大亚基，18S rRNA 组成小亚基。5S rRNA、5.8S rRNA 的顺序已经测定，5S rRNA 的顺序与原核细胞中的 5S rRNA 的顺序相同，但功能不同。除 5S rRNA 由核仁外的 DNA 转录外，其他的 28S、5.8S、18S rRNA 均由核仁形成区合成（图 8 - 4）。

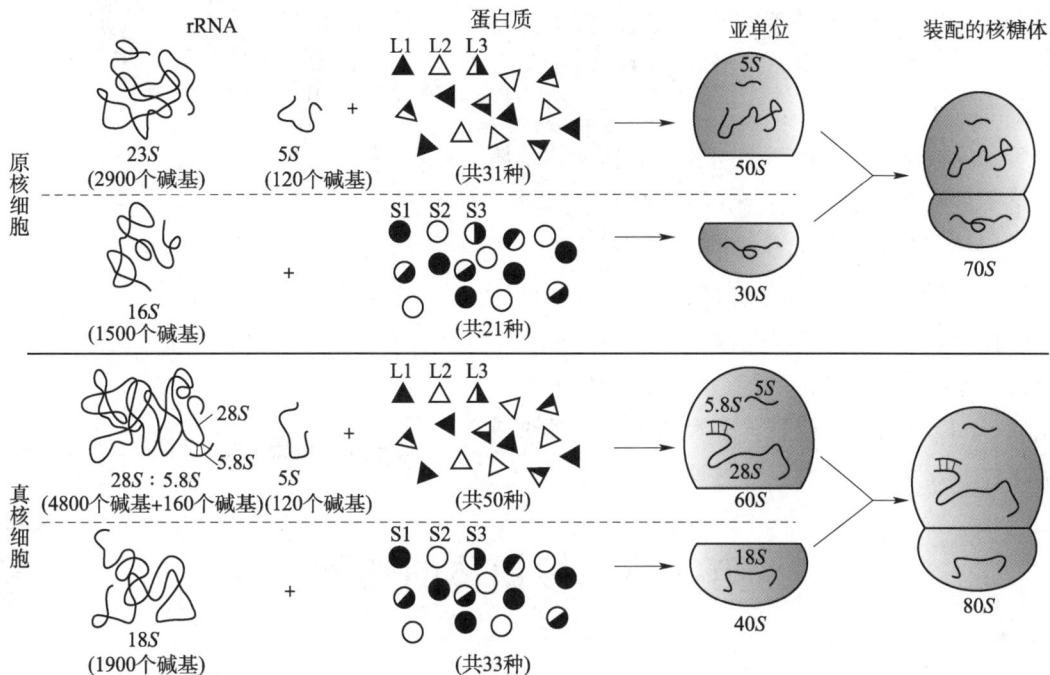

图 8 - 4　核糖体的组成

第二节　核糖体的分离与自组装

核糖体是由 rRNA 和蛋白质组成的复合体。研究证明，真核细胞核糖体的 rRNA 是在染色体的核仁组织区（nucleolus organizer region，NOR）内合成的，编码 rRNA 的基因（rDNA）转录产生 45S rRNA，45S rRNA 是 28S rRNA、5.8S rRNA 和 18S rRNA 的前体分子。45S rRNA 剪接成三种 rRNA 是一个多步骤的复杂加工过程。通过聚丙烯酰胺凝胶电泳，可从核仁中分离出许多沉降系数不同的 rRNA，它们是成熟 rRNA 生成途径中的中间产物。用 3H - 尿嘧啶核苷对培养的 Hela 细胞脉冲标记后，观测核仁中各部分 rRNA 前体的变化，45S rRNA（约 13kb）在核仁中约几分钟内被合成，部分核苷酸很快被甲基化，随后 45S rRNA 经过几个中间阶段裂解为较小的组分 20S rRNA 和 32S rRNA。20S rRNA 很快裂解为 18S rRNA。32S rRNA 中间产物保留在核仁颗粒组分中约 40 分钟，再次被剪接为 28S rRNA 和 5.8S rRNA。18S rRNA 与蛋白质整合，形成 40S 的小亚基，迅速地从核仁进入细胞质。5S rRNA 由核仁外的 DNA 合成，而后转运入核仁。在核仁内，28S rRNA、5.8S rRNA 和 5S rRNA 与蛋白质整合形成 60S 的大亚基，然后进入细胞质。

在细胞内 rRNA 前体的加工成熟过程是以核蛋白的形式进行的。电镜下可见每条前体 rRNA 5′端都含有蛋白质的颗粒。当 45S rRNA 从 rDNA 上被转录后，很快与进入核仁的蛋白质结合，形成 80S 的核糖核蛋白颗粒（约含 80 种蛋白）。伴随 45S rRNA 分子加工过程，80S 的核糖核蛋白颗粒逐渐丢失一些 RNA 和蛋白质，由 18S rRNA 和约 33 种蛋白质组成核糖体的小亚基，其沉降系数为 40S。28S 和 5.8S rRNA 结合。再与来自核仁外 5S rRNA 和约 50 种蛋白质组成核糖体的大亚基，其沉降系数为 60S。完成组装的核糖体大、小亚基通过核孔复合体被转运到细胞质（图 8 - 5）。

细胞质中的核糖体大、小亚基组装形成核糖体单体的过程也是一种自组装的过程。在蛋白质合成过程中，核糖体大、小亚基结合形成核糖体，其沉降系数为 80S。但单个核糖体是没有合成蛋白质功能的。核糖体单体可以根据细胞功能的需要，与 mRNA 结合形成多聚核糖体从而行使合成蛋白质的功能，当特定蛋白质的合成完成之后，mRNA 便发生降解，多聚核糖体又解聚成为核糖体单体或亚基返回到亚基储存库中待用。

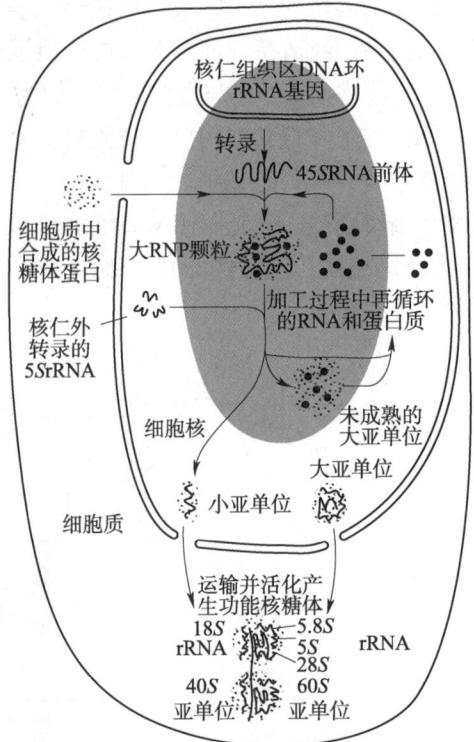

图 8 - 5　核糖体大小亚基的合成组装过程

第三节　核糖体的功能

一、多聚核糖体

如前所述，蛋白质在进行生物合成时，核糖体并不是单独工作的，而是以多聚核糖体（polyribosome）的形式存在。多聚核糖体是指蛋白质进行生物合成时，多个甚至是数十个核糖体串联附着在一条 mRNA 分子上，形成像念珠状样的结构。多聚核糖体中的核糖体个数是由 mRNA 分子的长度决定的，一般情况下，mRNA 的长度越长，上面可供附着的核糖体数量就越多。如血红蛋白的 mRNA 长度约为 150nm，由 450 个核苷酸碱基组成，可形成 6 个直径约为 22nm 的核糖体结合起来的多聚核糖体。在多聚核糖体中，每个核糖体都分别进行多肽链的合成。从一个核糖体与 mRNA 结合开始，核糖体沿 mRNA 每滑动一个密码子的位置，就可以在肽酰基上加上一个氨基酸残基，当核糖体滑动到终止密码子时，一条多肽链的合成随即完成，然后核糖体从 mRNA 上脱落下来，重新参加新的肽链的合成循环。当 mRNA 与第一个核糖体结合启动肽链合成后，核糖体滑动约 80 个核苷酸的距离，第二个核糖体又结合到 mRNA 上，按此继续下去，mRNA 上的核糖体就会不断地增加数目，直到 mRNA 满额为止。这种在一条信使 RNA（mRNA）分子的指导下，多个核糖体分别进行同一种多肽链合成的组织形式，可以大大提高 mRNA 的功效和多肽链合成的速率，既节省遗传信息量，又减轻核的负担。

二、蛋白质合成

核糖体是细胞内合成蛋白质的重要场所，它在蛋白质生物合成中执行两项任务：一是使 mRNA 不断地与 tRNA 分子结合，二是控制着正在生长中的肽链。核糖体沿着 mRNA 分子链移动，按 mRNA 上的遗传密码，将 tRNA 运来的氨基酸连接成多肽链。

目前认为，大、小亚基在蛋白质生物合成中分工协作，各自执行其特定的功能。小亚基的功能是：①将 mRNA 结合到核糖体上，稳定 mRNA 与核糖体的结合。②当 tRNA 的反密码"阅读"mRNA 上的密码时，小亚基提供阅读部位 5S 蛋白质的部位（R 位点），并提供一部分 tRNA 的结合部位（A 位点）。③提供 tRNA 被释放的部位（E 位点）。所以，小亚基提供 mRNA、tRNA、密码 - 反密码相互作用的部位（裂缝处）并促其完成。大亚基的功能是：①提供另一部分 tRNA 的结合部位（P 位点）。②提供肽基转移酶，催化肽链形成，与肽酰 tRNA 从 A 位点转移到 P 位点有关的转移酶（即延长因子 EF - G）。③提供能量；④提供生长肽链的释放通道（中央管），新合成的肽链可能通过它转移到细胞质或内质网腔中。⑤携带新形成的、不断增长的肽链。⑥附着核糖体以其大亚基附着在内质网膜上。对核糖体上功能位点可以概括为：小亚基掌握遗传信息，大亚基进行蛋白质合成。

因此，在核糖体上进行的蛋白质合成，是一个有 mRNA、tRNA 及诸多功能性的生物分子共同参与的复杂过程。

（一）mRNA 模板与遗传密码

mRNA 称为信使 RNA，是蛋白质合成的模板。mRNA 的核苷酸排列顺序携带着从基因传递来的遗传信息。mRNA 模板的作用则是通过其中的遗传密码（genetic code）来体现，在 mRNA 分子中，每三个相邻的核苷酸决定某一氨基酸。mRNA 分子上可决定某一相应氨基酸的三个相邻的碱基称为三联体密码或密码子（codon）（表 8 - 1）。

表 8 - 1　遗传密码表

第一碱基 （5′）	第二碱基				第三碱基 （3′）
	U	C	A	G	
U	苯丙氨酸	丝氨酸	酪氨酸	半胱氨酸	U
	苯丙氨酸	丝氨酸	酪氨酸	半胱氨酸	C
	亮氨酸	丝氨酸	终止密码	终止密码	A
	亮氨酸	丝氨酸	终止密码	色氨酸	G
C	亮氨酸	脯氨酸	组氨酸	精氨酸	U
	亮氨酸	脯氨酸	组氨酸	精氨酸	C
	亮氨酸	脯氨酸	谷氨酰胺	精氨酸	A
	亮氨酸	脯氨酸	谷氨酰胺	精氨酸	G
A	异亮氨酸	苏氨酸	门冬酰胺	丝氨酸	U
	异亮氨酸	苏氨酸	门冬酰胺	丝氨酸	C
	异亮氨酸	苏氨酸	赖氨酸	精氨酸	A
	甲硫氨酸 + 起始	苏氨酸	赖氨酸	精氨酸	G
G	缬氨酸	丙氨酸	门冬氨酸	甘氨酸	U
	缬氨酸	丙氨酸	门冬氨酸	甘氨酸	C
	缬氨酸	丙氨酸	谷氨酸	甘氨酸	A
	缬氨酸	丙氨酸	谷氨酸	甘氨酸	G

遗传密码子具有以下几个特性。

1. 三联性　在 mRNA 分子链上，除了 5′端和 3′端的末端非翻译序列外，无论是决定或代表某一个氨基酸的特定功能结构，还是作为蛋白质合成结束信号的终止密码，任何一个遗传密码子都是由三个相邻的核苷酸组成。表 8 - 1 所示 64 个密码子中，有 3 个为编码氨基酸的终止密码（UAA，UAG，UGA），它们是肽链合成的终止信号。其余 61 个密码子别代表各种氨基酸。

2. 兼并性　是指同一种氨基酸可以拥有 1～6 个不同的密码子的现象。例如，AUG 不仅是甲硫氨酸的密码子，也是一种"起始"信号，位于 mRNA 的起动部位。

3. 通用性　表中所示 64 个遗传密码子，从原核生物到真核生物几乎都是相同和通用的，但在植物的叶绿体、动物的线粒体以及极少数生物体中有个别例外。例如，在线粒体 mRNA 分子中，CUG 密码子编码的不是亮氨酸，而是苏氨酸。

4. 方向性　mRNA 转录基因的遗传信息有一定的方向性（5′→3′），因此，密码子的阅读也有方向性。密码子的翻译总是从 5′端的起始密码 AUG 开始，沿着 5′→3′ 的方向一个接一个地阅读，直至遇到 3′末端的终止信号为止。可以看出，mRNA 分子中遗传信具有方向性的排列决定了其翻译过程的方向。

5. 连续性　在 mRNA 分子 5′端起始密码子到 3′端终止密码子之间的翻译序列，都是以三联遗传密码子作为单位组成的连续结构，相邻的遗传密码子之间没有任何间隔形式的存在。因此，以 mRNA 作为模板指导合成的蛋白质多肽链也是由连续的氨基酸序列构成的。

（二）tRNA

tRNA 称为转运 RNA，是一种小分子的 RNA，含有 73～93 个核苷酸，其中有多种是其他 RNA 分子所没有的稀有碱基如二氢尿嘧啶、假尿嘧啶等。一般每个分子有 7～15 个稀有碱基。tRNA 的种类较多，同一种细胞中可分离出 60～80 种 tRNA。成熟的 tRNA 溶解并分布在细胞质中，故以前曾被称为可溶性 RNA。tRNA 的主要功能是在蛋白质合成中特异性地转运氨基酸。tRNA 与细胞质中的氨基酸结合后定向地转运到与 mRNA 结合的核糖体上，所携带的氨基酸与 mRNA 分子的密码子形成对号入座式互补结合。一般一种 tRNA 只能结合并转运一种特定的氨基酸。例如丙氨酰 tRNA 只能结合和转运丙氨酸，甘氨酰 tRNA 只能运输甘氨酸等。但一种氨基酸可被多种 tRNA 携带转运，这些 tRNA 称为同功受体 tRNA（isoacceptor – tRNA），简称同功 tRNA。如大肠埃希菌中能转运亮氨酸的同功 tRNA 就有五种。

在蛋白质合成中，tRNA 作为翻译员，必然精通两种"语言"：一是 mRNA 的核苷酸语言。tRNA 执行这一功能是用它的反密码子（anticodon）来识别的。tRNA 二级结构是三叶草型（图 8 – 6），3′末端 CCA 是氨基酸接受的位点，在氨基酸臂的对面有一反密码子环，此环中央有三个碱基（第 34、第 35、第 36 位）构成反密码子，它与 mRNA 相应密码子的三个碱基反向互补配对。密码子与反密码子的配对并不十分严格，因为密码子的第三位碱基与反密码子的第一位碱基可以摆动配对，即除 A – U、G – C 配对外，U – G、I – C、I – A 也可以配对。二是能识别蛋白质的氨基酸语言。这是通过氨酰 – tRNA 合成酶（aminoacyl – tRNA synthetase）的桥梁作用间接完成。要把 mRNA 密码子的位置译成相应的氨基酸，就必须在 tRNA 氨基酸臂的 3′ – CCA 末端挂上相应的氨基酸，这一过程需要借助氨酰 – tRNA 合成酶的催化。先把氨基酸

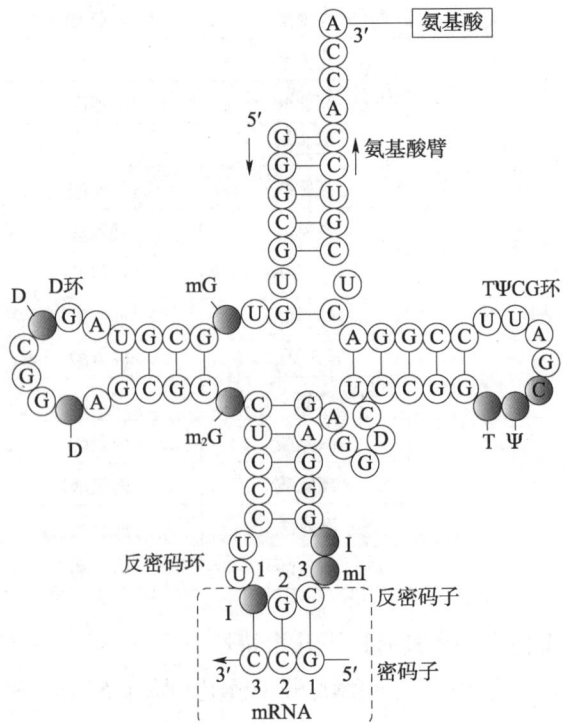

图 8 – 6　酵母丙氨酸 tRNA 三叶草型分子结构模式图

连接在对应 tRNA 的 3′ 末端，这样，当 tRNA 以反密码子和 mRNA 的密码子配对时，处于 tRNA 分子另一边的相应氨基酸，便被带到密码子相应序列的位置上。

（三）rRNA

rRNA 是核糖体的重要组成成分，约占核糖体相对分子质量的 2/3。核糖体上的各种结合位点，如氨酰基位点、肽酰基位点、GTP 酶位点和肽酰基转移酶位点等，都具有一定的空间构型，但是决定这些空间构型的主要因素却是 rRNA，即 rRNA 决定着核糖体的空间结构。此外，rRNA 还在核糖体的某些酶活性位点（或结构域）中发挥着重要的作用。如原核细胞核糖体 GTP 酶位点的肽酰基转移酶活性就是 23S rRNA 起的作用。核糖体中，蛋白质的作用主要是协助 rRNA 形成特定的空间结构，并对其整体结构起重要的稳定作用。

（四）蛋白质的合成基本过程

蛋白质的生物合成是基因表达的第二步，在此之前，基因通过转录把遗传信息传递给 mRNA 分子，mRNA 携带着能指导蛋白质多肽链合成的信息到细胞质中进行翻译。

蛋白质的合成是一个连续的过程，通常分成四个阶段：氨基酸的活化；肽链合成的起始；肽链的延伸；肽链合成的终止。后三个阶段称为核糖体循环（图 8 - 7）。

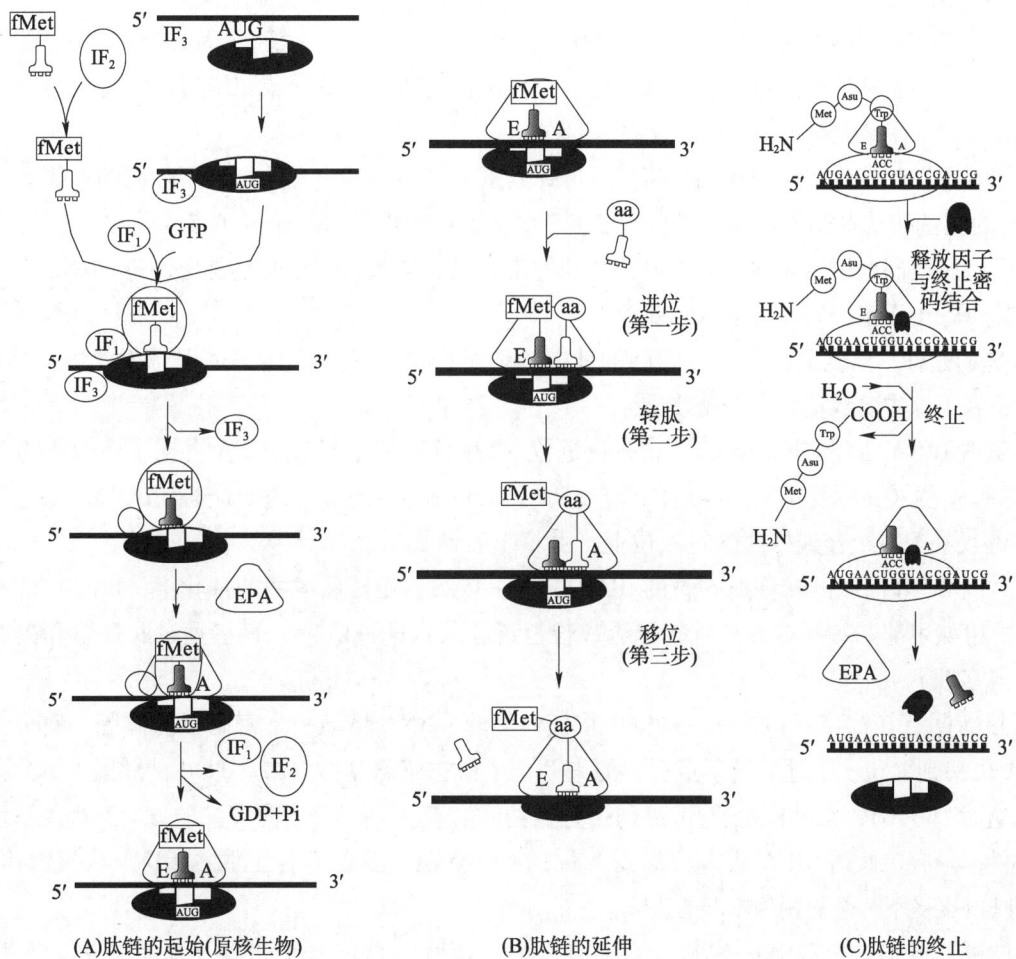

图 8 - 7　蛋白质的生物合成过程

1. 氨基酸的活化　氨基酸必须活化才能与 tRNA 结合，每一种氨基酸均由一种特异的氨酰 - tRNA 合成酶激活。氨酰 - tRNA 合成酶具有高度的特异性，它既能识别特定的氨基酸，又能识别特定的

tRNA，从而将特定的氨基酸转移给特定的 tRNA。

该反应分两步进行：在氨酰 - tRNA 合成酶催化下，氨基酸（aa）上的羧基与 ATP 反应，形成一种高能中间产物——酶 - 氨酰 - 腺苷酸，此为活化了的氨基酸；同样在氨酰 - tRNA 合成酶的催化下，氨酰 - 腺苷酸的羧基结合到特定的 tRNA 3′ 端 - CCA 的 A 残基上，形成氨酰 - tRNA。

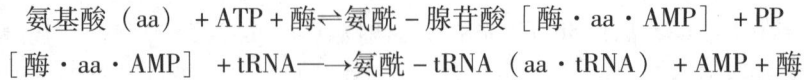

$$氨基酸（aa）+ ATP + 酶 \rightleftharpoons 氨酰 - 腺苷酸 [酶 \cdot aa \cdot AMP] + PP$$

$$[酶 \cdot aa \cdot AMP] + tRNA \longrightarrow 氨酰 - tRNA（aa \cdot tRNA）+ AMP + 酶$$

2. 肽链合成的起始

（1）三元复合物的形成　在起始因子 IF_3（initiation actor，IF_3）促使下，核糖体的 30S 小亚基附着于 mRNA 起始部位上形成 IF_3 - mRNA - 30S 三元复合物。

（2）30S 前起始复合物的形成　在起始因子 IF_2 的作用下，甲酰甲硫氨酰 - tRNA（$fMet - tRNA_f$）与 mRNA 中的起始密码子结合，即密码子与反密码子相互结合。这时，IF_3 从三元复合物中脱落。这样就形成了 30S 前起始复合物：$IF_2 - 30S - mRNA - fMet - tRNA_f$。此步骤需 GTP 参与。

（3）70S 起始复合物的形成　30S 前起始复合物与 50S 大亚基结合，同时 GTP 水解成 GDP 和 Pi，IF_2 脱落，形成一个具有生物学功能的 70S 起始复合物，即 $30S - mRNA - 50S - fMet - tRNA_f$。这时，$fMet - tRNA_f$ 占据了核糖体的 P 位点，空着的 A 位点准备接受下一个氨基酰 - tRNA。

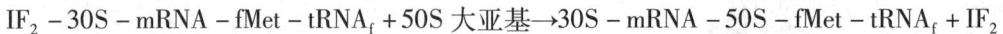

$$IF_2 - 30S - mRNA - fMet - tRNA_f + 50S 大亚基 \rightarrow 30S - mRNA - 50S - fMet - tRNA_f + IF_2$$

起始复合物在肽链的形成过程中，只是起带头作用，当整个肽链合成完毕后，它就在脱甲酰酶的作用下被除去，甲酰甲硫氨酰并不构成肽链的一部分。

真核细胞翻译起始过程与原核细胞相似，但比其复杂得多。其中有几点是不相同的：①真核细胞起始 tRNA 中的氨基酸是甲酰蛋氨酸；②真核细胞有更多的可溶性蛋白起始因子参与其中，目前已发现 10 种；③翻译起始机制也不尽相同。其中最为特别的是，原核细胞 30S 小亚基首先是与 mRNA 结合的，而真核细胞的 40S 小亚基首先是与 tRNA 结合的。

3. 肽链的延伸　原核细胞和真核细胞的肽链延伸过程基本相同，这一过程需要肽酰转移酶、GTP 和三种延长因子。主要包括以下三个步骤。

（1）氨酰 tRNA 结合到核糖体的 A 位——进位　翻译起始时，起始 tRNA 占据了核糖体的 P 位（又称给位），而 A 位（又称受位）是空着的。与 GTP 结合的延长因子 EF 携带着氨酰 tRNA，通过反密码子与 mRNA 链互补配对结合到核糖体的 A 位上，由 GTP 水解提供能量。

（2）P 位 tRNA 的肽链转移到 A 位的 tRNA 上——转肽　在转肽酰酶的催化下，P 位上 fMet - tRNA 把所携带的甲氨甲硫酰基（或肽链）转移给 A 位上新进入的氨酰 tRNA，两者通过肽键缩合在 A 位上生成二肽（或多肽）。

（3）核糖体沿着 mRNA 移动——移位　核糖体沿着 mRNA 移动一个密码子的位置，使带有肽链的 tRNA 从 A 位移到 P 位。上述肽链形成后，原来 P 位上脱去了氨基酸（或多肽）的脱酰 tRNA 从 P 位进入 E 位，这时，在 GTP 和延长因子 EF 参与下，核糖体沿着 mRNA 分子向 3′ 端的方向准确地移动一个密码子的位置，带有二肽的 tRNA 从 A 位移到 P 位，A 位空缺，随着 E 位上脱酰 tRNA 从核糖体的离去，A 位又可以再接受下一个氨酰 tRNA 的进入。

以后肽链每增加一个氨基酸残基，就按照进位→转肽→移位三个步骤不断重复进行，肽链不断延长。

4. 肽链合成的终止　当核糖体 A 位上的 mRNA 链出现终止密码（AUG、UAG、UGA）时，就意味着肽链合成的终止。释放因子 RF 能识别 mRNA 分子上的终止密码，并进入 A 位与核糖体结合，RF 能促使转肽酰酶把 P 位上 tRNA 所携带的多肽链水解、释放，最终使核糖体脱离模板，解离成大、小亚基，又可重新参与核糖体循环。

　　应当指出，上述讲的仅是在单个核糖体上的蛋白质合成过程。实际上，细胞内蛋白质合成是由多聚核糖体合成的。当一个个核糖体先后从同一个 mRNA 的起始密码子开始移动，一直到终止密码子时，每个核糖体可独立合成一条多肽链，所以这种多聚核糖体可以在一条 mRNA 链上同时合成多条相同的多肽链，大大提高了蛋白质合成的效率。

　　细胞内核糖体所合成的蛋白质，从功能上可以分为结构蛋白质（structural protein）和输出蛋白质（export protein）两类（图 8 - 8）。①结构蛋白质又称内源性蛋白质（endogenous protein），是指用于细胞本身或参与组成细胞自身结构的蛋白质。地球上已发现的近 200 万种动、植物之所以存在形态与功能的差别，其实都是由于结构蛋白质结构的不同。结构蛋白质主要由游离核糖体合成，多分布于细胞质基质，如供细胞自身生长代谢所需要的酶、组蛋白、肌球蛋白、核糖体蛋白等。若一个细胞中游离核糖体含量多，说明该细胞在积极合成结构蛋白质，以供细胞生长所需要。凡是幼稚的未分化的细胞、胚胎细胞、培养细胞甚至一些恶性肿瘤细胞，都是快速生长的细胞，在其细胞质中一定存在有大量的游离核糖体，并且分布往往比较均匀。光镜下可见细胞质嗜碱性物质很多，染色深。②输出蛋白质又称分泌蛋白质（secretory protein），是指专门输送到细胞外面发挥作用的蛋白质。例如，部分激素或蛋白质类激素、抗体和载体蛋白都属于输出蛋白质。胰腺分泌的酶可输送到小肠消化食物；浆细胞分泌各种抗体，可被输送到血液等组织中，与抗原结合产生免疫反应；脑垂体前叶和嗜碱性细胞可产生各种激素，被输送到相对应的靶组织中发挥作用。这些都说明了输出蛋白质与细胞以及整个机体的功能相关。输出蛋白质的合成，主要由附着在内质网膜上的核糖体来完成，这种核糖体称膜旁核糖体（membrane - bound ribosome）或附着核糖体（fixed ribosome）。分泌输出蛋白质的这类细胞，当分泌功能旺盛时，电镜下可见细胞质中粗面内质网很多，并且很规则地平行排列着。不过，这种划分也不是很绝对的，有实验证明，附着核糖体也能合成结构蛋白质，游离核糖体也可以合成输出蛋白质，游离核糖体和附着核糖体也可以共同合成同一类型的蛋白质。例如，有些附着核糖体同样可以合成细胞膜上的整合膜蛋白以及某些细胞器如高尔基复合体、溶酶体和胞内体（endosome）等的结构蛋白质。大鼠肝细胞所合成的白蛋白（输出蛋白质），85% 由附着核糖体产生，而 15% 则可由游离核糖体所合成。

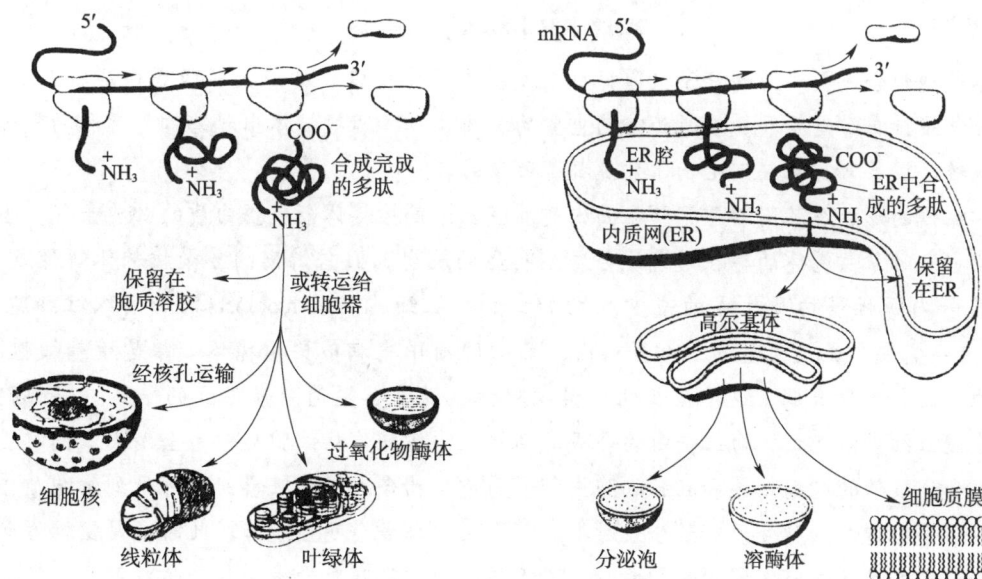

图 8 - 8　真核细胞合成的蛋白质分类

（五）多肽链合成后的加工与组装

由 mRNA 翻译出来的多肽链大部分都没有生物学活性，新生的多肽链要经过各种方式的"加工修饰"才能转变为具有一定生物学功能的蛋白质。新生肽链的加工修饰是多方面的，最常见的加工形式是水解去除部分肽段，新生肽链才具有正常的生理活性。如有活性的胰岛素，就是在具有 84 个氨基酸残基的前身物——胰岛素原的基础上，切除内部 33 个氨基酸残基的肽段形成的。近年发现的血浆蛋白的主要成分白蛋白，其前身物——前白蛋白也需要在氨基端去掉 5～6 个氨基酸残基才成为有功能的白蛋白。又如，大多数分泌蛋白和跨膜蛋白的氨基端都有一段 15～30 个氨基酸残基顺序组成的信号肽，信号肽能识别并引导新合成的蛋白质到特定的细胞器中，当这些蛋白质转运到所需部位时，蛋白质的信号肽就被特定的信号肽酶切除。

蛋白质的一级结构合成后，多肽链必须要卷曲折叠成特定的二级结构或空间构型才能发挥其功能。如核糖核酸酶，它是由 24 个氨基酸组成的一条多肽链，多肽链必须通过链内 4 个二硫键结合成 α-螺旋和 β-折叠才有催化 RNA 分解的功能。又如，人体中运输氧气和二氧化碳的血红蛋白，它是由 4 条多肽链和 4 个血红素分子组成。每一条多肽链分别和一个血红素分子盘曲折叠成一个亚基（三级结构），4 个亚基相互聚合才成为一个有功能的血红蛋白分子。

由上述可知，蛋白质的生物合成除核糖体是必需外，还需要细胞内多种细胞器的密切配合。我们可将细胞比作一个大工厂，细胞核的染色体则是工厂中制造产品的图纸设计室，染色体的 DNA 遗传信息就是一张原始的许多产品的总设计图，设计室按照总设计图的模板，可复制出某种产品的特定图纸，即 mRNA。细胞质中的核糖体相当于工厂的装配车间，它接受由设计室（染色体）送来的图纸（mRNA），按照 mRNA 上的密码顺序，把氨基酸作为原材料装配出各种各样的产品。细胞质作为一个工厂的仓库，有大量游离的氨基酸。tRNA 作为运输车间，专门负责将细胞质中的氨基酸运输到核糖体上，以供装配成蛋白质。线粒体为蛋白质合成提供所需能量。在以上各部分的密切配合下，蛋白质才能顺利地制造出来。

🔗 **知识拓展** --

异常情况下核糖体的变化

核糖体是细胞合成蛋白质的分子机器，目前发现生物体所需要的绝大多数蛋白质都是由其合成的。蛋白质是生命维持正常结构和功能所必需的重要的物质基础，因核糖体出现结构异常和功能障碍而引起的蛋白质肽链合成异常，对任何生物体来说都是致命的。

多聚核糖体的形成及其附着于完整粗面内质网膜上，是核糖体合成蛋白质的必要条件。当细胞处于不同的生理状态时，核糖体的存在形式就会发生明显的改变。假若游离的多聚核糖体解聚或大量形成，会分别伴随着内源性蛋白质生成的减少或增加。如幼红细胞（normoblasts）和网织红细胞（reticulocytes），两者在需要合成较大量的血红蛋白时，其细胞质中充满多聚核糖体。但是随着细胞逐渐成熟，血红蛋白的合成会逐步减弱，这些成簇的多聚核糖体也随之解聚为分散孤立的单体。当细胞完全成熟时，红细胞被血红蛋白充填，血红蛋白的合成活动停止，核糖体从细胞质中完全消失。同样，在培养细胞以及一些分化较低的肿瘤细胞和胚胎细胞中，蛋白质生物合成活动旺盛，均可见到细胞质中充满着多聚核糖体，但是当这些细胞处于有丝分裂时期时，蛋白质合成会明显下降，此时多聚核糖体也解聚。

核糖体受到外界一些有害因素的影响时，附于粗面内质网膜上的多聚核糖体将解聚，使输出蛋白质形成减少，并出现相应的病理性改变。相反，在创伤愈合过程中的成纤维细胞，因其需要合成大量的蛋白质以修复创伤组织，故其粗面内质网膜上会附着有大量平行线状或螺旋状的多聚核糖体，表明蛋白质合成有增强的趋势。四氯化碳中毒后可引起动物的肝细胞损害，仔细观察可见粗面内质网膜上多聚核糖体解聚并脱粒，此时蛋白质合成也急剧下降。

第四节　核糖体异常相关疾病

PPT

核糖体蛋白（ribosomal protein，RP）指构成核糖体的蛋白质，根据其来源的大、小亚基分别被命名为核糖体大亚基蛋白（RPL）和核糖体小亚基蛋白（RPS）。RP 除了参与核糖体组装和蛋白质的生物合成外，还具有独立于核糖体的功能（核糖体外功能），如参与 DNA 复制、转录和损伤修复，调控细胞生长、增殖、凋亡、发育以及细胞转化等。近年来，随着高通量技术的发展与应用，研究发现某些先天性遗传性疾病的发生与某些核糖体蛋白的表达不足或缺失以及核糖体蛋白基因发生突变有关。

一、核糖体异常与肿瘤

在许多恶性肿瘤细胞中也发现有某些核糖体蛋白基因异常表达。不少学者在对结直肠癌、肝癌、卵巢癌等恶性肿瘤进行研究时发现，这些肿瘤存在核糖体蛋白基因高表达或低表达的现象。例如，2001年，Kondon 等利用抑制性消减差异技术和 Northern 印迹发现肝癌患者肿瘤组织中的 RPS8、RPL12、RPL27 和 RPL30 等与其相邻组织相比较，其编码基因 mRNA 表达水平上调；2003 年，Kasai 等发现结肠癌中 RPS11 和 RPS17 的表达水平远高于正常的结肠黏膜组织；2006 年，Wang 等首次发现了 RPL15 在胃癌中高表达；但 Bertucci 等将 50 例结肠腺癌和与其配对的癌旁黏膜组织通过 DNA 芯片进行对比时，则发现部分 RP（RPL5、RPL6、RPL15、RPL29、RPL31、RPL39）基因表达水平下调。因此，有人认为，RPS 在不同的肿瘤组织中表达具有时空特异性，即同一种 RP 编码基因在不同的肿瘤或者正常组织中表达水平是不一样的，不同的 RP 基因在同一种肿瘤中表达也是不同的，即便是同一种 RP 基因在同一种肿瘤的不同分期，不同分化级别，表达量也是有所差异的。此外，在人急性 T 淋巴细胞白血病的研究中发现，RPL22 单等位基因的缺失可加速胸腺淋巴瘤的发展，表明 RP 的失调可能与细胞恶性转化有关。

肿瘤发生是许多基因共同作用的结果，基因表达异常或者突变与肿瘤表型之间不是简单的对应关系。究竟是核糖体蛋白的表达异常导致肿瘤的发生，还是肿瘤的形成导致核糖体蛋白的表达变化，目前还没有找到很明确和合理的解释。近年来，较多学者偏向于 RP 通过执行某些核糖体外功能促使细胞癌变这一理论。首先，在 DNA 复制、转录和翻译过程中，RP 能够调控某些癌基因或者抑癌基因的表达；其次，RP 能与某些保护因子结合产生致癌作用。如 RPS3、RPL3、RPL6、RPS27 等可作为 DNA 损伤调节因子，参与 DNA 损伤修复过程。RPL22、RPL23、RPL34、RPS5、RPS15a 等可促进肿瘤细胞增殖。RPS29、RPL35a、RPS3 等参与细胞周期调控，影响细胞凋亡。RPS19、RPL29、RPS6、RPS15a 等可增强 Wnt/β-catenin 诱导的 FGF18 表达，促进癌细胞血管生成。RPL1、RPL34、RPS27、RPL23、RPS6 等可通过影响 JAK/STAT3 通路介导肿瘤细胞的迁移与侵袭；RPLP1、RPL22、RPL36a、RPL34 可诱导细胞恶性转化。这些 RP 基因可作为肿瘤诊断标记物用于恶性肿瘤的早期筛查和预防。

此外，RP 参与癌症过程的调控通路及作用机制为恶性肿瘤的治疗提供新的理论根据。pol Ⅰ 调控 rDNA 转录生成 rRNA，是核糖体生物合成的限速步骤。pol Ⅰ 活性异常增加，会破坏核糖体外功能，使核糖体合成不受控制，导致细胞恶性增殖。因此，通过抑制 pol Ⅰ 可选择性抑制癌细胞生长。目前已研究出几种 Pol Ⅰ 转录抑制如 ML-246、CX-3543、CX-5461、BMH-21 等，其中 CX-5461 已完成 Ⅰ 期临床试验，其主要通过与起始前复合蛋白 SL1 竞争 rDNA 启动子来抑制 Pol Ⅰ 转录。

二、核糖体异常与遗传病

（一）Diamond – Blackfan 贫血

Diamond – Blackfan anemia（DBA）是一种罕见的先天性红细胞再生障碍性贫血，是以红细胞发生发展过程中选择性受损为特征。特点是红细胞腺苷脱氧酶水平升高，胎膜抗原"i"的出现；网状细胞减少、红细胞前体选择性减少或缺失，呈大红细胞血症表现；众多患者以贫血、苍白和嗜睡为主要症状，40%～60%的患者存在身体缺陷或畸形，表现为身材矮小、拇指三节指畸形、颅面缺损或者心脏受损等。DBA 常见于出生一年内的婴儿，疾病多有家族史，属常染色体显性遗传。

研究表明，该疾病多是由于核糖体蛋白基因突变，使得该基因编码的核糖体蛋白表达不足或缺失，或者阻碍核糖体蛋白发挥作用，进而引起核糖体大、小亚基的合成障碍，最终导致成熟核糖体蛋白的数量显著下降，细胞发生一系列变化，表现出与之相关的众多临床症状。目前已发现多个 DBA 相关的核糖体蛋白突变基因，如 RPS17、RPS19、RPS24、RPS26、RPL5、RPL11、RPL35A 等编码基因异常，其中编码 PRS19 的基因突变频率最高。目前治疗 DBA 的方法中，最有效的措施是骨髓移植，其次是应用甾体类药物、输血输液。此外，研究表明 EFS – RPS19 可用于 RPS19 缺陷型 DBA 患者的临床基因治疗。

（二）Shwachman Diamond 综合征

Shwachman Diamond 综合征（SDS）又称中性粒细胞减少伴胰腺功能不全、舒 – 戴综合征、舒瓦克曼综合征、Burke 综合征，以造血系统受损以及中性粒细胞减少为主要特征，是一种由于胰腺外分泌功能不全，造血系统受损引起多个器官受累的综合征，属常染色体隐性遗传病。多见于婴幼儿发病。该病患者常出现白细胞计数减少和干骺端发育障碍，且极易向白血病方向转化。结合患者出现脂肪泻、反复发热等临床表现，胰腺外分泌酶活性减低或缺失以及胰腺病理活检，可明确诊断。近年来，随着对核糖体功能的深入研究，发现在 SDS 患者的细胞中有多种核糖体蛋白基因的表达缺失或者减少，如 RPS9、RPS20、RPL6 等，其编码基因通过影响核糖体的合成通路最终导致该疾病的发生。目前临床上针对该病多采用对症治疗，如输血、骨髓移植，针对中性粒细胞明显减少的患者可用粒细胞刺激因子。此外，可补充各种胰酶制剂、各种必需的维生素和蛋白质。

（三）5q 综合征

5q 综合征是一种后天性贫血性疾病，特征是人类 5 号染色体"长臂"（5q31.1）的一部分缺失。研究发现，5q 综合征患者的 RP 基因突变，进而影响 pre 40S 核糖体亚基的组装和 18S rRNA 加工。如 RPS14 的单倍体不足，会降低 18S/18SE rRNA 水平，增加 30S/18SE 比率，影响 18S pre – rRNA 的加工，是导致 5q 综合征的关键因素。5q 综合征多发于老年女性。患者的外周血表现为大细胞贫血，血小板数量增高或正常、白细胞数量正常或轻度减少；骨髓中巨核细胞发育异常，分叶减少的小巨核细胞明显增多。患者呈顽固性贫血，通常抗贫血治疗无效，需要定期输血来维持生命。

（四）孤立性先天性无脾

孤立性先天性无脾（isolated congenital asplenia，ICA）是一种罕见的由基因突变导致的遗传性疾病。研究表明 RPSA 对脾脏的发育和功能其重要作用，RPSA 基因突变常导致脾脏发育异常或缺失，引发 ICA。此外，RPS9、SBDS、GATA1、GATA2 等编码基因突变也会导致脾脏发育、功能或现已系统运行异常，进而导致 ICA。但仍有很多 ICA 患者病因尚未明确。

三、其他

1. 心血管和代谢疾病　研究表明，RP 表达异常与心血管和代谢疾病的发生和发展有关。如急性心肌梗死（AMI）模型外周血中 RPL9 和 RPL26 的表达水平降低。RPS4Y1 在人脐静脉内皮细胞中的过表达能够诱导细胞凋亡，产生炎症反应并抑制细胞迁移和血管形成，导致高糖诱导的功能障碍，因此 RPS4Y1 可能是治疗糖尿病并发症的潜在靶点。除此之外，与心血管和代谢疾病密切相关的 RP 还有多种，如 RPL17、RPL23、RPS6、RPS19、RPS24、RPL23a 等。

2. 发育障碍　RP 是形成组织或器官所必需的，能够影响特定组织的发育过程。如 RPL23 和 RPL6 突变会导致严重的胰腺发育缺陷，引起胚胎致死。果蝇 RPS5b 的缺失会引起卵室发育停滞、卵黄生成中断和后卵泡细胞增生，进而导致雌性不育。敲除斑马鱼 RPS19、RPS24、RPL22、RPL11 的编码基因导致其发育异常。

3. 炎症性疾病　RP 可影响炎症因子的表达。如 RPS19 可激活 ERK 和 NF‑κB 信号通路，抑制肾小球坏死和进行性肾功能障碍，从而阻断肾炎的发展。与此同时，RPS19 通过下调 TNF‑α 和 MCP‑1 的表达，减少巨噬细胞、中性粒细胞和 CD3$^+$T 细胞在肾脏中的浸润，缓解急性肾损伤。

4. 神经系统疾病　核糖体蛋白与缺血性脑卒中、帕金森病的发生和发展密切相关。如 RPS3、RPS15 是急性缺血性脑卒中的关键调节蛋白。其中 RPS3 可与 E2F1 转录因子相互作用，诱导促凋亡蛋白 BH3‑only、Bim 和 D p5/HRK 的表达，引起神经元凋亡。RPS15 磷酸化后能够与 LRRK2 结合，增强神经元 5′UTR 的 mRNA 的翻译，可缓解哺乳动物大脑中的钙失调。

5. 衰老　随着年龄的增长，生物体内合成蛋白质的稳态下降，蛋白质在翻译和加工过程中出错的概率上升，进而导致蛋白质功能异常及其相关疾病。在老化的线虫和酵母的研究中发现，核糖体停顿在特定位置上加剧，导致核糖体碰撞增加、核糖体质量控制（RQC）过载，从而导致蛋白质合成受阻，以及蛋白质稳态下降。然而，衰老如何损害蛋白质稳态、RQC 如何收到影响等问题目前仍不清楚。

答案解析

思考题

1. 简述核糖体的基本形态结构及存在形式。
2. 简述原核生物与真核生物核糖体组成成分的异同。
3. 简述核糖体如何参与蛋白质的生物合成过程。
4. 试述核糖体自组装和分离过程。

（原丽红）

书网融合……

微课　　　本章小结

第九章　细胞骨架

第一节　微　管 📱微课

PPT

微管是由微管蛋白组成的中空管状结构，几乎每个真核细胞中都存在微管，其在细胞质中形成网络结构，作为运输通道并起支撑作用。该结构对低温、高压和秋水仙碱（colchicine）敏感。

一、微管的形态结构与化学组成

（一）微管分子结构概述

微管是由 13 条原纤维（protofilament, PF）纵向排列而构成的中空圆柱状结构（图 9-1），外径为 22~25nm。每一条原纤维由微管蛋白异二聚体线性排列而成。微管蛋白二聚体由结构相似的球形 α 和 β 微管蛋白（tubulin）亚基构成，两种亚基均可结合 GTP。结合在 α 亚基上的 GTP 往往不发生水解或交换，是 α 亚基的固有组成部分。结合在 β 亚基上的 GTP 可发生水解，水解产生的 GDP 还可与 GTP 进行交换。原纤维有极性的结构，一端为 α 微管蛋白，另一端为 β 微管蛋白。构成微管的 13 根原纤维的极性相同，因此，整个微管具有极性。

微管的（+）极（plus end）装配速度快，（−）极（minus end）装配速度慢。总体上，微管蛋白在（+）极的装配速度高于（−）极。（+）极的最外端是 β 微管蛋白，（−）极的最外端是 α 微管蛋白。微管的延伸和参与定向运动与其极性密切相关。微管和微丝一样具有类似"踏车"的行为。

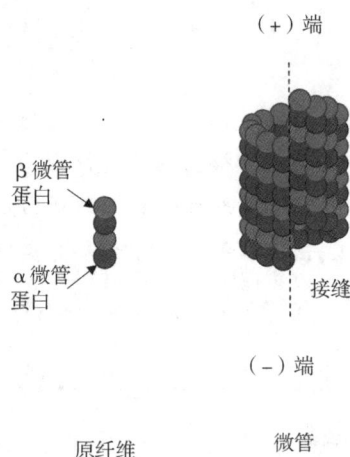

图 9-1　微管与原纤维的模式图

在典型的 13-PF 微管中，闭合的边界与 PF 之间的其他界面不同，它形成了一条"缝"，PF 之间的横向相互作用不同于微管中其他地方的相互作用。一般认为这条缝是微管结构的薄弱环节，但也有一些证据与此相反。虽然体内大多数微管都有 13 个 PF，但也有一些例外，体外组装的微管可以有多种 PF 数。典型的 13-PF 微管与具有 15 或 16 个 PF 的微管之间的一个显著区别是 15-PF 和 16-PF 微管没有可识别的接缝（图 9-2）。PF 数量可能与生理有关的观点得到了观察结果的支持，即自然界中确实出现了 PF 数量始终不同的微管。此外，PF 数量问题对研究人员也有实际意义，因为接缝的存在会干扰基于螺旋重建方法的结构确定。相比之下，15-PF 和 16-PF 微管的无缝体是完全对称的。因此，体外制备 15 和 16-PF 微管的方法对于确定微管及其结合蛋白（如马达蛋白）的结构非常有用。

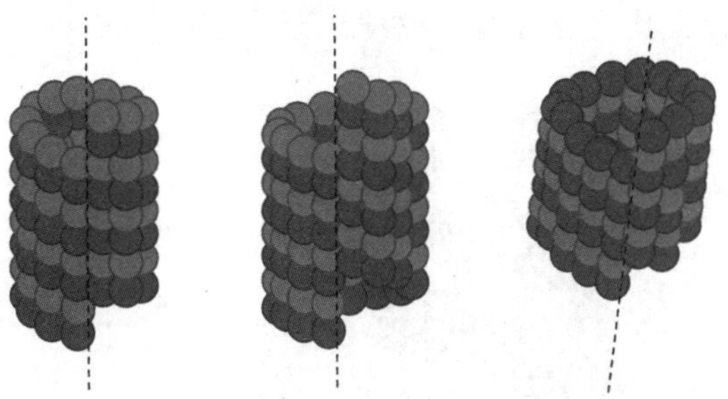

图 9-2 不同 PFs 微管接缝模式图

（二）微管蛋白的结构与功能特征

自从微管蛋白异二聚体晶体结构得到解析后，人们对微管结构和功能的认识日益深入和全面。目前发现的微管蛋白有 α，β，γ，δ，ε，ζ 和 η 等 7 种亚型。δ，ε，ζ 和 η 等亚型从衣藻、草履虫等单细胞生物中发现，在真核细胞中并不常见，其氨基酸序列的同源性和功能尚有待研究。认识比较深入的是 α，β 和 γ 等三种亚型的微管蛋白。

α 和 β 微管蛋白均是 450 个氨基酸组成的酸性蛋白，分子量 55kDa 左右，氨基酸序列同源性为 40%。二者结构相似，均分为 3 个区：N 端区、中间区和 C 端区。N 端区包括 1~205 氨基酸残基，是鸟嘌呤核苷 GTP 或 GDP 结合区。两种蛋白的 GTP 结合位点有差异。α 微管蛋白位于 αβ 微管蛋白异二聚体之间的界面，不易与胞质中的 GTP 交换，称为 N 位点。β 微管蛋白位于异二聚体的表面，可交换，称为 E 位点。镁离子对 EN 位点的亲和力高，与 E 位点结合可促使微管蛋白装配，结合 N 位点可提高异二聚体稳定性。中间区包括 206~381 氨基酸残基。其中 279~287 的 8 个氨基酸残基构成 M-loop，位于各亚单位的中部内侧，维持微管各原纤维侧面之间的相互作用。C 端区的 10~18 个氨基酸位于微管表面，多为酸性氨基酸。C 端还与微管结合蛋白相互作用。

γ 微管蛋白由 455 个氨基酸组成，分子量 50kDa，与 α 和 β 微管蛋白同源性为 30%。所有真核生物都具有该蛋白。该蛋白主要位于微管组织中心，对微管的形成和极性确定非常关键。γ 微管蛋白的功能区可能是 N 端的 10 个氨基酸残基和 C 端的 19 个氨基酸残基。

二、微管的组装与调节

（一）微管的组装

1. 微管相关蛋白 在体外，纯化的微管蛋白可以装配为微管。但是，细胞中的微管的装配还需要其他称为微管相关蛋白（microtubule associated proteins，MAP）的分子（图 9-3）。多数 MAP 只发现分布在脑部。MAP4 则广泛分布于非神经性哺乳动物细胞中。电镜下可见部分 MAP 与微管联系。微管相关蛋白分子至少包含一个结合微管的结构域和一个向外突出的结构域。突出部位伸到微管外与其他细胞组分（如微管束、中间纤维、细胞质膜）结合。

微管相关蛋白的主要功能：①促进微管聚集成束；②增加微管稳定性或强度；③促进微管装配。

MAP 包括Ⅰ型和Ⅱ型两大类：Ⅰ型 MAP 对热敏感，如 MAP1a、MAP1b，主要存在于神经细胞；Ⅱ型 MAP 热稳定性高，包括 MAP2a、b、c，MAP4 和 τ 蛋白。其中 MAP2 只发现存在于神经细胞。MAP2a 的含量影响树突的生长。MAP 的活性主要受磷酸化调控，由磷酸酶和去磷酸酶完成该调控过程。τ 蛋白过度磷酸化与几种神经退化性疾病有关。患者脑细胞中具有罕见且成团的神经原纤维结节（neurofibrillary tangles）。这些纤维结节就是由于 τ 蛋白过度磷酸化、不能结合微管而形成的，神经细胞死亡可能与其有关。这种患者称为 FTDP－17，其 τ 蛋白编码基因出现了突变。

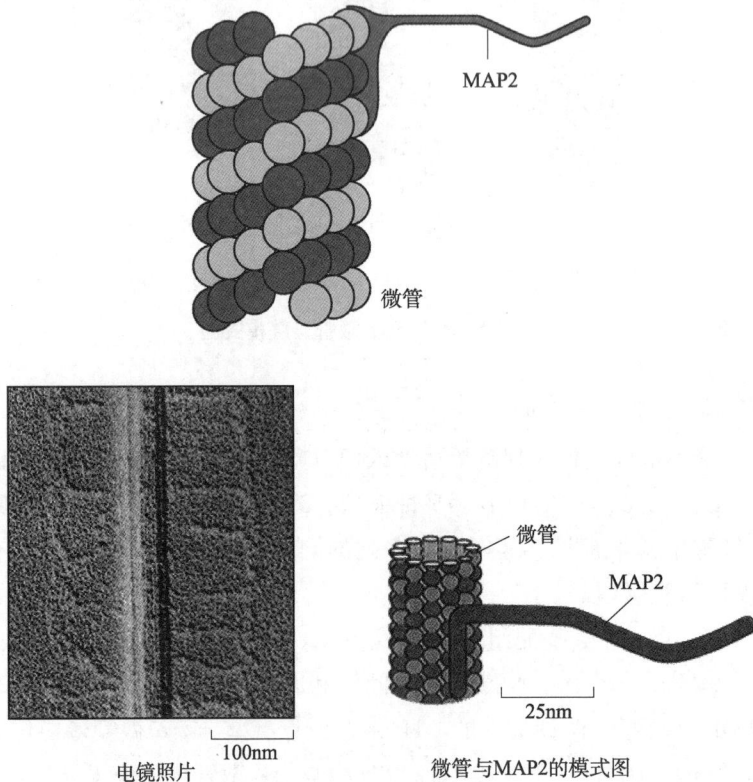

图 9 - 3 MAP2 与微管结合的模式图

2. 微管组织中心 活细胞中微管的功能取决于其位置和方向。微管的装配分成两个阶段：较慢的成核阶段，开始形成少量的微管集结所需的核心，随后是快速延伸阶段。体内微管的成核与多种特殊结构有关，将这些特殊结构统称为微管组织中心（microtubule organizing center，MTOCs）。微管组织中心是微管在生理状态和实验处理解聚后重新装配的区域。着丝粒、成膜体、中心体、基体均具有微管组织中心的功能。所有微管组织中心都具有 γ 微管球蛋白。这种球蛋白的含量很低，可聚合成环状复合体，参与微管蛋白的成束，帮助 α 和 β 微管蛋白聚合为微管纤维。

中心体（centrosome）是研究最为透彻的微管组织中心，位于细胞的中心部位，由两个相互垂直的中心粒（centriole）构成（图 9 - 4），周围是一些无定形或纤维状、高电子密度的物质，称为中心粒旁基质（pericentriolar material，PCM）。中心粒直径为 0.2mm，长 0.4mm，由 9 组三联体微管构成，不直接参与微管蛋白的成核，具有聚集中心粒旁基质的作用。中心体往往位于细胞核以外的细胞中心处。在上皮细胞内，中心体位于顶部皮层下面。不论中心体位于何处，它都是微管成核的地方，而且微管的极性都相同，（－）端结合于中心体，延伸的（＋）端朝向相对的方向。动物细胞并非所有微管都与中心体结合。例如，轴突的微管就不与中心体结合。轴突微管可能最初在中心体处形成，然后从微管组织中心释放，马达蛋白随后将其运输到轴突所在的位置。

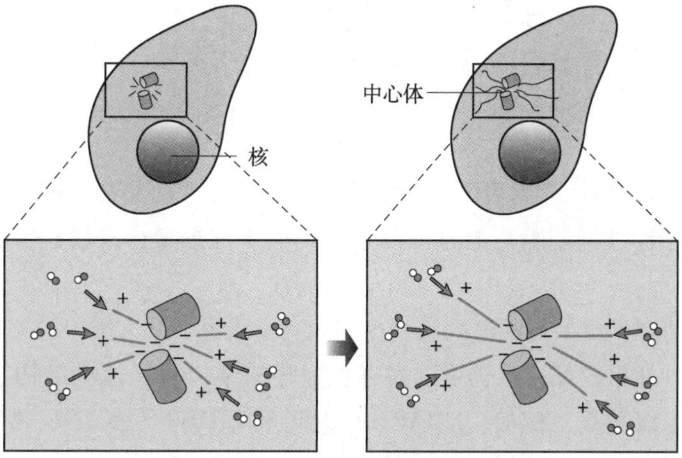

图 9-4　中心体及其在细胞内的位置示意图

微管蛋白以环状的 γ 微管蛋白复合体为核心成核、先装配出（-）极，然后开始生长，因此中心体周围的微管（-）极指向中心体，（+）级远离中心体。γ 微管蛋白占细胞总蛋白的含量不到 0.005%，是所有微管成核的关键因子，而 α 和 β 微管蛋白占细胞总蛋白含量的 2.5%。

1972 年 R. Weisenberg 证明，提纯的微管蛋白在微酸性环境（pH 6.9）、适宜的温度、存在 GTP 和 Mg^{2+} 及去除 Ca^{2+} 的条件下能自发地装配成微管。但这种微管只有 11 条原纤维。这可能与 γ 微管蛋白有关。

β 微管蛋白结合的 GTP 水解并非微管装配所必需的步骤，但是结合 GTP 的微管蛋白二聚体能加合到微管纤维上，在快速装配延长的纤维两端，微管球蛋白结合的 GTP 来不及水解，形成"帽子"，使微管纤维较为稳定。一旦暴露出结合 GDP 的微管亚基，则开始解聚。

（二）微管的调节

1. 微管结合蛋白　大多数细胞类型中的微管都表现出一种被称为动态不稳定性的行为，即单个聚合物的末端在生长期和缩短期之间随机转换。在许多动物细胞中，大多数微管的末端都嵌入了 MTC，因此动态不稳定性主要发生在（+）端，但未加帽的（-）端也会表现出动态不稳定性，至少在体外是这样。一些微管也会出现"踏车"现象，这种行为在植物皮层微管阵列中尤为重要，但在动物细胞中也会出现。事实证明，微管更替对细胞生理的许多方面都是必需的，也是微管细胞骨架的一个重要方面。

微管形成的部分结构如神经细胞轴突、纤毛和鞭毛中的微管纤维比较稳定。这主要是微管结合蛋白的作用和酶修饰微管的结果。大多数微管纤维处于动态的装配和解聚状态。这也是微管与微管蛋白实现其功能所必需的过程（如纺锤体）。

（1）微管结合蛋白概述　由纯微管蛋白组装而成的裸微管是一种不稳定的结构，这使得微管组装能够对环境变化和微管结合蛋白（microtubule - binding proteins，MTBP）的影响做出快速反应。有些微管结合蛋白在真核生物中很普遍，但有些则因生物体和细胞类型的不同而有很大差异。MTBP 一词广泛适用于任何可通过实验证明与微管结合的蛋白质。另一个术语"MAP"，通常用于描述通过聚合和解聚的多种方式与微管结合的 MTBP 的子集，包括 MAP2 和 tau 等蛋白。广义上讲，调节组装的 MTBP 在功能上可分为稳定剂、去稳定剂（包括切断蛋白、盖帽蛋白和成束/交联剂）。其他 MTBPs 包括利用微管作为细胞内运输轨道的马达蛋白和细胞质连接蛋白（CLIPs），它们将细胞器锚定在微管上以促进细胞活动有序进行。一些 MTBPs 是细胞骨架整合因子（即连接细胞骨架其他成分的蛋白质）。此外，一些参与信号转导、翻译和代谢的蛋白质还与微管或细胞骨架的其他成分结合。

微管结合蛋白还可根据它们在动态微管上的定位位置进行分类。晶格结合蛋白沿着微管的长度与微管结合，而末端结合蛋白则更特异地定位于微管的一个或两个末端。微管 + TIPs 是末端结合蛋白的一类，它们能动态追踪生长中的微管末端，在体内这些末端通常是（+）端。

（2）微管调节蛋白分类

1）稳定剂　指促进聚合或减缓解聚的蛋白质。虽然这两种活动相似，但它们并不完全相同：一种蛋白质有可能通过诱导停顿（抑制缩短但也抑制生长）而不促进聚合来稳定微管。实际上，很难区分这两种活动。

许多微管稳定剂都可以根据共同的序列或行为归入一个或另一个大类。与类似的肌动蛋白稳定剂相比，微管稳定剂的保守性通常较低，但仍可通过存在保守的结构域（这些结构域经常被发现重复）来识别不同生物体之间的亲缘关系。例如，XMAP215/DIS1 和 CLASP 等多 TOG 域蛋白在多种生物体中都有发现，含钙蛋白同源（CH）域的蛋白也是如此，如 + TIP EB1 和动核 - 微管连接体 NDC80。虽然具有稳定活性的 CAP - GLY 蛋白（如 + TIPCLIP - 170）可能仅限于动物 - 真菌系统，但并非所有真核生物都含有 CAP - GLY 蛋白。

动物细胞中还含有大量具有稳定活性的、受种系限制的蛋白质家族。这些蛋白家族包括经典的 MAPs（tau、MAP2 和 MAP4），其保守性很差，但确实含有共同的重复结构；STOP 蛋白，在稳定微管抗寒方面效果较好；以及双皮质素家族和 EMAP 家族，分别在神经元发育和癌症中发挥作用。

大多数稳定剂的作用机制目前尚未确定，但普遍存在的多个微管结合域表明，它们至少部分是通过横向或纵向交联 PF 起作用的。这种交联可能会稳定微管的结构，从而防止解聚的发生或促进聚合，或两者兼有。一些蛋白质可能会通过抑制 GTP 的水解来稳定微管，但目前还没有明确发现具有这种活性的蛋白质。有些蛋白质（如 XMAP - 215）通过加快微管的生长速度来促进聚合，但其机制仍有争议。一种可能是这些蛋白结合了游离的微管蛋白二聚体，并帮助它们沉积在顶端；另一种可能是，顶端定位的亚基交联剂有可能通过增加进入晶格的微管蛋白亚基的比例来提高生长速度。

2）去稳定剂　可通过一种或多种机制促进微管解聚。螯合蛋白通过结合游离的微管蛋白亚基，阻止它们聚合，从而间接解聚微管。特征最明显的螯合蛋白是动物蛋白 stathmin，其部分作用是结合两个呈弯曲构象的二聚体，使其不能结合到微管中。尖端去稳定剂的作用是直接攻击敏感的微管尖端。最典型的例子是解聚驱动蛋白（如驱动蛋白 13），该蛋白利用 ATP 水解循环主动去除亚基，这种活性部分通过促进解聚而导致净解聚，但这些蛋白甚至可以解聚紫杉醇和 GMPCPP 稳定的微管。stathmin 也能破坏微管尖端的稳定，其部分作用是干扰亚基之间的横向结合。微管切割蛋白利用 ATP 的能量将微管切割成碎片。Katanin、spastin、fidgetin 和相关蛋白是切断微管的 AAA ATP 酶，存在于多种生物体中。Katanin 和该家族的一些成员似乎是通过 ATP 水解作用将微管蛋白二聚体从晶格中提取出来并破坏聚合物的稳定性。通过切断产生的新末端使缺乏 GTP 帽，因此它们通常会迅速解聚。促进解聚的其他可能机制包括增加微管蛋白 GTPase 和 PF 加帽（capping）。

虽然肌动蛋白丝加帽蛋白的特性较好，但目前对微管加帽蛋白的了解较少，这可能是因为微管尖端的较大，研究较复杂。例如，唯一已知的（-）端加帽蛋白是大型复合物，而不是单个蛋白。最典型的例子是相关的复合物 g - TuRC 和 g - TuSC，它们不仅能在（-）端加帽，还能使微管成核。一些证据表明，stathmin 可以加帽 PFs 并抑制亚基的添加而不稳定聚合物。Patronin 和其他被称为 CAMSAPs 的蛋白有时也被认为是加帽蛋白。

成束剂和交联剂横向连接微管。被称为 MAP65/Ase1/PRC1 的各种蛋白质优先捆绑反平行微管，这种活动在有丝分裂纺锤体中非常重要。大多数稳定剂都具有一定的捆绑活性，但这种活性是否与生理相关尚不清楚。简单地用 tau 肽涂覆带负电荷的微管可导致捆绑，添加聚乙二醇等挤压剂也可导致捆绑。

细胞骨架整合因子与微管和至少一种其他细胞骨架元素结合或调节微管。这一多样化的类别包括大型支架分子，如癌症相关蛋白 APC 和 "plakin" 家族；还包括肌动蛋白成核形蛋白家族、肌球蛋白 10，以及传统的 MAPs，如 tau。肌动蛋白和微管细胞骨架之间的通讯对于细胞分裂、细胞极性的产生和维持等过程的正常运作至关重要，这些蛋白在这些过程中发挥着根本性作用。

马达蛋白调节剂是一种蛋白质，如 tau 和 ensconcin，它们能与微管晶格结合。膜 - 微管连接体，如 CLIMP63，为细胞器提供了与微管的替代性（非运动性）连接。这种相互作用的一个可能的生理功能是增加同一生化途径中蛋白质的局部浓度，但其中一些蛋白质能够改变微管的组装（至少在体外或过表达时）。这些相关观察结果表明，细胞的新陈代谢状态会影响微管，反之亦然。

2. 微管调节药物　由 GTP - 微管蛋白组装而成的微管是非常不稳定的，于降低 GTP - 微管蛋白亚基的浓度数秒钟后即可消失。降低温度或改变环境的其他方面（如 Ca^{2+} 的增加）也可诱导快速解聚。通过使用一些小分子药物也可操纵微管的组装状态。改变微管的药物在农业和医学（尤其是肿瘤化疗）领域非常重要，部分原因是微管在纺锤体组装中的作用。微管定向药物具有一定的生物特异性，一些具有重要商业价值的化合物以真菌或植物的微管为靶标（如苯菌灵）。因此，针对微管的新化合物开发工作仍在继续。研究人员还在开发以 MTBPs 为靶标的药物，如马达蛋白（可作为抗癌药物）和 tau（可作为神经退行性疾病的治疗药物）。微管靶向药物按其与微管蛋白的结合位点不同大致可以分为 3 类：紫杉醇位点抑制剂、长春碱位点抑制剂，以及秋水仙碱位点抑制剂。其中紫杉烷类化合物能稳定微管，抑制微管蛋白的解聚，属于微管聚合促进剂；而长春碱和秋水仙碱类化合物则能抑制微管蛋白的聚合，属于微管聚合抑制剂。

天然产物紫杉醇及其近亲可诱导微管组装，并能稳定已经形成的微管，防止稀释和（在较低程度上）低温引起的解聚，但稳定后的微管却失去了原有的正常功能。体外研究表明，紫杉醇可逆性地结合在微管上，尤其是结合到 N 端微管蛋白的 P 亚基上，这一作用降低了聚合所需的微管蛋白的浓度，使动态平衡向微管装配的方向移动，增加微管聚合的速率和产量。紫杉醇诱导形成的微管较短，并且比不用紫杉醇时正常形成的微管屈曲性约大十倍。紫杉醇以 1∶1 的比例结合到微管上，表明药物在微管上只有一个结合部位。另外，紫杉醇抑制有丝分裂所必需的微管网的正常动态再生，防止正常的有丝分裂纺锤体的形成，导致染色体的断裂，并抑制细胞的复制。一直以来，大家比较认同紫杉醇的作用机制是由美国爱因斯坦医学院的分子药理学家 Susan B. Horwitz 在 1979 年提出的。Susan 认为，紫杉醇独特的抗肿瘤作用机制是通过抑制癌细胞的有丝分裂和触发细胞凋亡。然而最新发现紫杉醇并不是通过阻滞癌细胞有丝分裂的机制发挥抗肿瘤作用，而是通过在癌细胞的多极纺锤体上引起染色体错聚，增加了染色体不稳定性，从而发挥其抗癌作用。同时，染色体不稳定性的基线率有可能成为紫杉醇反应的预测性生物标志物。

诺可唑、秋水仙碱、长春花碱和长春新碱等分子则会破坏微管的稳定性。结合秋水仙碱的微管蛋白可添加到微管上，并阻止其他微管蛋白单体的继续装配，从而破坏纺锤体结构。长春碱具有类似功能。以上药物均可以抑制细胞分裂，用于治疗肿瘤。

三、微管的存在形式

（一）微管形成的结构

1. 纺锤体　有丝分裂纺锤体是所有真核细胞中分离染色体的复杂的自组装机器。有丝分裂纺锤体由动态微管、各种马达和一系列其他微管相关蛋白（MAPs）组成。有丝分裂纺锤体是在进入有丝分裂期后，间期微管阵列发生剧烈重组时形成的。

2. 微管组织中心、中心体和纺锤体极体　微管组织中心（MTOCs）、中心体和纺锤极体（SPBs）是对微管成核位点的各种称呼。"MTOC"一词适用于所有这些结构，而"中心体"通常更具体地适用于放射状组织细胞的核周 MTOC，"纺锤极体"则适用于真菌（如芽生酵母和裂殖酵母）的核－膜嵌入式 MTOC。虽然中心体和 SPB 在微管成核方面具有相似的功能，并含有许多相似的蛋白质，但它们的超微结构却有很大不同。MTOCs 含有微管蛋白和 g－TURC，但也可能含有一系列复杂的其他蛋白质，如马达和＋TIPs，还可能包括中心粒。过去，人们认为中心粒对 MTOCs 的功能至关重要，但许多生物（如大多数高等植物）缺乏中心粒，而缺乏中心粒的蝇类突变体发育基本正常。对中心粒和中心体之间频繁关联的一种解释是，这些结构的共定位使微管成核活动组织在一个焦点上。

中心体和基底体结构复杂，通常由 9 组三联微管和一组保存完好的相关蛋白组成，但也有一些差异。它们存在于鞭毛和纤毛的基部（称为基体）以及中心体（称为中心粒）中。当细胞经历细胞周期时，中心粒和基体会相互转换。中心粒会进行一种神秘的复制，新的中心粒会以与母体中心粒成 90°角的方式出现，这种复制通常与细胞复制和有丝分裂纺锤体的组装密切配合。

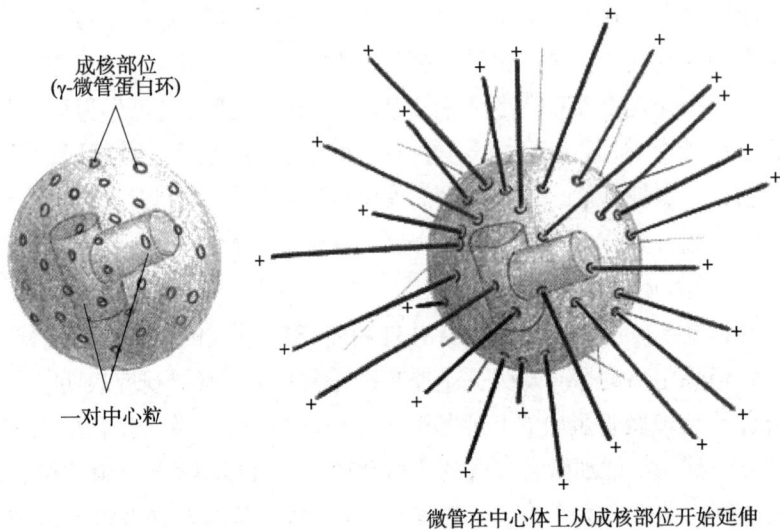

微管在中心体上从成核部位开始延伸

图 9－5　微管在中心体上的成核与延伸示意图

3. 鞭毛和纤毛　是由微管、马达和其他蛋白质高度有序排列而成的复杂细胞器。从结构上看，它们是相似的，但在功能、运动、长度和蛋白质组成细节等属性方面可能存在差异。

纤毛与鞭毛是相似的两种细胞表面特化而凸起的结构，具有运动功能。前者较短，为 5～10μm；后者较长，约 150μm，两者直径相似，均为 0.15～0.3μm。鞭毛和纤毛均由基体和鞭杆两部分构成，鞭毛中的微管为"9＋2"结构，即由 9 个二联微管和一对中央微管构成，其中二联微管由 AB 两个管组成，A 管由 13 条原纤维组成，B 管由 10 条原纤维组成，两者共用 3 条。A 管对着相邻的 B 管伸出两条动力蛋白臂，并向鞭毛中央发出一条辐。基体的微管组成为"9＋0"结构，并且二联微管为三联微管所取代，结构类似于中心粒，属于 MTOC（图 9－6）。

鞭毛和纤毛是高度保守和古老的细胞器，它们以不同的形式存在于从人类到一些差异最大的原生生物中。它们的运动依靠动力蛋白水解 ATP，使相邻的二联微管相互滑动。有一种男性不育症是精子没有活力造成的，其精子轴索中缺少动力蛋白臂，精子缺乏运动性。这种患者一般同时患有遗传性慢性支气管炎，主要也是鞭毛和纤毛缺少动力蛋白臂，不能排出侵入肺部的异物颗粒。

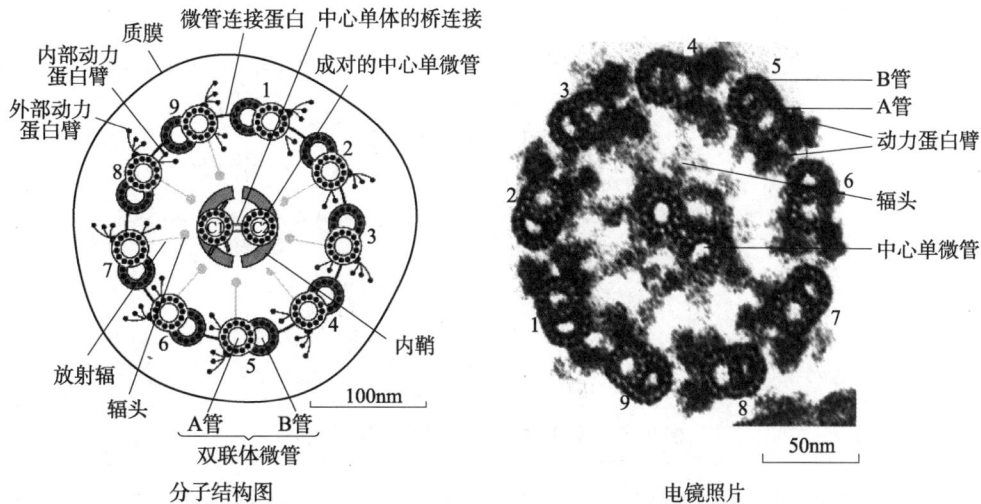

图 9-6 鞭毛的内部分子结构和电镜照片

4. 中间体（midbody） 是一种神秘的结构，由成束的微管和来自有丝分裂纺锤体的相关蛋白质组成。中间体在细胞分裂过程中形成，位于两个子细胞的脱落（分离）点。中间体通常被视为细胞分裂过程中的废料，但越来越多的证据表明，这些结构是瞬时的细胞器，其自身的功能仍然神秘莫测。

5. 生物体特异性结构 原生动物含有多种复杂的微管结构，这些结构对其生存能力或致病性非常重要。如弓形虫的锥体、贾第鞭毛虫的腹盘（即吸盘）以及纤毛虫的纤毛。

四、微管的主要功能

微管与细胞中其他细胞器之间有密切的相互关系，并最终实现结构与功能的统一。微管功能具体如下。

（一）细胞内的支架

细胞中的微管就像混凝土中的钢筋一样，起支撑作用。在体外培养的细胞中，微管呈放射状排列在核外，其（+）端指向质膜，形成平覆在培养皿上的形状。在神经细胞的轴突和树突中，微管束沿长轴排列，起支撑作用。在胚胎发育阶段可帮助轴突生长，延伸到周围组织中。轴突成熟后，微管则成为物质运输的轨道。培养细胞中，微管也具有类似功能。如果用破坏微管的药物如秋水仙碱处理，轴突则停止生长，缩回并围绕着细胞。细胞内部结构组织的维持也需要微管。作用于微管的药物会明显改变细胞内膜性细胞器的位置。高尔基体对作用于微管的药物也特别敏感。动物细胞中，高尔基体往往位于细胞核外、靠近细胞中心的位置。秋水仙碱处理后，高尔基体处于细胞外周。当去除秋水仙碱后，高尔体又恢复到原来的中心位置。

（二）参与细胞内物质运输

微管在细胞内的物质运输中发挥轨道作用（图9-7），破坏微管则会抑制细胞内的物质运输。与微管结合而在运输中起主动作用的是马达蛋白。马达蛋白可分为3大类：驱动蛋白（kinesin）、动力蛋白（dynein）及肌球蛋白（myosin），前两者均需ATP提供能量，将化学能转化为机械能，驱动马达蛋白转运细胞内的货物。肌球蛋白沿着微丝运动，而目前尚未发现沿中间纤维运动的马达蛋白。小泡、线粒体、溶酶体、染色体和其他细胞骨架相关纤维都由马达蛋白负责运输。

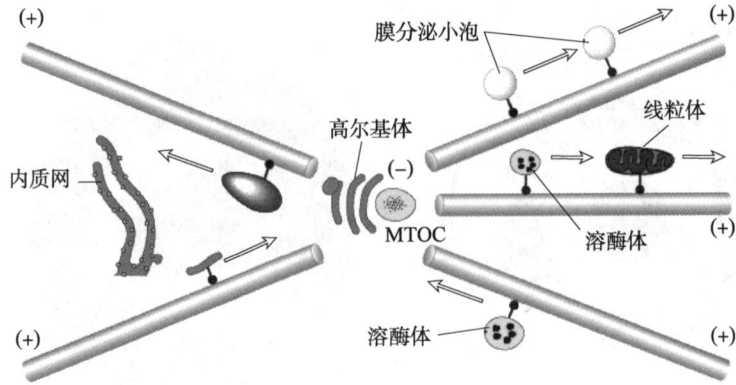

图9-7 细胞中微管介导的物质运输

驱动蛋白是分子量最小、研究得最为深入的马达蛋白。1985年，在枪乌贼巨大的轴突中发现驱动蛋白，它是由两条轻链和两条重链所构成的四聚体，外观具有两个球形的头部（具有ATP酶活性，起"发动机"作用），一个螺旋状杆和两个扇形的尾（图9-8）。通过结合和水解ATP，导致其颈部构象发生改变，使两个球形头部交替与微管结合，从而沿微管轨道"行走"，将尾部结合的"货物"（如运输泡或细胞器）转运到其他地方。根据基因组序列预测，哺乳动物中类似于驱动蛋白的蛋白（kinesin - like protein，KLP or kinesin - related protein，KRB）超过50余种。KLP的头部氨基酸保守，在沿着微管的运动中具有类似作用。其尾部变化较大，可能与运送不同的货物有关。大多数KLP能向着微管（＋）端传递运输小泡等物质，因此又称为正端导向的微管马达（plusend - directed microtubular motor）。神经轴突的所有微管正端朝向突触末端，由驱动蛋白介导顺轴突运输。

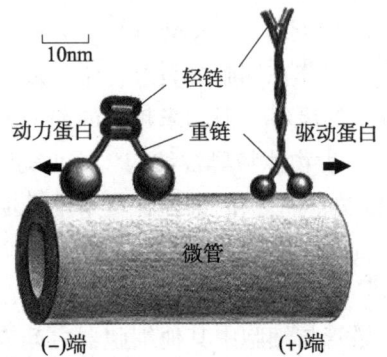

图9-8 两种马达蛋白的结构示意图

驱动蛋白分子沿微管原纤维运动的速度与ATP浓度呈正相关，最大速度为1μm/s。也有些蛋白，如果蝇的Ned蛋白（一种与着丝点相关的蛋白）趋向微管的（－）极。运动方向相反的马达蛋白差异仅仅表现在颈部。KLP家族的另外一类分子如XKCM1则与微管运输物质无关，可能有促进微管解聚的功能。

1963年，发现了第一个微管结合的马达蛋日，即动力蛋白。其得名与鞭毛和纤毛的运动有关。它在哺乳动物脑部组织和其他真核细胞中也广泛存在。动力蛋白分子量巨大（接近1.5MDa），由两条相同的重链、种类繁多的轻链以及结合蛋白构成（鞭毛二联微管外臂的动力蛋白具有三个重链）。其作用主要有：在细胞分裂中推动染色体的分离、驱动鞭毛的运动、向着微管（－）极运输高尔基体、细胞器和小泡。中等大小的多亚基复合体动力蛋白激活蛋白（dynactin）可以调控动力蛋白活性，帮助其结合到微管。

（三）影响病毒感染

致密的细胞环境是大分子自由运动的主要障碍，因此基于微管的运输成为病毒复制的一个重要方面。事实上，几乎就在这些细丝被鉴定和定性的同时，人们就观察到病毒颗粒靠近微管，并有证据表明，微管相关蛋白（MAPs）可能介导了这种关联。据报道，破坏微管网络的化学物质能抑制病毒感染，这些化学物质至今仍在常用。此外，还观察到病毒感染或病毒蛋白的表达会改变这些网络的组织，这表明微管不仅能促进病毒感染，还可能被病毒主动操纵。在随后的几十年里，大量的研究工作帮助人们揭示了病毒颗粒是如何利用微管马达在被感染细胞内进行运输的。

1. 微管影响病毒进入细胞　虽然微管位于细胞内，但它们从一开始就影响着感染。由于表面受体和进入因子的空间组织，病毒通常会附着在细胞上，并在特定部位进入细胞，这部分受微管阵列极化的控制。例如，单纯疱疹病毒 1（HSV－1）可从基底感染极化的上皮细胞，但不能从顶端感染，除非通过消耗细胞外钙破坏细胞－细胞接触。在这两种情况下，HSV－1 的感染都需要微管。微管在人类免疫缺陷病毒 1 型（HIV－1）的转胞中也起作用，这是一种粒子"交接"形式，是趋化因子受体 5（CCR5）倾向 HIV－1 在上消化道选择性传播的基础。出现这种情况的原因是细胞表达 CCR5 和另一种 HIV－1 受体半乳糖苷神经酰胺（glactosylceramide），这使得 R5 HIV－1 可以被内吞，并以微管依赖性方式转移到 CCR5 阳性的靶细胞中。

病毒通过特异性受体附着在细胞上，也有可能触发改变微管动态的信号通路。卡波西肉瘤相关疱疹病毒（KSHV）是一种大型 DNA 病毒，其糖蛋白 B 与整合素依赖性病灶黏附的接合可诱导细胞骨架的快速重塑，其中包括微管的稳定。值得注意的是，细胞蛋白 ezrin 被认为是这些早期 KSHV 诱导的细胞骨架重排的一系列效应靶之一。Ezrin－radixin－moesin（ERM）家族成员调控肌动蛋白－微管交叉对话和微管稳定性。与 KSHV 的情况类似，HIV－1 感染的早期阶段也需要局灶黏附蛋白和 ERM 家族成员，至少部分是通过它们促进稳定微管形成的能力。与此相反，丙型肝炎病毒（HCV）的感染受 ERMs 的负调控，这与 HCV 在早期感染期间不利用稳定微管的观点一致。因此，微管不仅在组织用于细胞附着的表面受体方面发挥作用，而且病毒的受体参与反过来也会影响微管动力学，从而促进最早阶段的感染。

病毒进入的其他途径涉及特定的质膜结构。例如，鼻病毒会迅速激活依赖于微管的细胞内鞘磷脂酶向质膜的转运，以促进病毒通过富含胆固醇的脂质筏进入细胞。非包膜多瘤病毒猿猴病毒 40（SV40）的进入过程中，质膜上被称为"凹陷"（caveolae）的异常内陷虽然并非必不可少，但也能发挥作用。研究发现，SV40 能主动刺激洞穴小泡的微管依赖性运动，从而促进感染。

2. 微管影响病毒胞内运输　病毒利用不同的过程或其组合进入细胞。一些病毒通过膜融合将病毒盖直接沉积到细胞膜中，而另一些病毒则通过在内质体等分区中的贩运来延迟细胞膜的暴露。后者中的许多病毒最初利用的是宿主分拣途径，而宿主分拣途径本身就需要微管。值得注意的是，脊髓灰质炎病毒（PV）受体（PVR）（Necl－5/CD155）不仅刺激微管向质膜生长，甚至在感染外也是如此，而且还在附着后病毒内化过程中以依赖微管的方式发挥作用。通过内吞进入后，PVR 的细胞质结构域与动力蛋白轻链 Tctex－1 相互作用，调节微管上的逆向运输。微管解聚不仅会破坏内质体的转运，还会影响病毒颗粒的内质体逃逸以及病毒从早期内质体向溶酶体的转运，如森利基森林病毒和腺相关病毒 2 型。流感病毒以一种依赖于动力蛋白的方式向核外围转运，在中心体处进行初始酸化以离开晚期内体（endosome）。在这种情况下，组蛋白去乙酰化酶控制着微管蛋白的乙酰化，抑制组蛋白去乙酰化酶 8（HDAC8）可减少中心体相关的微管，抑制流感病毒感染。

病毒逃离内体进入细胞质后，可以调节微管动力学以促进向细胞核的运输。例如，腺病毒（Ad）可瞬时激活蛋白激酶 A（PKA）和 p38 丝裂原活化蛋白激酶（p38MAPK）信号，从而增强动力蛋白介导的运输。Ad 还能激活 Rac1 信号，增加微管向细胞外围的生长。这可能在促进形成稳定的微管网络方面发挥作用，而稳定的微管网络通常是通过最初的生长和随后在质膜上的捕获形成的，可能被用于 Ad 运输。不过，也有人提出，微管生长的这种增加会增强微管捕捉传入 Ad 粒子的能力。最近，一种涉及特定 TIPs 的更详细的（＋）端捕获机制在 HSV－1 中得到了证实，HSV－1 颗粒直接与向内和向外定向驱动蛋白以及动力蛋白 1（DCTN1）结合。虽然 DCTN1 的结合被认为是为了刺激动力蛋白的活性以增强感染，但病毒与 DCTN1 的结合也在动力微管（＋）端捕获 HSV－1 颗粒的过程中发挥了关键作用。在这一捕获过程中，EB1 通过 TIP 细胞质连接蛋白 170（CLIP170）将 DCTN1 与微管加帽连接起来。EB1、CLIP170 或 DCTN1 的缺失会导致 HSV－1 进入后的运输几乎完全受阻。这些发现表明，至少对某些病毒而言，颗粒并不是随机地与微管结合，而是被特定的微管加端相关复合物捕获，从而启动逆向转运。

虽然 HSV－1 等病毒利用 TIPs 捕捉动态微管，但其他病毒在早期感染时则以不同的方式瞄准 TIPs。在病毒进入人体后不久，HIV－1 的帽状体（CA）蛋白就会与 EB1 相关的 TIPKif4 结合，从而诱导微管稳定，这对粒子转运到细胞核至关重要。HIV－1 CA 还与 MAP1A 和 MAP1S 相互作用，它们也是促进早期感染的宿主因子。虽然有人提出这些 MAPs 可促进微管稳定，或通过将颗粒拴在微管上介导病毒贩运，但这些 MAPs 并不具有运动活性。最有可能的是，MAP1A/1S 和 EB1 介导的微管稳定化，为HIV－1穿过细胞质提供了更持久、更有选择性的网络。值得注意的是，HIV－1 并不直接与微管结合，而是使用驱动蛋白适配体来调节其双向运动。尽管驱动蛋白－1 通常是向外运动的，但它的缺失会阻碍 HIV－1 向细胞核的运输和早期感染。驱动蛋白可能有助于 HIV－1 在稳定的微管上逆向运输，因为驱动蛋白对乙酰化或脱酪氨酸化的细丝具有选择性。HIV－1 在早期感染过程中经历了一系列复杂的事件。病毒基因组的反转录和噬菌体外壳的解体（这一过程被称为"去除衣壳"）与微管上病毒的双向运输密切相关，并可能得到对向马达产生的力的帮助。

迄今为止提到的许多病毒，包括反转录病毒、腺病毒和疱疹病毒，在进入细胞核的过程中都被观察到在中心体聚集。有报道称，HIV－1 在静止 T 细胞的中心体处建立了一种潜伏状态，这种潜伏状态可持续数周，而在 T 细胞刺激后，它又可恢复到生产性感染状态。即使在中心体，HSV－1 等病毒似乎也会利用 TIPs（如 dystonin）来完成从核外中心体到核膜的最后过渡。实际上，这是一次从微管成核位点向核外的短暂逆行移动。腺病毒似乎利用核输出因子 CRM1/XPO1（染色体区域维护－1/输出蛋白－1）来调节从依赖微管向细胞核的快速运到依赖微管向细胞核的慢速运输的转换，从而实现核进入。有趣的是，在核进入过程中，人类乳头瘤病毒 16（HPV16）会与跨高尔基体网络（TGN）中的微管结合，在有丝分裂开始时进入细胞核，并停留在不寻常的膜囊内，直到细胞核发育形成。因此，病毒进入细胞后，会使用多种策略调节其在细胞质中的运动，以到达其亚细胞复制位点，或在某些情况下，到达瞬时潜伏位点。

3. 微管调控病毒复制　一些 RNA 病毒和大多数哺乳动物 DNA 病毒必须到达细胞核才能进行复制，而另一些病毒的复制则完全在细胞质中进行。细胞质复制可能预示着这些病毒对微管阵列的依赖会更加有限，但事实并非如此。

痘病毒如疫苗病毒（VacV）和非洲猪瘟病毒（ASFV）是痘病毒家族中的成员，它们是异常自给自足的 DNA 病毒，在被称为病毒"工厂"的细胞质内进行复制。痘病毒进入细胞后，其核心部分会吸附于自身转录系统产生的 mRNA。这些 mRNA 被组织成核糖体密集的点状结构，与微管对齐，并依赖于微管的形成。在微管介导的细胞收缩性和运动性变化（而非动力蛋白的活动）的驱动下，早期的小工厂以微管依赖性方式向核外围移动，形成较大的工厂。事实上，在感染早期，微管收缩，细胞变圆，细胞器聚集到细胞核近端。一旦感染进入后期，早期变圆的细胞再次扩张，与微管的重新生长相吻合。VacV 至少编码三种蛋白质，可在这些后期阶段调节微管的行为。F11 蛋白通过抑制稳定微管的 RhoA－Dia 信号传导来刺激微管生长。另外两个蛋白 A10 和 L4 具有类似 MAP 的活性，可生成稳定的微管。鉴于稳定的微管通过在质膜等部位的生长和捕获而形成的方式，这三种蛋白可能共同作用生成稳定的微管阵列，也可能调控在病毒复制周期中起不同作用的不同微管亚群。有趣的是，在受 VacV 感染的细胞中观察到的肌动蛋白重排是由微管动力学变化控制的，这凸显了感染过程中更广泛的细胞骨架调节的复杂性。感染性痘病毒会产生三种形式的后代，其中两种通过微管从工厂转移到细胞表面。ASFV 也利用微管离开复制点，到达质膜。一些直链痘病毒还会形成被称为 A 型包涵体（ATIs）的大型结构，在细胞裂解后嵌入病毒并保护感染性。微管不仅通过其核心成分的运动和凝聚来介导 ATI 的形成，而且还介导病毒颗粒在这些结构中的运输和嵌入。

第二节 微 丝

　　微丝（microfilament，MF）最初在肌肉中发现，是以肌动蛋白（actin）作为基本单位而组成直径约7nm 的纤维骨架，故又称肌动蛋白纤维（actin filament）。微丝广泛存在于真核细胞中，呈束状、网状（图 9-9）或散在形式。微丝在细胞的特定空间位置上与微管以及中间纤维相配合，共同构成细胞内骨架体系，其主要参与细胞形态的维持、细胞内外物质的运输以及细胞间连接等，以及一些特殊功能，如与肌球蛋白（myosin）组成的微管配合完成机械运动等。

一、微丝的分子结构

（一）微丝的成分与基本结构

　　微丝是由肌动蛋白分子单体相互聚合形成的杂合纤维。肌动蛋白单体根据其形状不同分为球形肌动蛋白 G-actin（globular actin）和纤维性肌动蛋白 F-actin（fibrous actin）。肌动蛋白单体线性排列成链，两条肌动蛋白链螺旋形成绳子状的肌动蛋白纤维（图 9-9）。最终由不同来源肌动蛋白组成的肌动蛋白纤维相互聚合组装成复杂的束状或网状的微丝结构。

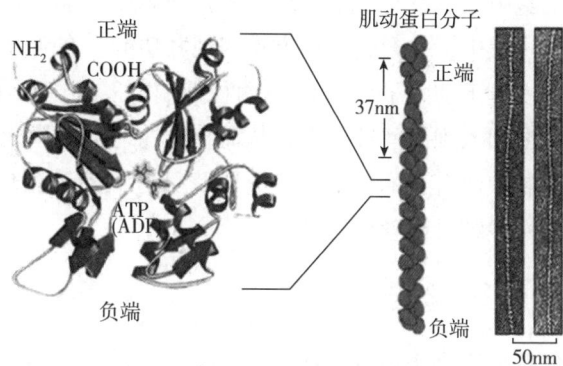

图 9-9　微丝的分子结构模型

　　多数简单真核生物，如酵母或黏菌，含单个肌动蛋白基因，仅合成一种肌动蛋白。复杂的真核生物则含有多个肌动蛋白基因，如海胆有 11 个、网柄菌属（Dictyostelium）有 17 个、某些植物有 60 个。高等动物细胞内的肌动蛋白可根据蛋白质等电点和分布的不同而分为 α、β 和 γ 三类。其中，α 分布于各种肌肉细胞中，β 和 γ 分布于肌细胞和非肌细胞中。肌动蛋白在进化上高度保守，不同类型肌肉的 α-肌动蛋白分子的一级结构仅相差 4~6 个氨基酸残基，β-肌动蛋白或 γ-肌动蛋白与 α-横纹肌肌动蛋白也仅相差 25 个氨基酸残基，真菌酵母与哺乳动物兔骨骼肌的肌动蛋白同源性高达 88%。

（二）微丝的组装

　　肌动蛋白被表达翻译后，往往需要经过翻译后修饰才能发挥功能，如 N-端乙酰化或组氨酸残基的甲基化、泛素化等。在适宜的温度，并存在 ATP、Mg^{2+}、高 K^+、高 Na^+ 等条件下，成熟的肌动蛋白单体可自装配为纤维。微丝纤维的组装依赖于 ATP 水解功能。ATP 与肌动蛋白单体的结合会影响肌动蛋白与纤维末端的亲和能力。ATP-肌动蛋白（结合 ATP 的肌动蛋白）对微丝纤维末端的亲和力高，ADP-肌动蛋白（ATP 水解成 ADP）对纤维末端的亲和力低，容易脱落。因此肌动蛋白纤维的组装和解聚实际上是 ATP-肌动蛋白与 ADP-肌动蛋白浓度的动态变化的体现。体外实验显示，溶液中 ATP-肌动蛋白的浓度可影响微丝装配的速度。当溶液中 ATP-肌动蛋白浓度高时，微丝快速生长，在微丝纤维的两端形成 ATP-肌动蛋白"帽子"，这样的微丝稳定性较高。伴随着 ATP 水解，微丝结合的 ATP 就变成了 ADP，当 ADP-肌动蛋白暴露出来后，微丝就开始解聚而变短。

　　另外微丝具有极性，分为（+）级和（-）级。肌动蛋白单体加到（+）极的速度要比加到（-）极的速度快 5~10 倍。当处于达到平衡时的临界浓度时，ATP-肌动蛋白可能继续在（+）端装配、而在（-）端开始解聚，表现出一种类似"踏车"的行为（图 9-10）。

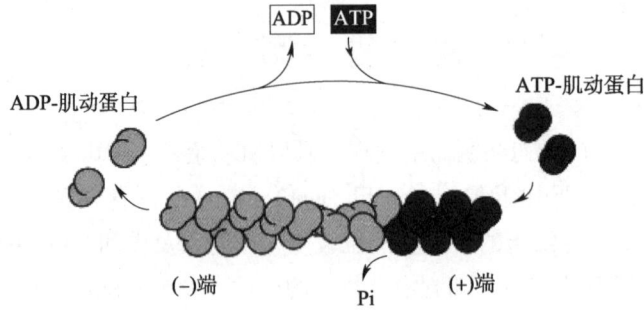

图 9 – 10 微丝的组装与解聚——"踏车行为"

细胞中微丝参与形成的结构中，除肌原纤维、微绒毛等属于稳定结构外，其他大都处于动态的装配和解聚过程中，并通过这种方式实现其功能。在研究微丝的功能时，往往会用到细胞松弛素（cytochalasin）和鬼笔环肽（phalloidin）两种抑制剂。细胞松弛素可结合于微丝末端，促进微丝纤维解聚，抑制肌动蛋白加入到微丝纤维上，从而特异性地抑制微丝功能。鬼笔环肽能够与微丝特异性结合使之稳定，发挥抑制微丝解聚的作用。鬼笔环肽只与 F 肌动蛋白结合，故荧光标记（如罗明丹）的鬼笔环肽可通过特异性地结合微丝而对其定位。

二、微丝结合蛋白

纯化的肌动蛋白可以在体外聚合，形成肌动蛋白纤维，但是这些纤维不能相互作用，不具有活性。活细胞中的肌动蛋白纤维的组织和行为需要与肌动蛋白结合的其他蛋白相互作用，这些蛋白可协助完成肌动蛋白纤维的装配和解聚、相互作用、物理性质以及与其他细胞器的连接功能等。已从不同类型的细胞中分离出几十种微丝结合蛋白（actin – binding protein），根据其功能，基本上可分为以下几种类型（图 9 – 11）。

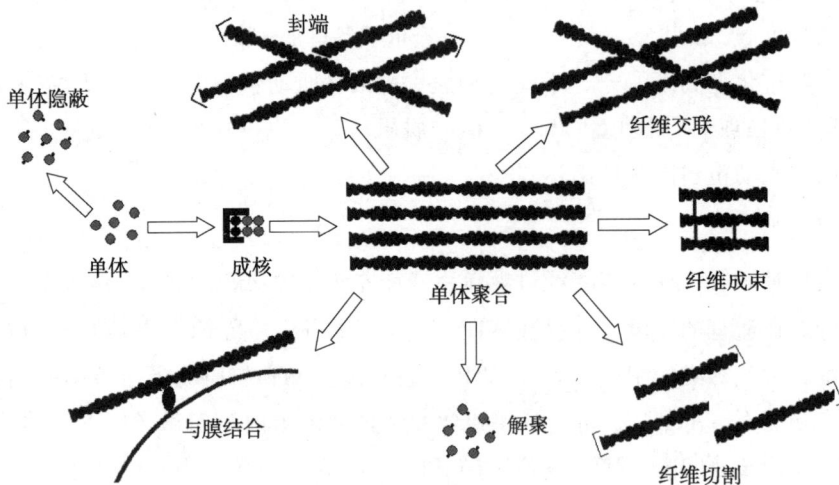

图 9 – 11 主要的微丝结合蛋白作用方式示意图

（一）成核蛋白

成核现象（nucleation）是纤维装配的第一步，也是最慢的一步。首先，2 ~ 3 个肌动蛋白单体装配成多聚体核心，然后其他单体陆续添加到核心上，形成肌动蛋白纤维。肌动蛋白相关蛋白（actin – related protein，Arp）复合体分子由 Arp2、Arp3 和 ARPC1 至 ARPC5 构成，与肌动蛋白在结构上具有同源性。该类分子在体内和体外都可以促进肌动蛋白的成核（图 9 – 12）。成核促进因子（nucleation promoting factors，NPFs）对于 Arp2/3 的作用很关键。比较著名的 NPF 是威－奥德里奇综合征蛋白（Wiskott－Aldrich syndrome protein，WASP）及其广泛表达的神经同源分子（neural WASP，N－WASP）。来自 Ena/VASP（enabled/vasodilator－stimulated phosphoprotein）家族的肌动蛋白延伸因子（actin elongation factors）和成蛋白（formin）对于纤维延长非常必要。哺乳动物组织至少具有 15 中 formin 以及不同的剪切异构体，可能是数量最多的 Rho－GTPase 效应分子。Fascin（54 ~58kDa）蛋白也是一种肌动蛋白结合蛋白，广泛分布于间叶组织和神经系统，在许多肿瘤组织中高表达，在肿瘤的增殖、侵袭和转移的过程中起重要作用，是许多肿瘤预后的独立因素，未来可以作为肿瘤治疗的新靶点，从而改善肿瘤患者的预后。其他肌动蛋白结合蛋白，如 junction mediating and regulatory protein（JMY）和腺瘤性结肠息肉病（adenomatous polyposis coli，APC）有关。成核在肿瘤的转移（metastasis）中具有重要作用。靶向其中调控因子的化合物日益成为抗肿瘤药物研发的热点。

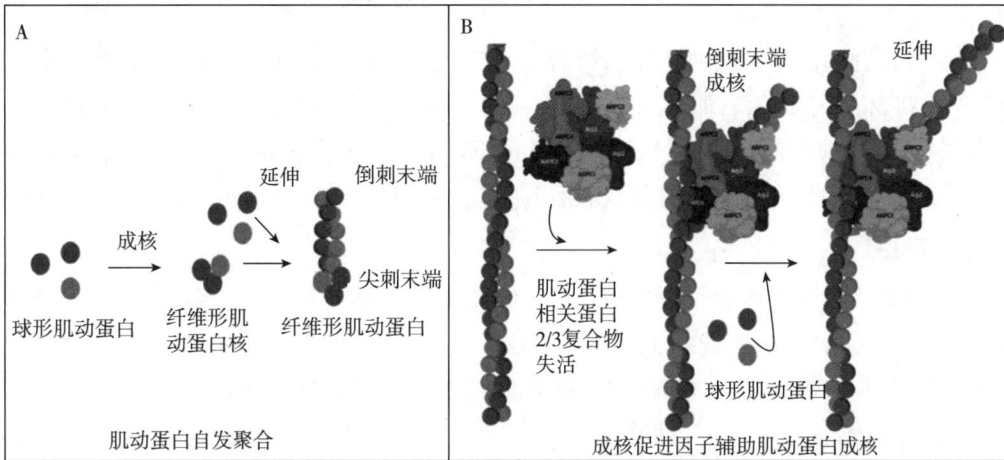

图 9－12 肌动蛋白的成核过程
A. 肌动蛋白自发聚合示意图；B. 成核促进因子辅助肌动蛋白成核示意图

（二）单体隐蔽蛋白

细胞中约 50% 的肌动蛋白为球形肌动蛋白（G－actin），浓度（50~200mM）显著高于肌动蛋白装配时所需的临界浓度。这些蛋白质与其他蛋白结合，构成一个隐蔽的蛋白库。当细胞需要装配肌动蛋白纤维时这些球形肌动蛋白才被释放出来。胸腺肽（thymosin）与肌动蛋白结合可阻止其向纤维上装配。这些蛋白可与 G－肌动蛋白结合并且维持其单体的稳定，蛋白的浓度或活性变化还可以调整单体－聚合物纤维之间的平衡，决定是否进行装配或解聚。

（三）封端蛋白

封端蛋白的作用是调节肌动蛋白纤维的长度，封端蛋白结合在（＋）或（－）极形成"帽子"，阻止其他单体的继续装配。例如，原肌球调节蛋白（tropomodulin）可以封闭骨骼肌细肌丝的（－）端，而 capZ 蛋白可以封闭其（＋）端（图 9－13）。

（四）单体聚合蛋白

如 G－肌动蛋白结合蛋白（profilin）结合在肌动蛋白 ATP 结合位点的另一侧，能与胸腺肽竞争性结合肌动蛋白，G－肌动蛋白结合蛋白可将所结合的单体组装到微丝纤维的（＋）极。细胞运动时，G－肌动蛋白结合蛋白可促进肌动蛋白的装配。

（五）微丝解聚蛋白

如肌动蛋白解聚因子 cofilin 可结合在微丝的（－）极，使微丝解聚。这种蛋白与涉及细胞的移动、

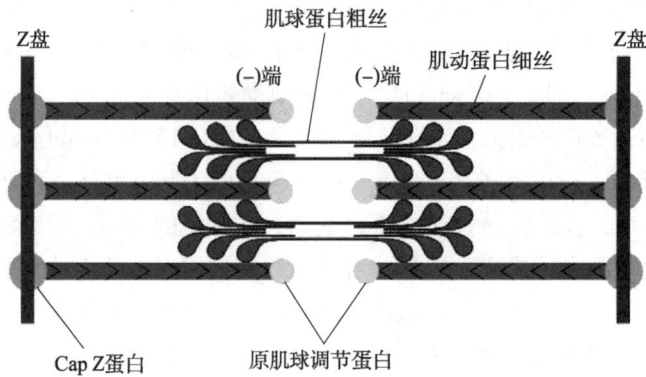

图 9-13　封端蛋白的结构示意图

吞噬和胞质分裂等过程中微丝的快速装配和解聚有重要关系。线虫 cofilin/actin 解聚因子家族的成员之一 UNC-60 严重破坏肌肉细胞纤维的装配。UNC-60 和 UNC-115 是在筛选具有不协调表型的线虫时被发现的，其中 UNC-115 是人肌动蛋白结合蛋白 abLIM 的同源分子，含有负责结合肌动蛋白的类绒毛蛋白（villin-like）功能域以及与其他蛋白相互作用的三个 LIM 功能域（lin-Ⅱ、isl-1、mec-3）。

（六）交联蛋白

交联蛋白含有 2 个或多个微丝结合部位，因此可以将 2 条或多条微丝联系在一起，形成纤维束或网络。如丝束蛋白（fimbrin）、绒毛蛋白（villin）和 α-辅肌动蛋白（α-actinin）可将肌动蛋白纤丝交联成平行排列的束状结构；而丝蛋白（filamin）则可促使肌动蛋白形成微丝网。

（七）纤维切割蛋白

此类蛋白能结合在微丝一侧，将微丝切断，缩短微丝长度，降低细胞质黏度。如最早发现的凝胶溶素（gelsolin）可以使胶状的细胞质提取物液化。这种情况下，新的蛋白单体可以装配，也可以给片段加帽。

（八）膜结合蛋白

非肌肉细胞的收缩部件主要位于质膜下面。膜结合蛋白包括黏着斑蛋白（vinculin），ERM 家族（ezrin、radixin、moesin），spectrin 家族（dystrophin）。黏着斑蛋白可将肌动蛋白纤维连接到膜上，参与构成黏着带。

三、肌肉收缩系统

肌肉的主要成分是肌原纤维（具体构造请参阅生理学或组织学书籍），由粗肌丝和细肌丝组成。粗肌丝的主要成分是肌球蛋白，而细肌丝由多种微丝蛋白组成，包括肌动蛋白、原肌球蛋白和肌钙蛋白。肌原纤维平行排列，纵贯肌纤维全长，在一个细胞中可达上千条之多。每条肌原纤维的全长都呈现规则的明、暗交替，分别称为明带和暗带（图 9-14）；而且在平行的各肌原纤维之间，明带和暗带又都分布在同一水平上。暗带的长度比较固定，不论肌肉处于静止、受到被动牵拉或进行收缩时，它都保持 1.5μm 的长度；在暗带中央，有一段相对透明的区域，称为 H 带，其长度随肌肉所处状态的不同而有变化；在 H 带中央即整个暗带的中央，又有一条横向的暗线，称为 M 线。明带的长度是可变的，在肌肉安静时较长，并且在一定范围内可因肌肉所受的被牵引而变长；在肌肉收缩时可变短。明带中央也有一条横向的暗线，称为 z 线（或 z 盘）。目前已经肯定，肌原纤维上每一段位于两条 z 线之间的区域，是肌肉收缩和舒张的最基本单位，它包含一个位于中间部分的暗带和两侧各 1/2 的明带，合称为肌小节（sarcomere）。由于明带的长度可变，肌小节的长度在不同情况下可变动于 1.5～3.5μm 之间；通常在体骨骼肌安静时肌小节的长度为 $2.0 \sim 2.2\mu m$。

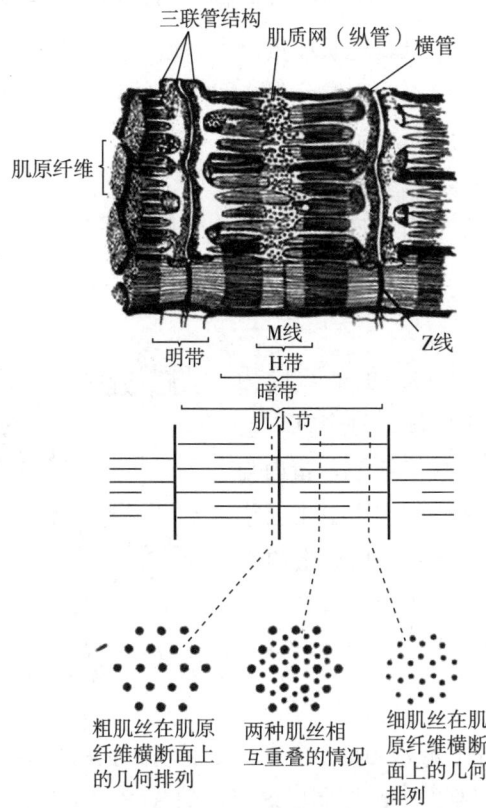

图 9-14 肌小节模式图

（一）肌球蛋白

肌球蛋白（myosin）属于马达蛋白，具有酶活性，通过与肌动蛋白相互作用，水解 ATP 的末端磷酸基团，同时也能水解 GTP、CTP 等，将化学能转化为机械能，促成趋向微丝的（+）极运动，因而被喻为肌动蛋白的"发动机"。肌球蛋白最早发现于肌肉组织（如肌球蛋白Ⅱ），20 世纪 70 年代以后逐渐发现动物和植物等许多非肌肉细胞中也有肌球蛋白，目前已知的 15 种类型（myosin Ⅰ ~ ⅩⅤ）中，至少 14 种属于Ⅱ型肌球蛋白。

肌球蛋白Ⅱ是构成肌纤维的主要成分之一，研究得最为透彻。肌球蛋白Ⅱ由 2 条重链和 4 条轻链组成，重链形成一个双股 α 螺旋，一半呈杆状，另一半与轻链折叠成两个球形区域，位于分子一端；球形的头部具有 ATP 酶活性，负责运动（图 9-15）。

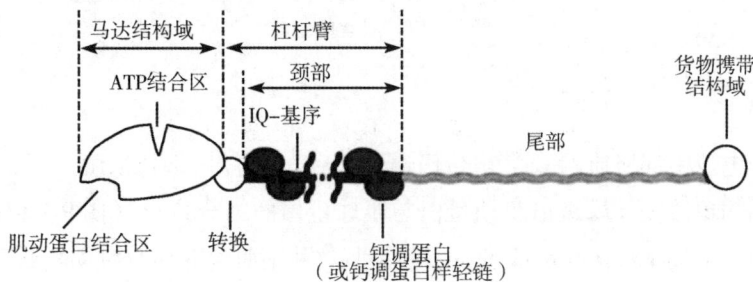

图 9-15 肌球蛋白结构示意图

肌球蛋白Ⅴ的结构类似于肌球蛋白Ⅱ，但重链有特异形尾部，颈部较长（可达到 23nm），是肌球蛋白Ⅰ的 3 倍，其步长可达 30nm。

肌球蛋白 I 由 1 条重链和 2 条轻链组成，1973 年由美国国立卫生研究院（NIH）的 Thomas Pollar 等从棘阿米巴（Acanthamoeba）中获得。对网柄菌 Dictyostelium 的肌球蛋白 I 研究得最为清楚。该菌的肌球蛋白 II 基因可以缺失，突变的细胞只表达肌球蛋白 I。这种突变的细胞仍然可以执行肌动蛋白相关的多种功能，如正常的运动和吞噬，但不能正常分裂，因为胞质分裂需要肌球蛋白 II。

除了肌细胞外，其他细胞中也都含有肌球蛋白 I、II 和 V（图 9 – 16）。肌球蛋白 II 参与形成应力纤维和胞质收缩环，肌球蛋白 I 和 V 则与膜泡运输有关，神经细胞中更富含肌球蛋白 V。

（二）原肌球蛋白

原肌球蛋白（tropomyosin，Tm）的分子量为 64kDa，由 2 条平行的多肽链扭成螺旋，每个 Tm 的长度相当于 7 个肌动蛋白，呈长杆状。原肌球蛋白与肌动蛋白结合，位于肌动蛋白双螺旋的沟中，主要作用是稳定肌动蛋白丝，抑制肌动蛋白与肌球蛋白结合。许多肿瘤细胞特异性上调原肌球蛋白的表达，因此，原肌球蛋白也是肿瘤治疗靶点之一。

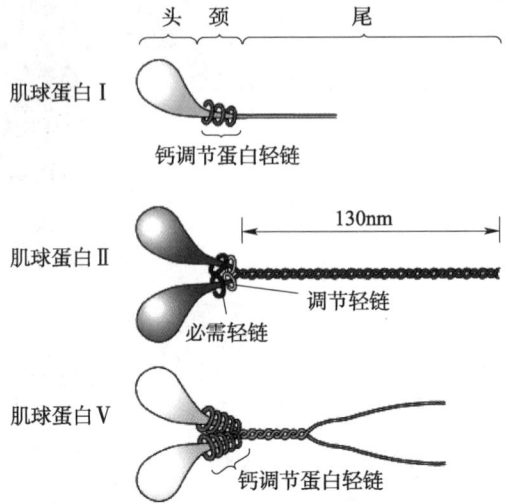

图 9 – 16　常见的肌球蛋白示意图

（三）肌钙蛋白

肌钙蛋白（troponin，Tn）分子量 80kDa，含有 3 个亚基。肌钙蛋白 C 特异性与钙结合，肌钙蛋白 T 与原肌球蛋白有高度亲和力，肌钙蛋白 I 抑制肌球蛋白的 ATP 酶活性。细肌丝中每隔 40nm 就有一个肌钙蛋白复合体（图 9 – 17）。

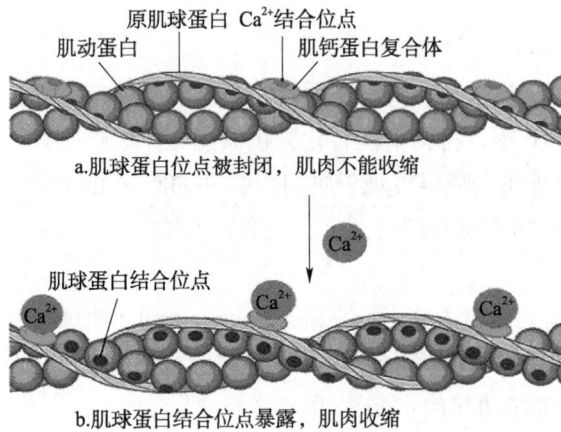

图 9 – 17　肌丝的组成

（四）肌肉收缩

肌细胞上的动作电位引起肌质网 Ca^{2+} 电位门通道开启，肌浆中 Ca^{2+} 浓度升高，肌钙蛋白与 Ca^{2+} 结合，引发原肌球蛋白构象改变，暴露出肌动蛋白与肌球蛋白的结合位点（图 9 – 17）。肌动蛋白通过结合与水解 ATP，不断发生周期性的构象改变，引起粗肌丝和细肌丝的相对滑动。肌动蛋白的工作原理可概括如下：①肌球蛋白结合 ATP，引起头部与肌动蛋白纤维分离。②ATP 水解，引起头部与肌动蛋白弱结合。③释放磷酸分子（Pi），头部与肌动蛋白强结合，并向 M 线方向弯曲（微丝的负极），引起细肌丝向 M 线移动；④释放 ADP，ATP 结合上去，头部与肌动蛋白纤维分离。如此循环（图 9 – 18）。

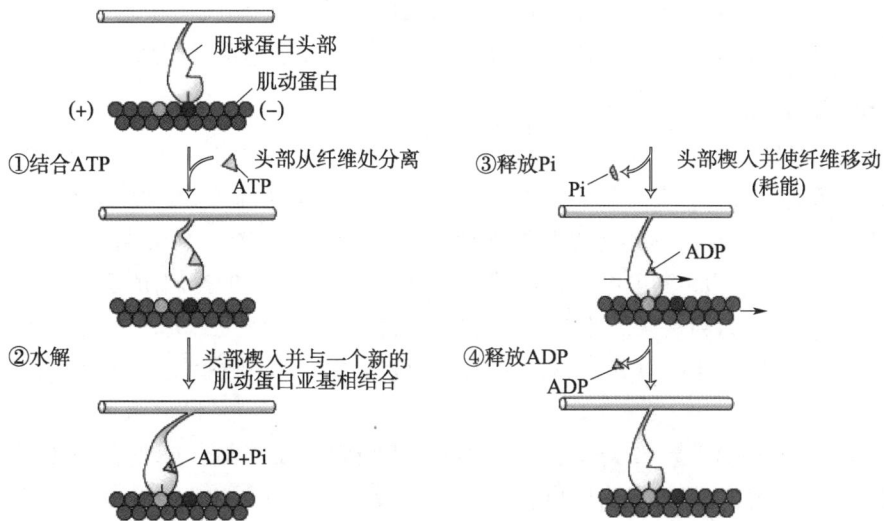

图 9 – 18 肌肉收缩图解

四、微丝的功能

(一) 组成细胞骨架、维持细胞形态

在大多数的细胞膜下的胞质溶胶中，都存在着由微丝及其结合蛋白共同组成的细胞皮层 (cell cortex) 的网状结构，这一结构可以增加细胞膜的韧性与强度，对维持细胞的形态具有重要作用。

非肌细胞中的张力纤维 (stress fiber) 由大量平行排列的微丝组成，其成分与肌原纤维有很多类似之处，都含有肌球蛋白、原肌球蛋白、丝蛋白和 α - 辅肌动蛋白。张力纤维与细胞间或细胞与基质表面的黏着有关。培养的成纤维细胞中具有丰富的张力纤维，并通过黏着斑固定在基质上。在体内，张力纤维赋予细胞抗剪切力 (图 9 – 19)，从而也能保证细胞形态的维持。

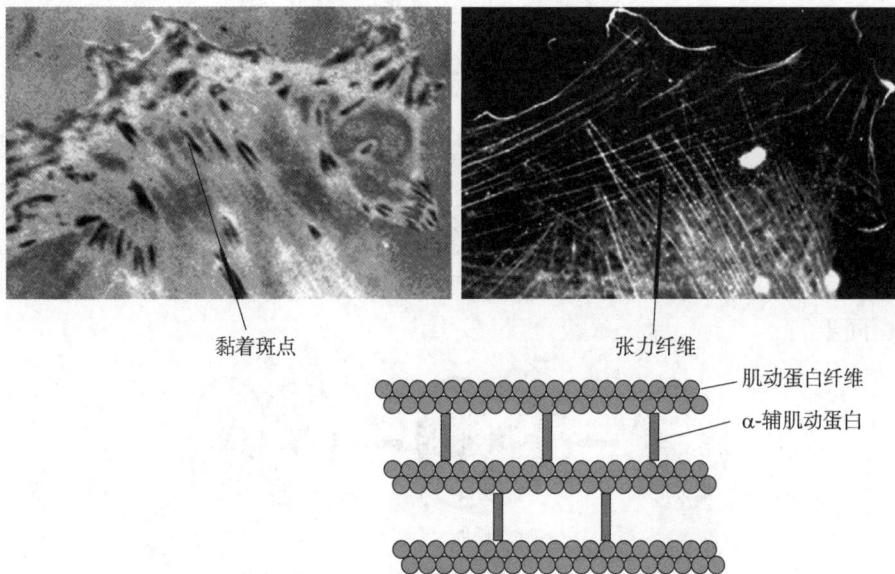

图 9 – 19 张力纤维示意图与显微镜照片

(二) 形成微绒毛

非肌肉细胞中，高度有序微丝束的代表是肠上皮细胞微绒毛 (microvilli) 的轴心微丝。微丝呈同向

平行排布，微丝束下端终止在终端蛛网状组织（terminal web）处。微绒毛中心的微丝束维持微绒毛的形状。微丝结合蛋白在微丝束形成、维持和与微绒毛细胞膜连接中起重要作用。

（三）细胞的变形运动

细胞的变形运动又称伪足运动（pseudopodial movement），在原生动物变形虫表现得最为典型。除作为根足虫类特有的运动形式外，变形运动是各种变形细胞或游走细胞的属性，广泛地分布在后生生物界。变形运动既有把伪足附着在基底上的细胞移动运动（如变形虫类，变形菌类的变形体，蛔虫的精子，脊椎动物的原始生殖细胞、淋巴细胞、白细胞，低等无脊椎动物的排出游走细胞，成长中的神经纤维等），又有仅在摄食中使游离性伪足伸缩、屈曲的局部运动（如有孔虫类，太阳虫类，脊椎动物的网内皮系细胞、巨噬细胞等）。组织培养下的细胞以及一般细胞分裂和胚胎发生时的形态形成运动，都具有变形运动的因素。

细胞的变形运动可分为四步：①微丝纤维生长，使细胞表面突出，形成扁平足（lamellipodium）；②在扁平足与基质接触的位置形成黏附位点；③在肌球蛋白的作用下微丝纤维滑动，使细胞主体前移；④解除细胞后部的黏附点。如此不断循环，细胞向前移动（图9-20）。阿米巴原虫、白细胞、成纤维细胞都能以这种方式运动。

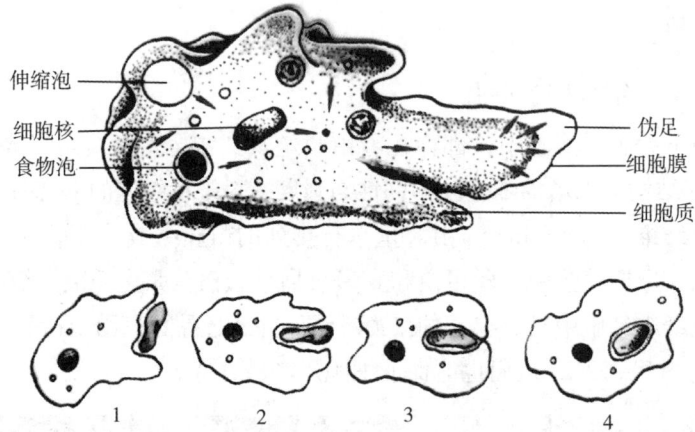

伸缩泡
细胞核
食物泡
伪足
细胞膜
细胞质

1　　2　　3　　4

图9-20　细胞的变形运动

（四）胞质分裂（cytokinesis）

细胞有丝分裂末期，两个即将分离的子细胞内产生收缩环（图9-21）。收缩环由平行排列的微丝和肌球蛋白Ⅱ组成微丝束。随着收缩环的收缩，两个子细胞开始胞质分离。细胞松弛素处理后，细胞不能形成胞质分裂所需的收缩环，形成双核细胞。APC结合CDC20后，胞质分裂才开始，以确保染色体分离和肌球蛋白同步。

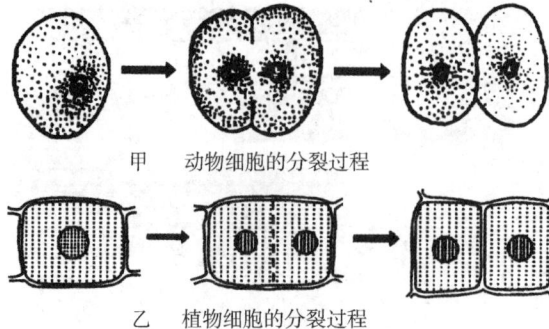

甲　动物细胞的分裂过程

乙　植物细胞的分裂过程

图9-21　细胞分裂示意图

（五）顶体反应

精子获能后，与卵膜或卵表面相接触，顶体开始产生的一系列改变，称为顶体反应（acrosomal reaction）。顶体是覆盖于精子头部细胞核前方、介于核与质膜间的囊状细胞器。顶体内的结合素（卵结合蛋白，bindin）可识别特异的糖基序列，以保证精子与卵的种特异性结合。顶体中含有顶体酶系统，是一个复合酶系，包括：透明质酸酶，主要作用是溶解卵丘细胞间透明质酸，使卵丘细胞分散，精子得以通过这些细胞间隙；放射冠分散酶，能使放射冠的细胞松解；顶体素（精子头粒蛋白，acrosin），以酶原形式存在于顶体内，称前顶体素，只有经过顶体反应才激活形成顶体素，它具有溶解卵透明带作用；芳基硫酸脂酶有溶解卵黄膜的作用。此外还含有脂酶、唾液酸苷酶等。顶体反应是受精的先决条件。精卵结合时，微丝使顶体突出，穿入卵子的胶质中，精卵融合后，受精卵细胞的表面积增大，微丝参与形成微绒毛，有利于营养的吸收。

（六）其他功能

一些细胞器的运动、质膜的流动性以及胞质的环流等均与微丝有关。抑制微丝的药物（如细胞松弛素）可增强膜的流动、破坏胞质环流。微丝发挥作用往往与微管相互协作，典型的例子是色素细胞中色素颗粒的运输。肌球蛋白Ⅴa负责将色素颗粒运输到外周，进入毛囊，最终掺入毛发。肌球蛋白Ⅴa基因突变后的小鼠不能运输色素到毛囊，小鼠毛色变浅，神经功能紊乱。这种情形在人体内也存在，如位于内耳毛细胞的肌球蛋白Ⅶa突变将导致耳聋和失明。

第三节　中间纤维

PPT

一、中间纤维的形态结构与化学组成

中间纤维（intermediate filaments，IF）直径10nm左右，介于微丝和微管之间。与微管不同的是，中间纤维是最稳定的细胞骨架成分，主要起支撑作用。中间纤维在细胞中围绕着细胞核分布，成束成网，并扩展到细胞质膜，与质膜相连结。中间纤维由不同的蛋白质组成，是空心纤维结构。由于其具有组织特异性，因此其种类、成分、功能和结构比较复杂。目前只发现动物细胞中存在着中间纤维。

（一）中间纤维的类型

中间纤维由一类形态上非常相似，而化学组成上有明显差异的蛋白质所组成，至少由50多个基因编码，成分较微丝和微管都复杂，组成蛋白可根据其分布、生化、遗传和免疫学性质分为角蛋白（keratin）、结蛋白（desmin）、胶质原纤维酸性蛋白（glialfi‑brillary acidic protein）、波形蛋白（vimentin）、神经丝蛋白（neuroflament nmtein），此外核纤层蛋白（lamin）、外周蛋白（peripherin）和巢蛋白（nestin）也属于中间纤维类结构（表9‑3）。绝大多数中间纤维蛋白的功能域具有类似的排列，这也是其形态相似的基础。图9‑22显示了几种中间纤维蛋白的分子结构模式。

表9‑3　哺乳动物主要中间纤维组成蛋白的性质和分布

中间纤维蛋白	序列类型	平均分子量	估计多肽数	主要的组织分布
酸性角蛋白	Ⅰ	40 ~ 56.5	15	上皮细胞
中性与碱性角蛋白	Ⅱ	53 ~ 67	15	上皮细胞
结蛋白	Ⅲ	53 ~ 54	1	肌肉细胞
波形蛋白	Ⅲ	57	1	间质细胞
弹性蛋白	Ⅲ	57	1	中胚层细胞
胶质原纤维酸性蛋白	Ⅲ	50	1	神经胶质细胞

中间纤维蛋白	序列类型	平均分子量	估计多肽数	主要的组织分布
外周蛋白	Ⅲ	57	1	外周神经元
边周蛋白	Ⅲ	57	1	周围和中枢神经
神经丝蛋白				中枢和外周神经
NF - L	Ⅳ	62	1	神经元
NF - M	Ⅳ	102	1	神经元
NF - H	Ⅳ	110	1	神经元
Internexin	Ⅳ	66	1	成熟周围和中枢神经
巢蛋白	Ⅵ	240		神经干细胞

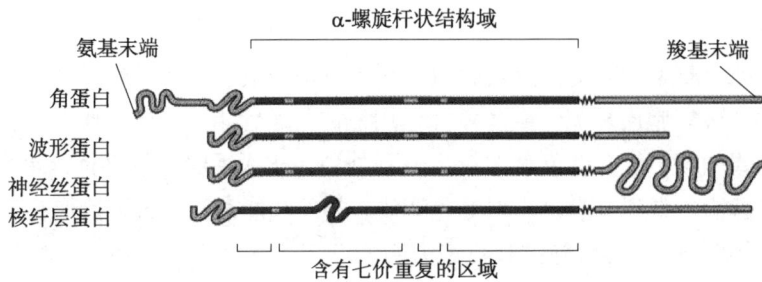

图 9 - 22　四种中间纤维的分子结构模式图

中间纤维具有组织特异性，不同类型细胞含有的蛋白质种类也不同。肿瘤细胞转移后仍保留原发灶细胞的中间纤维，因此可用中间纤维的抗体来鉴定肿瘤细胞的组织来源。如在其他非上皮细胞肿瘤中发现角蛋白，可以为癌发生转移的提供证据。

大多数细胞含有一种中间纤维，但也有少数细胞含有两种以上的中间纤维，如骨骼肌细胞含有结蛋白和波形蛋白。

1. 角蛋白　细胞角蛋白角蛋白是中间丝的重要组成部分之一。角蛋白分子量为 40 ~ 70kDa，分布在表皮细胞（包括上皮细胞、肝细胞、胰脏顶部细胞）中，人类上皮细胞中有 20 多种不同的角蛋白，分为 α 和 β 两类。β 角蛋白又称胞质角蛋白（cyto - keratin），分布于体表、体腔的上皮细胞中。α 角蛋白为头发、指甲等坚韧的结构所具有。根据氨基酸组成亦可将角蛋白分为酸性角蛋白（Ⅰ型）、中性或碱性角蛋白（Ⅱ型）。角蛋白装配时，必须由 Ⅰ 型和 Ⅱ 型以 1∶1 的比例组成异二聚体，才能进一步形成中间纤维。多数角蛋白终止于细胞质的桥粒（desmosome）或半桥粒，桥粒使细胞之间联系，并与基底膜结合。角蛋白共有 54 个不同的功能基因，其中 28 个为 Ⅰ 型，26 个为 Ⅱ 型。17 个角蛋白基因用于毛发角蛋白，其余为上皮角蛋白。成对的角蛋白在不同的上皮组织中表达一致。

角蛋白表达可能有助于鉴别原发部位不明的转移性肿瘤的起源，特别是在形态学未分化肿瘤的情况下。在许多肿瘤中角蛋白的表达谱存在重叠。尽管如此，在许多情况下，可以缩小肿瘤的范围，并从角蛋白的表达谱中提示肿瘤的类型。

2. 结蛋白　又称骨骼蛋白（skeletin），分子量约 52kDa，在骨骼肌和心肌纤维中观察到结蛋白，它的主要功能是使肌纤维连在一起。

3. 胶质原纤维酸性蛋白　又称胶质原纤维（glial filament），分子量约 50kDa，存在于星形神经胶质细胞和周围神经的许旺细胞中，主要起支撑作用。

4. 波形蛋白　分子量约 53kDa，广泛表达于间充质细胞和多种其他细胞如白细胞、血管内皮细胞和一些上皮细胞中。波形蛋白一端与核膜相连，另一端与细胞表面处的桥粒或半桥粒相连，将细胞核和细胞器维持在特定的空间。

5. 神经丝蛋白 是由三种分子量不同的多肽组成的异聚体，三种多肽是 NF – L（low，60 ~ 70kDa），NF – M（medium，105 ~ 110kDa），NF – H（heavy，135 ~ 150kDa）。神经丝蛋白的功能是提供弹性，使神经纤维易于伸展和防止断裂。NF – H 和 NF – M 具有侧臂，侧臂的功能是使平行的神经纤丝维持一定间隔。轴突向靶细胞延伸分化的早期，神经纤丝较少，存在大量支撑性微管。神经细胞延伸到达靶细胞后，随着轴突直径的增加，神经纤丝变得比较多。对神经纤丝功能的认识基本来自自发性突变。研究不能产生神经纤丝的日本鹌鹑时发现，这些突变鹌鹑的轴突较正常的细，导致鹌鹑肌肉无法自控地颤抖，因此，该突变基因也称为颤抖突变（quiver）。

6. 核纤层蛋白 在细胞核中被标记为核纤层蛋白 A、核纤层蛋白 B 和核纤层蛋白 C。它在核膜下形成蛋白质结构网，也在核质内发现。其中，层粘连蛋白 A 和 C 具有很大的序列同源性。提示层粘连蛋白 C 是层粘连蛋白 A 蛋白的切割产物。然而，后来证明，核纤层蛋白 A 和 C 由不同的mRNA编码，尽管它们通过选择性剪接来自单个基因。在核膜内侧，核纤层形成一层持久的、约 15nm 厚的网状结构。这种结构似乎为细胞核提供了一个框架，可能有助于染色质的组织。核纤层也通过特定的结合位点与核染色质结合，这些结合位点包括核基质附着位点和端粒。

7. 巢蛋白 在中枢神经系统的增殖干细胞和发育中的骨骼肌中表达。

8. 晶状体丝蛋白 是一种Ⅵ型中间纤维，是在脊椎动物透镜上皮细胞分化过程中表达的蛋白质。与47kDa 蛋白质结合，晶状体丝蛋白形成杂聚物，构成这些细胞中的珠状链细丝。

（二）中间纤维的分子结构

尽管上述各种类型的中间纤维的组成及分子量不同，但通过对中间纤维蛋白及其 cDNA 序列的分析表明，组成中间纤维的基本单位——中间纤维单体都具有共同的结构区：由 310 个氨基酸残基（Ⅰ、Ⅱ、Ⅲ、Ⅳ和Ⅵ型）或 356 个氨基酸残基（Ⅴ型 lamin）组成的 α – 螺旋的杆状区，及头部（N 端）和尾部（C 端）的非螺旋区。杆状区包含四段高度保守的 α – 螺旋（lamin 除外）。四个 α – 螺旋段由三个短小的间隔区（L_1，L_{12}，L_2）连接，这些连接区的位置是非常恒定的。非螺旋的头部和尾部可由不同氨基酸组成，各种中间纤维蛋白的主要区别就在于非螺旋的头部和尾部的长度以及氨基酸顺序。头部和尾部的氨基酸序列在不同类型的中间纤维中变化较大，可进一步分为：H 亚区——同源区；V 亚区——可变区；E 亚区——末端区。

中间纤维杆状区的结构组织在所有中间纤维类型中是保守的。然而，杆状结构域的氨基酸序列保守性相当低，除了在任一末端的 20 个残基。该结构域具有疏水残基的特征性模式，负责 α – 螺旋卷曲螺旋的形成。卷曲螺旋的存在定义了基本中间纤维二聚体，其对于细胞质中间纤维具有 2 ~ 3nm 的直径和 45nm 的长度，对于细胞核中间纤维具有 52nm 的长度。杆状结构域两侧的非 α – 螺旋 N – 末端"头"和 C – 末端"尾"结构域均包括广泛的内在无序区。中间纤维的 N – 末端"头"和 C – 末端"尾"结构域是对成熟的细丝组装和细胞功能重要的低复杂性蛋白质结构域。它们是中间纤维蛋白中特征最差的部分，并且在中间纤维类型中在序列和大小上存在显著差异。一些中间纤维，特别是角蛋白和核纤层蛋白，在头部和尾部区域具有富含甘氨酸的准重复肽，其形成"甘氨酸环"结构基序。甘氨酸环遵循 x（y）$_n$ 的形式，其中 x 是芳香族残基或有时是长链脂肪族残基，y 是甘氨酸或有时是其他极性残基，n 是串联甘氨酸环基序的可变数量。虽然注意到甘氨酸环含有 β – 转角的可能性，但目前阐明甘氨酸环及其芳族残基对中间纤维组装的结构贡献仍有一定困难。

波形蛋白是研究得最多的中间纤维，是由间充质来源的细胞表达的Ⅲ类中间纤维蛋白，是上皮向间充质转化的标志物。成熟波形蛋白中间丝与其他细胞骨架组分的区别在于其直径为 11nm 的管状形状。它们组装成一个模块化的、螺旋结构的 40 个多肽的横截面，组织成 5 个原纤维。波形蛋白的卷曲螺旋杆结构域有助于这种结构的主要支架。有趣的是，固有无序头部结构域在成熟波形蛋白中间丝的管腔中组装成淀粉样纤维，而内在无序的尾部连接相邻的原纤维。

虽然成熟波形蛋白中间丝的结构还没有提供一个原子级解析的模型，但它可以揭示中间纤维的一些独特性质。波形蛋白二聚体（A 和 B）由对齐的 2 个单体构成，并通过它们的螺旋 1 和螺旋 2 结构域连接。随后，波形蛋白四聚体由反平行构型的 2 个二聚体形成，通过其螺旋 1 区域相互作用。在成熟波形蛋白中间丝中，后续四聚体的卷曲 1 和 2 部分以缠绕方式横向相连，包括八聚体原纤维的结构组织。四聚体排列在原纤维内，使其 1A 和 2B 结构域沿着成熟波形蛋白中间丝以螺旋模式聚集。这些结构域在不同的中间纤维中高度保守，突出了它们的结构重要性。对于中间纤维，需要固有无序结构域来维持成熟丝的完整性。在成熟波形蛋白中间丝中，尾结构域传导相邻原纤维之间的相互作用，大概稳定了丝的结构并降低了酶对固有无序头结构域的可及性。中间纤维的头部结构域是其组装的基础，显示出与尾部结构域不同的物理行为。首先发现它们易于被脂肪醇 1,6 - 己二醇分解，脂肪醇 1,6 - 己二醇能够分解由低复杂性结构域形成的细胞内结构，并且它们可以通过形成 cross - b 结构而发生相分离。这可能在长丝成核和组装中发挥重要的作用。在成熟波形蛋白中间丝中，固有无序头部结构域的长度为 85 个氨基酸，位于纤维的内腔中。尽管侧链及其特异性相互作用尚未解决，但密度图表明，波形蛋白的头部结构域突出到纤维腔中，可能形成淀粉样纤维。这些结构域的长度在不同的中间纤维分子之间有很大的不同。

（三）三种细胞骨架的比较

脊椎动物和许多无脊椎动物细胞骨架系统的三种主要形式是中间纤维、微丝和微管，分别由不同的蛋白质组成，它们之间始终相互作用并有密切的通讯联系，其主要组成和性质的比较结果见表 9 - 4。通过对细胞骨架相互作用的分子机制研究可以帮助我们认识许多细胞的生命现象。

表 9 - 4　细胞质骨架 3 种组分的主要特征比较

内容	微丝	微管	中间纤维
蛋白质组成	球形肌动蛋白	Aβ 异二聚体	中间纤维杆状蛋白
结合核苷酸	ATP	GTP	无
纤维直径	~7 nm	~24 nm	10 nm
纤维结构特点	2 条原纤维组成 双股螺旋	13 根原纤丝组成 空心管状纤维	8 个 4 聚体或 4 个 8 聚体组成的 管状纤维
极性	有	有	无
组织特异性	无	无	有
单体蛋白库	有	有	无
塌车行为	有	有	无
动力结合蛋白	肌球蛋白	动力蛋白，驱动蛋白	无
特异性药物	细胞松弛素、鬼笔环肽	秋水仙碱、长春花碱、紫杉醇	无
主要功能	构成细胞的支架并维持细胞形态；参与细胞运动；参与细胞分裂；参与肌肉收缩；参与细胞内物质运输；参与细胞内信号传递	支持和维持细胞的形态；参与中心粒、纤毛和鞭毛的形成；参与细胞内物质运输；维持细胞内细胞器的定位和分布；参与染色体的运动，调节细胞分裂；参与细胞内信号传导	在细胞内形成一个完整的网状骨架系统；为细胞提供机械强度支持；参与细胞连接；参与细胞内信息传递及物质运输；维持细胞核膜稳定；参与细胞分化

二、中间纤维的组装与调节

中间纤维的装配过程与微管、微丝相比较复杂。根据 X 衍射、电镜观察和体外装配的实验结果推测，中间纤维的装配过程概括如下（图9-23）：①两个单体形成两股超螺旋二聚体（角蛋白为异二聚体）。②两个二聚体反向平行组装成四聚体，四聚体首尾相连形成原纤丝。③两根原纤丝组成原纤维。④4根原纤维组成中间纤维。

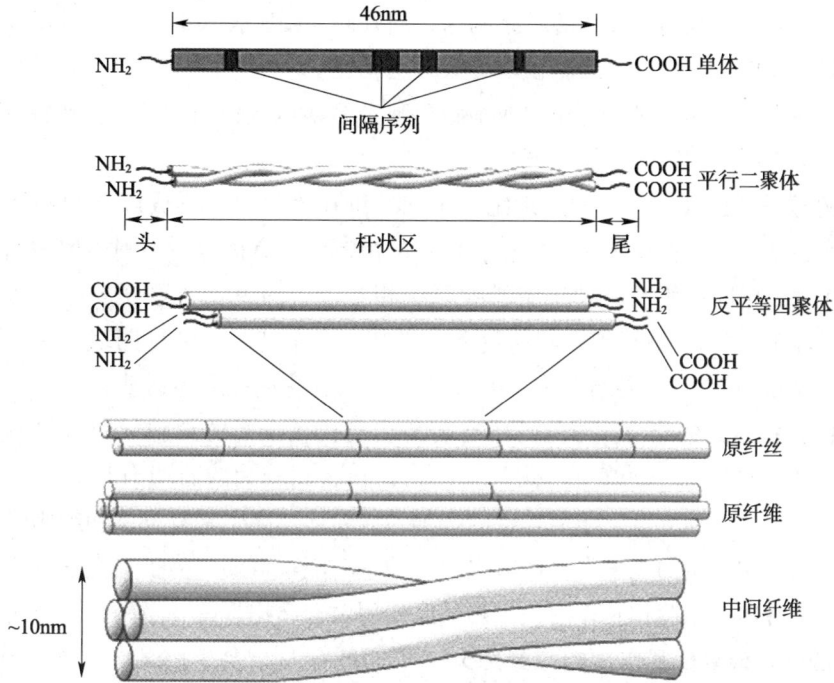

图9-23　中间纤维组装模型

中间纤维由反向平行的 α-螺旋组成，中间纤维没有极性。细胞内绝大部分的中间纤维蛋白均装配成中间纤维而存在，而不像微丝和微管那样存在蛋白库，仅50%左右处于装配状态。中间纤维的装配与温度和蛋白浓度无关，不需要 ATP 或 GTP。

中间纤维组装是基于基本二聚体在两个方向上的特定结合：横向（并排）和纵向（头尾相接）。但是不同的中间纤维的组装过程具有一定差异。对于细胞质中间纤维，第一个组装中间体是四聚体，其在中性 pH 的低离子强度缓冲液中保持可溶性，例如2mM 磷酸钠缓冲液，pH 7.5。在体外离子强度增加时，四聚体非常迅速地横向缔合，产生所谓的"单位长度细丝"（unit-length filaments，ULF）。"单位长度细丝"的形成发生在一秒钟内，随后是多个"单位长度细丝"纵向联合的缓慢得多的延长步骤。对于人波形蛋白，据报道，组装的纤丝在横截面中平均含有32个单体。尽管长丝最初仅松散地堆积，但随后的径向压实步骤在组装的第一个15分钟内得到直径为10~12nm 的成熟长丝。但目前，成熟中间纤维确切的3D 架构仍是一个争论的话题。正如我们在此讨论的，关于四聚体的排列存在不同的可能性。核纤层蛋白的装配与胞质中间纤维的装配不同。如在体外所证实的，核纤层蛋白二聚体具有纵向缔合以形成更长的头尾线的能力，特别是在体外和离体观察到3.5nm 宽的含有2条反平行二聚体线的层粘连蛋白丝。此外，核纤层蛋白在体外容易形成次晶体。就像较厚的细胞质中间纤维一样，核纤层蛋白丝的结构在原子细节上还没有完全了解。最后，应该强调的是，中间纤维是高度动态的结构。在活细胞中，中间纤维网络需要经历重大的重排，以启动特定的过程，如丝分裂、迁移和凋亡。此外，单个细胞质中间纤维显示出高度可扩展性。这一特征解释了中间纤维网络对细胞可塑性的重要贡献，其提供了免受外部机械应力的保护。中间纤维动力学通过多种翻译后修饰的多个信号级联来调节，这些修饰是细胞周期或发育阶段特异性的。例如，在有丝分裂期间，位点特异性磷酸化在中间纤维拆卸中起关键作用。值得注意的是，正是中间纤维的动态特征使其结构研究进一步复杂化。

三、中间纤维的功能

(一) 中间纤维在细胞中的功能

中间纤维在细胞质中形成精细发达的纤维网络，向外侧与细胞膜和细胞外基质相连，在细胞中与微管、微丝和细胞器相连接，向内侧与细胞核内的核纤层相连。对于中间纤维的功能了解较少，一个重要原因是未能找到一种像秋水仙素对微管作用或细胞松弛素 B 对微丝作用的药物，能特异地、可逆地影响中间纤维。已知的中间纤维的主要功能如下。

1. 在细胞内形成一个完整的网状骨架系统　中间纤维在胞质内可形成广泛的网络，从细胞核放射状延伸到细胞表面，这也使其在细胞质各区相互作用的协调中具有优势。不同类型中间纤维分别优先与微管或微丝相互作用。中间纤维与其他细胞骨架系统相互作用的主要介导分子是马达蛋白中的驱动蛋白、动力蛋白和肌球蛋白 Va。微管和微丝的运动负责装配和维持中间纤维网络，由中间纤维、中间纤维结合蛋白（如网格蛋白）、微管结合蛋白（如 τ 等）的磷酸化调控上述运动。

2. 增强细胞抗机械压力的能力　中间纤维在容易受到机械压力的细胞之中含量特别丰富，体外实验研究表明，中间纤维比微丝、微管更加耐受剪切力，在受到较大的剪切力时产生机械应力而不易断裂，在维持细胞机械强度方面有重要作用。中间纤维为线粒体、高尔基复合体和细胞骨架的其他组分提供支架。中间纤维为细胞提供的机械完整性对组织的正常功能很重要。为了提供这种支持，中间纤维与其他结构材料如肌动蛋白和微管相互作用。这种相互作用由非结构蛋白如激酶和磷酸酶控制。

3. 中间纤维是细胞骨架相互作用的重要组分　中间纤维及结合蛋白是介导相互作用的重要元件。不同类型细胞中间纤维的表达丰度不同，表达出的蛋白分子也具有差异性，因此细胞具有独特的骨架，产生具有不同细胞类型特异性的细胞骨架相互作用。

4. 与细胞生理特性和维持细胞形态相关　中间纤维介导的细胞骨架相互作用可以使特化细胞具有不同的生理活性，不同细胞形状的决定及其维持也与其有关。神经细胞在发育和再生过程中迅速发生多种变化，同时表达不同类型的中间纤维。定点突变中间纤维后，微管和微丝网络方式明显改变，细胞形状也显著发生变化。

5. 与细胞运动有关　中间纤维和基于中间纤维的细胞骨架相互作用与细胞的运动性有关。波形蛋白（vimentin，又称弹性蛋白）缺陷小鼠的伤口愈合能力明显降低，其成纤维细胞的运动性减弱。波形蛋白与黏附复合体（adhesion - complex）的元件如丝束蛋白（fimbrin）和网格蛋白发生相互作用，丝束蛋白和网格蛋白则与其他细胞骨架元件如肌动蛋白相互作用，网格蛋白缺陷细胞的运动性也受损。

6. 参与细胞内信息传递及物质运输　中间纤维是细胞骨架通过信号通路相互作用的高度敏感性介导因子，其中间纤维网络的装配或解聚与磷酸化密切联系。它是信号通路中的关键因子，在细胞运动和细胞分裂中调控微管、微丝的功能与组织。有研究发现，中间纤维在体外与单链 DNA 高度亲和，提示它与 DNA 的复制和转录活性有关。同时实验证实，中间纤维还与构成核小体的四种核心蛋白有高度亲和性，这是由于 Ca^{2+} 激活的中性硫醇蛋白酶和 Ca^{2+} 激活的另一种蛋白水解酶优先解聚中间纤维的 N - 末端，使中间纤维蛋白失去组装成纤维的能力，但仍保持与 DNA 和组蛋白的反应活性。中间纤维与细胞内微管、微丝一起发挥物质的定向运输作用。

7. 与细胞存活、凋亡和癌变有关　中间纤维在细胞存活和凋亡中起重要作用。不同亚型的角蛋白促进促凋亡信号分子执行细胞凋亡。细胞培养研究的信息显示，不同类型的角蛋白（CK18、CK14、CK16 和 CK17）结合 TRADD（一种衔接蛋白）。该 TRADD 蛋白被募集到配体 TNF 受体中，并且对于凋亡是必需的。在细胞凋亡的执行过程中，需要重新排列细胞骨架网络，使得小的膜结合结构得到适当的处理。半胱天冬酶作用于中间纤维并引起中间纤维的切割和片段化。多种细胞在体外培养传代时，常出现波形蛋白纤维增多的现象，在体内肿瘤细胞也有类似现象。说明它在细胞癌变调控中起一定作用。

8. 蛋白质转运和细胞黏附　中间纤维在囊泡的转运和分布、细胞与细胞和细胞－基质黏附控制以及极化上皮细胞中的蛋白质靶点中起重要作用。中间纤维，特别是波形蛋白，负责细胞内溶酶体的运输。缺乏波形蛋白的成纤维细胞显示出较少的自噬体。中间纤维附着在细胞膜黏附区域，如桥粒和半桥粒。这种附着对于组织完整性至关重要。中间纤维还在将蛋白质靶向极化细胞中的特定位置方面发挥重要作用。上皮细胞维持两个结构域：腔极和基底外侧极。中间纤维有助于这两个领域的形成和维持。

（二）中间纤维在疾病中的功能

1. 外周蛋白　在Ⅲ型中间纤维蛋白中，外周蛋白是唯一选择性表达于神经元中的蛋白，其发现可追溯到1984年。在发育过程中，外周蛋白表达丰富，几种生长因子或细胞因子在其调节中起作用。这些因子包括白血病抑制因子、白细胞介素－6和成纤维细胞生长因子。出生后，外周蛋白的表达与其在发育过程中的丰度相比下降。然而，其水平仍然很高，与神经丝相当。

（1）肌萎缩侧索硬化（amyotrophic lateral sclerosis，ALS）　是一种病因未明、主要累及大脑皮质、脑干和脊髓运动神经元的神经系统变性疾病。其局限性分型包括进行性球麻痹，连枷臂、腿，进行性肌萎缩，原发性侧索硬化。肌萎缩侧索硬化以进行性发展的骨骼肌萎缩、无力、肌束颤动、延髓麻痹和锥体束征为主要临床表现。一般中老年发病，生存期通常3～5年。肌萎缩侧索硬化是一种上、下运动神经元同时受累的神经系统变性疾病。临床主要表现为球部、四肢、胸腹部肌肉进行性无力和萎缩。而眼球运动神经和括约肌功能一般并不受累，但在有些患者晚期也可能会被累及。20%～50%的患者可以表现有认知功能障碍，5%～15%的患者甚至会发展为额颞叶痴呆。发病后平均3～5年因呼吸衰竭死亡，但5%～10%的患者可以存活10年以上。

尽管我们对包涵体形成的机制仍知之甚少，但外周蛋白是肌萎缩侧索硬化患者包涵体中的主要成分。在肌萎缩侧索硬化中已经观察到外周蛋白的重酪氨酸硝化和磷酸化。硝化外周蛋白仅存在于不溶性细胞骨架部分中；因此，硝化作用的增加改变了外周蛋白可溶/不溶性比例，从而破坏了丝缔合。此外，在散发型肌萎缩侧索硬化患者中，发现了外周蛋白突变，其以点突变和移码缺失为代表。肌萎缩侧索硬化患者的特征还在于外周蛋白的表达增加，为此，建立了动物模型和体外模型来研究外周蛋白过表达对运动神经元变性的影响。在过表达外周蛋白的小鼠模型中发现了一种迟发性（约2年）运动神经元疾病，伴有核周和轴突中间纤维内含物以及运动神经元的选择性丧失。外周蛋白过表达也对培养的细胞有害，因为它诱导凋亡性死亡。此外，肌萎缩侧索硬化患者的特征在于运动神经元中 NF-L mRNA 水平的降低，为此，构建了敲除 NF-L 和过表达外周蛋白的双转基因动物模型。在这些动物中，运动神经元疾病发生在6～8个月，运动神经元从5个月开始急剧丧失。另一种动物模型为过表达外周蛋白和 NF-H 但敲低 NF-L 表达。这些动物的运动神经元未受损，也未显示轴突内含物，可能是因为核周蛋白的隔离。这些数据再次证明了中间纤维蛋白在神经元中的重要性。

外周蛋白也可以代表下运动神经元变性的标志物，因为其在患者脑脊液中的水平很高。此外，外周蛋白还可作为脑外伤后弥漫性轴索损伤的生物标志物。

（2）腓骨肌萎缩症2B型　腓骨肌萎缩症又称 Charcot - Marie - Tooth 病（CMT），由 Charcot、Marie 和 Tooth（1886）首先报道，是遗传性周围神经病中最常见类型，发病率1/2500。根据神经传导速度（NCV）将 CMT 分为Ⅰ型即脱髓鞘（CMTⅠ）型和Ⅱ型即神经元（CMTⅡ）型，传导速度（NCV）≤ 38cm/s 为Ⅰ型，NCV>38cm/s 为Ⅱ型。基因定位后进一步将 CMTⅠ型分为ⅠA、ⅠB 和ⅠC 三个亚型 CMT2 型分为2A、2B、2C、2D 和2E 五个亚型，以 CMTIA 型最常见。CMT 多为常染色体显性遗传，少数是常染色体隐性遗传、X－性连锁显性遗传和 X－性连锁隐性遗传可有散发病例。

外周蛋白与 GTP 酶 RAB7A 相互作用。这种蛋白质在腓骨肌萎缩症2B型神经退行性疾病中发生突变，这是一种溃疡性周围神经病变。致病的 RAB7A 突变蛋白与外周蛋白的相互作用更强，改变了这种中间丝蛋白的可溶性/不溶性比例。因此，考虑到外周蛋白在损伤后神经突生长中的重要性，这种改变的相互作用可能与 CMT2B 的发作相关。此外，在 CMT2B 细胞中，最近发现了晚期内吞途径和线粒体的改变。考虑到外周蛋白相互作用物中存在不仅调节膜运输而且调节几种线粒体蛋白的分子，这些病理表型可能与外周蛋白组装的改变有关。

（3）其他疾病　研究发现，外周蛋白与 1 型糖尿病相关。72% 的糖尿病患者血清中有外周抗体。这些抗体针对磷酸化外周蛋白，其代表 1 型糖尿病中的主要体液抗原。自身免疫性神经病和内分泌病患者以及非肥胖糖尿病小鼠模型显示出抗外周蛋白的自身抗体。B 淋巴细胞是免疫系统的重要组成部分，它们的失调与自身免疫性疾病（如 1 型糖尿病）有关，尽管这种疾病似乎仅与自身反应性 T 细胞有关，T 淋巴细胞浸润胰腺组织并破坏胰岛 B 细胞。B 淋巴细胞参与 1 型糖尿病发病机制的机制仍不清楚。事实上，这些细胞在何处以及何时将抗原呈递给 T 淋巴细胞是一个有待解决的问题，但可以肯定的是，它们渗透到胰岛并分泌外周蛋白自身抗体。1 型糖尿病患者中这种外周抗体的存在可以解释与这种疾病相关的神经病变。事实上，最近在 1 型糖尿病小鼠模型中，利用这个原理建立了外周自身反应性 B 淋巴细胞介导的外周神经炎模型。此外，外周蛋白也在感染性疾病中发挥作用，如肠道病毒 A71（EV－A71）感染运动神经元和神经－肌肉接头并侵入中枢神经系统。最近的研究表明，外周蛋白可与病毒粒子共定位，并作为前病毒因子：表面表达的外周蛋白促进病毒进入运动神经元样和神经母细胞瘤细胞系，而细胞内外周蛋白参与病毒基因组复制，与衣壳和非结构病毒组分相互作用。EV－A71 还与许多外周蛋白相互作用物相互作用，如小 GTP 结合蛋白 Rac 1，这可能是一个有前景的可药用宿主靶标。

与所有Ⅲ型中间丝蛋白一样，外周蛋白不具有细胞膜募集的信号，并且这些蛋白被运输到细胞表面的机制仍然未知。最近的一项研究表明，Ⅲ型中间丝通过构象变化进入细胞膜，通过丝状结构进入多聚体结构，并且在这种形式下，它们显示出对脂质双层的高亲和力。

2. 波形蛋白　能够调节炎症反应。有证据表明，波形蛋白在协调信号通路中发挥着重要作用，这些信号通路调节驻留组织中的炎症反应介质水平，从血液中募集炎症细胞，包括淋巴细胞和吞噬细胞。在白细胞黏附到血管上之后，白细胞和内皮细胞都形成了延伸并包围细胞的微绒毛；这些微绒毛富含波形蛋白，但不富含肌动蛋白或微管蛋白。之后白细胞会穿透内皮细胞胞质。

第四节　细胞骨架与医药学

PPT

一、细胞骨架与疾病

细胞骨架蛋白的异常表达与多种疾病有关，特别是神经系统疾病。以下介绍两种与细胞骨架蛋白的异常表达有关的疾病。

（一）肌营养不良蛋白与杜氏肌营养不良症

杜氏肌营养不良症（duchenne's muscular dystrophy，DMD）是一种 X 染色体连锁隐性遗传病，病因是 X 染色体短臂 p21 区的基因发生突变。此突变导致肌细胞膜中肌营养不良蛋白（dystrophin）缺失，进而引发疾病。DMD 的典型症状为进行性近端肌无力，伴随肌纤维的破坏与再生，最终被结缔组织所取代。肌营养不良蛋白是一种具有抑制肿瘤作用的膜蛋白，分子量为 427kDa，与 α－辅肌动蛋白的 N－末端高度同源。肌营养不良蛋白由四个主要功能区段组成：N 端区域、杆状区域、脯氨酸区域和半胱氨酸区。而与肌营养不良蛋白同源的 utrophin 蛋白则是常染色体编码的一种产物，分子量为 87kDa，与肌营养不良蛋白在大小和组成上相似。这两种蛋白在神经－肌肉接头处呈现互补分布：utrophin 位于乙酰胆碱受体的集中区域，而肌营养不良蛋白则位于乙酰胆碱受体稀少的区域。大多数 DMD 患者的肌营养不良蛋白在 C 端发生了断裂。体外实验表明，dystrophin 能有效结合微管，而 utrophin 则没有这种功能。

值得注意的是，肌营养不良蛋白在人体中的含量极低，仅占全部肌肉蛋白量的0.001%～0.002%。

DMD相关突变基因的mRNA大约包含2万个碱基对，分布在约60个短链外显子上。部分外显子已经可以通过抗体检测方法进行识别。随着研究的深入，肌营养不良蛋白的mRNA目前已用于各类肌肉疾病的鉴定。此外，科学家们还在探索通过胎儿肌细胞培养和移植来纠正蛋白的先天性结构缺陷，以改善DMD患者的病情。

肌营养不良蛋白的发现支持了20世纪50年代提出的"膜缺陷"学说。未来的研究方向可能集中在利用DMD基因分析异常分子的结构特征，通过免疫技术表达蛋白多肽片段，以探寻其在正常和异常状态下的功能。这将为未来的基因治疗提供重要线索。目前，科学家们也在筛选 utrophin 基因的激动剂，期望开发出有效治疗DMD的新药物。此外，利用TALEN和CRISPR－Cas9技术校正患者来源的诱导多能干细胞有望为DMD的治疗带来新的希望。

（二）细胞骨架相关蛋白与阿尔兹海默病

阿尔茨海默病（Alzheimer's disease，AD）又称老年性痴呆，是一种中枢神经系统的原发性退行性脑变性疾病，目前其确切病因尚不明确（图9－24）。AD通常在老年期或老年前期发病，起病缓慢，随着时间逐渐进展，主要表现为进行性智能减退。病理学特征包括脑内大量的老年斑、神经原纤维缠结以及选择性神经元和突触的缺失。其中，一种微管相关蛋白（τ蛋白）的异常磷酸化在AD的发病机制中起着重要作用。τ蛋白是一种在大脑中发挥关键功能的蛋白质，分子量在50～68kDa。τ蛋白、微管相关蛋白（microtuble associated protein，MAP）都有高度同源的微管结合区，该区位于C－末端，由3～4个同源的18个氨基酸短链组成的重复区构成。这些重复区通过可逆磷酸化调控微管的聚集和解聚状态。τ蛋白在成熟脑内与微小管结合，使其本身趋于稳定，不易被磷酸化，磷酸化位点也很少。相反，AD脑内τ蛋白磷酸化位点却很多，而且不与微小管结合，极易磷酸化。异常磷酸化和异常糖基化的τ蛋白是脑内神经原纤维缠结中双股螺旋丝的主要成分之一。老年性痴呆患者脑内的异常磷酸化τ蛋白水平较正常人及其他类型痴呆患者脑内的水平要高得多，因而，可以将脑脊液中异常磷酸化τ蛋白水平的高低作为诊断老年性痴呆症的指标之一，也是神经元变性的一个敏感指标。

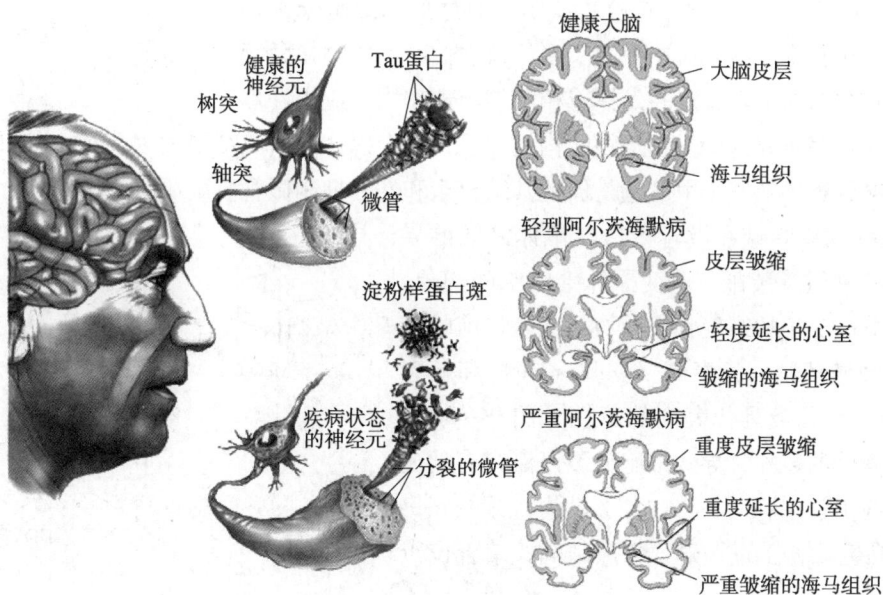

图9－24　阿尔茨海默病的发病机制示意图

二、作用细胞骨架的药物

由于细胞骨架在细胞增殖、运动、信号传递等生物过程中至关重要，细胞骨架成为多种药物的靶标，特别是抗癌药物。这类药物通过干扰细胞骨架的动态变化，阻断肿瘤细胞的分裂和迁移，最终达到抗肿瘤的效果。

（一）抗微管药物

抗微管药物是一类通过与微管结合，干扰其动态装配过程，从而影响细胞分裂的药物。这类药物通常通过抑制微管聚合或促进微管解聚，使细胞停滞在有丝分裂的某个阶段，进而诱导细胞死亡微管结合蛋白（MAPs）如 MAP1、MAP2、MAP4、XMAP215 等负责促进微管的稳定性，而动态调控蛋白（如 stathmin、XKCM1、katanin 等）则促进微管的解聚。正是这些蛋白质之间的竞争，决定了微管的整体动态。药物筛选和抗癌研究利用了微管这一特性。抗微管化合物可以通过影响微管的动态装配和解聚来干扰细胞的正常功能，尤其是在快速分裂的肿瘤细胞中，这使得微管成为抗有丝分裂药物的重要靶点。微管蛋白抑制剂通过与微管蛋白结合，干扰微管的正常功能，从而抑制肿瘤细胞的增殖。

1. 秋水仙碱类 秋水仙碱（图 9-25）是分离自 Colchicum autumnale 的天然产物，也是经典的微管蛋白结合药物，亲和力高，结合于可溶性微管蛋白靠近二聚体内的界面，形成秋水仙碱-微管蛋白复合物，改变微管内的侧面接触面，使二者的构象发生改变，然后削弱微管末端的连接键，妨碍下一个微管蛋白分子连接于微管，封闭微管的装配，使微管的延长停止。研究表明，秋水仙碱结合于微管蛋白，使围绕第 39 位精氨酸的部位解旋，这一过程使得有丝分裂中期的纺锤体微管解聚。秋水仙碱还有另一个亲和力较低的微管蛋白结合位点。尽管秋水仙碱是最早的抗有丝分裂药物之一，但其毒性限制了它的应用。近年来，研发了许多与秋水仙碱结构类似候选药物，其中部分已用于临床，如乙酰秋水仙碱（demecolcine，也称地美可辛、秋水仙胺）。该药物通过抑制细胞分裂过程中的纺锤体形成，将细胞阻滞在中期。多数秋水仙碱衍生物在微管蛋白分子上具有共同的结合位点并发挥着相同的药理作用。应用计算机自动结构鉴定程序研究这些候选药物的构效关系，结合以往的研究结果发现，秋水仙碱结合于微管蛋白时，秋水仙碱芳香环上三个甲氧基是保证其结合亲和性和抑制微管装配所必需的结构。

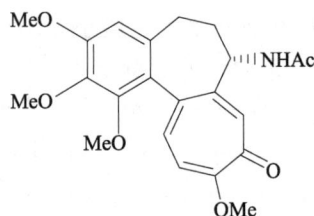

图 9-25 秋水仙碱的结构

2. 长春碱类 长春碱在微管蛋白二聚体之间的界面进行交联，抑制微管装配，改变原纤维的空间构象，诱导微管蛋白形成交替的螺旋状聚合物。这是目前临床常用的一类抗肿瘤药物。长春碱（vinblastine）和长春新碱（vincristine）是最具代表性的药物（图 9-26）。它们通过抑制微管的装配，导致细胞分裂停滞在有丝分裂的中期，最终引发细胞凋亡。此外，软海绵素（halichondrin）是长春碱结合的非竞争性抑制剂，结合位点与长春碱相同。

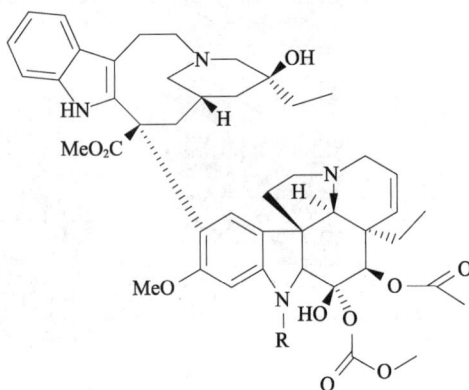

图 9-26 长春新碱和长春碱的结构

3. 紫杉醇类 紫杉醇（paclitaxel）（图 9-27）通过促进微管的装配并抑制其解聚，从而使微管在异常稳定的状态下维持。这会导致纺锤体的形成异常，染色体不能正常分离，细胞也无法顺利分裂。埃坡霉素（epothilone）属于细胞毒性大环内酯类天然产物，当初作为高效抗真菌剂。1995 年发现它具有类似紫杉醇的作用机制，可诱导微管蛋白聚合，稳定微管。其水溶性是紫杉醇的 30～50 倍，对耐多药细胞株具有活性。

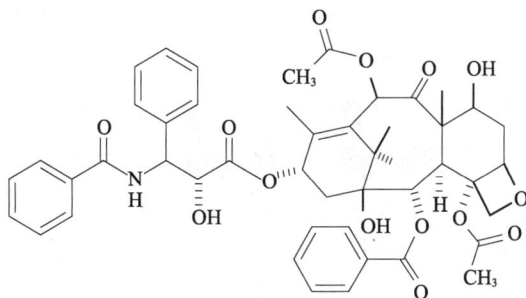

图 9－27 紫杉醇的结构

4. 其他 cobras 属于比较简单的四氢呋喃衍生物，是合理设计的抗癌药物，靶标是 α－微管蛋白的富含亮氨酸的功能域（图 9－28）。该分子可以治疗人乳腺癌和神经胶质母细胞瘤，破坏微管结构，引起凋亡。Indole D－24851（图 9－29）是合成的药物分子，与微管蛋白相互作用的位点未知，可以使微管去稳定。该分子对多种人肿瘤细胞具有细胞毒性，可以使荷瘤大鼠的肿瘤完全消失。该分子适宜口服，对耐多药肿瘤有效，没有神经毒性。因此，该分子及其衍生物可能适合治疗多种恶性病变。

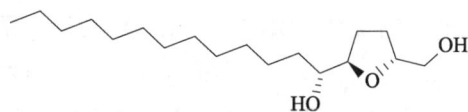

图 9－28 cobras 的结构

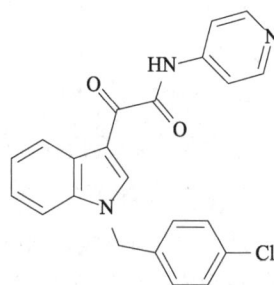

图 9－29 Indole D－24851 的结构

（二）抗微丝药物

抗微丝药物是通过影响肌动蛋白的聚合与解聚，破坏细胞内微丝的动态平衡，进而影响细胞的形态、运动和分裂过程的药物。这类药物在细胞生物学研究和临床医学中都具有重要应用价值，尤其在抑制癌细胞扩散、抗肿瘤转移以及治疗心血管疾病等方面。目前，细胞松弛素（cytochalasin）是一类有潜力的抗微丝药物。细胞松弛素是一类真菌产生的二氢异吲哚类生物碱，其通过与肌动蛋白结合，抑制其聚合，破坏微丝的动态变化，影响细胞的运动和形态。同时，由于微丝在细胞分裂末期的作用，细胞松弛素可以阻断细胞的分裂。由于这些作用，细胞松弛素在细胞生物学研究中被广泛应用，尤其是在研究细胞运动、细胞分裂及肌动蛋白的相关功能时发挥了重要作用。此外，细胞松弛素在抗肿瘤药物的开发中也展现了潜在的应用前景。

（三）细胞骨架抑制剂的抗肿瘤机制

肿瘤治疗药物的一个重要靶标是肿瘤生长所需的血管系统。与正常毛细血管比较，肿瘤细胞的毛细血管具有不成熟性，结合微管蛋白的药物可以破坏这些不成熟的毛细血管从而破坏肿瘤血管赖以生存的关键部位。开发微管蛋白结合类药物是靶向细胞骨架系统药物开发的一个重点方向。理想的这类药物具有结合动力学可逆性，可在体内被迅速清除。这类药物可以迅速进入内皮细胞，几分钟即可破坏血管。抑制细胞从有丝分裂中期/后期的转化，诱导细胞凋亡。微管蛋白在有丝分裂中期的快速装配与解聚在有丝分裂过程中发挥着重要作用。高浓度抗微管药物稳定或破坏微管结构，干扰纺锤体的正常功能，阻断细胞周期于有丝分裂的关键点，即前期/中期向后期的转化。有丝分裂阻断的后果将依不同的细胞而异。多数细胞退出有丝分裂而进入凋亡过程。研究表明，由作用于微管的药物诱导的细胞凋亡，常伴有蛋白激酶 Raf-1 和凋亡调节因子 Bcl-2 的磷酸化。正常细胞、转化细胞及突变细胞对药物诱导引起的有丝分裂期中断的反应性是不同的。此外，紫杉醇对非转化细胞只引起短暂的 G_1 期阻断，而转化细胞不受其影响。靶向肌动蛋白细胞骨架的抗肿瘤药物的细胞毒性机制研究。利用乳腺癌细胞株和荧光漂白恢复（fluorescencerecovery after photobleaching，FRAP）研究来自黏细菌的靶向肌动蛋白细胞骨架的抗肿瘤化合物 Chondramide 的细胞毒性机制。凋亡、线粒体通透性转变（mitochondrial permeability transition，MPT）、己糖激酶 II（Hexokinase II）、电压依赖性阴离子通道（voltage-dependent anion channel，VDAC）等发生变化。促进存活的蛋白激酶 C-varepsilon（protein kinase C-varepsilon，PKC varepsilon）具有结合肌动蛋白的位点，调控己糖激酶/VDAC 相互作用，以及 Bad 磷酸化，进而连接肌动蛋白细胞骨架和凋亡诱导。细胞毒性研究结果发现，选择性抑制促肿瘤的 PKC varepsilon 可以开发稳定肿瘤的药物。

以微管为靶标的药物研发工作应包括：对原有药物的结构改造，以提高抗有丝分裂活性，降低毒性；联合应用作用于不同结合位点的药物增强疗效；广泛筛选天然产物及合成半合成化合物，以获得有活性的先导化合物；运用现代分子与细胞生物学手段进行作用机制与结合位点的研究等。cryptophylin 是新发现的对小鼠实体瘤有效的化合物，其作用机制在于紧密结合于微管蛋白，抑制细胞增殖。极微量的 cryptophylin 能阻断细胞有丝分裂诱导凋亡；而高浓度时可抑制微管蛋白聚合。研究表明，cryptophylin 在微管蛋白上的结合位点临近长春碱的结合位点，与长春新碱和紫杉醇相比具有更强的抑制微管装配动态特性，同时不影响网状微管的解聚。与微管成分相互作用的药物既是阐明微管在细胞中功能和微管蛋白结构的研究工具，也是治疗人类肿瘤血管形成的重要化合物。为此，开发了多种发现抗微管蛋白的新化合物的生物检测方法，以及在分子水平认识这些化合物生物学活性和作用机制的新技术。

（四）细胞骨架蛋白突变与耐药

目前，通过作用于微管的抗有丝分裂而发挥的抗肿瘤活性被发现具有组织特异性，耐药现象也较严重，因此要注意这两方面的研究。微管蛋白的亚型是影响药效发挥的重要因素。β 微管蛋白表型在其与药物结合的动态过程中，以及在不同肿瘤组织的表达，都有极大的差异。紫杉醇对由纯化的 αβ III 或 αβ 微管蛋白组成的微管只有较弱的抑制作用。因此，αβ III 和 αβ IV 微管蛋白的表达将可能导致对紫杉醇的抗性。药物吸收相同时，耐紫杉醇的卵巢癌组织、白血病、前列腺癌以及培养的肺癌细胞过量表达 αβ III 和 αβ IV 微管蛋白；而耐紫杉醇的肉瘤细胞则低表达 αβ III 和 αβ IV 微管蛋白。另一类常被忽略的抗药性机制则是微管蛋白的突变，研究表明，微管蛋白表型的变化是肿瘤组织对抗有丝分裂药物产生耐药的主要机制。因此，针对特定表型的抗癌药物开发可提高抗肿瘤药物的特异性。Richards L 等用基因扫描突变的方法，系统研究了酵母编码微管蛋白的基因突变所引起的相应氨基酸残基功能的变化，发现编码 β-微管蛋白的基因 TUB2-201 突变与一种用于抗真菌的微管蛋白抑制剂苯菌灵（benomyl）的耐药性密切相关。TUB2-201 编码的氨基酸位于异二聚体界面内侧，推测该位点可能是苯菌灵潜在的结合位点。目前对这些新出现的微管结合位点尚不清楚，随着人们对微管的结构和功能了解的进一步深入，必将促使更多新型微管蛋白抑制剂的产生。

答案解析

思考题

1. 简述细胞骨架与药物研发的关系。如何利用细胞骨架开发药物？

2. 总结靶向细胞骨架的药物研发历史和趋势。

3. 细胞骨架及其调控的研究前沿如何整合到新药物研发中？

（谢建平）

书网融合……

微课　　　　　本章小结

第十章　细胞增殖、细胞周期与调控

📋**学习目标**

　　1. 通过本章学习，掌握细胞周期的概念，熟悉细胞周期各个时期主要事件，了解细胞周期调控的机制以及真核生物和原核生物细胞周期调控的不同点。

　　2. 具有运用细胞周期相关知识研究细胞周期异常与肿瘤发生机制，以及细胞周期与药学关系的能力。

　　3. 树立严谨求实的科学态度和创新探索的科研素质，为推动药学领域的发展贡献力量。

　　细胞增殖（cell proliferation）是生命活动的一个基本特征。母细胞通过细胞分裂形成两个子细胞，实现增殖的目的，从而完成机体的修复、个体的发育及种族的繁衍。低等的单细胞生物是通过细胞分裂直接产生新的个体，如酵母、眼虫、变形虫等。而多细胞生物可由一个受精卵，经过细胞的分裂和分化，最终发育成一个新的多细胞个体。

　　细胞周期（cell cycle）调控着整个细胞分裂的过程，是生物体保持正常功能的重要机制。有机体对细胞增殖精确的自我调节机制，使得细胞增殖完全按照机体生命活动的需要进行，表现出严格的时空有序性。细胞周期失控将导致细胞无限增殖，对个体而言则意味着恶性肿瘤。因此，探讨细胞增殖及增殖的调控机制，对于了解人体正常的生命活动，掌握医药学基础理论和实践均具有重要意义。

第一节　细胞分裂 e微课

PPT

一、无丝分裂

　　1841 年，Remak 在研究鸡胚的红细胞时首次发现无丝分裂（amitosis）。无丝分裂过程简单、迅速，没有染色体的组织和纺锤体的形成（图 10 - 1），又因细胞核和细胞质的直接分裂，没有核膜、核仁的消失与重建，故又称直接分裂（direct division）。

　　无丝分裂早期，球形的细胞核和核仁都伸长，进行 DNA 复制。细胞进入无丝分裂后，细胞核进一步伸长呈哑铃形，中央部分逐渐缢缩断裂成两个细胞核。同时

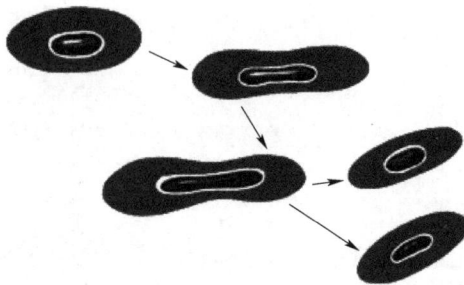

图 10 - 1　蛙红细胞的无丝分裂

细胞中部也形成环状缢缩，逐渐变细断裂形成两个新细胞。无丝分裂是低等生物繁殖的主要方式。

　　无丝分裂的子代细胞核来自亲代细胞核的断裂，因此不能完全保证两个子代细胞获得的遗传物质与

亲代完全一致，这涉及遗传的稳定性。无丝分裂在高等动物的正常组织中也是比较常见的，如上皮组织、疏松结缔组织、肌肉组织、肝脏。在人体的创伤修复（伤口附近）和病理性代偿（肝炎、肝癌）等情况下，也能观察到无丝分裂的方式。其他细胞在体外培养状态下，有时也可能发生无丝分裂。尽管无丝分裂的两个子代细胞的遗传物质并不是均等的，但其分裂迅速，能量消耗少，分裂中细胞仍能继续执行生理功能，对于细胞适应外界环境变化具有重要的意义。

二、有丝分裂

"Mitosis"来源于希腊文"mitos"，是"丝线"的意思。1870 年首次使用 Mitosis 描述细胞在一分为二前，显微镜下观察到的细胞中的丝状染色体。通过有丝分裂（mitosis），每条染色体复制的 DNA 分子被忠实地分配到两个子细胞核中保证了遗传的连续性和稳定性。

有丝分裂的细胞周期可分为两个时期：分裂间期（interphase）和有丝分裂期（mitotic phase，M期）。M 期持续时间很短，但形态变化很大，根据形态变化的特征，通常又将有丝分裂期分为前期（prophase）、前中期（prometaphase）、中期（metaphase）、后期（anaphase）、末期（telophase）和胞质分裂期（cytokinesis）。

单倍体和二倍体细胞都可以进行有丝分裂。单倍体细胞的有丝分裂发生在真菌、植物的配子以及工蜂等动物细胞中。人上皮组织的表层细胞会不断的死亡和脱落，然后由上皮组织的基底层细胞通过不断的有丝分裂来弥补。再如，人体的肝细胞一般处于休眠期（详见本章第二节相关内容），若将肝脏切除部分组织后，肝细胞会被诱导重新开始有丝分裂。有丝分裂是细胞周期的一个重要阶段，细胞所有的能量基本用于单一的活动——染色体分离。此时，细胞的多数代谢活动，包括转录和翻译都减弱，对外界刺激的反应也减慢。下面将主要以动物细胞为例详细介绍有丝分裂的各个时期（图 10 - 2）。

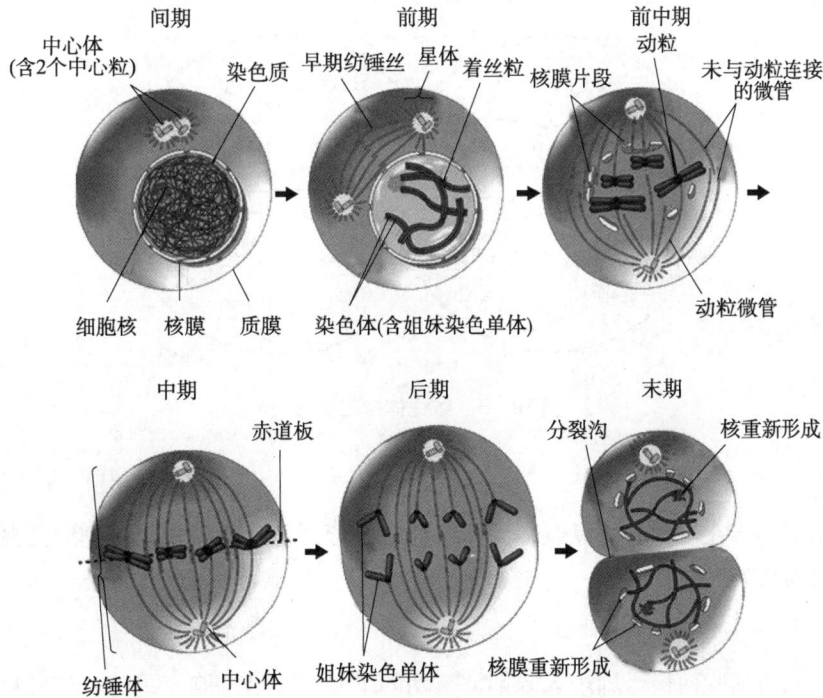

图 10 - 2　动物细胞有丝分裂过程

（一）前期

前期是有丝分裂的第一个时期，该期的主要特征是染色质凝聚成由完全相同的两条染色单体链接而成的具有明显特征的染色体。另外，形成有丝分裂的细胞器——纺锤体以及核膜消失、核膜崩解也是前期的重要特征。

1. 染色质凝集　当细胞从间期进入 M 期后，细胞内出现了新的调控因子，染色质纤丝螺旋化缩短、变粗成染色体。此时每条染色体由 2 两条单体（姐妹染色单体）通过着丝粒相连。着丝粒两侧各附有动粒，是动粒微管和染色体连接的部位。

2. 纺锤体的形成　动物细胞分裂极的确定与中心粒的移动方向有关。当前期开始时，在 S 期复制的两对中心粒（两个中心体）分离，向细胞的两极运动，到达两极后开始组装纺锤体。

3. 核仁消失、核膜崩解　高等真核生物细胞常以核仁消失、核膜崩解作为有丝分裂前期结束的标志。核膜崩解主要是将核孔复合体中的几个蛋白以及核纤层蛋白磷酸化，从而促使核孔复合体解离，并与核膜脱离开，使核纤层解聚，核膜裂解成许多小膜泡。核仁消失是由于核仁本身由某些染色质的特定区域组成，当细胞进入前期，核仁相随染色质发生磷酸化而解聚，rRNA 的转录及核糖体亚基的装配活动均停止，核仁这个结构自然就不存在了。

（二）前中期

核膜解体消失后，细胞进入前中期。前中期指核膜崩解到染色体排列到赤道板（equatorial）的阶段。染色体进一步凝集浓缩，变粗变短，形成明显的 X 形结构。

（三）中期

中期的主要特征是染色体排列在细胞中央形成赤道板。动物细胞中纺锤体由三种微管组成，极微管（polar microtuble）从两极发出，在纺锤体中部赤道区相互交错。动粒微管（kinetochore microtuble）由纺锤体的一极发出，另一端与染色体的动粒相连接。在后期，染色体会被动粒微管的拉力拉向两极。星体微管（astral microtuble），是围绕中心粒向四周辐射的微管（图 10-3）。

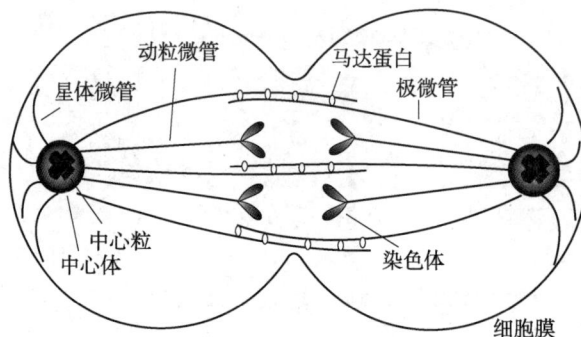

图 10-3　纺锤体中三类微管

（四）后期

后期是指每条染色体在着丝粒处纵裂，姐妹染色单体分开，两组染色体分别向两极移动，当到达两极后，标志这一时期结束。

（五）末期

两组子染色体到达细胞两极，即进入末期。末期的主要特点是细胞核重建。核膜小泡首先与染色体表面相结合，然后融合形成新的核被膜，两组染色体分别被包围起来，形成两个子细胞的核。细胞核重新组装后，染色体去螺旋化形成间期状态的染色质，同时，基因的转录活性得到恢复，核仁重新出现，RNA 合成能力逐渐恢复，新的细胞核形成。

（六）胞质分裂

胞质分裂是细胞分裂的最后一个环节，开始于分裂后期较晚的时候，完成于细胞分裂末期。胞质分裂开始时，细胞赤道面周围细胞表面开始下陷，形成环形缢缩，称为分裂沟（furrow）。大量的肌动蛋白和肌球蛋白在中间体处组装成反向排列的微丝束，环绕细胞，称为收缩环（contractile ring）。收缩环收缩，分裂沟逐渐加深，最终将细胞一分为二。

分裂沟的定位与纺锤体的位置密切相关。实验中，人为改变纺锤体的位置就可以使分裂沟的位置也随之发生改变。

三、减数分裂

减数分裂（meiosis）是一种特殊的有丝分裂形式，仅发生在有性生殖细胞形成过程中的某个阶段。它有别于有丝分裂最大的特征是：细胞进行了一次 DNA 复制，随后连续分裂两次，减数分裂 I 和减数分裂 II，结果形成的四个只含单倍（n）染色体组的配子或极体（图 10-4）。分别来自父本和母本的单倍体精卵细胞经受精后，形成的受精卵的染色体数又恢复到原来的二倍体数目（$2n$）。这样复杂的过程的意义在于既能有效地获得父母双方的遗传信息，保持了后代的遗传性，又通过遗传重组的机制增加了后代更多的变异机会，保证了生物的多样性，增强了适应环境变化的能力。

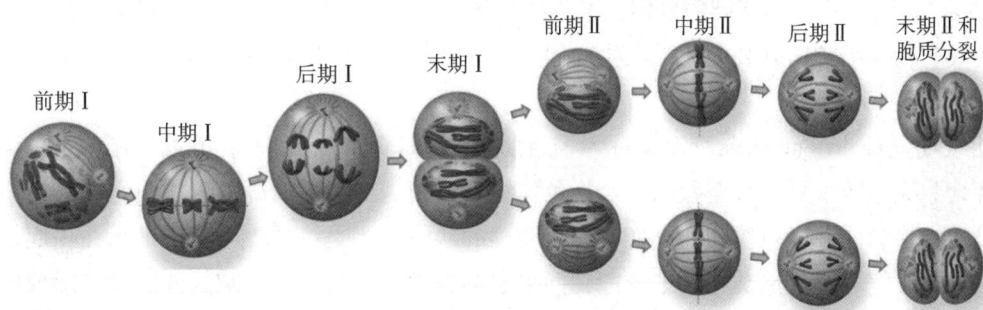

图 10-4　减数分裂各期示意图

（一）减数分裂 I

减数分裂 I 与体细胞有丝分裂有许多相似之处。主要有两个特点，首先，同源染色体配对，随后同源染色体分开，分别进入两个子细胞，同源染色体分开之前通常要发生交换和重组；其次，在染色体组中，同源染色体的分离是随机的，即染色体组要发生重组合。整个过程人为划分为前期 I、中期 I、后期 I 和末期 I。

1. 前期 I　持续时间较长，细胞变化复杂。在高等动物，其时间可持续数周、数月、数年，甚至数十年。在低等生物，其时间虽相对较短，但也比有丝分裂前期持续的时间长得多。染色体配对、交换等均发生于此期。根据细胞形态变化的特点可将前期 I 细分为五个不同阶段（图 10-5）。

（1）细线期（leptotene stage）　又称为凝缩期（condensation stage），已在间期完成复制的染色质开始凝集，染色质纤维逐渐螺旋化、折叠，在光镜下可观察到一条细线状染色体结构。此时，每一染色体具有两条染色单体，但光镜下看不到。此期细胞中的细胞核和核仁的体积均增大，推测与 RNA 和蛋白质的合成有关。

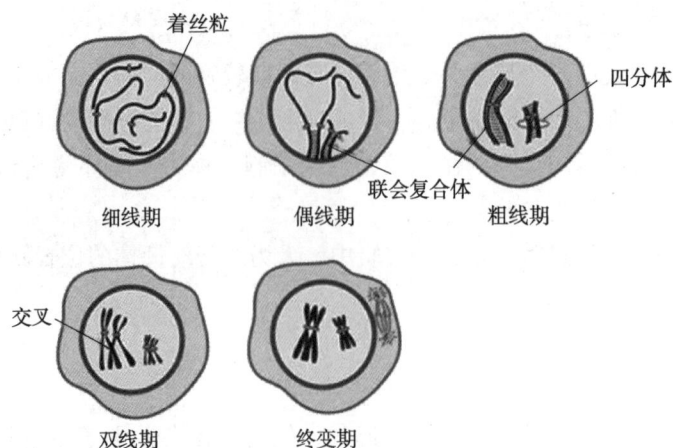

图 10 – 5   减数分裂前期 I 的各期（引自 Karp，2005）

（2）偶线期（zygotene stage）   也称为配对期（pairing stage），染色质进一步凝集，分别来自父母双方的、形态及大小相同的同源染色体两两配对，称为联会（synapse）。配对从同源染色体上的若干不同部位的接触点开始，沿其长轴迅速扩展到整个染色体。同源染色体完全配对后形成的复合结构即为二价体（bivalent），因其共有四条染色单体，又称四分体（tetrad）。联会复合体是同源染色体配对过程中细胞临时生成的特殊结构，其装配最早发生于偶线期，在粗线期完成，双线期解聚，与同源染色体间的配对过程密切相关。

（3）粗线期（pachytene stage）   又称为重组期（recombination stage），开始于同源染色体配对完成之后。可持续数天至数个星期甚至数个月。染色体继续缩短、变粗，同源染色体非姐妹染色单体间出现染色体片段的交换。同源染色体间的交换有两个明确的功能，一是将同源染色体维系在一起，以此保证它们在减数分裂 I 完成时，能被正确地分配到两个子细胞中。另一个是使减数分裂最终形成的配子产生遗传变异。

（4）双线期（diplotene stage）   重组阶段结束，同源染色体相互分离，仅留几处相互联系，这些在非姐妹染色单体之间的残留接触点，称为交叉（chiasma）。交叉的数量不是恒定的，但一般认为是粗线期交换发生的细胞形态学证据，其数目取决于物种和染色体长度，如人类平均每对染色体的交叉数为 2～3 个。不过，在同种物种的不同细胞之间，交叉的数量也不相同。

此期第一个重要特点是同源染色体去凝集，RNA 转录活跃。某些特殊的染色体合成于此期，如灯刷染色体（lampbrush chromosome）。在许多动物，尤其是鱼类、两栖类、爬行类和鸟类的雌性动物，都能形成这种巨大的，形似灯刷的染色体。在灯刷染色体上有许多侧环结构，是进行 RNA 活跃转录的部位。在灯刷染色体侧环上合成的 RNA 主要为前体 mRNA。前体 mRNA 合成以后，很快被剪辑为 mRNA。如编码组蛋白、核糖体蛋白和卵黄蛋白的 mRNA 很快会在细胞质中翻译为蛋白质。第二个重要特点是二价体中两条同源染色体开始分开，但分开不完全，出现交叉，它是两条染色单体交换的结果。第三个重要特点是双线期持续的时间很长，数周、数月、数年都有可能。两栖类卵母细胞双线期可持续近一年，而人类卵母细胞双线期从胚胎期的第 5 个月开始，短者持续十几年，一直到性成熟期开始；长者甚至可达五十年之久，到生育期结束。

（5）终变期（diakinesis）   又称再凝聚期（recondensation stage），是前期 I 的最后一个阶段，染色体重新开始凝集成短棒结构。大多数核仁消失，四分体均匀地分布在核中。染色体交叉逐步向染色体端部移动，称为端化（terminalization）。到达终变期期末，同源染色体之间仅在其端部和着丝粒处相互联结。

当前期即将结束时，像有丝分裂一样，中心粒已经加倍，中心体移向两极，并形成纺锤体，核被膜破裂和消失，标志前期 I 的结束。

2. 中期 I　纺锤体要进行组装，纺锤体结构和形成过程与有丝分裂中该过程几乎相同。中期 I 的开始标志是核膜的破裂，随后纺锤体微管侵入核区，捕获分散于核中的四分体，四分体开始向中部赤道方向移动。此时，四分体上有 4 个动粒，一侧纺锤体只和同侧的两个动粒相连，最终排列在赤道面上。

3. 后期 I　进入后期 I 后，同源染色体分离并向两极移动，标志着后期 I 的开始。由于每条染色体仍然含有两条染色单体，因而每个极仍然含有两套染色体。解除配对的同源染色体向两极移动是一个随机分配、自由组合的过程，因而到达两极的染色体会出现众多的组合方式。

4. 末期 I 及分裂间期　在末期，每一个极接受一套随机组合的染色体组。在自然界中，有两种类型的末期 I：第一种类型是染色体到达两极，并逐渐进行去凝集。核被膜重新组装，形成两个子细胞核，同时细胞质开始分裂，形成两个间期子细胞，是一种完全逆转到间期核的状态。此时的间期细胞虽然具有一些间期细胞的基本结构特征，但又有着重要区别，即不再进行 DNA 复制。第二种类型是细胞进入末期后，不是完全回复到间期阶段，而是立即准备进行减数分裂 II。

（二）减数分裂 II

减数分裂 II 过程与有丝分裂过程完全相似，即经过分裂前期 II、中期 II、后期 II、末期 II 和胞质分裂 II 等几个过程，最后形成 4 个单倍体细胞。在雄性动物，4 个子细胞大小相似，称为精子细胞，随后经过变态发育成 4 个精子。雌性动物在减数分裂 I 时已经进行过一次不等分裂，产生了一个大的卵母细胞和一个小的极体，这个第一极体很快死亡解体，有时也能分裂成两个没有功能的小细胞。在减数分裂 II，卵母细胞继续不等分裂，产生了一个卵细胞和一个第二极体。同样，第二极体也是没有功能的，随后解体死亡。最终雌性动物经过减数分裂仅仅形成一个有功能的卵细胞。

第二节　细胞周期

一、细胞周期的概念和意义

（一）细胞周期

1953 年，Howard 和 Pelc 首次提出了细胞周期的概念。细胞周期（cell cycle）是指连续分裂的细胞从上一次有丝分裂结束到下一次有丝分裂完成所经历的整个过程。细胞周期是一个十分复杂而又必须精确的生命活动过程，在细胞周期中至少有三个对于细胞来说必须解决的根本问题：一是细胞分裂前遗传物质 DNA 的精确复制；二是复制完全的 DNA 如何在细胞分裂过程中确保准确分配到两个子细胞中去；三是物质准备与细胞分裂是如何精确调控的。

细胞周期通常被人为划分成 4 个连续的时相，即 G_1 期（gap1）、S 期（DNA synthesis）、G_2 期（gap2）和 M 期（图 10 - 6）。绝大多数真核

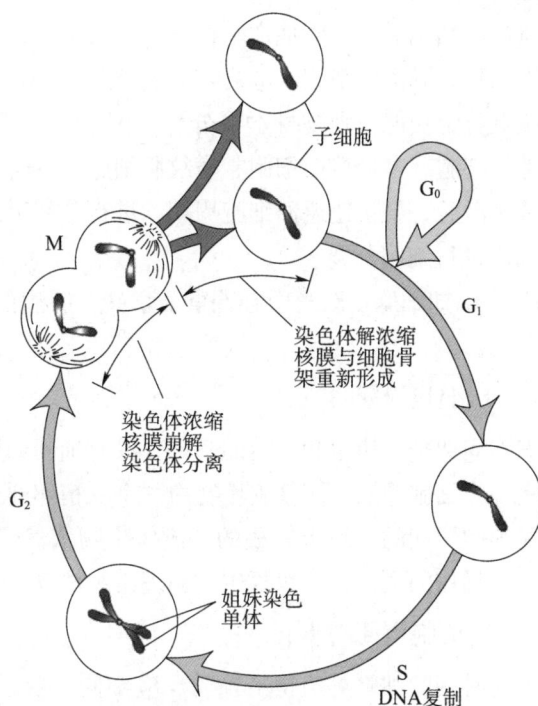

图 10 - 6　细胞周期组成示意图

细胞的细胞周期都包含这4个时相，通常将含有这4个连续的不同时相的细胞周期称之为标准的细胞周期（standard cell cycle）。

细胞周期普遍存在于高等生物中，持续的时间在 12~32 小时，同种细胞之间，细胞周期时间长短相似或相同，但因物种或组织的差异，细胞周期的时间范围往往呈现较大的变化。细胞周期长短主要取决于 G_1 期（表 10-1）。在细胞周期中，细胞分裂期所需的时间较短，常为 30~60 分钟，而且 S 期、G_2 期和 M 期的总时间相对较为恒定。

表 10-1　哺乳动物细胞周期的时间（单位：小时）

细胞类型	T_C	T_{G_1}	T_{S+G_2+M}
人胃上皮细胞	24.0	9.0	15.0（12.0）
人结肠上皮细胞	25.0	9.0	16.0（14.0）
人直肠上皮细胞	48.0	33.0	15.0（10.0）
人骨髓细胞	18.0	2.0	16.0（12.0）
大鼠十二指肠隐窝细胞	10.4	2.2	8.2（7.0）
大鼠内釉质上皮细胞	27.3	16.0	11.3（8.0）
大鼠淋巴细胞	12.0	3.0	9.0（8.0）
大鼠干细胞	47.5	28.0	19.5（16.0）
小鼠结肠上皮细胞	19.0	9.0	10.0（8.0）
小鼠小肠隐窝细胞	13.2	4.6	8.6（6.9）
小鼠皮肤上皮细胞	101.0	87.0	14.0（11.8）
小鼠乳腺上皮细胞	64.0	37.7	26.3（21.7）

注：T_{S+G_2+M} 项下括号内数值表示 S 期所需时间

根据细胞分裂行为，可将真核细胞分为三类：①周期中细胞（cycling cell），有丝分裂活性高，可持续分裂，在周期中连续运转，又称持续分裂细胞。由于机体内某些组织需要不断地更新，组成这些组织的细胞就必须通过不断分裂产生新细胞。如性细胞（卵母细胞和精原细胞），它们要不断地产生配子；造血干细胞需要不断地产生红细胞和白细胞；上皮组织的基底层细胞，需要通过分裂来不断补充表面磨损老化、脱落的细胞。②终末分化细胞（terminally differentiated cell），分化程度高，一旦特化定型后，执行特定功能，则终身不再分裂，不可逆地脱离了细胞周期，直到细胞死亡。如哺乳动物的红细胞、神经细胞、多形核白细胞、横纹肌细胞。③G_0 期细胞，又称休眠期细胞，暂时脱离细胞周期，但某些信号刺激后，会快速返回细胞周期，进行分裂增殖。如肝细胞，外科手术切除部分肝组织后可诱导肝 G_0 期细胞进行细胞分裂。

研究 G_0 期细胞在医学中有着重要意义，肿瘤的发生与治疗、组织再生、药物设计和药物筛选等均与之有关。

（二）细胞周期的意义

细胞周期是一切生命活动的基础，没有细胞周期就没有新细胞，生命就无法延续。单细胞生物的一生就是一个细胞周期。多细胞生物由一个受精卵通过分裂增殖和分化而形成，机体的发育、成熟和衰亡都是在细胞周期的基础上完成的。成体生物依然需要细胞增殖，用以弥补代谢过程中的细胞损失。另外，机体创伤的愈合、组织再生、病理组织修复等，也都依赖于细胞增殖，即细胞周期的运转。

（三）细胞周期同步化

不同时相的细胞对药物干预的反应不同，会影响实验的重复性，因此，就需要获得时相统一的细胞。细胞周期同步化（synchronization）是指自然发生的或人为处理造成的使细胞处于同一细胞周期时相的过程。经同步化后的细胞具有形态和生化上相似的特点，是研究细胞周期各时相发生的变化以及细胞周期调控机制等方面的实验基础。自然界中，绝大多数增殖的细胞群体是非同步的。但大多数无脊椎动物和个别脊椎动物的早期胚胎细胞，可同步化卵裂数次至十多次，形成数量巨大的同步化细胞群。这种自然界存在的细胞周期同步化过程，称为天然同步化（natural synchronization）。

人工同步化（artificial synchronization）是利用细胞培养的方法，用各种理化因素处理获得的同步化生长的细胞。

1. 选择同步化

（1）有丝分裂选择法　仅适用于贴壁培养细胞。处于对数生长期的单层培养细胞，细胞分裂活跃，大量处于 M 期的细胞变圆，从培养瓶（皿）壁隆起，与附着部位之间的接触面积变小，与培养瓶（皿）的贴附性降低。定时轻轻震荡培养瓶（皿），处于 M 期的细胞即会脱落，并悬浮于培养液中，收集培养液中的细胞，即可获得一定数量的 M 期细胞。此法优点是同步化率高，细胞未经任何药物处理，能够真实反映细胞周期情况。缺点是同步化细胞数量少。如要获得大量的同步化细胞，要进行多次收集。

（2）细胞沉降分离法　不同时期的细胞具有不同的体积，而细胞在特定离心场中沉降的速度与其半径的平方成正比，可用离心沉降法分离。优点是简单省时，效率高。缺点是对大多数种类的细胞并不适用。

2. 诱导同步化

（1）DNA 合成阻断法　选用 DNA 合成的抑制剂，可逆地抑制 DNA 合成，而不影响其他时期细胞的运转，最终可将细胞群阻断在 S 期或 G_1/S 交界处。5 - 氟脱氧尿嘧啶、羟基脲、阿糖胞苷、氨甲蝶呤、高浓度腺嘌呤核苷（AdR）、鸟嘌呤核苷（GdR）和胸腺嘧啶核苷（TdR），均可抑制 DNA 合成，而使细胞同步化。其中高浓度 TdR 对 S 期细胞的毒性较小，因此 TdR 双阻断法是目前常用的抑制 DNA 合成的同步化方法（图 10 - 7）。

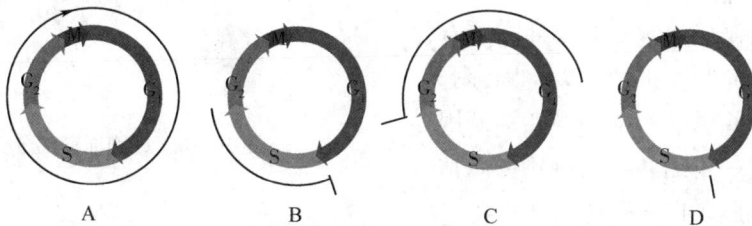

图 10 - 7　应用过量的 TdR 阻断法进行细胞周期同步化

A. 细胞处于对数生长期　B. 第一次加入 TdR，处于 S 期的细胞均被抑制，

其他细胞运行到 G_1/S 期交界处被抑制　C. 将 TdR 洗脱，接触抑制，被抑制的细胞沿细胞周期运行

D. 在解除抑制的细胞到达 G_1 期终点前，第二次加入 TdR，继续培养，所有的细胞被抑制在 G_1/S 期交界处

TdR 双阻断法同步化程度高，适用于任何培养体系，可将几乎所有的细胞同步化，但是容易产生非均衡生长。

（2）分裂中期阻断法　有丝分裂抑制剂（如秋水仙素和秋水酰胺）可抑制细胞中微管的聚合和纺锤体的形成，使细胞阻断在 M 中期，可将细胞同步化在 M 中期。与 DNA 合成阻断法相比，由于细胞在 M 期时，细胞内的大分子合成活动基本停止，细胞非平衡生长问题不明显，但阻断的可逆性较差，所以阻断时间不能过长。

二、细胞周期的主要事件

（一）G_1 期

G_1 期的主要事件是细胞生长、分裂决定和复制准备。分裂产生的子细胞，体积只有母细胞的一半左右，通常要生长到体积接近母细胞以后才会启动再次分裂相关事件。G_1 期细胞摄取大量营养，细胞生化活动非常活跃，在 G_1 期早期的生长主要是合成三种 RNA，这些 RNA 决定着特异性蛋白质和酶的合成。在 G_1 期晚期，主要合成 DNA 复制所需要的原料，如脱氧核苷酸、DNA 聚合酶、DNA 解旋酶和 DNA 合成启动因子等。此外，G_1 晚期还合成一些与细胞周期运行密切相关的蛋白质，如细胞周期蛋白、钙调蛋白等。

细胞通过 G_1 期完成对核质比值的调整。细胞分裂过程中核物质的分裂是很严格的，复制好的染色体均等分配到两个子细胞，但细胞质的分裂就不完全是均等的，因而，产生的子细胞间会有体积上的差异。使用流式细胞术可证明，细胞分裂后产生的两个子细胞中，体积大的 G_1 期相对较短，能够很快进入 S 期。正常的核质比应该稳定在 0.3~0.5 之间。

细胞是否增殖，关键决定于 G_1 期早期的一个时间，它是一个调节细胞增殖周期开和关的"关卡"，称为限制点（restriction point，R 点）或检验点（checkpoint）。几乎所有的动物细胞，尤其是哺乳动物细胞都有 R 点（图 10-8）。细胞只有在内外因素共同作用下才能完成这一基本事件，顺利通过 G_1 期，进入 S 期合成 DNA。任何因素阻碍了细胞通过 R 点，都将严重影响细胞从 G_1 期向 S 期转换。R 点是生长因子和药物等因素影响细胞周期的敏感点，不能越过的细胞将离开细胞周期，进入等待、分化或凋亡的程序。

检验点是目前细胞周期研究领域中用得较多的一个术语，是细胞内存在的一系列监控机制。检验点（checkpoint）是指细胞周期的某些关键时刻，存在一套监控机制，用以调控细胞周期各时相有序而适时地进行更迭，并使细胞周期过程中后一个事件的开始依赖于前一个事件的精确完成，从而保证细胞周期事件高度有序地完成。这些特异的监控机制可以鉴别细胞周期进程中的错误，并诱导产生特异性抑制因子，阻止细胞周期进一步运转。同时还可激活 DNA 修复、分化、细胞凋亡等应对机制。

图 10-8　细胞周期部分检验点

（二）S 期

S 期的主要事件是 DNA 复制、组蛋白和非组蛋白合成、染色质组装和中心粒复制。在 S 期结束时，细胞中 DNA 含量增加一倍。每条丝状的染色质包含两条 DNA 分子，即两条姐妹染色单体。S 期对肿瘤的治疗具有重要意义，临床上有些化疗药物专门作用于 S 期，阻断 DNA 合成。

实验证明，S 期细胞含有 DNA 复制起始的激活因子，它能催化处于感受态的 G_1 期细胞提前完成 DNA 复制，使 G_1 期细胞提早进入 S 期。但是 G_2 期细胞的 S 期激活因子消失，所以 G_2 期细胞不能再次重新启动 DNA 复制（见本章第三节相关内容）。

组蛋白合成的速度和数量与 DNA 复制保持同步，使新合成的 DNA 得以及时包装成核小体。在 S 期细胞中加入 DNA 合成抑制剂，如羟基脲、阿糖胞苷等，组蛋白的合成液随之被阻断；如果在 S 期细胞中加入嘌呤霉素等抑制蛋白质合成的药物，发现不仅蛋白质合成被阻断，DNA 合成速度也明显减慢，甚至停止。因此，组蛋白合成与 DNA 复制在染色质组装过程中密切相关，互为条件，同步进行。

中心体的复制和分离从 S 期开始。在细胞质中，中心体内两个相互垂直的中心粒彼此分开，分别合成两个新的中心粒，形成两个中心体。在 S 期和 G_2 期，两个中心体逐渐向细胞两极移动，形成纺锤体两极的微管组织中心。

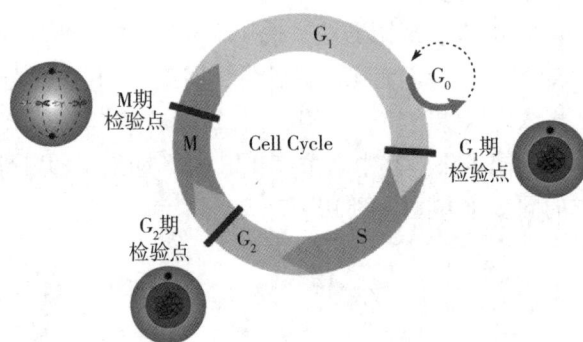

（三）G₂期

G₂期主要进行 DNA 复制检查和分裂准备。细胞经过 S 期，DNA 复制完成，DNA 含量增加了一倍。细胞进入 G₂期，S 期激活因子活性消失，保证了一个细胞周期中 DNA 只能复制一次。在 S 期完成的 DNA 复制和染色质组装，需要在 G₂期进行检查，以保证基因组复制的准确性和完整性。G₂期检验点需要检查 DNA 是否完成复制，细胞是否已生长到合适大小，环境因素是否有利于细胞分裂等，其中最主要的作用是限制没有经过 DNA 复制的细胞进入 M 期（图 10-8）。如射线可引起 DNA 损伤，DNA 在复制过程中可能会越过这些不易修复的 DNA 损伤片段，以使复制又能够继续前进。遗留的未复制片段需要在 G₂期进行修复。在修复前，因为 G₂期检验点的存在，抑制了细胞 M 期的启动，以保证错误的遗传物质和信息不遗传到子代细胞中去，或给细胞足够的时间进行错误修正。G₂期检验点对蛋白质合成抑制剂、各种射线及其他环境因子等均有高度敏感性。如果复制和修复失败，细胞将不启动分裂，而是趋向分化或凋亡。

G₂期细胞为分裂做了很多准备，如与有丝分裂装置相关的微管蛋白、染色质凝集相关蛋白和 M 期调控蛋白等。G₂期细胞还储备了一定的能量，如果在 G₂期抑制细胞呼吸或氧化磷酸化，则有丝分裂就会受到抑制。

（四）M 期

M 期在细胞周期中所占时间最短，但细胞形态结构变化最大。细胞在 M 期主要完成染色体分离和胞质分裂。细胞经过分裂，将其经过 S 期复制的染色体平均分配到两个子细胞中。M 期的中期有一个限制点，即纺锤体组装检验点，该检验点是一种进化上高度保守的机制，它保证了中期染色体在赤道面上完全排列整齐以前染色单体不会彼此分离，从而确保遗传物质分配的准确性（图 10-8）。

在生化合成方面，可能因染色质凝集成染色体降低了其模板活性，同时该期细胞集中于平均分配遗传物质，因此，M 期细胞中 RNA 合成处于抑制状态，除了非组蛋白外，细胞中蛋白质的合成显著减少。

第三节　细胞周期的调控

细胞周期受到精密调控。真核生物和原核生物细胞周期调控具有不同的特点。真核生物细胞周期调控涉及细胞周期蛋白、细胞周期蛋白抑制因子，细胞周期关卡、细胞因子、生长因子、小 RNA、磷酸化等。细胞周期失控与肿瘤和其他疾病的发生、发展密切相关。调控细胞周期的关键分子也是新药研发的重要靶标。

一、细胞周期调控蛋白

1983 年，Evans、James Maller、Tim Hunt 等人发现海胆卵细胞中存在两种特殊蛋白质，其含量随着细胞周期的进程而剧烈震荡，在每一轮间期开始合成，G₂/M 时达到高峰，M 期结束后突然消失，下轮间期又重新合成。他们将这两种蛋白命名为细胞周期蛋白（Cyclin）。后来在青蛙、爪蟾、海胆、果蝇和酵母中均发现类似的情况。后续周期蛋白又被定义为参与细胞周期调控的蛋白，其浓度在细胞周期中呈周期性变化。一般情况下，细胞周期蛋白可分为 3 类：S 期周期蛋白（主要为 Cyclin A），M 期周期蛋白（主要为 Cyclin B），G₁期周期蛋白（在脊椎动物中主要是 Cyclin C、D、E）。通常情况下，周期蛋白作为一种调节亚基，与周期蛋白依赖性白激酶结合并将之激活。

周期蛋白依赖性蛋白激酶（Cyclin-dependent protein kinases，CDK）指的是在细胞周期调控中起作用的丝氨酸/苏氨酸蛋白激酶，它们受到周期蛋白的激活，是真核生物细胞周期调控中的中心组件。CDK 可以和 Cyclin 结合形成异二聚体，其中 CDK 为催化亚基，Cyclin 为调节亚基。CDK 的活性依赖于其正调节亚基 cyclin 的顺序性表达和其负调节亚基 CDI（Cyclin dependent kinase inhibitor，CDK 抑制因子）的浓度，调节不同 CDKs 底物的苏氨酸残基的磷酸化，推动细胞周期进行。同时 CDK 的活性还受到磷酸化和去磷酸化，以及癌基因和抑癌基因的调节。Cdc2 与细胞周期蛋白结合才具有激酶的活性，Cdc2 又称为 CDK1。激活的 CDK1 可将靶蛋白磷酸化而产生相应的生理效应，如将核纤层蛋白磷酸化导致核纤层解体、核膜消失，将 H_1 磷酸化导致染色体的凝缩等。CDK 激酶和其调节因子又被称为细胞周期引擎。

CDKs 的功能域可以分为三个部分。第一部分是负责 ATP 结合和酶的活性；第二部分负责结合 Cyclin；第三个是 P13suc1 的结合部分（P13suc1 能抑制激酶活性，阻止细胞进入或退出 M 期）。哺乳动物中至少存在 9 种 CDK，即 CDK1-9，各种 CDK 分子均含有一段相似的激酶结构域，其中含有一段可与 Cyclin box 结合的保守序列，即 PSTAIRE。此外，CDK4/6 特异性的激活与部分肿瘤的增殖密切相关，因此对于此部分通路的干预也是抗癌新药开发的热点。

Rao 和 Johnson 将 Hela 细胞同步于不同阶段，然后与 M 期细胞混合，在灭活仙台病毒介导下，诱导细胞融合，发现与 M 期细胞融合的间期细胞产生了形态各异的染色体，这种使其他期细胞的染色质提早包装成染色体的现象叫早熟染色质凝集（prematurely condensed chromosome，PCC）。随后人们发现在 M 期细胞中具有某种促进间期细胞进行分裂的因子，即成熟促进因子（maturation - promoting factor，MPF）。MPF 由催化 CDK 激酶和调节亚基 Cyclin 组成。MPF 在细胞从 G_2 期进入 M 期起着重要作用。高活性的 MPF 在早期有丝分裂时，可以引发包括中心体分离、纺锤体组装和核膜破裂等不可逆的细胞变化。此外，MPF 还可以使核纤层蛋白处于高度磷酸化，从而引发核纤层结构解体以及核膜破裂等。当细胞处于 G_1 期和 S 期时，MPF 的 CDK1 亚基的残基被磷酸化，使 MPF 无活性。当细胞从 G_2 期进入 M 期时，CDK1 被 CDC25 去磷酸化。同时 CDK1 亚基结合细胞周期蛋白 B，激活 MPF，使细胞进入有丝分裂。

细胞中还具有细胞周期蛋白依赖性激酶抑制因子 CKI，通过与周期蛋白 - CDK 复合物相互作用来阻断其激酶活性，对细胞周期起负调控作用。CKI 根据同源序列和底物的不同可分为两大家族。CIP/KIP 家族，主要抑制 G_1 期和 S 期的各种周期蛋白 - CDK 复合物；INK4 家族，主要针对周期蛋白 D - CDK 类复合物。

Ink4（inhibitor of CDK4）如 $p16^{ink4a}$、$p15^{ink4b}$、$p18^{ink4c}$、$p19^{ink4d}$，特异性抑制 CDK4. Cyclin D1、CDK6. CyclinD1 复合物。$p16^{ink4a}$ 和 $p15^{ink4b}$ 在大多数肿瘤细胞和细胞株中有基因突变。而 $p18^{ink4c}$、$p19^{ink4d}$ 在肿瘤中的基因突变的报道较少。

$P16^{ink4a}$ 是人类发现的第一个直接抑制肿瘤发生的细胞固有成分肿瘤抑制基因。$P16^{ink4a}$ 与细胞周期蛋白 D 竞争性结合 CDK4，当 $p16^{ink4a}$ 同 CDK4 结合时，阻止细胞分裂。如果 $p16^{ink4a}$ 由于突变而不能正常表达时，一方面不能竞争结合 CDK4 阻止细胞分裂，另一方面增加 Cyclin D 同 CDK4 结合，进一步刺激细胞的分裂，从而使细胞失去控制，向癌变发展。

激酶抑制蛋白（kinase inhibition protein，KIP）包括 $p21^{cip1}$（Cyclin inhibition protein 1）、$p27^{kip1}$、$p57^{kip2}$ 等，能抑制大多数 CDK 的激酶活性。此外，$p21^{cip1}$ 还能通过结合辅助因子增殖细胞核抗原（proliferating cell nuclear antigen，PCNA）直接抑制 DNA 的合成。p21 广泛抑制 CLND - CDK4、CLNE - CDK2、CLNA - CDK2、CLNB - CDC2 等，对 G_1/S 转换中所需 CDK 均有抑制作用，可抑制哺乳动物细胞过度繁殖。p21 功能丧失可使细胞在负生长信号存在条件下继续增殖。p27 的表达水平与细胞周期进程密切相关，在肿瘤细胞中与肿瘤的恶性程度相关。p27 以剂量方式抑制不同类型 Cyclin 与 CDK 的结合或复合物的激活，阻碍 G_1 期进行 S 期，其表达受 TGF - β 和接触抑制所诱导，也受到翻译后修饰的调控。p15 可使 p27 竞争性释放而加强 TGF - β 的相滞留作用。

关于细胞周期蛋白及其选择性降解，周期蛋白不仅会激活 CDK 的作用，还决定了 CDK 何时、何处、将何种底物磷酸化，从而推动细胞周期的前进。此外，细胞周期蛋白的活性还会受到蛋白降解的严格调控。泛素 - 蛋白酶体通路（ubiquitin - proteasome pathway，UPP）是以色列工程学院阿夫拉姆实验室发现的蛋白降解通路，获得了 2004 年的诺贝尔化学奖。UPP 主要由泛素、各种连接酶及蛋白水解酶复合体组成，参与细胞 80% 以上的蛋白质降解，是真核生物体内最为重要的蛋白降解途径之一。泛素由 76 个氨基酸组成，从酵母到哺乳动物中都高度保守且分布广泛。泛素本身不具有任何生物功能，它只是一种分子标记蛋白。泛素相当于蛋白质被降解的标签，共价结合泛素的蛋白质能被蛋白酶体识别和降解，是蛋白质合成过程中错误折叠的蛋白和其他蛋白的主要降解途径。26S 蛋白酶体由 20S 的核心蛋白与 19S 的调控复合物形成。19S 的伴侣蛋白能将泛素标记的蛋白底物展开，并送入 20S 的柱型核心中。泛素－蛋白酶体通路能高效快速并高度选择性地降解细胞周期中关键因子，如细胞周期蛋白、细胞周期蛋白激酶抑制因子等细胞周期调控因子，从而促进细胞周期运转。该系统通过泛素活化酶 E_1、泛素交联酶 E_2 和泛素连接酶 E_3，将泛素共价交连到靶蛋白赖氨酸上。被泛素化的蛋白质不仅仅能被降解，还可能被转移到细胞或细胞外的特定部分，也可能因为泛素化而导致靶蛋白失活。

分裂周期蛋白 N 端有一段序列与其降解有关，称为降解盒（destruction box）。当 MPF 活性达到最高时，通过泛素连接酶催化泛素与 Cyclin 结合，Cyclin 随之被蛋白酶体降解。G_1 周期蛋白通过 C 端的脯氨酸－谷氨酸－丝氨酸－苏氨酸残基与 Cdc2 结合，并使 Cdc2 激活，定时降解或恒定地迅速周转，从而调节这些蛋白质的水平。

此外，UPP 途径也是一个被严格调控的可逆过程，其中去泛素化酶（deubiquitinating enzymes，DUBs）的调节是一个重要的环节。鉴于 UPP 途径在细胞周期调控中的重要意义，筛选并设计小分子抑制剂，抑制底物泛素化以及 DUBs 催化的可逆反应是肿瘤药物研发的方向。

二、DNA 复制的调控

细胞每次分裂时每一条染色体都要精确地复制一次，也就是构成染色体的 DNA 分子要复制一次。复制时，双链 DNA 分子的每一条单链成为新生成的 DNA 单链的模板链，即新合成的 DNA 双链分子中，一条单链是原来的亲链，另一条单链和新合成的子链，这一特征就是 DNA 的半保留复制。发生复制的单个 DNA 单元称为复制子，每个复制子在每次细胞分裂期间只发动一次复制事件。

复制子有控制启动复制的元件，称为复制起点。DNA 的复制是由起始复制点开始的。起始复制点也称为自主复制序列，散布在染色体上。原核细胞染色体只有一个复制子，在一个复制起点上启动复制整条染色体。细菌细胞里的质粒也有自己的复制子，有的受控于细菌细胞与细胞染色体同步复制，这种质粒称为严紧型质粒；有的则独立于细菌细胞而自主复制，称为松弛型质粒。真核生物在整个细胞周期中，起始复制点上结合有起始点识别复合体（origin recognition complex，ORC），其作用像一个停泊点，供其他调节因子停靠。一般来说，ORC 包括 6 个不同的亚基，最初是在酵母菌中被发现，以 ATP 依赖形式结合在 DNA 复制起点上，该起始点由含 11 对保守序列的碱基和有关的其他元件组成。后来其同源复合体被发现存在于所有真核生物中。此外，微小染色体维持复合体（mini－chromosome maintenance complex，MCM）也被发现是真核生物细胞中复制起始所必须的组件。在真核细胞内，MCM2～MCM7 会形成六聚体，与 DNA 复制因子 1 和起始识别复合物相互作用，发挥解旋酶功能。从而启动 DNA 复制。

Cdc6 是一个能调控 DNA 复制的调节因子，在 G_1 期，Cdc6 含量会升高，并结合在 ORC 上，在 ATP 供能下，促进复制前复合体形成（pre－replicative complex，pre－RC），进而启动 DNA 复制。MCM2～MCM7 和 CDC45 以及 GINS 会形成 DNA 复制解旋酶复合体 CMG。MCM2～MCM7 的复合物呈环状，可形成容纳双链 DNA 通过的通道。在 DNA 复制过程中，DNA 双链在中间通道通过，而被解旋的单链 DNA 从侧边通道伸出。在 G_1 期，MCM 复合体与染色体结合，形成预复制复合物。进入 S 期后，复合物会促进下游 DNA 聚合酶－引物合成酶的组装，同时结合 DNA 聚合酶，形成功能性复制又以启动 DNA 的解旋和复制。MCM 复合体在装载到 DNA 上后仍需被进一步激活才能发挥解旋酶活性。MCM 复合体的激活至少需要两种激酶，一个是 Dbf4 依赖的激酶 DDK 和细胞周期依赖性激酶 CDK。G_1 期时，pre－RC 会进行组装，而当细胞进入 S 期后，CDK 和 DDK 会激活 pre－RC 使其成为活跃的复制体。此外，S 期的高水平的 CDK 活性会抑制新的 pre – RC 的形成，从而保证一个细胞周期内只在同一个位置进行一次复制。

除 MCM2 ~ MCM7 外，多细胞生物中还存在 MCM8 和 MCM9。MCM8 和 MCM9 是 MCM2 ~ MCM7 的同源物，参与细胞的 DNA 复制、减数分裂、同源重组和错配修复等。在 DNA 复制时，MCM2 ~ MCM7 形成稳定的异六聚体，负责所有真核细胞中 DNA 合成的起始。一旦 MCM2 ~ MCM7 共受损，细胞可以依赖 MCM8 ~ MCM9 复合体维持部分 DNA 复制能力。

Cdc28 磷酸化 Orc2、Orc6、Cdc6 也能控制 DNA 复制起始，包括阻断在 G_2/M 期的再启动。S – CDK 出发 pre – RC 的启动，同时组织了 DNA 再次进行复制。S – CDK 一旦被 Cdc6 磷酸化，就能脱离 ORC，且磷酸化的 Cdc6 随后被 SCF 参与的泛素化途径降解。

鉴于 MCM 在 DNA 复制中的关键作用，肿瘤研究领域中对 MCM 的研究一直备受关注。MCM 的失调将直接影响 DNA 的复制，从而参与各种肿瘤的发生发展过程。已有研究提到，MCM8 在肾透明细胞瘤和甲状腺瘤中表达下调；此外，80% 以上的晚期胶质母细胞瘤病例中检测到 MCM7 扩增，表明 MCM7 高比例的扩增也会影响肿瘤进展。MCM 的磷酸化水平也与细胞周期和肿瘤发展密切相关。比如，表皮生长因子受体的 MCM7 Y600 位点被磷酸化后，MCM 复合体的组装加快，从而促进了癌细胞的增殖。此外，MCM7 的 Y600 位点磷酸化与乳腺癌患者较差的总生存期相关。恶性肿瘤的一个重要标志是基因组不稳定，MCM 失调引起的复制应激可以成为恶性肿瘤早期基因组失稳的驱动力。比如在 MCM9 突变体的动物体模型中，尽管染色体不稳定性仅受到轻微影响，但是男性的肝细胞癌和女性的卵巢肿瘤也更容易发生。此外，MCM8 或 MCM9 的缺少可以引起慢性 DNA 损伤，并导致髓系肿瘤。MCM3 可促进上皮间质转化，进而诱导肿瘤发生和转移。MCM6 的表达水平也与人颅咽管瘤移植的微血管密度呈正相关。

三、生长因子的调控

单细胞生物的增殖取决于营养是否足够，多细胞生物的增殖取决于机体是否需要。细胞通信是调控多细胞生物增殖所必需的。生长因子（growth factor）是一大类通过与细胞跨膜受体特异、高亲和结合、调节繁殖、分化，维持组织和细胞有序的生长发育等的多肽类物质。如果这种调控失去功能或失去平衡，细胞的增殖和分化过程就会出现不协调，由此就可能产生肿瘤。培养细胞的生长通常需要多种生长因子的顺序协调作用，肿瘤细胞则自主性生长，不依赖于生长因子。目前发现的生长因子多达几十种，多数有促进细胞增殖的功能，也称有丝分裂原（mitogen），如表皮生长因子（EGF）、神经生长因子（NGF），少数具有抑制作用如抑制素（chalone）、肿瘤坏死因子（TNF），个别如转化生长因子 β（TGF – β）具有双重调节作用，能促进一类细胞的增殖，而抑制另一类细胞。

生长因子主要属于自分泌（autocrine）和旁分泌（paracrine）。已经发现了至少 60 种生长因子及受体。根据其作用的靶细胞及与他们作用有关的肿瘤类型，可以分为两大类：①作用于上皮、内皮和间叶细胞的生长因子，与实体性肿瘤的形成有关。②作用于造血和淋巴细胞的生长因子，与血液及淋巴系统恶性肿瘤的形成有关。许多生长因子已被提纯并确定了结构。生长因子的分子量大小各异，如肝细胞生长因子（HGF）由 674 个氨基酸组成，分子量达 80kDa，内皮素仅由 21 个氨基酸组成。大多数生长因子仅由一条肽链组成，如 EGF、TGF – α、RGF，而 PDGF、NGF、TGF – β、肝细胞生长因子 HGF 由两条肽组成。

血管内皮生长因子（vascular endothelial growth factor，VEGF）是胚胎发育，骨骼生长和生殖功能过程中生理性血管生成的关键调节因子。VEGF 还涉及肿瘤和其他疾病相关的病理性血管生成。VEGF 的生物学效应由两种受体酪氨酸激酶 VEGFR –1 和 VEGFR –2 介导。目前，多种 VEGF 抑制剂正在多种恶性肿瘤中进行临床测试。

TGF – β 在维持机体完整性方面发挥着至关重要的作用。TGF – β 通过调控多种细胞类型的细胞增殖、迁移、代谢适应和免疫以控制动物的胚胎发育、阻止稳态和损伤修复。TGF – β 信号传导缺陷，特别是上皮细胞、组织成纤维细胞和免疫细胞中的 TGF－β 的信号缺陷，会破坏免疫耐受，促进炎症，是纤维化和肿瘤发病机制的基础，并导致这些疾病对治疗产生抗性。

EGF 是 1962 年 Cohen 首次从雄性小鼠的颌下腺中分离出，并于 1972 年被 Savage 等揭示了它的氨基酸序列和分子结构。而后发现 EGF 也存在于人的颌下腺、胰腺、乳腺等组织中。细胞实验证实，EGF 对表皮细胞 DNA、RNA 和蛋白质合成具有刺激作用。且它可促进细胞的有丝分裂、糖降解等。此外，EGF 也可促进皮肤、角膜、肺和器官上皮组织的增殖与分化。

NGF 是一种多肽蛋白复合物，主要分布于脑、神经节、心脏等组织及成纤维细胞、平滑肌细胞、骨骼肌细胞等。NGF 在血管再生，神经生长、骨组织细胞增殖和迁移过程中发挥重要作用。NGF 由 α、β、γ 3 种蛋白亚基构成，各蛋白亚基间以非共价键结合，包含两个锌原子，使之结构更稳定。NGF 具有两种受体，分别是高亲和力的酪氨酸蛋白激酶受体（TrkA）和低亲和力的神经生长因子受体（LNG-FR）。TrkA 是功能性受体，在与配体结合后，可启动细胞内的生物学活动，发挥促进神经元分化生长等生物学效应。

TNF－α 是由单核－巨噬细胞产生的促细胞因子，是机体炎症反应和免疫的重要调节因子，具有多种生物学活性，可通过介导细胞存活和诱导细胞死亡的信号传导参与免疫系统的发育和正常运转。TNF－α 的生物学作用主要是通过促进血管内皮细胞产生黏附分子，使分泌的大量炎性介质沉积血管内壁，浓度过高会诱导内皮细胞凋亡，进而引起血管壁损伤，导致肾小球损伤。TNF 主要通过 TNFR1 和 TNFR2 受体发出信号，是各种免疫介导疾病的中心介质。近年来，靶向 TNF 的药物在临床上被广泛用于治疗各种炎症相关疾病，比如各种风湿性疾病。TNF 既可以促进炎症，也可以抑制炎症。目前，已经开发出了多种选择性抑制 TNFR1 或激活 TNFR2 的试剂，其中一些试剂在临床前研究中显示出前景，目前正处于临床试验中。

血小板来源生长因子（PDGF）最初被认为是血小板释放的一种因子，可促进肾脏中间充质细胞的增殖和募集。PDGF 存在 4 种不同的亚型，它们可以产生五个不同的二聚体，即 PDGF－AA、PDGF－BB、PDGF－CC、PDGF－DD 和 PDGF－AB。PDGF 受体 α 被 β 链二聚体化为同二聚体和异二聚体，构成 PDGFR－αα、PDGFR－ββ 和 PDGFR－αβ。PDGF 是细胞有丝分裂、迁移、血管生成和基质调节的强大诱导剂，在心脏组织的发育、稳态和愈合中发挥着关键作用。此外 PDGF 是治疗心血管疾病的关键信号分子和重要药物靶点。已有多个研究表明，在心肌梗死期间递送重组 PDGF 配体可降低动物模型的死亡率并改善心脏功能。

不少生长因子受体具有激酶活性，特别是酪氨酸激酶活性（如 PDGF 受体、EGF 受体等）。生长因子的信号通路主要有 JAK－STAT、Smad、Wnt、ras、cAMP－MAPK/PI3K/PLC－γ，激活 MAPK，MAPK 进入细胞核内，促进细胞增殖相关基因的表达。如通过一种未知的途径激活 c－myc，myc 作为转录因子促进 Cyclin D、SCF、E2F 等 G_1－S 有关的基因表达，细胞进入 G_1 期。

四、细胞周期检验点

细胞通常在体积翻倍时进行分裂，但实际上细胞分裂过程的控制是受到严格调控的。细胞分裂的所有过程或步骤都是按顺序发生。在 DNA 复制未完成时或染色体受损时，连续的细胞分裂会带来严重的后果。因此在进行细胞分裂之前，细胞要通过内部机制对细胞状态进行检测。细胞周期检验点就是真核细胞周期的几个检查点，当环境不利时，可以阻止细胞向细胞周期下一阶段的进程，直至条件有利。

G_1/S 期检查点用于确认条件是否利于细胞分裂。例如 DNA 的损伤情况和细胞的其他外部因素在此检查点进行评估。如果条件不充分，则不允许细胞继续进入 S 期。细胞对受损 DNA 的整体反应称为 DNA 损伤反应（DNA damage response，DDR），由传感器蛋白组成，这些传感器蛋白检测 DNA 损伤并向下游效应器发出信号，进而阻止细胞周期进程并促进修复。比如细胞中如果存在 DNA 双链损伤，ATM 会被激活，并通过磷酸化和激活检查点激酶 2（Chk2）来触发 G_1 检查点。Chk2 可以抑制 Cdc25A 的作用。而 Cdc25A 可以抑制周期蛋白 A/CDK2 和周期蛋白 E/CDK2 复合物的磷酸化，从而阻止细胞进入 S 期。

p53 是一种抑癌基因，50% 以上恶性肿瘤会出现该基因的突变，其突变对肿瘤形成起重要作用。p53 可以说是迄今发现与人类肿瘤相关性最高的基因。正常情况下，当 DDR 发生时，p53 蛋白会引发细胞周期停滞，并诱导细胞衰老或凋亡。当细胞的有丝分裂异常时，比如端粒功能失常时，p53 也会通过相关途径清除这些异常细胞。另外，p53 也可以通过抑制反转录转座子的移动以降低基因突变的频率与风险。值得注意的是，G_1 检查点与 p53 分子密切相关。ATM 会诱导 p53 磷酸化，降低其与负调节因子泛素连接酶 Mdm2 的亲和力，从而使 p53 分子更为稳定。而稳定的 p53 分子会诱导 p21，并进一步抑制周期蛋白 A/Cdk2 和周期蛋白 E/Cdk2 复合物。除对细胞周期的调控外，p53 也可控制自噬获得、改变新陈代谢和细胞可塑性以及促进细胞铁死亡等。当 p53 基因发生突变后，p53 在细胞中会具有致癌作用，促进癌细胞的转移并导致基因组的不稳定性。鉴于 p53 在肿瘤发展中的重要作用，p53 也是肿瘤靶向治疗的关键分子。靶向 p53 的抗癌策略主要通过抑制野生型 p53 的降解、促进突变 p53 的降解或恢复突变 p53 的功能等。如前面提到的 MDM2 是一种 E3 泛素连接酶，是 p53 的关键负调节因子。对于含有 p53 野生型的恶性肿瘤中，MDM2 抑制剂可防止 p53 被蛋白酶体降解，并通过破坏 p53 - MDM2 相互作用来促进其肿瘤抑制功能。由于恶性肿瘤中的 p53 一般都会发生突变，因此阻止 p53 降解的治疗手段仅适用于携带 p53 野生型的恶性肿瘤，这限制了其临床应用。然而，在治疗上恢复突变型 p53 的功能比阻止野生型 p53 的降解更为困难。此外，p53 蛋白的表面光滑，没有合适的口袋能够与化合物结合，因此 p53 也是和 RAS、MYC 齐名的三大不可成药靶点。

G_2 期检查点是确保所有染色体都已准确复制，并且复制的染色体在细胞进入有丝分裂之前没有受损。如果 DNA 已正确复制，CDK 会发出有丝分裂细胞分裂开始的信号。CyclinB - Cdc2（CDK1）复合体对调节 G_2 转变非常重要，通常情况下 cdc2 由酪氨酸激酶 Wee1 和 Myt1 维持灭活状态。当细胞进入 M 期时，激酶 Aurora A 和辅因子 Bora 会激活 BLK1，后者可激活磷酸酶 cdc25 以及下游 cdc2 的活性，有效驱动细胞进入有丝分裂。DDR 会激活 DNA - PK/ATM/ATR 激酶，后者经过两个级联会最终失活 CyclinB - cdc2 复合体。第一条级联通过 Chk 激酶磷酸化 Cdc25，从而阻止 Cdc25 对 cdc2 的激活达到快速抑制细胞进入有丝分裂的目的。第二条级联涉及 p53 的磷酸化，使其从 MDM2 和 MDM4 上分离，从而分别激活 p53 的 DNA 结合以及转录调节活动。共激活复合体 p300/PCAF 可通过对 p53 的乙酰化进一步增强其转录能力。共济失调毛细血管扩张症和 RAD3 相关激酶（ATR）也在调控 G_2/M 期检查点中发挥重要作用。ATR 是 PIKK 家族蛋白，ATR 会被任意形式的 ssDNA 激活（无论是停滞的复制叉还是在同源重组期间作为初始末端切除的中间体出现的 ssDNA）。ssDNA 通常被 RPA 包裹，从而可以通过与 ATR 相互作用蛋白（ATRIP）结合来招募 ATR。ATR 的完全激活需要与各种蛋白质结合和相互作用，比如 TOPBP1、ETAA1 和 RAD179 - 1 - 1 复合物。ATR 的主要作用是协调 DNA 复制并保护 S 期的复制叉。ATR 主要通过磷酸化 Chk1 的 317 和 345 的丝氨酸残基发挥作用。被磷酸化的 Chk1 会导致 296 位的丝氨酸自磷酸化，最终导致其激酶活性激活和大量的下游反应。激活的 Chk1 可直接磷酸化 Cdc25a，靶向磷酸酶进行泛素化并最终被蛋白酶体的降解。Chk1 可导致复制应激时 S 期减慢，影响 Cdc7（一种参与 DNA 复制起始的关键激酶）的磷酸化。Chk1 也可通过去磷酸化 CDK2 进而影响 MCM2 -7 复合体结合到 DNA 复制起点上。Chk1 也能使 TIK1 磷酸化，进而阻止染色质的充分组装。Chk1 可以磷酸化 RAD51 的 309 苏氨酸残基，进而影响其稳定性，并最终影响其结合染色质的能力和细胞 HR 的效率。除了直接条件细胞周期的关键蛋白外，Chk1 还可以磷酸化组蛋白 H3 的 11 位苏氨酸残基，进而导致细胞周期调节基因的转录抑制。

Wee1 也是 G_2/M 期检查点的关键调控蛋白，它的活性也受到 Chk1 的影响。激活的 Wee1 能够磷酸化 CDK1/2 的 15 位酪氨酸残基，导致 G_2/M 期的停滞，这对于通过 HR 进行的复制应激和 DNA 损伤修复尤为重要。Wee1 的主要通过直接影响 CDK1 来维持基因组完整性，CDK1 参与 MUS81 - EME1/2 复合物形成的调节，这对于去除复制叉和 HR 过程中的 DNA 分支结构至关重要。Wee1 与 MUS81 可能还存在直接相互作用。Wee1 也能直接磷酸化组蛋白基因组 Hist1 上游的组蛋白 H2B 的 37 位酪氨酸，导致乙酰化基因的丢失，从而影响组蛋白的产生并最终控制 DNA/组蛋白动力学。Chk1 和 Wee1 是控制G_2/M细胞周期检查点的重要蛋白激酶，该检查点在细胞中被触发，以确保进入有丝分裂之前修复 DNA 损伤。因此，用特定抑制剂靶向 Chk1 和 Wee1 并结合放射疗法诱导 DNA 损伤被认为是治疗人类肿瘤的潜在重要治疗策略，特别是那些具有 p53 突变且缺乏有效 G_1/S 检查点的肿瘤。

第四节　细胞周期异常与肿瘤

PPT

细胞的正常分裂、增殖、分化与衰老维持着机体自身的稳定，细胞周期异常会导致上述过程紊乱。许多生长因子、细胞因子、激素及癌基因产物通过影响细胞周期来调节 DNA 代谢。细胞周期也制约许多基因的表达。细胞周期的调控是一个精细的平衡过程。目前通过对多种调控因子及其调控机制的研究，为肿瘤的发生及发展机制提供了坚实的理论基础。细胞周期调控的核心因子是与不同的细胞周期蛋白形成多种复合物的细胞周期蛋白依赖性激酶。它作用于细胞周期的不同时相，决定着细胞周期进程。多种细胞周期蛋白依赖性激酶抑制蛋白的发现也加深了对肿瘤发生机制的了解。

一、肿瘤细胞细胞周期特点

（一）细胞周期的调控失常

正常细胞的细胞周期由严格的调控机制控制，确保细胞在适当的时机生长和分裂。细胞周期主要分为四个阶段：G_1（生长期1）、S（DNA 合成期）、G_2（生长期2）和 M（分裂期）。肿瘤细胞由于癌基因（如 *RAS*、*MYC*）的激活或抑癌基因（如 *p53*、*RB*）的失活，细胞周期调控机制失常。这导致细胞能够持续无序增殖，形成肿瘤。

（二）G_1/S 检查点失调

G_1/S 检查点是细胞周期的重要调控点，决定了细胞是否进入 S 期进行 DNA 复制。在正常细胞中，细胞只有在受到适当的生长信号和外部刺激后，才能通过该检查点。肿瘤细胞中，由于调控 G_1/S 过渡的蛋白质（如 Cyclin D/CDK4、p53 等）发生了突变或失活，导致细胞在没有外部信号的情况下也能通过检查点，进行不受控制的分裂和增殖。

（三）抑制凋亡的能力下降

正常细胞在受到 DNA 损伤或生长信号缺失时，会启动细胞凋亡机制，避免凋亡是一种高度组织化的生理机制，涉及受损或异常细胞的破坏，通常被称为程序性细胞死亡。细胞收缩、细胞质空泡化、染色质凝聚以及细胞分解为凋亡小体等是凋亡的典型特征。细胞凋亡的途径主要有线粒体途径和死亡受体途径。肿瘤的发展不仅与癌细胞的增殖速率有关，还与细胞的死亡速率有关。肿瘤细胞凋亡的减少会造成细胞增殖与凋亡平衡的失调，加快肿瘤的发展，因此，促进肿瘤细胞凋亡可以抑制肿瘤生长。损伤细胞的继续增殖。然而，肿瘤细胞常常能够逃避凋亡，继续增殖。p53 基因在这其中起到重要作用，很多肿瘤细胞中 p53 功能丧失，使细胞即便在 DNA 损伤的情况下也不凋亡。

（四）加速的细胞周期进程

肿瘤细胞相比于正常细胞，通常表现出更短的细胞周期时长，尤其是在 G_1 期的时间大幅缩短，这一现象显著促进了肿瘤细胞的异常增殖。G_1 期是细胞周期中决定性的一步，通常作为细胞生长、监控 DNA 损伤和外界信号输入的关键阶段。在正常细胞中，G_1 期的时间较长，细胞需要在此阶段确保所有生长条件（如营养供给、外部信号和 DNA 完整性）都合适，才能进入 S 期（DNA 合成期）并进行复制。然而，在肿瘤细胞中，G_1 期的调控失常，往往由于关键调控基因的突变或异常表达，细胞快速跳过 G_1 期的检查点，进入 S 期。

（五）细胞周期调控蛋白的异常表达

在肿瘤细胞中，细胞周期调控蛋白质的表达和活性常发生异常。例如，Cyclin 和 CDK 等蛋白在肿瘤中通常表现为过表达，推动细胞周期的无序进行。p21、p27 等 CDK 抑制剂的表达降低，无法有效抑制细胞周期的进行。

（六）细胞周期缺乏对外部环境的依赖性

正常细胞的生长和繁殖通常依赖于外部环境的多种因素，如生长因子、细胞间的直接接触以及细胞外基质的支持等。这些信号为细胞提供了必要的生长指示，确保细胞在适宜的条件下有序增殖。然而，肿瘤细胞则表现出明显的不同，它们逐渐失去了对这些外部信号的依赖，能够在缺乏生长因子的情况下继续增殖。这种现象被称为"自主生长"，是肿瘤细胞的一项显著特征。自主生长使肿瘤细胞能够在不利的环境中存活并持续扩展，甚至在缺乏营养或其他生长促进因素的条件下也能保持快速分裂。这种能力不仅赋予了肿瘤细胞更强的生存优势，还使它们能够突破正常细胞生长的限制，促进肿瘤的侵袭和转移。因此，理解肿瘤细胞的自主生长机制对开发新的治疗策略至关重要。

（七）分裂失控，染色体不稳定性

肿瘤细胞常伴随着染色体的不稳定性，这种现象表现为染色体的数量和结构的异常变化。在细胞周期的 M 期中，错误的染色体分离是导致这种不稳定性的主要原因。这种分离错误不仅增加了细胞内染色体的丢失或增殖，还导致基因组的不完整性，从而使肿瘤细胞具有更高的基因突变率和多样性。这种突变的积累为肿瘤细胞的适应性和进化提供了基础，使其在生长和转移过程中具备了更强的生存优势。

（八）肿瘤干细胞特性

在某些肿瘤中，存在一群具有"干细胞"特性的细胞，这些细胞不仅能够进行无限增殖，还能有效维持肿瘤内部的细胞异质性。这些"肿瘤干细胞"具备独特的能力，能够在细胞周期中不断循环，反复分裂，生成各种不同类型的肿瘤细胞。此外，它们对治疗手段展现出较强的抗性，使得常规疗法难以完全消灭肿瘤。这种特性不仅促进了肿瘤的生长和扩散，还使得肿瘤的复发几率大大增加，从而为临床治疗带来了重大挑战。

总的来说，细胞周期失调是肿瘤的主要特征之一。一方面，肿瘤细胞细胞周期异常表现为 Cyclin 的过度表达，导致对 CDK 的正调节作用过强。或者 CKI（Cdk 激酶抑制剂）失活，导致对 CDK 负调节作用减弱，造成细胞分化缺乏和细胞过度增殖。另一方面，细胞周期检验点的失职会破坏癌基因与抑癌基因的平衡，激活细胞增殖相关通路，导致细胞过度分裂，最终促进肿瘤的发生和进展。

二、肿瘤细胞周期调控异常

（一）癌基因的激活

癌基因的激活导致细胞周期失控。例如原癌基因的激活。

1. 原癌基因（oncogene） 是细胞遗传物质的一部分，是细胞内与细胞增殖相关的基因，在进化上高度保守，参与细胞从正常生长状态到肿瘤的过程。它们通过诱导或突变被激活。当原癌基因的结构或调控区发生变异，基因产物增多或活性增强时，细胞过度增殖，从而形成肿瘤。下列因素都可能激活原癌基因：①点突变。原癌基因的产物能促进细胞的生长和分裂，点突变的结果使基因产物的活性显著提高，对细胞增殖的刺激也增强，从而导致肿瘤。②DNA 重排。原癌基因在正常情况下表达水平较低，但当发生染色体的易位时，处于活跃转录基因强启动子的下游从而过度表达。如 Burkitt 淋巴瘤和浆细胞瘤中，$C-myc$ 基因移位至人类免疫球蛋白基因后而活跃转录。③启动子或增强子插入。病毒基因不

含 $v-onc$，但含有启动子、增强子等调控成分，插入 $c-onc$ 的上游，导致基因过度表达。④基因扩增。在某些造血系统恶性肿瘤中，瘤基因扩增是一个极常见的特征，如前髓细胞性白血病细胞系和这类患者的白血病细胞中，$C-myc$ 扩增 $8 \sim 32$ 倍。⑤原癌基因的低甲基化（图 10-9）。

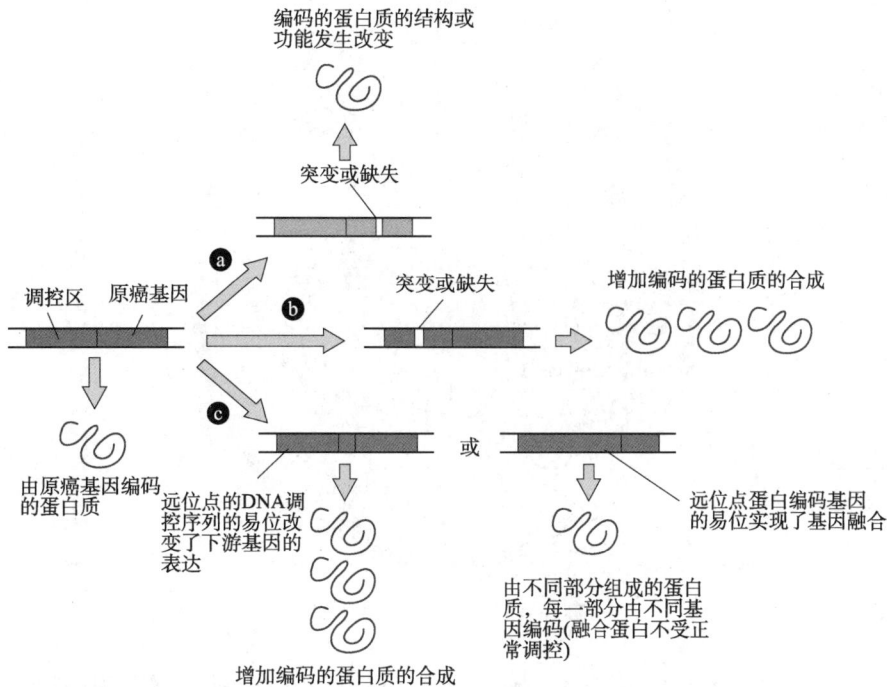

图 10-9　癌基因突变的形式

2. 原癌基因的产物　主要包括：①生长因子，如 sis 的产物是一种分泌蛋白。1983 年，Waterfeld M. D 等发现了血小板生长因子（PDGF）与猿猴肉瘤病毒的假定转化蛋白 p28 结构相似。Doolittle 等进一步确定 $v-sis$ 癌基因来源于 PDGF 基因。它们之间有 87% 相同。后来发现 $c-p28c-sis$ 与 PDGF 顺序只有 3% 的差异，而人类 $c-sis$ 基因产物则与 PDGF-β 链完全相同。表明病毒癌基因是来源于动物和人类细胞中的一类正常基因。PDGF 与 p28V-sis 结构上的相似性表明 p28V-sis 可能模拟 PDGF 的作用，作为配基与膜上的受体结合，通过细胞内信号的传递，对细胞产物刺激作用，导致细胞的癌变。②生长因子受体，如 fms、erbB。③蛋白激酶及其他信号转导组分，如 src、ras、raf。④细胞周期蛋白，如 Bcl-1。⑤细胞凋亡调控因子，如 Bcl-2、BCl-6。Bcl-6 属于抗细胞凋亡家族，主要功能是转录抑制作用，受 Bcl-6 调控的靶基因主要与细胞活化、分化和增生相关。⑥转录因子，如 myc、fos、jun（图 10-10）。

1911 年，劳斯（P. Rous）发现鸡肉瘤无细胞滤液能引起鸡产生新的肉瘤，他证实病原体为罗氏病毒（Rous's sarcoma virus，RSV；又称为 Rous 相关病毒，Rous associated viruses，RAVs），为此获得 1966 年的诺贝尔奖。其属于引起肉瘤的致癌 RNA 病毒，在体内引起非上皮性实体肿瘤（肉瘤），而在细胞培养系中转化为成纤维细胞。1970 年 Temin 和 Batimore 证实 RSV 是一种反转录病毒，获 1975 年诺贝尔奖。20 世纪 70 年代，H. Varmus 和 J. M. Bishop 研究小组发现 RSV 中的致癌基因是 src 基因，但用 src 的 cDNA（complementary DNA）和其他基因组 DNA 杂交，发现 src 的同源物普遍存在于动物细胞（如鸡、鸭、果蝇）。从小鼠白血病的材料以各种方式所分离得到的病毒，都称为小鼠肉瘤病毒（murine sarcoma virus，MuSV）。除此之外，还分离得到猫肉瘤病毒（feline sarcoma virus，FeSV）。src 编码一种胞质酪氨酸激酶，参与细胞增殖相关的信号转导，是细胞的正常组分。由于 RSV、ASV 等反转录病毒的基因组整合在宿主基因组上复制，会将宿主的某些基因复制到自身的基因组中，因此被这些病毒感染的细胞，src 基因拷贝增多，细胞过度增殖。为了区别两者，将存在于正常细胞中的癌基因序列称为 c-oc，存在于

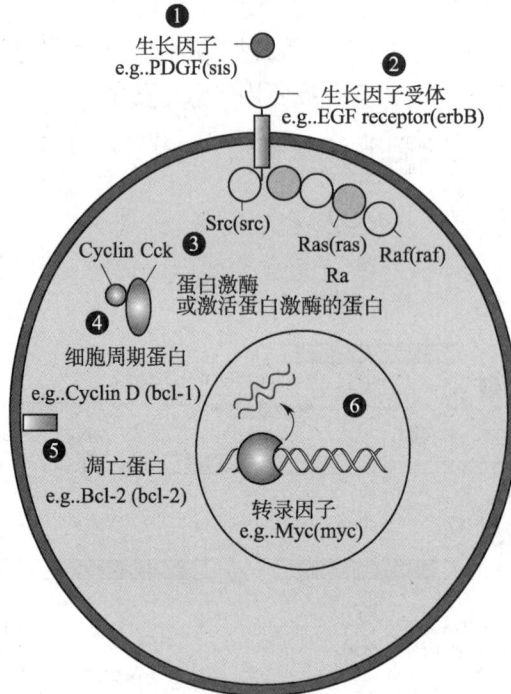

图 10 - 10　原癌基因的产物

病毒中的称为 v - onc。从结构上看 c - onc 是间断的，存在内含子，这是真核基因的特点。而 v - onc 是连续的，基因较小。Src 激酶被视为肿瘤治疗的重要靶点之一，其抑制剂已经在临床肿瘤治疗中得到应用。

（二）抑癌基因的失活

1. 抑癌基因　也称为抗癌基因，早在 20 世纪 60 年代，有人将癌细胞与同种正常成纤维细胞融合，所获杂种细胞的后代只要保留某些正常亲本染色体时就可表现为正常表型，但是随着染色体的丢失又可重新出现恶变细胞。这一现象表明，正常染色体内可能存在某些抑制肿瘤发生的基因，它们的丢失、突变或失去功能，使激活的癌基因发挥作用而致癌。抑癌基因的产物是抑制细胞增殖、促进细胞分化和抑制细胞迁移，因此起负调控作用，通常认为抑癌基因的突变是隐性的。抑癌基因的产物主要包括：①转录调节因子，如 Rb、p53；②负调控转录因子，如 WT；③周期蛋白依赖性激酶抑制因子（CKI），如 p15、p16、p21；④信号通路的抑制因子，如 ras GTP 酶活化蛋白（NF - 1）、磷脂酶（PTEN）；⑤DNA 修复因子，如 BRCA1、BRCA2；⑥与发育和干细胞增殖相关的信号途径组分，如 APC、Axin 等。

2. 抑癌基因失活的途径

（1）等位基因隐性作用　位于一对同源染色体的相同位置上控制某一性状的不同形态的基因称为等位基因。不同的等位基因产生例如发色或血型等遗传特征的变化。等位基因之间存在相互作用。当一个等位基因决定生物性状的作用强于另一等位基因并使生物只表现出其自身的性状时，就出现了显隐性关系。作用强的是显性，作用被掩盖而不能表现的为隐性。一对呈显隐性关系的等位基因，显性完全掩盖隐性的是完全显性（complete dominance），两者相互作用而出现了介于两者之间的中间性状，如红花基因和白花基因的杂合体的花是粉红色，这是不完全显性（incomplete dominance）。有些情况下，一对等位基因的作用相等，互不相让，杂合子就表现出两个等位基因各自决定的性状，这称为共显性（codominance）。失活抑癌基因的等位基因在细胞中起隐性作用，即一个拷贝失活，另一个拷贝仍以野生型存在，细胞呈正常表型。只有当另一个拷贝失活后才导致肿瘤发生，如 *Rb* 基因。

（2）抑癌基因的显性负突变（dominant negative） 凡一对等位基因中因其中一个突变或丢失所致的另一个正常等位基因的功能活性丧失，都称为显性负突变，即杂合的突变产生了纯合突变的效应。例如，在某些肿瘤中，抑癌基因 p53 的一个等位基因的失活导致一个正常等位基因也失去活性。显性负性作用（dominant negative effect）又称显性负效应，某些信号转导蛋白突变后不仅自身无功能，还能抑制或阻断同一细胞内的野生型信号转导蛋白的作用。具有显性负性作用的突变体被称为显性负性突变体（dominant negative mutat）。作用机制是突变型蛋白和相关蛋白形成无功能的二聚体（或四聚体，如乳糖操纵子），野生型蛋白功能被抑制。具体到抑癌基因则是，抑癌基因突变的拷贝在另一野生型拷贝存在并表达的情况下，仍可使细胞出现恶性表型和癌变，并使野生型拷贝功能失活。这种作用称为显性负作用或反显性作用。如近年来证实，突变型 p53 和 APC 蛋白分别能与野生型蛋白结合而使其失活，进而转化细胞。

（3）单倍剂量不足（haploinsufficiency） 是指某些抗癌基因的表达水平十分重要，一个等位基因突变后，另一个等位基因能正常表达。但这只有正常水平 50% 的蛋白质，不足以维持细胞正常的生理功能，从而导致肿瘤发生。如 DCC 基因一个拷贝缺失就可能使细胞黏膜附功能明显降低，进而丧失细胞接触抑制，使细胞克隆扩展或呈恶性表型。

Rb（Retinoblastoma，人类视网膜细胞瘤）是婴幼儿时期眼内恶性程度最高的肿瘤，俗称"眼癌"。早期肿瘤局限于眼球内，大部分会造成视力损害；晚期肿瘤突破眼球，通过视神经和血液转移，危及生命。Rb 基因是第一个被克隆的抑癌基因。Rb 的突变导致视网膜瘤。散发性 Rb 发生较晚，一般只危及一眼，遗传性 Rb 往往危及双眼，3 岁左右发病形成多个肿瘤（图 10-11）。在 G1 期 Rb 与 E2F 结合，抑制 E2F 的活性，在 G1/S 期 Rb 被 CDK2 磷酸化失活而释放出转录因子 E2F，促进蛋白质的合成（图 10-12）。

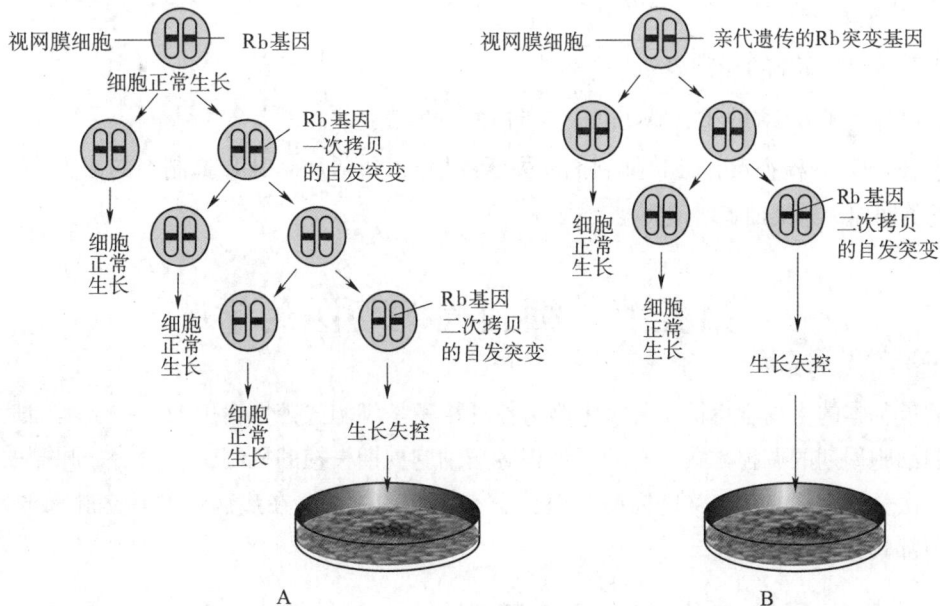

图 10-11 散发性和遗传性 Rb 功能丧失的机制

结肠直肠腺瘤泛指直肠黏膜表面向肠腔突出的隆起性病变，包括有腺瘤（其中有绒毛状腺瘤），儿童型息肉、炎症息肉及息肉病等。APC 基因 1986 年最初由 Herrera 在一位患有直肠肿瘤及智力缺陷的 Gardner 综合征的结肠腺瘤样息肉（adenomatous polyposis coli）患者染色体中发现并以此命名。APC 基因定位于染色体 5q21-22，属于 Wnt 信号途径的负调控因子。APC 基因是一个很大的管家基因（housekeeping gene），全长 8538bp，共 15 个外显子，6 个可变剪切体。其中第 15 外显子独自含有 6571bp，组成 77% 的编码区，是人类已知最大的外显子，它共编码 2843 个氨基酸，转录产物 mRNA 分子为 8.9kb，在很多细胞和组织中均有表达。APC 蛋白可与 β–catenin（β–连环素）连接，促进 β–catenin 降解，而 β–catenin 在细胞内积累后，可进入细胞核，与转录因子 TCF（T cell factor）结合，促进相关基因的表达。*APC* 基因突变类型主要有点突变和框架移码突变，前者包括无义突变，错位突变和拼接错误，后者包括缺失和插入。*APC* 基因突变有 300 多种，这些突变遍及整个基因，60% 以上的突变位于第 15 号外显子的 5′端。其中密码子第 1286~1513 号之间的 10% 左右的编码区集中了约 65% 的体细胞突变，被称为突变密集区（MCR）。大部分突变属于错位突变，由缺失或 1~8 个碱基对的插入引起，大约 95% 的突变结果是在下游形成提前的终止密码子，使 APC 蛋白呈截短改变，这可能削弱了 APC 蛋白固有的抑制细胞增殖功能，从而导致 APC 蛋白功能的障碍。调节细胞增殖迁移、黏着及染色体稳定等。

DCC 基因亦称结直肠癌缺失基因（deleted in colorectal carcinoma），氨基酸顺序与神经细胞黏附分子（N–CAM）及其他相关的细胞表面糖蛋白十分相似。该基因失活，可导致细胞的生物学行为，如细胞黏附、接触性抑制及运动发生重要改变，使细胞朝恶性化方向演变，并容易发生转移，*DCC* 基因在胃癌中的缺失率为 40%~60%。

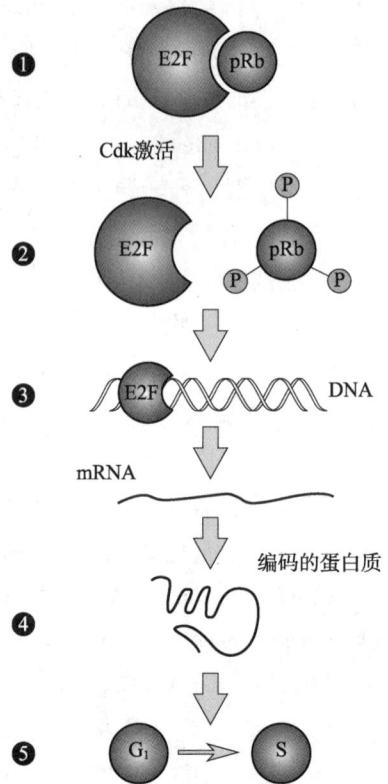

图 10–12 *Rb* 基因的作用

（三）CDK 和 Cyclin 的异常表达

肿瘤细胞常常表现出 Cyclin D、Cyclin E 等蛋白的过度表达，推动细胞快速通过 G_1/S 检查点。CDK 抑制剂的失活：如 p21、p27 等 CDK 抑制剂的缺失或功能障碍，使细胞周期缺乏负调控，导致细胞增殖失控。

第五节　细胞周期与医药学

恶性肿瘤最基本的生物学特征是肿瘤细胞失控性增殖。细胞失控性增殖的生物学基础是细胞周期调控紊乱。阐明细胞周期的调控方式，有助于认识肿瘤细胞周期失控的机制，寻找治疗肿瘤的方法。衰老也与细胞分裂次数的上限有关。细胞周期与医药学有密切的关系。在疾病，尤其是肿瘤的发生、发展、诊断和治疗中都具有重要关系。

一、细胞周期是肿瘤化疗的理论基础

（一）细胞周期相关基因在肿瘤发生发展中的作用

Cyclin D 和 Cyelin E 分别于 CDK4/6 和 CDK2 形成复合体，促进细胞从 G_0/G_1 期进人 S 期。通过 G_1/S 关卡的细胞就能完成整个细胞周期。因此，Cyclin D 和 Cyclin E 是肿瘤增殖的关键性因素。其过表达能缩短 G_1 期，加快细胞周期进程和细胞增殖，导致肿瘤发生。Cyclin D 家族分为 3 个亚型：Cyclin D1、Cyclin D2 和 Cyclin D3。其中 Cyclin D1 的研究最为广泛，在正常组织中，Cyclin D1 不表达或者表达较低，而在肿瘤组织中，Cyclin D1 经常出现基因扩增，基因重排及突变，导致基因产物增加。Cyclin E 能够控制细胞周期进入 S 期，被视为 S 期的标志物，Cyclin E 介导的 G_1/S 期决定和限速作用在细胞周期的运转过程中起到中心调控作用。Cyclin E 过表达主要由其基因扩增所诱导，这些过表达的 Cyclin E 能够形成大量畸形的中心体，有利于细胞的转化和肿瘤恶性增殖。在肺癌、乳腺癌、卵巢癌、结肠癌、食管癌、胃癌、膀胱癌及白血病等临床研究中 Cyclin E 均过度表达。因此，Cyclin E 在恶性肿瘤发生发展中的作用日益被认同，在临床上逐渐被作为一种独立或者联合指标用来判断疾病进展程度和患者预后的标志物。

（二）肿瘤相关基因在肿瘤细胞周期调控中的生物学作用

1. *myc* 基因　是较早发现的一组癌基因，包括 $C-myc$、$N-myc$、$L-myc$，分别定位于 8 号染色体、2 号染色体和 1 号染色体。结构上由不编码蛋白质的第 1 外显子和编码蛋白质的第 2、3 外显子构成，与之同源的病毒癌基因存在于 MC29 及其他一些具有高度致癌性的猿逆转录病毒中。*myc* 基因高水平表达时可转化啮齿类成纤维细胞。*myc* 基因编码的 c-MYC 蛋白是一个转录因子，能调控多种促进细胞增殖的基因，包括 Cyclins 和 CDKs。它推动细胞快速通过 G_1/S 检查点并促进 DNA 合成。在 BL 细胞中往往出现 $C-myc$ 基因位点与 *Ig* 基因位点之间的易位，即 $C-myc$ 易位到 *Ig* 位点的高活性转录区，从而组成一个高转活性的重排基因，启动 $C-myc$ 转录，使 $C-myc$ 表达增强，促进细胞恶变，最后导致肿瘤的发生。在其他多种癌症中，*myc* 基因过表达会使细胞周期加速，从而推动细胞过度增殖。*myc* 通过上调 Cyclin D/CDK4 复合物的表达，促进细胞从 G_1 期向 S 期进展。

2. *p53* 基因　细胞周期失调、增殖异常、基因组不稳定是肿瘤的三大基本特征。当细胞受到损伤时，*p53* 基因能够上调 $p21^{cip/waf}$、*Gadd45* α 和 *Bax* 等基因的表达；并通过 $p21^{cip/waf}$ 上调引起细胞周期阻滞，为 DNA 修复提供充足的时间；*Gadd45* 上调促进 DNA 修复，如果修复成功细胞周期进程继续，否则通过上调的 Bax 途径发生细胞调亡，避免细胞恶变。*p53* 可以通过下游基因调节细胞周期进程，抑制细胞增殖，维护基因组稳定，抑制肿瘤发生发展。*Gadd45* α 是 Gadd45 家族成员之一，是第一个被检出的 *p53* 下游靶基因，编码 DNA 损伤诱导蛋白，参与和促进损伤 DNA 的修复。

3. *BRCA*（breast cancer susceptibility Gene）　*BRCA*1 是第一个被分离和克隆的家族性乳腺癌抑癌基因，位于人类第 17 号染色体上，负责编码一个 1863 个氨基酸组成的核蛋白。该蛋白有多个功能区，可与许多重要蛋白结合，从而在多种细胞活动中发挥作用，包括抑制细胞生长、细胞周期调控、基因转录调节、调亡、DNA 损伤修复。该基因可以直接与 p53 蛋白结合，并通过 p53 激活 p21 的转录，而 p21 作为细胞周期抑制因子在 DNA 损伤应激过程中，通过抑制 CDK2/Cyclin E 的活性，从而引起 G_1 期阻滞。Gadd45（growth arrestand DNA-damage inducible gene）是一种无核定位信号（nuclear localization signal）的核蛋白，可能通过一种特殊的核转运机制被其他载体蛋白带入核内，在电离辐照、紫外线、多种 DNA 碱基损伤剂和诱变剂等的刺激下诱导表达，抑制细胞生长并参与 DNA 修复和细胞周期关卡的调控。Gadd45 可以与 Cdc2 蛋白结合，从而抑制 Cdc2/Cyclin B1 复合物活性，引起 G_2 期阻滞。

4. *PTEN*（gene of phosphate and tension homology deleted on chromosome ten，PTEN）　又称为 MMAC1（mutated in multiple advanced cancer 1）和 TEP1（TGF-regulated and epithelial cell-enriched phosphatase）。定位于染色体 10q23.3，由 9 个外显子组成，编码由 403 个氨基酸组成的蛋白质，具有磷酸酯酶的活性。*PTEN* 是继 *p53* 后发现在多种肿瘤细胞中突变率最高的抑癌基因。*PTEN* 以磷酸酶依赖性和非依赖性机制调节各种细胞信号转导途径，从而形成一个复杂的网络系统，这个系统具有调节细胞增殖、凋亡、转移、黏附及控制基因的稳定性等功能。实验表明，将野生型 *PTEN* 基因转染到该基因异常的胶质母细胞瘤后，肿瘤细胞的生长、侵袭能力受到明显抑制，发现其对肿瘤细胞的酪氨酸激酶 FAK（focal adhesion kinase）的活性有明显的抑制作用。此外，PTEN 蛋白还可通过特异性地使 IP3 的第三位磷酸去磷酸化而间接地抑制胰岛素诱导的磷酸肌醇-3 激酶的活性，而 IP3 是胰岛素调节细胞生长信号通路中的重要的第二信使，可见 PTEN 蛋白在细胞生长信号通路中起作用。

5. *ras* 基因　首先在 Harvery 鼠肉瘤病毒（Ha-MSV）和 Kirsten 鼠肉瘤病毒（Ki-MSV）的子代基

因中被发现，在这种子代病毒中发现含有来源于宿主细胞的基因组的新基因序列，此后人们将这种宿主细胞基因称为 ras 基因。ras 基因在进化中相当保守，广泛存在于各种真核生物如哺乳类、果蝇、真菌、线虫及酵母中，提示它有重要的生理功能。ras 基因激活构成癌基因，其表达产物 Ras 蛋白发生构型改变，功能也随之改变，与 GDP 的结合能力减弱，和 GTP 结合后不需外界生长信号的刺激便自身活化。此时 Ras 蛋白内在的 GTP 酶活性降低，或影响了 GTP 的活性，使 Ras 蛋白和 GTP 解离减少，失去了 GTP 与 GDP 的有节制的调节，活化状态的 Ras 蛋白持续地激活 PLC 产生第二信使，造成细胞不可控制地增殖，恶变。同时细胞凋亡减少，细胞间接触抑制增强也加速了这一过程。

癌基因和抑癌基因在肿瘤细胞周期调控中分别发挥促进和抑制的作用。癌基因的激活推动细胞周期快速进行，而抑癌基因的失活则破坏了正常的调控机制，导致细胞周期检查点失效。两者的异常通常通过相互作用推动肿瘤的发生与发展。这些基因的突变和异常表达不仅是肿瘤形成的基础，还为靶向治疗提供了重要依据。

二、细胞周期研究与抗病毒、抗真菌药物研究

（一）细胞周期研究与抗病毒药物研究

病毒是处于生物和非生物之间边界的生物体。病毒没有自我繁殖的手段，必须侵入宿主细胞才能利用宿主的分子机制进行繁殖。病毒能通过扰乱宿主的细胞周期，使宿主细胞阻滞于特定时期，以达到有利于自身增殖的目的。当病毒侵入机体后，通过编码的自身病毒蛋白以直接或间接的方式参与细胞周期的调控，导致宿主细胞周期阻滞于特定时期，使病毒处于有利于自身复制的微环境，最终达到病毒在宿主细胞中生存和增殖的目的。以这种方式增殖会导致急性疾病或慢性疾病，具体取决于病毒完整离开宿主细胞的时间。

核酸适配体（aptamer）是通过指数富集的配体系统进化技术（systematic evolution of ligands by exponential enrichment，SELEX）获得的寡核苷酸小分子。适配体的特点是能够特异性地与靶标结合，非常类似于抗体。与抗体不同，适配体易于合成、修饰，并且能够靶向更广泛的物质，包括蛋白质和碳水化合物。从治疗的角度来看，核酸适配体靶向病毒颗粒或宿主细胞受体，阻止病毒与宿主细胞之间的相互作用或靶向细胞内病毒蛋白，以中断病毒感染细胞内的生命周期。

人乳头瘤病毒（human papillomavirus，HPV）是一种无包膜的 DNA 病毒，属于乳头状瘤病毒科。HPV 是宫颈癌的主要病因，其中 2 株（HPV – 16、HPV – 18）占 HPV 相关宫颈癌的 70%。在病毒生命周期中，2 个病毒蛋白（E6、E7）作为癌蛋白发挥作用。这两种蛋白分别与 p53 和 Rb 结合，促进其降解，激活宿主细胞的细胞周期。人的 p53 蛋白包含有 393 个氨基酸。当 p53 蛋白被激活后，p53 蛋白的第 102～292 氨基酸是与启动子的 DNA 结合区。p53 蛋白与 DNA 结合后，通过 N – 末端转录激活区（位于第 1～83 氨基酸位点）招募基本的转录元件与目的启动子相结合并开始转录。此外，p53 蛋白的 C – 末端包含一个其活性必需的四聚体化区域（位于第 323～356 氨基酸位点），以及负调控 p53 结合 DNA 的区域（位于第 363～393 氨基酸位点）。p53 蛋白 N – 末端包含一个转录因子活性区域以及一个凋亡相关脯氨酸富集区域。其 C – 末端主要包含核定位区和转出信号。p53 蛋白中 N – 末端仅有一些位点能被磷酸化，而调节 p53 稳定性、定位以及活性等的修饰位点绝大部分都是在 C – 末端。

HIV 是引起获得性免疫缺陷综合征（acquired immunodeficiency syndrome，AIDS）的慢病毒（反转录病毒的一个亚群）。它是一种有囊膜的病毒，由两个拷贝的正单链 RNA 组成，编码病毒的 9 个基因。HIV 感染人体免疫细胞，如 $CD4^+T$ 细胞、巨噬细胞、树突状细胞等。当 $CD4^+T$ 细胞数量下降至临界水平时，细胞免疫功能丧失，机体更易发生机会性感染。HIV 病毒粒子通过内吞作用进入巨噬细胞和 $CD4^+T$ 细胞。病毒进入的第一步涉及病毒 gp120 的 CD4 结合域与 CD4 的结合。一旦 gp120 与 CD4 蛋白结合，包膜复合物发生结构变化，使 gp120 与靶趋化因子受体相互作用，最终允许通过 N 端融合肽 gp41 穿过细胞膜。反转录过程极易出错，因此，产生的 HIV 基因组中会发生许多突变，从而使病毒能够有

效地逃避宿主的免疫系统。阻断 HIV 感染的一个潜在的靶点是人类细胞周期蛋白 T1（Cyc T1）。调节周期蛋白 Cyc T1 是 HIV－1 在 CD4$^+$ T 细胞和巨噬细胞中复制所必需的宿主因子。Cyc T1 与正转录延伸因子 b（positive transcription elongation factor b，P－TEFb）结合，促进 HIV 复制。有一种对 CycT 1 具有特异性亲和力的 RNA 适配体，该适配体抑制了细胞周期蛋白依赖性激酶 9（Cdk9）与 Cyc T1 的结合，从而导致 HIV 转录的抑制。

慢性丙型肝炎患者的肝细胞表现出明显的 G_0/G_1 期细胞周期阻滞，这与病毒感染引起的肝脏再生障碍及纤维化密切相关。G_1 期的停滞导致大量细胞积累，进而损害肝细胞功能并限制肝脏再生。同样，柯萨奇病毒感染也会使宿主细胞停滞在 G_0/G_1 期，且人工诱导细胞进入 G_0/G_1 期可以促进柯萨奇病毒的复制。研究还发现，在感染后 12 小时，CDK4/6 的表达减少，36 小时后其相互作用伙伴 Cyclin D1 的表达也出现下降。此外，CDK4/6 抑制因子 p53、p21 和 p16 的表达在感染后 24 小时下降，这些因子的变化共同调控了细胞周期的 G_0/G_1 期阻滞。

广为接受的人致瘤病毒包括人乳头瘤病毒（HPV）、乙型肝炎病毒（HBV）、丙型肝炎病毒（HCV）、爱泼斯坦－巴尔病毒（EB 病毒，EBV）、卡波西肉瘤相关疱疹病毒（KSHV，又称人类疱疹病毒 8 型）、人 T 淋巴细胞病毒（HTLV－1）和 Merkel 细胞多瘤病毒（MCPyV）。这一结论是基于大量实验、临床和流行病学研究积累的知识。病毒感染的急性炎症反应是抗病毒反应的重要组成部分，诱导负责抗病毒活性、免疫细胞募集和细胞命运的基因。然而，过度的炎症在持续感染过程中会出现，并且通常是破坏性的，对宿主基因组具有致突变作用。肿瘤发生通常伴随着基因编码区突变的积累，导致细胞生长失控。据估计，在一个典型的癌基因组中大约有 100 个编码区的突变，其中包括 10～20 个对肿瘤发生起积极作用的基因。这意味着肿瘤的发展通常是一个缓慢的过程，在很大程度上不受急性感染的影响。因此，在致瘤性病原体中，具有慢性感染潜能的病毒和细菌的比例显著增加。

病毒感染过程中的致癌作用一般可分为两类，一类是基于病毒直接致癌的能力。致癌病毒编码的蛋白可以刺激细胞增殖和/或干扰细胞凋亡，因此在致癌过程中发挥直接作用。大多数病毒癌基因靶向相似的细胞生长途径，以抵消在应对病毒感染时发生的生长停滞。其他病毒致癌基因可抑制细胞凋亡和免疫细胞识别，从而允许病毒持续复制。

（二）细胞周期研究与抗真菌药物研究

真菌在自然中属于机会性致病菌，容易侵袭免疫缺陷的宿主，免疫缺陷一般都是由肿瘤化疗、器官移植、HIV 感染、免疫抑制剂的使用等引起的。真菌感染可分为表浅真菌感染和深部真菌感染两类，表浅感染是由癣菌侵犯皮肤、毛发、指（趾）甲等体表部位造成的，发病率高，危害性较小。深部真菌感染是由念珠菌和隐球菌侵犯内脏器官及深部组织造成的，发病率低，危害性大。在所有的抗深部真菌感染药物中，只有氟康唑和氟胞嘧啶能透过血－脑屏障，治疗中枢真菌感染。真菌感染以念珠菌属（Candida）、隐球菌属（Cryptococcus）、曲霉菌属（Aspergillus）和卡氏肺孢子虫属（Pneumocystis）最为严重，约占人类真菌感染死亡病例的90%。从历史来看，治疗主要依赖于四类具有全身作用的抗真菌药物：多烯类、唑类、棘白菌素和嘧啶类似物 5－氟胞嘧啶，但真菌对化学攻击反应灵敏，治疗失败是常见的结果。这种失败归因于潜在的宿主免疫缺陷、抗真菌药物特性（药代动力学、药效学和药物－药物相互作用）和真菌特性（包括不同的细胞形态、抗真菌耐药性和抗真菌耐受性）之间的相互作用。

白色念珠菌的细胞周期动态与棘白菌素引发的细胞壁应激反应相结合。研究发现，白色念珠菌的转录因子 Cas5 对于维持正常的细胞周期动力学及应对棘白菌素抑制 β－1,3－葡聚糖合成的反应至关重要。Cas5 在基础和应激条件下具有不同的转录靶标，其活性由磷酸酶 Glc7 激活，并且与转录调节因子 Swi4 和 Swi6 协同调控靶基因的表达。该研究发现，白色念珠菌在面对细胞壁应激时，磷酸酶 GLC7 去磷酸化 Cas5，促进 Cas5 移位到细胞核，与 SWI4/SWI6 相互作用调控细胞壁稳态。Cas5 可能是一个有吸引力的抗真菌药物靶点。由于真菌具有强大的耐高渗能力可以抵御恶劣生存环境，使得抗真菌剂的效力不足。棘白菌素通过抑制葡聚糖合成酶 Fks1 阻断真菌细胞壁 β – 1,3 – 葡聚糖的生物合成，从而危害细胞壁的完整性。最常见的耐药机制涉及 Fks1 的突变。

钙调磷酸酶（calcineurin）是热休克蛋白 90（Hsp90）的下游效应蛋白，能够调节真菌对抗真菌药物引发的应激反应。在致病真菌中，钙调神经磷酸酶参与调控多种重要生理过程，如细胞周期进程、阳离子平衡、形态形成、毒力以及对抗真菌药物的反应。在体内外研究中，钙调磷酸酶抑制剂环孢素 A（Cyclosporine A）和他克莫司（Tacrolimus，FK506）与唑类药物联合使用，能协同抑制白色念珠菌生物膜的形成。此外，钙调磷酸酶抑制剂可增强棘白菌素对烟曲霉的活性，甚至对耐唑类和棘白菌素的烟曲霉株也展现出显著活性，能够将卡泊芬净（Caspofungin）的抑菌作用转化为杀菌作用。

三、利用细胞周期标记分子研究药物作用机制与筛选新药

细胞周期是细胞生长与分裂的基本过程，调控这一过程的分子标记可以揭示药物对细胞活性的影响。通过观察药物处理后细胞周期各个阶段的变化，研究者能够确定药物的作用靶点及其对细胞增殖的影响。

在完整的细胞周期内，细胞周期素依赖性激酶（CDK）通过激活细胞周期素，磷酸化相关蛋白质，导致其他蛋白质的激活和降解，从而实现一个细胞周期中不同阶段之间的正确过渡。在特定细胞周期阶段激活或降解的蛋白质被称为细胞周期标记物（图 10 – 13）。它们可以评估细胞周期的进展和细胞周期阶段的分布。常用的细胞周期标记分子包括 E2F 转录因子、微染色体维持（MCM）蛋白、增殖细胞核抗原（PCNA）、细胞分裂周期 25（Cdc25）蛋白、Geminin、细胞周期蛋白（Cyclins）、细胞周期依赖性激酶（CDKs）及其抑制因子（CKIs），这些分子在不同的细胞周期阶段具有特异性表达。Cyclin D – Cdk4/Cdk6 与 G_1 早期调控相关，Cyclin E – Cdk2 触发 S 期，Cyclin A – Cdk2 和 Cyclin A – Cdk1 调节 S 期的完成，Cdk1 – Cyclin B 负责有丝分裂在 G_2/M 期表达显著。MCM 蛋白对启动 DNA 复制至关重要，所有三个 Cdc25 蛋白在有丝分裂期间发挥作用。通过检测这些分子的表达水平和活性，研究者能够明确药物是否阻滞了特定的细胞周期阶段。

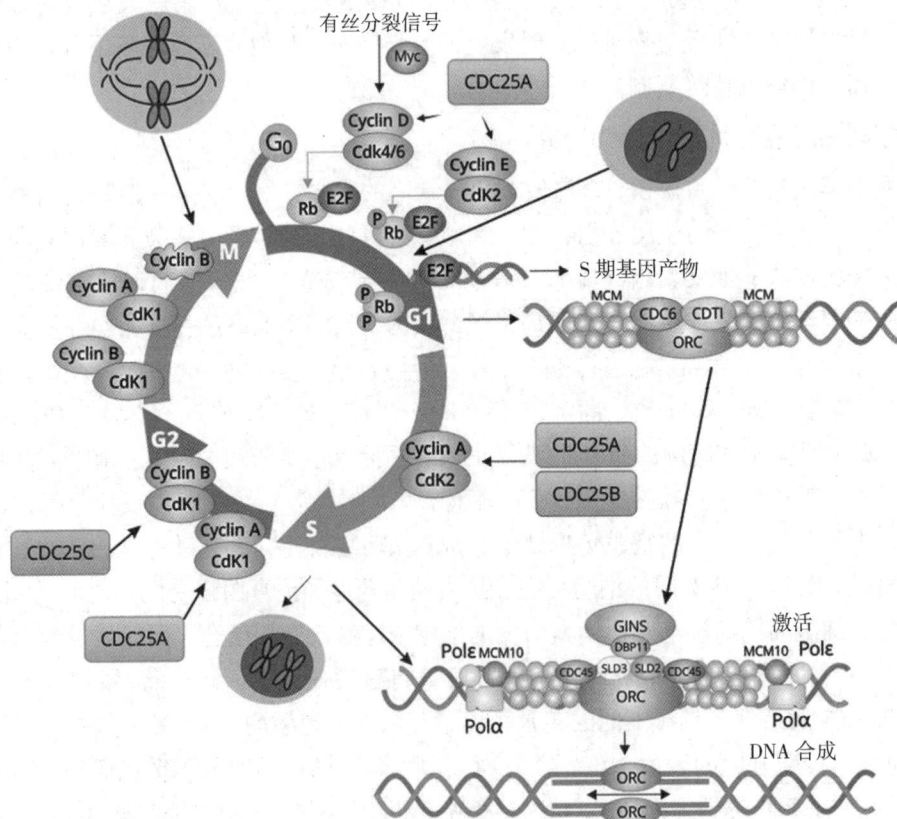

图 10 – 13　细胞周期各阶段的细胞周期标记物

　　一些细胞周期标记物在肿瘤的诊断和预后评估中展现了重要的应用潜力。其中，MCM 蛋白在增殖细胞的基因组稳定性中起关键作用，其功能失调可导致染色体异常，从而可能促进肿瘤的发生。G_1 期到 S 期的顺利转换对于真核细胞的正常增殖至关重要，而 G_1 期进程的紊乱在许多肿瘤中普遍存在。MCM3 是 DNA 复制起始过程中的重要组成部分，负责确保每个细胞周期中仅启动一次精确的 DNA 复制。MCM5 的高表达已在多种人类肿瘤中被发现，包括宫颈癌、皮肤癌和胰腺癌。Cyclin A 和 Cyclin E 也是人类癌症诊断和预后评估中的重要标记物。Cyclin A1 是一种在急性髓系白血病和睾丸癌中高度表达的组织特异性细胞周期蛋白。Cyclin A2 与细胞增殖密切相关，可以作为增殖标记物用于分子诊断。此外，Cyclin A2 的表达水平与多种肿瘤类型的不良预后有关联。Cyclin E 的高水平表达也在多种肿瘤中被观察到，其过度表达不仅与细胞增殖相关，还可能导致更具侵袭性的癌细胞表型，甚至引发染色体不稳定性。研究表明，Cyclin E 水平升高与不良预后密切相关，尤其在乳腺癌和肺癌患者中已有充分证据，但在其他肿瘤中也可能有类似发现。此外，Cdc25A 的过表达已在多种癌细胞系中频繁报道，并且与恶性肿瘤患者的不良预后高度相关。这些标记物的检测不仅为肿瘤的早期诊断提供了依据，还为判断肿瘤的进展及预后提供了重要的参考信息。

🔗 知识拓展

常见的筛选新药的方法

　　新药研发是一个复杂且耗时的过程，筛选新药是这一过程的核心环节之一。药物筛选的目标是从大量化合物中寻找具有治疗潜力的候选分子，并进一步优化其活性和安全性。根据研究阶段和技术手段的不同，新药筛选方法可分为以下几类。

　　1. 高通量筛选（high-throughput screening，HTS）　是一种利用自动化技术、大规模检测设备和计算机数据处理技术，快速评估数十万甚至上百万化合物的生物活性的方法。这种方法通常用于早期药物开发，通过将化合物库与特定的靶点（如酶、受体或蛋白质）进行测试，筛选出具有活性的化合物。

　　2. 计算机辅助药物设计（computer-aided drug design，CADD）　指利用计算机模拟和算法设计具有药理活性的分子。根据药物与靶点相互作用的分子机制，CADD 分为基于结构的药物设计（structure-based drug design，SBDD）和基于配体的药物设计（ligand-based drug design，LBDD），其显著提高了筛选效率，降低了开发成本，特别适用于大规模初筛前的候选化合物优化。

　　3. 基于表型筛选（phenotypic screening）　是通过观察化合物对细胞、组织或动物整体的表型改变，筛选出具有治疗效果的候选药物。这种方法不依赖于特定的分子靶点，而是通过复杂的生物学反应筛选化合物，尤其适用于寻找未知机制或多靶点作用的药物。例如，通过对癌细胞存活率的检测筛选抗肿瘤化合物，或在动物模型中观察行为改变筛选神经系统药物。表型筛选的优点是能够发现新的药物靶点，但其机制验证通常较为复杂。

　　4. 基于靶标筛选（target-based screening）　与表型筛选不同，靶标筛选是直接针对特定分子靶点进行化合物的筛选。这种方法建立在对疾病分子机制的深入理解基础上，适合筛选特异性强、作用明确的药物。例如，酶抑制剂的筛选，检测化合物对酶活性的抑制效果；受体激动剂或拮抗剂筛选，通过观察化合物与受体结合后的信号传导变化，筛选有潜力的药物。

　　5. 虚拟筛选（virtual screening，VS）　是计算机模拟筛选方法的延伸，依托于化学信息学和结构生物学，利用化合物库与靶点的虚拟对接或已知活性分子的比对，预测可能的候选药物。其特点是成本低、速度快。常用方法包括分子对接、药效团模型（pharmacophore modeling）和机器学习技术。

　　6. 天然产物筛选　天然产物是药物研发的重要来源，通过提取植物、微生物或海洋生物中的化学成分，筛选具有生物活性的化合物。例如，青蒿素的发现就是通过对植物提取物的抗疟效果进行筛选而获得。虽然天然产物化学结构复杂，但其生物活性往往独特且高效。

7. 片段筛选（fragment–based screening, FBS）   是一种基于小分子片段的筛选策略，筛选出能与靶点结合的小分子片段（质量通常低于 300Da），然后通过化学方法进一步优化为更大的药物分子。此方法对靶点结合位点的探索更为精细，适用于发现高亲和力的候选分子。

四、细胞增殖在再生医学上的重要性

再生医学是指利用生物学及工程学的理论方法，促进机体自我修复与再生，或构建新的组织与器官，以修复、再生和替代受损的组织和器官的医学技术。简单来说就是，利用生物体的再生能力来治疗疾病和改善人体组织的方法。它主要通过干细胞技术、组织工程以及药物再生策略来实现。

干细胞技术是通过干细胞的增殖或移植替代受损组织，或者诱导干细胞分化成需要的组织器官。干细胞，尤其是胚胎干细胞（embryonic stem cell, ESC）和诱导多能干细胞（induced pluripotent stem cells, iPSCs），具有自我更新和分化为多种细胞类型的能力。第一个人胚胎干细胞（hESC）系是从内细胞团（inner cell mass, ICM）衍生和建立的。成纤维细胞重编程为诱导多能干细胞（iPSC）克服了与 ESC 来源和伦理问题相关的限制。hESC 和 iPSC 的分化效力对于确定干细胞衍生功能细胞的类型和质量至关重要。近年来，两个研究小组已经成功使用化学小分子混合物培养了具有胚内和胚外发育潜能的鼠和人扩展型多能干细胞（expanded/extended pluripotent stem cell，EPSC）。这些细胞不表达典型的全能性相关基因，而是持续表达多能性基因。一种新型的 ZGA – like 细胞（ZLCs）出现，且科学家成功在体外稳定培养了具有 pre – ZGA 特征的人全能性干细胞（hTBLCs）。得益于其出色的分化潜能，hTBLCs 作为体外分化体系中理想的"种子细胞"，能够产生高质量的功能细胞，未来能够广泛应用于类器官研究以及再生医学领域。此外，人和小鼠全能性干细胞的成功培养揭示了剪接抑制可能作为一种通用策略，推动多物种干细胞从多能性向全能性的转变。

组织工程是组织器官移植或者利用生物活性物质，通过体外培养或构建的方法再造或修复器官及组织的技术。组织工程研究发展的三个阶段：①从具有高再生能力幼畜的原代细胞中培养制造组织。②将细胞接种到生物材料支架中，直接植入或使用生物反应器培养以达到一定的功能水平。引入了组织再生的概念，意味着支架设计将成为新组织形成的框架支撑体。③随着人类诱导多能干细胞的出现，开始了利用人体特异性细胞和支架，构建个性化的再生器官，并恢复原始组织的解剖结构和功能，同时将个性化方法扩展到使用器官芯片的体外建模中。生物支架是组织工程的重要组成部分，它提供了细胞生长和增殖的三维结构环境，模拟细胞外基质（ECM）的物理和化学特性。支架材料通过调控细胞附着、迁移和增殖等过程，支持组织的形成。常用的支架材料包括天然材料（如胶原、纤维蛋白）和合成材料（如聚乳酸、聚羟基乙酸等）。细胞附着在支架上后，通过增殖逐渐填充支架的空隙，形成组织样结构。支架的孔隙率、机械强度和生物降解性都会影响细胞增殖。例如，具有高孔隙率的支架材料可以更好地促进营养物质和废物的交换，有助于细胞的增殖和代谢。同时，支架材料的表面改性（如结合生长因子或特定的黏附蛋白）也可以增强细胞与支架的相互作用，进一步促进细胞增殖。在组织工程中，为了增强细胞的增殖能力，常需要引入生长因子。生物活性因子是指一类具有特定生物功能的分子，如生长因子、细胞因子、激素、酶等。这些因子通过与靶细胞表面的受体结合，引发一系列信号转导过程，从而调控细胞增殖、分化、凋亡等多种生理活动。生物活性因子广泛存在于生物体内，对维持正常生理功能以及响应外界刺激具有重要意义。在组织工程中，生物活性因子通常被用于引导细胞的定向分化和促进组织再生。例如，在骨组织工程中，成骨细胞需要经历一系列复杂的分化过程才能实现骨组织的再生。在这个过程中，多种生长因子如转化生长因子 – β（TGF – β）、胰岛素样生长因子 – 1（IGF – 1）等起着关键的调节作用。这些生长因子可以通过影响细胞周期、基因表达等多个环节，促使成骨细胞分化为成熟的骨细胞并参与骨组织的形成。

药物再生是通过药物的某种作用机制，改变病损组织、器官局部的微环境，激活自身（局部或全身）的修复机制，达到组织器官结构、形态的再生以及功能恢复的目的。药物再生的核心在于通过特定药物的使用，诱导或加速组织的自我修复和再生。生长因子、细胞因子、趋化因子、微量元素以及抗炎药物等都是常见的诱导再生的药物。生长因子如前述，是能够刺激细胞增殖和分化的强效分子。例如，血管内皮生长因子（VEGF）能够促进新生血管的生成，增强受损组织的血液供应；成纤维细胞生长因子（FGF）在伤口愈合和软骨再生中发挥重要作用。细胞因子和趋化因子这些小分子通过调节细胞的行为（如增殖、分化、迁移）在组织再生中扮演重要角色。例如，骨髓来源的趋化因子可以吸引干细胞迁移到受损部位，促进局部的再生过程。炎症是再生过程中的一个关键调控因素，适当的炎症反应有助于清除损伤并启动再生过程。然而，过度或持续的炎症可能导致组织损伤恶化。抗炎药物通过抑制过度的炎症反应，保护组织，并为再生提供有利环境。如骨关节炎使关节内滑液成分及营养物质改变、炎性介质增加，关节结构破坏，增加细菌感染等。采用针对这些不利因素的药物治疗，如使用阿仑磷酸钠可抑制关节内基质金属蛋白酶 13 及 IL-1β 活性，从而改善局部微环境，有利于内源性或外源性再生机制发挥作用，为再生修复创造良好条件。

思考题

答案解析

1. 试比较有丝分裂与减数分裂的异同点。
2. 细胞周期同步化有哪些方法？比较其优缺点。
3. 何为细胞周期检验点？通常有哪些细胞周期检验点？有何意义？
4. 细胞周期的调控方式有哪些？是如何调控的？
5. 比较肿瘤细胞与正常细胞的细胞周期异同点。
6. 请简述肿瘤细胞周期调控异常的原因。
7. 从基因调控的角度阐述关键基因在细胞周期中的功能。
8. 简述病毒如何利用宿主细胞的分子机制来实现自身增殖。
9. 简述利用细胞周期标记分子研究药物作用机制的原理。

（宋　明　谢建平）

书网融合……

微课　　　　　本章小结

第十一章　细胞分化 微课

学习目标

1. 通过本章学习，掌握细胞分化、干细胞、分化潜能的概念、特点；熟悉影响早期胚胎细胞决定的因素和细胞分化的影响因素，细胞分化异常与细胞癌变关系，肿瘤细胞的分化特征，肿瘤干细胞与肿瘤发生；了解干细胞与医药。

2. 具有应用细胞分化、干细胞、分化潜能等知识的能力。

3. 养成科学思维方式。

PPT

第一节　概　述

一、细胞分化的概念

多细胞高等生物的个体由不同的组织和器官组成，各种组织、器官由不同形态与功能的细胞组成。细胞分化是多细胞生物体发育的基础和核心。人体至少由200种不同类型的细胞构成不同的组织、器官和系统。一个有机体的形成是通过细胞增殖和细胞分化这两种有联系的变化形式来实现的。

（一）细胞分化的基本概念

多细胞高等生物体的所有不同类型的细胞都是由受精卵发育而成的，这种由一种细胞增殖产生的后代，在形态结构和生理功能上发生稳定性的差异的过程，称为细胞分化（cellular differentiation）。细胞分化不仅发生在胚胎发育中，而且贯穿生物体的整个生命过程，以补充衰老、死亡、损伤的细胞。

细胞分化是发育生物学（developmental biology）的一个核心问题。随着多细胞生物体的演化，构成机体的细胞数量增多，细胞分化程度呈现出越来越复杂的趋势。例如，某些低等生物只有两种细胞的区别，而高等生物则由若干种不同的细胞组成（表11－1）。细胞分化的结果是在空间上、时间上出现可识别的形态和功能的差异，是多细胞生物个体形态发生的基础。

表11－1　不同结构水平的生物组成细胞的数目和种类的比较

生物种类	组成细胞数目	组成细胞种类
人	6×10^{13}	200
涡虫	10^9	100
水螅	10^5	10～20
海绵	10^3	5～10
线虫	3×10^3	2
中生动物	$n\times10$	2
团藻	10^2	2

（二）动物和人类胚胎的三胚层细胞的分化走向

受精卵经卵裂、桑椹胚形成胚泡后，桑椹胚进一步发育，形成一个中空的细胞球，这个具有空腔的

胚胎叫囊胚。在囊胚细胞迁移、囊胚不断向内凹陷的过程中，胚胎细胞迅速增长分化为由外胚层（ecto-
derm）、中胚层（mesoderm）、内胚层（endoderm）组成的原肠胚，内胚层中间的空间称为原肠腔。一
般说来，外胚层形成表皮和神经组织，内胚层发育成肝、胰等腺体，以及呼吸道、消化道的上皮，中胚
层发育成骨骼、肌肉、循环、排泄、生殖系统等（图 11 – 1）。

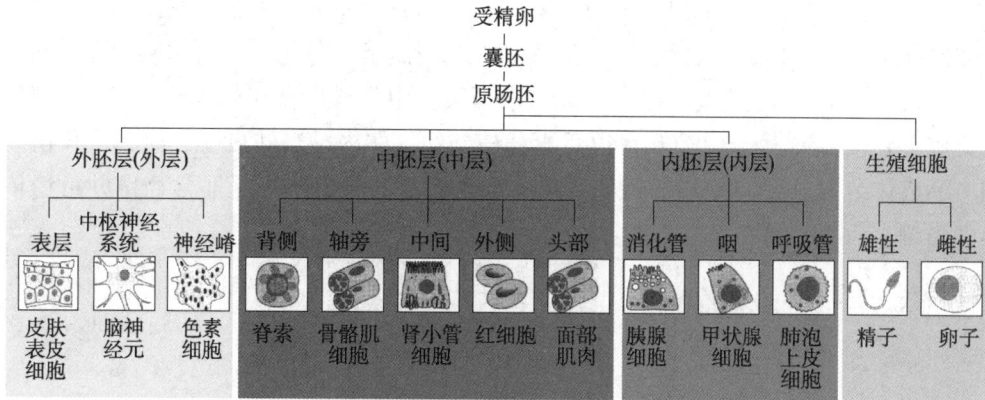

图 11 – 1　脊椎动物细胞分化示意图

（三）细胞决定

在胚胎三胚层期，虽然在形态上没有可见的差异，但各胚层在分化潜能上开始出现一定的局限性，
只趋向于发育为本胚层的组织器官，细胞已经具备按特定的方向分化，最终形成一定表型的细胞的能
力，这种细胞在形态、结构与功能等分化特征未出现以前就已决定了细胞分化命运的发育选择，称为细
胞决定（cell determination）。胚胎发育过程中，逐渐由全能细胞发育为较局限的多能细胞，最后成为稳
定的单能细胞的趋向，是分化的普遍规律。细胞决定可看为分化潜能逐渐限制的过程，细胞决定先于细
胞分化。例如在两栖类，把神经胚早期的体节从正常部位移植到同一胚胎的腹部将改变移植体节的分化
方向，不分化形成肌肉而形成肾管及红细胞等，这表明神经胚早期的体节未完成细胞决定，移植可以改
变其分化方向；但在神经胚晚期移植体节，就不能改变体节分化的方向（图 11 –2），这表明此时期的
移植体节已经完成了细胞决定。

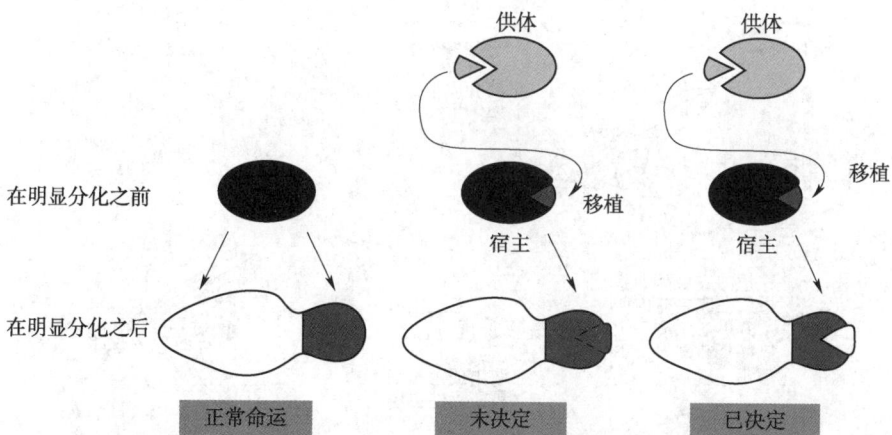

图 11 –2　细胞决定实验示意图

现认为影响细胞决定的有两方面的因素：①卵细胞的极性与早期胚胎细胞的不对称分裂。细胞的不
对称分裂是指卵细胞中某些物质，例如某些 mRNA，并非均匀分布，而是位于特定位置，在细胞分裂时
这些物质不均匀地分配到子细胞中，造成两个子细胞命运的差异，因此卵细胞质的极性能影响子细胞的

分化命运。例如高等脊椎动物卵中的生殖质，在卵裂开始时就不均等地分配到不同的卵裂球中，有生殖质的卵裂球将发育成原生殖细胞，无生殖质的卵裂球就发育成成体细胞。②发育早期细胞间的相互作用。一个细胞的命运受到相邻细胞的影响，例如囊胚中的内细胞团可以分化为胚体结构，而位于外层的滋养层细胞则分化为胎膜成分，细胞间的相互作用会影响细胞内某些基因的表达。

细胞决定一般是稳定的，甚至能维持很多代，果蝇成虫盘细胞的移植实验就是一个典型的例子。成虫盘是幼虫体内处于未分化状态的细胞团，变态后由成虫盘进行了分化，产生相应的腿、翅、触角等成体的不同结构（图 11 - 3）。将成虫盘移植到成虫果蝇腹腔中，成虫盘可以保持未分化状态不断增殖，即使在果蝇腹腔中移植多次，经历 1800 代以后再移植到幼虫体内，当幼虫变态时，被移植的成虫盘仍能发育成相应的成体结构（图 11 - 4），说明果蝇成虫盘细胞的决定状态是非常稳定并可遗传的，并不受增殖代数的影响。

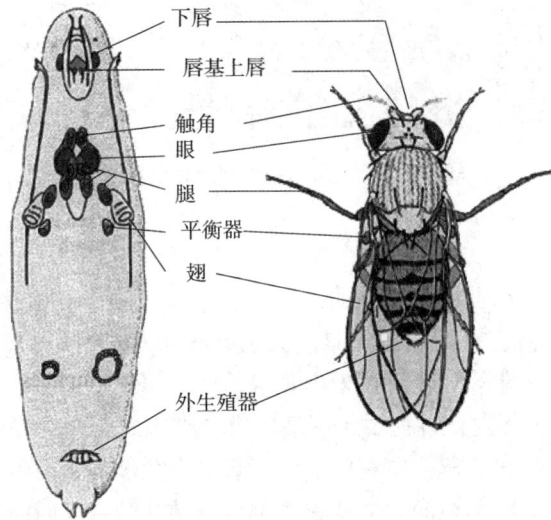

图 11 - 3　果蝇成虫盘的定位和发育的命运

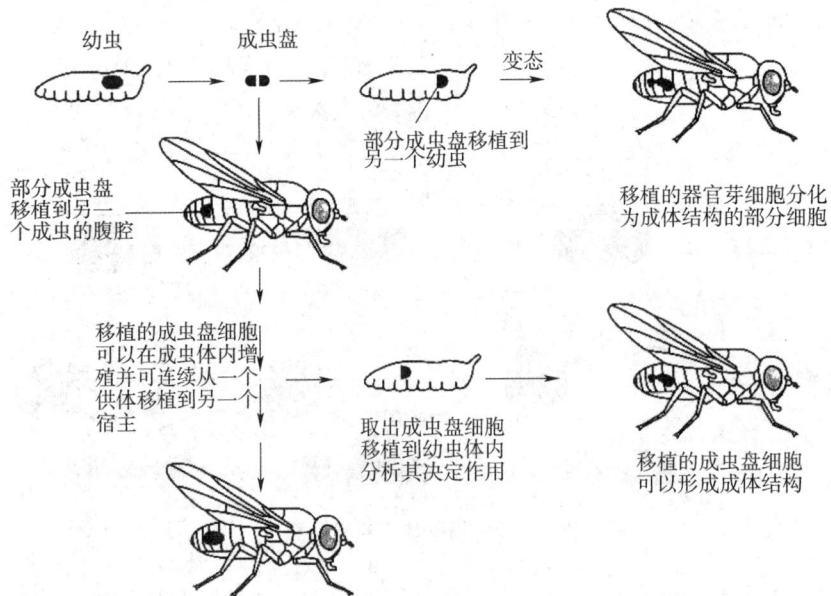

图 11 - 4　果蝇成虫盘移植实验

细胞功能决定分化的早晚，因动物及组织的不同而有差异，但一般情况下都是渐进的过程。

　　细胞决定从本质上讲，是发育阶段特异基因表达的结果。以成肌细胞的决定为例，哺乳类骨骼肌细胞的分化经历三个阶段。首先是神经管及侧面外胚层周围组织发出特异性细胞外信号，使体节中部间充质细胞获得决定，发育为成肌细胞（myoblast）并激活细胞内与肌细胞分化发育进程有关的因子。例如，MyoD（myoblast determination）家族蛋白，包括 MyoD、Myf5、Myogenin 及 Mrf4，都是转录调控因子，统称为肌肉调节因子（muscle regulatory factor，MRF）。MRF 形成同源二聚体，与 DNA 亲和力低，但是，E2A 蛋白与 MRF 结合成异源二聚体，则与 DNA 亲和力大大增加。如果 MRF/E2A 异源二聚体与肌肉增强子结合因子（muscle enhancer binding factor，MEF）结合，能加强 MEF 对肌细胞分化的决定作用。在这一阶段，外部信号使体节中一部分细胞选择性表达 MyoD 和 myf5，使细胞处于决定状态。第二阶段，成肌细胞保持增殖能力，其中部分细胞迁移至肢芽，被决定的成肌细胞在 Myogenin、MEF 等因子的作用下分化为肌细胞。第三阶段，肌细胞融合成多核的合胞体（syncytium），称为肌管（myotube），最终分化为骨骼肌细胞（图 11 – 5）。

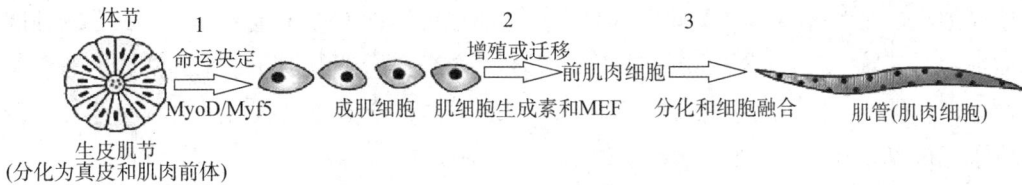

图 11 – 5　脊椎动物骨骼肌细胞分化机制

（四）转决定

　　在认识到细胞决定的同时，人们也在果蝇研究中发现了某种突变体或培养的成虫盘细胞中有时会出现不按已决定的分化类型发育，而生长出不相应的成体结构，发生了转决定（transdetermination）的情况。转决定同基因突变不同，它不是单一细胞而是一群细胞发生变化。转决定的细胞可以回复到决定的原初状态，但更多的是分化成表型上的突变体，形成其他类型的结构，如触角成虫盘细胞发育成翅或腿等。转决定的分子机制是目前生命科学的研究热点。

二、细胞分化的特点

（一）细胞分化的普遍性和持久性

　　细胞分化是生物界中十分普遍的一种生命现象，是生物个体发育的基础。所有高等动物都由同一来源的受精卵发育而成。具有相同遗传组成的细胞，通过细胞分化，选择性地表达不同的基因，产生不同的蛋白质、执行不同功能，共同参与构成一个复杂的个体。

　　细胞分化贯穿生物体整个生命进程中，对于动物体而言，细胞分化始于原肠胚形成之后，并贯穿个体发育的整个过程，但以胚胎期最为典型。在胚胎发育过程中，细胞分化与形态发生（morphogenesis）是相互联系在一起的，后者是指通过细胞的增殖、分化和行为（如黏附、迁移、凋亡）塑造组织、器官和个体形态的过程。在出生后仍然存在着细胞分化，成年有机体需要有一系列分化成熟的细胞来执行成年身体的各种特殊功能，保持各种类型细胞的细胞数量以维持机体正常功能，所以细胞分化发生于生物体的整个生命过程。

（二）细胞分化的稳定性

　　在正常的生理条件下，已分化为特异的、稳定类型的细胞一般不能逆转到未分化状态或者成为其他类型的分化细胞，直到死亡，表现出高度的稳定性。例如，造血干细胞分化形成的红细胞一直为红细胞，直至衰老、死亡。细胞分化的稳定性同样表现在离体培养的细胞，例如，一个离体培养的皮肤上皮细胞保持为上皮而不转变为其他类型的细胞；黑色素细胞体外培养 30 多代仍能合成黑色素。正常情况下，细胞分化是稳定、不可逆的。一旦细胞受到某种刺激发生变化，开始向某一方向分化后，即使引起变化的刺激不再存在，分化仍能进行，并可通过细胞分裂不断继续下去。

（三）细胞分化的可塑性

细胞分化的可塑性（plasticity）是指已分化细胞在特殊条件下重新进入未分化状态或转分化为另一种类型细胞的现象。细胞分化的可塑性是当前生物医学研究的热点。

1. 转分化　由一种分化状态的细胞转变成为另一种分化状态的细胞的现象称为转分化（transdifferentiation）。转分化的特点是细胞发生了形态、表型及功能的改变，即一种细胞失去其原有的细胞表型和特征，获得新的表型和功能，转化为另一种分化细胞以适应新环境的需要。

在高度分化的动物细胞中可见到这种现象。如受伤的水母在器官修复过程中，横纹肌细胞经转分化可形成神经细胞、平滑肌细胞、上皮细胞，甚至可形成刺细胞。分化程度低的神经干细胞也可形成骨髓细胞和淋巴样细胞。在大鼠胆管结扎实验中发现，肝细胞可发挥兼性干细胞功能，30 天后肝细胞转化为胆管上皮细胞，其新生小管道数量是原来的 36 倍，可修复部分胆管损伤带来的功能缺陷。

在正常生理条件下，体积较小的嗜铬细胞源于神经嵴并且分泌肾上腺素进血。在体外培养条件下，加入糖皮质激素可以维持嗜铬细胞的表型，但当去除甾体激素并在培养基中加入神经生长因子之后，嗜铬细胞转化成交感神经元，这些神经元比嗜铬细胞大，并带有树突样和轴突样突起，并且分泌去甲肾上腺素而不是分泌肾上腺素（图 11－6）。

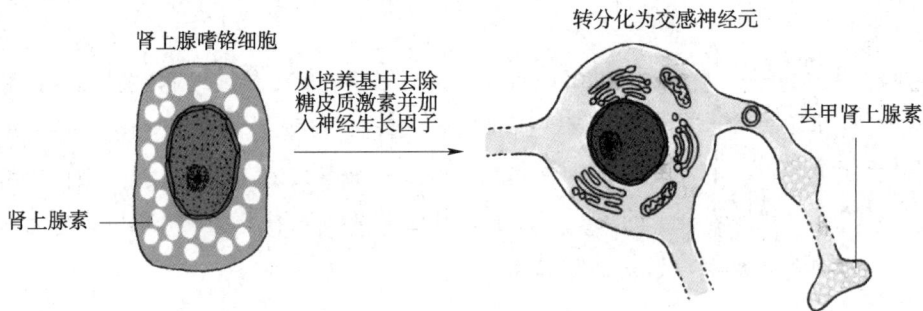

图 11－6　细胞转分化示意图

2. 去分化　在特定情况下，分化细胞失去原有的结构和功能转变为未分化细胞的过程称为去分化（dedifferentiation）。正常情况下，细胞分化是稳定、不可逆的。1962 年，约翰·戈登彻底改变了这一观点，他将分化成熟的蛙肠上皮细胞的细胞核植入了无核卵子，这个卵子发育成了一个功能健全的蝌蚪。高度分化的植物细胞可以失去分化特性，重新进入未分化状态，成为具有发育成完整植株能力的全能性细胞，这种过程可以在实验室培养条件中完成，也可以在营养体繁殖过程中出现。植物去分化细胞成为薄壁细胞，称为愈伤组织（callus）。

去分化后得到的未分化细胞进一步分化形成其他类型的分化细胞，这个过程就是再分化（redifferentiation）。去分化和再分化是生物再生过程中常见的现象。蝾螈的附肢部分切除后可以再生，在再生过程中，体细胞去分化形成胚芽细胞，通过再分化形成再生所需的各类分化细胞，以重建新的骨骼、肌肉与神经等组织。

（四）细胞分化的时空性

一种细胞在不同的发育阶段可以有不同的形态和功能，这是时间上的分化。在多细胞生物中，同一细胞的后代由于所处的位置不同，微环境也有一定的差异，表现出不同的形态和功能，这是空间上的分化。从基因表达角度看，细胞分化是基因选择性表达的结果，这种表达具有时空特征，即各种不同类型的细胞，其特异性基因在生物体（包括其胚胎）内的一定部位和一定时间内才表达。那么在什么条件下、何种信号、通过什么途径和方式启动特异性基因的表达是细胞分化研究的核心问题，也是细胞分化研究的热点。

三、细胞的分化潜能

细胞的分化潜能随个体发育进程而逐渐变窄，根据细胞的分化能力，可分为全能性细胞、多能性细胞和单能性细胞。

（一）全能性细胞

一个细胞在一定条件下具有发育成完整个体的潜能，称为细胞的全能性（totipotency）。具有这种潜能的细胞称为全能性细胞。这种细胞能分化为这个生物体内任何一种类型的细胞。

多细胞有机体开始于一个受精卵，从受精卵衍生出整个机体的各种组织器官，因此，受精卵的分化潜能具有全能性。受精卵经过卵裂，细胞数量增多，从受精卵到16细胞前的阶段，细胞基本是全能性的。从囊胚开始，细胞出现分化。例如，哺乳类囊胚开始分化成为两种类型的细胞，一种是滋养层细胞，另一种是内细胞团。前者将来发育成为胚胎附属结构，而内细胞团将发育成为个体。

（二）多能性细胞

动物在原肠胚阶段形成了三胚层，在后续的胚胎发育过程中，随着细胞空间关系和微环境的改变，各胚层在分化潜能上开始出现一定的局限性，倾向于发育成本胚层的组织器官。外胚层只能发育成为神经、表皮等，中胚层只能发育成为肌肉、骨等，内胚层只能发育成为消化道及肺的上皮等。三胚层细胞的分化潜能虽然局限，但仍具有发育成多种类型细胞的能力，这种细胞称为多能性细胞（pluripotent cell）。成体的许多组织中都保留了一部分未分化的细胞，一旦需要，这些细胞便进行细胞分裂，经过分化产生新的子细胞。组织中这部分未分化的细胞称为成体干细胞（adult stem cell）。成体干细胞能满足特定组织、器官对细胞更替的需要，例如在骨髓中有造血干细胞。

（三）单能性细胞

单能性细胞（unipotent cell）是指只能分化形成某种特定类型终末分化细胞的细胞。在个体发育过程中，从具有全能性的受精卵逐渐形成多能性细胞，进而形成单能性细胞，细胞的分化潜能逐渐收窄。这种分化能力逐渐降低的趋向，是胚胎发育过程中的一个普遍规律。常见的单能性细胞有精原干细胞、皮肤干细胞。

知识拓展

细胞核的"全能型"

绝大部分分化的特化细胞，都保留有全套基因组（马蛔虫、哺乳动物成熟的红细胞等无全套基因组），并在特殊条件下可表现出全能性——细胞核全能性。

2006年，日本的山中伸弥（Shinya Yamanaka）证实，给一个分化成熟的细胞注入一组转录因子即可让分化细胞恢复多能状态。通过这种程序得出的细胞被称为诱导多能干细胞（induced pluripotent stem cells, iPSC）。说明通常状况下非常稳定的分化成熟状态可以被打破，并且这种状态隐藏着恢复多能状态的潜能。来自格拉斯通研究所（Gladstone Institutes）的研究人员，用特殊分子和重编程因子的混合物处理小鼠皮肤成纤维细胞，将其去分化为内胚层样细胞，最终再分化为能分泌胰岛素的胰腺细胞，为1型糖尿病的治疗提供了新的思路和希望。

第二节　细胞分化的分子基础

一、细胞分化的本质是基因选择性表达

多细胞生物在个体发育过程中，细胞分化使同一来源的细胞产生形态结构、生化特性、生理功能上的差异。通过细胞分化，具有相同遗传组成的细胞选择性地表达不同的基因，产生不同的基因表达产物、执行不同的功能，共同参与构成一个复杂的细胞社会——个体。

细胞内基因可分为两类：一类是管家基因（house - keeping gene），这是维持细胞基本生命活动必需的基因，在各类细胞中都表达。例如，核糖体蛋白、细胞骨架蛋白、染色质组蛋白、膜转运蛋白、糖酵解酶的基因等。另一类为组织特异性基因（tissue - specific gene），也叫奢侈基因（luxury gene），这类基因编码细胞特异蛋白质，对细胞的生存无直接影响，但在细胞分化、决定细胞特异性方面起着重要作用，不同的组织特异性基因的选择性表达赋予了分化细胞的不同特征。因此，基因调控是细胞分化的核心问题。水晶体细胞的晶体蛋白、红细胞的血红蛋白、表皮细胞的角蛋白、肌肉细胞的肌球蛋白等的基因就属于组织特异性基因。这些组织特异性蛋白质的合成是通过细胞内组织特异性基因在一定的时期的选择性表达实现的。

随着 DNA 芯片技术的发展以及检测的细胞类型的增多，人们发现管家基因可能仅占基因总数的很少一部分（估计不超过 3%），组织特异性基因占基因总数的绝大部分。

二、细胞分化的基因表达调控

细胞分化中基因表达的调节控制是一个十分复杂的过程，在蛋白质合成的各个水平，从 mRNA 的转录、加工到翻译，都会有调控的机制，其中，转录调控是最主要的。在 DNA 水平也存在调控机制（如基因的丢失、重复、移位重组、修饰以及染色质结构的变化等）。不同的细胞在其发育中的基因表达的调节控制有差异；相同的细胞在其发育的各阶段中，调节控制的途径也有差异。不同的基因在发育过程中，按照时间、空间顺序启动和关闭，互相协调，对胚胎细胞的生长和分化进行调节。

目前，对细胞分化的研究，已经从单纯形态学的研究，进入到细胞及分子层次。从分子层次来看，分化细胞之所以能合成特异的蛋白质，就是由于细胞核内的基因组有选择地表达，这是细胞分化的基础。只有了解细胞中的基因调控机制，才能从分子层次上解释细胞的分化。

由受精卵发育而来的不同分化类型细胞中，基因表达特性差异很大，某个基因在一种细胞中表达，在另一种细胞中而不表达，是什么因素在调控分化细胞中的组织特异性基因表达呢？细胞分化的调控可以发生在转录、翻译以及蛋白活性修饰等不同水平。研究证明，细胞分化的基因表达调控主要发生在转录水平。

（一）特异性转录因子调控特定基因的转录

转录因子分为通用转录因子与组织特异性转录因子两大类。通用转录因子在许多细胞类型中均存在，为大量基因转录所需要。组织特异性转录因子仅参与组织特异性基因的转录，常存在于特异的细胞中。红细胞中表达血红蛋白所需要的 EF - Ⅰ因子、骨骼肌细胞中表达肌球蛋白所需要的 MyoD Ⅰ因子、胰岛中表达胰岛素所需要的 IsI - Ⅰ因子等就属于组织特异性转录因子。这些组织特异性转录因子与奢侈基因的调控区相互作用来调控奢侈基因的表达。

（二）活性染色质区调控特异性蛋白基因的表达

活性染色质结构的特异调控区在细胞特异性蛋白表达过程中的作用，在红细胞中血红蛋白的表达和

形成过程中有较深入的研究。血红蛋白的形成以及运输氧气功能的行使是红细胞分化的主要特征。对脊椎动物不同发育阶段基因表达变化研究较多的是珠蛋白基因（globin gene）。珠蛋白基因分为 α 和 β 两种类型，人类 β – 珠蛋白基因家族位于 11 号染色体短臂，α – 珠蛋白基因位于 16 号染色体上。它们分别编码 7 种不同的多肽链：2 种 α 肽链（ζ、α），5 种 β 肽链（ε、$^G\gamma$、$^A\gamma$、δ、β）。各类肽链的氨基酸顺序同源性很高，例如，β 与 δ 和 β 与 γ 分别有 90% 和 80% 以上的氨基酸序列相同。位于 11 号染色体短臂的人类 β – 珠蛋白基因家族的 5 个基因（图 11 – 7）：ε、$^G\gamma$、$^A\gamma$、δ 和 β 基因按 5′ 至 3′ 方向依次排列，全长约 80kb，每种珠蛋白基因均含有 3 个外显子和 2 个内含子。这些基因在不同的发育时期表达：ε 基因在早期胚胎的卵黄囊中表达；$^G\gamma$ 和 $^A\gamma$ 基因在胎儿肝脏中表达；δ 和 β 基因在成人骨髓红细胞前体细胞中表达。所有这些基因的蛋白产物都与 α – 珠蛋白基因编码的 α – 珠蛋白结合。因此，在人体发育的各个阶段，分别形成不同的血红蛋白组成。在胚胎发育早期，首先是 ζ 和 ε 基因开始在卵黄囊的血岛中表达，几乎同时或随后 α 基因开始表达，构成早期胚胎型血红蛋白 $\zeta_2\varepsilon_2$、$\alpha_2\varepsilon_2$。发育到第 2 个月，ζ 和 ε 基因开始关闭，α 和 γ 表达量增加，形成胎儿型血红蛋白 $\alpha_2\gamma_2$。到妊娠第 3 个月，β 和 δ 基因开始表达，到妊娠末期，γ 基因活性逐渐下降，成年型 β 基因活性渐次上升，到出生后这一转变加快，胎儿型血红蛋白 $\alpha_2\gamma_2$，被成体型 $\alpha_2\beta_2$ 替代，出生 12～18 周以后，主要是 α 和 β 基因表达（图 11 – 8），故成体中 $\alpha_2\beta_2$ 占 97%，$\alpha_2\delta_2$ 约占 2%，$\alpha_2\gamma_2$ 仅为 1%。胎儿型与成体型血红蛋白在生理功能上有所不同，前者对氧的亲和力更强。

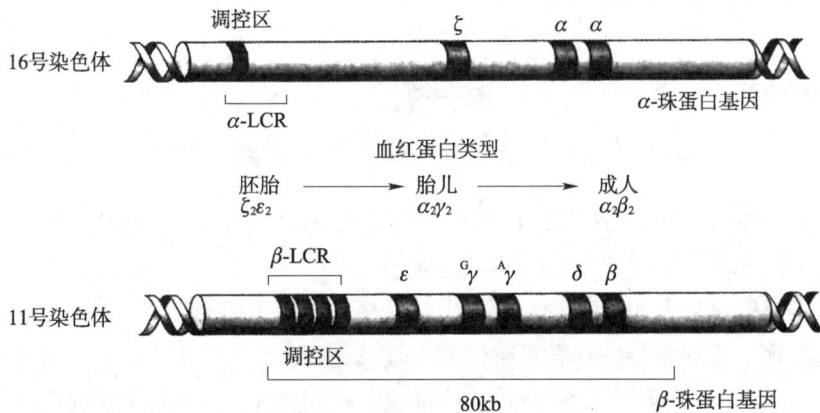

图 11 – 7　人珠蛋白基因

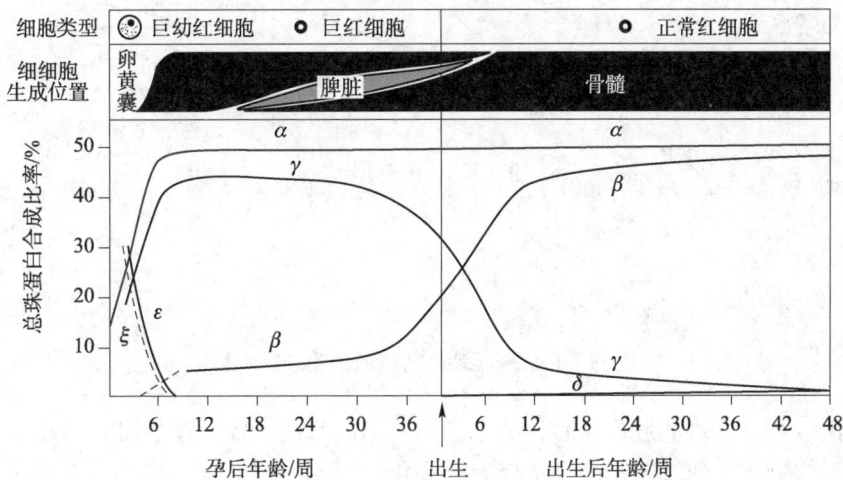

图 11 – 8　人体发育过程中血红蛋白的差异表达过程

研究发现，在个体发育过程中，不同的 β 蛋白基因打开与关闭与在 ε 基因上游 10kb 以上有一段调控区有关，这一调控区称为座位控制区域（locus control region，LCR），该区域含有 4 个 DNA 酶 I 超敏感位点，它们对珠蛋白基因具有特异作用。不同类型的哺乳动物 LCR 有高度同源性，而且空间分布也有高度保守性，有可能它们在进化过程中来着同一祖先，稳定地存在于红系组织中。研究发现，LCR 可使任何与它相连的 β - 珠蛋白家族基因呈高水平表达，即使 β - 珠蛋白基因本身距离它约 50kb，LCR 也能指导转基因小鼠中整个 β - 珠蛋白基因簇的顺序表达。研究认为，LCR 和珠蛋白基因启动子之间的 DNA 呈袢环状，结合到 LCR 的蛋白就比较容易与结合到珠蛋白基因启动子上的蛋白发生相互作用。例如，在胚胎的卵黄囊细胞中，LCR 将与 ε 基因的启动子相互作用；在胎肝中这与两个 γ 基因启动子相互作用；最后在骨髓来源的红细胞中与 β 基因启动子相互作用（图 11 - 9）。表现出组织特异性基因在时空上差异表达的调控。如果 LCR 突变或缺失，会导致贫血症。

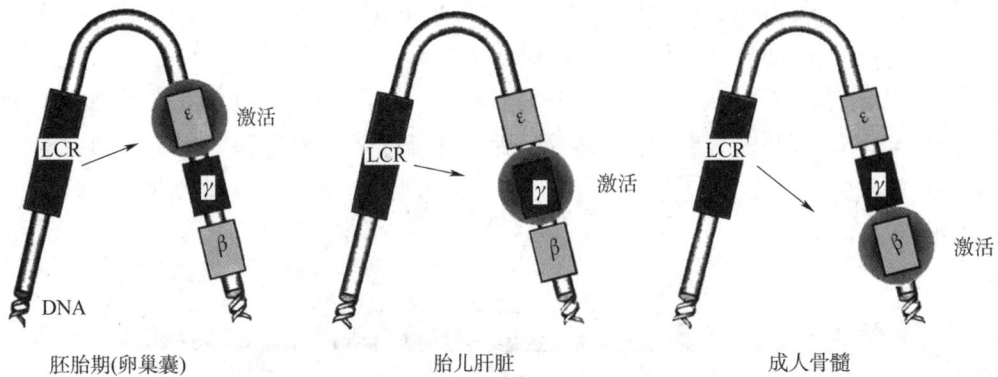

图 11 - 9　LCR 控制的 β - 珠蛋白基因活化的可能机制

在胚胎发育过程中，基因组的基因严格按照时空顺序相继活化，这一现象称为基因的差别表达（differential expression）或顺序表达（sequential expression）。

动物的胚胎发育从受精卵开始，在整个过程中，严格按照特定的时间、空间顺序，基因选择性地表达，表现出时空性顺序、组织特异性和发育阶段专一性的特点。

在哺乳动物的成肌细胞向肌细胞分化过程中，*myoD* 基因起重要作用。*myoD* 在肌前体细胞和肌细胞中表达，它的表达将引起级联反应，包括 *mrf*4、*myogenin* 基因的顺序活化，导致细胞分化（图 11 -10）。

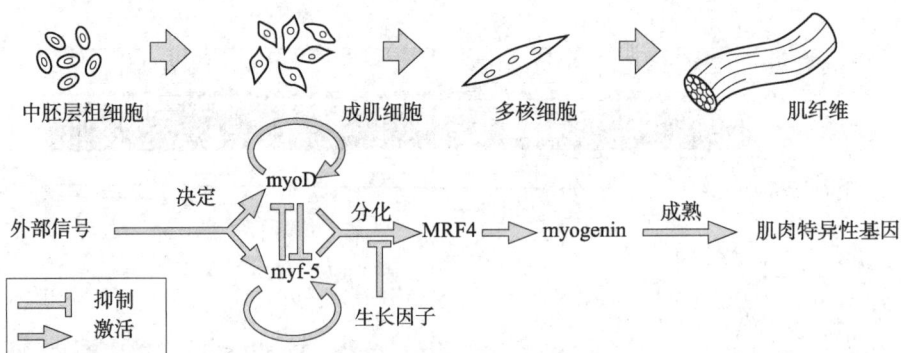

图 11 -10　脊椎动物骨骼肌细胞分化机制

对于肌细胞的发育，在原肠胚形成时，整个胚胎各细胞都能合成肌球蛋白，但在原肠胚以后，随着细胞分化形成组织、器官，肌球蛋白的合成便发生变化，仅在心区的细胞表达，而其他部位的细胞则不表达。在较晚期，随着肌肉收缩纤维的形成，肌细胞便增强了肌球蛋白的合成。事实上，分化细胞基因组中 90% 以上的基因处于沉默状态，只有少部分基因表达。

（三）染色质成分的化学修饰调控基因的表达

1. DNA 甲基化调控细胞分化基因的表达　真核生物基因组中存在广泛的甲基化。真核生物 DNA 中，2% ~ 7% 的胞嘧啶（C）存在甲基化修饰。DNA 甲基化是由 DNA 甲基转移酶催化 S - 腺苷甲硫氨酸 作为甲基供体，将胞嘧啶转变为 S - 甲基胞嘧啶（mC）的反应。CpG 二核苷酸是最主要的甲基化位点。 它在基因组中呈不均匀分布并广泛存在。基因启动子区的 CpG 岛在正常状态下一般是非甲基化的，当 其发生甲基化时，常导致基因转录沉默。

组织特异性表达基因在特定组织中保持非甲基化或低甲基化状态，而在其他组织中呈甲基化状态。 例如，在人类红细胞发育中，与珠蛋白合成有关的 DNA 几乎无甲基化，而在其他不合成珠蛋白的细胞 中，相应的 DNA 部位则高度甲基化。在胚胎卵黄囊中，ε - 珠蛋白基因的启动子未发生甲基化，而 γ - 珠蛋白基因启动子则甲基化，因此在该时期 ε - 珠蛋白基因表达，而 γ - 珠蛋白的基因关闭（图 11 - 11）。在胎儿肝细胞中，γ - 珠蛋白的基因没有甲基化，但在成体肝细胞中这一基因则被甲基化。

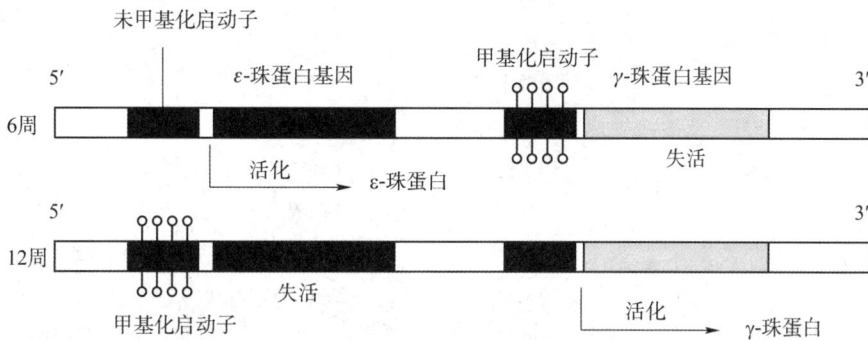

图 11 - 11　人类胚胎红细胞中珠蛋白基因的甲基化

2. 组蛋白的化学修饰调控转录因子与基因表达调控区的结合　组蛋白是真核生物染色体的结构蛋白，是一类小分子碱性蛋白质，富含带正电荷的碱性氨基酸，能够同 DNA 中带负电荷的磷酸基团相互作用。改变组蛋白的修饰状态，可以使 DNA 和组蛋白的结合变松，促进相关基因表达，因此组蛋白不仅是重要的染色体结构维持单位，也是基因表达的调控因子。

组蛋白修饰主要以共价键形式发生，包括组蛋白的乙酰化、甲基化、磷酸化、泛素化、ADP 核糖基化等等，这些修饰都会影响基因的转录活性。

（1）组蛋白甲基化　是由组蛋白甲基化转移酶（Histone methyltransferase，HMT）催化完成的。甲基化可发生在组蛋白的赖氨酸和精氨酸残基上，赖氨酸残基能够发生单、双、三甲基化，精氨酸残基能够单、双甲基化，这些不同程度的甲基化极大地增加了组蛋白修饰和调节基因表达的复杂性。组蛋白精氨酸甲基化是一种相对动态的标记，精氨酸甲基化与基因激活相关，而 H_3 和 H_4 精氨酸的甲基化丢失与基因沉默相关。赖氨酸甲基化是基因表达调控中一种较为稳定的标记。例如，H_3 第 4 位的赖氨酸残基甲基化与基因激活相关，而第 9 位和第 27 位赖氨酸甲基化与基因沉默相关。甲基化数与基因沉默和激活的程度相关。

（2）组蛋白乙酰化　是由组蛋白乙酰转移酶和组蛋白去乙酰化酶协调进行，主要发生在 H_3、H_4 的 N 端比较保守的赖氨酸残基上。组蛋白乙酰化呈多样性，核小体上有多个位点可以乙酰化，但特定基因部位的组蛋白乙酰化和去乙酰化是以一种非随机的、位置特异的方式进行。乙酰化可能通过对组蛋白电荷以及相互作用蛋白的影响，来调节基因转录。高乙酰化与激活基因表达有关，低乙酰化与抑制基因表达有关。通过组蛋白的乙酰化与去乙酰化，会使与组蛋白结合的基因表达受到精确的调控。

（3）组蛋白的磷酸化与泛素化　组蛋白的磷酸化是通过改变组蛋白的电荷、修饰组蛋白的结合表面，在基因转录过程中起调控作用（表 11-2）。

组蛋白泛素化后可激活或抑制转录（表 11-3）。两个明显的泛素化位点是 H_2A Lys119 和 H_2B Lys120，H_2A Lys119 残基泛素化会导致基因沉默，而 H_2B Lys120 残基泛素化则会导致转录激活。此外，H_2B 的泛素化可以影响 H_3-Lys4 和 H_3-Lys 79 的甲基化，各种修饰间也存在着相互的关联。

表 11-2　常见组蛋白的修饰与功能

组蛋白	修饰位点	修饰类型	蛋白复合体	主要功能
H_2A	S1	磷酸化	MSK1	抑制基因转录
	K5	乙酰化	P^{300}	激活基因转录
	K119	泛素化	hPRC1L	参与 polycomb 沉默
H_2B	K5	乙酰化	P^{300}	激活基因转录
	K12	乙酰化	P^{300}	激活基因转录
	S14	磷酸化	Mst1	细胞凋亡、DNA 修复
	K15	乙酰化	P^{300}	激活基因转录
	K20	乙酰化	P^{300}	激活基因转录
	S33	磷酸化	TAF1	细胞周期推进和发育
	K123	泛素化	Ubc2	调节 H3K4 甲基化
H_3	R2	甲基化	CARM1	
	T3	磷酸化	Haspin	细胞分裂染色体排列
	K4	甲基化	Sct1/M1L/Ash1	激活基因转录
	R8	甲基化	PRMT5	调节细胞生长和增生
	K9	甲基化	SUv39h1/2	激活基因转录
	S10	磷酸化	RSK2/MSK1	激活基因转录
	T11	磷酸化	D1K/ZIP	激活基因转录
	K14	乙酰化	P^{300}/PCAF	激活基因转录
	R17	甲基化	CARM	激活基因转录
	K18	乙酰化	P^{300}	激活基因转录
	K23	乙酰化	P^{300}	激活基因转录
	K27	甲基化	Ecd-E2h2	X 染色体失活
	S28	磷酸化	Aurora/PKA	细胞分裂、细胞凋亡
	K36	甲基化	NSD1	激活基因转录
	K79	甲基化	Dot1L/Dot1p	端粒沉默
$H4$	S1	磷酸化	CK11	DNA 损伤修复
	R3	甲基化	PRMT1/PRMT5	活化染色质
	K5	乙酰化	P^{300}	激活基因转录
	K8	乙酰化	P^{300}/PCAF	激活基因转录
	K12	乙酰化	P^{300}	激活基因转录
	K16	乙酰化	hMOF	激活基因转录
	K20	甲基化	PR-Sct7/NSD1	基因沉默，DNA 修复

（四）组合调控引起组织特异性基因的表达

人体有 200 多种不同细胞类型，只有少量类型调控蛋白启动这些细胞分化，其机制就是组合调控（combinational control），即每种类型的细胞分化是有多种调控蛋白共同调控完成的（图 11-12）。如果调控蛋白的数量是 n，则启动分化的细胞类型最多是 2^n，例如当有 3 种调控蛋白存在，则最多可以启动 8 种不同细胞类型的分化。在启动细胞分化的各类调控蛋白组合中，有 1~2 种调控蛋白起关键作用。它们能够将不同的调控因子进行特殊的组合，调节细胞类型特异基因的表达。通过组合调控，可以用较少种类的调控蛋白实现分化形成多种不同类型的细胞。

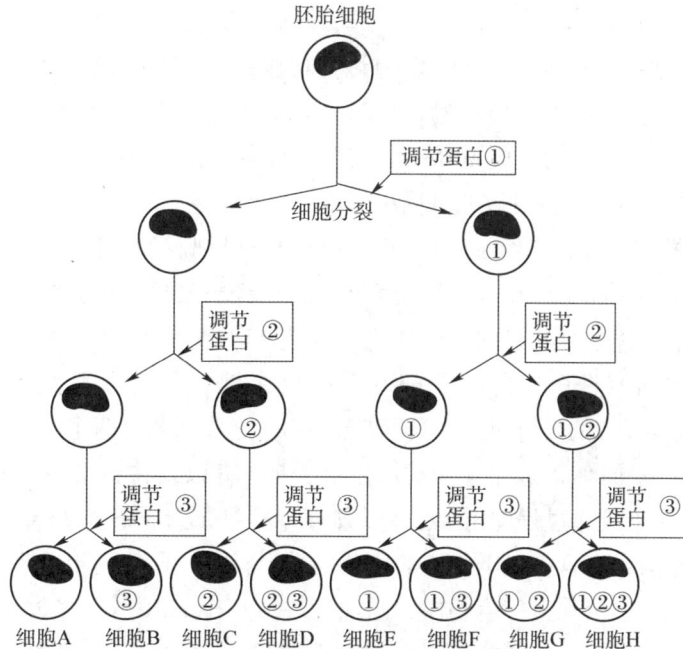

图 11–12　细胞分化过程的组合蛋白调控机制

3 种基因调节蛋白通过不同的组合可导致分化成 8 种不同类型的细胞

（五）基因组的变化与细胞分化

在一些细胞的分化过程中基因组发生了变化，如染色体丢失、基因扩增和 DNA 重排等，这些也影响了分化结果。

某些原生动物、昆虫和甲壳动物在细胞分化过程中有部分染色体丢失的现象。例如，马蛔虫的一个变种（*Ascaris equorum*），当个体发育到一定阶段时，在将要分化为体细胞的细胞中，染色体断裂，含有着丝粒的碎片在细胞分裂中保留，不具有着丝粒的碎片在分裂中丢失。在摇蚊的发育中，许多体细胞丢失了最初 40 条染色体中的 38 条；哺乳动物（除骆驼外）的红细胞以及皮肤、羽毛和毛发的角化细胞则丢失了完整的细胞核。

哺乳动物能产生 10^6 ~ 10^8 种抗体，但并不意味细胞内具有相应数量的基因。免疫球蛋白是异四聚体结构，除重链和轻链的随机组合以外，免疫球蛋白的多样性主要来源于基因的重新组合。在脊椎动物和人类免疫细胞发育过程中，B 淋巴细胞分化的本质是由于编码抗体分子的基因发生了重排（rearrangement）。抗体分子由两条重链和两条轻链组成，重链和轻链的氨基酸序列均含有一个恒定区（constant region，C）和一个可变区（variable region，V），V 区结构具有多样性，是识别和结合抗原的部位，赋予抗体分子对抗原的特异性。恒定区是由 C 基因编码，轻链可变区分别由 V、J 基因编码，重链可变区则由 V、D、J 基因编码。在 B 淋巴细胞分化过程中，胚细胞 DNA 发生重排，如轻链部分 V 基因片段、部分 J 基因片段和恒定区 C 基因连接在一起，组成编码抗体 mRNA 的 DNA 序列。重链和轻链具有数百个 V 基因片段，根据免疫应答需要可以选择性的与 C 基因组合形成多种 DNA 序列，可产生多种抗体分子。从这一点来看淋巴细胞的分化是不可逆的。

基因扩增是指细胞内特定基因的拷贝数增加的现象。例如，爪蟾在卵裂和胚胎发育过程中，卵母细胞中的核糖体 DNA（rDNA）基因大量扩增而形成大量核糖体，以供大量合成蛋白质所需；在果蝇的唾腺细胞中，由于 DNA 复制而核不分裂，很容易观察到多线染色体。

基因组的变化现象并不是细胞分化的普遍规律。

（六）小 RNA 参与调控细胞分化

小 RNA 是一类长度为 20~30 个核苷酸、具有调控功能的非编码 RNA。微 RNA 即 MicroRNA（miR-NA）就属于小 RNA，是一类内生的、长度为 20~24 个核苷酸的小 RNA。70~90 个碱基的单链 RNA 前体形成发夹结构，经 Dicer 酶加工后生成 miRNA，其在细胞内具有多种重要的调节作用。每个 miRNA 可以有多个靶基因，而几个 miRNAs 也可以调节同一个基因。

miRNA 参与了胚胎早期发育、神经发育、肌肉发育和淋巴细胞发育等。miRNA 影响生物发育的最初证据来源于对线虫（*Caenorhabditis elegans*）发育进程的研究。最早发现的两个 miRNA 即 lin4 和 let-7 在线虫幼虫的发育进程中发挥重要的时间控制作用。这些 miRNA 的基因突变能阻滞幼虫特定细胞的分化。随后对无脊椎动物的研究进一步揭示了 miRNA 广泛参与了发育的多个过程。例如，miR-61 和 miR-84 参与了线虫生殖腺开口的发育过程，这两个 miRNA 能分别调控两个基因的表达，这两个基因分别与人的原癌基因 *vav* 和 *ras* 同源。miRNA 在动物胚胎早期发育以及在各组织的发育过程中发挥着重要的作用。如缺失 miRNA 加工成熟过程中重要的酶，如 Dicer-1 或 Dger8（Drosha 的重要辅助因子），小鼠的早期发育就会受到阻滞，而且多能干细胞的增殖也受到影响，导致胚胎早期死亡。

迄今，在线虫、果蝇、小鼠和人等生物中，已经发现数百个 miRNA，多数 miRNA 具有和其他参与调控基因表达的分子一样的特征，即在不同组织、不同发育阶段中，miRNA 的表达量有显著差异。miRNA 这种在时间上和空间上差异表达模式（differential spatial and temporal expression patterns）提示，miRNA 作为参与调控基因表达的分子在细胞分化中起重要作用。

小干扰 RNA（small interfering RNA，siRNA），也称为短干扰 RNA（short interfering RNA）或沉默 RNA（silencing RNA），是一个长 20~25 个核苷酸的双链 RNA。siRNA 主要参与 RNA 干扰（RNAi）现象，以带有专一性的方式调节基因的表达。

哺乳动物的生殖细胞和干细胞中还存在一种 Piwi-interacting RNA（piRNA），长度为 29~30 个核苷酸，通过与 Piwi 亚家族蛋白结合形成 piRNA 复合物（piRC）来调控基因沉默途径。

部分已知功能的 miRNA 介绍见表 11-3。

表 11-3　部分已知功能的 miRNA

miRNA	靶基因	功能作用
Lin-4	*lin-14*，*lin-28*	线虫早期时序发育
Let-7	*lin-41*，*RAS*	线虫晚期时序发育
Lsy-6	*cog-1*	线虫神经系统发育
miR-273	*die-1*	线虫神经系统发育
bantam	*hid*	果蝇细胞凋亡
miR-14	未知	果蝇细胞凋亡及脂代谢
miR-430	未知	斑马鱼神经发育
miR-196	*hoxb8*	人 HL-60 细胞系髓系分化
miR-181	未知	小鼠 B 淋巴细胞分化
miR-375	*mtpn*	小鼠胰岛素分泌
miR-15/16	*bcl-2*	人 B 淋巴细胞慢性白血病

miRNA	靶基因	功能作用
miR – 155	未知	人弥散性大 B 淋巴瘤
miR – 17 – 92	*e2f*1	人 B 细胞淋巴瘤和肺癌
miR – 223	*nf1A*	人粒系分化
miR – 23b	*hes*1	小鼠神经分化
miR – 206	*connexin*43	鸡骨骼肌发育
miR – 125a/b	*erbb*2，*erbb*3	调节原癌基因的表达
miR – 1	未知	影响人脂肪基质细胞成肌潜能
miR – 133a	未知	人肌细胞发育
miR – 9a	*sens*	调节果蝇感官发育
miR – 122	未知	人肝癌发生
piRNA	Piwi 蛋白家族成员	生殖干细胞分化

第三节　细胞分化的影响因素

影响细胞分化的因素包括细胞内及细胞外的因素。因此，研究细胞内外因素对基因表达的调控机制，成为探索细胞分化的重要途径。

一、细胞内因素

（一）在细胞分化中细胞核起着决定作用

低等生物以及植物较易受外界环境的影响，而高等动物则因其胚胎发育的外环境以及成体发育的内环境比较恒定，所以细胞分化更多地直接由基因支配。在细胞分化过程中，细胞核起着重要的作用。基因对分化的决定作用详见第二节。

（二）细胞质中细胞分化决定因子对细胞分化的影响

细胞质能影响到细胞核的状态和遗传信息的表达。卵细胞的细胞质对胚胎发育的影响就是一个明显的例证。中国胚胎学家童第周等将金鱼囊胚期细胞的细胞核移到去核的鳑鲏鱼卵中，发现这种卵的早期卵裂进程以及胚胎的背腹性、对称性和鳑鲏鱼的一样，并且幼鱼的体形和鳑鲏鱼的幼鱼没有区别。这是因为在胚胎发育早期，细胞质中的部分成分分布具有区域性。当细胞分裂时，细胞发生不对称分裂，细胞质成分被不均等地分配到子细胞，这种不均一细胞质调控细胞核基因表达的不一致性，在一定程度上调控了细胞的早期分化。

受精卵细胞质中影响分化的最重要的成分是隐蔽 mRNA。在卵母细胞的细胞质中除了储存有营养物质和多种蛋白质外，还含有多种 mRNA，其中多数 mRNA 与蛋白质结合处于非活性状态，成为隐蔽 mRNA，不能被核糖体识别。隐蔽 mRNA 在卵细胞质中呈不均匀分布，随着受精卵早期细胞的分裂，它们随卵裂不均一地进入不同的子细胞中，开始被翻译为蛋白质，从而使细胞产生分化方向的差异。隐蔽 mRNA 的不均质性对胚胎的早期发育有很大影响，在一定程度上决定细胞的早期分化命运。

例如，果蝇的卵呈明显极性，其卵裂的特点是经历 13 次细胞核分裂，但细胞质不分裂，形成一个典型的合胞体（syncytium）。一些母体 mRNA 在果蝇卵和合胞体中的分布不均，提供了启动前后轴发育的位置信息。例如，母体效应基因 *bicoid* 编码转录因子，其 mRNA 分布在卵的前端，受精后被翻译为蛋白质，并在合胞体中扩散形成从前到后的浓度梯度（图 11 – 13）。前端高浓度的 BICOID 蛋白启动了头部发育的特异性基因的表达，而低浓度的 BICOID 蛋白则与形成胸部的特异性基因表达有关。另一个母体效应基因 *nanos* 的 mRNA 分布在卵的后端，在受精后形成从后向前的蛋白质浓度梯度，抑制 *hunchback* 基因的 mRNA 翻译，控制果蝇后部组织结构的形成。

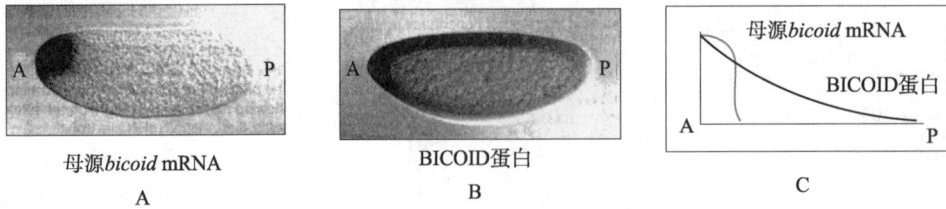

图 11 – 13　受精前后 *bicoid* 基因 mRNA 及翻译蛋白的浓度梯度分布
A. 果蝇胚胎原位杂交；B. 免疫组化；C. 受精前后浓度梯度分布

除了细胞质中隐蔽 mRNA，细胞中还有其他物质能影响细胞的分化命运。果蝇周围神经系统感觉刚毛由一个前体细胞按固定的程序不对称分裂而形成。膜相关蛋白 Numb 是细胞命运决定因子。在前体细胞有丝分裂过程中，Numb 选择性地分布于细胞的一侧，导致只有一个子细胞有 Numb。含有 Numb 蛋白的细胞则只分裂一次产生感觉神经元和鞘层细胞而不再分裂。不含 Numb 蛋白的细胞则生成支持细胞（图 11 – 14）。

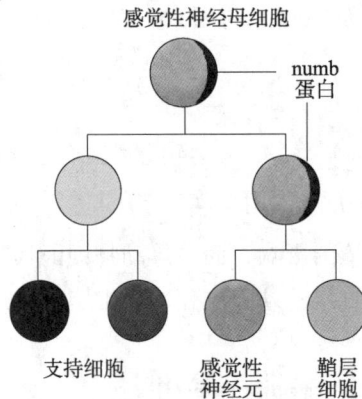

图 11 – 14　细胞质中 Numb 蛋白的不对称分布能够影响果蝇神经细胞的发育

二、影响细胞分化的细胞外因素

温度、光线等环境因素，以及细胞间的相互作用和激素等，都可影响细胞的分化。

（一）环境因素对细胞分化的影响

环境中有多种因素能影响细胞分化，包括物理的、化学的和生物的因素。非常明显的例子就是孵化温度可以决定某些爬行动物（如鳄鱼）的性别。在这些动物胚胎发育的特定时期，温度是性别分化的决定因素，在低温下和高温下分别孵化，将产生两种不同的性别。在两栖类动物中，其受精卵的背 – 腹轴决定除了取决于精子进入卵的位点之外，还和重力的影响有关。哺乳动物（包括人类）B 淋巴细胞的分化与发育依赖于外来抗原的刺激。碘缺乏将引起人甲状腺肿大、神经发育和生长发育迟缓。妊娠时感染风疹病毒可引起发育畸形，该病毒主要作用于胚胎的视觉器官和心脏，引起先天性白内障和心脏发育畸形。目前有关环境因素对细胞分化与发育的调控机制研究成为生物医学研究领域的一个热点。

（二）细胞群之间的相互作用对细胞分化的影响

胚胎发育中，随着细胞数量的不断增加，细胞分化与细胞间的相互作用越来越紧密。在原肠胚以后，三个胚层的进一步发育还有赖于细胞群之间的相互作用。

1. 胚胎诱导　动物在一定的胚胎发育时期，一部分细胞对相邻细胞产生影响使其向一定方向分化的作用称为胚胎诱导（embryonic induction），或称为分化诱导，起诱导作用的细胞或组织称为诱导者或组织者，被诱导而发生分化的细胞或组织称为反应细胞或反应组织。胚胎诱导现象最初是由 Spemann 在胚胎移植（embryonic graft）实验中发现的，他因此而获得了诺贝尔生理学或医学奖。

胚胎诱导可以发生在不同胚层之间，也可以发生在同一胚层的不同区域之间。在原肠胚晚期，中胚层首先独立分化，这一过程对邻近胚层有很强的诱导分化作用，它促进内胚层、外胚层各自向相应的组织器官分化。例如，在眼球发育过程中，中胚层脊索诱导其表面覆盖的外胚层形成神经板，发生初级诱导；神经板卷成神经管后其前端膨大进一步形成原脑，原脑两侧突出的视杯诱导其上方的外胚层形成晶状体，此为次级诱导；晶状体又诱导覆盖在其表面的外胚层形成角膜，此为三级诱导。经过进行性诱导，最后发育形成眼球（图 11 – 15）。

胚胎诱导具有严格的组织特异性和发育时空限制特性。研究表明，胚胎诱导是通过诱导组织释放旁分泌因子（paracrine factor）实现的。这些旁分泌因子以诱导组织为中心形成由近及远的浓度梯度，它们与反应组织细胞表面的受体结合，将信号传递至细胞内，通过调节反应组织细胞的基因表达而诱导其发育和分化。发育过程中常见的旁分泌因子有成纤维细胞生长因子（fibroblast growth factor, FGF）、Hedgehog 家族蛋白、Wnt 家族蛋白、TGFβ 超家族等。

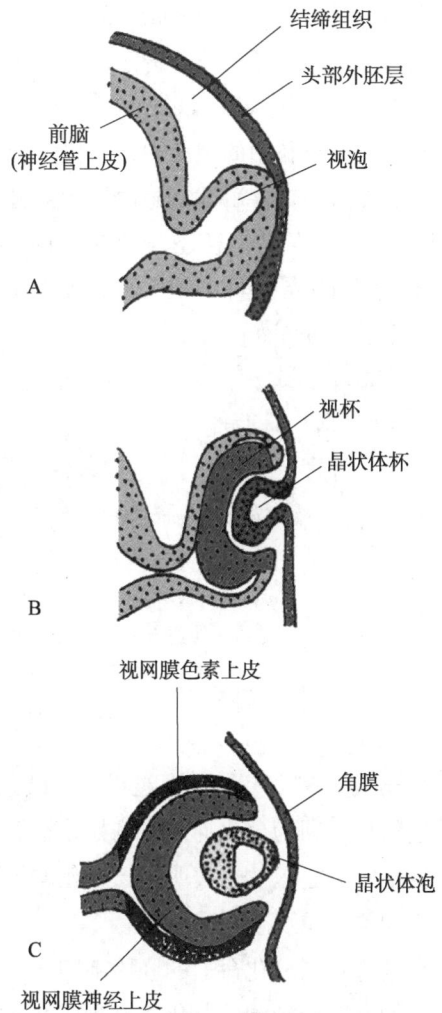

图 11 – 15　眼球发育过程中的多级诱导作用
A. 初级诱导　B. 次级诱导　C. 三级诱导

旁分泌因子是诱导蛋白，起着配体作用，与反应组织细胞表面受体结合，启动细胞内特定的信号通路。表 11 – 4 列出了胚胎发育过程中常见旁分泌因子介导的信号转导通路。

表 11 – 4　动物发育过程中常见的胚胎诱导的信号通路

信号通路	配体家族	受体家族	细胞外抑制或调节因子
受体酪氨酸激酶	EGF	EGF 受体	Argos
	FGF（Branchless）	FGF 受体 Breathless）	
	ephrins	Eph 受体	
超家族 TGFβ	TGFβ	TGFβ 受体	chordin（Sog），noggin
	BMP（Dpp）	BMP 受体	
	Nodal		
Wnt	Wnt（Wingless）	Frizzled	Dickkopf，Cerberus
Hedgehog	Hedgehog	Patched，Smoothened	
Notch	Delta	Notch	Fringe

　　研究表明，旁分泌因子在不同发育阶段及处于不同位置的胚胎细胞中的表达差异，提供了胚胎发育过程中的位置信息（positional information）。

　　位置信息的本质可能是源于不同位置胚胎细胞中的信号分子，可能影响邻近细胞的分化方向。典型的例子是含有产生 sonic hedgehog 蛋白的胚胎细胞团的移植实验。原位杂交结果显示，sonic hedgehog mRNA 也存在于胚胎的翅芽中，但仅定位于将来发育为翅膀小趾的翅芽后部，如果把另一个产生 sonic hedgehog 蛋白的翅芽后部细胞团移植到翅芽的前部，那么在以后发育成的翅膀上将出现镜像的趾重复（图 11-16）。位置信息还表现在不同部位胚胎细胞对同一种旁分泌因子的分化效应不同，如 sonic hedgehog 蛋白诱导翅芽细胞发育为趾，而由脊索产生的 sonic hedgehog 蛋白则诱导邻近的神经管细胞分化成底板（floor plate）和运动神经元。

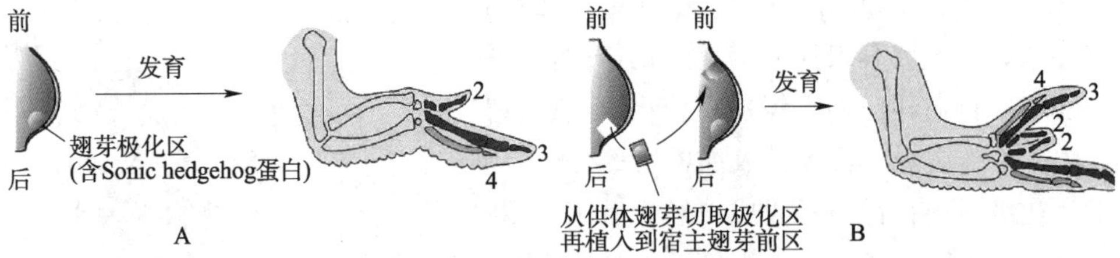

图 11-16　位置信息（sonic hedgehog 信号）在翅膀发育中的作用

A. 正常翅芽的发育；B. sonic hedgehog 的正常表达部位在翅芽后部极化区，将该极化区细胞植入宿主翅芽前区，产生了额外的翅趾

　　2. 分化抑制　胚胎发育过程中，已分化的细胞抑制邻近的细胞进行相同的分化产生负反馈调节作用，这种现象即为分化抑制。例如，把发育中的蛙胚置于蛙心组织碎片的培养液中，胚胎将受到抑制不能产生正常的心脏。这表明，已分化的细胞产生某种抑制邻近细胞分化的物质，这种抑制性化学信号物质称为抑素。

　　在具有相同分化命运的胚胎细胞还存在另一种抑制现象，细胞在启动分化信号的同时会发出另一个信号去抑制邻近细胞的分化，这种现象称为侧向抑制（lateral inhibition）。在脊椎动物的神经板细胞向神经前体细胞分化过程中，虽然这些神经板细胞都具有发育成神经前体细胞的潜能，但只有其中部分细胞可发育为神经前体细胞，其余的则分化为上皮性表皮细胞，这种现象是由神经板细胞间的侧向抑制决定的。

　　正是由于有诱导分化和抑制分化两个双向调控机制的存在，胚胎发育才能有序的进行，最终分化形成不同的组织和器官。

三、激素对细胞分化的调节

　　激素经血液循环输送，远距离作用于靶细胞，调控靶细胞的分化。这是个体发育晚期调控细胞分化的重要方式。

　　激素分为甾类激素和多肽类激素两大类。甾类激素如类固醇激素、雌激素和昆虫的蜕皮素等为脂溶性，分子较小，可穿过靶细胞的细胞膜进入细胞质，与细胞质中的特异受体结合，形成激素-受体复合物，该复合物进入细胞核后，作为转录调控物，直接结合到 DNA 调控位点上激活（或抑制）特异基因的转录；多肽类激素如促甲状腺素、肾上腺素、生长激素和胰岛素等为水溶性，分子量较大，只能与细胞膜上的受体结合，通过胞内信号转导，将信号传到细胞核，影响 DNA 的转录。

　　激素影响细胞分化与发育典型的例子是动物发育过程中的变态效应。变态（metamorphosis）是指动物从幼体变为在形态结构和生活方式有很大差异的成熟个体的发育过程。如蝇类和蛾类从幼虫到成体要经历蜕皮和化蛹，在这一过程其胸腺分泌的蜕皮素发挥了重要作用，成体合成的保幼激素则促进性腺的发育；在哺乳动物和人类中，乳腺发育自胚胎期已开始，但直到青春期受雌激素的作用才开始迅速发育。

第四节　细胞分化异常与肿瘤的发生

细胞分化是多细胞生物个体发育的重要事件。许多疾病以及多种出生缺陷与细胞分化和发育异常有关。

肿瘤细胞就被看作是异常分化的细胞。肿瘤细胞是不受控制的恶性增殖细胞，在形态、代谢和行为上都与正常细胞不同，但由正常细胞转化而成。正常细胞转变为恶性肿瘤的过程称为癌变或恶性病变。研究肿瘤细胞的形成以及诱导肿瘤细胞分化不仅为肿瘤类疾病治疗提供合理的治疗策略，还有助于人们对正常细胞分化机制的认识。

从细胞分化角度看，肿瘤是一种分化疾病，是由于正常基因功能受控于错误的表达程序所致。相对正常分化的细胞，肿瘤细胞处于去分化状态，即回复到未分化的状态，原有的正常分化特征趋于消失，因此分化障碍是肿瘤细胞的一个重要的生物学特性。恶性肿瘤细胞普遍具有分化障碍，它们停止在分化过程的某一个阶段。并非所有肿瘤细胞的分化程度都很低。肿瘤细胞分化程度不同。所谓分化程度，就是指肿瘤细胞接近于正常细胞的程度。分化得越好（称为"高分化"），就意味着肿瘤细胞越接近相应的正常发源组织；而分化越低的细胞（称为"低分化"或"未分化"），和相应的正常发源组织区别就越大，肿瘤的恶性程度也相对较大。

肿瘤细胞向分化程度低的方向发展，表现出不同于正常细胞的特征。高度恶性的肿瘤细胞，其形态结构显示出迅速增殖细胞的特征，细胞核大，核仁数多，核仁和核膜轮廓清晰。电镜下显示，细胞质呈低分化状态，含有大量游离核糖体和部分多聚核糖体；内膜系统，尤其是高尔基复合体不发达；微丝排列不规则；细胞表面微绒毛增多变细；细胞间连接减少。分化程度低或未分化的肿瘤细胞缺乏正常分化细胞的功能，例如，胰岛细胞瘤无胰岛素合成，结肠癌细胞可不合成黏蛋白，肝癌细胞不合成血浆白蛋白，低分化状态的乳腺癌细胞分泌雌二醇、睾酮等。

诱导肿瘤细胞分化是肿瘤治疗的一个方向，通过这种方式改变肿瘤细胞恶性生物学行为，达到治疗的目的。在分化诱导剂的作用下，肿瘤细胞的形态特征、生长方式、生长速度和基因表达等向正常细胞接近，甚至可完全转变为正常细胞，这种现象称为诱导分化（induced differentiation）。采用这一策略治疗恶性肿瘤，称为分化治疗（differentiation therapy）。目前，对分化治疗的研究非常活跃，已成为国际肿瘤研究的新热点。

第五节　干细胞

干细胞（stem cell）是一类具有自我更新和多向分化潜能的细胞。干细胞可以进行自我复制形成新的干细胞，同时在一定条件下也可以分化成为各种不同的组织细胞，形成人体各种组织和器官。简言之，干细胞有两大基本特性，即自我更新能力与分化能力。这些特征使得干细胞不仅成为很多生物医学基础领域的重要研究工具，并可通过移植来治疗各种难治性疾病，以及有可能在实验室内生产各种组织器官。因此，干细胞研究进展不仅给生命科学界带来了极大振奋，而且也引起了全社会的广泛关注，在临床医学、生命科学及生物医药等领域产生重要的影响。

一、干细胞基本特性

（一）干细胞的形态和生化特征

1. 形态特征 已有研究证据显示，所有干细胞在形态上都具有原始细胞的一些基本特征，主要表现为形态通常呈圆形或椭圆形，体积较小（与所在组织中细胞比较），核/质比例较大，细胞质中内质网、高尔基复合体及线粒体等不够发达。

部分干细胞可以根据其形态学特征和存在位置来辨认。例如，果蝇的性腺和外周神经系统中，干细胞、过渡放大细胞（transit – amplifying cell）和外周分化细胞有其特定的空间位置关系。但对于大多数组织来说，干细胞存在的位置尚未确定。

2. 生化特征 干细胞都具有较高的端粒酶活性，这与其增殖能力密切相关。例如，造血干细胞的端粒酶（telomerase）活性很高，可以达到造血系统肿瘤细胞端粒酶活性的水平，但当它分化为专能性前体细胞（multipotent progenitor，MPP）后，端粒酶活性会随之降低。干细胞的生化特征与其所在组织的类型密切相关，在目前的研究中，这些生化特征常被作为鉴定干细胞在组织中的分布和评价其分化的程度。不同的干细胞可能具有不同的生化标志，如 β_1 – 整联蛋白（β_1 – integrin）和角蛋白 15 是毛囊中表皮干细胞的标志分子，神经干细胞表达巢蛋白（nestin）、EGF 受体和 FGF – 2 的受体分子等神经干细胞的标志分子。胚胎干细胞表达阶段特异性胚胎抗原 – 1（stage – specific embryonic antigen 1，SSEA – 1）、TRA – 1 – 60、TRA – 1 – 81 和碱性磷酸酶等分子。干细胞的生化标志对于确定干细胞位置，以及寻找或分离干细胞有重要意义。

（二）干细胞的增殖特征

1. 干细胞增殖缓慢 一般情况下，干细胞处于休眠或缓慢增殖状态，当其接受刺激进行分化程序后，首先要经过一个短暂的增殖期，产生过渡放大细胞。过渡放大细胞（transit amplifying cell，TAC）是激活的干细胞经过不对称分裂产生的位于干细胞和分化细胞之间的一种细胞类型，具有一定的分化潜能，其主要特性就是增殖速率显著高于干细胞。干细胞增殖速度缓慢，有利于干细胞对特定的外界信号作出反应，以决定进行增殖还是进入特定的分化程序；缓慢增殖还可以减少基因发生突变的危险，使干细胞有更多的时间发现和校正复制错误，具有防止干细胞自发突变的作用。

2. 干细胞增殖系统具有自稳性 自稳性（self maintenance）是指干细胞可以在生物个体生命期内自我更新，并维持其自身数目恒定的特性，这是干细胞的基本特征之一。当干细胞分裂时，如 2 个子代细胞都是干细胞或都是分化细胞，称为对称分裂（symmetry division）；若产生 1 个子代干细胞和 1 个子代进行分化的细胞，则称为不对称分裂（asymmetry division）（图 11 – 17）。

在无脊椎动物中，不对称分裂是干细胞维持自身数目稳定的基本方式。哺乳动物的干细胞以对称分裂和不对称分裂两种形式进行分裂，但从干细胞群体水平上看，干细胞分裂产生的子代干细胞数量仍然维持稳定，因此干细胞群体仍然保持着严格的不对称分裂，这种分裂现象称为群体不对称分裂（populational asymmetry division）。群体不对称分裂可使机体对干细胞的调控更具灵活性，以适应机体各种生理变化的需要。

（三）干细胞的分化

1. 分化 在个体发育的整个过程中，各种组织中均存在干细胞，而且，这些干细胞具有产生特定分化细胞的分化潜能。不同发育阶段和不同组织的干细胞具有的分化潜能不同，如受精卵具有全能性，可以分化产生个体发育过程中的任何细胞类型，最终形成一个完整的个体。哺乳动物囊胚中内细胞团就是胚胎干细胞，它可以分化为成体的任何类型的细胞，但不能发育为一个完整的生物个体。成体干细胞

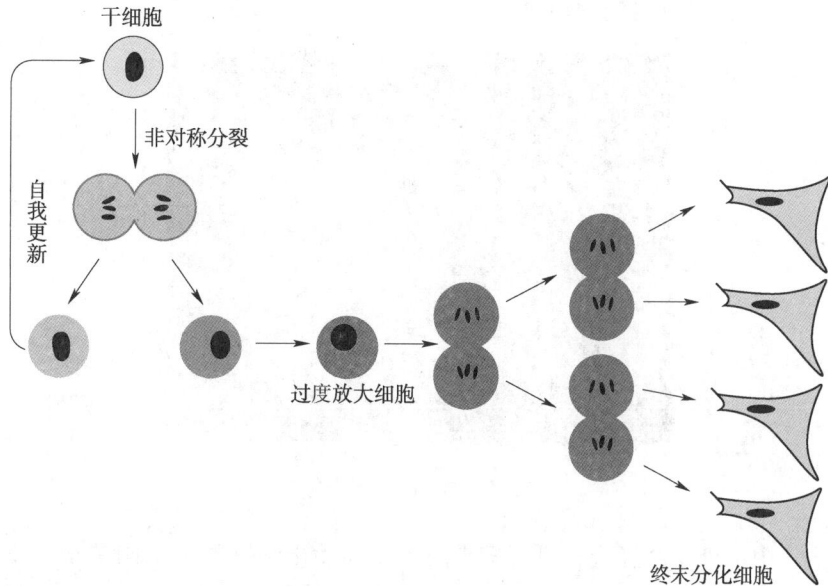

图 11 – 17　干细胞不对称分裂

则只能分化成其相应或相近的组织细胞。例如，神经干细胞只能产生神经元和神经胶质细胞；小肠干细胞产生小肠组织的吸收细胞、杯细胞、嗜酸细胞和肠内分泌细胞。

2. 干细胞转分化　一种组织类型的干细胞在适当条件下可以分化为另一种组织类型的细胞，称为干细胞转分化（stem cell transdifferentiation）。成体造血干细胞在正常生理情况下仅能分化形成各类血细胞和淋巴细胞，但实验研究发现，造血干细胞可以转分化成其他组织类型的细胞，例如肌细胞、成骨细胞、软骨细胞、成纤维细胞、脂肪细胞、上皮细胞或肝细胞。神经干细胞通常能分化形成各类神经细胞，但在一定条件下也能转分化为造血干细胞。

3. 去分化（dedifferentiation）　指分化细胞失去特有的结构和功能变为具有未分化细胞特性的过程。细胞重编程（cellular reprogramming）领域的发展支持了干细胞以及其他类型的细胞的分化的可塑性。研究人员实现了通过重编程将成熟的细胞由分化状态逆转到一种未分化状态，获得了多能干细胞。

iPSC 的出现为再生医学和细胞治疗技术提供了一个清晰的发展框架，也为 iPSC 用于人类疾病的治疗带来了希望。

二、干细胞的分类

根据分化潜能的差异，干细胞分为全能干细胞、多能干细胞和单能干细胞。而按发育状态来分有胚胎干细胞和成体干细胞。

全能干细胞具有形成完整个体的能力，如受精卵。多能干细胞具有分化产生多种细胞组织的潜能，但无法独自发育成一个个体，如胚胎干细胞。单能干细胞只能向一种或两种密切相关的细胞类型分化，如皮肤上皮组织基底层的干细胞，肌肉中的肌干细胞。

1. 胚胎干细胞（embryonic stem cell，ES）　是一种高度未分化细胞。它具有发育的多潜能性，能分化出成体动物的所有组织和器官。胚胎干细胞有两个来源，最常见的是来自囊胚腔中的内细胞团（inner cell mass，ICM），另一个是来自胚胎的原始生殖细胞（primordial germ cell，PGC）。ES 增殖迅速，在体外抑制分化培养时呈集落状生长，形似鸟巢，细胞紧密堆积（图 11 – 18）。ES 可以表达阶段特异性胚胎抗原（Stage specific embryonicant，SSEA），SSEA 常作为 ES 鉴定的一个标志。另外，人胚胎干细胞中还有碱性磷酸酶和端粒酶的表达，碱性磷酸酶常作为鉴定 ES 分化与否的标志之一，端粒酶的表达则表明其复制的寿命长于体细胞复制的寿命。

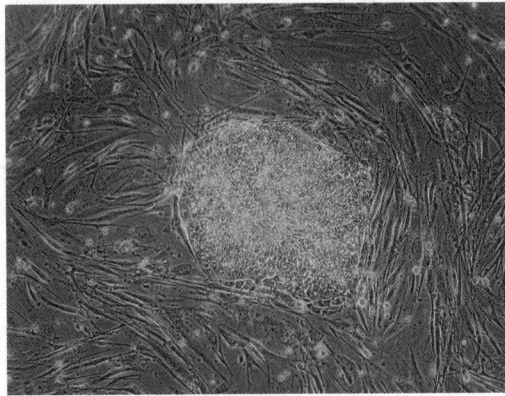

图 11-18　胚胎干细胞

ES 可分化为内、中、外三个胚层，研究发现，若将胚胎干细胞注射到同源动物皮下会形成复杂的混合组织瘤。瘤组织包括内胚层来源的胃上皮，中胚层来源的骨组织、软骨组织、平滑肌和横纹肌，以及外胚层来源的神经表皮、神经节和复层鳞状上皮。这证明了 ES 系具有分化形成外、中、内三个胚层的潜能（图 11-19）。

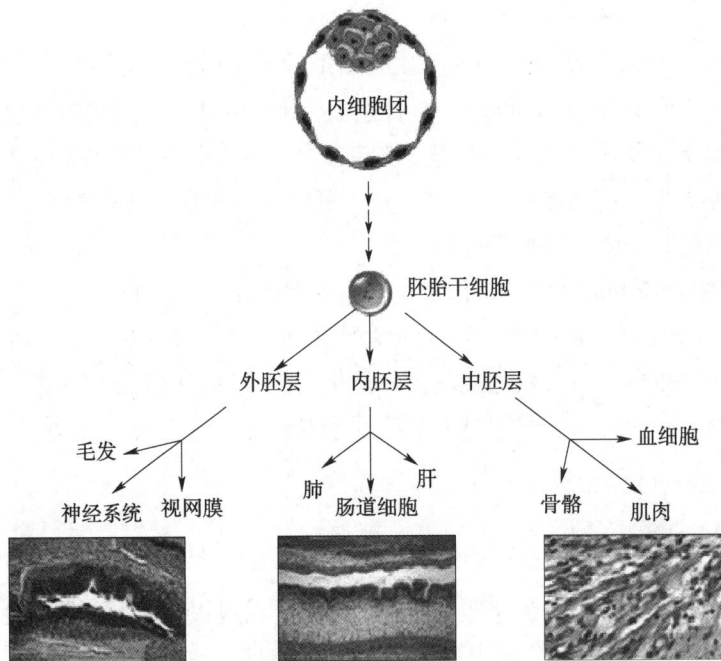

图 11-19　ES 系具有分化形成外、中、内三个胚层的潜能

研究和利用 ES 是当前生物工程领域的核心问题之一。在未来，ES 移植和其他先进生物技术的联合应用很可能在移植医学领域引发革命性进步。

2. 成体干细胞　在成体组织或器官中，仍具有自我更新、分化产生不同细胞能力的细胞称为成体干细胞。目前，在成体的很多组织和器官中发现了成体干细胞，例如脑、皮肤、小肠、肝脏、骨髓、肌肉、肾、肺，并且成功鉴定或分离了多种成体组织的干细胞，如造血干细胞、神经干细胞、间充质干细胞、皮肤干细胞、肠干细胞、肝干细胞、生殖干细胞等。

造血干细胞（hematopoietic stem cell）是体内各种血细胞的唯一来源，它主要存在于骨髓、外周血、脐带血中、胎盘组织中。在临床治疗中，造血干细胞应用较早，造血干细胞的移植是治疗血液系统疾病、先天性遗传疾病以及多发性和转移性恶性肿瘤疾病的有效方法。

骨髓间充质干细胞（mesenchymal stem cells，MSC）是干细胞家族的重要成员，来源于发育早期的中胚层和外胚层。MSC主要存在于骨髓中，但比例很低，平均10万个有核细胞中仅含1个或2个MSC。因其具有多向分化潜能、造血支持和促进干细胞植入、免疫调控和自我复制等特点而日益受到人们的关注。如间充质干细胞在体内或体外特定的诱导条件下，可分化为脂肪、骨、软骨、肌肉、肌腱、韧带、神经、肝、心肌、内皮等多种组织细胞，连续传代培养和冷冻保存后仍具有多向分化潜能，可作为理想的种子细胞用于衰老和病变引起的组织器官损伤修复。除在骨髓中有间充质干细胞存在，目前发现在许多由间充质分化来的成体组织（如脂肪、外周血、皮肤、滑膜以及牙髓等）中都有间充质干细胞存在。

神经干细胞（neural stem cell，NSC）是神经系统中存在的未分化细胞，仍具有自我更新和增殖能力，而且在特定因素影响或诱导下，可向神经元和神经胶质细胞分化。在胚胎神经发生过程中，神经干细胞在神经管壁增殖，新生的细胞沿放射状纤维迁移至脑的特定位置，然后分化为具有特殊功能的神经元。胚胎期哺乳动物的大部分脑区都分布有神经干细胞，成体神经干细胞主要存在于海马齿状回和室管膜下层。

三、干细胞与医药

1. 干细胞与肿瘤　Dick J等在研究人急性髓性细胞白血病时发现，人急性髓性细胞白血病中只有0.2%表型为$CD34^+/CD38^-$的细胞能在NOD/DCID鼠体内形成白血病移植瘤的细胞亚群。Bonnet分离并纯化了$CD34^+/CD38^-$的急性髓性细胞白血病细胞，并且证明了这类细胞有自我更新能力。随后在多种实体瘤发现同类细胞，因此把这类存在于肿瘤组织中的一小部分具有干细胞性质的肿瘤细胞群体命名为肿瘤干细胞（cancer stem cell，CSC），它具有自我更新的能力，能形成不同分化程度肿瘤细胞，是肿瘤不断扩大的源泉。

研究者在大量研究结果基础上，提出了肿瘤干细胞学说：肿瘤组织中存在极少量在肿瘤中充当干细胞角色的肿瘤细胞，具有无限增殖的潜能，在启动肿瘤形成和生长中起着决定性作用，而其余的大多数细胞，经过短暂的分化，最终死亡（图11-20）。无论何种肿瘤，其内部的细胞组成通常表现出异质性，即很多肿瘤组织中存在三种细胞，一是为数不多的具多分化潜能并起关键作用的特殊细胞——肿瘤干细胞；二是快速分裂、扩增的前体细胞；三是分化成熟的细胞。根据肿瘤组织不同，肿瘤干细胞可能起源于干细胞、谱系祖细胞或者分化细胞。

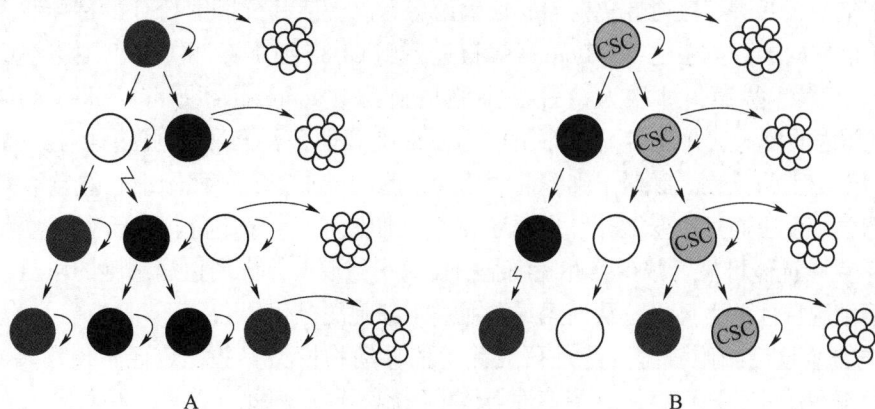

图11-20　肿瘤干细胞假说

A. 传统理论认为多数肿瘤细胞可以无限增殖，形成肿瘤；

B. 肿瘤干细胞假说认为只有肿瘤干细胞（CSC）才有无限增殖能力，形成肿瘤

干细胞经多次突变积累，演变为肿瘤干细胞。诱导正常干细胞演变为肿瘤干细胞的因素可能包括细胞内基因突变及染色体变异，细胞微环境影响如感染、损伤、某些促生长因子或致癌化学物质等，以及严格调控正常干细胞生长分化的信号通路发生失控。

目前一般认为，如果致癌因子作用于未分化的干细胞，干细胞就成为肿瘤干细胞而形成恶性肿瘤；如果致癌因子作用于近乎终末期分化而仍能合成 DNA 的细胞，则形成良性肿瘤；如果致癌因子作用的是中间状态的细胞，会出现中等程度分化而介于这两种极端之间的肿瘤（图 11-21）。

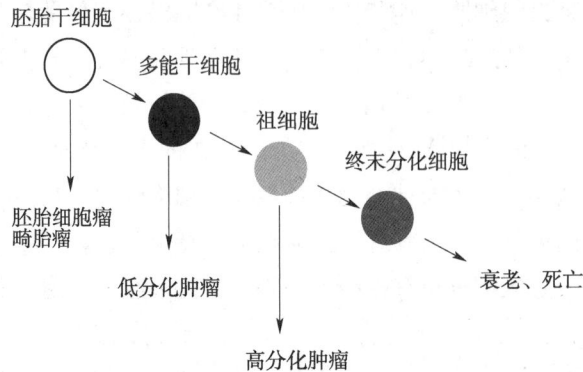

图 11-21 不同分化状态肿瘤细胞来源

肿瘤干细胞的研究意义，除了有助于阐明肿瘤发生、发展的机制，还有助于肿瘤治疗策略的改进。传统治疗的对象是肿瘤的整体，但大多数肿瘤细胞并无肿瘤源性，其生长依赖于少量肿瘤干细胞，目前临床上抗肿瘤治疗方法之所以不能对肿瘤根除，很有可能是因为许多化疗药物靶点是绝大多数已经分化的肿瘤细胞，而没有影响到肿瘤干细胞。肿瘤干细胞往往在药物治疗后处于休眠状态，即停止于细胞周期中的 G_0/G_1 期，具有低增殖率和对化学药物及射线不敏感的生物学特性，从而得以存活，并在药物治疗后继续产生新的肿瘤细胞，使肿瘤复发。

目前发展了针对肿瘤干细胞的靶向治疗：①Notch 和 Wnt 信号途径在某些肿瘤组织中起着调节作用，这些信号途径有助于选择抗肿瘤药物的靶点，为抗肿瘤药物研究开辟新的领域。②针对肿瘤干细胞表面分子的靶向治疗。对于白血病而言，靶向抗原可选择 CD123 分子，其表达于造血干细胞。大多数急性白血病母细胞表面表达 IL-3R。白喉毒素-IL-3 融合蛋白（DT388IL-3）对白血病母细胞和白血病干细胞群有毒性作用，而对正常前体细胞无毒性。在化疗前或化疗中同时应用 ABCG2 抑制剂或抗 ABCG2 抗体，可增加白血病干细胞对化疗药物的敏感性。③诱导针对肿瘤干细胞的特殊免疫反应。从患者体内分离纯化肿瘤干细胞，并进行致死性辐射后，回输给患者以激活其抗宿主 CSC 的特异性免疫反应，是针对白血病干细胞的靶向治疗方法之一。Bonnet 等报道了用 CD8+ 细胞毒性 T 淋巴细胞（CTL）克隆特异性针对次要组织相容性抗原，抑制人急性髓细胞白血病（acute myelocytic leukemia，AML）细胞在 NOD/SCID 小鼠体内的植入，并证实了该抑制作用由细胞毒性 T 淋巴细胞直接针对肿瘤干细胞进行作用。④诱导肿瘤干细胞的分化。肿瘤干细胞起源于干细胞的异常突变，而干细胞的异常突变可能和细胞所处的微环境有关，设法通过改变微环境来诱导肿瘤干细胞向正常细胞分化。已有研究发现，针对黏附分子 CD44+ 的单克隆抗体可显著减少急性髓细胞白血病小鼠模型体内白血病细胞的增殖，其可能机制是通过改变维持干细胞特性的微环境，从而诱导白血病干细胞的分化。

2. 干细胞与药物检测细胞模型 药理研究除了依靠动物模型实验，也经常使用培养的人体细胞。但这些细胞一般都在体外长期保存，有些特性与体内细胞不同。因此，如果人胚胎干细胞或诱导多能干细胞能诱导分化成药物筛选所需要的特殊细胞类型，就可以更接近地模拟待测药物对体内细胞、组织的反应，由此就可以提供更安全、更经济的药物筛选模型。在候选药物对各种细胞的药理作用和毒性试验中，胚胎干细胞提供了对新药的药理、药效、毒理及药代等研究的细胞水平的研究手段，大大减少了药物检测所需动物的数量，降低了成本。例如，胚胎干细胞类似于早期胚胎的细胞，可用来揭示哪些药物干扰胎儿发育和引起出生缺陷；人胚胎干细胞（hESCs）以及诱导性多功能干细胞（hiPSCs）分化而来的肝细胞样细胞，能够作为一种工具，在药物开发的早期，有效地用于筛查药物的肝脏毒性。以伦敦大学国王学院和旧金山 Veteran Affairs Medical Center（SFVAMC）为首的国际研究小组，利用人类诱导多能干细胞（iPSC）和胚胎干细胞生成了角质细胞（keratinocyte），开发出第一个实验室制造的表皮（皮肤最外层），新人造表皮的渗透屏障功能性类似于真正的皮肤，提供了一个具有成本效益的替代实验室模型，用于测试药物和化妆品，也有助于确定皮肤疾病治疗的新疗法。

3. 诱导多能干细胞用于建立再现疾病发生的模型 在医学应用上，另一个更迫切的领域是从带有基因病变和其他病变的患者身上提取细胞，以获得诱导多能干细胞，然后使诱导多能干细胞进行体外分化，以期获得有关疾病发展过程的全新认识，或者提供一个以细胞为基础的研究平台。

诱导多能干细胞已经能够在各类疾病中获取，包括肌肉萎缩性侧索硬化症、蕾特综合征、脊髓性肌萎缩、α_1 - 抗胰蛋白酶缺乏症、家族性高胆甾醇血症和糖原贮积症 1A 型。在这几种以诱导多能干细胞为基础的疾病模型中，已经观察到疾病相关的表现形式。例如，在脊髓型肌萎缩的诱导多能干细胞模型中就发现运动神经元有持续性损失；蕾特综合征特有的诱导多能干细胞在神经元分化后，其棘状突起密度有所降低。体外分化的诱导多能干细胞模型还可以模拟发病较晚的各类疾病的表征，如阿尔茨海默病、脊髓小脑性共济失调以及亨廷顿舞蹈症。

4. 干细胞与细胞替代治疗 造血干细胞的移植是治疗血液系统疾病、先天性遗传疾病以及多发性和转移性恶性肿瘤疾病的有效方法。在临床治疗中，造血干细胞在临床应用较早，在 20 世纪 50 年代，临床上就开始应用骨髓移植方法来治疗血液系统疾病。到 20 世纪 80 年代末，外周血干细胞移植技术逐渐推广开来，绝大多数为自体外周血干细胞移植，在提高治疗有效率和缩短疗程方面优于常规治疗，且效果令人满意。与这两者相比，脐血干细胞移植的长处在于无来源的限制，对 HLA 配型要求不高，不易受病毒或肿瘤的污染。

胚胎干细胞最诱人的前景和用途是生产组织和细胞，用于"细胞疗法"，为细胞移植提供无免疫原性的材料。任何涉及丧失正常细胞的疾病，都可以通过移植由胚胎干细胞分化而来的特异组织细胞来治疗。如用神经细胞治疗神经退行性疾病（帕金森病、亨廷顿舞蹈症、阿尔茨海默病等），用胰岛细胞治疗糖尿病，用心肌细胞修复坏死的心肌等。

5. 干细胞与组织工程 组织、器官的损伤或功能障碍是人类健康所面临的主要危害之一，也是人类疾病和死亡的最主要原因。目前可用的治疗组织或器官缺损的方法包括自体移植、同种异体移植和组织代用品。但是自体移植面积有限，且对被移植部位会造成损害而限制了其大规模应用；同种异体移植由于供体有限，且易产生免疫排斥，同样限制了其应用；组织代用品克服了上述前两种方法的缺陷，显示了巨大的应用前景，促进了组织工程的发展。组织工程是采用细胞、生物材料和组织重建技术，研究开发用于修复、维护和促进人体各种组织或器官损伤后的功能和形态生物替代物的科学。

组织工程的核心是细胞、生物材料及组织工程化组织构建，因此，组织工程研究的方向主要集中于三个方面：种子细胞研究、组织工程用生物材料组织构建及构建环境优化研究。构建组织工程产品需要大量细胞，如何从少量组织中获取大量细胞成为组织工程研究中迫切需要解决的问题之一。由于干细胞具有强大的自我更新和增殖能力，能够产生组织修复所需的足够数量细胞；同时，干细胞具备分化潜能，在适当条件下可以分化为具备特定功能的成熟分化细胞。因此，干细胞是组织工程理想的种子细胞。目前，用胚胎干细胞培养的肌腱细胞修复小白鼠受损肌腱获得成功；表皮干细胞和成纤维细胞作为种子细胞研制成功，其增殖能力强，具有表皮、真皮的组织工程化人工复合皮肤等。

目前，干细胞的应用研究还处于起步阶段，相关技术研究还在不断发展和进步，随着干细胞基础生物学研究的不断深入，干细胞在组织工程的应用将会得到快速发展。

思考题

答案解析

1. 什么是细胞分化？为什么说细胞分化是基因选择性表达的结果？
2. 如何理解细胞分化潜能逐渐变"窄"？
3. 影响细胞分化的常见因素有哪些？
4. 干细胞有哪些基本类型和各自的生物学特征？
5. 相对其他干细胞，诱导多能干细胞在医学领域的研究有什么优势？

（杨　军）

书网融合……

微课　　　　　本章小结

第十二章　细胞的衰老与细胞死亡

📖 **学习目标**

1. 通过本章学习，掌握细胞衰老和凋亡的概念和特征，细胞凋亡的主要途径和生物学意义，细胞凋亡与细胞坏死的区别；熟悉细胞衰老的机制，细胞凋亡相关基因及蛋白；了解细胞凋亡异常与疾病的关系，细胞凋亡机制在新药研究中的运用。

2. 具有检测细胞凋亡和细胞衰老程度的能力。

3. 树立正确的生命观，以科学态度对待疾病和死亡。

细胞的新老交替是生命的基本规律，生物体内每时每刻都有细胞在衰老、死亡，同时又有新生细胞的增殖进行补偿。因此，细胞衰老和死亡如同细胞的增殖、生长、分化一样是细胞重要的生命现象。细胞的衰老和死亡并不意味着生物个体的衰老和死亡，因为衰老细胞死亡后由新生细胞取代，但细胞的衰老和死亡最终仍是生物个体衰老和死亡的基础。阐明细胞衰老与死亡的机制，对于揭示生命奥秘具有重要意义。

第一节　细胞衰老

PPT

一、细胞衰老的概念与特征

（一）细胞衰老的概念

所有生命体都会经由衰老到达死亡，细胞是生命体的基本组成单位，因此细胞必定也存在衰老和死亡，但不同组织的细胞衰老速度不一样，如表皮细胞寿命小于 30 天，而神经元、骨骼肌细胞等的寿命接近机体的寿命。细胞衰老是机体的衰老和老年病发病的基础。

20 世纪 50 年代开始，哺乳类细胞体外培养技术日趋成熟，并被广泛应用。其中 Hayflick 和 Moorhead 对 25 株人成纤维细胞进行体外培养，发现经过约 50 次传代之后，25 株成纤维细胞均出现了生理功能退化、丧失分裂能力的现象，他们推论这一现象是由内源性因素导致的细胞老化现象。后人将细胞分裂次数的极限称之为"Hayflick 极限（Hayflick limit）"。在这一实验的启发下，很多人也很快在人体内的间质细胞、上皮细胞乃至其他物种细胞中发现了类似的细胞老化现象。在体外培养细胞的实验中，人们发现培养细胞的可传代数，与其来源个体的年龄成反比，如人胚胎期成纤维细胞体外可传 40 ~ 60 代，而取自成年人身上的成纤维细胞体外只能传 10 ~ 30 代，这也表明了机体的衰老是以细胞的衰老为基础的。

随着时间的推移，细胞的内部结构发生衰变导致细胞的生理功能和增殖能力逐渐衰退的过程，被称为细胞衰老（cellular aging）。

（二）细胞衰老的特征

细胞衰老过程是细胞结构和功能发生复杂变化的过程，衰老的细胞会出现一些不同于正常细胞的变化，如细胞器的数量和形态改变、呼吸率减慢、酶活性降低，对环境变化的适应能力降低，从而造成细胞功能紊乱等。

1. 细胞形态结构的改变　细胞发生衰老后，细胞整体形态以及内部的各种细胞器在形态上都会发生不同的改变。从外观看，衰老细胞因水分减少变得皱缩，体积缩小，失去正常形态，表现出退行性变化；细胞膜流动性降低，通透性增加，细胞连接减少；细胞核膜内陷，细胞核不规则，核结构不清，染色质固缩以致核染色加深，核/质比减小，端粒变短，可能出现染色质碎裂或基因组改变；线粒体的数目减少，外形变得肥大、肿胀，常呈多形性空泡状，嵴数量减少排列紊乱，线粒体 DNA 也出现突变或丢失；内质网数量减少，表面的核糖体颗粒脱落，出现空泡状，弥散于细胞质中；高尔基体肿胀变形、碎裂崩解；溶酶体功能降低，不能将摄入的大分子物质分解，色素、钙、各种惰性物质堆积在细胞质内，这些物质由单位膜包裹，呈不规则小体，电子密度高，被称为致密体，致密体的积聚是细胞衰老的最显著特征之一；细胞骨架体系也发生变化，微丝和微管数量减少，导致细胞外形变化。

2. 细胞内生物大分子结构和功能的改变　衰老细胞会出现 DNA、蛋白质等生物大分子的损伤。DNA 突变修复能力下降，复制与转录水平受到抑制，DNA 甲基化程度降低，端粒 DNA 缩短，甚至丢失；细胞内蛋白质的总体合成能力下降，蛋白质发生不可逆的糖基化、氨甲酰化、脱氨基化等修饰反应，导致蛋白质的活性、稳定性、抗原性、可消化性等下降或丧失，酶分子的活性中心被氧化，使酶活性降低，甚至失活。如头发根部黑色素细胞产生的酪氨酸酶活性降低，导致头发变白。老年神经细胞硫胺素焦磷酸酶（thiamine pyrophosphatase）的活性减弱，可使高尔基复合体的分泌功能与囊泡的运输功能下降。衰老细胞中的蛋白质还容易与核酸也发生交联，导致蛋白质和核酸的功能均受到影响。但 β - 半乳糖苷酶是例外，随着细胞进入衰老，其活性在接近中性 pH 的环境中增强。

衰老细胞内生物大分子结构和功能的变化是衰老细胞形态结构变化和生理生化、代谢增殖水平、下降的分子基础。

3. 细胞周期阻滞　老化细胞存在长时间的细胞周期阻滞这一基本特征。细胞老化主要表现为 G_1 期阻滞，但在个别情况下也可伴随 G_2/M 期周期阻滞，或直接由 G_2/M 期阻滞诱发形成。

二、细胞衰老的机制 🅴微课

为什么机体的衰老在所难免？发生衰老的机制是什么？迄今为止，尚未形成定论。近几十年来，科学家们试图结合遗传学、生理学、细胞生物学和分子生物学等领域的进展从不同角度对这一问题进行研究，提出了不少解释和相关学说，虽然还无法完美解释细胞的衰老机制，但还是让我们对衰老这一现象的深层机制有了粗浅的认识。下面介绍几个衰老机制的假说。

（一）自由基假说

自由基（free radical）是对在外层轨道上存在不成对电子的分子或原子的总称。体内常见的自由基有超氧离子自由基、羟离子自由基、氢自由基、脂质自由基、过氧化脂质自由基等。1995 年 Harman 提出衰老是由自由基（主要是氧自由基）对细胞成分的过度攻击造成的。自由基是代谢反应不可避免的产物，在线粒体氧化过程中，呼吸链泄露、蛋白质折叠过程中分子内和分子间通过氧化反应形成二硫键、多功能氧化酶催化底物羟化这些过程中，都会产生自由基。相应地，体内有多种清除自由基的酶，如超氧化物歧化酶、过氧化氢酶和过氧化物酶等，以维持自由基在合适的水平。自由基性质活泼，氧化活性强，在细胞内会产生多种氧化产物。适量的自由基在体内有解毒功能，对病原体、肿瘤细胞也有杀伤作用，但过量的自由基则是有害的。

过量的自由基会使细胞 DNA 发生氧化断裂或交联，导致核酸变性，扰乱 DNA 的正常复制与转录；过量的自由基可以使蛋白质发生变性，降低酶活性，并可能导致细胞内出现某些异常蛋白而影响机体免疫功能；过量的自由基能使膜成分中的不饱和脂肪酸发生过氧化，形成过氧化脂质，造成生物膜流动性降低，稳定性下降，使膜性细胞器受损。如细胞膜运输功能紊乱以至丧失、细胞接受胞外信息功能降低、线粒体内膜上的酶活性改变，导致 ATP 合成减少、核膜的稳定性下降造成 DNA 更易受损等。

随着年龄增长，机体血清中自由基的含量增多，清除自由基的酶含量却逐渐下降，从而使细胞组分发生过度氧化反应，导致衰老。目前发现白内障、动脉粥样硬化、神经变性疾病等一些与衰老相关的退行性疾病的发病与过量的氧自由基有关。

（二）端粒缩短假说

端粒是一段含 TTAGGG 的重复序列，位于线性染色体的末端，具有高度的保守性，主要有维持染色体结构稳定、保证 DNA 完整复制以及帮助染色体在细胞中定位等功能。在细胞分裂过程中，DNA 聚合酶不能完全复制端粒，所以端粒长度随着细胞的不断分裂而缩短，每复制一代丢失 50~200bp。端粒丢失到一定程度即失去对染色体的保护，细胞增殖停滞，随之发生衰老和死亡。

肿瘤细胞、胚胎细胞和生殖细胞中有一种称为端粒酶的复合物，有维持端粒长度的功能，这些细胞的端粒长度不随细胞分裂次数的增加而缩短。端粒酶是由 RNA 和蛋白质组成的核糖核蛋白酶，具有反转录活性，可以自身的 RNA 为模板合成 DNA 链，能避免端粒缩短，因此理论上，这些细胞具有无限增殖的能力。正常的体细胞中缺乏端粒酶或端粒酶活性很低，细胞分裂一定次数之后，染色体端粒缩短但无法得到补偿，导致靠近端粒的基因被破坏，随后细胞衰老死亡。

（三）基因程序性衰老假说

基因程序性衰老理论认为，细胞衰老是个主动过程，生物体的基因组中有程序性控制生长、发育、衰老和死亡的基因。染色体上的基因按既定时空程序进行活动，一个基因（或基因群）活动后便处于沉默，另一个基因（群）又被激活，当整个基因组活性降低时，就导致细胞衰老。用不同年龄来源的细胞进行核质融合实验发现，年轻细胞的细胞质与同种老年细胞的细胞核融合后的细胞分裂增殖只维持几次，而年轻细胞的细胞核与同种老年细胞的细胞质融合后的细胞具有和年轻细胞相似的分裂增殖能力，说明细胞的分裂能力是由细胞核中的遗传物质决定的。

（四）DNA 突变累积假说

维持生命活动的信息指令来自 DNA，大部分 DNA 的突变可以被修复，但仍然有少量突变会保留下来，或虽被修复但不能维持原样，因此随着时间的推移，细胞内 DNA 的突变会逐渐累积，生命活动所需要的物质分子和信息通讯都会发生衰变，细胞的代谢活动、免疫功能和增殖分化等都会下降，如细胞产能减少、生长缓慢、不能识别病原体等，甚至会产生一些异常的活性分子导致异常的生物行为，如自体免疫等。此外，线粒体是氧自由基浓度最高的细胞器，线粒体 DNA 缺乏结合蛋白的保护，催化线粒体 DNA 复制的 DNA 聚合酶 γ 不具有校正作用，因此线粒体 DNA 更容易发生突变，估计可为核内 DNA 突变率的 100 倍左右，线粒体 DNA 突变的累积与衰老密切相关。

衰老是一个复杂的过程，既涉及环境因素，更和体内因素相关，以上只是几个比较公认的细胞衰老假说。虽然人们对于衰老的分子机制的探索取得了一些突出的研究成果，但目前对细胞衰老的机制远未定论。随着科学技术的发展，未来必将会有一个比较全面、更接近于衰老机制本质的衰老理论出现。

第二节 细胞死亡

PPT

如同细胞的生长、增殖、分化、衰老一样，细胞死亡（cell death）也是细胞生命活动中一个必然的过程。对于单细胞生物而言，细胞死亡即代表个体死亡，而多细胞生物的细胞死亡并不与机体死亡完全同步。通常情况下，多细胞生物的大多数组织中的老旧细胞的死亡常伴随新生细胞的产生，从而维持着机体的自我修复和更新，而一些关键的、不能自我更新的组织的细胞的死亡，则会导致机体整体的死亡。

引起细胞死亡的原因很多，不同原因引起细胞死亡的发生机制和形态变化也不尽相同。一般认为，可将细胞死亡方式分为非程序性细胞死亡和程序性细胞死亡。

非程序性细胞死亡一般指细胞坏死（necrosis），是细胞受到阈值以上的温度或渗透压、射线、毒物等物化因素或细菌和病毒感染等生物因素的刺激而引起的细胞死亡，是细胞生命活动被强行终止所致的被动死亡过程。坏死初期，细胞质肿胀，线粒体和内质网肿胀裂解，蛋白质颗粒增多，细胞核固缩或断裂；随着蛋白变性降解，原有微细结构降解。最后，细胞膜和细胞器破裂，DNA降解，细胞解体，内容物流出，引起周围组织发生炎症反应。

程序性细胞死亡（programmed cell death）是主要由细胞内部基因调控的一类死亡方式，具有严格的基因时控性和选择性，包括细胞凋亡（apoptosis）、自噬性细胞死亡（autophagy）、类凋亡（paraptosis）、胀亡（oncosis）、失巢性死亡（anoikis）和细胞焦亡（pyroptosis）等。其中，细胞凋亡是最主要的程序性细胞死亡方式，

细胞凋亡普遍存在于人类及多种动植物中，是多细胞生物体个体正常发育、维持成体组织结构不可缺少的部分，贯穿生物全部的生命活动中，可由一系列生理性和病理性因素诱导，如射线、温度等物理因素，自由基、一些药物等化学因素，细胞毒素、激素、细胞生长因子、肿瘤坏死因子等生物因素。通过细胞凋亡，机体能清除机体内损伤、衰老或突变的细胞，维持正常发育和自身稳定。

一、细胞凋亡的形态学和生物化学特性

（一）细胞凋亡的形态学特性

1. 细胞形状的变化　细胞凋亡时，细胞脱水、皱缩（cell shrinkage），体积缩小，细胞失去原有的特定形状变成表面平滑的球形。

2. 细胞表面的变化　细胞表面的一些特化结构如微绒毛、突起及皱褶消失，细胞间接触消失，细胞膜虽保持完整但流动性降低。细胞发生凋亡时，细胞内成分不外溢，不会引起周围组织的炎症反应（图12-1）。

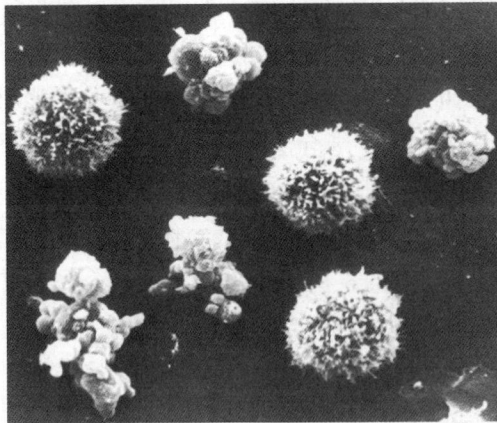

图12-1　电镜下的凋亡细胞表面变化

（引自 Wyllie AH, Kerr JFR, Currie AR. Cell death: the significance of apoptosis. Int Rev Cytol, 1980, 68: 251-306）

3. 细胞器的变化　线粒体膜通透性改变，膜电位下降，细胞色素C向胞质逸出；内质网腔膨大扩张呈泡状；细胞骨架结构由疏松、有序的结构变得致密和紊乱，含量明显减少。

4. 细胞核的变化　细胞核固缩，染色质凝聚，核DNA在核小体连接处断裂成大小不等的片段，并向核膜下或中央部异染色质区聚集，固缩成染色质块，聚集于核被膜下呈现新月状、花瓣状等多种形

态，进而可使核膜在核孔处断裂，形成的核膜碎片与部分胞质及聚集的细胞器（如线粒体）被细胞质膜包裹形成凋亡小体（apoptotic body），这是细胞凋亡的一个主要形态学特征（图 12-2）。

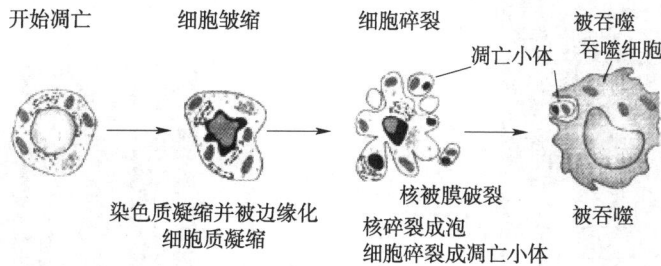

图 12-2 细胞凋亡形态学变化

凋亡细胞的形态学变化，可用于进行细胞凋亡的检测鉴定。用 HE、甲基绿-派诺宁、Giemsa 等普通染料对细胞进行染色后，在普通光学显微镜下观察细胞形态变化；或用吖啶橙、Heochst33258 等荧光染料染色后，在荧光显微镜下观察；还可以将细胞制成超薄切片用电子显微镜观察。此外，由于凋亡细胞光散射性发生变化，也可用流式细胞仪检测，流式细胞仪法具有简单、快速和灵敏度高等优点。

（二）细胞凋亡的生物化学特性

1. 膜上生物大分子的变化 细胞凋亡时细胞外膜上会出现一些新的有助于清除凋亡细胞的生物大分子，如磷脂酰丝氨酸和血小板反应蛋白等，而抑制清除凋亡细胞的生物大分子则会消失。如磷脂酰丝氨酸一般在细胞膜磷脂双分子层的内侧，细胞凋亡时外翻到磷脂双分子层的外侧，介导吞噬细胞和凋亡细胞的结合，从而有利于凋亡细胞的清除。此外，凋亡细胞表面的其他生化特征还包括质膜通透性增强，细胞表面糖链、植物血凝素及其蛋白受体增加等。

2. 钙超载 即胞质 Ca^{2+} 浓度上升使钙依赖性生物酶激活。细胞凋亡时膜上钙泵受损，胞质 Ca^{2+} 升高，内质网和线粒体在凋亡信号的刺激下向胞质内释放 Ca^{2+} 离子，胞质中 Ca^{2+} 持续升高，激活凋亡过程中的一系列靶分子，如 Ca^{2+}/Mg^{2+} 依赖性核酸内切酶、谷氨酰胺转移酶、蛋白激酶C、核转录因子和细胞骨架蛋白等，促凋亡基因的转录提高。

钙超载引起的钙蛋白酶的活化还能破坏细胞骨架，引起细胞皱缩；同时细胞内的 Ca^{2+} 依赖性谷氨酰胺转移酶（transglutaminase，TGase）的激活则促使谷氨酰胺与赖氨酸残基交联成矩形，致使肌动蛋白、波形蛋白、纤维连接蛋白和黏附蛋白II（annexin II）等相互交联，结合凋亡细胞内容物，使之不易溢出，锁定在凋亡小体内部，不引起炎症反应。

3. 胞内酶学变化 细胞凋亡时酶学变化是凋亡机制的核心部分，如 caspases 级联反应（caspases cascade）、内源性核酸内切酶、谷氨酰胺转移酶（transglutamjnase，TGase）、一氧化氮合酶（NOS）和蛋白激酶（protein kinase）等。细胞凋亡时会表达一些异常的基因，检测这些特异基因的表达水平也成为检测细胞凋亡的一种常用方法。如 Bcl-2 作为抗凋亡的调节物，其表达水平和比例决定了细胞是凋亡还是存活。可采用 Northern 杂交和 RT-PCR 技术对基因的蛋白和 mRNA 表达水平进行检测。

4. DNA 片段化 细胞凋亡最典型的客观指标之一是内源性核酸酶激活后，核小体间的连接 DNA 被特异性降解，形成长度为 $180\sim200bp$ 整数倍的寡聚核苷酸片段（图 12-3），针对此特异性长度的寡核苷酸片段，可对 DNA 寡聚体进行去组蛋白纯化，将纯化后的双链 DNA 片段进行琼脂糖凝胶电泳分析检测，其 DNA 琼脂糖凝胶电泳呈特征性"梯状"（1adder）条带，而坏死的细胞 DNA 电泳后则呈模糊的连续条带（图 12-4）。

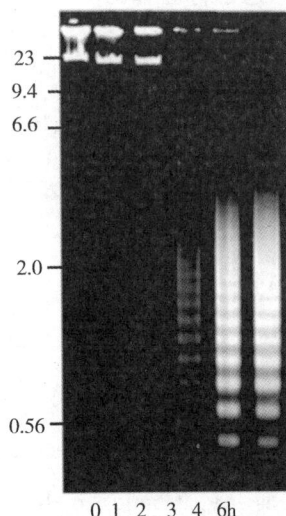

图 12-3 细胞凋亡过程中的 DNA 片段化

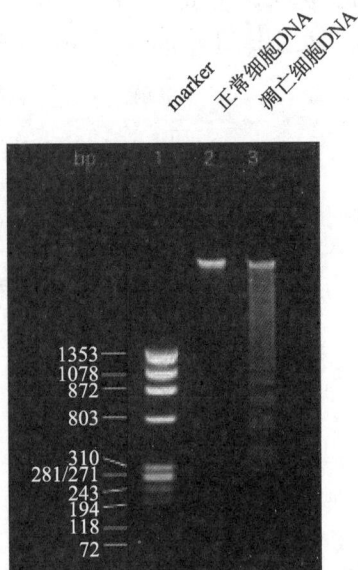

图 12-4 凋亡细胞的 DNA 降解特征

凋亡细胞的 DNA 对荧光染料的敏感性也发生了改变，可用流式细胞仪进行 DNA 含量分析，凋亡细胞在 G_1 峰前呈现亚二倍体峰（亚 G_1 期峰或 A_0 峰），此法检测凋亡细胞速度快、定量好，并可进行多参数分析。

针对凋亡的不同阶段特征可选取不同的检测方法，如早期检测常采用磷脂酰丝氨酸在细胞膜上外翻、细胞色素 C 的定位改变、线粒体膜电位的变化、细胞内氧化还原状态的改变等指标采用相应的技术手段进行检测。而检测细胞凋亡的晚期则选用特征性的 DNA 梯状电泳、TUNEL 测定法和凋亡相关蛋白的检测。目前常用的凋亡的检测方法应多种手段联合使用，即实现在同一细胞中检测上述两个以上的凋亡事件。

二、细胞凋亡的生物学意义

细胞凋亡是生物体内普遍存在的现象，具有十分重要的生理学和病理学意义，对于多细胞生物个体，细胞凋亡在其正常发育、稳态的维持、免疫耐受的形成以及肿瘤监控等过程中均发挥重要作用。

1. 细胞凋亡是机体正常发育的必需 在胚胎发育过程中，细胞凋亡可以帮助去除过多或不需要的细胞，从而塑造出正确的组织结构，如高等脊椎动物胚胎发育过程中管腔结构的形成、肢芽塑形的发育、指（趾）间蹼的消失（图 12-5）、视网膜发育，以及两栖类动物蜕变过程中幼体器官的缩小和退化（如蝌蚪尾的消失）等（图 12-6），都伴有细胞凋亡的发生。细胞凋亡还可清除多余的失去功能价值的细胞，这种细胞大多数在发育早期阶段死亡。在动物个体发育的组织形成时期，如脊椎动物的神经系统在发育过程中，通过凋亡机制来选择最后留存的功能细胞，约有 50% 的原始神经元存活并与靶细胞建立连接，而没有与靶细胞建立连接的神经元则发生凋亡（图 12-7），动物机体以此来调节神经细胞的质量和数量，使之与神经支配的靶细胞相适应以建立正确的神经网络联系。

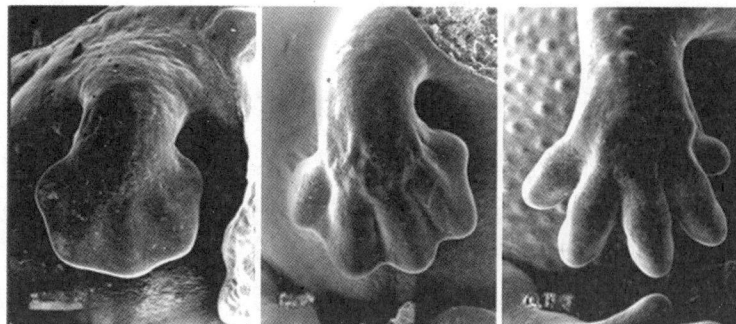

图 12 - 5　发育中的老鼠通过细胞凋亡而产生脚趾

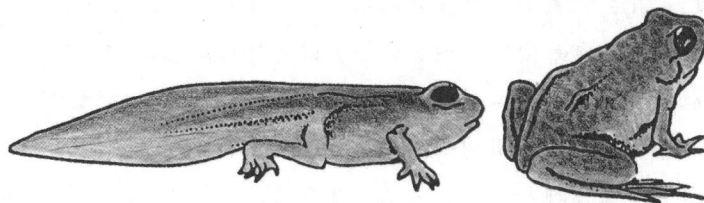

图 12 - 6　从蝌蚪到青蛙的蜕变

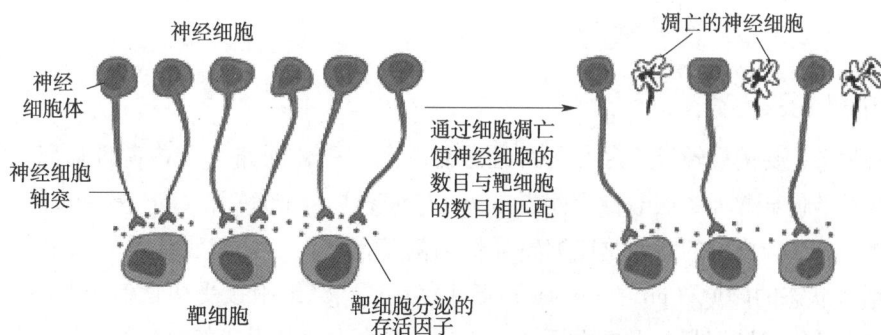

图 12 - 7　细胞凋亡使神经细胞与靶细胞的数量匹配

2. 细胞凋亡是机体的一种生理性保护机制　在成熟机体组织中，细胞凋亡贯穿于全部生命周期中，维持组织器官中细胞的数量和质量以保证生理活动的正常进行，以清除体内受损、炎症或衰老的细胞并代之以新生的细胞，降低机体病理性变化的风险。通过细胞凋亡被机体清除的细胞数量每秒钟可以达到数百万个细胞。

3. 细胞凋亡参与免疫功能的调节　在免疫应答过程中，T 淋巴细胞和 B 淋巴细胞在抗原刺激下会经历细胞扩增和选择性死亡，细胞凋亡可以帮助清除过多或异常的免疫细胞，维持免疫系统的平衡。此外，细胞凋亡还参与免疫耐受的形成。如免疫系统中成熟的 T 淋巴细胞在胸腺的克隆选择，通过这一过程，既形成了有免疫活性的淋巴细胞，又产生了对自身抗原的免疫耐受。

4. 细胞凋亡具有肿瘤抑制功能　细胞凋亡对于肿瘤抑制起着重要的作用。正常情况下，通过细胞凋亡可以帮助清除受损的细胞或潜在的癌细胞，当细胞凋亡的调控机制失调时，可能会导致细胞凋亡的抑制，从而促进肿瘤的发生和发展。

知识拓展 --

程序性细胞死亡的发现

2002 年诺贝尔生理学或医学奖分别授予了英国科学家悉尼·布雷内（Sydney Brenner）、美国科学家罗伯特·霍维茨（H. Robert Horvitz）和英国科学家约翰·苏尔斯顿（John E. Sulston），以表彰他们发现了在器官发育和程序性细胞死亡过程中的基因规则。

要揭开程序性细胞死亡的奥秘，需要选择一个合适的研究对象，细菌这样的单细胞生物太简单，而像哺乳动物这样由大量细胞组成的生物又太复杂。布雷内是最早正确地选择线虫作为研究对象的人。线虫长仅 1mm，细胞数量不多，功能也不复杂，而且它身体透明，便于用显微镜观测，这一选择使得基因分析能够和细胞的分裂、分化，以及器官的发育联系起来，并且能够通过显微镜追踪研究过程。霍维茨发现了线虫中控制细胞死亡的关键基因，揭示了这些基因怎样在细胞死亡过程中相互作用，并且证实了相应的基因也存在于人体中。苏尔斯顿则描述了线虫组织在发展过程中细胞分裂和分化的具体情况，并且确认了在细胞死亡过程中发挥控制作用的基因的最初变化情况。

程序性细胞死亡及其机理的发现和研究，为多种疾病的治疗提供了新方法，必将为人类战胜疾病发挥出重大的作用。

三、细胞凋亡的分子机制

（一）细胞凋亡的核心分子

细胞凋亡有两条主要信号转导途径：外源性通路（死亡受体通路）和内源性通路（线粒体通路），它们最终都取决于半胱氨酸天冬氨酸特异性蛋白酶（cysteinyl aspartate specific proteinase，caspase）家族中特定成员的激活，该家族酶的特性是能够特异性切割靶蛋白天冬氨酸残基后的肽键。在正常细胞中，caspase 是以无活性状态的酶原（pro‑caspase）形式存在的。当细胞接受凋亡信号刺激后，酶原分子在特异的天冬氨酸残基位点被切割，形成由两个小亚基和两个大亚基组成的有活性的四聚体，使凋亡信号在短时期内迅速扩大并传递到整个细胞，产生凋亡效应。

caspase 家族成员按发现顺序统一命名，如第一个被发现的即为 caspase‑1。caspase 分为启动型和执行型（效应型）两个主要类别。启动型参与上游促凋亡信号的传递，有 caspases‑2、caspase‑8、caspase‑9 和 caspase‑10 等，执行型参与剪切和激活下游的靶标效应蛋白，有 caspases‑3、caspase‑6 和 caspase‑7 等，最终导致细胞凋亡。

体内 caspase 能被激活而成为有活性的酶，同时也能在其他因素的作用下被抑制从而达到对细胞凋亡的调节作用。哺乳类细胞中 caspase 抑制剂是凋亡抑制因子（inhibitor of apoptosis，IAP）家族，如人细胞中的 XIAP、cIAP1 和 cIAP2，能特异性地抑制 caspase‑3 和 7 的激活，IAP 还能抑制 caspase‑9 的活化。定位于线粒体外膜上的 Bcl‑2 则具有双重功能，一方面阻止细胞色素 C 从线粒体释放，抑制 caspases 的激活，另一方面与 Apaf1 结合，调节细胞凋亡。有些病毒蛋白，如痘病毒蛋白 CrmA 和杆病毒蛋白 p35 也能抑制 caspase。通过 caspase 的活化和抑制，达到调节细胞凋亡的效果。

除了 caspase 家族，细胞内与凋亡有关的重要生物分子还包括上面提到的 Bcl‑2 基因家族、p53 蛋白以及 ICE 家族、c‑Myc 蛋白等，此处就不一一详述了。

（二）细胞凋亡的信号转导通路

多年来的分子生物学研究已鉴定出数百种与细胞凋亡有关的调控因子，这些因子组成了多条凋亡信号转导通路。细胞在不同的刺激、不同的生化环境下启动的凋亡通路也有所不同，不同通路间存在错综复杂的交叉互作关系。以下简要介绍细胞内、外信号诱导的两种凋亡通路及 caspase 活性的调节在细胞凋亡中的作用，从而使我们对细胞凋亡分子机制有一个简要的了解（图 12－8）。

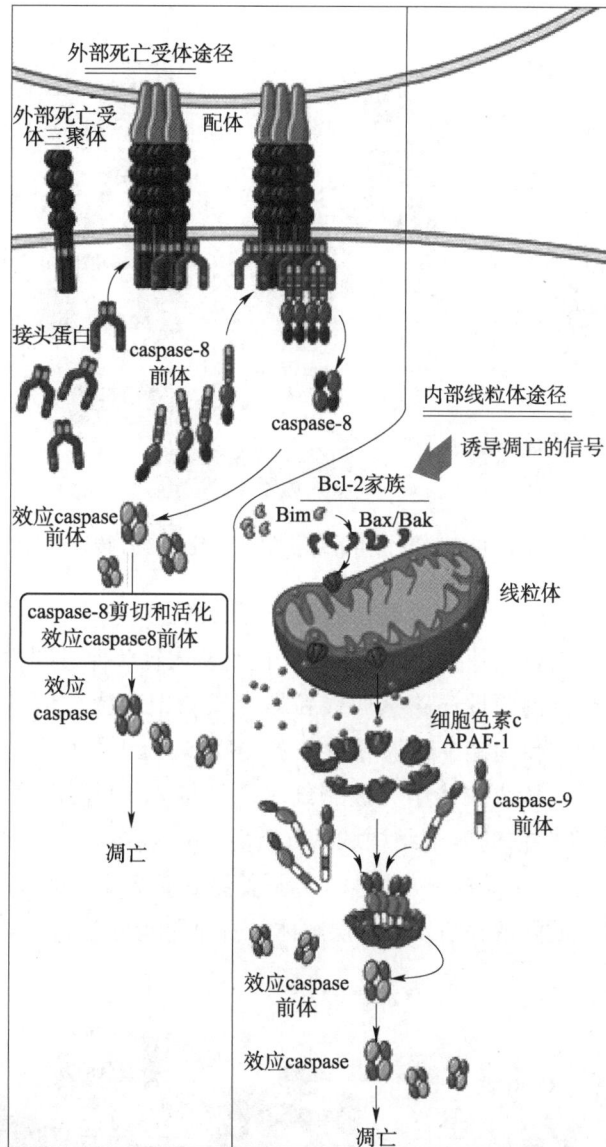

图 12－8　脊椎动物的外源和线粒体介导的细胞凋亡途径

1. 外源性通路　胞外死亡配体（包括 TNF－α、FasL、TRAIL 和 TWEAK 等）与细胞表面的死亡受体（主要是 TNFR 家族成员，如 TNF－R1/2、Fas 和 DR3/4/5）结合后，导致死亡诱导信号复合物（death inducing signal complex，DISC）的形成。DISC 的成员包括衔接子蛋白、FADD 和 TRADD9。DISC募集并激活启动型 caspase，再由激活的启动型 caspase 激活执行型 caspase，由此促使细胞凋亡。

目前已发现多种死亡受体，研究得比较深入的死亡受体是 Fas。Fas 被激活后，形成有活性的 Fas 三聚体，使 Fas 分子胞浆段内的死亡域（death domain，DD）构象改变，继而招募细胞内的衔接蛋白（Fas－associated death domain，FADD）羧基端的死亡域（DD），促使 FADD 的 N 端死亡效应区（death effector domain，DED）与 pro－caspase－8（或 pro－caspase－10）中的 DED 结合，形成由 fas－FADD－pro－caspase－8（或 pro－caspase－10）组成的 DISC，当 pro－caspase－8（或 pro－caspase－10）聚集在细胞膜内表面达到一定浓度时，通过同性活化，在其亚基间连接区的天冬氨酸位点进行切割，使酶原被激活成为具有活性的酶，启动 caspase 级联反应，再通过异性活化切割效应 pro - caspase，产生有活性的效应 caspase（caspase - 3、caspase - 6 和 caspase - 7），效应 caspase 能切割细胞内多种蛋白质，从而导致细胞凋亡（图 12 - 9）。

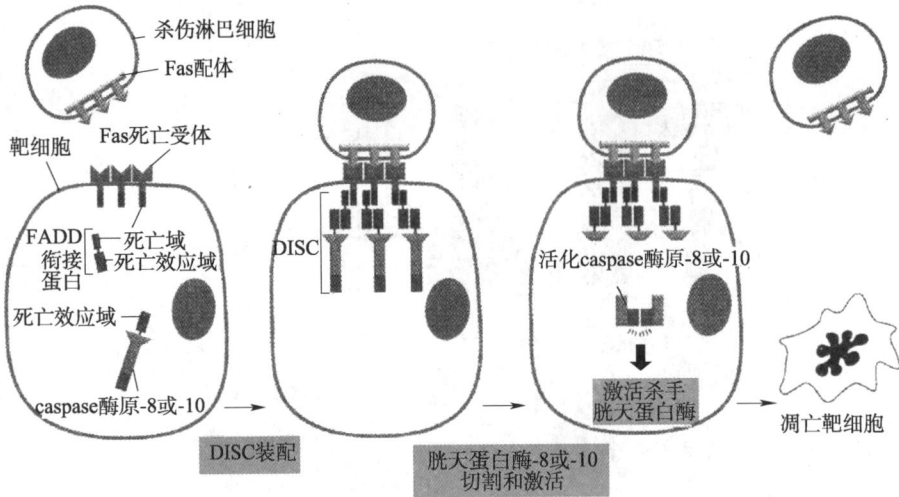

图 12 - 9　哺乳动物细胞凋亡中外源性的死亡受体信号转导通路示意图

2. 线粒体介导的内源性通路　启动细胞凋亡的信号可以来自细胞内部，如 DNA 损伤、缺氧，缺营养物质等。这些内源信号可使线粒体外膜通透性增加，向胞质内释放促进凋亡的蛋白——细胞色素 c 到细胞质中，导致细胞凋亡，因此内源性通路又叫线粒体介导的细胞凋亡信号通路。细胞色素 c（cytochrome C，Cyt c）是线粒体电子传递链中的水溶性成分，正常时位于线粒体内膜并松散地附着于线粒体膜的内表面，细胞凋亡时 Cyt c 从线粒体中释放到细胞质，与 Apaf1 蛋白（apoptotic protease activating factor - 1）的 C 端结合，Apaf1 蛋白的 N 端结构域具有激活 pro - caspase - 9 的功能，使 caspase - 9 从酶原激活成具有活性的酶，激活的 caspase - 9 通过 caspase 的级联激活反应将效应 caspase 激活，使胞质中的结构蛋白和细胞核中的染色质降解，引发核纤层解体，引起细胞凋亡（图 12 - 10）。

图 12 - 10　线粒体介导的内源性细胞凋亡通路

线粒体外膜通透性增加，主要依赖 Bcl - 2 家族成员中的 Bax 蛋白、Bak 蛋白在线粒体外膜上聚合形成通道。Cyt c 和其他与凋亡有关的因子就通过这样的通道离开线粒体，进入细胞质。与此相反，Bcl - 2 家族中有的成员，例如 Bcl - 2 蛋白，阻止这样的通道形成，起到抑制细胞凋亡的作用。由此可见，

Bcl-2家族对细胞凋亡发挥着重要的调控作用。

死亡信号通路和线粒体介导的信号通路都汇集于下游的效应caspase。效应caspase在细胞凋亡的执行阶段能够直接切割重要蛋白质，并激活核酸酶，最终导致细胞凋亡。

细胞凋亡是个复杂的现象，并不仅有上述两条信号通路，也不全部依赖于caspase。比如线粒体内的限制性核酸内切酶G，受到凋亡信号的刺激后从线粒体中释放，通过胞质进入细胞核，对核DNA进行切割，引发caspase非依赖性的细胞凋亡。

人们对细胞凋亡的机制处于不断深入之中，这里只是对凋亡机制做了简单的介绍。必须强调的是，参与细胞凋亡信号传递的分子之间是呈网络状联系的，除了caspase蛋白，还有其他信号分子同时出现在了上述两条或其他凋亡途径中，说明凋亡通路之间是有交叉关联、互相影响的。如死亡通路中活化的caspase-8切割胞质中的促凋亡蛋白Bid，其裂解产物的羧基端片段转移到线粒体膜上，降低其跨膜电位压，促使线粒体释放凋亡相关的因子，从而启动线粒体凋亡通路。另一方面，凋亡的内源途径被激活后，线粒体释放的促凋亡因子Smac也能活化caspas-8，从而与外源途径交汇。

四、细胞坏死

细胞坏死是一种非程序性细胞死亡方式，是细胞受到外界理化或生物因素作用引起的细胞非正常死亡，是细胞生命活动被强行终止所致的被动死亡过程。

导致细胞坏死的外来因素可以是物理因素，如超过细胞可以承受阈值的温度或渗透度的改变、射线等；也可以是化学因素，如缺血缺氧、毒物等；还可以是细菌或病毒感染等生物因素。因此，细胞坏死多数在病理情况下发生，属于被动性损伤所致的细胞死亡。坏死初期，细胞质肿胀，线粒体和内质网肿胀裂解，蛋白质颗粒增多，细胞核固缩或断裂；随着蛋白变性降解，原有微细结构降解。最后，细胞膜和细胞器破裂，DNA降解，细胞解体，内容物流出，引起周围组织发生炎症反应。

细胞坏死与细胞凋亡是两种完全不同的过程和生物学现象，在形态学、生化代谢改变、分子机制、细胞的结局与意义等方面都存在本质的区别（表12-1），电镜下可观察到坏死细胞和凋亡细胞的形态学差异（图12-11）。细胞凋亡与坏死在形态上最重要的区别是在凋亡的整个过程中细胞膜的整合性良好，细胞的内容物不会释放到细胞所处的微环境中，因而不引发炎症反应，不损害周围组织，是一种"寂静"的死亡形式；相反，在细胞坏死时细胞膜发生渗漏，细胞内容物，包括膨大破碎的细胞器、染色质片段、大量的酶类和细胞因子释放到胞外，导致炎症反应。

表12-1　细胞凋亡与坏死的主要特征比较

	细胞凋亡	细胞坏死
概念	按细胞固有的、基因所控制的程序进行的一种主动性的生理性死亡现象	病理及损伤刺激引起的退行性变化所导致的非自主性细胞死亡过程
诱导因素	生理或病理刺激	病理及损伤刺激，例如毒素作用、严重缺氧、缺血和缺乏ATP
细胞形态	细胞发生皱缩，与邻近细胞连接丧失	细胞出现肿胀，形态不规则
细胞体积	固缩变小	肿胀变大
细胞膜	完整，鼓泡，形成凋亡小体	丧失完整性、溶解或通透性增加
细胞核	固缩，片段化，核内染色质浓缩，核质边缘化	分解，染色质不规则转移
线粒体	肿胀，通透性增加，细胞色素c释放	肿胀，破裂，ATP耗竭
溶酶体	保持完整	破裂
关键酶蛋白	caspase酶参与的级联反应	无caspase酶参与

续表

	细胞凋亡	细胞坏死
生化特征	核小体 DNA 断裂成 180~200bp×n 片段	随机断裂成大小不等片段
能量需求	依赖于 ATP	不依赖于 ATP
分布范围	多为单个散在细胞	大片组织或成群细胞
组织反应	非炎症反应	炎症反应
调节过程	受基因调控	被动进行
结局	形成凋亡小体并被其他细胞吞噬	细胞内容物释放

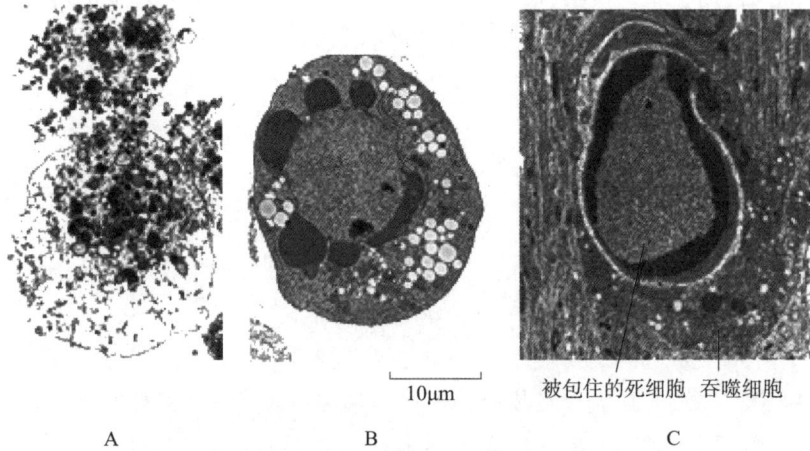

10μm

被包住的死细胞　吞噬细胞

A　　　　　　　　　　B　　　　　　　　　　C

图 12 - 11　电子显微镜照片显示细胞死亡的两种不同形式

A. 培养皿中坏死的细胞；B. 培养皿中凋亡细胞；

C. 细胞在发育中的组织中凋亡，并被吞噬细胞吞噬

　　虽然凋亡和坏死是细胞死亡的两个不同途径，但二者之间存在一定的关联性。细胞凋亡在一定情况下可转化为坏死，而坏死是不可逆的直线过程。

　　细胞凋亡与坏死的区别为药物的设计与筛选以及疾病治疗提供了新思路。药物所选择的作用靶标和剂量不同，引起的细胞死亡方式（凋亡或坏死）不同。比如，当抗肿瘤药物以较低浓度作用于肿瘤细胞时，诱导肿瘤细胞凋亡，而增加药物浓度并超过一定阈值时，会直接引起肿瘤细胞坏死或使凋亡的细胞发生继发性坏死。

第三节　细胞凋亡与药学

PPT

一、细胞凋亡异常与疾病

　　在个体发育过程中，细胞凋亡在调节机体细胞增殖与更新间的平衡、抵抗外在及内在伤害的生物防御和维持生物体内环境的稳定等方面均起着重要的作用，是机体维持自稳态的机制之一。细胞凋亡的研究，对理解胚胎发育、免疫耐受、细胞群体稳定等生命活动具有重要的意义。细胞凋亡异常会破坏细胞的自稳态，导致疾病的发生。研究发现，病毒感染、自身免疫性疾病、神经变异性疾病及肿瘤的发生等都与细胞凋亡异常有直接或间接的关系，对细胞凋亡的诱导或抑制可成为防病治病中的一种模式。

（一）细胞凋亡与肿瘤

　　肿瘤细胞群体的数量不仅与细胞增殖相关，还与细胞死亡有关。肿瘤的发生是由于某些原癌基因的

激活、抑癌基因的失活以及凋亡相关基因表达异常，导致细胞增殖、分化和凋亡的平衡失调，造成癌变细胞无法通过细胞凋亡被清除的结果。因此，肿瘤不仅是细胞增殖和分化异常的疾病，同时也是凋亡异常的疾病。细胞凋亡在肿瘤发生和发展中起到了重要的作用。肿瘤细胞通过增加抗凋亡蛋白的表达，抑制 caspase 的活性以及激活细胞存活信号通路等方式，促进自身的异常增殖和存活。

癌变前的细胞可通过细胞凋亡的正常调节而被清除，而恶性肿瘤发病过程中，常见到凋亡抑制基因和凋亡活化基因表达异常。

目前认为与肿瘤细胞凋亡有关的基因主要有 $bc1-2$，$c-myc$，$H-ras$，$p53$，$NF1$，$Rb1$，$c-jun/c-fos$ 等基因，如果纠正这些基因的异常表达水平，重建肿瘤细胞的凋亡信号传递系统，促进癌细胞凋亡，就能达到治疗的目的。

（二）细胞凋亡与心血管系统疾病

心血管细胞的凋亡是多种心血管疾病发生与演变的病理学基础。越来越多的研究表明，血管内皮细胞、平滑肌细胞和心肌细胞的凋亡参与了心血管疾病的发生和发展。心肌细胞属于终末分化细胞，正常情况下不分裂增殖，当某种病理原因造成凋亡发生时，将使心肌细胞数量不可逆地减少，引发心脏疾病。

临床研究结果发现，包括心肌缺血、缺血再灌注损伤、心肌梗死、心力衰竭等在内的多种心血管系统疾病过程中都发生了细胞凋亡，细胞凋亡是这些疾患发生发展的一个重要的病理生理基础。

（三）细胞凋亡与 1 型糖尿病

1 型糖尿病（type 1 diabetes）也称为胰岛素依赖型糖尿病，是一种由 T 淋巴细胞介导的、以免疫性胰岛炎和选择性胰岛 B 细胞损伤为特征的自身免疫性疾病，最终导致无法生产胰岛素。对 1 型糖尿病动物模型 NOD（non obese diabetes，非肥胖糖尿病）小鼠的胰岛 B 细胞凋亡研究发现，在雌性 NOD 小鼠（3 周龄）即可检测到凋亡的胰岛 B 细胞，是最早的和唯一的细胞死亡方式，先于胰岛的淋巴细胞浸润。凋亡细胞表面存在自身反应性抗原，可活化树突细胞，引发组织特异性细胞毒性 T 淋巴细胞的产生，诱导自身抗体的生成，这表明胰岛 B 细胞凋亡在 1 型糖尿病发病中起着一定的作用。

此外，还存在一种可能的机制。活化的 T 淋巴细胞膜上表达 Fas 抗体蛋白，Fas 与其配体（Fas-L）结合引起 T 淋巴细胞膜凋亡。正常情况下，Fas 与其配体（Fas-L）的结合可调节 T 淋巴细胞在正常水平。当 Fas 或 Fas-L 基因发生突变或缺失时，T 淋巴细胞不能正常凋亡从而处于异常高的水平，造成自身免疫性疾病。1 型糖尿病、类风湿关节炎、多发性硬化症及慢性甲状腺炎等自身免疫性疾病，均是由于针对淋巴细胞凋亡异常，进而攻击自身组织所致。临床上治疗自身免疫性疾病常用糖皮质激素，其作用机制之一就是诱导自身免疫性 T 淋巴细胞发生凋亡。

（四）细胞凋亡与阿尔茨海默病

阿尔茨海默病（AD）是一种神经退行性疾病，大脑的神经元丢失是最基本的病理改变。现已发现，caspase-3 可直接与 AD 的致病蛋白质分子相互作用，参与致病过程。近年研究表明，老年斑的核心组成 β-淀粉样蛋白（amyloid protein β，Aβ），在病灶中央进行性堆积，其水平与 AD 严重程度明显相关，当钙超载、氧化应激或神经生长因子分泌不足时，Ca^{2+} 内流增加，激活与 β-淀粉样蛋白合成相关的基因，使 β-淀粉样蛋白含量增加，沉积于神经元内，诱发神经元细胞凋亡。

（五）细胞凋亡与感染性疾病

机体预防病毒扩散的防御机制之一是诱发受病毒感染的细胞发生凋亡。病毒介导的细胞衰竭最典型的例子是获得性免疫缺陷综合征（AIDS），是由人类免疫缺陷病毒（HIV）感染引起的。HIV 颗粒的膜蛋白 gp120 与 $CD4^+$ T 淋巴细胞膜表面结合后感染细胞，通过 caspase-3 参与的途径诱导 $CD4^+$ T 淋巴细胞凋亡。感染 HIV 的细胞还可以通过释放 TAT、Nef 和 gp120 等病毒蛋白来导致未感染的 T 辅助细胞受到伤害，这些病毒蛋白通过多种机制激活附近细胞的凋亡途径，如上调 Fas、Fas‑L 和肿瘤坏死因子 α 的表达，降低 Bcl‑2 的表达和激活 p53，造成机体免疫功能严重缺陷，患者容易继发各种感染而死亡。

二、细胞凋亡与新药研究

（一）新药研发的理论基础

细胞凋亡是细胞的一种程序性死亡过程，是细胞的一种可调节性死亡形式。在正常生理条件下，细胞凋亡在细胞发育和衰老过程中能清除多余、衰老和受损的细胞以使机体正常发育、维持细胞的稳态。在生理条件下，细胞凋亡应保持在一个正常水平，过高或过低，都会导致细胞处于病理状态。细胞凋亡涉及很多胞内外成分，参与细胞凋亡过程的分子呈网络状联系，凋亡途径也交叉影响。原则上，只要凋亡途径中某个分子的结构或水平发生变化，都会导致凋亡水平发生改变，如果异常的凋亡水平不能得到及时纠正，就有可能导致疾病的发生。

在一定程度内，机体有自我纠错的能力，凋亡异常也一样。但如果细胞异常的凋亡水平超出机体自身调节的能力，就必须采用药物的方法进行纠错治疗。在机体的生命活动中，细胞凋亡与抗凋亡之间存在一种动态平衡关系，细胞凋亡是一种可以被激活或抑制的可调节过程，有效药物的研发，只能建立在对细胞凋亡机制的了解基础上。细胞凋亡异常导致的疾病，首先要找出导致凋亡水平变化的异常分子，以此为靶点，升低降高，使凋亡水平恢复正常，疾病便能得到有效治疗。

细胞凋亡是个多环节的过程，不同凋亡途径之间有交叉关联，故凋亡药物的诱导也存在多因素、多层次上的协同作用。同时，疾病的发生除了和凋亡异常相关外，还有很多其他因素的参与。所以，在以凋亡为主体的药物研究中，将细胞凋亡疗法与其他疗法联合应用，才可以取得更好的疗效。下面仅以肿瘤的治疗来了解细胞凋亡相关疾病的药物研发思路。

（二）细胞凋亡与抗肿瘤药物

1. 细胞凋亡与肿瘤的发生　肿瘤的发生往往和细胞凋亡异常相关。正常情况下，细胞凋亡能够清除机体中的异常细胞，起到抑制肿瘤发生的作用，而在肿瘤细胞中，细胞凋亡的调控机制常失调，导致肿瘤细胞的异常增殖和存活。

研究发现，肿瘤细胞中参与凋亡通路的蛋白分子水平往往降低。如肿瘤细胞中 caspase 家族蛋白水平常发生异常，caspase‑9 表达水平下降，影响细胞凋亡的启动，caspase‑3 活性降低，导致细胞凋亡的执行过程受阻。这些都会使细胞凋亡不足，导致肿瘤形成。

研究还发现，肿瘤细胞中抗凋亡蛋白的表达水平往往增高，导致细胞凋亡途径受到抑制，从而引起细胞的恶性增殖。而且，抗凋亡蛋白的异常表达还会引起肿瘤细胞的获得性耐药，使得抗肿瘤药物的效果降低，治疗失败。如前文提到的凋亡抑制因子 IAP 能特异性地抑制 caspase‑9 的活化，cIAP1 和 cIAP2 能抑制 caspase‑3 和 caspase‑7 的激活；定位于线粒体外膜上的 Bcl‑2 也能抑制线粒体膜的通透性，阻止细胞色素 c 从线粒体释放，抑制 caspases 的激活，阻止细胞凋亡的发生。此外，还有 Bcl‑XL、MCL‑1、痘病毒蛋白 CrmA 和杆病毒蛋白 p35 等，均能抑制凋亡过程。值得注意的是，Bcl‑2 家族中的 Bax，却起着相反的作用，可以增加线粒体膜的通透性，从而促进细胞凋亡的发生。

2. 细胞凋亡与抗肿瘤药物研究　研究细胞凋亡的调控机制，寻找干预肿瘤细胞凋亡的靶点，升低降高，使凋亡水平恢复正常，是抗肿瘤药物研发的总体思路。

（1）常见促进细胞凋亡的抗癌药　临床已有一些促进肿瘤细胞凋亡的抗癌药上市，如抗癌药阿霉素和 5‑氟尿嘧啶能够促进肿瘤细胞共同表达 Fas 和 Fas‑L，肿瘤细胞表面及细胞间 Fas 和 Fas‑L 的发生交互作用导致细胞凋亡，从而使肿瘤细胞有效地自相杀灭。阿霉素还可通过下调 Bcl‑2 的蛋白表达以诱导肝癌细胞凋亡。5 - 氟 - 胞苷（5 - F - Cyd）可引起 DNA 损伤进而促进肿瘤细胞凋亡，也被作为潜在抗癌药进行研究。

（2）细胞凋亡与抗癌药的研发　目前，通过诱导凋亡程序的启动消灭肿瘤细胞的策略已经被广泛采纳。该策略可以通过两种途径实现：促进促凋亡通路的活性和抑制抗凋亡通路的功能。参与这两种通路的蛋白种类繁多，其中较为常见的促凋亡蛋白包括 p53、TRAIL、caspase - 3、GranzymeA/B、Bid、Bax 和 Fas 等；重要的抗凋亡蛋白包括 Bcl - 2、Bcl - xL、survivin 和 XIAP 等。

靶向细胞凋亡是目前癌症治疗中最具发展前景的治疗方法之一。肿瘤细胞常常表达高水平的抗凋亡蛋白，如 Bcl - 2 和 Bcl - xL，因此它们是开发癌症治疗方法的有吸引力的靶标。Bcl - 2 家族蛋白具有的同源结构域（BH）包括四个：BH1、BH2、BH3 和 BH4。抗凋亡 Bcl - 2 家族蛋白（包括 Bcl - 2、Bcl - xL 和 Bcl - xW）都有 BH1 和 BH2 结构域，在某些情况下，还有 BH4 结构域。多数促凋亡家族成员（如 Bax 和 Bak）都含有 BH3 结构域。Bcl - 2 家族的 BH3 - only 蛋白（仅含有 BH3 的蛋白）可以通过与家族中抗凋亡蛋白结合，使抗凋亡蛋白失效，从而使促凋亡成员发挥作用，最终导致细胞发生程序性凋亡。基于 Bcl - 2 家族蛋白的同源结构域，一种药物研发策略是设计模拟 BH3 - only 蛋白结构的蛋白化合物，该蛋白可通过与促凋亡和抗凋亡家族成员之间的相互作用竞争来诱导凋亡。

2016 年 4 月，FDA 通过加速审批，批准了 AbbVie 公司的 Venetoclax 用于治疗包括急性骨髓性白血病在内的多种肿瘤的治疗。Venetoclax 是一款口服药，能选择性抑制 Bcl - 2 的小分子药物。若将 Venetoclax 和阿托珠单抗联用，降低疾病风险或者死亡率可达 67%。

除了开发靶向 Bcl - 2 的小分子化合物，以激活肿瘤细胞的内源性凋亡通路外，外源性凋亡激活剂也一直处于研发之中。如多种癌细胞表面表达死亡受体 5（DR5），而正常细胞表面几乎不表达，所以激活这个受体应该对正常细胞不会产生负效应，研究人员筛选了一个有 20 万个化合物的化合物库，发现了可诱导脑肿瘤细胞凋亡的分子。对这些分子进行结构分析后研究人员设计了活性更强的类似物，命名为 bioymifi。他们发现 bioymifi 可以模拟肿瘤坏死因子相关的凋亡诱导配体（TNF - related apoptosis - inducing ligand，TRAIL）的功能，而 TRAIL 是天然的 DR5 受体的配体，可以刺激 DR5 群集，触发凋亡。这是首次发现一个小分子化合物可以激活外源性的凋亡通路。

caspase - 3 作为细胞凋亡通路的下游关键执行蛋白，在细胞凋亡信号传导中扮演着重要的角色，因此 caspase - 3 蛋白也被认为是一个有开发前景的靶点，开发直接通过激活高表达状态的 procaspase - 3 成为 caspase - 3，进而重启肿瘤细胞凋亡的小分子药物，已成为克服中/上游凋亡蛋白突变的有效策略。目前，以 procaspase - 3 为靶点已经报道了一些特异性小分子激活剂。硼替佐米（bortezomib）是美国 FDA 批准的第一个已供临床应用的蛋白酶体抑制剂，能够激活 caspase - 3 诱导肿瘤凋亡，临床上用于治疗复发性多发骨髓瘤。

除了直接靶向凋亡通路相关蛋白外，目前常用的诱导细胞凋亡的手段还有通过载体导入促凋亡基因从而增加凋亡蛋白表达量，或使用 RNAi 技术抑制抗凋亡蛋白的翻译等手段。

知识拓展

新药研发之不易

我们必须知道，药物研发是个充满困难和不确定性的过程，失败是常事，如 Oblimersen 的研发，充分体现了新药研发的艰辛。这是一款由 Genta 和 Aventis 公司共同开发，以 Bcl - 2 为靶点的反义寡核苷酸药物，旨在阻断 Bcl - 2 蛋白的合成，从而达到杀死肿瘤细胞的目的。2004 年，Genta 撤销了 Oblimersen 用于治疗黑色素瘤的上市申请（FDA 认为主要临床终点 OS 指标没有达到，积极的次要临床指标 PFS 不足以保证获批），紧接着在 2006 年 FDA 又拒绝了 Oblimersen 针对慢性淋巴细胞白血病的上市申请，而随着 2012 年 Genta 公司申请破产，也没有更多的关于 Oblimersen 的信息，就此宣告 Oblimersen 的失败。

细胞凋亡是机体正常生理过程，抗凋亡药物或抑凋亡药物可扰乱正常机体的稳态平衡，因此以凋亡为基础的抗肿瘤药物的开发，必须要考虑到凋亡信号通路是一个非常复杂的网络，特异性地抑制或激活某一因子不可能改变整个传导通路的状态，因为细胞可以通过其他调节因子进行代偿，从而使药物干预减效甚至无效。此外，凋亡药物的应用面临的另一个难题是对机体的毒副作用。如果凋亡药物阻断机体正常细胞的凋亡，可能会诱发肿瘤和自身免疫性疾病。基于此，目前肿瘤治疗的方法多为联合用药，即在以凋亡为主体的治疗药物研究中，通常将细胞凋亡疗法与其他细胞因子、化疗药物、放疗、手术等疗法联合应用，往往可以取得更好的疗效。

思考题

答案解析

1. 什么是 Hayflick 极限？衰老细胞的特征有哪些？
2. 目前解释细胞衰老的理论和假说主要有哪些？
3. 简述细胞凋亡的概念，细胞凋亡与细胞坏死有哪些不同？
4. 基于细胞凋亡的抗肿瘤药物研发有哪些途径？

（詹秀琴）

书网融合……

微课　　　　　本章小结

第十三章 细胞连接与细胞黏附

📖 学习目标

1. 通过本章学习，掌握紧密连接、锚定连接及间隙连接的分子组成、存在部位和功能，细胞黏附分子的定义及分类；熟悉间隙连接的结构特点，细胞黏附分子的主要功能及参与形成的细胞连接；了解紧密连接的结构形式，黏着连接和桥粒连接的分布以及细胞黏附分子的结构。

2. 具有使用光学显微镜观察细胞及阅读电子显微镜图像的能力。

3. 树立普遍联系的世界观，基于细胞、组织之间的紧密联系理解生命体系的复杂性。

在多细胞生物中，细胞是按照特定方式排列并相互连接组成特定的组织和器官的，这种在细胞质膜的特化区域，通过膜蛋白、细胞骨架蛋白或者胞外基质形成的细胞与细胞之间、细胞与胞外基质之间的，可加强细胞间的机械联系、维持组织结构的完整性和功能协调的连接结构，被称为细胞连接（cell junction）。在细胞之间、细胞与细胞外基质之间通过一些特殊的分子彼此识别和结合而形成的黏着称为细胞黏附（cell adhesion）。细胞连接和细胞黏附在结构与功能上关系密切，二者是多细胞有机体中细胞间相互联系、协调作用的重要结构基础。本章将从细胞连接和细胞黏附两方面介绍细胞的社会性。

第一节 细胞连接

由于结构微小，用普通光学显微镜不容易观察到细胞连接的结构细节，通常要用电镜观察。根据结构与功能特点，一般将细胞连接分为三类（表 13 – 1）：紧密连接（tight junction）、通讯连接（communication junction）和锚定连接（anchoring junction）。

表 13 – 1 细胞连接的分类

功能分类	结构分类	主要分布
紧密连接	封闭连接	上皮细胞、脑微血管内皮细胞
锚定连接	肌动蛋白丝附着	
	黏着带	上皮细胞
	黏着斑	上皮细胞基底面
	中间纤维附着	
	桥粒	心肌细胞与上皮细胞
	半桥粒	上皮细胞基底面
通讯连接	间隙连接	大多数动物组织细胞
	化学突触	神经元和神经 – 肌细胞间
	胞间连丝	仅见于植物细胞

从表 13 - 1 可见，上皮组织是细胞连接最多的部位。上皮组织主要覆盖于人体的外表面以及所有体内腔道的内表面，组成上皮的细胞其基底部结合在一层基膜（basal lamina）上，与结缔组织为邻。以小肠上皮细胞为例，在相邻细胞之间可以看到紧密连接、黏着带和桥粒，三者共同形成连接复合体（junctional complex），使上皮细胞之间连接在一起。在上皮细胞与基膜之间可见半桥粒，把上皮层牢固地附着在基膜上（图 13 - 1）。

一、紧密连接

紧密连接属于封闭连接（occluding junction）的一种，是目前所知的细胞之间距离最近的连接。在透射电镜下观察，紧密连接是相邻上皮细胞或内皮细胞间近管腔部位质膜外层的一系列连续的点状结构连在一起，接触部位细胞外间隙消失，非点状接触处尚有 10～15nm 的细胞间隙。冰冻断裂复型技术可见紧密连接是一种带状网络，质膜的胞质侧断裂面（PF）上的网络呈凸起的嵴状，而胞外侧断裂面（EF）上的网络则是凹入的沟，嵴和沟相嵌之处正是相邻质膜外层接触融合之处。紧密连接封闭了细胞间隙，阻止管腔上皮层内外物质从细胞之间的间隙自由进出，是细胞选择性通透作用的结构基础。

透射电镜下观察到的点状结构是各种跨膜蛋白颗粒，两个相邻质膜上的跨膜蛋白互相连接，封闭了该处的细胞间隙。这些相邻质膜上的跨膜蛋白排成列形成嵴线，构成了封闭索（sealing strand）。紧密连接正是由数条交错成网状的封闭索组成的。构成紧密连接的跨膜蛋白包括闭合蛋白（occludin）、

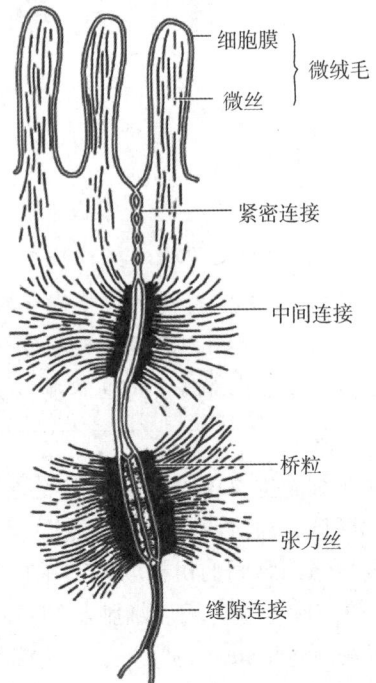

图 13 - 1　小肠上皮细胞间的各种细胞连接

密封蛋白（claudin）、连接黏附分子（JAM）、紧密连接蛋白（zonula occludens，ZO）等，其中 ZO 蛋白属于细胞内的接头蛋白，将胞内的肌动蛋白纤维与膜上的闭合蛋白、密封蛋白、连接黏附分子胞内区连接起来（图 13 - 2）。

在构成紧密连接的跨膜蛋白中，密封蛋白是形成嵴线的主要成分，由一个重要的多基因家族编码，目前在哺乳动物中至少发现了 27 个密封蛋白成员，该蛋白在不同组织细胞的紧密连接中有不同的成员分布，造成了这些紧密连接通透性不同。如人肾小管髓袢粗升支（thick ascending limb，TAL）部位的紧密连接中的 claudin - 10 对肾小管的重吸收起重要作用，使该处的紧密连接可以选择性通透镁离子，这个区域肾小管液体中的镁离子被重吸收回到血液中。

脑部毛细血管壁的内皮细胞之间的紧密连接帮助形成血 - 脑屏障（blood - brain barrier），阻止物质从血液进入脑部。虽然小的离子甚至水分无法通过血 - 脑屏障，但是免疫系统的细胞却可以通过。于是认为这些细胞能释放信号以打开紧密连接，让细胞通过。在阻止不需要的溶质进入脑部的同时，血 - 脑屏障也防止很多药物进入中枢神经系统。因此，制药工业的主要任务就是研制打开脑部的紧密连接、使治疗化合物得以进入的药物。

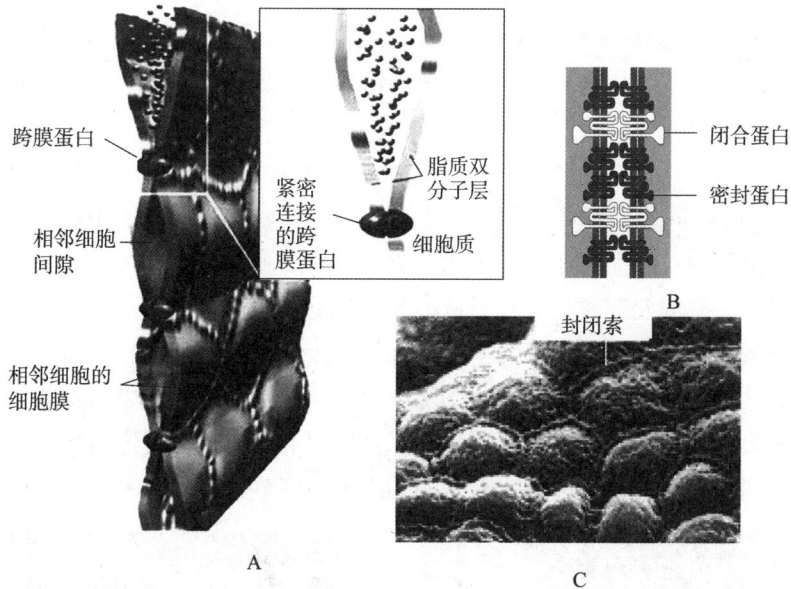

图 13-2　紧密连接模式图

A、C 示相邻细胞质膜上的嵴；B 示紧密连接中的跨膜蛋白

　　紧密连接广泛存在于所有上皮细胞或内皮细胞的最顶端，是构成旁细胞屏障的结构和功能基础。紧密连接的功能可概括为：① 封闭作用。封闭相邻上皮细胞的间隙，构成旁细胞屏障，阻止物质在相邻细胞间隙任意穿行，维持组织内环境的稳定性。消化道上皮、膀胱上皮、脑毛细血管内皮及睾丸支持细胞之间都存在紧密连接。紧密连接屏障作用的结构基础是由密封蛋白家族形成的封闭索，封闭索的数目越多，通透率就越低。小肠上皮和膀胱上皮的紧密连接对离子的通透率相差一万倍，就是由于小肠上皮的封闭索数目远比膀胱上皮多。② 隔离作用。将细胞游离面、基底部及侧面的膜蛋白相隔离，防止脂质和膜蛋白自由扩散，保证受体蛋白、载体蛋白等行使各自的功能，从而参与细胞极性的形成，即栅栏作用。如小肠上皮细胞对葡萄糖的转运。

　　紧密连接构成的旁细胞屏障是一个动态的可被调控的屏障。许多内源性或外源性刺激可通过激活某些信号转导通路作用于紧密连接，从而改变生理性屏障功能以适应机体需要或诱发病理性损害。这些生理和病理性因素包括饮食状态、细胞因子、激素、细菌或病毒及其代谢产物、药物等，都可以影响紧密连接的结构和功能，使旁细胞途径通透性发生改变。调控紧密连接功能的机制可以归纳为：①改变紧密连接蛋白的含量与分布。如紧密连接蛋白 ZO-1 的表达减少与血-脑屏障的损伤程度具有明显相关性，被认为是血-脑屏障破坏的标志；糖尿病大鼠肾小球上皮细胞 ZO-1 的表达减少，且 ZO-1 由细胞膜到细胞浆的重新分布可能参与糖尿病肾病的发生和微蛋白尿的形成；②改变紧密连接蛋白的磷酸化。磷酸化/去磷酸化调节在紧密连接的分布和功能调控中起关键作用。如非磷酸化 claudin-1 沿肠黏膜细胞的基底侧分布，而磷酸化 claudin-1 定位在紧密连接上，若给予外源性 TNF-α 能减少磷酸化claudin-1 的表达，增加肠黏膜屏障通透性；③使细胞骨架蛋白重排。紧密连接蛋白与肌动蛋白组成的细胞骨架微丝相连，通过空间结构和信号传递维持旁细胞途径的功能。某些肠道致病菌通过激活 PKC 信号通路或上调细胞内一氧化氮酶的表达，引起微丝重排，改变旁细胞途径的通透性，最终引起肠道炎症性疾病。

二、通讯连接

　　大多数组织的细胞之间存在一种连接通道，能在细胞间进行电信号和化学信号的通讯联系，从而实现细胞群的合作和协调，这种连接称为通讯连接。动物组织中的间隙连接（gap junction）和化学突触

（chemical synapse）以及植物组织中的胞间连丝（plasmodesmata）都属于通讯连接。

1. 间隙连接 又称缝隙连接，是机体细胞间最普遍的一种通讯连接。除成熟的骨髓细胞及血细胞外，广泛分布于各种组织细胞间，包括培养细胞中都存在，早在胚胎发育的 8 细胞阶段即已建立。间隙连接是指两相邻细胞的质膜间形成的特化盘状区域，该处的相邻质膜间有 2~3nm 的缝隙，内含许多两两相对的连接子（connexon）。连接子是间隙连接的基本结构单位，长 7.5nm，外径 6nm，由 6 个相同或相似的连接子蛋白（connexin，Cx）环绕组成，中央形成 1.5~2nm 的亲水孔道，突出于质膜的两侧。相邻质膜上的两个连接子相对接而连在一起，便形成完整的细胞间通道，将一个细胞的细胞质与另一个细胞的细胞质连接起来，一般允许离子及分子量小于 1.5kDa 的水溶性小分子通过（图 13-3）。这些通道往往集结在一起呈斑块状，斑块内含有几个或数百个连接子，是相邻细胞间通讯的重要部位。

间隙连接的形成可以分为两个阶段：①准备阶段，包括细胞识别，相邻细胞的细胞膜相互靠近，调控分子在形成区域聚集，以及间隙连接蛋白在形成区域周围的聚集；②通道组装阶段，形成区域准备就绪后，周围的通道蛋白迅速上膜进行组装。对这两个阶段的细节，目前尚未完全掌握。

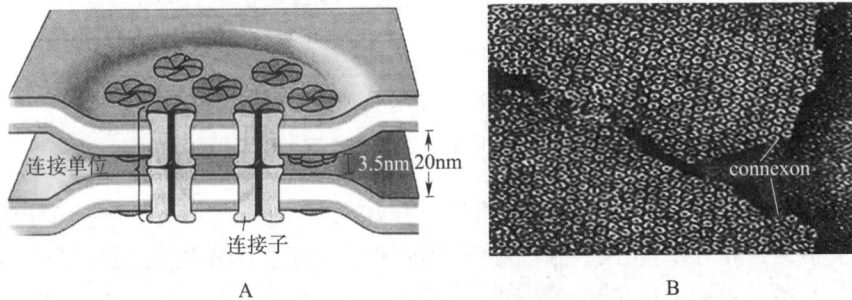

图 13-3　间隙连接示意图
A. 间隙连接三维结构示意图　B. 连接子扫描电镜照片

与具有高选择性的离子通道相比，间隙连接是无选择性的，只要分子足够小，就可以通过开放的管道。就像离子通道可以打开和关闭一样，间隙连接通道也被认为是门式通道。研究发现，pH 降低可引起间隙连接通道的关闭，电压升高降低通道的导电性，生长因子可通过影响间隙连接蛋白的形成和降解、促使间隙连接蛋白磷酸化调节其通透性。

间隙连接的类型和功能特点由构成连接子的连接子蛋白种类决定，它们的分布具有组织特异性。目前已经从不同动物或不同组织中分离出 20 余种不同的连接子蛋白，尽管不同的连接子蛋白相对分子量差异较大，但都有 4 个保守 α-螺旋跨膜区、2 个胞外环、1 个胞质环和 2 个胞质尾。跨膜区是形成通道的主要成分，胞外环与细胞识别和蛋白锚定有关。由不同的连接子蛋白所构成的连接子，在电导率、通透性和可调控性方面是不同的。一般来说，通常只有相同连接子蛋白构成的连接子才能对接，但在某些情况下，由不同连接子蛋白构成的邻近细胞的连接子也能够对接并形成功能性通道，这种相容性差异对促进或阻止一个器官内不同类型细胞间的通讯起重要的作用。例如，连接心肌细胞的连接子由连接子蛋白 Cx43 构成，而连接组成心脏电导系统的细胞的连接子由连接子蛋白 Cx40 构成，因为这两种连接子蛋白组成的连接子互不相容，尽管它们处于物理接触，但这两种类型的细胞却是彼此电绝缘的，维护了心脏不同类型细胞功能的相对独立性。许多可遗传的病变与编码连接子蛋白的基因突变有关，这些病变包括耳聋、失明、神经退化和肿瘤。如 Cx43 突变可引起眼齿指发育不全（oculodentodigital dysplasia），而 Cx26 和 Cx30 突变可导致耳聋和皮肤病。

间隙连接可介导细胞间通信，被称为间隙连接介导的细胞间通信（gap-junctional intercellular communication，GJIC）。间隙连接可以使一个组织中的大量细胞处于紧密的细胞质接触，这有着十分重要的生理效应。间隙连接允许无机离子、信号分子和水溶性小分子代谢物直接穿行于相邻细胞，而不会进入细胞间隙。GJIC 具有将一个组织的各个细胞的活动整合成为一个功能单位的潜力，同时在胚胎发育及细胞分化等方面也具有重要作用。GJIC 主要是通过细胞间的电偶联和代谢偶联实现的。

（1）电偶联（electric coupling）　带电离子通过间隙连接的低电阻通道由一个细胞直接进入另一个细胞，使动作电位快速在细胞之间传播形成细胞间电偶联，又称电突触（electrical synapse）或离子偶联（ionic coupling）。在某些具有电兴奋性的细胞之间，如少数神经细胞之间、心肌细胞的闰盘内和一些脏器的平滑肌细胞之间，广泛存在电偶联现象。哺乳类心脏的收缩是受电脉冲的刺激的，而电脉冲产生于特化心肌的一个小区，称为窦房结（sinoatrial node），窦房结作为心脏的起搏器而发挥作用。当窦房结产生的离子流迅速地通过间隙连接从一个心肌细胞流向另一个心肌细胞时，电脉冲迅速地传播开来，导致心肌细胞同步收缩。与此相似，离子流通过食管和小肠壁中彼此连接的平滑肌细胞的间隙连接时，则产生沿壁传播的协调蠕动波。

电偶联在胚胎发育中也起着重要作用。如小鼠早期胚胎从 8 细胞阶段开始，细胞之间普遍建立了细胞间隙连接的电偶联。随着细胞群的发育和分化，不同细胞群之间的电偶联逐渐消失，使这些细胞群向着不同方向发展，而同一细胞群之间仍然保持着电偶联，以协同作用方式向同一途径发育。

（2）代谢偶联（metabolic coupling）　小分子代谢物和小分子信号分子等通过间隙连接通道，由一个细胞进入与之相邻的另一个细胞，从而协调细胞群体的功能活动，这种现象被称为代谢偶联。在肝脏中，当血糖浓度降低时，交感神经末梢反应性释放去甲肾上腺素，刺激肝细胞增加糖原分解，将葡萄糖释放到血液中。但并不是所有的肝细胞都有交感神经分布，而是通过肝细胞的间隙连接把信号分子从有神经分布的肝细胞传递到没有神经分布的肝细胞，使肝细胞共同对刺激做出反应。当肝细胞中表达连接子蛋白的基因发生突变时，在血糖水平降低时就不能动员肝细胞糖原分解。在一些腺体中，细胞接受外界信号作用后，作为第二信使的 Ca^{2+} 和 cAMP 同样通过间隙连接传播到整个腺体，协调腺体的分泌作用。

2. 化学突触　在电兴奋性细胞之间除了通过电突触进行冲动传导外，还可通过化学突触传递冲动信号。在电突触中，突触前细胞和突触后细胞的膜通过形成间隙连接而连接在一起。化学突触是存在于神经元之间以及神经元与效应细胞（如肌细胞）之间、通过神经递质完成神经冲动传递的结构。在化学突触处，突触前细胞和突触后细胞的质膜之间有 20nm 宽的突触间隙，突触前细胞释放神经递质到突触间隙内，与突触后细胞上相应受体结合，突触后细胞膜电位改变，引发突触后细胞产生动作电位。

3. 胞间连丝　是植物细胞之间的通讯连接。植物细胞的细胞壁含有丰富的纤维素和聚糖，是一种特殊的细胞外基质，为细胞提供支撑和防御潜在的损伤。相邻植物细胞靠细胞壁牢固地结合在一起，因此不需要锚定连接。但植物细胞间仍需要进行通讯，这种通讯是由胞间连丝来实现的。在胞间连丝部位，相邻细胞的质膜穿越细胞壁连在一起，形成一个圆柱形胞质通道，直径 20～40nm，在胞间连丝中央有一个狭窄的管状结构，是相邻细胞滑面内质网的连续部分，称为连丝小管（desmotubule）。在胞间连丝的质膜与连丝小管之间是细胞质基质组成的环体，可使小分子物质自由通过。尽管胞间连丝与间隙连接在结构上有很大区别，但功能十分相似。胞间连丝多见于高等植物，某些藻类以及真菌亦有存在，胞间连丝在植物细胞间的物质运输和细胞通讯中起着非常重要的作用。

三、锚定连接

锚定连接存在于相互接触的细胞之间或细胞与细胞外基质之间，介导细胞间细胞骨架或细胞骨架与细胞外基质的连接，能够抵抗机械张力并传导信号。锚定连接广泛分布于动物的各种组织内，在上皮、骨骼肌、心肌和子宫颈等需要承受机械压力的组织细胞中尤为丰富。

根据参与连接的细胞骨架成分不同，锚定连接可以分为两类：一类是与肌动蛋白丝（actin filament）相连的锚定连接，包括黏着带（adhesion belt）、黏着斑（focal adhesion），二者又统称黏着连接（adhering junction）；另一类是与中间纤维（intermediate filament）相连的锚定连接，包括桥粒（desmosome）和半桥粒（hemidesmosome）。

锚定连接主要由两类蛋白质构成：一类是细胞内锚定蛋白（intracellular anchor protein），在质膜的胞质面形成一个独特的斑，是连接微丝或中间纤维与跨膜黏附蛋白（trans-membrane adhesion protein）的部位；另一类是跨膜黏附蛋白，又称跨膜连接糖蛋白，是一类黏附分子，其胞内部位与一个或多个细胞内锚定蛋白相连，胞外部分与相邻细胞的跨膜黏附蛋白或细胞外基质结合。除了这两类蛋白外，锚定连接还含有细胞内信号传导蛋白，可将细胞间的信号传至胞内。

（一）黏着连接

1. 黏着带　常位于上皮细胞顶部侧面、紧密连接的下方，是相邻细胞之间形成的连续的带状结构，也称带状桥粒（belt desmosome）。如小肠被覆上皮的黏着带环绕其近顶端表面的每个细胞，将细胞和周围相邻的细胞相连（图13-4）。连接处相邻细胞膜之间的间隙为15～20nm，介于紧密连接与桥粒之间，所以黏着带又被称为中间连接（intermediate junction）。参与黏着带形成的跨膜黏附蛋白有钙黏蛋白（cadherin）和连接素（nectin）等。钙黏蛋白属于 Ca^{2+} 依赖的钙黏素家族，在人类有超过22个成员。钙黏蛋白在质膜中形成同源二聚体，相邻细胞的钙黏蛋白胞外部分形成胞间横桥，其胞内部分通过锚定蛋白与肌动

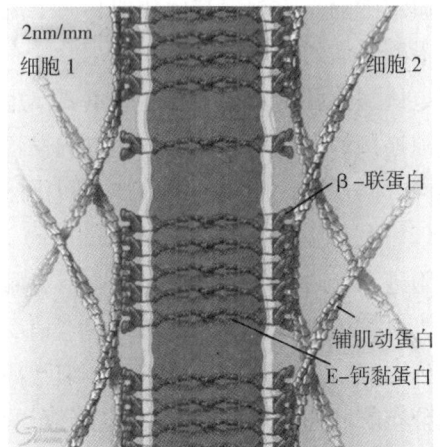

图13-4　小肠上皮细胞黏合带结构模式图

蛋白丝相连（图13-4）。黏着带部位的胞内锚定蛋白有 α、β、γ 联蛋白（catenin）、黏着斑蛋白（vinculin）、斑珠蛋白（plakoglobin）和 α-辅肌动蛋白（α-actinin）等，它们形成复杂的多分子复合体，在细胞内将肌动蛋白丝附着在质膜上。胞内锚定蛋白将细胞黏附与肌动蛋白网络、膜泡运输和细胞极性成分联系在一起。相邻细胞中的肌动蛋白丝束通过锚定蛋白和跨膜黏附蛋白连成广泛的跨细胞网（transcellular network），使组织连接成一个坚固的整体，分散组织发生或机体运动时所产生外力，将细胞连接所产生的信号通过钙黏蛋白胞质尾传导至细胞核，影响基因的表达。

黏着带的主要功能是维持细胞形态和组织器官的完整性，特别是为上皮细胞和心肌细胞提供抵抗机械张力的牢固黏合并传递细胞收缩力。由于肌动蛋白丝束具有伸缩性，黏着带在早期胚胎发育中可使上皮细胞层内陷形成管状或泡状器官原基，参与器官形态发生。黏着带同时还提供一个可能的途径把信号从胞外传递到胞质，参与信号转导。例如，处于血管壁内皮之间的黏着连接传递确保细胞存活的信号。内皮细胞钙黏蛋白缺失的小鼠无法传递存活信号，血管壁内皮细胞的死亡导致小鼠在胚胎发育中死亡。

2. 黏着斑　细胞在体外培养时一般会黏着于培养皿表面平铺着生长，其过程是这样的：开始细胞是球形，与一般悬浮在液体培养基中的动物细胞一样；一旦细胞与基质接触，便伸出突起，形成愈加稳固的接触；最后，细胞变扁平并在基质上铺展开。这时，细胞的下表面并不是一致地贴在底部，而是被锚定在培养皿表面的一些分散和独立的位点上，称为黏着斑。黏着斑的跨膜连接蛋白为整联蛋白（integrin），为异源二聚体糖蛋白，行使纤连蛋白受体的作用，并通过纤连蛋白（fibronectin）与胞外基质结合，其胞内结构部分则与肌动蛋白丝结合，介导细胞与细胞外基质的黏着（图13-5）。黏着斑细胞内锚定蛋白有踝蛋白（talin）、α-辅肌动蛋白、细丝蛋白（filamin）和纽蛋白等，细胞内的微丝束与这些锚定蛋白结合而附着在质膜上。踝蛋白是形成黏着斑的关键成分之一，是活化整联蛋白从内向外信号传

导的重要调节因子，踝蛋白缺失型细胞仅形成少量不完整的黏着斑。

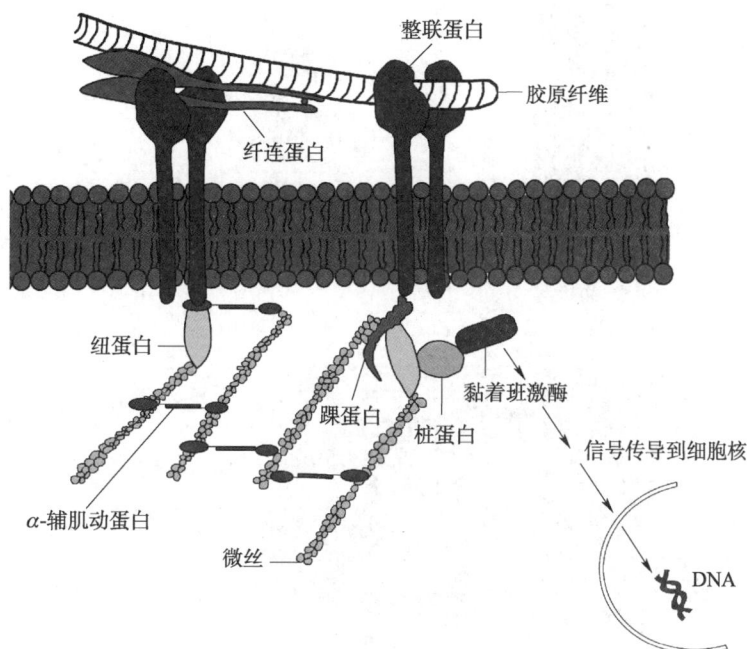

图 13-5 局部黏附作用模式图

黏着斑是一种动态结构，可以不断组装与去组装，主要参与细胞的黏附铺展及迁移运动。其动态变化是细胞铺展与迁移的前提，当黏附细胞要移动或进入有丝分裂时，黏着斑会迅速去装配。黏着斑还参与细胞信号转导，整联蛋白的胞内部分与蛋白激酶结合，当整联蛋白与胞外配体结合后可以激活激酶，引起连锁反应，促进与细胞生长和增殖相关基因的转录。

（二）桥粒与半桥粒

1. 桥粒 存在于各种组织中，在承受机械应力的组织中尤其多，如心肌、皮肤和子宫颈的上皮层，是相邻细胞通过中间纤维附着于胞质斑形成的连接结构。典型的桥粒由相邻细胞质膜处两个对称的点状结构组成，直径约 1μm，厚约 40nm。桥粒沿着细胞形成点状粘连的同时，也为细胞内中间纤维提供锚定位点，固定中间纤维、形成上皮细胞的支架结构，称之为桥粒-中间纤维复合体。多束中间纤维通过与桥粒紧密相连形成布满整个细胞的网络。电镜下桥粒呈现一种圆形纽扣状的结构。桥粒部位的相邻细胞胞质面各有一个致密斑，称为桥粒斑或称为胞质斑（plaque），直径约 0.5μm，呈圆盘状，作用似铆钉。桥粒斑主要是由桥粒斑球蛋白（plakoglobin）和桥粒斑素（desmoplakin）两种细胞内锚定蛋白组成的复合物。桥粒斑是中间纤维的附着部位。桥粒连接处相邻细胞膜间的间隙为 20~35nm，由跨膜黏附蛋白的胞外部分组成。桥粒处的跨膜黏附蛋白为桥粒芯蛋白（desmoglein）和桥粒芯黏着蛋白（desmocollin），其胞内部分与细胞内锚定蛋白相连，胞外部分与相邻细胞的跨膜黏附蛋白相连，从而使相邻细胞的中间纤维通过桥粒连成一个广泛的细胞骨架网络（图 13-6）。桥粒芯黏着蛋白和桥粒芯蛋白是钙依赖性黏附分子的钙黏蛋白家族成员，Ca^{2+} 的浓度可影响桥粒的完整性。

桥粒是相邻细胞间的重要连接位点，有很强的细胞间黏附力，使组织具有很强的抗牵拉力。桥粒-中间纤维复合体在组织中形成整体网络，把组织细胞整合为一个整体。将作用于单个细胞的切力分散到整个表皮和下面的组织中去，使上皮细胞具有机械弹性，使组织具有相当强的抵抗外界压力与张力的作用。当上皮受外力作用时，可防止细胞的过度变形或损伤，从而稳定组织平衡。通常在易受牵拉的组织中桥粒最为丰富，主要分布在皮肤、口腔、食管、膀胱、子宫和阴道等复层鳞状上皮细胞之间以及心肌组织细胞之间。

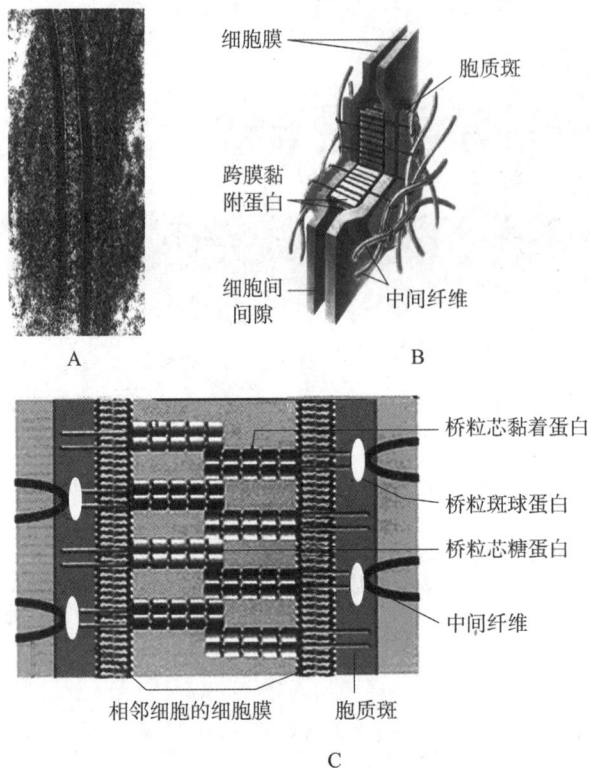

图 13 - 6　桥粒结构模式图
A. 桥粒的电镜照片；B. 组成桥粒的结构成分；C. 组成桥粒的分子

　　黏着连接与桥粒之间有一定依存关系。黏着连接的形成比桥粒早，黏着连接使相邻细胞质膜靠近，以便桥粒钙黏素聚集、黏附和桥粒形成。黏着连接启动细胞 - 细胞连接，而桥粒对黏着连接有稳定作用。桥粒是高度动态结构，能快速组装与解聚，是角质形成细胞（keratinocyte）迁移和分化所必需，后者在胚胎发育或伤口愈合中起关键作用。

　　桥粒对上皮组织结构的维持非常重要。自身免疫性疾病天疱疮（pemphigus vulgaris）患者能产生抗桥粒钙黏素抗体，这种自身抗体可与桥粒结合，破坏皮肤角质上皮的桥粒连接，从而导致细胞过早脱落，使体液渗漏到上皮组织内，失去表皮细胞与细胞间的黏着和严重的皮肤发泡，如不及时治疗，严重者可危及生命。另外，金黄色葡萄球菌产生的毒素可以水解桥粒钙黏素，引起表皮剥脱起泡。

　　2. 半桥粒　因结构类似于半个桥粒而得名，是上皮细胞基底面与基底膜之间、以中间纤维为胞内支架的锚定链接。半桥粒与桥粒的不同点有：①化学组成不同，半桥粒通过细胞质膜上的整联蛋白将上皮细胞固着在基底膜上；②半桥粒中间纤维不是在胞质斑上形成拌环，而是终止于半桥粒的胞质斑内。半桥粒的胞质斑是由网蛋白（plectin）组成，可与细胞内的角蛋白丝相连。半桥粒部位的跨膜黏附蛋白是整联蛋白 $\alpha_6\beta_4$ 和跨膜蛋白 BP180，二者可与基膜中的层粘连蛋白发生黏附性结合，从而与基膜牢固地铆在一起（图 13 - 7）。这些整联蛋白也从细胞外基质向胞内传导信号，影响上皮细胞的形状和活性。

　　半桥粒与桥粒一样，主要存在于皮肤等复层鳞状上皮中，使上皮组织固定在结缔组织上，对上皮及其下方的结缔组织所承受的机械张力起到分散作用。体外培养的细胞也常通过半桥粒固定在培养基上。大疱性类天疱疮（bullous pemphigoid）患者体内产生的半桥粒抗体破坏了半桥粒结构，导致表皮基底层细胞脱离基底膜（也就脱离了真皮的结缔组织），组织液渗入表皮下，引起严重的表皮下水泡。此病患者体内的其他上皮组织，如消化系统和泌尿系统也可能受到影响。

　　锚定连接结构小结见表 13 - 2。

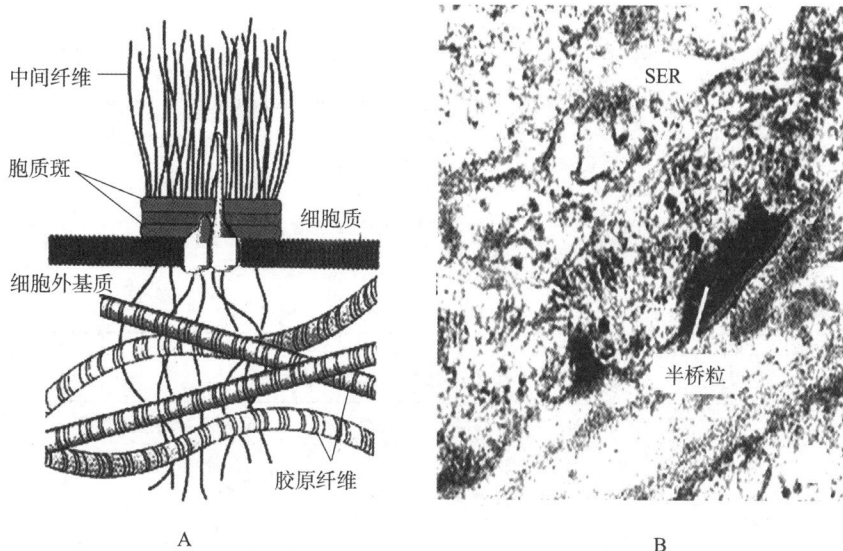

图 13 - 7　半桥粒

A. 组成半桥粒的结构成分　B. 半桥粒电镜照片

表 13 - 2　锚定连接小结

连接种类	跨膜蛋白	锚定的细胞骨架	胞外配体	连接对象
黏着带	钙黏素	微丝	钙黏素	细胞 - 细胞
黏着斑	整联蛋白	微丝	纤连蛋白等	细胞 - 细胞外基质
桥粒	钙黏素	中间纤维	钙黏素	细胞 - 细胞
半桥粒	整联蛋白	中间纤维	层粘连蛋白等	细胞 - 细胞外基质

第二节　细胞黏附

PPT

　　动物个体发育的各个时期都离不开细胞的识别黏附,包括受精、胚泡植入、组织器官的形成以及成体结构与功能的维持。细胞间或细胞与细胞外基质间的黏附是由众多细胞黏附分子(cell - adhesion molecule,CAM)介导的。细胞黏附分子是由细胞产生的一类跨膜糖蛋白,以配体 - 受体结合形式发挥作用。

　　除介导细胞黏附外,CAM 还参与细胞增殖、分化、迁移和信号传导,是免疫应答、炎症反应及肿瘤转移等一系列重要生命过程的分子基础。另外 CAM 还参与细胞连接的形成。在形成锚定连接时,首先相邻细胞间或细胞与细胞基质间必须黏附,然后在细胞黏附的特定部位附着大量的细胞骨架成分,最后形成黏着带、黏着斑、桥粒和半桥粒等细胞连接(表 13 - 3)。细胞连接形成的早期阶段在电镜下看不到特殊结构,只看到相邻细胞质膜间有一狭窄的间隙,但功能测试和生化分析表明,细胞间有跨膜黏附分子参与的细胞间黏附。这种由黏附分子参与的细胞黏附不仅是锚定连接形成的基础,同时也在细胞迁移和组织构建中起重要作用。

　　细胞黏附分子包括细胞间黏附分子(intercellular adhesion molecule,ICAM)和细胞 - 基质黏附分子(cell - matrix adhesion molecule),它们分别参与细胞与细胞、细胞与细胞外基质的黏附。细胞黏附分子有多种类型,如钙黏素(cadherin)、选择素(selectin)、免疫球蛋白超家族(Ig - superfamily,IgSF)、整联蛋白(integrin)等(表 13 - 4)。黏着分子具有以下特性:均为跨膜蛋白,在胞内与细胞骨架成分相连，多数依赖 Ca^{2+} 或 Mg^{2+} 发挥作用。

表 13 – 3　锚定连接涉及的黏着蛋白与细胞骨架

连接方式	跨膜蛋白	锚定的细胞骨架	胞外配体	胞内锚蛋白
桥粒	钙黏素（桥粒芯蛋白等）	中间纤维	相邻细胞的钙黏素	桥粒斑蛋白
黏着带	钙黏素（E – 钙黏着蛋白）	肌动蛋白丝	同上	Catenin、vinculin 等
半桥粒	整联蛋白 $\alpha_6\beta_4$	中间纤维		网蛋白
黏着斑	整联蛋白	肌动蛋白丝		Talin、actinin、vinculin 等

表 13 – 4　细胞中主要的黏附分子家族

黏附分子家族	主要成员	Ca^{2+}/Mg^{2+} 依赖性	相关细胞连接	黏附方式
钙黏素家族	E、N、P 钙黏素	+	黏着带	同亲性
	桥粒钙黏素	+	桥粒	
选择素家族	P、L、E 选择素	+		异亲性
免疫球蛋白家族	ICAM	–		异亲性
	NCAM	–		同亲性
整联蛋白家族	$\alpha_5\beta_1$	+	黏着斑、半桥粒	异亲性

　　细胞黏附分子是广泛存在于细胞膜上的一类特殊的受体分子，能使细胞特异地与其他细胞表面黏附分子或细胞外基质成分结合，使细胞间或细胞与细胞外基质间产生黏附。但是，细胞黏附分子与其他细胞表面受体又有所不同，细胞表面受体与配体分子（激素、生长因子等）具有很高的亲和性，而细胞黏附分子与相应配体结合的亲和性较低，必须通过多受体和多配体的结合才能有足够的结合力。这种结合常需要细胞骨架的帮助，黏附分子通过锚定蛋白与细胞骨架成分相连，细胞骨架可维持黏附分子侧向成簇排列以形成多位点结合，多个黏附分子在细胞表面侧向成簇排列的数量决定了细胞黏附的总亲和力。

　　由细胞黏附分子介导的细胞间黏附有三种不同方式：①相邻细胞表面的同种细胞黏着分子间的识别与黏着，称同亲性结合（homophilic binding）。钙黏素主要以这种方式介导细胞黏附。②相邻细胞表面的不同黏着分子间的相互识别与黏着，称为异亲性结合（heterophilic binding）。选择素和整联蛋白主要以这种方式介导细胞黏附。③相邻细胞表面的同种黏着分子借助其他连接分子的相互识别与黏着，称为连接分子依赖性结合（linker – dependent binding）。这种方式单独出现较少见。

　　上皮细胞间发生黏附后可继发细胞连接，被称为连接性黏附，在电镜下可以观察到特化的连接区，这种连接使细胞间结合非常牢固；非连接性黏附主要见于非上皮细胞，在电镜下看不到特化的连接区，相邻细胞间有 10～20nm 间隔隔开，黏附分子相互结合。非连接性黏附与连接性黏附是一个相关联的黏附机制。首先，在细胞间或细胞与细胞外基质间形成非连接性黏附，细胞未被牢固锚定，从而使细胞能够迁移、运动。如果后续有更多的黏附分子聚集到接触部位的质膜表面，扩大非连接性黏附面，就会产生连接性黏附，黏附分子成为细胞连接的组成成分，通过形成完整的细胞连接装置使细胞间或细胞与细胞外基质间定向黏附并使之牢固稳定。在这一过程中，非连接性黏附启动了细胞黏附，而连接性黏附则定向和稳定细胞黏附。例如，在胚胎发育时，神经元开始时是简单的对称球，在神经细胞成熟极化过程中，胞内的肌动蛋白引导新兴的微管进入突起部位从而形成神经轴突，同时，不断延伸的轴突表面分布的钙黏素帮助轴突末梢在迁移过程中与其他细胞黏附，当轴突延伸到靶细胞特定部位时，位于质膜下的钙黏素被大量释放到细胞表面，从而形成稳定的轴突。

　　细胞通过黏附聚集在一起并不是一个被动的过程，而是一个选择性识别、黏附的过程，以主动构建组织并保持组织结构的不同特征。实验表明，将胚胎组织中的肝细胞和视网膜细胞各自分离后再混合在一起，可以看到同一类型的细胞会彼此黏附在一起形成各自组织的现象。可见细胞间存在着一种相互识别的系统，使已分化成同一组织的细胞优先黏附聚集。这种细胞的选择性黏附对胚胎发育中细胞的定向迁移并形成复杂的组织起着重要的作用。细胞迁移过程中，通过细胞表面和细胞外基质中的黏附分子和排斥分子的作用，沿着正确的路径迁移。细胞一旦迁移至目的地，就通过严格的识别与其他细胞结合，也可与其他迁入的细胞结合，形成有序的组织结构。

一、钙黏素超家族

　　钙黏素（cadherin）是一个大的糖蛋白家族，介导 Ca^{2+} 依赖性的细胞黏着和从细胞外基质传导信号到细胞质。研究发现，表达一种钙黏素的细胞优先与表达同种钙黏素的其他细胞发生黏着，因此钙黏素介导同型细胞之间的连接。钙黏素是在胚胎中将细胞塑造成黏着的组织和在成体中保持细胞在一起的一个最重要的因子，钙黏素功能的丧失在恶性肿瘤扩散中起重要作用。

　　在动物许多不同类型的细胞表面都发现钙黏素，钙黏素家族的每种特定的成员在体内都有特定的分布，常按其最初发现的部位命名。目前已发现有 200 多种钙黏素，不同钙黏素之间有 50%～60% 的氨基酸序列相同。每种钙黏素都有其特定的组织分布，最常见的钙黏素如：E - 钙黏素（epithelial cadherin），主要分布于上皮组织中；N - 钙黏素（neural cadherin），主要分布于神经组织和肌组织；P - 钙黏素（placental cadherin），主要见于胎盘、乳腺和表皮；VE - 钙黏素（VE - cadherin），主要分布于内皮细胞。上述几种最常见的钙黏素称为典型钙黏素（classical cadherin），此外还有一些非典型钙黏素，在结构序列组成上差异较大，如桥粒钙黏素等。

（一）钙黏素的分子结构

　　钙黏素的典型结构为一次跨膜糖蛋白，由 700～750 个氨基酸残基组成，常以同源二聚体的形式介导细胞黏着，这样可以具有较强的结合力。钙黏素分子有一个 N - 末端胞外结构域、一个跨膜区和一个 C - 末端胞内结构域（图 13 - 8）。胞外结构域约由 110 个氨基酸残基组成，常折叠成 5 个钙黏素重复子（cadherin repeat），也称为胞外钙黏素（extracellular cadherin，EC）结构域，与免疫球蛋白结构域有关。Ca^{2+} 定位于每个重复子之间，可使相对的两个细胞的钙黏素末端结构域锁定在一起形成棒状稳定的二聚体结构"细胞黏附拉链"（cell - adhesion zipper），Ca^{2+} 结合越多，钙黏素刚性越强，棒状结构越稳定。若去除 Ca^{2+}，胞外区就变得松软，并可迅速被蛋白酶水解。

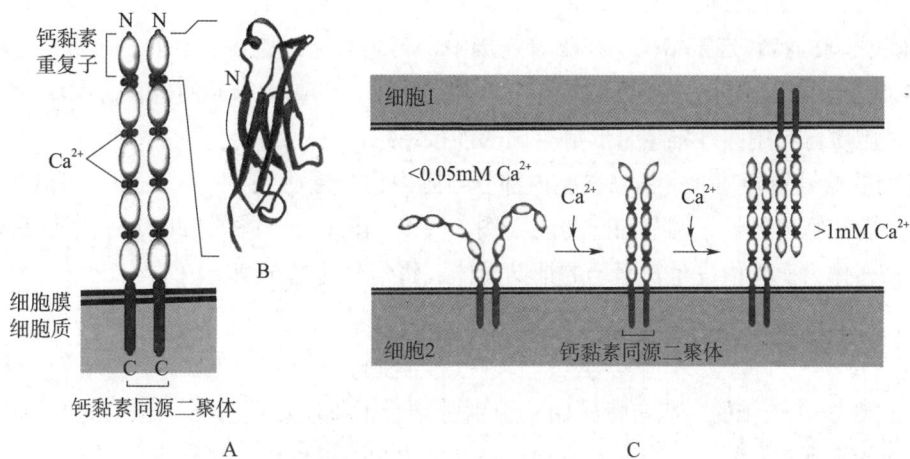

图 13 - 8　钙黏素的结构与功能

A. 一个经典钙黏素分子；B. 一个钙黏素重复子的三维结构；C. Ca^{2+} 对钙黏素的影响

相邻细胞的同型钙黏素通过胞外结构域相互识别，实现细胞间的彼此黏着。钙黏素胞内部分是高度保守的区域，通过胞内连环蛋白（α-连环蛋白和β-连环蛋白）与肌动蛋白丝或中间纤维结合；钙黏素胞内部分还与胞内信号蛋白（β-连环蛋白或 p120-连环蛋白）相连，介导信号向细胞内传连导，调节细胞功能（图13-9）。

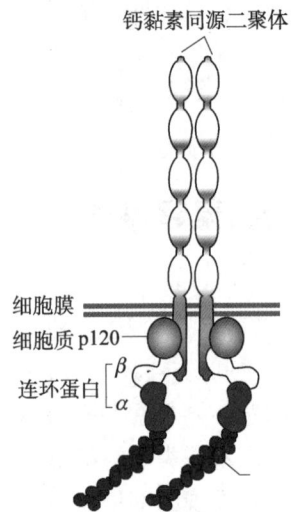

图13-9　经典钙黏素通过锚定蛋白与微丝结合

（二）钙黏素的功能

1. 介导细胞与细胞之间的同亲性细胞黏附　钙黏素是细胞间黏附中最常见的成分。钙黏素通过同亲性结合介导细胞间黏附，即具有相同类型钙黏素的细胞才能彼此识别并结合。这一特性主要是由钙黏素在特定组织上的选择性表达所决定的。实验表明，将编码 E-钙黏素的 DNA 转染至不表达钙黏素也无黏附作用的成纤维细胞，可使后者通过 Ca^{2+} 依赖机制与同类细胞彼此黏附结合，表现出上皮细胞样的聚集，并且膜蛋白出现极性分布。抗 E-钙黏素抗体可以抑制这种黏附。将转染不同钙黏素的成纤维细胞混合，可出现表达相同钙黏素的细胞自行分选和相互黏附的现象。

钙黏素介导的细胞黏附可受多种胞外信号调控，如生长因子、肽类激素、来自间隙连接的信号等。此外，细胞外基质解体、细胞连接或黏附丧失和细胞骨架重组均可调控钙黏素表达。

2. 在胚胎发育中影响细胞分化，参与组织器官的形成　由于钙黏素具有同亲性黏附功能，因此，它在胚胎发育不同阶段的细胞识别、迁移、分化以及成体组织器官的构建和修复中起重要作用。在胚胎发育的不同阶段，细胞通过调控钙黏素表达的种类与数量而决定胚胎细胞间的相互作用（黏附、分离、迁移、再黏附）。在胚胎发育的 8 细胞期，E-钙黏素最早表达，它使松散的分裂球细胞紧密黏附；在外胚层发育形成神经管时，神经管细胞停止表达 E-钙黏素蛋白，转而表达 N-钙黏素蛋白；而当神经嵴细胞从神经管迁移出来时，神经嵴细胞则很少表达 N-钙黏素蛋白，转而表达钙黏素蛋白-7；当神经嵴细胞迁移至神经节并分化成神经元时，又重新表达 N-钙黏素蛋白。

3. 参与细胞之间的特化连接结构　在黏着连接中，钙黏素通过胞内连环蛋白（α-连环蛋白和β-连环蛋白）与肌动蛋白丝相连，形成黏着带。在桥粒结构中，钙黏素家族的桥粒芯黏着蛋白和桥粒芯蛋白的胞内区通过胞质斑与中间纤维结合形成牢固的连接结构。

4. 参与细胞的信号转导功能　钙黏素胞内部分与胞内信号蛋白（β-连环蛋白或 p120-连环蛋白）相连，介导信号向细胞内传导，调节细胞功能（图13-8，图13-9）。例如 VE-钙黏素不仅介导内皮细胞间的黏附，还作为血管内皮生长因子的辅助受体，将信号传递至细胞内。

二、选择素家族

选择素是一类 Ca^{2+} 依赖的、能与特异糖基识别并结合的细胞黏附分子，主要介导白细胞与血管内皮细胞或血小板的识别和黏附，在炎症反应和免疫反应中起重要作用，属异亲型结合。选择素家族有三个成员：①L-选择素（Leukocyte-selectin），最早是在淋巴细胞上作为归巢受体被发现，后来发现在其他白细胞上都有表达，帮助血液中的淋巴细胞黏附于淋巴结小静脉的内皮细胞，进而迁移出脉管进入淋巴结。参与炎症反应中白细胞的迁移运动。②P-选择素（Platelet-selectin），存在于血小板的 α 颗粒和内皮细胞的 Weibel-Palade 小体中，当这些细胞受刺激时可在数分钟内迅速转移至细胞表面，介导白细胞与血小板或内皮细胞的黏附及相互作用。③E-选择素（Endothelial-selectin），发现于活化的血管内皮细胞表面。炎症反应时，受炎症因子刺激活化的内皮细胞会转录并合成 E-选凝素，通常在 4~6 小时后即出现在细胞表面，维持 24~48 小时后逐渐消失，主要介导白细胞与血管内皮细胞的黏附及相互作用。

（一）选择素的分子结构

选择素是一类高度糖基化的单次跨膜糖蛋白，由胞外区、跨膜区和胞内区三个部分组成。L-选择素由 324 个氨基酸残基组成，其中胞外有 294 个氨基酸残基，内含 7 个 N-糖基化位点，跨膜区和胞内区各有 13 个和 17 个氨基酸残基；P-选择素由 789 个氨基酸残基组成，胞外区有 730 个氨基酸残基，含 12 个 N-糖基化位点，跨膜区和胞内区各有 24 个和 35 个氨基酸残基；E-选择素由 589 个氨基酸残基组成，其中胞外区、跨膜区和胞内区各有 536 个、21 个和 32 个氨基酸残基，有 11 个 N-糖基化位点。

三种选择素的胞外区部分均由三个结构域组成（图 13-10）。一是 N-末端，具有高度保守的 Ca^{2+} 依赖的凝集素结构域（lectin-like domain），可识别特异的寡糖基，是选择素参与细胞间选择性黏附的重要活性部位，主要参与白细胞与血管内皮细胞之间的识别与黏着，帮助白细胞从血液进入炎症部位。Ca^{2+} 参与此识别和结合过程。同一种属三种选择素间凝集素结构域的氨基酸残基约有 52% 同源性，而不同种属间同一选择素序列同源性可达 72%，进化上保守性较强。二是表皮生长因子样结构域（epidermal growth factor-like domain，EGFD），紧邻凝集素结构域。EGFD 虽不直接参与配体的结合，但对维持选择素分子的构型是必需的。三是补体调节蛋白（complement regulatory protein，CRP）重复序列。EGFD 和 CRP 重复序列可能具有加强分子间黏附以及参与补体系统调节等作用。选择素的胞内区结构域可通过锚定蛋白与细胞内微丝结合。

选择素的配体在体内分布较为广泛。白细胞、血管内皮细胞、一些肿瘤细胞表面及血清中的糖蛋白分子都存在选择素分子识别的基团。

（二）选择素的功能

1. 选择素与炎症 炎症过程的一个重要特征就是白细胞黏附、穿越血管内皮细胞，向炎症部位渗出。该过程一个重要的分子基础是白细胞与血管内皮细胞黏附分子的相互作用。在炎症部位，血管内皮细胞表面的 E-选择素通过识别白细胞和血小板上的寡糖基诱导这些细胞驻留于局部，产生或促进炎症反应。在这一过程中，选择素的凝集素结构域首先与寡糖基产生低亲和性结合，介导白细胞与内皮细胞间较弱的可逆性黏附，在血流的推动下白细胞能够沿血管壁滚动。随后白细胞在持续性滚动过程中激活内皮细胞的整联蛋白，由后者介导白细胞与内皮细胞更紧密的结合，最终使白细胞经内皮细胞间隙穿过血管壁向局部趋化迁移，分泌各种炎症递质与细胞因子，同时局部血流量与毛细血管通透性增加，导致炎症的发生。选择素和整联蛋白介导的细胞间黏附属异亲性结合机制，其中选择素与糖蛋白或糖脂上特异的寡糖基结合，而整联蛋白则与特异的蛋白质分子结合。

研究发现，三种选择素都参与体内的白细胞滚动，引发白细胞与内皮细胞的最初黏附。能通过识别内皮细胞选择素沿内皮细胞滚动的白细胞并不仅是中性粒细胞，内皮细胞表面的 P-、E-选择素也能支持 T 细胞、单核细胞等与血管内皮细胞的滚动结合。然而，淋巴细胞归巢是单独由 L-选择素介导的过程，E、P 选择素未被报道在此过程中起作用。在淋巴细胞和中性粒细胞进入炎症组织的过程中，P、E-选择素介导早期的黏附，而 L-选择素则在较晚期介导淋巴细胞和中性粒细胞的迁移。

2. P-选择素与凝血和血栓 血小板的主要生理功能是参与止血与血栓形成。在正常情况下内皮细胞不与血小板发生反应，当血管受到损伤，内皮细胞的完整性被破坏，暴露出内皮下成分，血小板在数秒内就黏附于破损血管壁，更多的血小板通过 P-选择素与配基的结合而相互聚集，在钙离子的参与

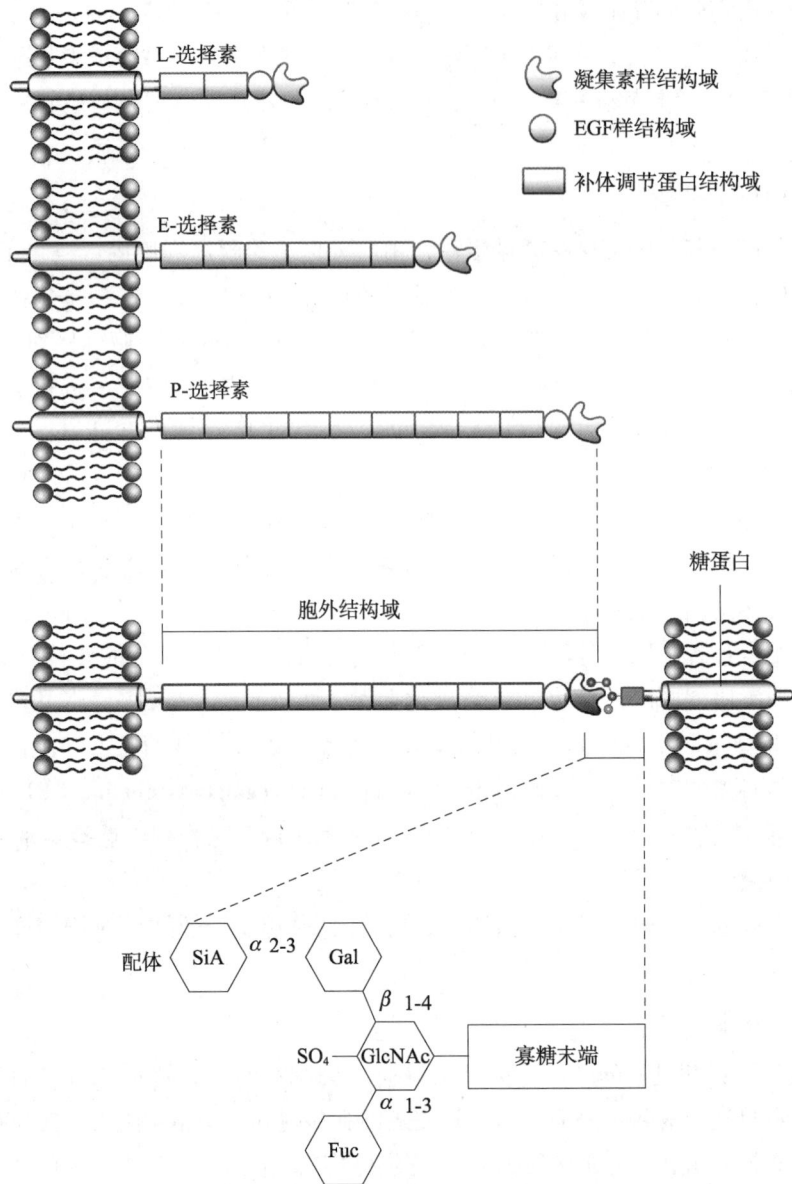

图 13-10 选择素的分类及其结构

下，活化血小板可通过整联蛋白与纤维蛋白原结合而聚集，最终形成白色血栓。白色血栓的中央部位由血小板组成，血栓周围可见到纤维蛋白、白细胞和红细胞。在此过程中，血小板除了与内皮细胞黏附外，血小板自身也发生相互聚集。P-选择素是血小板上一个重要的黏附分子，介导白细胞与血小板的结合，使白细胞聚集在血管破损部位，聚集的白细胞又加速纤维蛋白层积，从而帮助止血或形成血栓。

3. 选择素与肿瘤转移 P-选择素可与多种肿瘤细胞结合，包括结肠癌、肺癌，小细胞肺癌、乳腺癌、恶性黑色素瘤、胃癌，神经母细胞瘤等。肿瘤细胞在原发灶恶性生长并脱离后，可通过与内皮细胞上的P-选择素结合黏附于管内皮细胞上，经过迁移、侵袭等过程形成新的转移灶。P-选择素还介导了活化血小板与肿瘤细胞的相互作用，肿瘤细胞在血液循环中与血小板的结合，可帮助肿瘤细胞免受吞噬细胞的清除。

三、免疫球蛋白超家族

抗体是一类称为免疫球蛋白（immunoglobin，Ig）的蛋白质，每一个 Ig 结构域都是由 70~110 个氨基酸所形成的紧密的折叠结构，进一步的研究显示，Ig 结构域存在于很多的蛋白质中，形成免疫球蛋白超家族（immunoglobulin superfamily，Ig - SF），一般有 1～7 个 Ig 样结构域。虽然 Ig - SF 的大部分成员具有免疫功能，但有一些成员属于细胞黏附分子，能介导不依赖钙离子的同亲性细胞黏着或异亲性细胞黏着。主要类型有神经细胞黏附分子（neural cell adhesion molecule，NCAM）、血管细胞黏附分子（vascular cell adhesion molecule，VCAM）、神经胶质细胞黏附分子（neuroglia cell adhesion molecule，Ng - CAM）、细胞间黏附分子（intercellular adhesion molecule，ICAM）等。大多数 Ig - SF 介导淋巴细胞与需要进行免疫反应的细胞（如吞噬细胞、树突状细胞和靶细胞）间的黏着反应。还有些 Ig - SF 成员（如 Ng - CAM）在神经系统发育过程中，对神经突起、突触形成等都有重要作用。

（一）神经细胞黏附分子

神经细胞黏附分子（NCAM）是一类细胞表面糖蛋白，胞外区有 5 个免疫球蛋白样结构域和 1～2 个Ⅲ型纤连蛋白结构域（图 13 - 11）。不同的 NCAM 由单一基因编码，但由于其 mRNA 剪接不同和糖基化（主要是多唾液酸化）的差异而存在 20 多种不同的 NCAM。NCAM 可通过嗜同性结合机制与相邻细胞的同类分子结合，从而将细胞黏附在一起。NCAM 表达于神经系统的大多数细胞，在神经组织的细胞间黏附中起作用，与神经系统的发育、轴突的生长和再生以及突触的形成有密切关系。NCAM 的基因缺陷可引起智力发育迟缓和其他神经系统病变。如 NCAM - L1（存在于中枢神经细胞）与神经元之间黏附和相互作用有关，参与神经细胞突触的形成以及神经系统发育过程。对 NCAM - L1 缺失病患者的尸体解剖发现，他们常失去两条大的神经管道，一条往返于脑的两半球之间，另一条往返于脑和脊髓之间，表明 NCAM - L1 参与胚胎神经系统的轴突的生长。一定浓度的酒精可与 NCAM - L1 结合，使胚胎小脑细胞之间丧失相互识别和黏附能力，导致胎儿酒精综合征（fetal alcohol syndrome，FAS）。NCAM - L1 基因突变可导致新生儿智力迟钝，无法控制肢体行动，严重的可发生致死性脑水肿。近年发现 NCAM - L1 也表达于各种肿瘤细胞，如结肠癌细胞和子宫癌组织。其抗体可抑制体外培养的肿瘤细胞增殖，NCAM - L1 已成为肿瘤治疗的药物靶标。NCAM 也可在肌肉和胰腺等其他组织中表达。

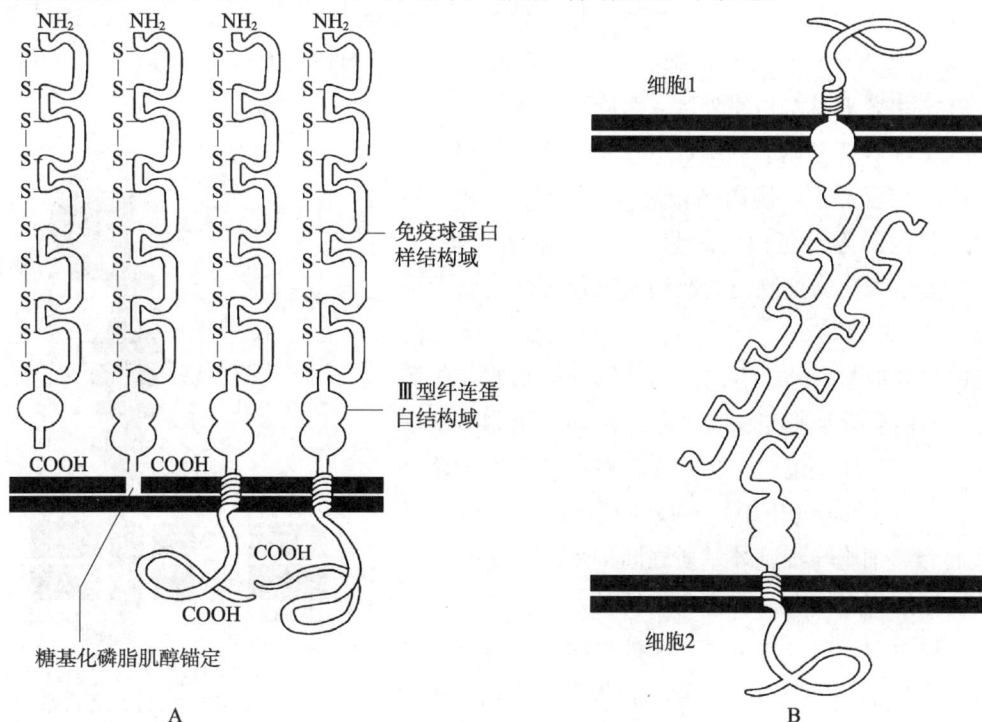

图 13 - 11 神经细胞黏附分子

A. 四种形式的 NCAM；B. NCAM 的嗜同性结合

免疫球蛋白超家族成员与钙黏素常在一些细胞上共表达,其中钙黏素介导的细胞黏附作用较强,Ig家族成员介导的细胞黏附作用较弱。例如,在胚胎大鼠胰腺中,胰岛的形成需要细胞黏附与聚集,这种黏附有钙黏素和 NCAM 的参与,如果抑制钙黏素的功能,就能阻止细胞聚集和胰岛形成,而 NCAM 功能缺陷仅使细胞分选过程受影响,导致胰岛结构排列紊乱。

(二)细胞间黏附分子

细胞间黏附分子(ICAM)在 T 淋巴细胞、单核细胞、中性粒细胞和血管内皮细胞的表达水平不同,对淋巴系统抗原识别、细胞毒性 T 淋巴细胞功能发挥及淋巴细胞的聚集起重要作用。它们通过异亲性结合参与细胞黏附。例如内皮细胞 ICAM 可与中性粒细胞膜整联蛋白结合,介导白细胞通过内皮细胞间隙迁移至炎症部位,从而在炎症反应中发挥作用。ICAM 也介导肿瘤细胞与白细胞的黏附。肿瘤细胞 ICAM 表达水平降低可能导致肿瘤细胞逃逸免疫监视。在淋巴细胞、巨噬细胞和血管内皮细胞中,ICAM 持续低水平表达,在促炎症因子的刺激下其表达水平可急速增高。

(三)血管细胞黏附分子

血管细胞黏附分子(VCAM)含有 6~7 个 Ig 样结构域。当受到细胞因子作用后,血管内皮细胞开始表达 VCAM-1 介导淋巴细胞、单核细胞和嗜酸性粒细胞等进入血管内皮。VCAM-1 具有自外向内信号转导功能,在淋巴细胞-内皮细胞信号转导中起作用,与动脉硬化、风湿性关节炎和自身免疫性疾病的发展有关。

四、整联蛋白家族 ⓔ微课

整联蛋白又称整合素(integrin),是一类普遍存在于脊椎动物细胞表面、依赖 Ca^{2+} 或 Mg^{2+} 的异亲型细胞黏附分子,具有黏附和信号传导过程中的受体功能。

(一)整联蛋白的分子结构

整联蛋白是一类跨膜异二聚体糖蛋白,由 α 和 β 两个亚基共价结合而成。目前至少已鉴定出人有24 种不同的 α 亚基和 9 种不同的 β 亚基,二者相互组合成不同的整联蛋白,可与不同的配体结合。

整联蛋白 α 和 β 亚基均由胞外区、跨膜区和胞内区三个部分组成。由 α 和 β 亚基胞外区组成的球状头部区是整联蛋白分子与配体的结合部位。胞内区很短,只有 30~50 个氨基酸,可通过胞内的连接蛋白(踝蛋白、α-辅肌动蛋白、细丝蛋白、纽蛋白等)与细胞内的肌动蛋白丝等细胞骨架成分相互作用(图 13-12)。

整联蛋白与其他黏附分子不同,它既能介导细胞与细胞之间的黏附,又能介导细胞与细胞外基质之间的黏附。整联蛋白的胞外区具有与纤连蛋白、层粘连蛋白、胶原等细胞外基质蛋白 Arg-Gly-Asp(RGD)三肽序列结合的位点(表13-5),从而介导细胞与细胞外基质之间的黏着。整联蛋白参与形成的典型细胞连接有黏着斑和半桥粒。至少有 8 种整联蛋白能与纤连蛋白结合,也至少有 5 种整联蛋白可与层粘连蛋白结合。人体的各种整联蛋白异二聚体分别可由 9 种 β亚单位和 24 种 α 亚单位组成,而整联蛋白 mRNA 的不同剪接又进一步增加了整联蛋白的多样性,表 13-5 为一些常见

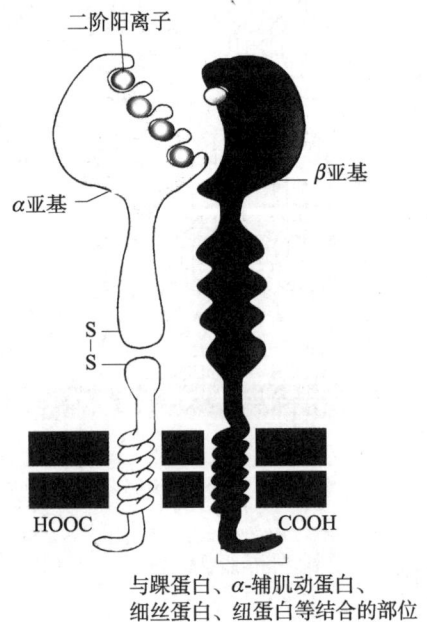

图 13-12 整联蛋白的 α 和自亚单位

的整联蛋白。

表 13 – 5 整联蛋白的几种常见类型

整联蛋白异二聚体	相应配体部分	分布
$\alpha_1\beta_1$	胶原，层粘连蛋白	多种细胞类型
$\alpha_1\beta_2$	ICAM	多种细胞类型
$\alpha_4\beta_1$	VCAM，纤连蛋白	血管内皮细胞等
$\alpha_5\beta_1$	纤连蛋白	成纤维细胞
$\alpha_7\beta_1$	层粘连蛋白	肌肉
$\alpha_2\beta_2$	Ig 超家族反受体	白细胞
$\alpha_2\beta_3$	纤连蛋白	血小板
$\alpha_6\beta_4$	层粘连蛋白	上皮细胞半桥粒

（二）整联蛋白的功能

1. 整联蛋白介导细胞间相互作用　在一些细胞表面有与整联蛋白结合的特异性配体，可以介导细胞间的反应。白细胞表面的 β_2 整联蛋白可与其他细胞如内皮细胞的表面特异性配体结合，介导细胞间的反应。β_2 整联蛋白能使白细胞与感染部位的血管内皮细胞黏附，白细胞由此得以迁移出血管、进入炎症部位。在人白细胞黏附缺陷（leukocyte adhesion deficiency）性遗传疾病中，由于 β_2 整联蛋白缺乏而导致患者反复感染。

2. 整联蛋白介导细胞与细胞外基质的相互作用　细胞外基质与细胞骨架间的相互影响是通过整联蛋白实现的，整联蛋白如果失活，则会解除细胞外基质与细胞骨架的相互关联。在癌细胞中，同纤连蛋白相结合的整联蛋白的细胞质尾端一个酪氨酸残基发生磷酸化，降低了整联蛋白分子与踝蛋白的结合能力，导致癌细胞不易与纤连蛋白黏合，发生脱落、转移。与细胞的其他表面受体相比，整联蛋白与配体的结合力通常较低，但却以 $10 \sim 100$ 倍的表达量出现在细胞表面，这种以弱结合方式介导的黏附使细胞与细胞外基质的结合具有一定的牢固程度和可逆性，细胞可通过膜上这类受体与细胞外基质成分黏附、分离、再黏附、再分离，从而进行迁移。

3. 整联蛋白参与凝血作用　血小板质膜上具有整联蛋白 $\alpha_{IIb}\beta_3$，被激活后可结合血浆中的纤维蛋白原、vWF（von Willebrand factor）和纤连蛋白，介导血小板稳定黏附到血管壁。通过纤维蛋白原的交联，大量血小板凝集在一起，发挥止血的功能。如果整联蛋白 $\alpha_{IIb}\beta_3$ 异常活化，则会导致血栓症。在人类 Glanzmann 遗传病中，患者因缺乏整联蛋白 $\alpha_{IIb}\beta_3$ 而表现出血倾向。

4. 整联蛋白参与信号传递作用　整联蛋白在细胞同细胞外基质或其他细胞的接触部位发生群集，可激活细胞内某些信号传递途径，调节细胞的行为，如细胞的形状、极性、运动、代谢、发育和分化等。整联蛋白的胞外域与配体如纤连蛋白或层黏连蛋白结合，可导致整联蛋白胞质域构象的改变。胞质端的变化也可改变整联蛋白与附近的胞质蛋白的互作方式，当整联蛋白与胞外配体结合时，可以激活胞质蛋白，如引起细胞内某些蛋白质（包括酪氨酸激酶）的酪氨酸残基磷酸化等。

此外，整联蛋白还参与骨重建、血管形成、癌细胞对组织的浸润等有关过程。

🔗 知识拓展

动脉粥样硬化的脂纹期

白细胞与感染部位的血管内皮细胞黏附，白细胞由此得以迁移出血管、进入炎症部位，大致相同的过程也出现在心血管疾病的最初的病理阶段，即脂纹形成（fatty streak formation）。动脉粥样硬化过程始于血管壁内衬即内皮的损伤。单核细胞以黏附分子依赖性的方式与受伤的内皮结合，并经历了血细胞渗出和外渗进入内皮下层。在内皮下层，单核细胞吞噬过量的脂质变成泡沫细胞。泡沫细胞积累在血管壁，成为钙化的斑块，结果导致血液流动受限制，可能会慢慢发展成动脉粥样硬化。

思考题

答案解析

1. 不同细胞连接在其结构和功能上各有哪些主要特点？

2. 细胞黏附分子主要有哪些？其结构和功能上各自有哪些特点？

3. 简述紧密连接在小肠上皮细胞上的功能。

（詹秀琴）

书网融合……

微课　　　　　本章小结

第十四章 细胞外基质及与细胞的相互作用

📖 **学习目标**

1. 通过本章学习，掌握细胞外基质基本概念；熟悉细胞外基质的主要成分及功能，基膜与整联蛋白的生物学功能；了解细胞外基质与细胞的相互作用。

2. 具有认知细胞外基质与细胞异常互作是人类许多疾病发生的基础能力。

3. 树立科学的思维方法，具有一定的创新思维。

细胞外基质（extracellular matrix，ECM）是细胞分泌到细胞外空间、由蛋白质和多糖纤维交错形成的网络胶体结构。细胞外基质通过与细胞膜上的细胞外基质受体—整联蛋白（integrin）结合，与细胞建立相互联系（图14-1）。细胞外基质包围着细胞，构成了组织细胞生存和发挥功能活动的直接微环境。细胞外基质的组成和相互作用，在生命的发生、发展过程中至关重要。

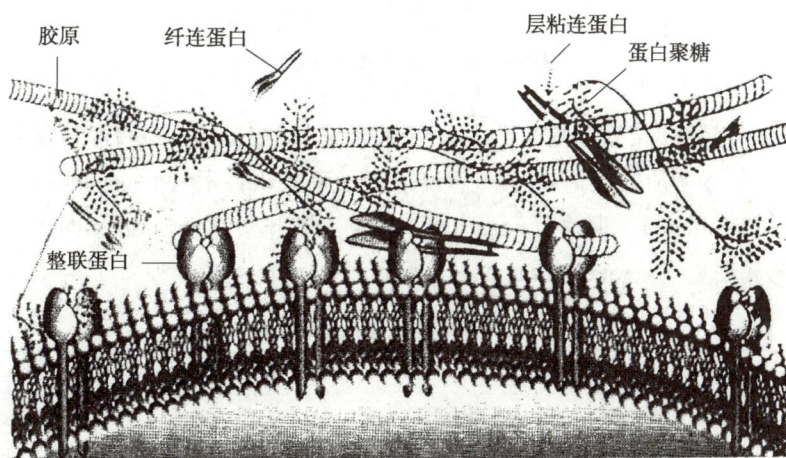

图 14-1 细胞外基质-细胞整体结构关系

生物体内各种组织中细胞外基质的组分、含量、结构等虽然存在较大差异，但是它们的生物学作用基本相同。细胞外基质为细胞的生长提供了物理支持和适宜的场所，并通过信号转导调控细胞的黏附、生长、增殖和分化，在组织胚胎的发生发展、组织细胞的生长和分化、组织创伤修复和再生、细胞的衰老和癌变等过程中发挥着重要调控作用。研究表明，细胞外基质与细胞及机体组织的许多病理过程密切相关，如肾小球肾炎、肝硬化等都伴随有细胞外基质成分或结构的异常，肿瘤细胞的浸润、转移等也与细胞外基质的改变有关。

细胞与细胞外基质之间的彼此依存、相互作用及其动态平衡，保证了有机体结构的完整性及其细胞功能的多样性和协调性。近年来有关细胞外基质的研究备受关注，已成为细胞生物学和医药学领域的重要研究课题之一。

第一节 细胞外基质的主要成分

构成细胞外基质的大分子种类繁多，其主要组成成分可归纳为三大基本类型：①蛋白聚糖（proteoglycan，PG）与糖胺聚糖（glycosaminoglycan，GAG），具有高亲水性，赋予细胞外基质抗压的能力。②结构蛋白，包括胶原（collagen）与弹性蛋白（elastin），分别赋予细胞外基质强度与韧性。③非胶原糖蛋白，协助细胞黏附到细胞外基质上。

一、糖胺聚糖和蛋白聚糖

糖胺聚糖和蛋白聚糖具有高度亲水性，赋予细胞外基质抗压的能力。

（一）糖胺聚糖

糖胺聚糖是由重复的二糖单位聚合而成的直链多糖。其二糖单位之一是氨基己糖（N－乙酰氨基葡萄糖或 N－乙酰氨基半乳糖），故又称氨基聚糖。二糖单位的另一个是糖醛酸（葡萄糖醛酸或艾杜糖醛酸）（图 14－2）。因多数糖残基通常硫酸化，因此糖胺聚糖分子一般带有大量的负电荷。

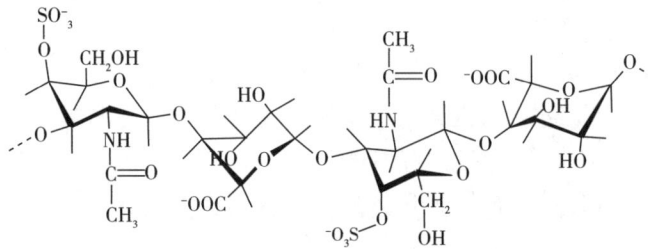

图 14－2　糖胺聚糖结构示意图

根据糖胺聚糖二糖结构单位糖残基的性质、连接方式、硫酸基团的数目和位置等，将糖胺聚糖分成七种类型（表 14－1）：透明质酸（hyaluronic acid）、4－硫酸软骨素（4－chondroitin sulfate）、6－硫酸软骨素（6－chondroitin sulfate）、肝素（heparin）、硫酸乙酰肝素（heparan sulfate）、硫酸皮肤素（dermatan sulfate）、硫酸角质素（keratan sulfate）。

表 14－1　不同糖胺聚糖的特性和组织分布

糖胺聚糖	重复二糖单位	硫酸基	组织分布
透明质酸	D－葡萄糖醛酸，N－乙酰氨基葡萄糖	－	结缔组织、皮肤、软骨、滑液、玻璃体
4－硫酸软骨素	D－葡萄糖醛酸，N－乙酰氨基半乳糖	＋	皮肤、骨、软骨、角膜、动脉
6－硫酸软骨素	D－葡萄糖醛酸，N－乙酰氨基半乳糖	＋	皮肤、骨、角膜、动脉
硫酸乙酰肝素	＊D－葡萄糖醛酸，N－乙酰氨基葡萄糖	＋	肺、动脉、细胞表面
肝素	＊D－葡萄糖醛酸，N－乙酰氨基葡萄糖	＋	皮肤、肝、肺、肥大细胞
硫酸皮肤素	＊D－葡萄糖醛酸，N－乙酰氨基半乳糖	＋	皮肤、血管、心脏、心瓣膜
硫酸角质素	D－半乳糖，N－乙酰氨基葡萄糖	＋	软骨、角膜、椎间盘

＊也可为差向异构体 L－艾杜糖醛酸

透明质酸广泛地分布于多种动物组织的细胞外基质和体液中，整个分子由葡萄糖醛酸和 N－乙酰氨基葡萄糖二糖单位重复排列构成，二糖单位有 5000～25000 个不等。

透明质酸的特殊结构决定了它的功能特征。透明质酸分子量大，刚性较强，其分子表面糖醛酸的羧基带有大量的负电荷，相互之间的排斥作用使整个分子伸展膨胀占据很大的空间；透明质酸表面含有大量亲水的羧基，能够结合大量水分子，吸水膨胀后形成黏性的水化凝胶，进一步增加了占据的空间。透明质酸的这种理化性质赋予了组织良好的弹性和抗压性。透明质酸是关节液的一种重要成分，起到润滑关节的作用。透明质酸形成的水合空间有利于细胞保持彼此分离，有利于细胞迁移和增殖。在胚胎发育早期和组织损伤修复时，细胞大量分泌透明质酸，有利于细胞增殖，阻止细胞分化，对细胞的迁移和创伤的愈合有积极作用。一旦细胞的增殖、迁移活动结束，透明质酸可以被活性增强的细胞外基质透明质酸酶降解。此外，透明质酸和其他的六种糖胺聚糖一起参与了细胞外基质中蛋白聚糖的构成。

(二) 蛋白聚糖

1. 蛋白聚糖的分子结构 蛋白聚糖是由糖胺聚糖（除透明质酸外）与核心蛋白的丝氨酸残基共价结合形成的高分子量复合物，其含糖量可达 90% ~95% 。

2. 蛋白聚糖的合成与装配 蛋白聚糖的核心蛋白为单链多肽。核心蛋白在粗面内质网核糖体上合成，然后在高尔基体中与糖胺聚糖结合，实现糖基化。在装配时，首先在核心蛋白 Ser – Gly – X – Gly 序列的丝氨酸残基上共价结合一个特异的连接四糖：木糖 – 半乳糖 – 半乳糖 – 葡萄糖醛酸（Xyl – Gal – Gal – GlcUA），然后再由糖基转移酶将糖胺聚糖单位逐个添加到四糖的末端（图 14 – 3）。

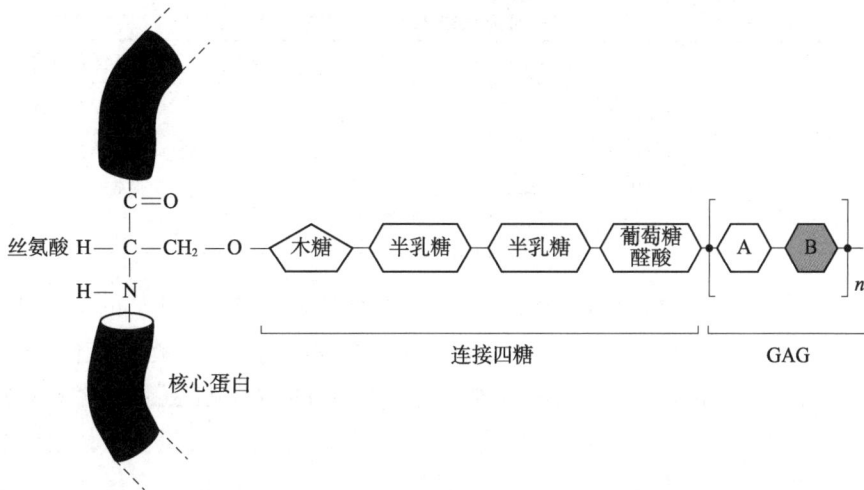

图 14 – 3　蛋白聚糖形成过程

一条核心蛋白分子上可以连接 1 ~ 100 条以上相同或不同的糖胺聚糖，形成大小不等的蛋白聚糖单体。在很多组织中，蛋白聚糖以单体形式存在，但在软骨中，若干个蛋白聚糖单体通过连接蛋白（linker protein）以非共价键与透明质酸结合形成蛋白聚糖多聚体（图 14 – 4）。每个多聚体蛋白分子质量达数百万，长达几个微米。

软骨中的蛋白聚糖复合体是已知的最巨大分子之一，它的糖胺聚糖为硫酸软骨素和硫酸角质素，这些蛋白聚糖赋予软骨凝胶样特性和强大的抗变形能力，可缓冲机械压力，减轻冲撞造成的损伤。

3. 蛋白聚糖的生物学功能 蛋白聚糖广泛存在于所有结缔组织、细胞外基质和多种细胞表面，具有许多重要的生物学功能。①软骨中的巨大蛋白聚糖分

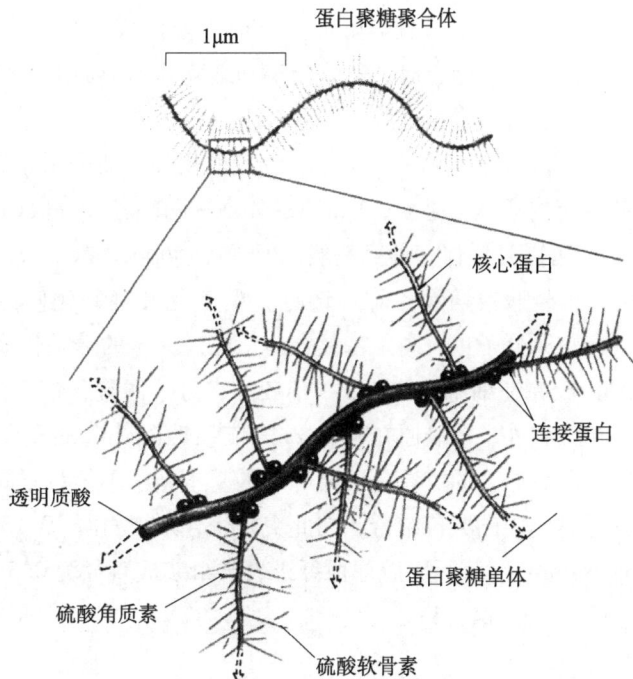

图 14 – 4　蛋白聚糖多聚体

子赋予软骨组织的抗变形能力。②基膜中结合于Ⅳ型胶原的蛋白聚糖是构成基膜的重要组分。③某些细胞外基质蛋白聚糖和细胞表面的膜蛋白聚糖，常可与成纤维细胞生长因子、转化生长因子等生物活性分子结合，增强或抑制其作用活性，进而通过复杂的信号转导系统影响细胞的行为。

二、胶原蛋白与弹性蛋白

（一）胶原蛋白

1. 胶原蛋白的类型　胶原（collagen）是细胞外基质中含量丰富、分布广泛、种类较多的纤维蛋白家族，占人体蛋白质重量的30%以上。目前已经发现的胶原有20余种，最主要的是Ⅰ、Ⅱ、Ⅲ、Ⅳ型胶原，其中Ⅰ型胶原最为普遍，有较大的抗张强度（表14-2）。

表14-2　常见类型的胶原与组织分布

类型	主要特征	主要组织分布
Ⅰ	低羟赖氨酸，低糖类	皮肤、韧带、肌腱、骨
Ⅱ	高羟赖氨酸，高糖类	软骨、脊索、眼
Ⅲ	高羟脯氨酸，低糖类	皮肤、血管、肌肉
Ⅳ	高羟赖氨酸，高糖类	基膜

2. 胶原蛋白的分子结构　虽然不同类型的胶原分子组成各异，但却有相似的基本结构类型。

胶原蛋白的基本结构单位是由3条α多肽链亚单位盘绕而成的右手超螺旋结构——原胶原（tropocollagen）分子。每条α肽链的氨基酸组成和排列独特，其中甘氨酸和脯氨酸的含量颇为丰富。α肽链中的氨基酸组成规律的Gly-X-Y三肽重复序列，X、Y可以是任意一种氨基酸，通常情况下，X多为脯氨酸，Y为羟脯氨酸或羟赖氨酸。

由于三肽重复顺序中甘氨酸的分子量最小，使肽链卷曲成规律的α螺旋结构，同时肽链的羟基化和糖基化使肽链相互交联，形成稳定的3α-螺旋结构。

3. 胶原的合成、装配与降解　胶原主要由成纤维细胞、成骨细胞、软骨细胞、神经细胞、牙本质细胞及各种上皮细胞合成，然后分泌到细胞间隙中加工、组装而成。胶原的合成与组装始于内质网，在高尔基体中进行修饰，最后在细胞外组装成胶原纤维。

（1）胶原在细胞内的合成　在细胞的粗面内质网附着的核糖体上，先合成前α链（pro-α chain），前α链含有内质网信号肽，同时C-、N-两端各有一段前肽，中间具有Gly-X-Y三肽重复序列，其中X和Y可以是任何一种氨基酸，但X常为脯氨酸，Y常为羟脯氨酸或羟赖氨酸。当前α链进入内质网腔后，信号肽被切除，前α链进行糖基化和羟基化修饰，并自组装成三股螺旋的前胶原（procollagen），前胶原分子进入高尔基复合体，经过完全的糖基化修饰，被包装到分泌小泡，分泌到细胞外。

（2）胶原在细胞外的装配　前胶原在分子两端各带有一段额外的肽段，会阻碍它形成胶原纤维，因此，在细胞外，前胶原在两种Zn^{2+}依赖性胞外酶的作用下，分别水解除去C-、N-两端的前肽区域，成为原胶原。原胶原是胶原纤维的基本结构单位，不同的原胶原分子在细胞外基质中呈阶梯式有序排列，通过侧向的共价结合，彼此交联聚合形成直径10~300nm、长度150μm至数百微米的胶原原纤维（collagen fibril）。最后，胶原原纤维聚合组装成直径为0.5~3μm、光学显微镜下可见的胶原纤维（collagen fiber）（图14-5）。

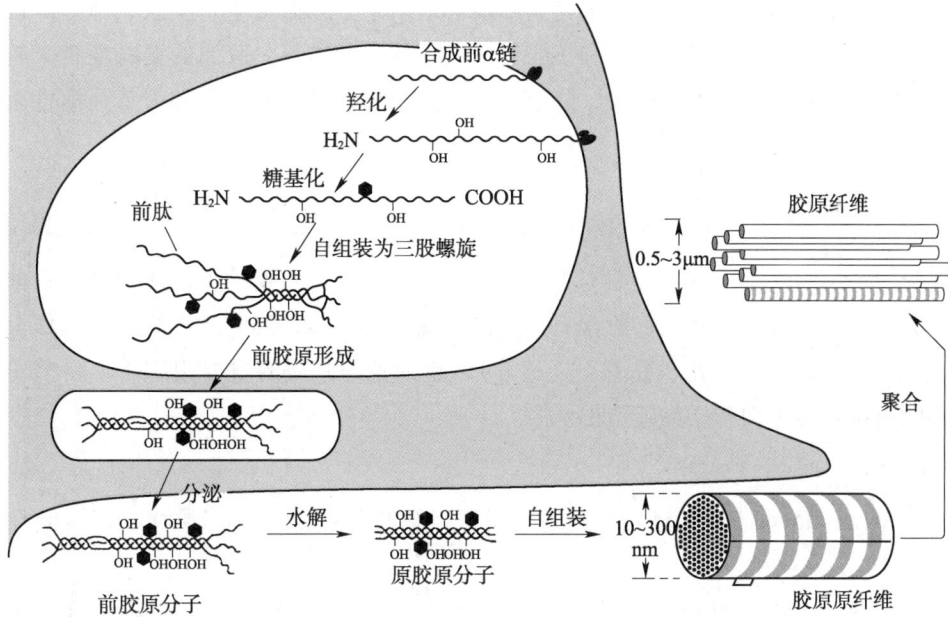

图 14-5　胶原纤维的形成

（3）胶原的降解　正常情况下，胶原的存在及组织分布是相对稳定的，胶原更新转换率较慢。但在胚胎发育期或创伤修复或炎症反应初期，胶原转换率加快，并伴有胶原类型的转变。胶原分子可被胶原酶（collagenase）降解，胶原酶的活化与抑制对于调节胶原转换率具有重要的作用。如分娩后的子宫、创伤组织、癌变组织中，胶原酶活性显著增高，一些蛋白酶、纤溶酶等也可以活化胶原酶；结缔组织可以合成胶原酶抑制剂；激素可以调节胶原酶的合成与降解，如糖皮质激素可以诱导胶原酶的合成，雌二醇和孕酮可以抑制子宫胶原的降解。

胶原纤维以其丰富的含量、良好的刚性和极高的抗张强度，成为细胞外基质的骨架结构，其他组分通过与胶原结合，形成结构与功能的统一体。

某些患有某种胶原酶或前胶原遗传缺陷的患者，他们的胶原原纤维不能正常装配，因此，他们的皮肤和其他多种结缔组织抗拉强度下降，呈现异常的可拉伸性。

（二）弹性蛋白

弹性蛋白（elastin）是构成细胞外基质中弹性纤维网络结构的主要组成部分。肽链分子约由 750 个氨基酸组成，富含脯氨酸和甘氨酸，不发生糖基化修饰，具有高度的疏水性。

弹性纤维蛋白由两种不同类型的短肽交替排列而成。一种为疏水性短肽，使分子具有弹性；另外一种为富含丙氨酸和赖氨酸的 α 螺旋片段，能够在相邻分子间形成交联。

弹性蛋白在细胞中合成后，随即以可溶性前体即原弹性蛋白（tropoelastin）的形式分泌到细胞外，通过赖氨酸残基之间的交联装配成具有多向伸缩性能得弹性纤维网络。弹性蛋白呈无规则卷曲状，其长度可伸长数倍（图 14-6）。

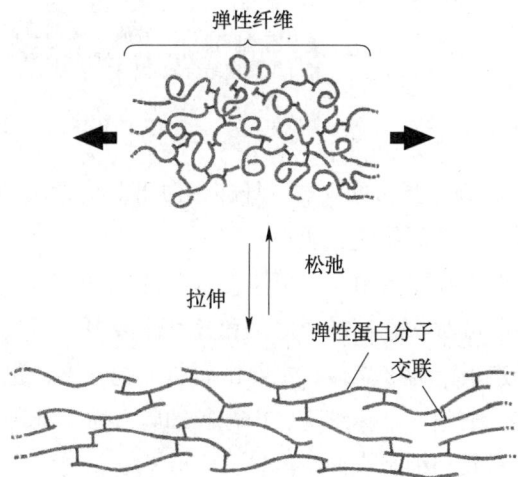

图 14-6　弹性蛋白结构示意图

弹性纤维主要分布在需要一定弹性来维持其功能的组织中，如血管壁、皮肤、肺等部位。弹性纤维和胶原纤维相互交织，分别赋予组织弹性和抗张性。随着年龄的增长，胶原的交联度越来越大，韧性越来越低，皮肤等组织中弹性蛋白生成减少，降解增强，结果导致老年人的骨和关节灵活性下降，皮肤弹性降低、起皱。

三、非胶原糖蛋白

非胶原糖蛋白是细胞外基质中除胶原与弹性蛋白之外的另一类重要的蛋白质成分。目前已经在细胞外基质中发现数十种，它们在结构上一般含有多个结构域，可与多种细胞或细胞外基质成分结合，发挥多种功能（细胞存活、增殖、分化、黏着、迁移等），是细胞外基质的重要组织者。目前对其结构和功能了解比较多的是纤连接蛋白和层粘连蛋白。

（一）纤连蛋白

纤连蛋白（fibronectin，FN）是动物界最普遍的非胶原糖蛋白之一，广泛存在于人类及各种高等动物组织和组织液中。

1. 纤连蛋白的分子结构　纤连蛋白是高分子糖蛋白，含有 4.5% ~ 9.5% 的糖。纤连蛋白是一种二聚体，它由 2 条多肽链通过近 C 端的 2 个二硫键相连而成，含有 6 个结构域。各个结构域分别执行不同的功能，每个结构域可以与细胞表面特异性受体或细胞外基质成分结合，使纤连蛋白成为多功能分子（图 14 - 7）。

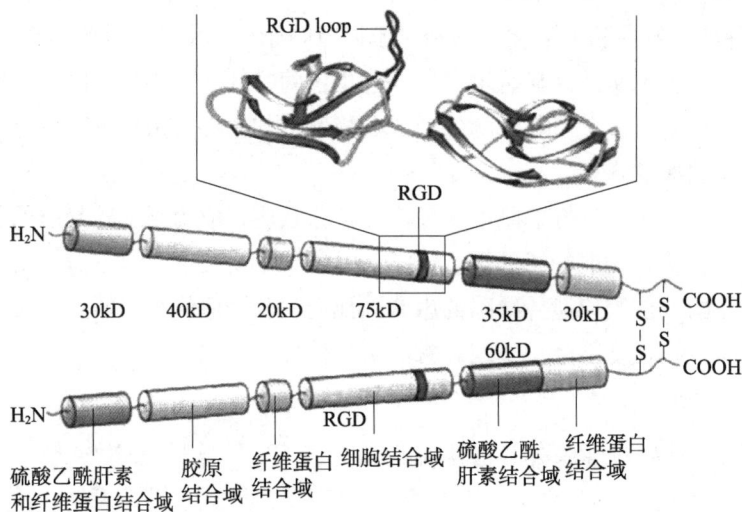

图 14 - 7　纤连蛋白二聚体结构

2. 纤连蛋白的种类　纤连蛋白可分为两类：血浆纤连蛋白（可溶性纤维连接蛋白）和细胞纤连蛋白（不溶性纤维连接蛋白）。

血浆纤连蛋白为二聚体，两条相似的多肽链的 C 端通过二硫键交联在一起，整个分子呈 "V" 字形。以可溶状态存在于血浆和各种体液中，多数纤连蛋白由肝细胞分泌，少部分来自血管内皮细胞。细胞纤连蛋白为多聚体，主要由间质细胞分泌，包括成纤维细胞、成骨细胞、成肌细胞、神经鞘细胞、星形胶质细胞、巨噬细胞、中性粒细胞、血小板和内皮细胞等。为多聚体结构，以不溶形式广泛分布于细胞外基质和细胞表面。

3. 纤连蛋白的功能　在细胞外基质中，完整的纤维连接蛋白基质对于成熟胶原的形成和稳定都是必需的，可介导细胞黏着，促进细胞的迁移和分化。

（二）层粘连蛋白

层粘连蛋白（laminin，LN）是各种动物胚胎发育过程中出现最早的细胞外基质成分，同时也是基膜的主要结构组分之一。

层粘连蛋白是更为巨大的高分子糖蛋白，含糖量为 15% ~ 28%，分子量为 820000 ~ 850000。

1. 层粘连蛋白的分子结构 层粘连蛋白是由一条 α 链、一条 β 链和一条 γ 链组成的三聚体，三条肽链通过二硫键交联成非对称的"十"字形分子结构（图 14 - 8）。层粘连蛋白也有多个结构域，可与不同的细胞外基质分子结合，还可与细胞膜上的整联蛋白结合。因此，层粘连蛋白也是分子"桥"，将细胞黏着在基膜上。

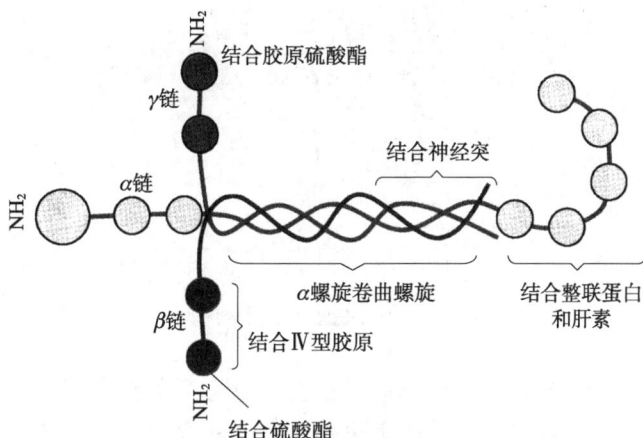

图 14 - 8　层粘连蛋白结构示意图

2. 层粘连蛋白的功能 出现于早期胚胎中的层粘连蛋白，对于保持细胞间黏附、细胞的极性以及细胞的分化具有重要意义。在成体，层粘连蛋白作为基底膜的主要成分，可引导和调控神经生长因子的表达。在轴突萌芽阶段能够调节施万细胞（schwann，又名雪旺细胞）的功能，其缺失会引起一定程度的髓鞘形成减少和轴突分选不利。除了构成基膜外，层粘连蛋白存在于上皮下和内皮下紧靠细胞基底部，肌细胞和脂肪细胞周围。层粘连蛋白通过与细胞间的相互作用，可直接或间接地控制细胞的活动，如基因表达、细胞的增殖、分化、凋亡、细胞的黏附、迁移等。

第二节　基膜与整联蛋白 🅔微课

基膜（basal lamina）是细胞外基质的特化结构形式，以不同的形式存在于不同的组织结构之中。整联蛋白普遍存在于各种组织类型细胞表面，是动物细胞外基质蛋白的主要受体。

一、基膜

基膜是多种组织中细胞外基质的特化结构和存在形式。

（一）基膜概述

基膜是细胞外基质特化形成的一种柔软、坚韧的网膜结构，厚 40 ~ 120nm，常以不同形式存在于不同组织结构中。在肌肉、脂肪等组织中，基膜包绕在细胞周围，将细胞与结缔组织隔离。在肾小球等部位，基膜介于两层细胞（内皮细胞与足细胞）之间，是滤过膜的主要结构。在各种上皮及内皮组织，基膜位于细胞基底部，是细胞基部的支撑垫。

（二）基膜的组成成分

构成基膜的绝大多数组分是由位于基膜上的上皮细胞和下方的结缔组织细胞所合成分泌的。不同组织，甚至同一组织不同区域的基膜，其组成成分也有所不同。在基膜中主要有四种普遍存在的蛋白质分子（图 14 - 9）。

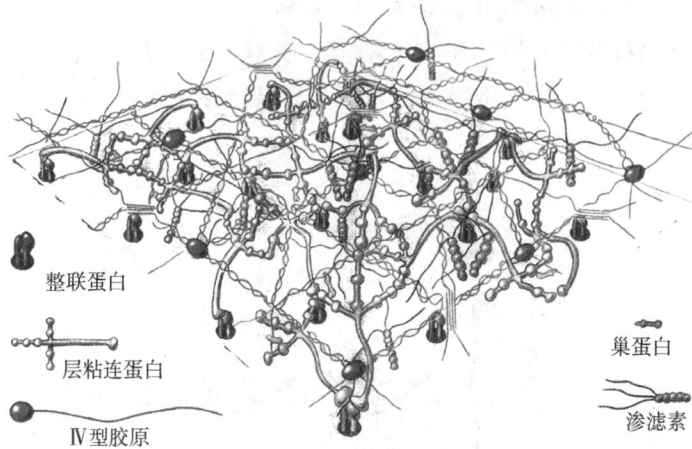

图 14 - 9　基膜的分子结构

1. Ⅳ型胶原（type Ⅳ collagen）　是构成基膜的主要结构成分之一，构成基膜的框架机构。Ⅳ型胶原分子长 400nm，其三股螺旋结构不连续，被非螺旋片段间隔 20 多处，为Ⅳ型胶原分子提供了可折屈的部位。Ⅳ型胶原分子通过 C 端球型结构域之间的非共价键结合，以及 N 端非球状尾部之间的共价键的相互作用，形成了构成基膜基本框架的二维网状结构。

2. 层粘连蛋白　是基膜的主要功能成分，是在胚胎发育过程中最早合成的基膜成分，由 α、β、γ 三条肽链构成非对称十字结构。蛋白相互之间通过长臂和短臂的臂端连接，自我装配成二维纤维网状结构，并进而通过巢蛋白与Ⅳ型胶原二维网状结构相连接。细胞质膜中整联蛋白为其受体。由于层粘连蛋白具有多个不同的结构域，既能与Ⅳ型胶原结合，也能与细胞表面受体结合，从而将细胞与基膜紧密锚定在一起。

3. 巢蛋白（nidogen/entactin）　又称哑铃蛋白，分子呈杆状或哑铃状，具有 3 个球区，其 C3 区与层粘连蛋白结合，C2 区与Ⅳ型胶原结合，形成基膜中Ⅳ型胶原纤维网络与层粘连蛋白纤维网络之间的连桥。巢蛋白还可以协助细胞外基质中其他成分的结合，在基膜的组装中具有非常重要的作用。

4. 渗滤素（periecan）　是基膜中重要的蛋白聚糖，它含有一个多结构域的核心蛋白质（分子量 400kD），分子上结合有 2～15 条特异性的硫酸乙酰肝素链。渗滤素可与多种细胞外基质成分（Ⅳ型胶原、层粘连蛋白、纤连蛋白等）和细胞表面分子交联结合，共同构成基膜的网络结构。

Ⅳ型胶原和层粘连蛋白在基膜中彼此独立，却又相互联结，它们通过巢蛋白和渗滤素而连接，构成基膜的基本框架。形成的基膜再通过层粘连蛋白与细胞膜上的整联蛋白受体结合，将基质与相邻的细胞膜锚定连接在一起。

（三）基膜的生物学功能

作为细胞外基质的一种特化的结构形式，基膜具有多方面的功能。它不仅对上皮组织起结构支撑作用，而且在上皮组织与结缔组织之间起结构连接作用，同时还具有调节分子通透性以及作为细胞运动的选择性通透屏障。例如，在肾小球中，基膜在原尿形成过程中可以阻挡血液中细胞及蛋白质的透过，具有选择性筛选作用；在表皮中，基膜能阻止结缔组织中的成纤维细胞与表皮细胞靠近接触，但允许巨噬细胞、淋巴细胞等穿越通过；在胚胎发育过程中，基膜为细胞分离和分化提供支架；在成年时，基膜参与细胞的增殖、分化、迁移和组织损伤修复等过程；此外，基膜也是机体抵抗肿瘤细胞侵袭和转移的第一道防线。

二、整联蛋白

整联蛋白又称之为整合素（integrins），是连接细胞外基质最重要的黏附分子受体，整合素家族由24 个成员组成，由 α 和 β 两个亚基组成异源二聚体，跨过细胞膜连接细胞内外的环境，其结构和功能在进化上高度保守（图 14 - 10）。

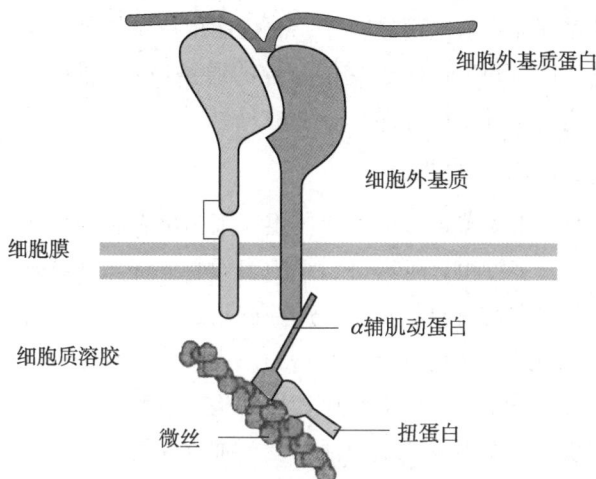

图 14 – 10 整联蛋白结构

整联蛋白通过与多种配体结合，介导细胞内外之间的黏附及跨膜连接，传递并激活细胞膜信号转导等一系列细胞过程，如细胞黏附、迁移、增殖、分化、凋亡、耐药性等。

第三节 细胞外基质与细胞的相互作用

机体的组织是由细胞与细胞外的基质共同组成的，两者之间关系密切。一方面，细胞通过控制基质成分的合成和降解决定细胞外基质的组成，另一方面，细胞外基质提供细胞生存的直接环境，对细胞的各种生命活动有着重要的影响。两者相互依存、相互作用及其动态平衡，保证了生物有机体结构的完整性与功能的协调性。

一、细胞外基质对细胞生命活动的影响

（一）细胞外基质影响细胞的形态

细胞的形态往往与其特定的生存环境密切相关。同一种细胞在不同的附着基质上会呈现不同的形态。体外实验表明，几乎所有的组织细胞在脱离其组织基质，处于单个的游离悬浮状态时均会呈圆球状。同一种细胞在不同的细胞外基质上黏附和铺展时，可表现出不同的形态。如上皮细胞只有黏附在基膜时才能显示其极性，并通过细胞间连接形成柱状上皮细胞。成纤维细胞在天然的细胞外基质中呈扁平多突状，而在Ⅰ型胶原凝胶中则呈梭形。

细胞外基质对细胞形态的决定作用，主要是通过与细胞表面的受体结合，影响细胞骨架成分呈不同方式的组装和排列来实现的。所以，细胞外基质不仅决定细胞的外观形状，而且会影响和改变细胞的功

能活动状态。

（二）细胞外基质参与细胞增殖的调节

体外细胞培养实验证实，大多数正常细胞只有在一定的细胞外基质上黏附并铺展，才能进行细胞生长与增殖，一旦脱离了细胞外基质，便不能进行增殖，这种现象称为细胞锚着依赖性生长（anchorage dependent growth）。细胞的这种特性是由于细胞黏附在基质上时，可通过整联蛋白介导传递多种生存和增殖信号到细胞内，最终影响细胞增殖相关基因表达。整联蛋白调节细胞增殖主要通过丝裂原活化蛋白激酶（mitogen – activated protein kinase，MAPK）途径实现。MAPK 信号通路是真核细胞调节细胞增殖和凋亡的关键通路。

整联蛋白不仅直接介导促进细胞增殖信号转导，而且能维持生长因子受体处于最佳激活状态。大多数正常真核细胞需要来自整联蛋白和生长因子受体介导的通路信号才能引起 DNA 复制和细胞增殖。肿瘤细胞的增殖丧失了锚着依赖性，可以在悬浮状态下增殖。

（三）细胞外基质参与细胞分化的调控

细胞外基质对于胚胎发育、组织器官形成及成体组织细胞更新和损伤修复过程中的细胞分化具有重要的调节作用。细胞外基质及其多种组分可通过与细胞表面受体特异性结合，从而触发细胞内信号传递的某些连锁反应，调节相关基因和蛋白质的表达，调控细胞的分化。实验表明，特定的细胞外基质可使某些类型的细胞撤离细胞周期而进入细胞分化状态，如内皮细胞在胶原基质上培养时进行增殖，而在层粘连蛋白基质上则停止增殖进行分化，形成毛细血管样结构；成肌细胞在纤连蛋白基质中保持未分化的增殖状态，当被置于层粘连蛋白基质中时，增殖活动受到抑制并转入分化状态，进而融合为肌管。

（四）细胞外基质影响细胞的迁移

无论在动物个体发育过程还是在成体组织再生以及创伤修复过程中，都伴随着十分活跃的细胞迁移活动，细胞外基质直接影响细胞的迁移活动。在细胞迁移过程中，与之密切相关的细胞黏附与去黏附、细胞骨架组装与去组装等，都离不开细胞外基质的影响。细胞外基质在一定程度上控制着细胞迁移的方向、速度及迁移细胞未来的分化趋势。

在对血管平滑肌细胞的迁移研究中发现，纤连蛋白、玻璃粘连蛋白等，具有生长因子样作用，能促进血管平滑肌细胞的迁移；而硫酸肝素和层粘连蛋白等具有抑制血管平滑肌细胞的迁移的作用。

（五）细胞外基质影响细胞的生存与死亡

除了成熟的血细胞外，体内大多数细胞需要黏附于一定的细胞外基质上才能得以生存，否则便会死亡。不同的细胞对细胞外基质的黏附具有一定的特异性和选择性，因此，细胞外基质对细胞的生存与死亡起着决定性作用。

体外实验表明，上皮细胞和内皮细胞一旦脱离了细胞外基质就会发生凋亡，这种细胞失去基质缺少黏附就会走向凋亡的现象称为失巢凋亡（anoikis）。这主要是由于细胞脱离细胞外基质后，细胞骨架松散而致线粒体释放细胞色素 c，从而活化 caspase 凋亡途径而导致细胞凋亡。当细胞通过整联蛋白黏附于细胞外基质上，可启动细胞存活的相关信号转导途径，维持细胞的存活。

🔎 **知识拓展** --

细胞外基质与肿瘤微环境

细胞外基质（extracellular matrix，ECM）的主要成分包括胶原蛋白、糖蛋白和多糖等，是肿瘤微环境（tumor microenvironment，TME）的重要组分之一，为肿瘤细胞提供了结构上的支持与保护作用。与此同时，受到肿瘤细胞的影响，ECM 也在不断经历着动态重塑，进而为肿瘤组织的生长提供了适宜的基质微环境，肿瘤干细胞（cancer stem cells，CSC）具有高致瘤能力、高转移能力以及对治疗的高度抗性，这些特性被认为是引起肿瘤治疗后复发、转移和耐药性的主要原因，越来越多的研究表明，CSC 的活性需要 TME 的支持，因此，靶向 ECM 可能是针对肿瘤中 CSC 的有效治疗策略。

二、细胞对细胞外基质的影响

（一）细胞控制细胞外基质成分的生成

各种器官和组织的细胞外基质的成分、含量和特性不同，它们都是由该组织的细胞合成和分泌的。同一个体的不同组织及同一组织的不同发育阶段所分泌产生的细胞外基质都不同。如胚胎结缔组织中成纤维细胞产生的细胞外基质以纤连蛋白、透明质酸、弹性蛋白和Ⅲ型胶原为主要成分；成年结缔组织中成纤维细胞产生的细胞外基质以纤连蛋白、Ⅰ型胶原和蛋白聚糖等为主要成分；软骨组织中的成软骨细胞合成分泌的细胞外基质主要是软骨粘连蛋白和Ⅲ型胶原；成骨细胞合成分泌的细胞外基质主要是Ⅰ型胶原，并发生基质钙化使组织坚硬。

（二）细胞控制细胞外基质成分的降解

细胞外基质的快速降解常见于组织损伤修复过程中。细胞外基质成分的降解是由细胞分泌的蛋白水解酶催化的。

思考题

答案解析

1. 细胞外基质的主要成分是什么？
2. 细胞外基质的生物学功能是什么？
3. 如何理解细胞外基质与其微环境的组成和相互作用，在生命的发生和发展过程中至关重要？

（徐 威）

书网融合……

微课　　　　　　　本章小结

第十五章　细胞的信号转导

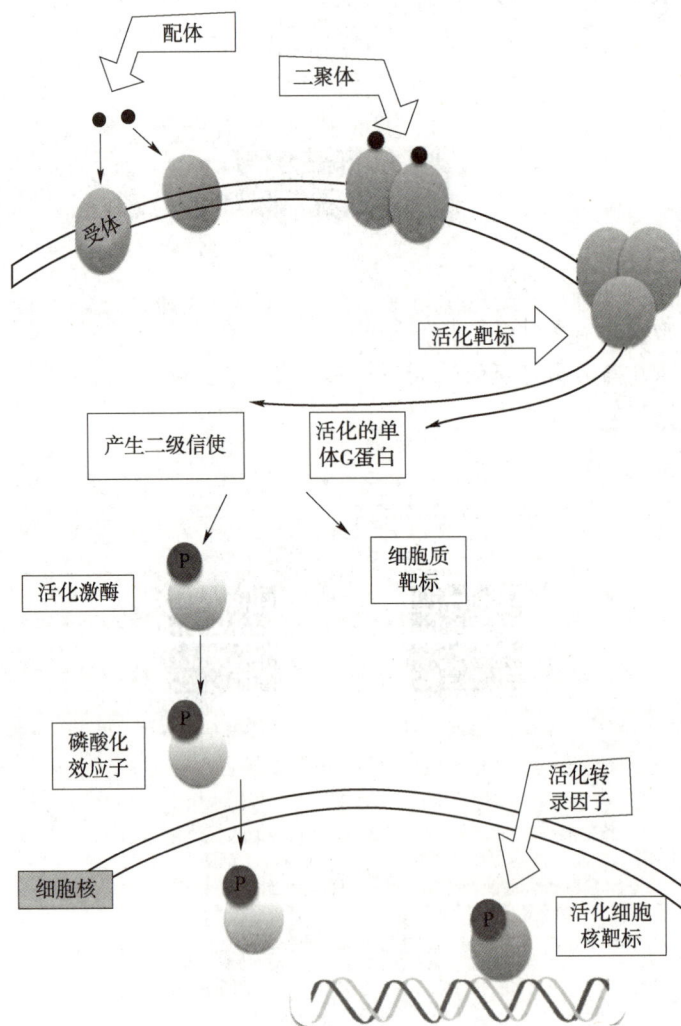

图 15-1　细胞信号转导途径

生物时刻处于不断变化的环境中，生物通过感知并响应环境中各类信号以确保自身功能的协调及自身对环境的适应。细胞通讯（cell communication）指细胞通过感知与其接触的其他细胞或环境所传输的信号，进而改变自身内部各种分子功能进行响应，最终调节自身增殖、分化、代谢及死亡等的过程。信号转导（signal transduction）这一概念由 M. Rodbell 在 1980 年提出后被广泛使用。胞外信号分子与受体（膜受体或核受体）的结合促使胞内发生一系列生物化学反应和蛋白质相互作用，这些变化进一步被传递至效应分子进而实现对细胞生理或者病理反应所需基因表达的调控（图 15 - 1）。研究细胞信号转导机制有助于理解细胞的生命过程，以及机体在生长、发育和代谢中的调控机制。

第一节　细胞的信号分子与受体 微课

PPT

多样的信号转导分子、多种的胞内信号转导方式途径和多层次的交叉调控构成了复杂的网络系统，目前尚未明确所有的胞内信号转导网络结构，但对于主要相关分子、基本作用机制以及重要的信号转导途径都有了较好的认识。

一、信号分子

信号分子（signaling molecules）指生物体内某些负责在细胞间和细胞内传递信息的物质。除与受体结合外，信号分子一般没有其他功能，其主要职责是在细胞间传递信息，如激素、神经递质、生长因子等。除单功能信号分子如神经递质外，有的信号分子还具备其他功能，如膜结合因子。信号分子的分子量大小、作用方式、作用机制等方面差别很大。作为重要的调节因子，信号分子在体液的含量一般为 pg/ml 至 ng/ml，半衰期仅为数分钟至数小时，但具备很强的生物学活性，对细胞增殖、分化或者其他功能具有显著的调节效果。

（一）信号分子的通讯方式

通过细胞通讯，细胞能有条不紊地执行代谢、分裂和凋亡等基本功能，并能与外界环境进行精确和高效的互动。依赖信号分子进行的细胞通讯可分为以下两种：依赖于细胞间（或细胞与基质间）直接接触的通讯和不依赖于细胞接触的通讯（分泌化学信号）。

1. 依赖细胞间直接接触的通讯　通过细胞接触进行的通讯中，信号分子位于细胞质膜上，两个细胞通过信号分子的接触传递信息。通过细胞间直接接触完成信号转导的细胞通讯可分为：通过细胞黏着分子介导的细胞间黏着、细胞与细胞外基质的黏着和连接子（connexon）（植物细胞为胞间连丝）介导的信号转导等。

（1）膜表面分子接触信号转导　细胞通过细胞表面受体或配体与其他细胞表面配体或受体选择性相互作用，导致一系列生理生化反应的信号转导过程，即细胞识别（cell recognition）。细胞识别共同的基本特性是选择性或称特异性。细胞识别是细胞发育和分化过程中的关键环节，通过识别作用和黏着，细胞能够形成不同类型的组织。由于不同组织的功能不同，因此识别本身就意味着选择。多细胞生物的精卵结合、免疫细胞的增殖与分化、免疫应答及单细胞生物的摄食、性行为等都需要通过细胞识别来完成。

（2）细胞间隙连接（gap junction）　两个相邻的细胞通过连接子建立联系。连接子是一类跨膜蛋白。不同组织来源的连接子的分子量大小有很大差别，最小的为 24000Da，最大的可达 46000Da。尽管大小各异，但所有的连接子都具备相同的结构：4 个 α - 螺旋的跨膜区和 1 个细胞质连接环。相邻两细胞分别用各自的连接子相互对接形成细胞间的通道，允许分子量在 1500Da 以下的水溶性小分子物质如 Ca^{2+}、cAMP 等通过，使相邻的细胞可以共享一些具有特殊功能的小分子物质。因此，只要有部分细胞接受信号分子的作用，整个细胞群都能进一步发生反应。除连接作用外，间隙连接还能在细胞间形成电偶联（electrical coupling）和代谢偶联（metabolic coupling）。电偶联在神经冲动信息传递过程中起重要作用。代谢偶联可使小分子代谢物和信号分子通过间隙连接形成的水性通道，从一个细胞到另一个细胞。连接子在动物细胞中非常普遍，植物细胞则通过在相邻细胞间形成胞间连丝建立连接，为细胞间小分子信号和部分大分子信号的传递提供通路。

2. 不依赖于细胞接触的通讯 指主要通过分泌化学信号进行细胞间的相互通讯，是细胞间通讯的最主要途径。外界刺激、其他细胞产生的刺激及高等动物中神经刺激都可以引起分泌细胞、神经细胞末梢等向胞外分泌化学信号，通过不同距离的传输到达靶细胞，完成胞间通讯。根据其理化性质和作用特点以及化学信号分子的传递方式不同，可将这类胞间通讯分为以下 4 类：①自分泌（autocrine）信号，如 IL-2 等。②旁分泌（paracrine）信号，如白介素、胰岛素样生长因子等。③内分泌（endocrine）信号，如传统的激素、红细胞生成素、血小板生成素等。④通过化学突触传递的神经信号。

（1）自分泌信号转导（autocrine signaling） 由自身合成的信号分子作用于自身的现象。在发育过程中，一个细胞一旦进入特定的分化途径，就可能会产生自分泌信号确保自身按照确定的方向分化。这种自制作用也会影响到周围的同类细胞，使之产生相同的自分泌信号，进而相互作用，彼此促进，朝着相同的方向分化。前列腺素（prostaglandin，PG）是由前列腺合成分泌的脂肪酸衍生物（主要由花生四烯酸合成），不仅能够控制邻近细胞活性，也能作用于合成前列腺素细胞自身。这一反应在脊椎动物对外界抗原的反应中尤为明显。如当有抗原刺激时，某一类型的 T 淋巴细胞会通过合成促进自身增殖的化学信号，进而增加致敏 T 淋巴细胞的数量，提高其对抗原的免疫力。Wnt 信号转导通路与恶性癌症的发生有密切关系。通路中的 Wnt 是一类分泌型糖蛋白，通过自分泌或旁分泌发挥作用。在动物实验中，肿瘤相关病毒整合在 Wnt 之后导致小鼠乳腺癌。卷曲蛋白（fizzled，Frz）作为 Wnt 受体，其胞外 N 端具有富含半胱氨酸的结构域，Frz 作用于胞质内的蓬乱蛋白（dishevelled，Dsh），Dsh 能切断 B-catenin 的降解途径，从而使 B-catenin 在细胞质中积累，并进入细胞核，与 T 细胞因子（TCF/LEF）相互作用，调节靶基因表达。

（2）旁分泌信号转导（paracrine signaling） 信号细胞分泌局部化学递质到细胞外基质中，作为信号分子扩散作用于环境中邻近靶细胞，如结缔组织中肥大细胞分泌组胺和嗜伊红趋化因子等。组胺贮存于肥大细胞的分泌小泡内，在受损伤、局部感染和免疫反应时，组胺被快速释放，引起血管扩张。旁分泌信号只能传递到与信号细胞相邻近的靶细胞，信息常迅速被邻近细胞获取，随后信号分子被胞外基质中的相关酶所分解。

（3）内分泌信号传导（endocrine signaling） 激素由内分泌细胞（如肾上腺、睾丸、卵巢、胰腺、甲状腺、甲状旁腺和垂体）合成并分泌到血液中，经血液到达广泛分布在身体多个部位的靶细胞。在动物中产生激素的细胞是内分泌细胞，所以将这种通讯称为内分泌信号（endocrine signaling）。一种内分泌细胞基本上只分泌一种激素，参与细胞通讯的激素有三种类型：蛋白与肽类激素、类固醇激素、氨基酸衍生物激素。通过激素传递信息是最广泛的一种信号传导方式，其特点有：①低浓度，激素在血流中的浓度只有 $10^{-10} \sim 10^{-8}$ mol/L，低浓度也确保了激素安全发挥作用。②全身性，激素随血流而扩散到全身，但只有受体细胞才能接受并响应信号。③长时效，激素在产生后需经过漫长输送才得以作用，同时血流中微量激素就足以维持长久的作用。

（4）通过化学突触传递神经信号（neuronal signaling） 突触是神经细胞胞体的延伸部分，神经细胞产生的神经递质（neurotransmitters）如乙酰胆碱、神经肽等小分子物质等通过突触终端释放。突触后膜和突触前细胞均有特殊受体，以调节神经递质的释放。信号分子由突触前膜释放后，经突触间隙扩散到突触后膜，作用于特定的靶细胞。这种信号传导方式是神经元之间和神经元与靶细胞之间特有的，具有作用时间短、作用距离短和神经递质浓度高等特点。

神经细胞和内分泌细胞都参与调控动物体内各类细胞的活动。内分泌信号传导中，由内分泌细胞产生的多种激素通过血液被递送至靶细胞，进一步通过靶细胞膜或胞内的特异性受体与其发生特异性结合。而在突触传递中，特异性则取决于神经细胞与靶细胞的特异性接触，即通常一种神经递质只作用于与它相接触的靶细胞（少数情况例外）。因此，不同的内分泌细胞常常需要产生不同的激素，但许多神经细胞却能使用相同的神经递质。内分泌信号转导和化学突触信号转导是高等动物两个主要的胞间通讯方式，前者依赖于扩散和血液流动，速度相对较慢但后效深远，影响面广；后者则依赖于特殊的神经元结构，传递信息较为迅速准确，神经递质从释放到作用于靶细胞这一过程所需时间不超过 1ms。内分泌与突触信号转导的另一个差异在于激素进入血液或体液后被高倍稀释，所以信号分子能以非常低的浓度发挥作用。神经递质则稀释得很少，在到达靶细胞时仍有较高浓度。与此相一致的是，神经递质受体与配体的亲和力较低，神经递质能迅速从受体上分离，终止信号反应。

（二）信号分子的类型

按性质划分，生物细胞所接收的信号可分为物理信号和化学信号。光、热、紫外线、X 射线等均为物理信号。化学信号则是生物体内一类特殊的化学物质，是有机体内细胞通讯中应用最广泛的一类信号。生物体内可作为配体的化学信号多达数百种，这些信号分子结构与种类复杂，包括蛋白质、多肽、氨基酸衍生物、核苷酸、类固醇、脂肪酸衍生物以及可溶性的气体小分子等，并可根据溶解性划分为亲水性和亲脂性两类。

亲水性信号分子无法穿透靶细胞膜，需要通过与胞膜受体结合后，在细胞内产生"第二信使"（如 cAMP）或激活膜受体的激酶活性（如蛋白激酶）跨膜传递信息，通过启动细胞内信号转导的级联反应将胞外信号跨膜转导至胞内，启动一系列反应而产生特定的生物学效应。亲水性信号分子的主要代表有神经递质、含氮类激素、局部介质等。

亲脂性信号分子可穿过细胞膜进入胞内，与胞质或核内受体结合，形成激素 – 受体复合物，作用于特异的基因调控序列，改变靶基因转录活性以诱发细胞特定的应答反应。亲脂性信号分子主要代表有类固醇激素、甲状腺激素等。

信号分子本身并不直接作为信息，而是提供正确的构型及与受体结合的能力以传递信息。绝大多数信号分子都需要与靶细胞上的受体结合后才能完成信息传递，根据特异性受体在靶细胞上的定位可将信号分子分为两类：与胞内受体结合的信号分子和与细胞表面受体结合的信号分子。

1. 与胞内受体结合的信号分子　这类信号分子需要具备能穿越细胞膜的能力，所以通常是小的疏水性分子或亲脂性信号分子，主要有甾类激素、甲状腺激素、维生素 D、维 A 酸等。尽管这类信号分子在化学结构上和功能上存在差别，但它们却以相似的机制发挥作用，即直接穿过靶细胞膜并结合在胞内受体蛋白形成配体 – 受体复合物，激活受体，进一步直接调控特定基因转录。另一类可以穿越靶细胞膜的信号分子为气体信号分子。气体信号分子进入靶细胞后不会与相关受体结合，而是作为细胞内信使直接改变靶酶活性。20 世纪 80 年代后期，R. Furchgott 等 3 位美国科学家发现和证实一氧化氮（nitric oxide，NO）是一种重要的信号分子，它能进入细胞直接激活效应酶，参与调控体内众多的生理病理过程。R. Furchgott 等也因此获得 1998 年的诺贝尔生理学或医学奖。除 NO 外，气体性信号分子还有 CO、植物体内的乙烯等。

2. 与细胞表面受体结合的信号分子　水溶性信号分子本身具有亲水性，因而不能直接穿过细胞膜，仅能与靶细胞表面的受体结合。这类信号分子包括神经递质、生长因子、细胞因子、局部化学递质和水溶性激素等。水溶性信号分子与细胞表面受体结合后，需要向胞内传递信息才能引起细胞反应。

（三）信号分子的特性

1. 可移动性 为有效地传递信息，信号分子需要易于转移和扩散至靶标部位，因此其多为小分子物质且具备高可溶性。尽管可以借助血液等递送，但蛋白质类信号分子仍多为小肽，最大不超过 100 ~ 200 个氨基酸组成的小蛋白质。细胞骨架可以介导信号分子的传递，但依赖细胞内第二信使的信号转导则更为普遍，如 Ca^{2+}、cAMP 和 IP_3 等都容易靠扩散移动。如果信号需要跨膜转移，则需要通过特殊通道或载体。

2. 识别特异性、作用方式复杂性和作用高效性 信号分子的识别特异性在于每种信号分子往往只能与特定的受体结合。有些受体仅分布于一种细胞，某些信号分子则只作用该种细胞，如垂体促甲状腺激素只作用于甲状腺细胞。同时，相同的受体也有可能分布于不同的靶细胞上，因此某些信号分子可以具有多种靶细胞。

信号分子作用方式的复杂性体现在同一化学信号分子可对不同靶细胞上的不同受体产生不同的作用。例如，作为神经递质的乙酰胆碱刺激骨骼肌细胞收缩，但却会降低心肌细胞的收缩速率和收缩力度，这是由于骨骼肌细胞上乙酰胆碱的受体与心肌细胞不同。但并非所有效应差异都源于受体差异。有时相同的信号分子结合于同种受体，但效应却随靶细胞的类型而异。如有一些分泌细胞上的乙酰胆碱受体与心肌细胞相同，但产生的作用则是导致细胞分泌，说明对同一信号的反应具有细胞类型特异性。上述例子表明，不同细胞对相同信号可做出不同的反应，这种效应差异可能源于受体种类差异，或由于同一种类受体激活不同的信号通路。此外，不同的信号分子在相同的细胞内可产生相同的反应，如胰高血糖素与肾上腺素在肝细胞中与各自受体结合后都使糖原分解并释放入血液中。

信号分子作用的高效性指只需几个分子即可发生明显的生物学效应，如各种激素在血液中的浓度极低，但能对人体生理进行显著调节。

3. 不同化学信号时间效应各异且可被适时灭活 在完成一次信号应答后，信号分子会通过修饰、降解、水解或结合等方式失活而被及时消除，以保证信息传递的完整性和细胞对信号分子的敏感性。亲脂性信号分子依靠血液中特殊载体转运，在血液中持续时间较长，因而介导较长时间的持续反应。亲水性信号分子分泌后则往往在数秒甚至数毫秒内即被清除，因而介导较短的反应。

从各种信号刺激所导致的细胞行为变化而言，各类信号的效应可以归纳为：细胞代谢信号——使细胞摄入代谢营养物质，提供细胞生命活动所需要的能量；细胞分裂信号——使与 DNA 复制相关的基因表达，调节细胞周期，细胞进入分裂和增殖阶段；细胞分化信号——使细胞遗传程序选择性表达，从而使细胞最终不可逆地分化成为有特定功能的成熟细胞；细胞功能信号——使肌肉细胞收缩或者舒张，使细胞释放神经递质或化学介质等，细胞进行正常的代谢；细胞死亡信号——在局部范围内和一定数量上发生细胞死亡。

二、受体

早在 20 世纪初，Langley、Dale 等提出，一些特异性生理性反应的发生是通过一类细胞表面存在的称为受体的物质，从而解释某些药物或毒物对细胞的作用途径。后来进一步发现，从海绵到人体的所有多细胞生物的体内都存在着细胞间的通讯，以协调机体各部分细胞的活动。在高等动物中，神经系统、内分泌系统和免疫系统的运行都离不开细胞间的信号转导。大多数情况下，胞间的信号转导主要依赖化学分子即细胞间信号分子来实现。因此受体概念的应用逐渐扩展到药物以外的其他信息分子作用于细胞的过程。

受体（receptor）指能够识别和选择性结合某种配体（ligand，又称信号分子）的大分子物质，多为糖蛋白。受体一般至少包括两个功能区域，与配体结合的区域和产生效应的区域。与受体结合的生物活性物质统称配体，包括激素、神经递质、生长因子、某些药物或毒物等。当受体与配体结合后，自身构象改变而产生活性，启动一系列过程，最终表现为生物学效应。就多细胞生物而言，一个细胞常暴露于以不同状态存在的上百种不同的信号分子组成的环境中，细胞对于外界的这些特殊信号分子的反应取决于自身是否具有相应的受体。受体研究从分子水平阐明激素、递质、药物、抗体的作用机制及细胞生理和病理过程。

受体具有以下两方面的功能：一是识别特异的信号物质——配体，识别表现在于两者结合；二是把识别和接收的信号准确无误地放大并传递到细胞内部，启动一系列胞内生化反应，最终导致特定的细胞反应。通过上述两种功能，受体可将胞间信号转换为胞内信号。

根据在靶细胞上的定位，受体可分为胞内受体（intracellular receptor）和膜受体。胞内受体位于细胞质或细胞核内，膜受体位于细胞膜。细胞内受体接收能够进入细胞的脂溶性化学信号分子。细胞膜受体接收不能进入细胞的水溶性化学信号分子和其他细胞表面信号分子。每个细胞具备的受体数目不同，受体可平均分布于细胞表面，也可区域化分布。

（一）胞内受体的结构与功能

胞内受体一般是单链蛋白，包括以下四个结构区：位于 N 端具备转录活性的高度可变区；富含半胱氨酸残基，含锌指结构可结合 DNA 的 DNA 结合区；位于 C 端，可结合激素、热休克蛋白，使激素二聚体化，激活转录的配体结合区；位于配体结合区和 DNA 结合区之间的铰链区。

胞内受体的配体多为脂溶性小分子甾体激素，以类固醇激素类较为常见，此外还包括甲状腺素类激素、维生素 D 等。这类配体能够通过细胞膜直接进入细胞内，或借助于某些载体蛋白进入细胞，与胞内相关受体结合并直接作用于靶分子。胞内受体位于细胞质或细胞核中，结合信号分子后，受体表现为反式作用因子，为 DNA 结合蛋白，可结合 DNA 顺式作用元件，活化基因转录及表达，如肾上腺皮质激素受体、性激素受体、甲状腺激素受体等。

（二）膜受体的化学成分、结构和类型

1. 膜受体的化学成分、结构　膜受体的化学成分多为糖蛋白，也有糖脂和糖脂蛋白（糖脂和糖蛋白的复合体），占总蛋白量的 1%～2%。膜受体糖蛋白多为跨膜蛋白质，可一次或多次跨膜，跨膜段一般由 20 余个氨基酸残基构成，残基多为疏水氨基酸。膜受体结构包含以下三部分：含糖链能与配体识别并相互作用的细胞外域、将受体固定在细胞膜上的跨膜域和传递信号作用的细胞内域。多样的糖链能分别识别不同的化学信号。细胞内域为一般具有酶活性的效应亚基或催化亚基，在受体未接受化学信号前无活性。受体与效应亚基之间的偶联成分称为转换亚基或传导亚基，其将识别亚基所接收的信息并将其转换传给效应部。膜受体的三个组分可以是不同的蛋白质分子直接或间接地结合成一个复合体，也可以是同一蛋白质的不同亚基。由一条多肽链组成的受体称为单体型受体，如大多数生长因子受体、细胞因子受体、LDL 受体等，其肽链 N 端朝向细胞外，C 端朝向细胞内。由两条以上多肽链组成的受体称为复合型受体，如胰岛素受体、N-乙酰胆碱受体等。一些膜受体可以通过聚糖磷脂酰肌醇（GPI）键与细胞膜结合，如睫状神经营养因子的受体。

2. 膜受体的主要类型　靶细胞表面的特异受体蛋白与胞外信号分子结合后，作为信号转导媒介将胞外信号转换到胞内，从而影响细胞的行为。相关受体主要有三种类型（图 15-2）：离子通道偶联受体、G 蛋白耦联受体和酶偶联受体。

（1）离子通道偶联受体　这类受体常为由多个亚基组成的多聚体，每个亚基一般有 2～5 个疏水的跨膜区域，其 N 端和 C 端均朝向细胞外，亚基在胞膜上组装成环状中空通道以使离子通过，与信号结合后调节离子进出。神经递质受体多为离子通道偶联受体，受体与信号分子结合后构象改变，使得通道开放状态改变，引起迅速短暂的效应。烟碱型乙酰胆碱受体由 5 个亚基构成，每个亚基含有 4 个跨膜区

域。5 个亚基在细胞膜上共同构成一个通道，其中每个亚基 M2 跨膜区域的氨基酸组成会影响细胞内外离子的通行。

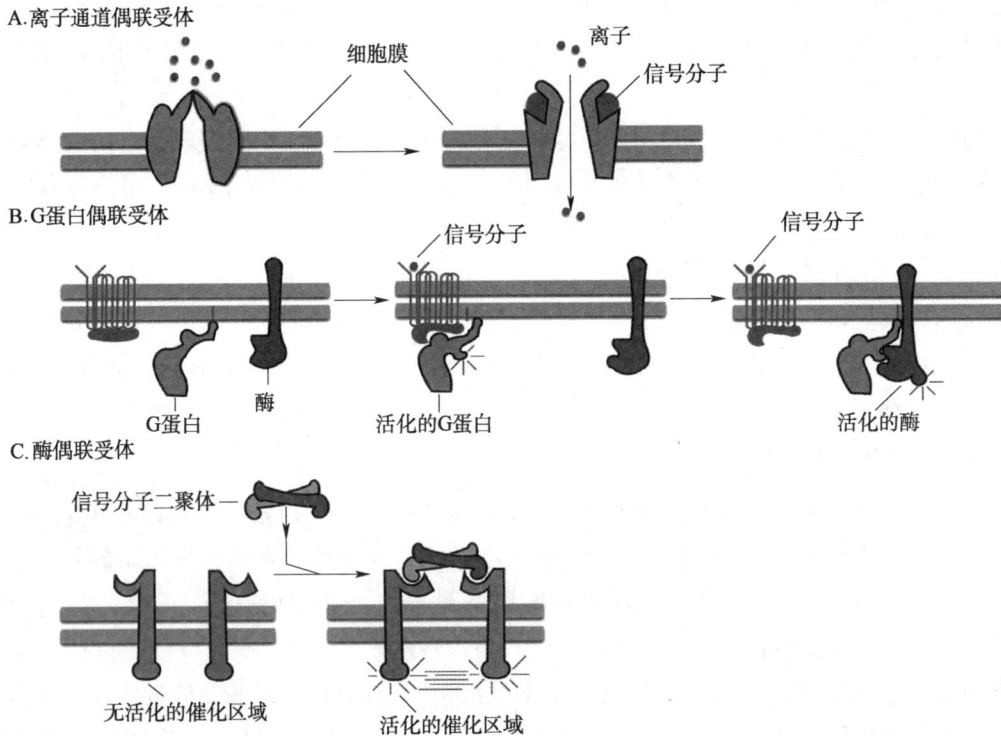

图 15 - 2 膜受体的三种主要类型

（2）G 蛋白耦联受体（G‑protein‑coupled receptors，GPCR） 目前发现 1000 多种 G 蛋白耦联受体，其为膜受体中最大的家族，且几乎存在于大多数细胞。多种激素受体、神经递质受体、视紫红质受体等都属于此类。

G 蛋白耦联受体具有共同的结构特征：常为单条多肽链糖蛋白，跨膜区段由 7 个 α‑螺旋形成。受体蛋白 N 端朝向胞外，不同受体 N 端发生不同的糖基化；C 端内侧链则朝向胞内。

神经递质、肽类激素、趋化因子、感觉系统信号（如味觉、视觉）等细胞外信号可通过 GPCR 接收信号并向下游传递，进而对细胞生长、分化、代谢和器官功能进行调控。此外，GPCR 还能介导多种药物，如 β 肾上腺素受体阻断剂、组胺拮抗剂、抗胆碱药物、阿片制剂等的作用。

（3）酶偶联受体 主要指细胞膜上起受体作用的酪氨酸蛋白激酶型受体（tyrosine‑specific protein kinase receptor，TPKR）。这类受体包括多肽型生长因子受体，如生长因子胰岛素、血小板生长因子、集落刺激因子和表皮生长因子等的受体。

酶偶联受体蛋白是由一条肽链组成的跨膜糖蛋白，结构含有以下三个区域：朝向胞外的配体结合区，由疏水氨基酸组成的跨膜区，朝向胞质侧、具酪氨酸激酶活性的激酶活性区。与相应配体结合后，受体二聚化或多聚化使得 C 端酪氨酸残基迅速磷酸化，激酶活性激活，将胞外信号转导到细胞内，因此这类受体也称为催化型受体。值得注意的是，胰岛素和胰岛素样的生长因子‑1（IGF‑1）的受体含有两个 α 亚基和两个 β 亚基，β 亚基具有酪氨酸激酶活性，两种亚基组成四聚体型受体。IGF‑2 和 NGF 的受体虽然也由一条一次跨膜的肽链组成，却无激酶活性。

非酪氨酸蛋白激酶型受体自身不具备酪氨酸激酶活性，但常与某些细胞内的酪氨酸激酶结合，或者在与配体结合后招募细胞内的酪氨酸激酶，从而启动细胞内信号转导的受体。这类受体主要是细胞因子的受体，一类为一次跨膜型受体，与配体相互作用后发生二聚化，传递调节信号，如生长激素受体、干扰素受体等；另一类是由功能不同的几个多肽链组合而成的受体，如淋巴细胞活素受体和 T 淋巴细胞的 T 细胞抗原受体，这类受体与具 G 蛋白功能的蛋白质可能发生相互作用。

（三）受体的活化方式

细胞受体的活化方式主要有以下两种：①受体自身具有酶活性，当信号分子与之结合后受体即完成自身酶促反应或打开/关闭离子通道。②与 G 蛋白（GTP 结合蛋白）结合后，G 蛋白将信号转导给胞内的其他信号分子，引起胞内代谢应答。

细胞外信号分子一般称为"第一信使"，如激素、神经递质等。"第一信使"与受体作用后在细胞内最早产生的信号物质称为"第二信使"，负责启动和协助细胞内信号的逐级放大，如环腺苷酸（cAMP）、环鸟苷酸（cGMP）、环 ADP 核糖（cADPR）、肌醇 $1,4,5$ - 三磷酸（IP_3）、二酰基甘油（DAG）及 Ca^{2+} 等。Ca^{2+} 又被有些研究者称为第三信使，因为在某些信号途径中其释放有赖于第二信使。第二信使转换与放大胞外信号，使进入血液中的水溶性激素及局部化学介质和神经递质等第一信使，在发挥作用后数分钟，甚至数秒或数毫秒内即被清除。第二信使通过激活酶活性以及非酶蛋白活性进而调节细胞代谢，控制其增殖、分化和生存，并参与基因转录的调节。第二信使所激活的酶还可以引起级联反应，在短时间内使系统中大量的酶以磷酸化的形式被激活，短时间内产生广泛的代谢应答。

特别需要强调的是，根据信号分子的溶解性来区分作用机制并不绝对。如大的亲脂性信号分子（如前列腺素）不能穿过质膜，因而同亲水性信号分子一样与细胞表面的受体结合引起细胞反应。可溶物质在溶剂中的分布并不均匀，靠近物质源的区域浓度高，远离物质源的区域浓度低。细胞膜上的受体可感受到化学趋向吸引物（chemotactic attractant），并且逆浓度梯度追根溯源。某些信号分子如化学趋向剂（chemokinetic agent）等，甚至会影响细胞移行的速度。而上述细胞因化学分子改变自己移动的行为被称为化学趋向性。例如盘基网柄菌（*Dictyostelium discoideum*）会逆着 cAMP 浓度梯度运动。白细胞也会受到一些细菌分泌的三肽化学物质 f – Met – Leu – Phe（*N* – 甲酰基蛋氨酸 – 亮氨酸 – 苯丙氨酸）吸引而向分泌源细菌移动，发挥其免疫功能。

三、受体与信号分子结合的特点

受体可以识别外来信号，引起继发效应，这是两个互相配合的过程。受体作用的性质基本属于构象变化。外界的化学信号与相应的受体结合时，受体被激活，引起受体蛋白构象变化，通过信号传递引起细胞产生生物学效应，受体与信号分子结合具有以下几个特点。

（一）专一性与通用性

受体与信号分子之间的结合具有一定的专一性，它们之间是通过分子的立体特异性从而使信号与受体分子之间存在高度亲和力，使两者相契合。这种契合类似于锁与钥匙的关系，但又不完全相同。它们之间是靠具有特异性分布的非特异性内聚力、电荷、偶极矩、氢键和离子之间的吸引力，保持着高度的亲和性。依靠两种分子功能性基团之间的契合，可能会引起受体或配体的构象变化，或者两者都发生分子的变构现象，从而发动细胞内一系列功能转换。这种锁 – 钥关系是一种诱导改变分子构象以及互相适应的动态关系，受体与信号分子在构象上的相适应，是受体在同时存在大量其他化学物质分子的情况下，能够从周围环境中严格选择其特异性结合信号的原因。如子宫细胞中的雌激素受体只能与 17β – 羟二醇结合，而不能与 17α – 羟雌二醇结合，更不能与睾酮或孕酮结合。信号与受体结合的特异性并非绝对严格。

细胞内许多信号分子常被不同的受体共用，而不是每一个受体都有专用的信号分子，简言之，细胞的信号分子对不同的受体具有通用性。如肾上腺素，既能与 α 受体结合，又可以与 β 受体结合。因此，肾上腺素所起的作用，决定于不同的受体。当其与平滑肌细胞膜上 α 受体结合时，则引起平滑肌收缩；

当其与 β 受体结合时，则引起平滑肌松弛。乙酰胆碱有烟碱型和毒蕈型两种受体，分别与这两种受体结合后会产生不同的细胞反应，如乙酰胆碱可以使骨骼肌兴奋，但对心肌具有抑制性。有些受体只存在于某些特殊的细胞中，如激素作用的靶细胞，神经末梢递质作用的效应器细胞。黄体生成素可作用于睾丸的间质细胞，而卵泡刺激素只作用于曲细精管的支持细胞。

（二）可饱和性

某一个细胞或一个组织可以含有几种不同的受体，如脂肪细胞膜上含有肾上腺素、胰高血糖素、胰岛素等近 10 种激素受体，它们的数目互不相同。同一受体在不同细胞或组织内的受体数目也是不同的。一般每个细胞的受体的数量为 $10^3 \sim 10^4$ 个，但电鳐电器官上的乙酰胆碱的受体数量可多达 10^{11} 个。当胞质内受体数量较少，仅少量激素就可以达到饱和状态。如在对甾体激素敏感的细胞中胞质受体的数目最高每个细胞含量为 10 万个，雌激素受体在每个细胞中含量只有 1000 ~ 50000 个。在一定浓度范围内，增加配体浓度，可使受体达到饱和状态，若此时继续增加配体浓度，其生物学效应不再增加。

（三）高亲和力

受体与配体的结合能力，称为受体亲和力。受体和配体之间的亲和力很强。溶液中仅有相对低浓度配体时，就能与靶细胞膜上的受体结合达到饱和。亲和力愈大，受体就越容易被占据。能占据受体引起生物效应的配体浓度范围，相当于体内配体的生理浓度。亲和力的大小常用配体 – 受体复合物的解离常数值表示，高亲和力的作用浓度通常在 10mol/L 左右。一般血液中激素的浓度很低，只有 1 ~ 10 mol/L，但仍足以同其受体结合，发挥正常的生理作用。

（四）可逆性

受体与配体分子以非共价键结合，与共价键相比，非共价键的键更长并且键的强度很弱，分子间识别反应往往是可逆的。如激素或递质与受体结合形成的复合物可以随时解离，受体可恢复到原来状态，准备接受下一轮刺激，与配体结合。在生理条件下，受体和配体可以自然分离，使信号传导终止。可逆性有利于使细胞快速适应不同环境，从而维持正常的生理功能。某些外源性药物、代谢产物、抗体等可以同受体结合，占据内源性活性物质与受体结合的部位，可阻断其生物效应。如阿托品可以和 M 型乙酰胆碱受体结合，占据乙酰胆碱与 M 型受体结合的位点，从而阻断乙酰胆碱的效应，这就是阿托品药理作用的理论基础。磷酸酯酶调节激酶的磷酸化与去磷酸化也具有可逆性。

（五）特定的组织定位

受体在体内分布，在种类和数量上均呈现特定的模式，即受体只存在于靶细胞。某种细胞能成为某种化学信号特定的靶细胞的原因，是由于这种细胞膜上具有接受某种化学信号的受体。如促肾上腺素皮质激素（ACTH），尽管它可以随血液流经全身，但对别的细胞都不起作用，只作用于肾上腺皮质细胞，是因为肾上腺皮质细胞膜上有 ACTH 的受体而其他的细胞膜上没有这类受体。

第二节　信号转导途径

细胞的信号传导是细胞与外界环境沟通的重要机制。细胞还具有许多生物反应途径，即细胞内一系列生化反应的网络，这些反应通常是由酶催化的，涉及代谢、信号传导、基因表达等多个方面。信号转导途径比代谢途径等更为复杂，主要表现在以下几个方面：①示踪技术可以监测代谢底物化学转化的连续步骤，但不能直接用于信号转导研究。信号转导中输入信号的化学结构与信号的靶结构一般没有关系。在信号转导中，信号最终控制的是一种反应。②与代谢反应等不同，信号的化学结构并不影响其下游过程。而代谢底物或者基因转录调节因子的构象会影响各自相关途径。③不依赖模板的反应。与基因

转录和 DNA 复制不同，在信号转导中不存在对全过程的进行和结果起操纵作用的模板。④信号转导是非线性排列的。其他反应途径常常是由线性排列的过程组成，一个反应接着另一个反应，沿着既定方向依次进行，直至结束，是直通式的，呈纵向交流。而许多信号转导途径可以通过一系列的蛋白质与蛋白质相互作用形成一个网络，进行全方位交流。不同信号分子的不同组合以及有序的作用结果，构成不同的信号传导途径。

在细胞信号传导过程中，信号分子或通过一定机制直接进入细胞发挥作用，或信号分子本身并不进入细胞，而是通过一定机制将信号放大后再传入细胞中。细胞信号转导由细胞外信号分子与细胞受体发生相互作用开始，它是一个多酶级联反应过程，各条信号通路之间通过细胞间信号蛋白的相互作用在体内组成一高度有序的调控网络。细胞受体分子有不同类型，下面分别叙述每一种类型受体介导的信号转导途径。

一、离子通道偶联受体信号转导途径

离子通道偶联受体信号转导途径在神经系统、肌肉收缩、内分泌调节等生理过程中的作用至关重要，是一类通过离子通道直接介导细胞信号转导的机制。离子通道偶联受体在细胞膜上，能够感知外部信号（如神经递质或其他分子），并通过改变离子通道的开放状态来调节细胞内的离子浓度，从而引发一系列生理反应。它们是细胞快速响应外部刺激的关键机制，对维持生理平衡和调节细胞功能具有重要意义。该信号转导途径常为神经细胞或其他可兴奋细胞所特有，主要在神经系统的突触反应中起调控作用。

离子通道偶联受体信号转导途径具有以下两种特性：①快速反应：离子通道偶联受体的信号传导通常是快速的，能够在毫秒级别内改变细胞的电生理状态。②短暂性：信号通常是短暂的，离子通道在配体结合后会迅速恢复到关闭状态，导致信号的快速终止。离子通道偶联受体是由多亚基组成的受体 - 离子通道复合体，即自身为离子通道的受体，主要存在于神经、肌肉等可兴奋的细胞内，其信号分子为神经递质。在神经细胞突触连接中，当少量神经递质与受体结合时，可瞬间打开或关闭离子通道，由此迅速改变质膜对离子的通透性，可将胞外化学信号瞬间转换为电信号，最终使突触后细胞的兴奋性发生改变。如乙酰胆碱受体以三种构象的形式存在，两分子乙酰胆碱结合，可以使通道处于开放构象，但该受体处于通道开放构象状态十分短暂，在几十毫秒内又恢复到关闭状态。然后乙酰胆碱与之解离，受体则恢复到初始状态。离子通道可以是阳离子通道，如乙酰胆碱、谷氨酸、5 - 羟基色胺受体；也可以是阴离子通道，如甘氨酸、γ 氨基丁酸的受体。离子通道受体信号转导的最终作用是改变细胞膜电位，即离子通道受体通过将化学信号转变为电信号影响细胞功能。离子通道偶联受体能够特异性地选择配体，激活的通道对运输的离子也有选择性。现已证明，离子通道偶联的受体既可分布在可兴奋细胞的细胞膜上，一般为 4 次跨膜蛋白；也可分布在内质网或其他细胞器的膜上，一般为 6 次跨膜蛋白。

二、G 蛋白耦联受体信号转导途径

G 蛋白耦联受体（G - protein - coupled receptor，GPCR）信号转导途径是细胞信号传导中最重要和最广泛的一类机制，涉及多种生理过程和病理状态。该转导途径是一种慢速过程，经历时间长，但敏感性高、灵活性大、多样性丰富。G 蛋白耦联受体信号转导途径涉及的信号分子和级联反应较多。除了有膜上的受体、G 蛋白及 G 蛋白效应器外，还常有细胞内的第二信使、蛋白激酶及引起细胞反应的功能蛋白，如转录因子和酶等。

（一）G 蛋白的结构与 GPCR 介导的信号转导的基本模式

G 蛋白（G - protein）又称 GTP 结合蛋白（GTP - binding protein），是指具有 GTP 酶活性，能够结

合三磷酸鸟苷（GTP）和二磷酸鸟苷（GDP）的特殊蛋白质，在细胞信号转导中发挥信号转换器或分子开关作用。G 蛋白位于细胞膜胞质面，为可溶性的膜外周蛋白质，由 α、β 和 γ 三种蛋白亚基组成，为异源三聚体。这里需要强调的是，α 亚基具有 GTP、GDP 结合位点以及受体、效应蛋白作用位点，同时还具有 GTP 酶活性，在信号转导中作用至关重要。α 和 γ 通过脂质锚定物附着在质膜上。配体与 GPCR 的结合会引起受体构象的改变，进而结合并激活 G 蛋白。随后，被激活的 G 蛋白从受体表面释放出来，解离成其 α 亚基和 βγ 亚基。然后，两个亚基都将激活其特定的效应器，从而释放第二个信使。这些信使被蛋白激酶识别，从而导致其活化并触发朝向细胞事件的信号级联。

下面展开叙述信号转导中 GPCR 介导的信号转导的基本模式。

（1）静息状态时，α、β 和 γ 3 个亚基组成三聚体，且 α 亚基与 GDP 结合。

（2）配体与受体结合后，受体分子发生构象变化，暴露与 G 蛋白 α 亚基结合的部位，配体受体复合物与 G 蛋白 α 亚基结合，引起 G 蛋白与 GDP 结合能力减弱。

（3）α 亚基上原来结合的 GDP 脱离，被 GTP 取代，形成 α 亚基 GTP 复合体，即 G 蛋白被激活，并与 βγ 亚基分离。

（4）激活的 G 蛋白直接与位于其下游的效应蛋白作用并使其激活（如酶、转录因子、运动蛋白等），完成信号从细胞外向细胞内的传递。

（5）当配体与受体结合解除后，α 亚基将 GTP 水解为 GDP，α 亚基恢复原来构象，并与效应蛋白分离，再次与 βγ 亚基结合恢复到三聚体的静息状态。

（二）常见 GPCR 介导的信号转导途径

1. cAMP – PKA 途径　细胞外信号与相应受体结合，在 G 蛋白耦联受体的介导下，调节腺苷酸环化酶活性，通过第二信使 cAMP 水平的变化，将细胞外信号转变为细胞内信号。该途径通过 cAMP 激活 cAMP 依赖蛋白激酶 A（cAMP dependent protein kinase A，PKA）实现其信号转导（图 15 – 3）。蛋白激酶 A 在细胞中具有多种功能，包括糖原、糖和脂质代谢的调节。蛋白激酶 A 负责很多蛋白的磷酸化，比如受体、离子通道、转录因子等，由此调节细胞内的生物活性反应和平衡。

PKA 广泛分布在哺乳动物各组织中，可催化多种代谢关键酶的丝氨酸/苏氨酸残基磷酸化，从而调节细胞的物质代谢和基因表达。PKA 可通过组蛋白 H_1、H_2A、H_3 磷酸化，使其与 DNA 分离，解除组蛋白对基因的抑制；使 cAMP 激活转录因子（亦称 cAMP 应答元件结合蛋白，cAMP response element bound protein，CREB）磷酸化，后者形成同源二聚体，与 DNA 上的 cAMP 应答元件（cAMP response element，CRE）结合，表现激活转录活性。

促甲状腺素释放激素、去甲肾上腺素、血管紧张肽和抗利尿激素等可通过此途径起作用。

2. 磷脂酰肌醇信号途径　通过胞外信号分子与细胞膜上的 G 蛋白耦联受体结合，激活细胞膜上的磷脂酶 C（phospholipase C，PLC），使质膜上的 4,5 – 二磷酸磷脂酰肌醇（PIP_2）水解产生两个第二信使：二酰甘油（diacylglycerol，DAG）和 1,4,5 – 三磷酸肌醇（IP_3），故该信号途径又称为"双信使系统"（double messenger system），最后通过激活蛋白激酶 C（protein kinase C，PKC），引起级联反应，进行细胞的应答。DAG 和 IP_3 这两个第二信使分别调节两个不同的通路。

（1）第二信使 DAG 调节的通路　脂溶性 DAG 生成后，在磷脂酰丝氨酸和 Ca^{2+} 的配合下，共同作用于分布在细胞质中的蛋白激酶 C（protein kinase C，PKC）的调节结构域而使其激活，后者引起多种蛋白磷酸化而发挥生物学效应。胞质中 Ca^{2+} 正常浓度 $< 10^{-7}$ mol/L，当 DAG 与 PKC 结合后，增加了 PKC 与磷脂和 Ca^{2+} 的亲和力而使其活化。

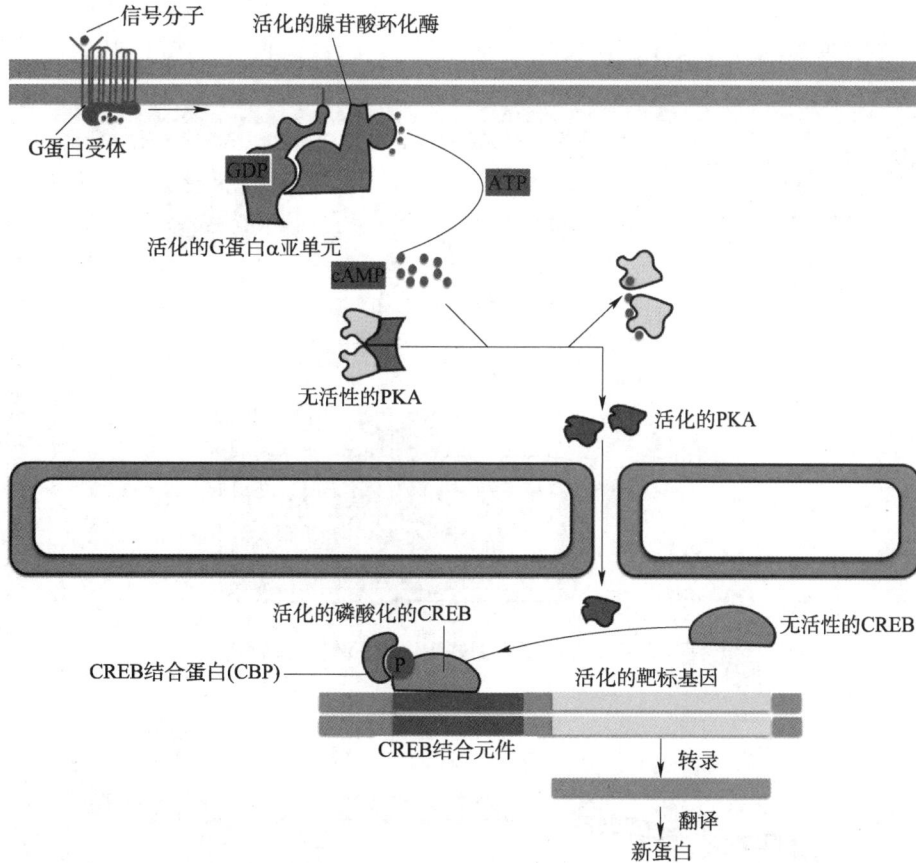

图 15 – 3　cAMP – PKA 途径活化基因转录

（2）第二信使 IP_3 调节的通路　IP_3 生成后迅速扩散到胞质中，与内质网膜上的特异性受体（IP_3 受体）结合，使钙通道开放，Ca^{2+} 从内质网释放进入胞质，并与与胞质中的 PKC 结合并聚集于细胞膜，使 PKC 激活，进而使大量底物，包括激素、递质、酶和活性因子等丝氨酸/苏氨基酸残基发生磷酸化，发挥多种调节作用（图 15 – 4）。这条通路的意义在于：①调节代谢，使膜上的钙通道磷酸化促进 Ca^{2+} 内流。②通过对肌质网 Ca^{2+} – ATP 酶磷酸化，使 Ca^{2+} 进入肌质网。③使糖原合酶、羟甲基戊二酰辅酶 A 还原酶（HMG – CoA）等代谢关键酶磷酸化，调节各代谢途径。④调节基因表达，对基因表达的调节分为早期反应和晚期反应两个阶段，使早期反应基因（细胞原癌基因，如 *c – fos*、*c – jun* 等）反式作用因子磷酸化而加速早期反应基因的表达，其表达产物寿命短暂（半衰期为 1 ~ 2 小时），具有在细胞核内传递信息的跨核膜传递功能，有"第三信使"之称，被磷酸化修饰后，最终活化晚期反应基因并导致细胞增生或其他变化。

在 PKC 调控基因中有一段 TGAGTCA 序列，是促癌剂佛波酯（TPA）反应元件（TPA response element，TRE），TPA 与之结合持久激活 PKC，细胞持续增生，异常分化，最终导致细胞癌变。

3. Ca^{2+} – 钙调蛋白（calmodulin）依赖性途径（Ca^{2+} – CaM 途径）　CaM 以胞质含量较多，而细胞核、线粒体、微粒体等含量较低，常受 Ca^{2+} 浓度影响。CaM 可与 Ca^{2+} 结合，这一过程是可逆的，当 $Ca^{2+} > 10^{-2} mmol/L$ 时，Ca^{2+} 与 CaM 结合形成复合物，激活 Ca^{2+}/CaM 依赖的蛋白激酶（Ca^{2+}/calmodulin dependent protein kinase，CaM – PK），该酶使底物蛋白 Ser/Thr 残基磷酸化，包括细胞骨架蛋白、离子通道、受体、转录因子、CREB、5 – 羟色胺、突触素和酶等，参与多种细胞功能的调节（图 15 – 5）。如 CaM – PK Ⅱ可修饰激活突触蛋白 Ⅰ、酪氨酸羟化酶、糖原合成酶等，参与神经递质的合成、释放以及糖代谢等的调节。当 Ca^{2+} 浓度低时则解离,失去活性,终止细胞反应。

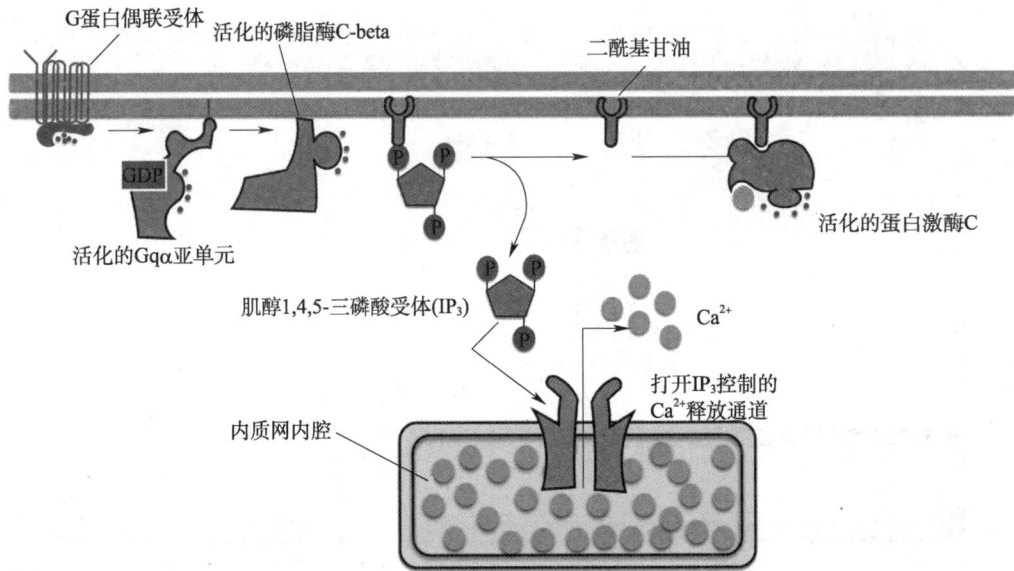

图 15 - 4　肌醇磷脂受体活化的下游信号通路

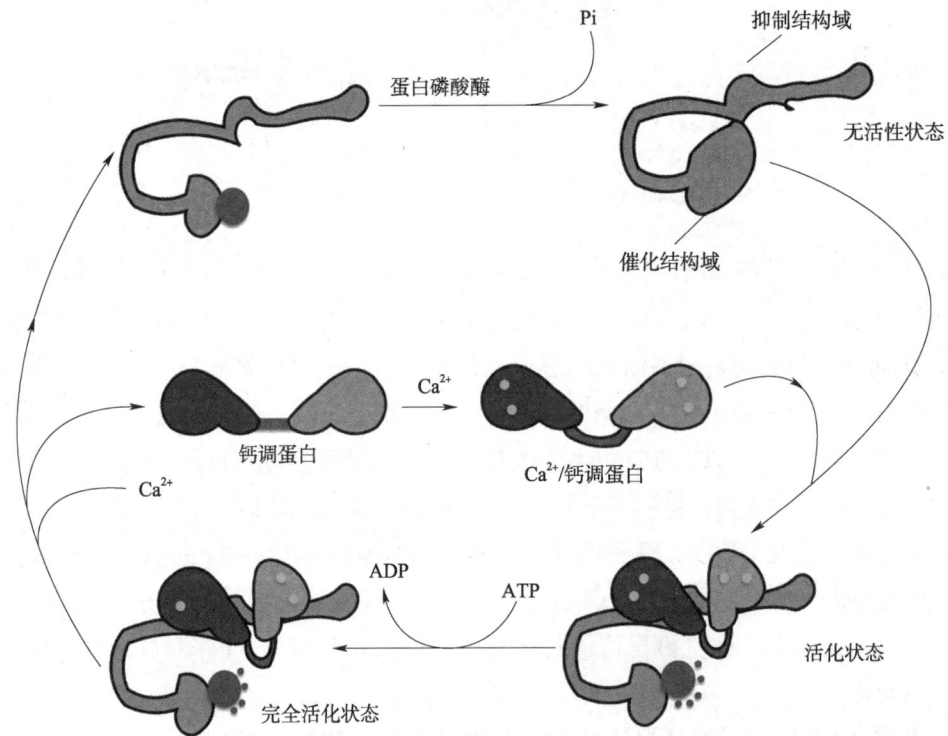

图 15 - 5　CaM 激酶活化

4. cGMP - PKG 途径　cGMP - PKG 信号通路以环磷酸鸟苷(cyclic GMP,cGMP)作为第二信使。cGMP 是一种广泛存在于动物细胞中的胞内信使,通过鸟苷酸环化酶(guanylate cyclase,GC)水解 GTP 后产生。cGMP 与 GC 构成另一重要的环核苷酸类第二信使系统,这一系统组成包括配体、G 蛋白、GC、cGMP、cGMP 依赖蛋白激酶 G(cGMP - dependent protein kinase G,PKG)。心钠肽(ANP)、脑钠肽(BNP)、血管活性肽和细菌内毒素等分子,通过此途径发挥调节作用。cGMP 能激活 PKG,后者催化相关蛋白质丝氨酸/苏氨酸残基磷酸化，从而影响靶蛋白，参与多种生理和病理过程。

三、酶偶联受体信号转导途径

酶偶联受体指自身具有酶活性，或自身虽无酶活性，但与酶分子结合存在的一类受体。胰岛素、生长因子以及一些细胞因子、生长激素等都通过该途径发挥作用。酶受体根据受体自身是否具有蛋白酪氨酸激酶（protein tyrosine kinase，PTK）活性分为两种：一是位于细胞质膜上的受体型 PTK（催化型受体），如胰岛素受体、表皮生长因子受体及某些原癌基因（$erb-B$、kit、fms 等）编码的受体；另一种是位于胞质中的非受体型 PTK，如底物酶 JAK 和某些原癌基因（sre、yes、$ber-abl$ 等）编码的 PTK。

当配体与受体结合后，催化型受体大多数在二聚化后被激活，发生自身磷酸化；而非催化型受体则被非受体型 PTK 磷酸化。细胞内连接物蛋白的 SH_2 结构域与原癌基因 src 编码的 PTK 区同源，通过识别磷酸化的酪氨酸残基与之结合。磷酸化受体通过连接物蛋白，如 Grb_2、SOS 等偶联其他具酶活性的效应蛋白逐级传递信息。受体型和非受体型 PTK 虽都使底物的酪氨酸残基磷酸化，但其信息传递途径有所不同。

1. 不同蛋白激酶组成的 PTK 偶联受体信号转导的基本模式 PTK 偶联受体主要通过蛋白质的相互作用激活自身或细胞内其他的 PTK 或丝/苏氨酸激酶实现信号转导，其转导的基本模式大致相同：受体结合配体——受体二聚化/寡聚体——激活蛋白激酶（受体自身/偶联的蛋白激酶）——修饰下游信号分子修饰酶、反式作用因子——调节代谢、基因表达、细胞运动、细胞增殖等。

2. 酶偶联受体信号转导途径 根据酶偶联受体的作用性质，可将信号转导途径划分为多种类型，如鸟苷酸环化酶受体、酪氨酸激酶受体、丝氨酸/苏氨酸激酶受体、组氨酸激酶相关受体等。

（1）Ras-MAPK 途径 MAPK 属于丝氨酸/苏氨酸激酶，在生长因子和分化因子刺激的信号传导途径中发挥关键作用。在未受刺激的细胞内，MAPK 表现为脱磷酸型；只有其苏氨酸和酪氨酸残基都被激活后，MAPK 才被激活。Ras-MAPK 途径的受体具有蛋白激酶催化部位、底物作用部位、ATP 结合部位。当配体与催化型受体结合后，受体发生自身磷酸化并与生长因子受体结合蛋白 2（growth factor receptor bound protein 2，GRB2，一种接头蛋白）和 SOS（son-of-sevenless，一种鸟苷酸释放因子）结合，GRB2 的 SH_2 结构域（Src homology 2 domain，SH_2 domain）识别并与磷酸化的受体结合，形成受体-GRB2-SOS 复合物，进而激活 Ras 蛋白（Ras protein），后者可激活丝裂原活化蛋白激酶（mitogen-activated protein kinase，MAPK）系统，活化的 MAPK 进入胞核使多种转录因子磷酸化而调节基因转录（图 15-6）。

JNK 家族是细胞对各种应激原诱导的信号转导的关键分子，参与细胞对辐射、渗透压、温度变化等应激反应。P38MAPK 的级联激活是通过凋亡信号调节激酶（apoptosis signal regulating kinase，ASK，属 MAPKKK 成员）-MKK3/MKK6（MAPKK）-P38MAPK，主要转导细胞应激反应的重要分子而参与炎症细胞因子、紫外线辐射、凋亡相关受体（Fas 等）的信号转导。

（2）JAK-STAT 途径 指非受体型的酪氨酸激酶介导的快速信号途径。JAK-STAT 信号通路参与细胞的增殖、分化、凋亡以及免疫调节等许多重要的生物学过程。与其他信号通路相比，这条信号通路的传递过程相对简单，它主要由三个成分组成，即酪氨酸激酶相关受体、酪氨酸激酶 JAK（Janus activated kinase）和转录因子 STAT（signal transducer and activator of transcription）。JAK 在细胞因子信号传递过程中发挥重要作用。JAK 家族是非受体型酪氨酸蛋白激酶中的主要亚族，是一类与许多细胞生长因子和一些白介素受体的信号转导密切相关的非受体型的酪氨酸激酶。对受体分子缺乏酪氨酸蛋白激酶活性的信号分子可借助 JAK 家族实现其信号转导。JAK 再通过激活不同的信号转导子和转录激动子 STAT。STAT 在信号转导和转录激活上发挥了关键性的作用。目前已发现 STAT 家族的六个成员，即 STAT1-STAT6。STAT 蛋白在结构上可分为以下几个功能区段：N 端保守序列、DNA 结合区、SH_3 结构域、SH_2 结构域及 C 端的转录激活区。其中，序列上最保守和功能上最重要的区段是 SH_2 结构域，它具有与酪氨酸激酶 Src 的 SH_2 结构域完全相同的核心序列"GTFLLRFSS"。STAT 分子彼此通过 SH_2 结合位点和 SH_2

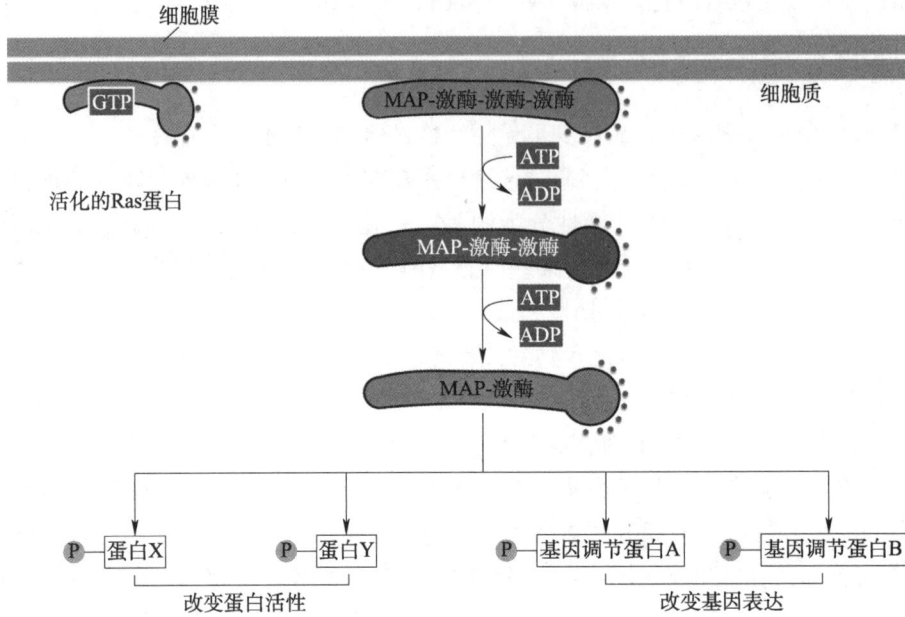

图 15 – 6   Ras – MAPK 途径

结构域结合而二聚化，磷酸化的 STAT 转移到细胞核调控基因转录。

　　IFN – γ 与其受体结合诱导其形成同型二聚体，受体与 JAK 聚集在一起，使 JAK 相互磷酸化，并使受体磷酸化，然后 JAK 磷酸化 STAT 单体（84、91、113），磷酸化的 STAT 聚集并转移到细胞核调控基因转录（图 15 – 7）。JAK 抑制剂 tofacitinib 已经用于临床治疗类风湿关节炎。STAT3 抑制剂有望用来治疗多种肿瘤，是诸多制药厂家研发的重点之一。

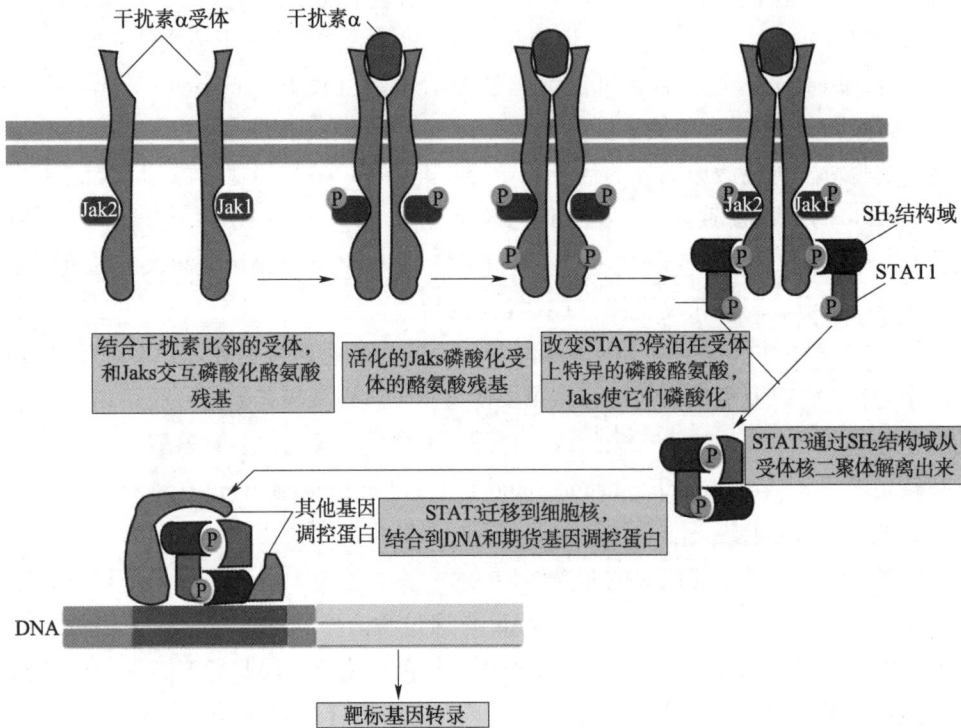

图 15 – 7   干扰素 α 活化的 Jak – STAT 信号途径

（3）Smad 途径　Smad 分子是转化因子家族。迄今为止，在哺乳动物中发现了 8 种不同的 Smad 蛋白，即 Smad1 - 8，分为 3 个亚族。Smad 蛋白之所以能介导转化生长因子 β（transforming growth factor - β，TGF - β）的跨膜信号转导是以其特殊结构为基础的。Smad 蛋白含有 400 ~ 500 个氨基酸，具有 2 个保守端即氨基端（MH1 区）和羧基端（MH2 区），中间是富含脯氨酸的连接区。其中 MH1 区可与 DNA 特异性结合，与核内蛋白质相互作用从而调节信号入核及转录；而 MH2 区则参与 I 型受体的识别、Smad 蛋白的聚合，还可以与 DNA 结合蛋白和辅助因子相互作用，调节转录活性。生理条件下，MH2 区与 MH1 区相互抑制。Smad 途径通过不同亚型 Smad 的相互作用调节基因的表达。TGF - β、骨形态蛋白（bone morphogenetic proteins，BMP）和活化素等信息分子是与细胞分化和发育密切相关的细胞因子，其受体属于跨膜丝氨酸/苏氨酸蛋白激酶受体。如 TGF - β 受体，当配体与受体结合后使 I 型和 II 型受体聚合为四聚体（I_2 和 II_2），II 型受体活化使 I 型受体胞内区发生磷酸化，进而激活 Smad 锚定蛋白（Smad anchor for receptor activation，SARA），SARA 将结合 Smad2、Smad3，并将 Smad 分子与活化的 I 型受体结合，Smad 发生丝氨酸磷酸化（SSXS - C 端）并形成 Smad、Smad3 和 Smad4 的同源或异源三聚体，转移到细胞核，结合在 Smad 结合元件上，调节靶基因转录（图 15 - 8）。在此过程中，Smad 为 TGF - β 信号转导通路中的细胞内信号分子，TGF - β 信号通路在控制细胞生长、增殖、分化及个体与器官发育过程中起重要作用。

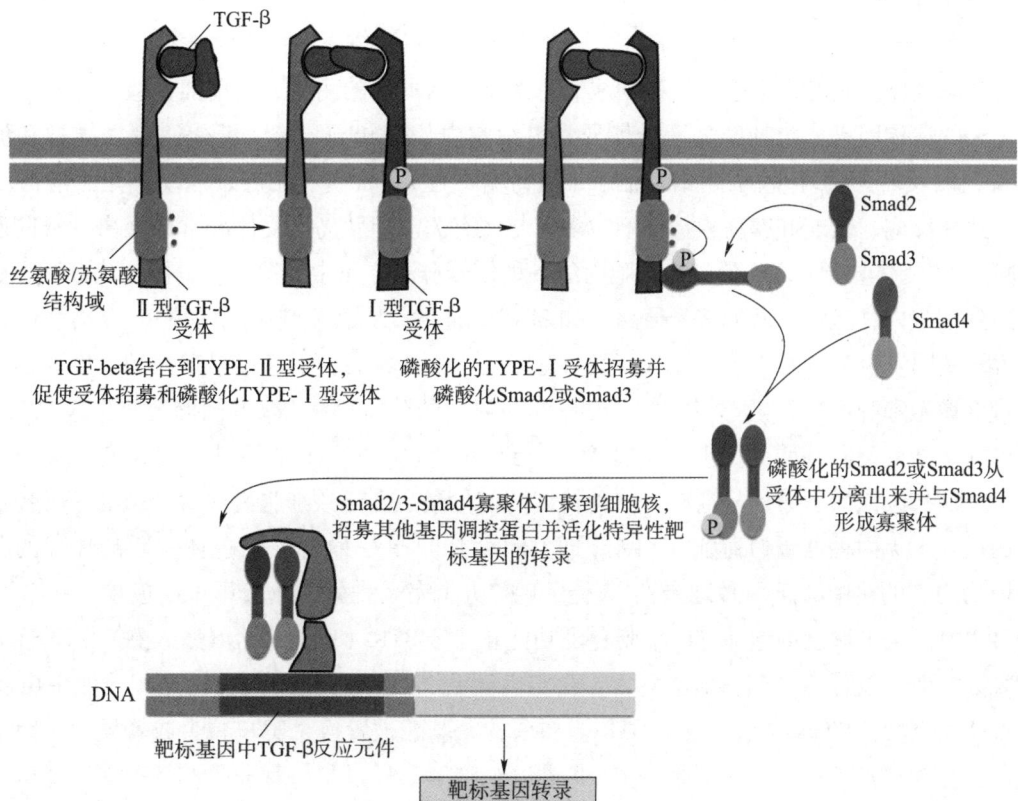

图 15 - 8　TGF - β 活化依赖于 Smad 信号途径

（4）PI3K/PKB 途径　PI3K（phosphatidylinositol 3 - kinase，PI3K）是细胞内重要的传导因子。根据 PI3K 的 P110 亚基的结构特点和底物分子不同可将其分为三大类，其中以第 I 类 PI3K 功能最为重要。下面主要叙述第 I 类 PI3K。PI3K 主要由催化亚基 P110 和调节亚基 P85 组成。PI3K 可被生长因子、细胞因子、激素等细胞外信号刺激激活。PI3K 激活可使膜磷酸肌醇磷酸化，催化肌醇环上 3 位羟基生成 3,4 - 二磷酸磷脂酰肌醇（phosphatidylinositol - 3,4 - bisphosphate，3,4 - P2）及 3,4,5 - 三磷酸磷脂酰肌醇（phosphatidylinositol - 3,4,5 - trisphosphate，3,4,5 - P3）。它们均可作为第二信使在细胞中传递信号，介导 PI3K 的多种细胞功能。PKB 是一种蛋白激酶，与 PKA 及 PKC 高度同源，是原癌基因 $c - akt$ 的产物，又称 Akt。配体与受体结合后，PI3K 的 P85 亚基与活化的受体结合，P110 亚基被受体磷酸化，磷酸化的 P110 使 PI3K 激活：使磷脂酰肌醇分子中的 3 位羟基磷酸化而催化 PIP 生成，后者结合 PKB 的 PH 域将其锚定在质膜而活化；可激活称为 PDK 的蛋白激酶，再激活 PKB 磷酸化多种蛋白，介导代谢调节、细胞存活和抗凋亡，并参与细胞变形和运动的调节。

第三节　细胞信号转导与药学

信号转导异常会造成疾病。从信号转导通路或者信号转导通路中信号分子的变化两个角度都可以分析与信号转导相关的疾病，研究细胞信号转导在疾病发生过程中的作用可为药物的筛选和开发提供新的靶位，并因此产生靶向信号转导的药物。

一、受体异常与疾病

（一）Ras 信号转导通路异常与疾病

Ras 信号转导通路与许多细胞的增殖有关。受体异常会使受体下游的 Ras 途径也异常。如胰岛素受体是酪氨酸激酶受体，其异常会造成 1 型糖尿病，细胞对胰岛素的耐受大大增加，造成非胰岛素依赖型糖尿病。先天的遗传因素，包括胰岛素受体异常、细胞内信号转导异常、糖代谢途径异常和糖运送体 GLUT4 异常，以及后天的环境因素如高血糖（葡萄糖毒性）、贪食、肥胖、运动不足、应激反应、妊娠、感染、药物反应、衰老和胰岛素拮抗剂过多都与此有关。但胰岛素受体异常最突出。目前已经发现了 50 多种胰岛素受体异常。Ras 蛋白是细胞内的一种信号分子，正常情况下，它能够将细胞外的生长因子信号传递到细胞内，激活下游的信号通路，如 MAPK 通路，从而控制细胞的增殖、分化等重要活动。然而，当 Ras 基因发生突变时，会导致 Ras 蛋白持续处于激活状态，引起信号通路的过度激活，进而促进细胞的过度增殖和肿瘤的发生。癌症中，约有 30% 以上的肿瘤存在 Ras 基因的突变，这些突变通常是在 Ras 蛋白的某些关键氨基酸残基上发生替换，导致 Ras 蛋白的 GTP 酶活性下降，使 Ras 蛋白始终与 GTP 结合，从而持续激活下游信号通路。这种持续的信号激活会导致细胞失去对增殖的正常控制，增加癌症发生的风险。无丙种球蛋白血症（XLA，即 Bruton 病）是一种与 X 染色体关联的伴性的免疫不全症。Bnuton 病患者的血中缺乏丙种球蛋白，体液免疫功能完全丧失，血液中 IgG 极少，几乎没有 IgA、IgD、IgE 和 IgM，但 T 淋巴细胞介导的细胞免疫功能正常。BTK（Bruton 酪氨酸激酶）先天性异常与此有关。BTK 是一种非受体型的酪氨酸激酶，在决定 B 淋巴细胞的分化中起关键作用。如果患者的 B 淋巴细胞中 BTK 的基因的转录受阻，或者 BTK 蛋白中的氨基酸被置换，BTK 减少或者异常，幼稚的 B 淋巴细胞不能分化为产生免疫球蛋白的浆细胞。T 淋巴细胞的 ITK 也是一种非受体型酪氨酸激酶，其变异导致另一种免疫不全症。B 淋巴细胞和 T 淋巴细胞中有多种酪氨酸激酶，了解它们及其与免疫不全症发生的关系，有助于设计新治疗措施。

（二）Jak/STAT 信号转导通路异常与疾病

干扰素会诱导细胞表达多种基因。这些基因的转录需要 p48、p91、STAT1 和 STAT2 等蛋白质组成的转录因子复合体的作用。STAT 蛋白很重要，其异常会造成生长激素受体异常症，阻碍生长。Jak - STAT 信号通路的异常激活也与自身免疫性疾病有关，如类风湿关节炎、系统性红斑狼疮、银屑病关节炎、多发性硬化症、炎症性肠病和强直性脊柱炎等。在这些疾病中，Jak - STAT 信号通路的过度激活是对促炎性"免疫细胞因子"水平显著升高的反应，如 IL-6、IL-15、IL-17、IL-23、干扰素-γ 等。针对 Jak-STAT 信号通路的抑制剂，如 JAK 抑制剂（例如 Ruxolitinib、Tofacitinib 和 Baricitinib），已在临床试验中显示出对某些肿瘤和自身免疫性疾病的治疗潜力。这些抑制剂通过阻断 Jak-STAT 信号传导通路，从而抑制肿瘤细胞的增殖和免疫细胞的异常活化。

（三）离子通道偶联受体的信号转导通路异常与疾病

离子通道信号转导通路异常与多种疾病有关，这些疾病包括但不限于心血管疾病、神经退行性疾病、代谢性疾病等。如钾通道 Kv1.3，参与调节心脏的电生理特性。异常的离子通道活动可能导致心律失常，如长 QT 综合征、Brugada 综合征等。例如，Kv1.3 通道在 T 细胞激活中的作用使其成为治疗自身免疫性疾病的潜在靶点，同时也与肿瘤细胞的凋亡有关。TRPM7 通道的异常活性与阿尔茨海默病、帕金森病等神经退行性疾病的发生发展有关。TRPM7 通道不仅调节细胞内钙、镁等离子的流动，还通过其激酶活性参与细胞信号的调节。TRPM7 通道在肥胖小鼠脂肪细胞中的表达及活性上调，可能通过介导 Ca^{2+} 内流调控炎症通路，促进脂肪组织炎症，并诱导系统性胰岛素抵抗和其他肥胖并发症的发生。

（四）G 蛋白耦联受体的信号转导通路异常与疾病

G 蛋白耦联受体（GPCRs）家族有上千个成员，迄今至少解析了 14 个成员的结构。几乎 50% 的药物与它相关，它还将引导人类发现更多药物。它们通过与细胞外的信号分子（如激素、神经递质、光信号等）结合来激活细胞内的信号转导通路。GPCRs 在多种生理过程中发挥关键作用，包括视觉、嗅觉、味觉、心血管功能、免疫反应等。当 G 蛋白耦联受体的信号转导通路异常时，可能会导致多种疾病，如癌症、内皮素的 B 型受体异常造成的 Hirschsprung 病。内皮素是从培育的血管内皮细胞的培养液上清中分离和纯化的一种收缩血管的 21 肽，分为内皮素-1、内皮素-2 和内皮素-3，与高血压、动脉硬化和血管痉挛等循环器官的疾病有关。其受体是七次跨膜的 G 蛋白耦联受体，有 A、B 和 C 三类。内皮素的作用是通过它的受体介导的。这个信号转导通路可以依赖蛋白激酶 C，也可以不依赖蛋白激酶 C。内皮素的 β 受体异常者的结肠变得很大，产生被称为 Hirschsprung 病的巨大结肠症。G 蛋白耦联受体传递的信号有一个正常的区间值，若受体异常，则细胞会出现过度激活或抑制，癌细胞受体相比正常的细胞就会出现过度激活或抑制，以此开发出药物是通过作用于 G 蛋白耦联受体，有的放矢地开发出相应的药物来刺激受体，让细胞正常工作。

（五）甾体激素受体异常与疾病

甾体激素受体是一类核受体分子，它们在人体内分泌系统中起着至关重要的调节作用。这些受体包括雌激素受体、雄激素受体、糖皮质激素受体、孕激素受体和矿物质皮质激素受体等，它们在不同的组织中发挥作用，调节各种生理功能。甾体激素受体的结构通常分为三个部分：N 端区、DNA 结合区和 C 端区。它们通过与甾体激素结合来调节基因的转录，从而影响细胞的功能和行为。如雄性激素受体异常造成的脊髓性肌萎缩和甲状腺的 T 受体异常造成的甲状腺激素不应症，转录因子 PML 和编码视黄酸受体 α 链的基因（RARα）融合性急性白血病。该融合基因保留了视黄酸受体上与视黄酸的结合域。PML分子的功能发生异变，使得白细胞不能分化，只是停留在原髓细胞的水平。融合的蛋白质能结合视黄酸，而视黄酸还会阻碍中性白细胞的分化，促进白血病的生成。

大多数情况下，细胞外的细胞凋亡诱导因素作用于细胞后可转化为细胞凋亡信号，并通过不同的信号转导途径激活细胞死亡程序，导致细胞亡。当氧化损伤、钙稳态失衡、线粒体损伤等，导致细胞群体稳态破坏，细胞凋亡失控。细胞凋亡不足与过度均干扰正常的细胞功能。近年来，信号转导异常与疾病关系的研究取得了长足进步，不仅揭示了许多疾病发生的分子机制，还为新疗法和药物设计提供了新的思路，以纠正信号转导异常为目的的生物疗法和药物设计成为一个新的研究热点，多种受体拮抗剂、离子通道阻滞剂、蛋白激酶等已经研制出来，它们中有些已经在临床应用中取得了明确的疗效，有些已经显示出了良好的应用前景。

二、信号分子异常与肿瘤

（一）受体异常病

受体异常病是指由于细胞表面受体的结构或功能发生异常，导致细胞对外部信号的响应失调，从而引发一系列疾病，包括胰岛素抵抗、类固醇抵抗症和癌症等。针对这些异常，研究者正在开发新的治疗方法，包括新型内分泌治疗药物、靶向治疗和免疫治疗等。例如，CDK4/6 抑制剂通过抑制 CDK4/6 的活性，从而抑制肿瘤细胞增殖，并与内分泌治疗联合使用，已经成为 HR + / HER2 - 晚期乳腺癌的标准治疗方案。

（二）细胞内信号转导物质异常病

在肿瘤中，信号转导通路的异常激活是基础和重要因素之一。例如，Wnt/β - catenin 信号通路在胃癌、结直肠癌等多种肿瘤中高度激活，促进了肿瘤细胞的增殖、侵袭和转移等过程。此外，Hedgehog 信号通路的异常激活也会促进肿瘤细胞的增殖和侵袭，肿瘤的生长和转移。PI3K/AKT 信号传导通路在恶性肿瘤中的过表达也常出现在人类恶性肿瘤中，并在肿瘤的进展中起到非常关键的作用。这些信号通路的异常激活可以影响多种细胞生理过程，如基因表达、凋亡、增殖、分化、迁移和侵袭等，从而促进肿瘤的发生和发展。

（三）细胞黏附因子异常病

细胞黏附因子不但参与肿瘤的发生和发展、正常的细胞间相互作用和信号传递，而且在肿瘤细胞的增殖、侵袭、转移以及免疫逃逸中起着关键作用。例如细胞间黏附分子 - 1（ICAM - 1）在非小细胞肺癌（NSCLC）中高表达，与患者的总生存期呈负相关，提示其在 NSCLC 中的潜在促进作用。肿瘤微环境中的黏附因子如纤维连接蛋白、层粘连蛋白等，通过与肿瘤细胞表面的受体结合，影响肿瘤细胞的行为。钙黏蛋白介导细胞间的同型黏附，其异常表达与肿瘤细胞的侵袭和转移能力增强有关。整合蛋白是细胞外基质与细胞骨架之间的连接蛋白，参与调节细胞的黏附、迁移和信号传导。在多种肿瘤中，整合蛋白的表达和功能异常与肿瘤的侵袭和转移密切相关。

（四）转录因子异常病

转录因子在肿瘤的发生和发展中扮演着关键角色。在肿瘤中，转录因子的异常表达或功能失调与肿瘤细胞的增殖、存活、侵袭和转移能力密切相关。例如，ERCC1（excision repair cross complementation group 1）在非小细胞肺癌中的作用研究表明，它可能作为肺鳞癌预后的一个潜在标志物。ERCC1 的高表达与肺鳞癌患者的较好预后相关，可能作为个体化化疗方案的制定依据。此外，CBX7 和 EZH2 作为表观遗传调控因子，在乳腺癌的发生发展中也扮演了重要角色。CBX7 的低表达与肿瘤细胞的增殖、侵袭以及不良预后紧密相关，而 EZH2 则通过组蛋白甲基转移酶活性促进基因沉默。转录因子还与肿瘤微环境的互动紧密，通过调节炎症反应中的细胞因子如 IL - 6 及其信号通路，影响肿瘤细胞与周围组织的相互作用，进而影响肿瘤的侵袭性和转移能力。此外，转录因子与肿瘤化疗抗性的关系也逐渐受到关注，可能作为调整化疗效果的潜在生物标志物。

（五）其他

信号转导通路中其他分子的异常也可能致病。比如，CPI 锚蛋白的异常造成发作性夜间血红蛋白尿症，依赖离子通道或者也依赖 cAMP 的蛋白质激酶异常造成的囊性纤维化，还有细胞周期蛋白异常造成的恶性淋巴瘤等。

　　某些癌基因能编码生长因子，当它们与相应膜受体结合后，就会通过细胞的信号转导引起细胞的增殖效应。如果这些癌基因过度表达，就会使细胞处于过度增殖状态。如 $c-sis$ 原癌基因能编码 PDGF 的 B 链，但其 $c-DNA$ 并不显示转化活性，而发生突变的 $v-sis$ 癌基因则能使 NIH/3T3 细胞发生转化。在人类神经胶质母细胞瘤、骨肉瘤和纤维肉瘤中常有 sis 的异常表达。又如人胃肿瘤中克隆的癌基因 hst，其编码产物与成纤维细胞生长因子 FGF 同源，具有 FGF 样作用，除了能明显促进成纤维细胞增殖外，也可以促进多种细胞增殖，缩短 G_1 期，其过度表达会导致肿瘤的发生。

三、信号通路与药物设计

　　信号转导可以在细胞增殖和分化过程中起重要甚至决定性作用，许多癌基因的产物就是对细胞的增殖、分化、死亡和转化起到重要调节作用的转录因子。专门针对信号转导通路中起调节介导作用的分子研发药物，是该领域的热点之一。

（一）针对激酶的药物

　　如 PKC 活性调节剂、PKA 抑制剂、PIK 抑制剂和受体介导的钙通道调节剂等抗肿瘤药物。其中部分已经进入临床试验。

　　1. 抗 PKC 活性的药物　蛋白激酶 C（Protein kinase C，PKC）是传递细胞外信号的重要信号介质之一，也是酪氨酸激酶（tyrosine kinase）和 G 蛋白耦联受体（GPCRs）下游的关键效应因子，调节细胞的增殖和死亡，增加基因的转录和翻译，调节离子通道和受体等，与疼痛、糖尿病以及心力衰竭等疾病的发生相关。PKC 也可通过促进丝氨酸和苏氨酸的蛋白磷酸化作用，导致有丝分裂和迁移反应中信号转导级联的主要调节，从而显著促进肿瘤发生和转移。全球共有 26 款 PKC 靶点药物（上市和研发进行中）。到目前为止已经至少发现 12 种 PKC 被激活后，可以由细胞质移位到细胞膜，并可能结合于膜受体。PKC 与肿瘤发生密切相关。PKC 是刺激肿瘤形成的佛波酯的第一个受体，在许多肿瘤细胞中 PKC 的含量增加。许多化合物可以调节 PKC 活性。Bryostain 是一类大环多酮，它们与 PKC 结合并激活 PKC。它可以阻断或者模仿佛波酯诱导的细胞增殖效应和细胞分化效应，但促进肿瘤的活性比佛波酯的要弱得多。它与 PKC 的结合力又非常强，Bryostatin 1 已被证明通过与 PKC 结合产生各种生物活性。Bryostain 1 在一些动物模型中有体内抗肿瘤作用，已经进入 I 期临床试验。治疗后患者外周血的单个核细胞中的 LAK 细胞增殖增加，LAK 对 IL-2 的响应性也提高。Bryostain 1 与 IL-2 联合应用可以提高机体免疫力。Tamoxifen 是非甾体类抗雌激素药物，主要用作佐剂，具有一定的抑制乳腺癌细胞增殖的功能。Suramin 是一个高度荷电的大分子，已经在临床抗癌试验，它可以抑制 PKC 活性。醚脂类，如 Edelfosine，已经作为抗癌药物用于临床试验，是细胞生长抑制剂，长期口服的毒性很小，是 PKC 抑制剂。其他药物，如 Mitoxantrone、Ionomycin、Staurosporine，都是强力的 PKC 抑制剂。

　　2. 抗蛋白激酶 A（PKA）药物　PKA 最早是由 Bartolomeo 等（1991）在植物中发现的，其底物结合部位为 C 端，A、B 位为高度保守的 α 螺旋结构。PKA 具有依赖 cAMP 的磷酸化作用，通过磷酸化底物，可以激活下游的蛋白激酶 A（PKA-β）和磷酸化 C（PKA-γ），从而介导细胞信号转导通路。cAMP 衍生物 8-Cl-cAMP 有抗细胞增殖作用，可以使肿瘤细胞恢复正常，已经进入 I 期临床试验。PKA 抑制剂可以抑制肿瘤细胞的生长和扩散，从而达到治疗肿瘤的目的。例如研究显示，PD-L1 抑制剂和 CDK4/6 抑制剂等均可通过抑制 PKA 活性来抑制肿瘤细胞的生长。此外，PKA 抑制剂还可以通过调节细胞周期，抑制肿瘤细胞的增殖和分裂。

3. 抗钙通道的药物 细胞膜的钙通道是电压依赖型受体。氨甲酰氨基三唑（CAI）在体内和体外都具有抗肿瘤活性，阻断花生四烯酸的生成和磷酸肌醇的再生，抑制细胞内的信号转导。

4. 以 Ras 蛋白为靶的药物 Ras 蛋白突变在许多人类肿瘤发展中起重要作用。Lovastain 是降低胆固醇的药物，可以阻断培养的大鼠嗜铬细胞瘤细胞被 N－ras 透导的分化，并在裸鼠中表现出抗癌活性，已进行 I 期临床试验。Phenylacetate 可抑制胆固醇生物合成，在动物实验中具有抗癌活性，进入 I 期临床试验。d－Limonene 是橘油中主要的成分，用作香料和风味剂，能选择性抑制 Ras，对化学诱导大鼠的乳腺癌有化学防护和化学治疗作用，I 期临床试验中治疗晚期乳腺癌和胃肠道癌患者。

近年来，以 KRAS G12C 抑制剂为代表的直接靶向 RAS 疗法取得了重大进展。*KRAS* 基因突变主要集中在第 12、13 及 61 号密码子处。KRAS G12C 抑制剂能共价结合带 G12C 突变的 *KRAS*，将 KRAS G12C 突变体锁死在失活状态。这一疗法首先在 Amgen 的 AMG 510 抑制剂上获得了重大突破，AMG 510 主要针对 NSCLC，已经在 2020 年底被 FDA 授予突破性疗法认定，且获得了优先审评和加速批准的资格，现已进入 III 期临床试验。

5. 抗蛋白酪氨酸激酶（PTK）的药物 PTK 是重要的细胞增殖调节者。许多生长因子和细胞因子的受体就是 PTK。例如，表皮生长因子受体和 Her2/neu，它们在一些人的癌细胞中过度表达而致癌。许多 PTK 的 ATP 结合区保守。黄酮，如槲皮酮结合于该位点可以影响 PTK 活性。槲皮酮已经用于治疗肿瘤患者的 I 期临床试验。在接受治疗的患者的淋巴细胞中，酪氨酸被磷酸化的蛋白质的数量已经减少。

针对信号转导通路中激酶的药物的主要问题是癌细胞的耐药性和信号转导通路的网络性。深入认识信号转导通路的过程及其中激酶活性的调节机制，有助于研发更多和更有效的药物。

（二）针对配体和受体的药物

配体与受体的相互作用在信号转导通路中起重要作用，若出现异常会导致疾病的发生。重症免疫缺陷综合（SCID）和高 IgM 综合征就分别是白细胞介素－2 受体的 γ 链和 CD40 配体缺陷造成的。针对这些作用的拮抗剂可以阻断信号转导，尤其是细胞因子与其受体的拮抗剂。

1. 非肽类分子 一些分子量小的、适于口服的非肽类分子是理想的细胞因子拮抗剂。它们可以干扰细胞因子的合成、与受体结合，干扰信号转导。异唑酮 A（isothiazolone A）通过干扰 IL－2 与 IL－2 受体的结合而起作用。

2. 可溶性受体 是天然的、具有高度选择性的细胞因子抑制剂。它可以清除、中和细胞因子，防止它们向血管外逃逸，也能够激活细胞因子的活性。如可溶的 TNF 受体，将其与免疫球蛋白 IgG Fc 片段组成嵌合蛋白就可以阻断因注射 LPS 引起的小鼠死亡；可溶的 IFN g 受体－Ig 复合物在动物模型中可以治疗严重的疾病，包括多发性硬皮病和系统性红斑狼疮；可溶的 IL－5 受体 α 链与免疫球蛋白的复合物可以治疗急性支气管嗜曙红细胞症。

3. IL－1 受体拮抗剂 人的 IL－1 受体拮抗剂基因在细胞激活时表达，可以阻止由受体介导的信号转导。IL－1 受体拮抗剂可以提高由于内毒素诱导出现休克现象的兔子和大鼠的存活率。若与可溶性 TNF 受体协同作用，将进一步提高存活率。

4. 突变的细胞因子 突变的 IL－4 特异性阻断 IL－4 和 IL－13 诱导的 B 淋巴细胞增殖，还抑制 IgG4 和 IgE 的合成。GM－CSF 的类似物可以拮抗 GM－CSF 的活性。

5. 抗细胞因子的自身抗体 生理条件下存在有细胞因子的天然自身抗体。例如，在血清中有 IL－1α、IL－6、IL－10 和 IFN－α 的自身抗体。它们可以阻断其相关细胞因子的生物活性。这些抗体通常是 IgG1 和 IgG4d 的同型物。可溶性受体可以清除和中和细胞质的细胞因子，相对于抗细胞因子的自身抗体。

答案解析

思考题

1. 讨论细胞信号转导的定义及其在细胞功能调控中的重要性。

2. 怎样看待 G 蛋白耦联受体和酪氨酸激酶受体在信号转导中的不同作用？分析这两类受体的机制及其在细胞响应中的具体功能？

3. 细胞信号转导异常与疾病之间有何关联？讨论细胞信号转导失调如何导致特定疾病的发生，并举例说明。

（谢建平）

书网融合……

本章小结

参考文献

［1］ 郑国锠. 细胞生物学［M］. 2 版. 北京：高等教育出版社，1992.

［2］ 黄海华. 药学细胞生物学［M］. 北京：中国医药科技出版社，2006.

［3］ 翟中和，王喜忠，丁明孝. 细胞生物学［M］. 4 版. 北京：高等教育出版社，2011.

［4］ Lodish, Harvey. Molecular Cell Biology［M］. W. H. Freeman & Company, 2013.

［5］ Akhmanova A, Steinmetz MO. Tracking the ends：a dynamic protein network controls the fate of microtubule tips［J］. Nat Rev Mol Cell Biol. 2008, 9（4）：309 – 22.

［6］ Akhmanova A, Steinmetz MO. Control of microtubule organization and dynamics：two ends in the limelight［J］. Nat Rev Mol Cell Biol. 2015, 16（12）：711 – 26.

［7］ Akhmanova A, Hoogenraad CC. Microtubule minus – end – targeting proteins［J］. Curr Biol. 2015, 25（4）：R162 – 71.

［8］ Goodson HV, Jonasson EM. Microtubules and Microtubule – Associated Proteins［J］. Cold Spring Harb Perspect Biol. 2018, 10（6）：a022608.

［9］ Grant IR, Stewart LD. Improved detection of Mycobacterium bovis in bovine tissues using immunomagnetic separation approaches［J］. Methods Mol Biol. 2015, 1247：153 – 161.

［10］ Liu F, Gao S, Yang Y, et al. Antitumor activity of curcumin by modulation of apoptosis and autophagy in human lung cancer A549 cells through inhibiting PI3K/Akt/mTOR pathway［J］. Oncol Rep. 2018, 39（3）：1523 – 1531.

［11］ Naghavi MH, Walsh D. Microtubule Regulation and Function during Virus Infection［J］. J Virol. 2017, 91（16）：e00538 – 17.

［12］ Padmanabhan A, et al. A genome – wide CRISPR screen identifies BRD4 as a regulator of cardiomyocyte differentiation［J］. Nat Cardiovasc Res. 2024, 3（3）：317 – 331.

［13］ Simpson HL, et al. Human organoids and organ – on – chips in coeliac disease research［J］. Trends Mol Med. 2024：S1471 – 4914（24）00270 – 3.

［14］ Sun H, Wang Z, Yakisich JS. Natural products targeting autophagy via the PI3K/Akt/mTOR pathway as anticancer agents［J］. Anticancer Agents Med Chem. 2013, 13（7）：1048 – 1056.

［15］ Young RW. The role of the Golgi complex in sulfate metabolism［J］. J Cell Biol. 1973, 57：175 – 189.